누가 봐도 재미있고 완전 쉬운

기초 인체 해부생리 4

누가 봐도 재미있고 완전 쉬운

기초 인체 해부생리 4

이정욱, 김주현, 양승민, 김중환 저

그림 천기영

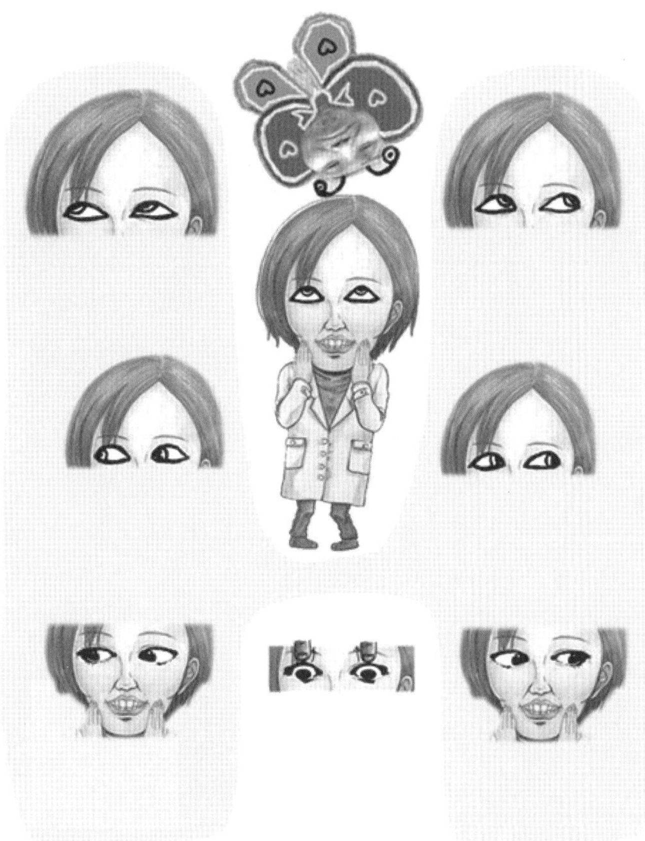

영 문 출 판 사

■ 대표저자

김중환 : 용인대학교 물리치료학과 교수

■ 공동저자

이정욱 : 호남대학교 물리치료학과 교수
김주현 : 원광보건대학교 물리치료학과 교수
양승민 : 원광보건대학교 물리치료학과 외래강사

■ 그림

천기영 : 용인대학교 재활복지대학원 석사

해부생리

기초 인체 해부생리 4

2022년 2월 15일 초판인쇄
2022년 2월 28일 초판발행

지은이 : 김 중 환 외
발행인 : 박 병 조
발행처 : 도서출판 영문출판사
등 록 : 1987년 12월 21일 제2-419호
주 소 : 서울시 강남구 삼성동 69-1
전 화 : (02) 514-5590, 776-5590
팩 스 : (02) 756-8943
E-mail: yeongmunsa@empas.com
홈페이지 : www.ymsbook.net
정 가 : 45,000원
ISBN 978-89-7224-527-8 93510

※ 파본은 교환해 드립니다.

차례서序 글월문文 및 느낄감感 사례할사謝 의 글

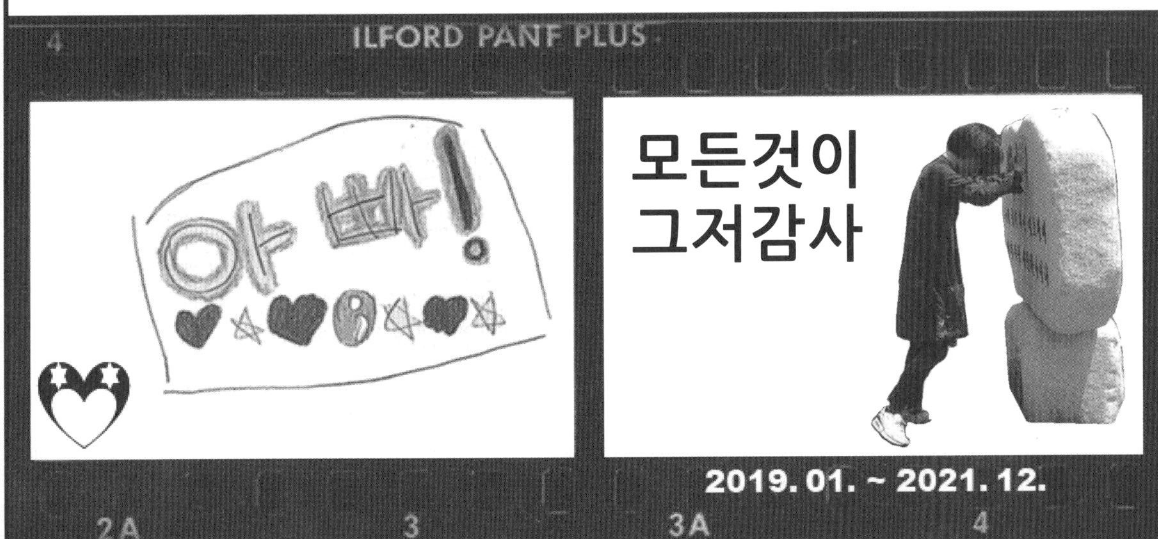

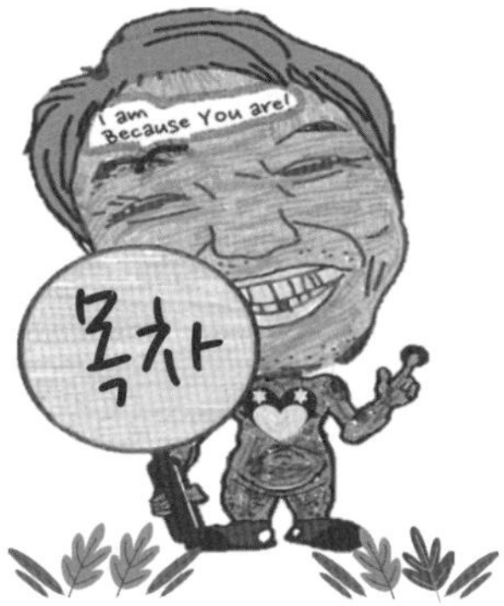

내용의 순서

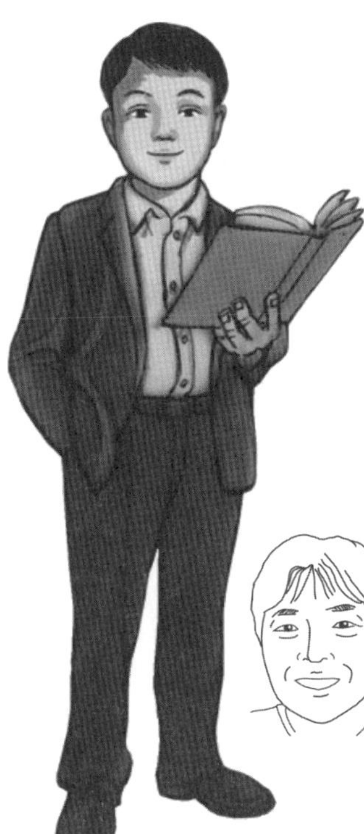

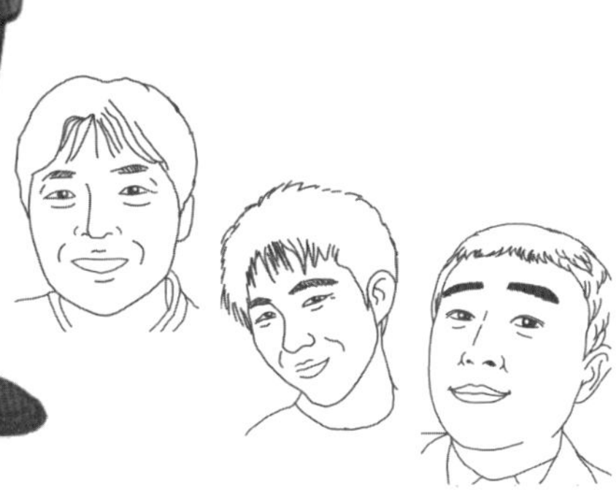

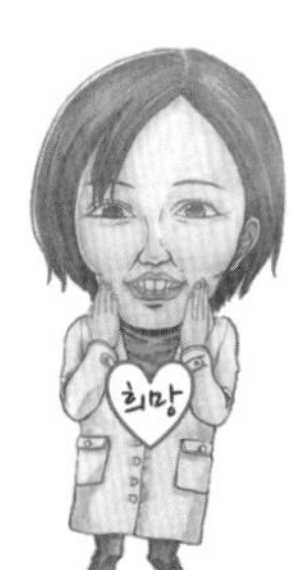

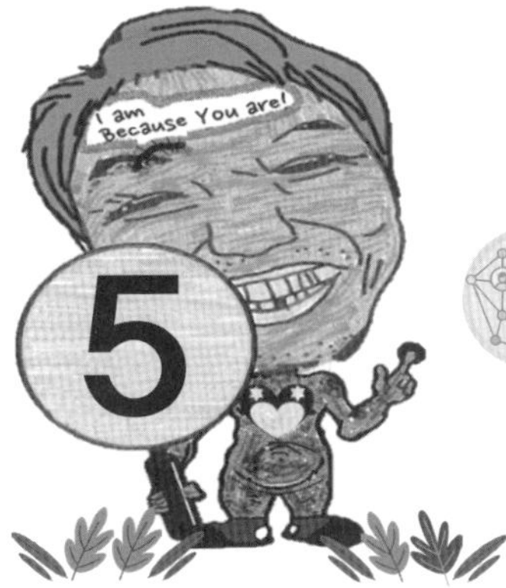

5 인체 말초신경의 구조와 생리

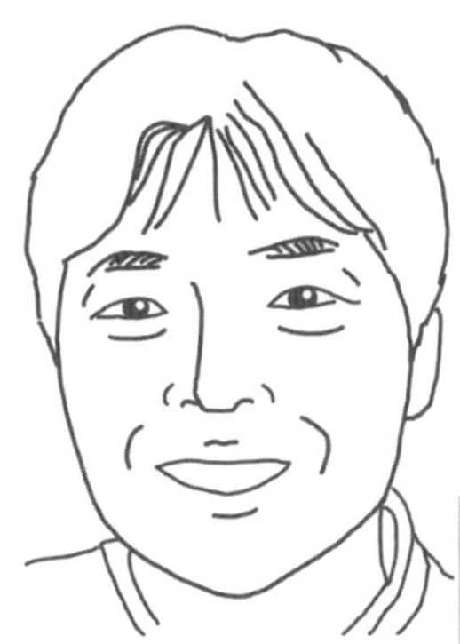

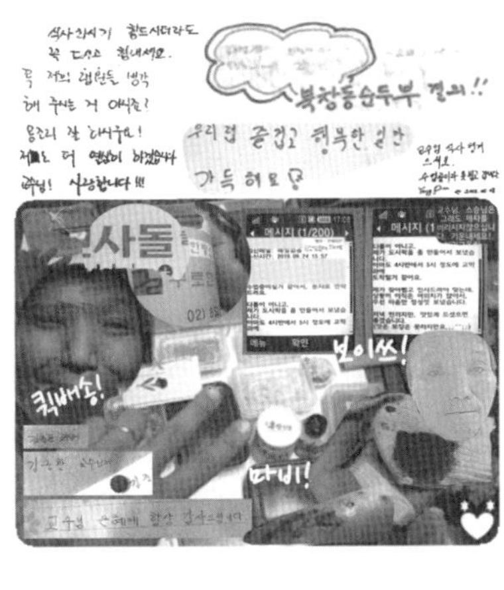

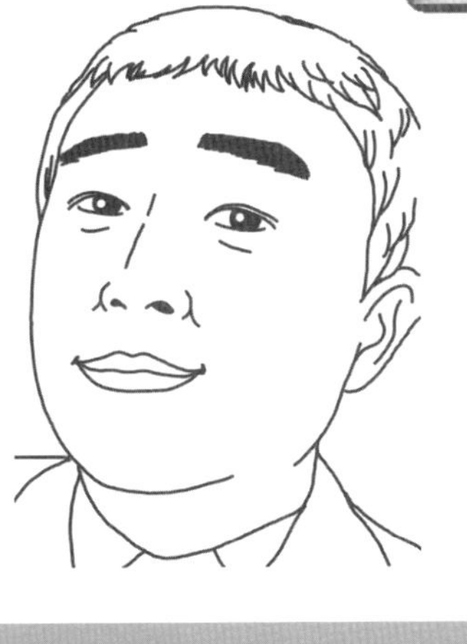

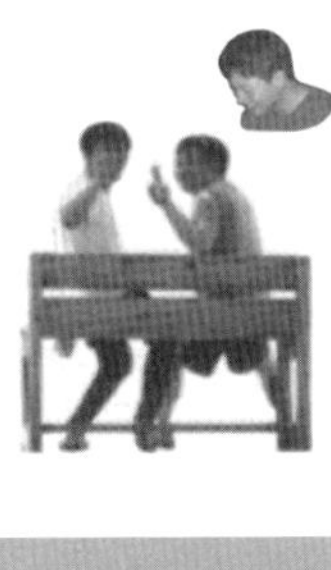

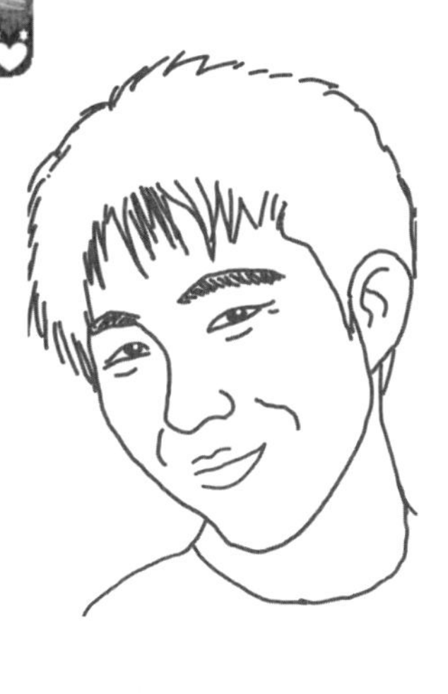

Peripheral Nervous System

5-1

끝 말末 나무 끝 초梢 영혼 신神 지날 경經 이을 계系

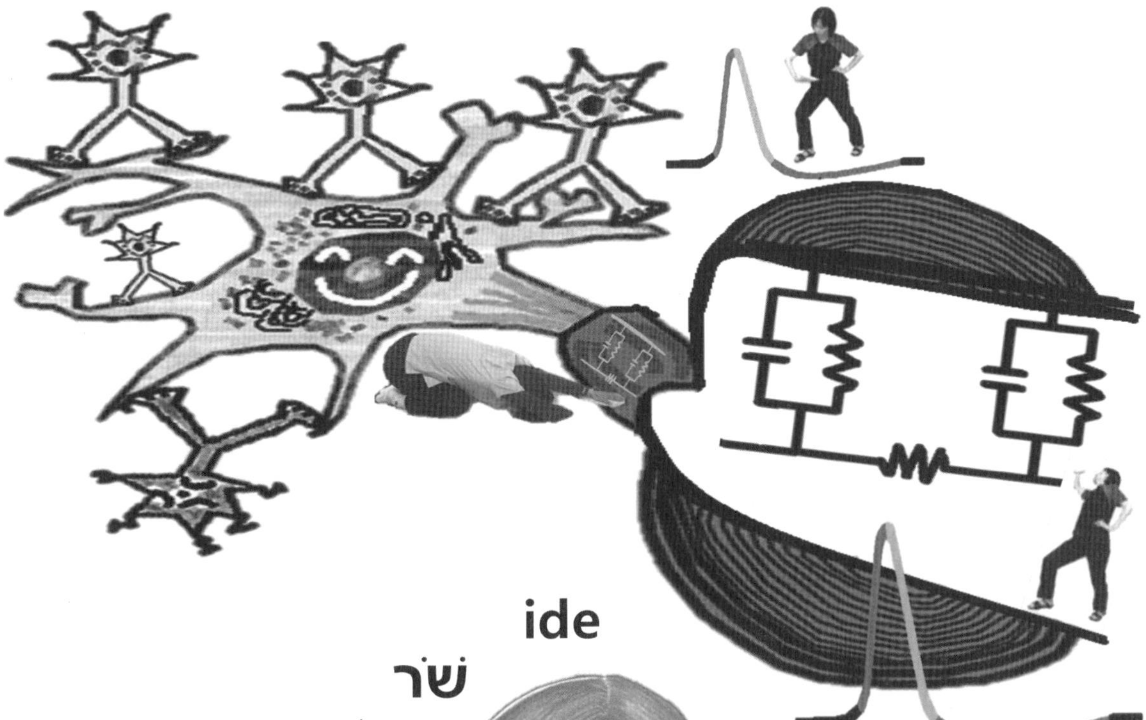

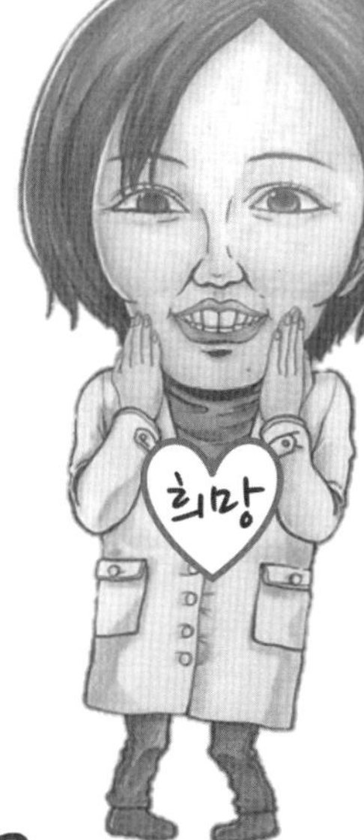

ide

שׁר

नसो

عصب

νεύρα

syaraf

សរសៃប្រសាទ

স্নায়ু

mshipa

神經

ნერვი

мэдрэл

နဗ်ကြော

Sinir

нерв

Peripheral Nervous System

끝말末 나무 끝초梢 영혼신神 지날경經 이을계系

5-2

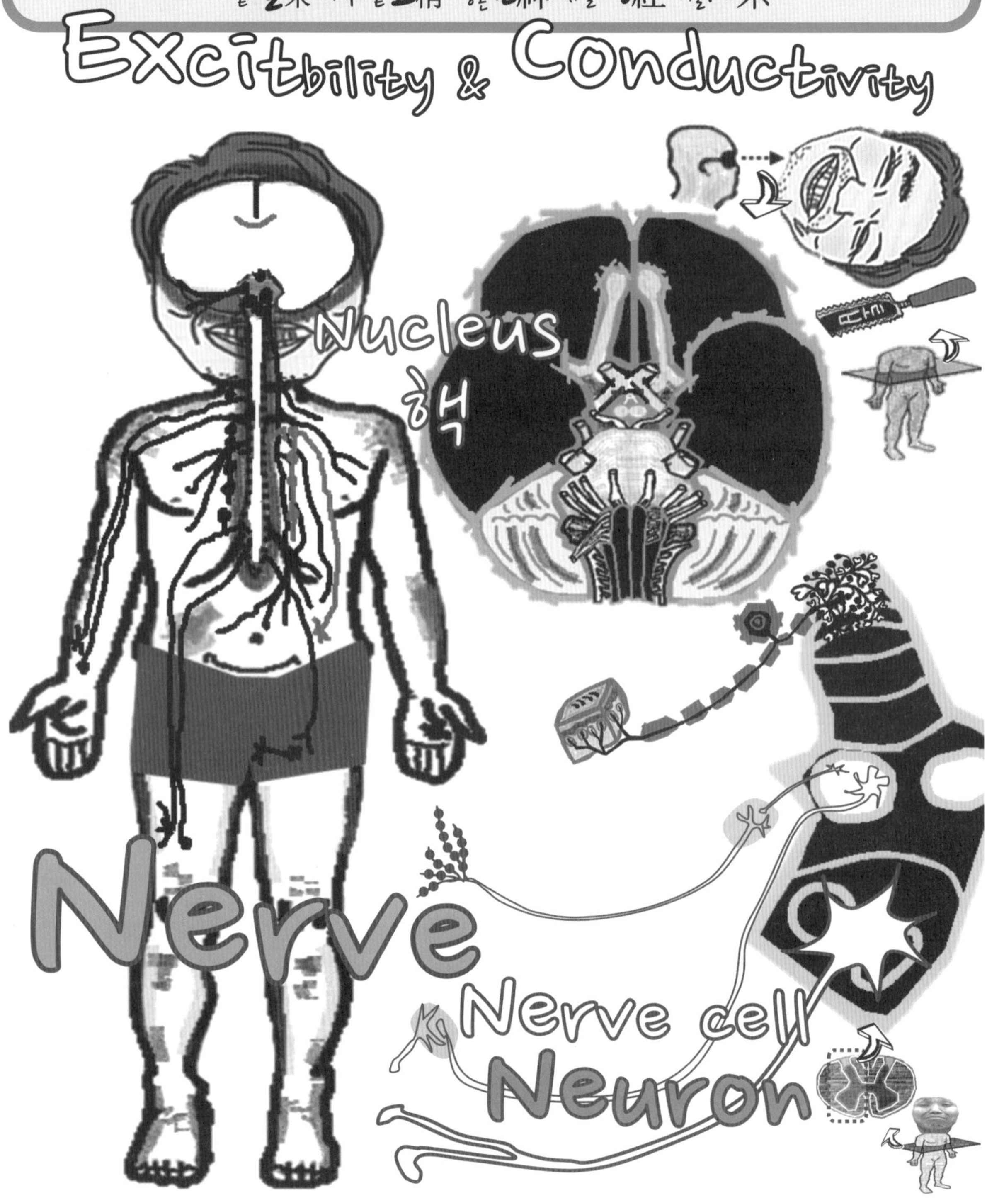

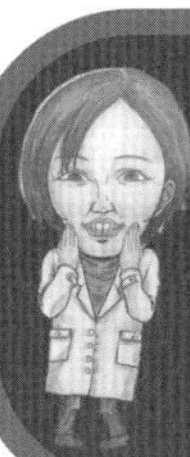

5-3 전電 힘력力 손실을 줄이기 위해 번개전電 누를압壓을 높인다 ?

영혼신神 지날경經은 전깃줄 ???^^*

James Prescott **Joule** (1818 ~ 1889)

$$Q = I^2 Rt = \left(\frac{P}{V}\right)^2 Rt$$

(전류 I, 저항 R, 시간 t, 전력 P, 전압 V)

"송전선에서 발생하는 더울열熱 !"

$P = VI,\ I = \frac{P}{V}$

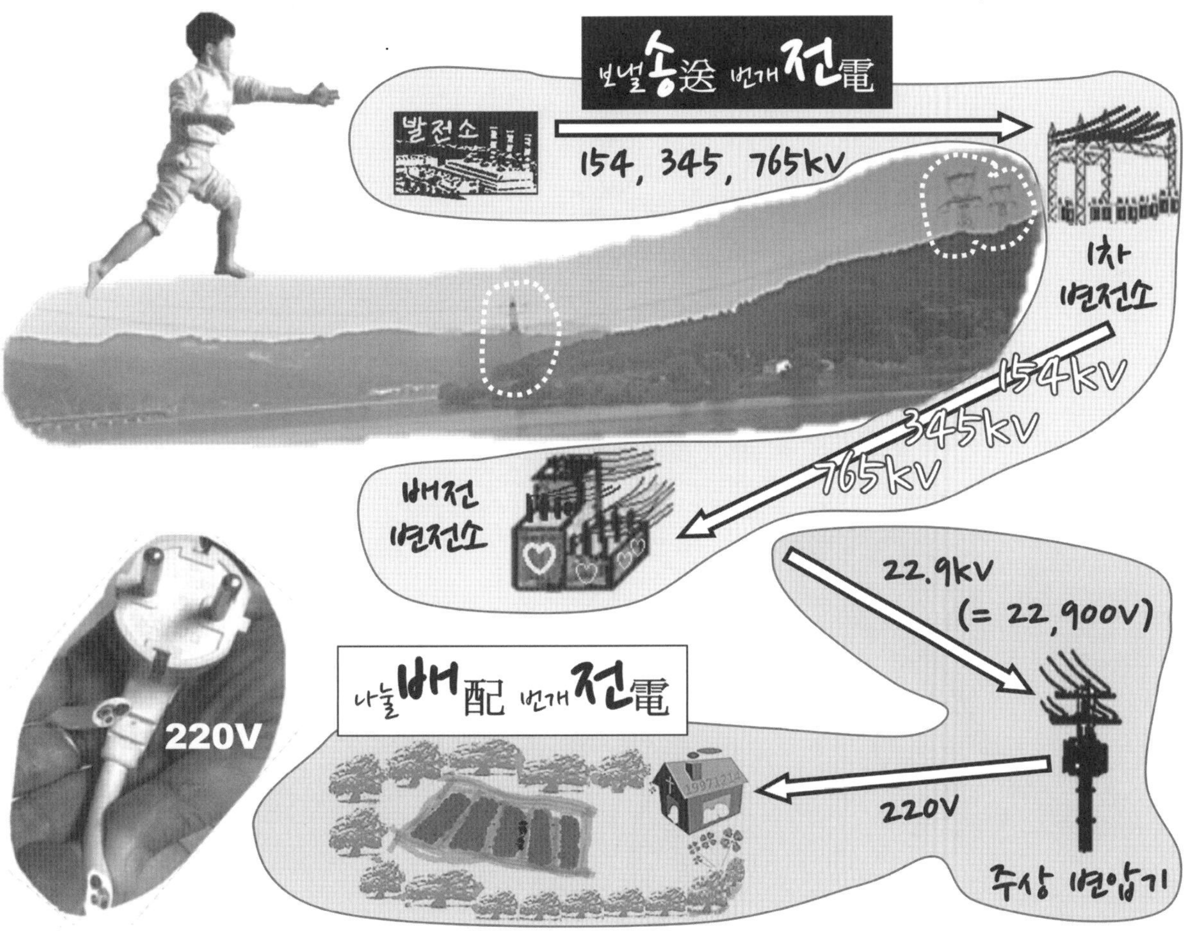

5-4

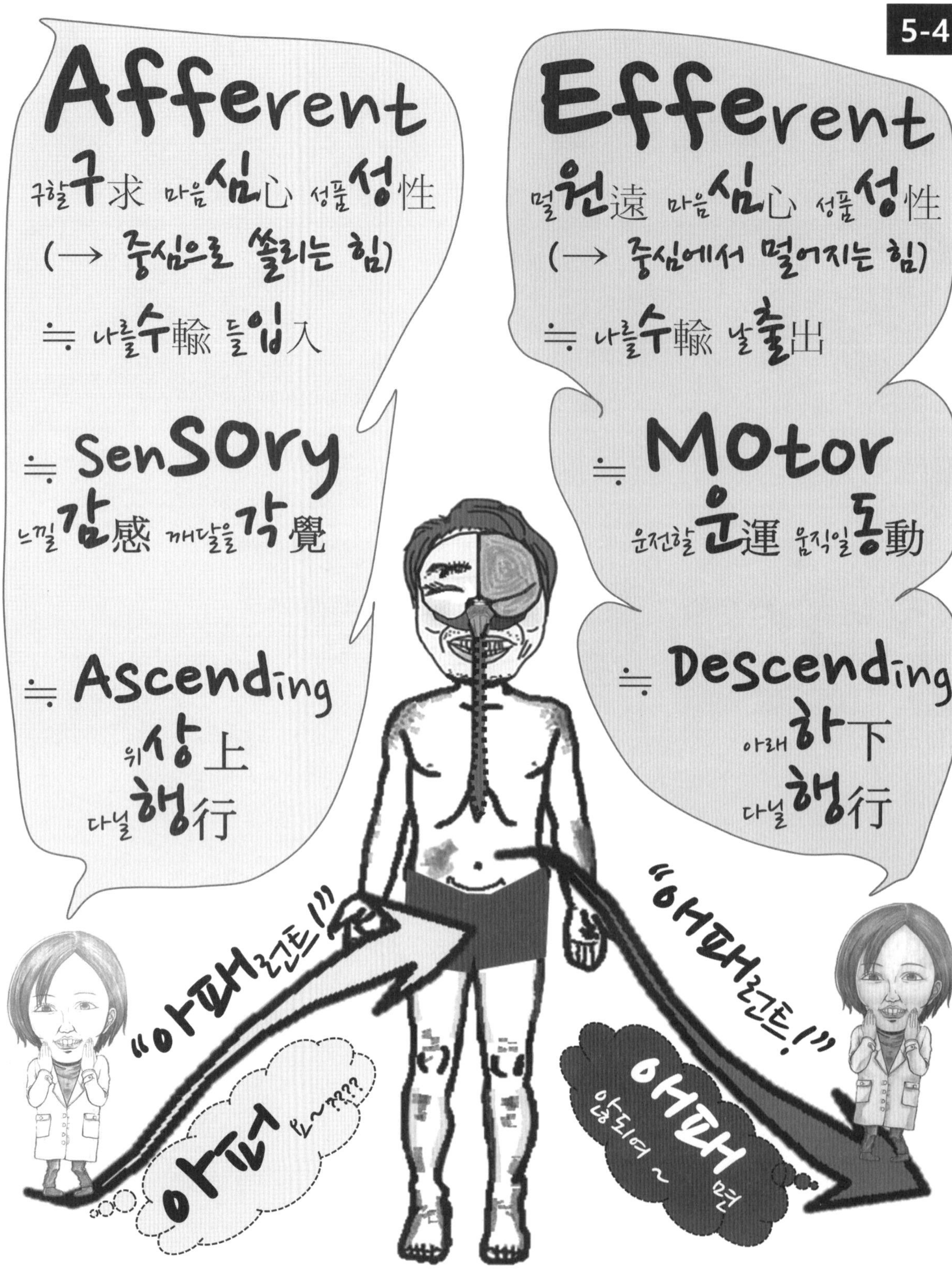
Afferent
구할 구 求 마음 심 心 성품 성 性
(→ 중심으로 쏠리는 힘)
≒ 나를 수 輸 들 입 入
≒ SenSOry
느낄 감 感 깨달을 각 覺
≒ Ascending
위 상 上
다닐 행 行
Efferent
멀 원 遠 마음 심 心 성품 성 性
(→ 중심에서 멀어지는 힘)
≒ 나를 수 輸 날 출 出
≒ MOtor
운전할 운 運 움직일 동 動
≒ Descending
아래 하 下
다닐 행 行
"아패런트!"
아파요~????
"어패런트!"
어패 않되어~ 면

5-5

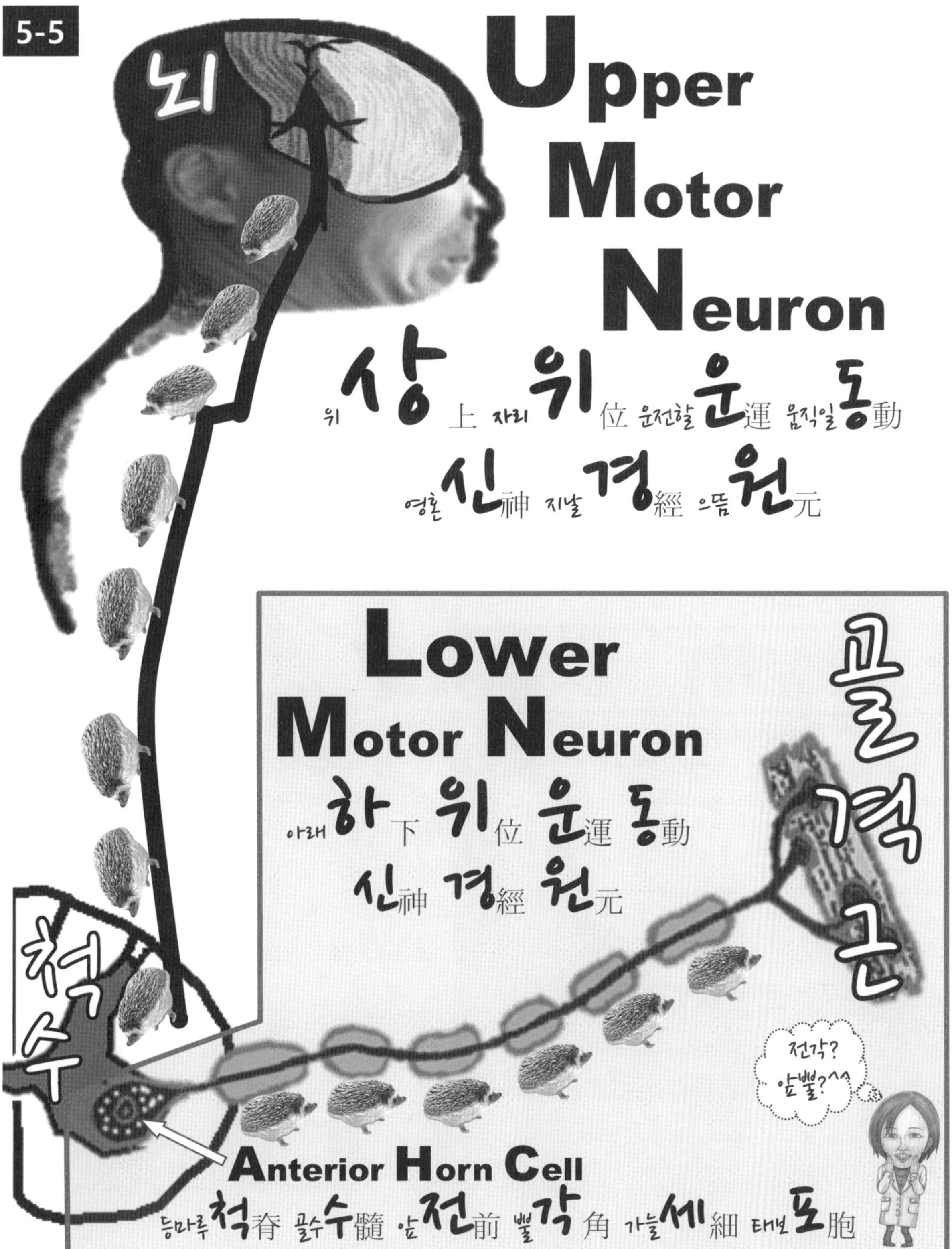
뇌
Upper Motor Neuron
위 상 上 자리 위 位 운전할 운 運 움직일 동 動
영혼 신 神 지날 경 經 으뜸 원 元
Lower Motor Neuron
아래 하 下 위 位 운 運 동 動
신 神 경 經 원 元
골격근
척수
전각? 앞뿔?^^
Anterior Horn Cell
등마루 척 脊 골수 수 髓 앞 전 前 뿔 각 角 가늘 세 細 태보 포 胞

5-6

Neural crest – induced cells

영혼신神 지날경經 모릉稜 꾈유誘 인도할도導 가늘세細 태보포胞

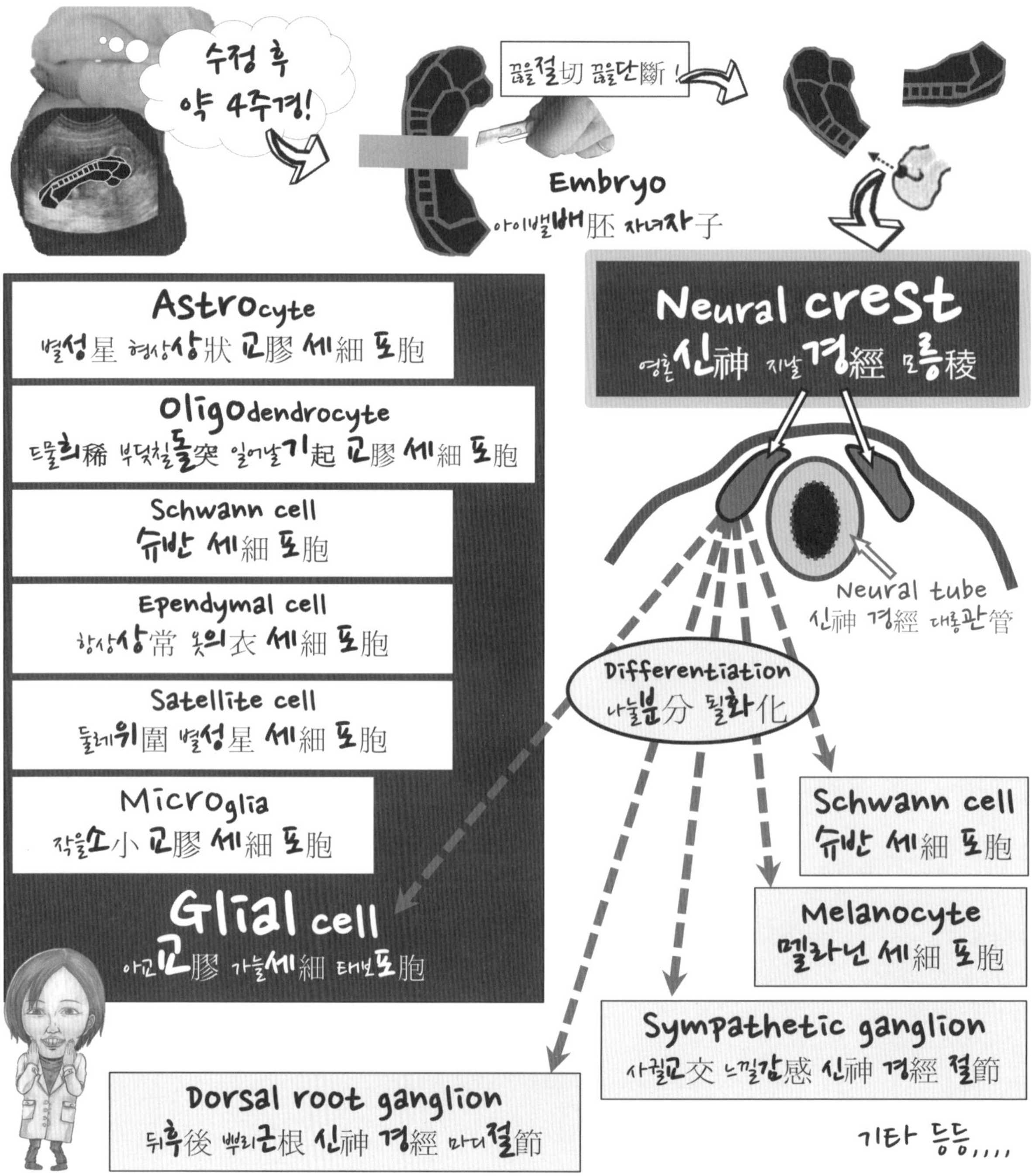

5-7 Glial cell 아교 교膠 가늘 세細 태보 포胞

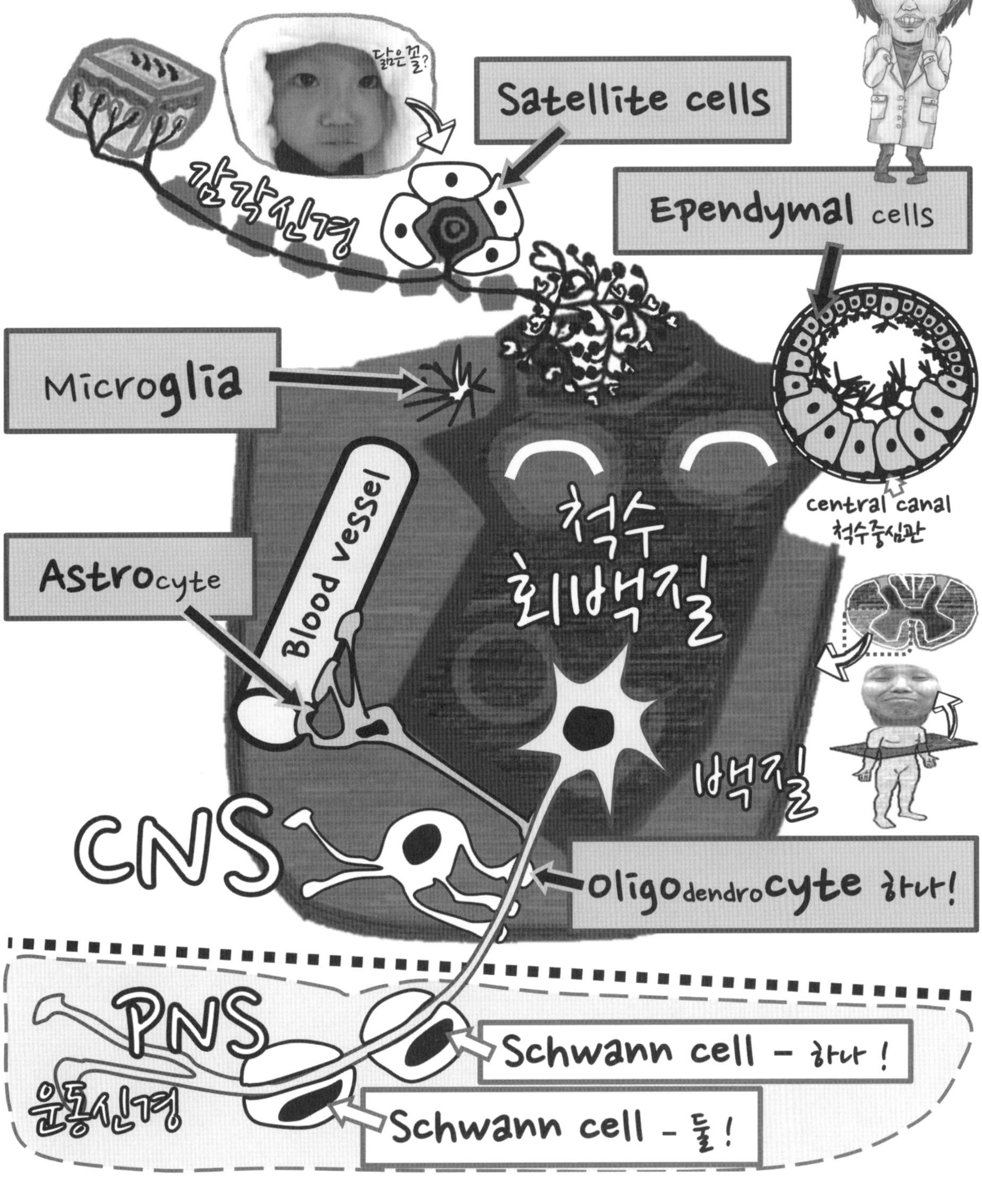

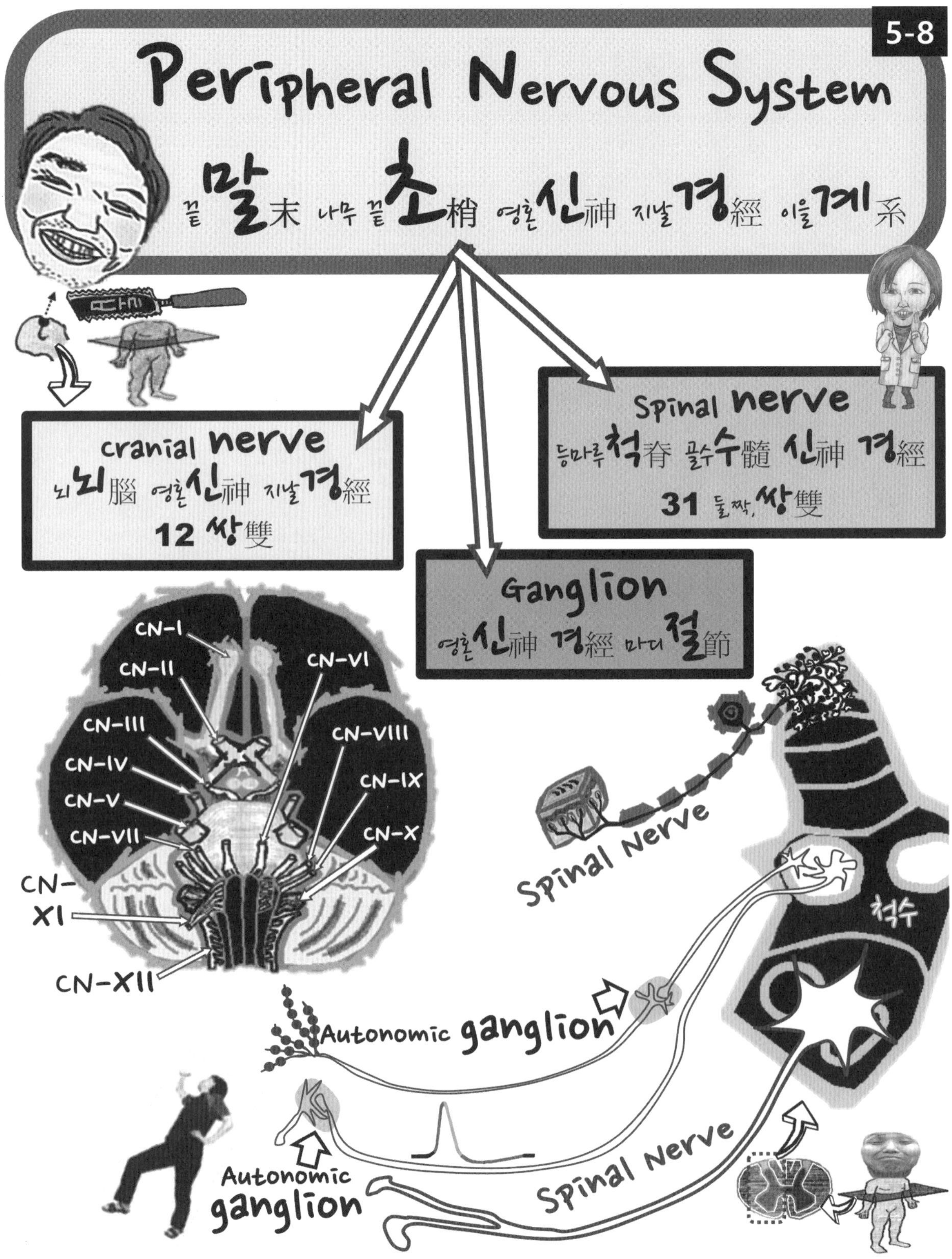
5-8
Peripheral Nervous System
끝말末 나무끝초梢 영혼신神 지날경經 이을계系
cranial nerve
뇌뇌腦 영혼신神 지날경經
12 쌍雙
Spinal nerve
등마루척脊 골수수髓 신神 경經
31 둘짝,쌍雙
Ganglion
영혼신神 경經 마디절節
CN-I
CN-II
CN-III
CN-IV
CN-V
CN-VI
CN-VII
CN-VIII
CN-IX
CN-X
CN-XI
CN-XII
Spinal Nerve
척수
Autonomic ganglion
Autonomic ganglion
Spinal Nerve

5-9

31 둘, 짝 쌍 雙 Spinal Nerve 등마루 척 脊 골수 수 髓 영혼 신 神 지날 경 經

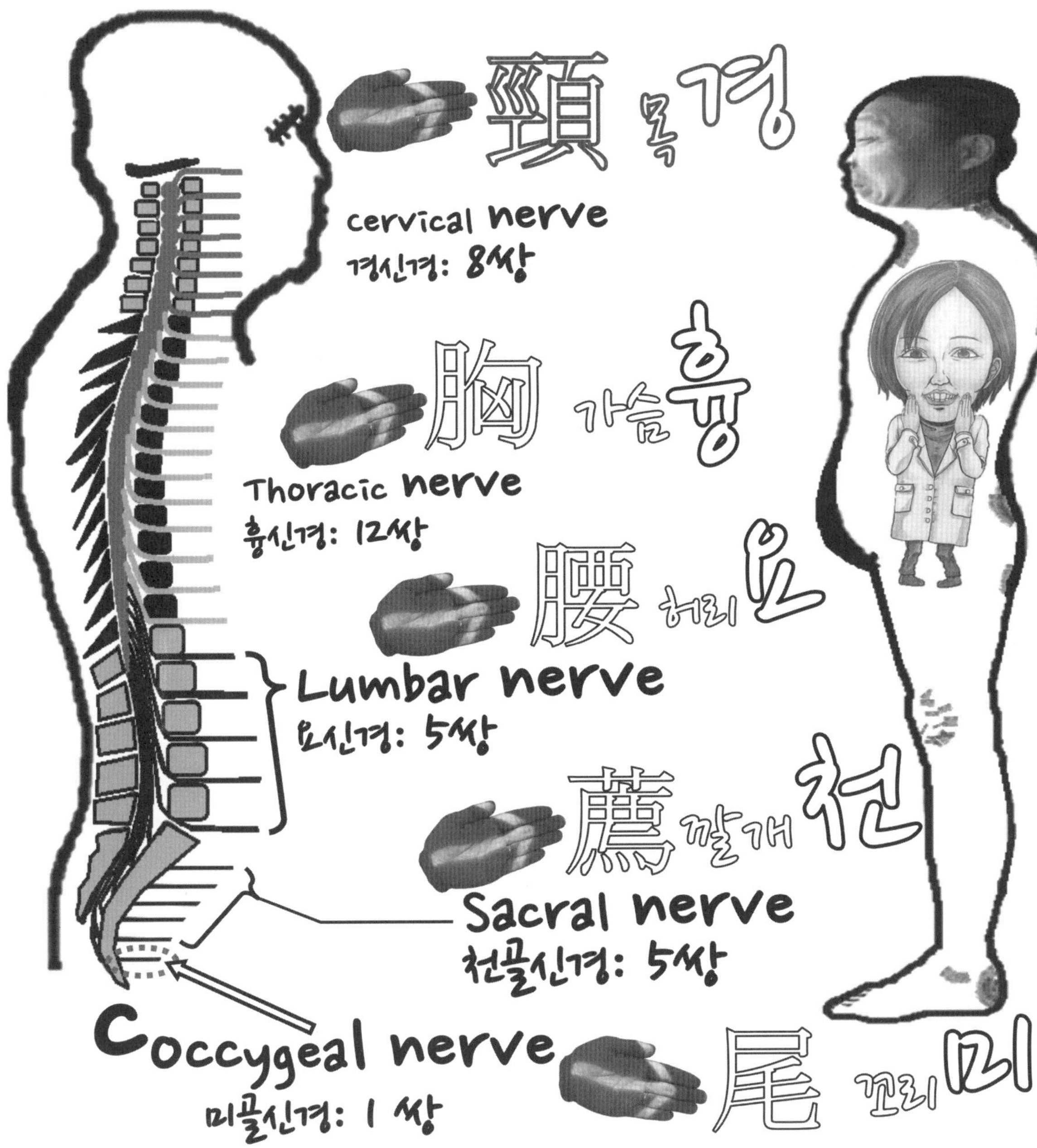

5-10 Spinal Nerve

Cervical Nerve

목경頸 영혼신神 지날경經

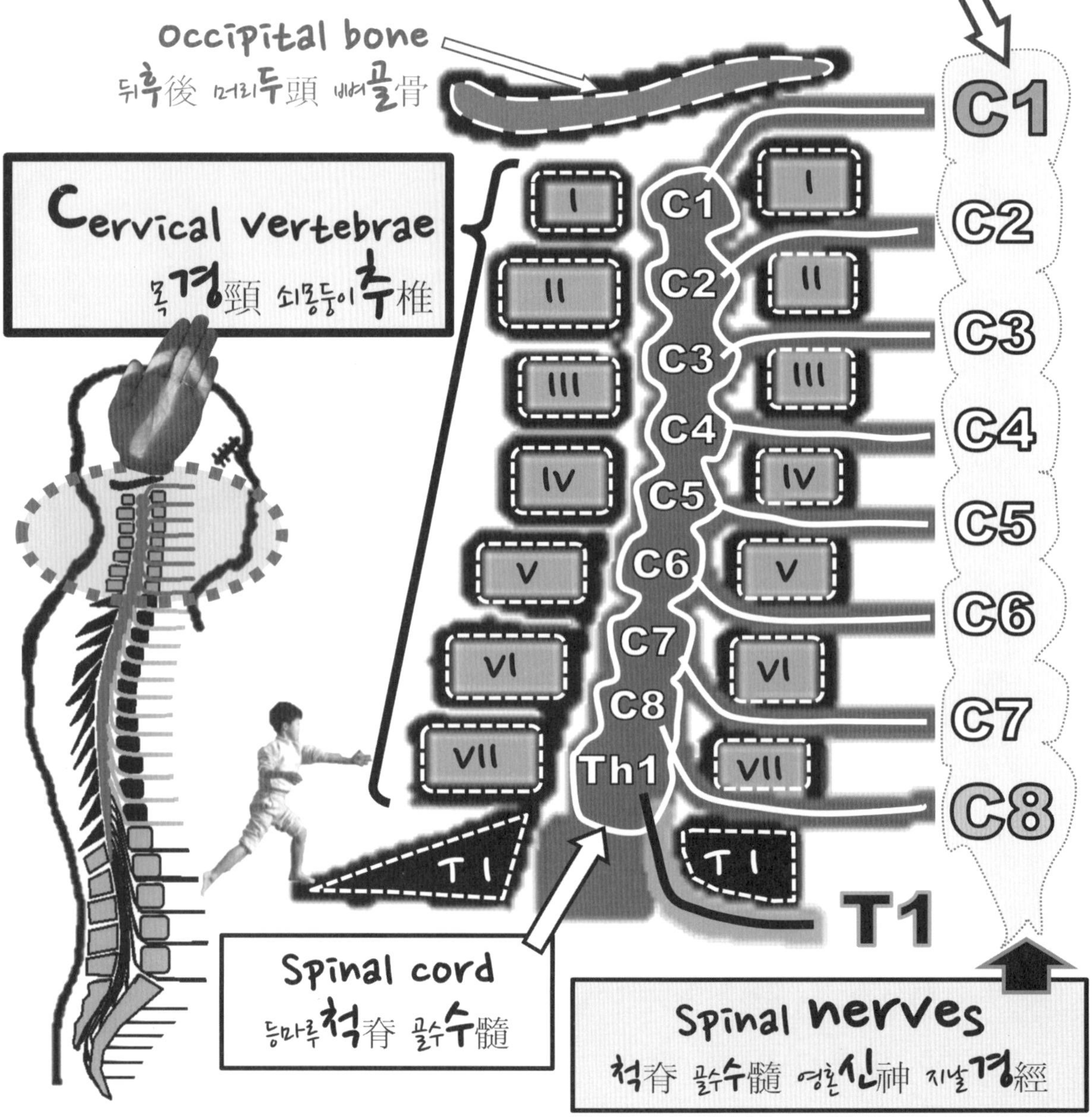

5-11 Spinal Nerve 등마루척脊 골수수髓 영혼신神 지날경經

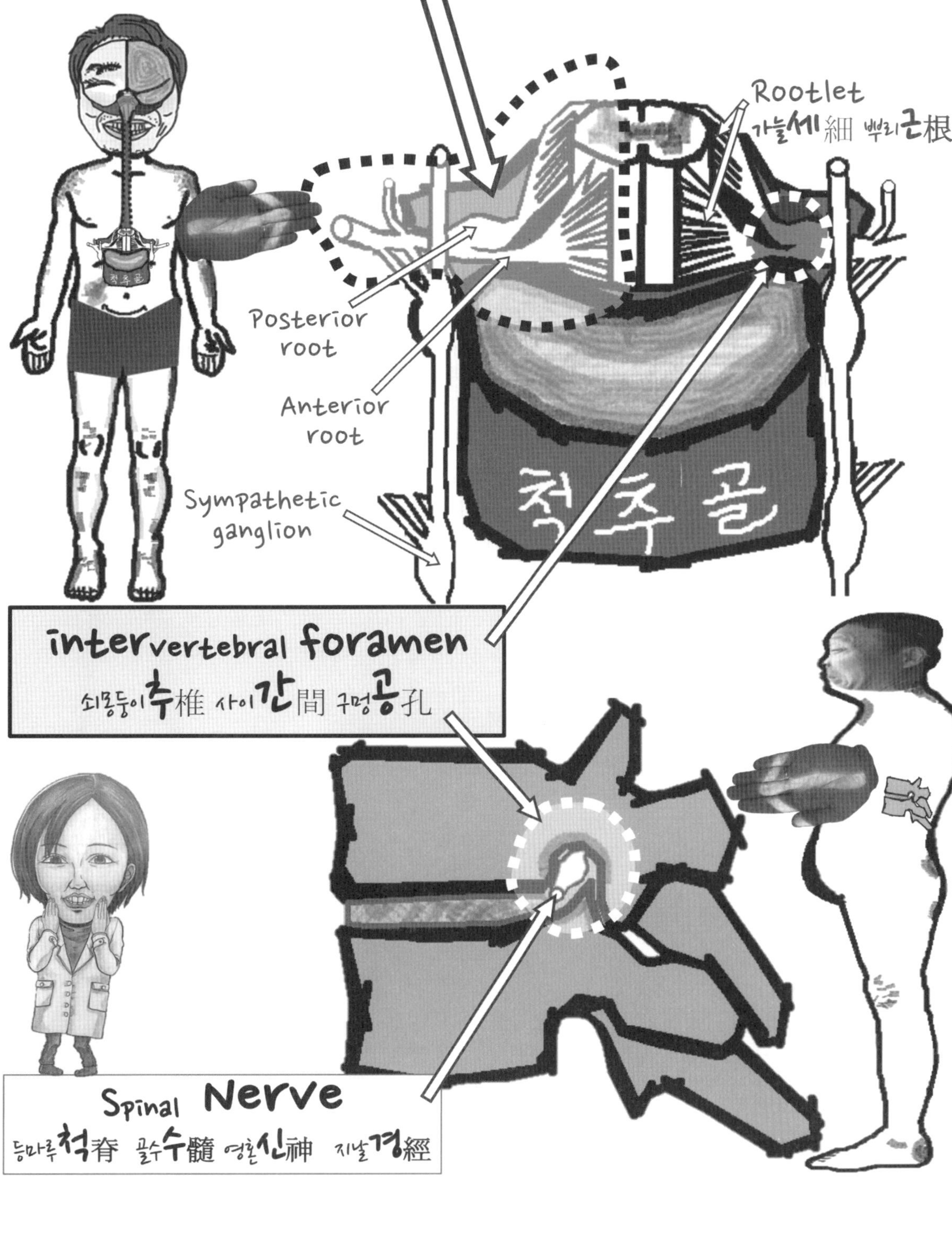

5-12

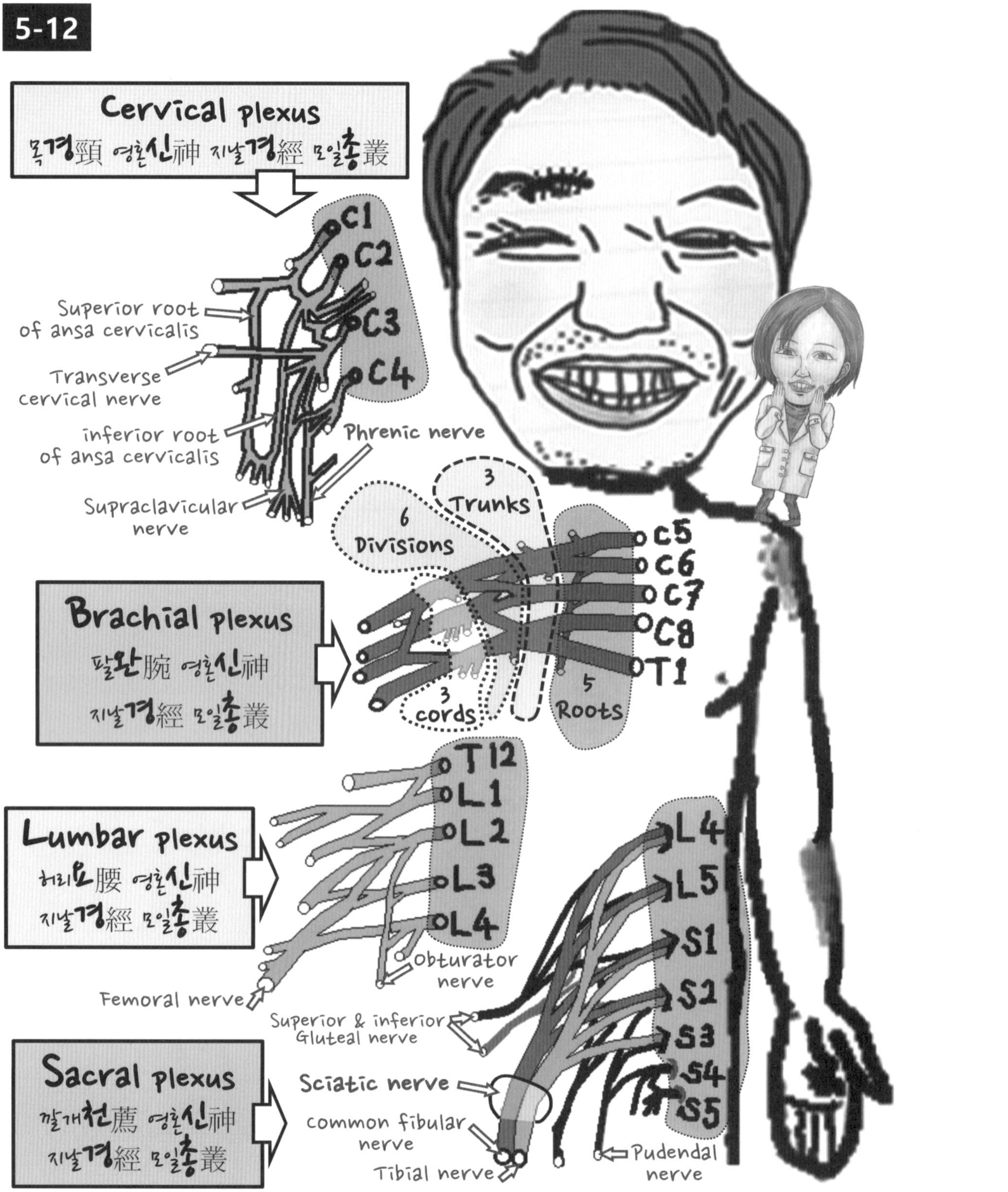
Cervical plexus
목경頸 영혼신神 지날경經 모일총叢
C1
C2
C3
C4
Superior root of ansa cervicalis
Transverse cervical nerve
inferior root of ansa cervicalis
Phrenic nerve
Supraclavicular nerve
Brachial plexus
팔완腕 영혼신神 지날경經 모일총叢
3 Trunks
6 Divisions
3 cords
5 Roots
C5
C6
C7
C8
T1
Lumbar plexus
허리요腰 영혼신神 지날경經 모일총叢
T12
L1
L2
L3
L4
Obturator nerve
Femoral nerve
Sacral plexus
깔개천薦 영혼신神 지날경經 모일총叢
L4
L5
S1
S2
S3
S4
S5
Superior & inferior Gluteal nerve
Sciatic nerve
common fibular nerve
Tibial nerve
Pudendal nerve

5-13

Neuron Doctrine

뉴(우)런 독트린 혹은

영혼신神 지날경經 으뜸원元 배울학學 말씀설說

☞ 하나의 신경세포(= An excitable cell)가 터기基 수준준準!

괜찮아

Santiago Ramón y **Cajal** (1852 ~ 1934)

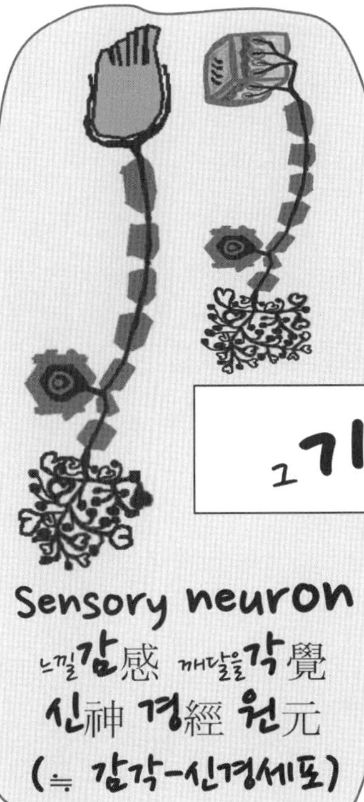

Sensory neuron

느낄감感 깨달을각覺 신神 경經 원元 (≒ 감각-신경세포)

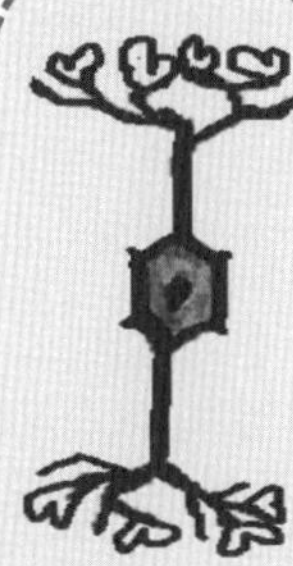

그기其 다를타他 무리,등급등等

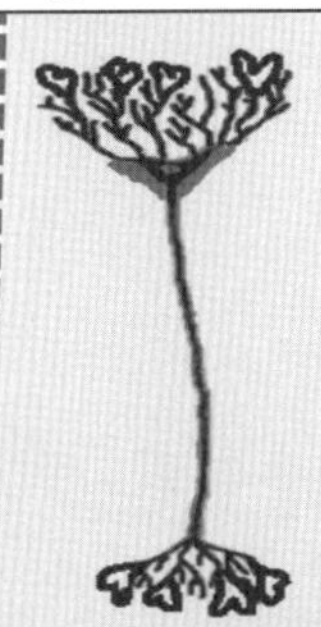

interneuron

끼일개介 있을재在 신경원(≒ 개재-신경세포)

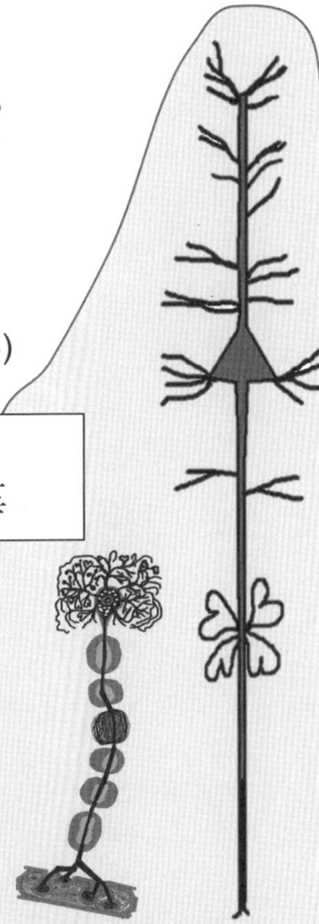

Motor neuron

운전할운運 움직일동動 신경원 (≒ 운동-신경세포)

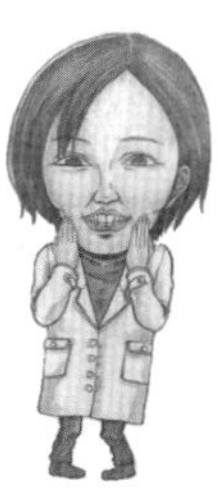

5-14

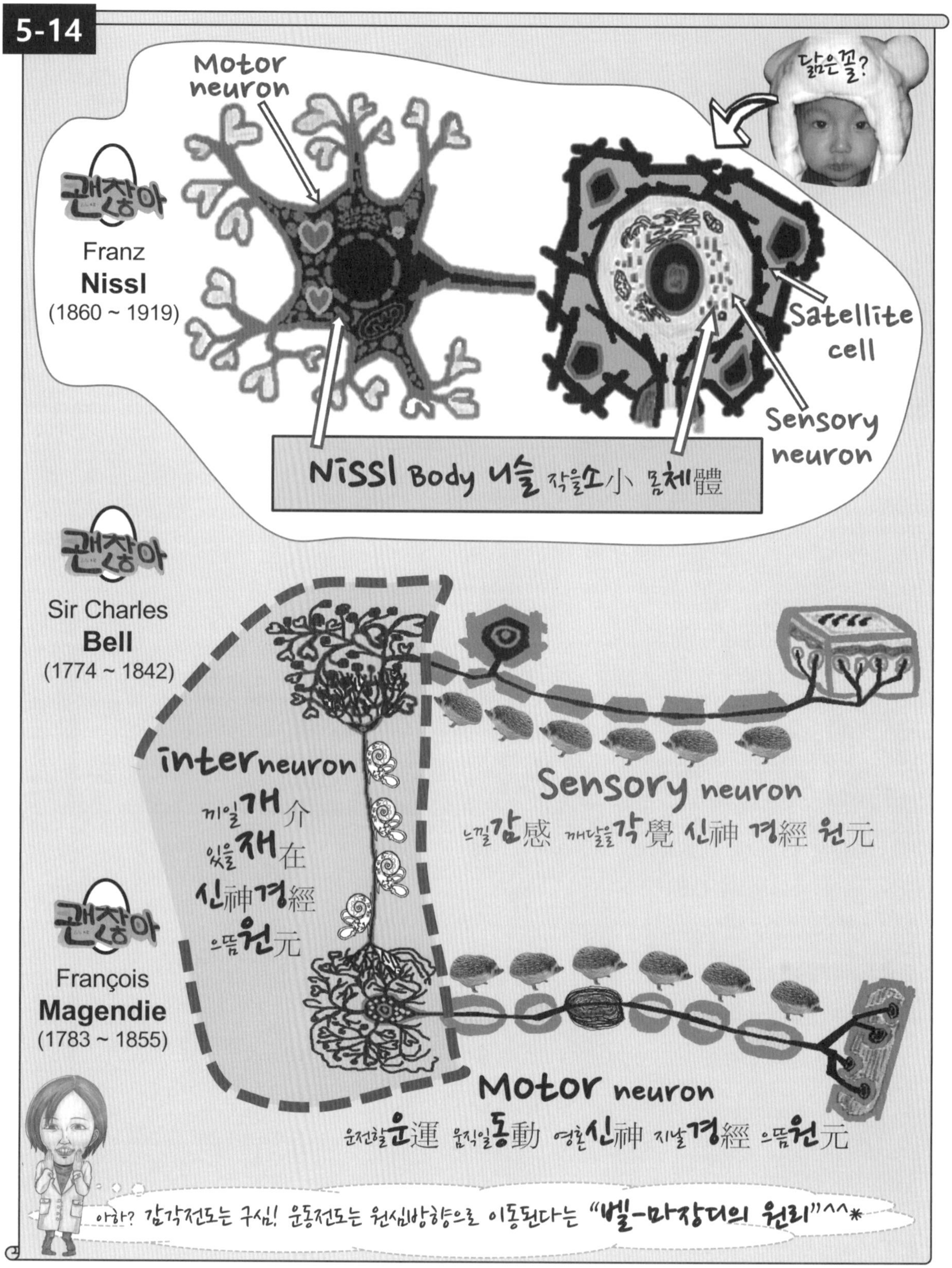

Motor neuron
닮은꼴?
괜찮아
Franz
Nissl
(1860 ~ 1919)
Satellite cell
Sensory neuron
Nissl Body 니슬 작을소小 몸체體
괜찮아
Sir Charles
Bell
(1774 ~ 1842)
interneuron
끼일개介
있을재在
신神경經
으뜸원元
Sensory neuron
느낄감感 깨달을각覺 신神 경經 원元
괜찮아
François
Magendie
(1783 ~ 1855)
Motor neuron
운전할운運 움직일동動 영혼신神 지날경經 으뜸원元
아하? 감각전도는 구심! 운동전도는 원심방향으로 이동된다는 "벨-마장디의 원리"^^*

5-15

운전할 운運 움직일 동動 영혼 신神 지날 경經 으뜸 원元

Motor Neuron

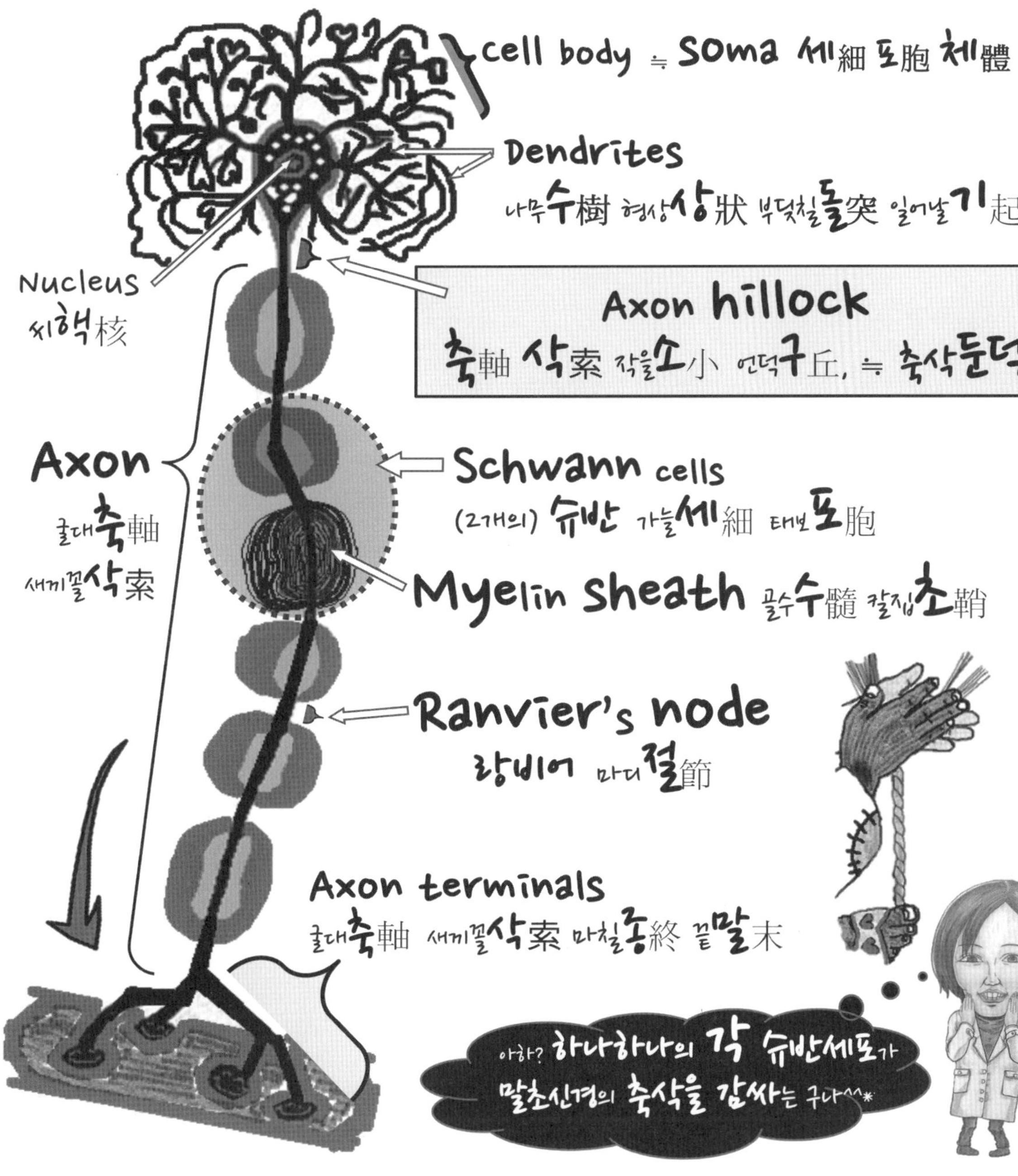

5-16

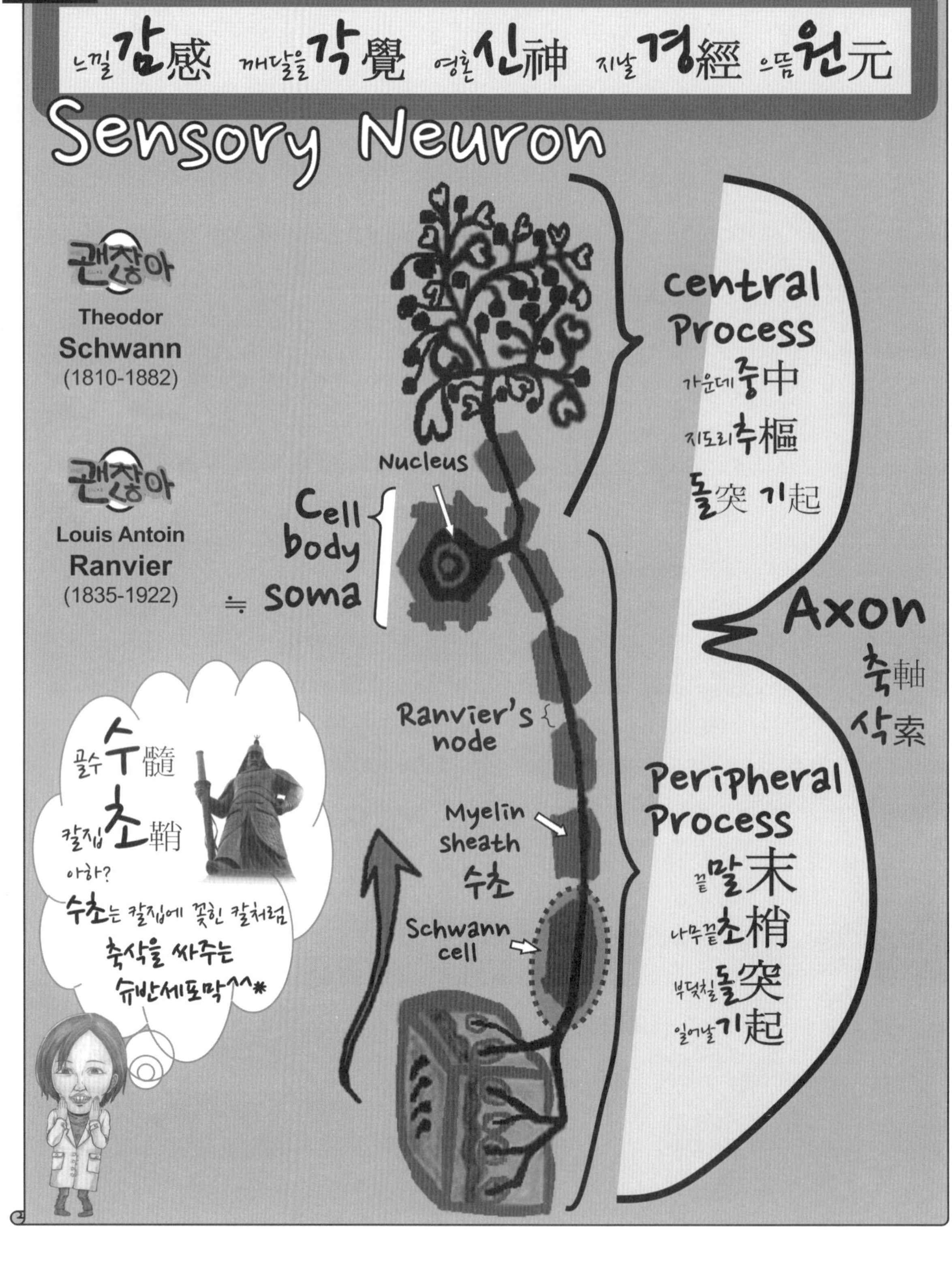
느낄감感 깨달을각覺 영혼신神 지날경經 으뜸원元
Sensory Neuron
괜찮아
Theodor
Schwann
(1810-1882)
괜찮아
Louis Antoin
Ranvier
(1835-1922)
Nucleus
Cell body ≒ soma
Ranvier's node
Myelin sheath
수초
Schwann cell
central Process
가운데중中
지도리추樞
돌突 기起
Axon
축軸
삭索
Peripheral Process
끝말末
나무끝초梢
부딪칠돌突
일어날기起
골수수髓
칼집초鞘
아하?
수초는 칼집에 꽂힌 칼처럼
축삭을 싸주는
슈반세포막^^*

5-17 하나의 감각뉴런!

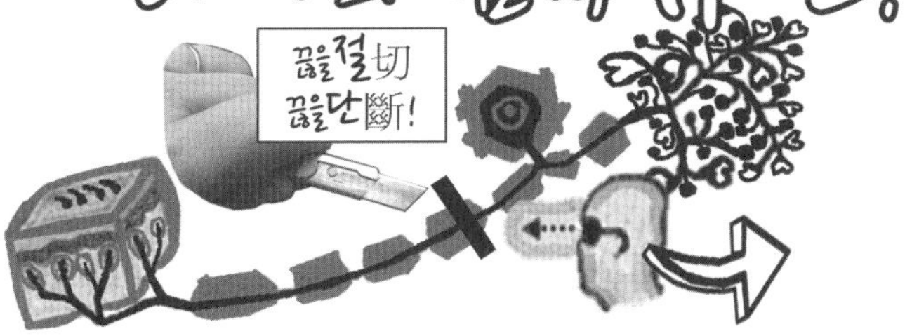

Nerve fiber
신神 경經 가늘섬纖 밧줄유維

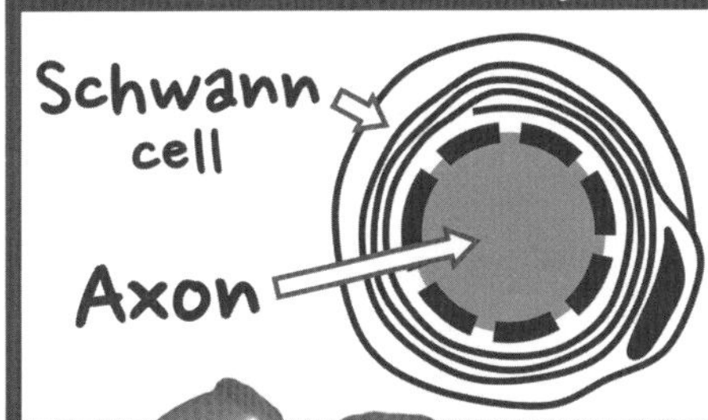

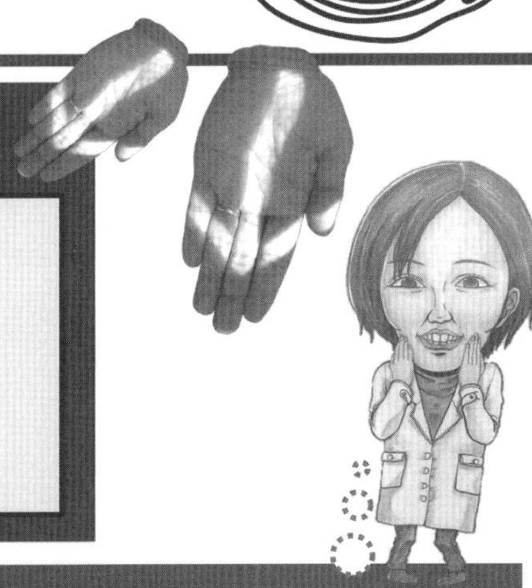

Axon 굴대축軸 새끼꼴삭索

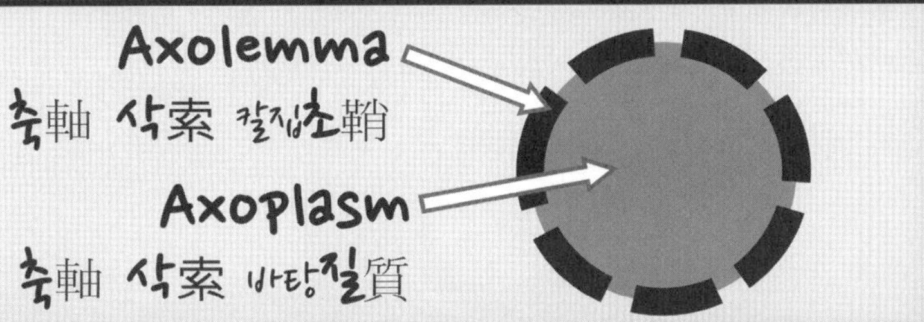

Schwann cell 슈반 가늘세細 태보포胞

수초는 슈반세포-막의 변형된 형태^^*

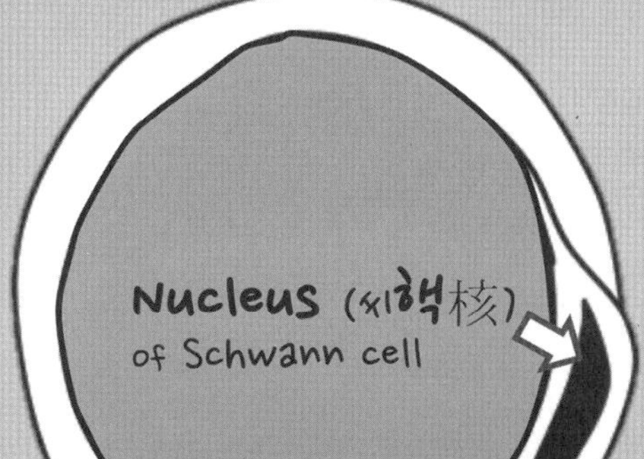

Neurilemma
영혼신神 지날경經 칼집초鞘
≒ Sheath of Schwann

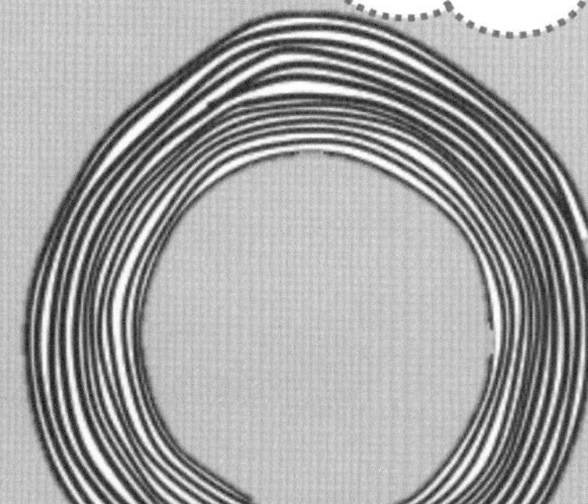

Myelin Sheath
골수수髓 칼집초鞘

5-18

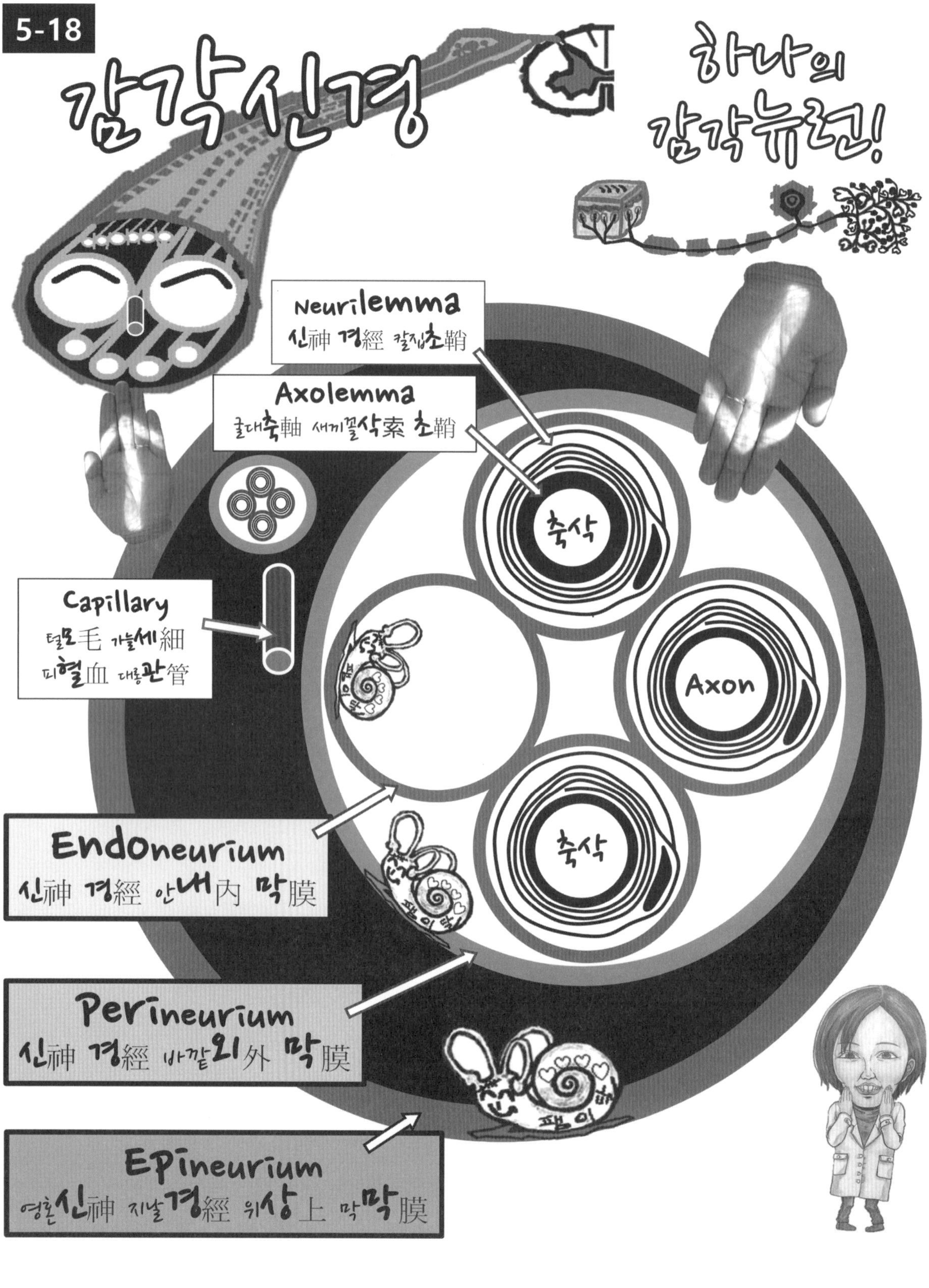
감각신경
하나의 감각뉴런!
Neurilemma
신神 경經 칼집초鞘
Axolemma
굴대축軸 새끼꼴삭索 초鞘
Capillary
털모毛 가늘세細
피혈血 대롱관管
축삭
Axon
축삭
Endoneurium
신神 경經 안내內 막膜
Perineurium
신神 경經 바깥외外 막膜
Epineurium
영혼신神 지날경經 위상上 막막膜

Travel itinerary of Signal 믿을신信 부르짖을호號 의 길여旅 헤아릴정程 5-19

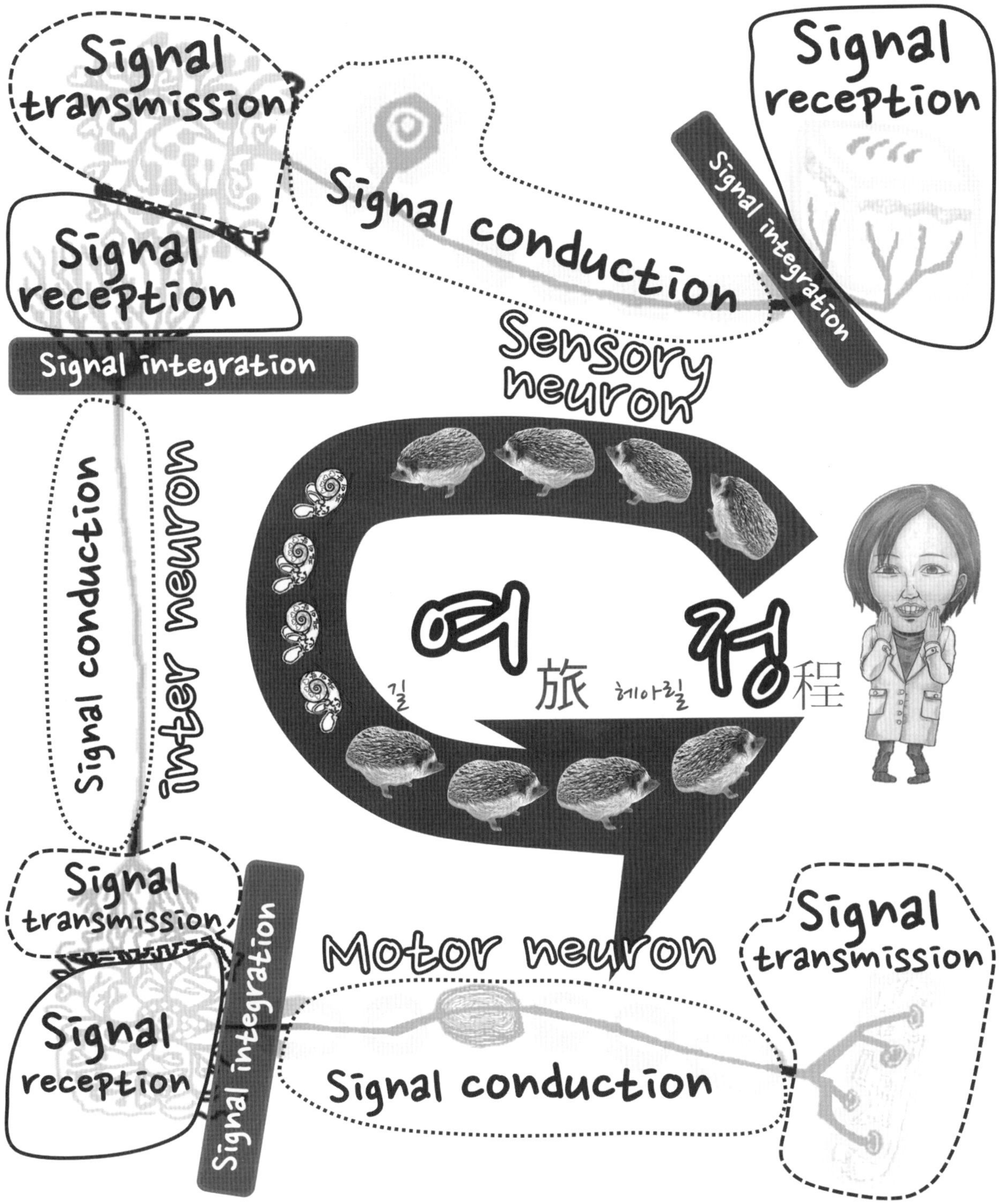

5-20

Signal integration 믿을신信 부르짖을호號 거느릴통統 합할합合

Synapse 시냅스

Excitatory **p**ost**S**ynaptic **p**otential (EPSP)

일어날흥興 떨칠분奮 성품성性 시냅스 뒤후後 번개전電 누를압壓

Inhibitory **p**ost**S**ynaptic **p**otential (IPSP)

누를억抑 억제할제制 성품성性 시냅스 뒤후後 번개전電 누를압壓

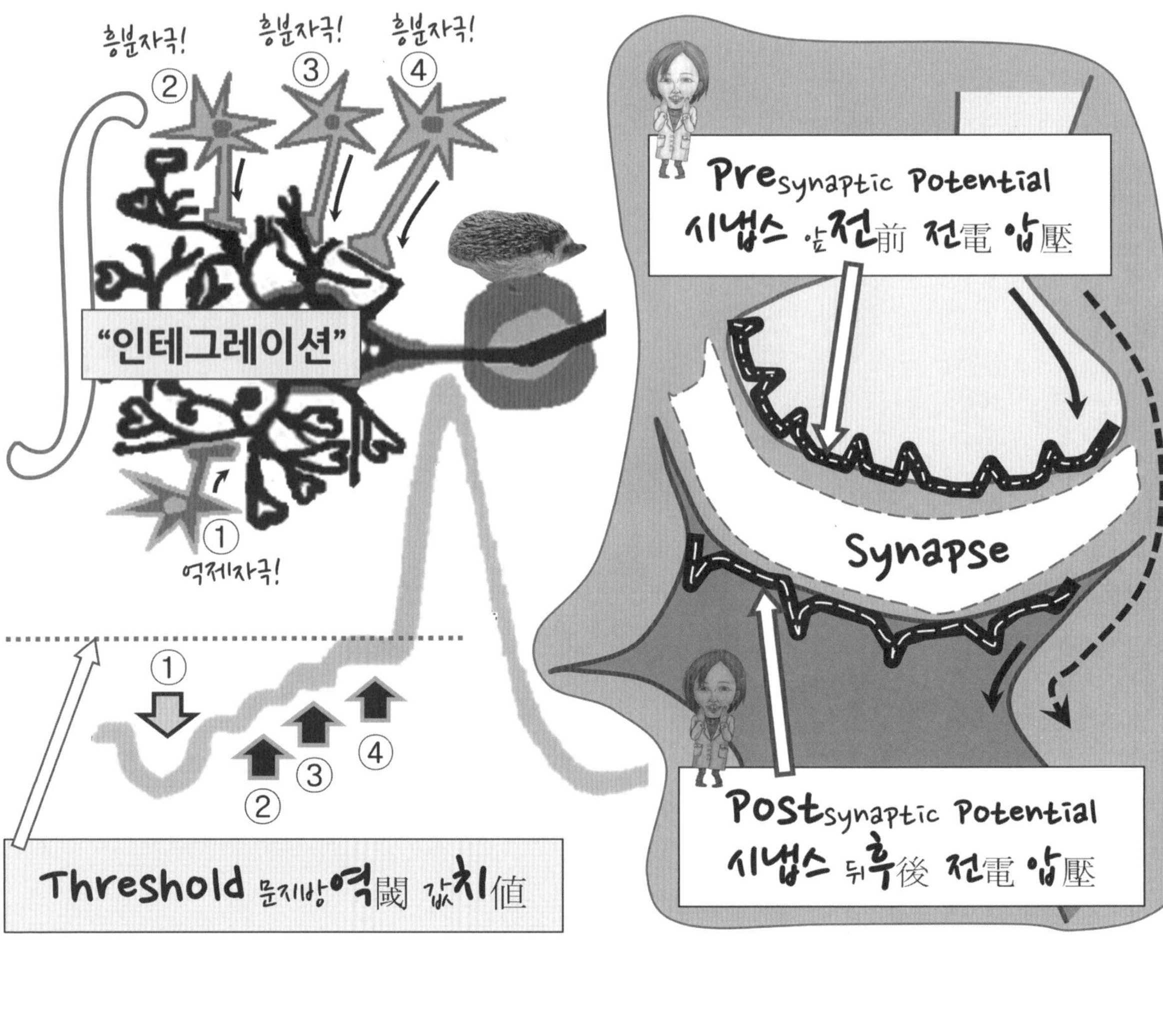

5-21

Signal integration

Synapse 시냅스

Excitatory PostSynaptic Potential (EPSP)

& inhibitory PostSynaptic Potential (IPSP)

Excitatory stimulation
일어날 흥興 떨칠 분奮 찌를 자刺 창 극戟

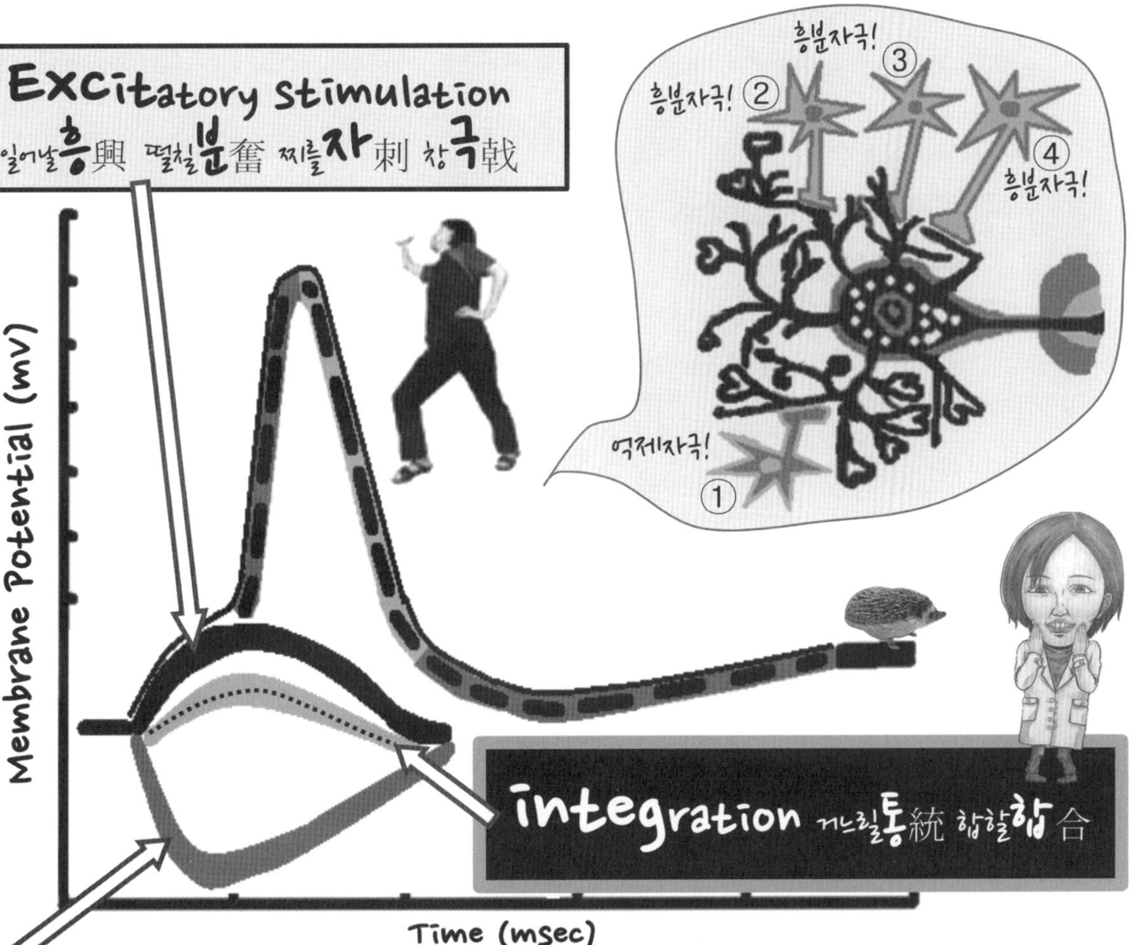

integration 거느릴 통統 합할 합合

inhibitory stimulation 누를 억抑 억제할 제制 자刺 극戟

5-22

Neurotransmitter

영혼 신神 지날 경經 전할 전傳 통할 달達 만물 물物 바탕 질質 들,,,

Neuropeptides:

Substance P Arg-Pro-Lys-Pro-Gln-Gln-Phe-Phe-Gly-Leu-Met (R P K P Q Q F F G L M) 등,,

Amino acids:

Glycine H_2N-CH_2-COOH

γ-aminobutyric acid $H_2N-CH_2-CH_2-CH_2-COOH$ 등..

Monoamines:

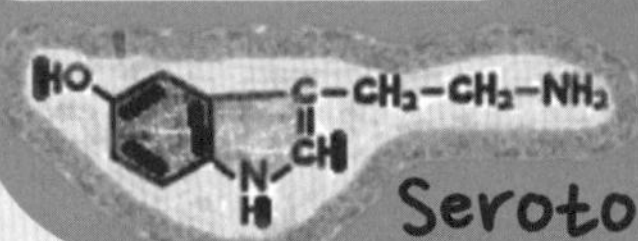

Serotonin 등..

Catecholamine

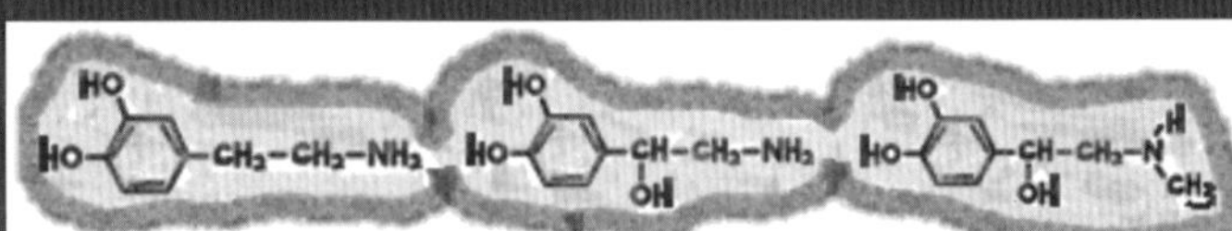

Dopamine Norepinephrine Epinephrine

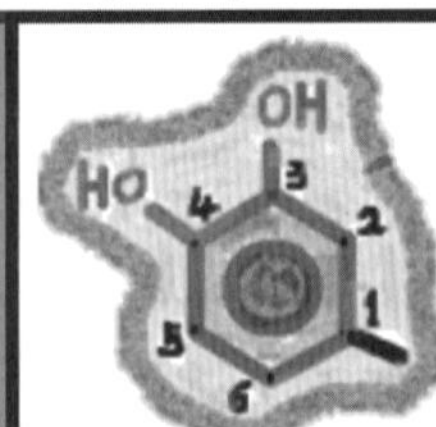

catechol nucleus
카테콜핵

Purines:

Adenosine

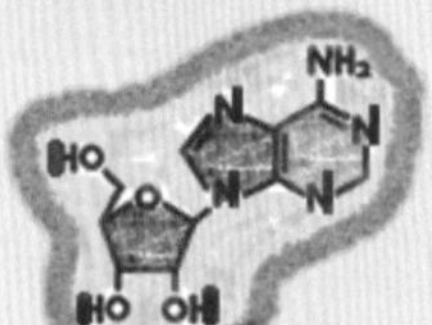

등..

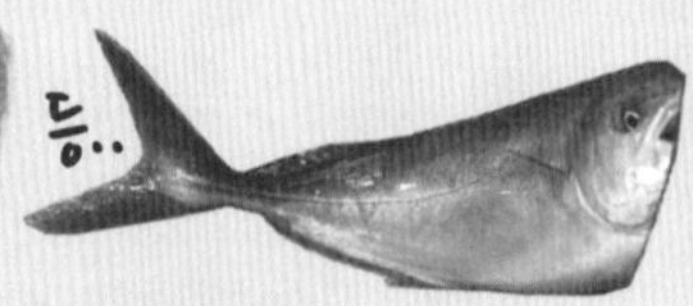

Gases:

Nitric oxide

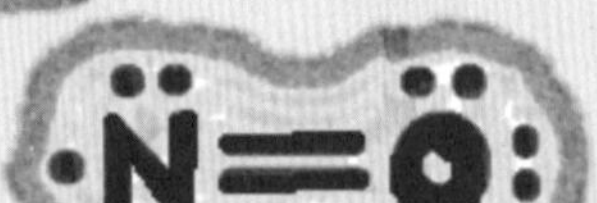

변형된 아미노산

에세틸 코-엔자임A + 콜린 ☞ acetylcholine

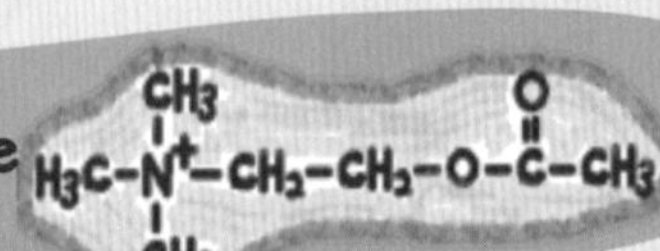

등

* 1921년 아세틸콜린의 분리: 오토 뢰비
* choline acetyltransferase에 의해 아세틸기(CH_3CO-)를 콜린에 붙여 줌으로써 형성!

괜찮아

Otto
Loewi
(1873-1961)

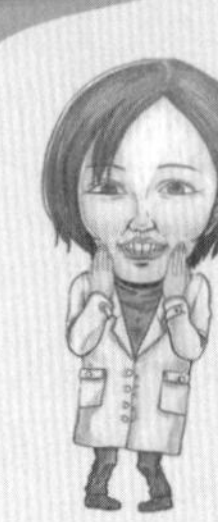

5-23 Neuromuscular junction

영혼 신神 지날 경經 힘줄 근筋 이을 접接 합할 합合 떼 부部

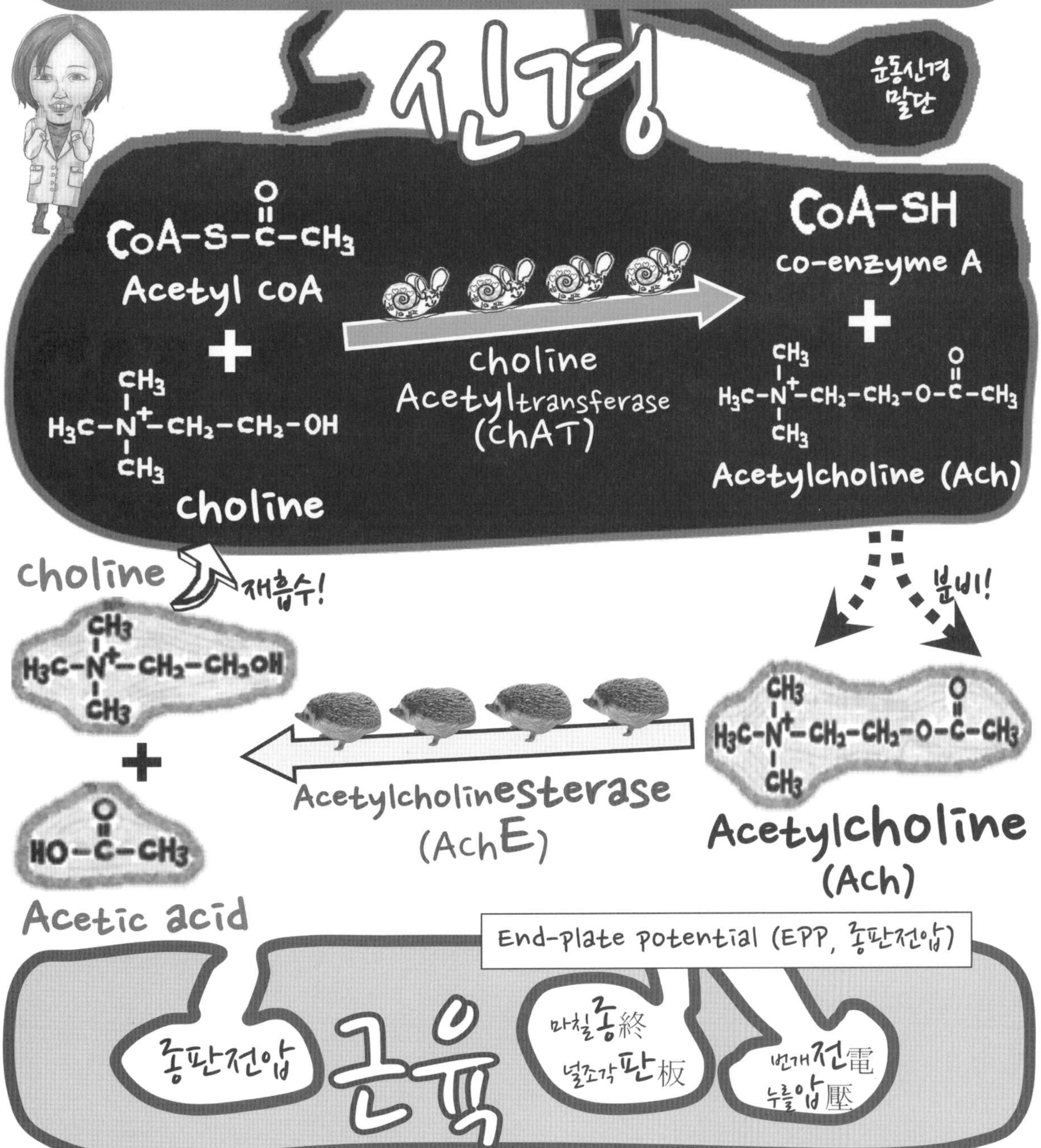

5-24

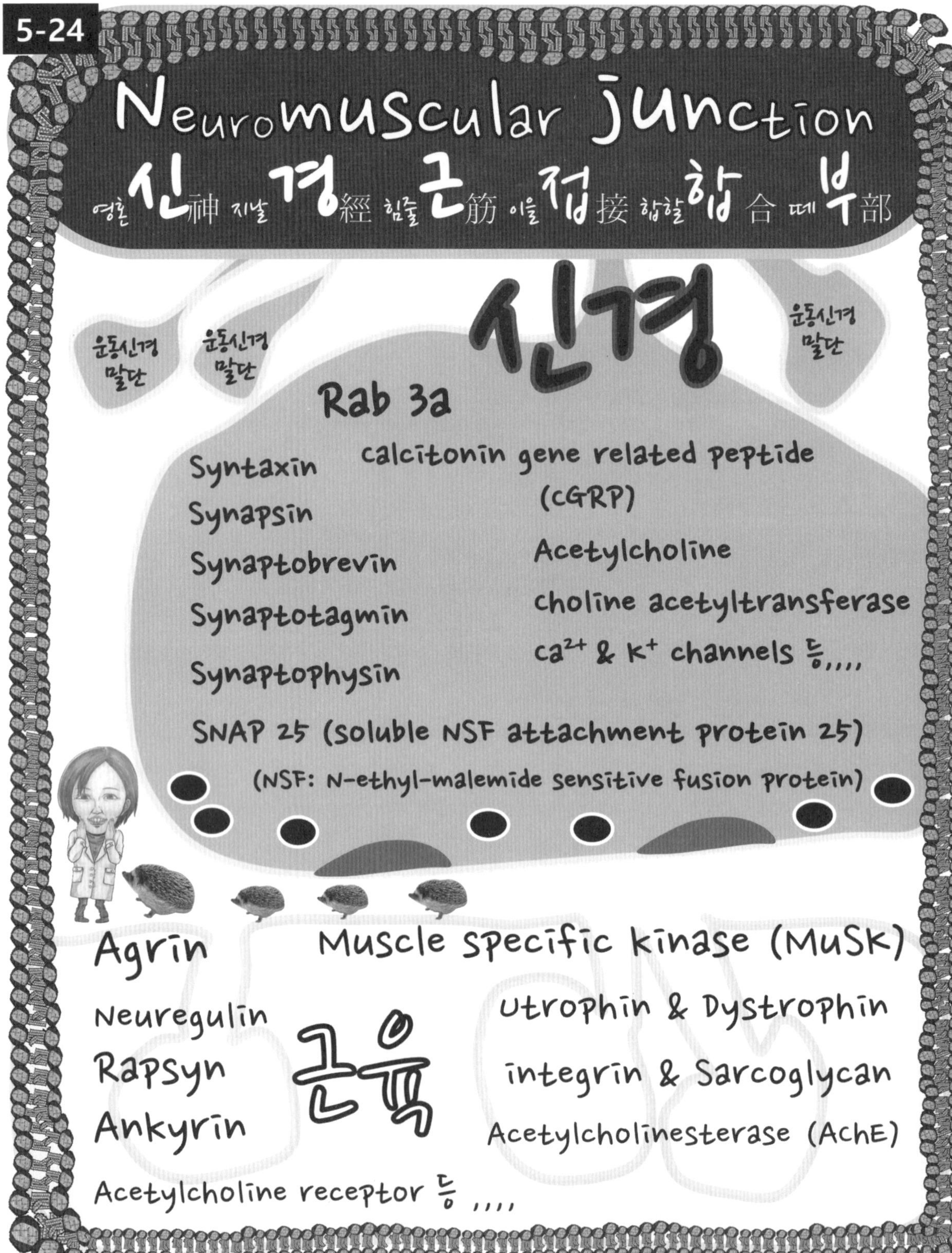
Neuromuscular junction
영혼 신神 지날 경經 힘줄 근筋 이을 접接 합할 합合 떼 부部
신경
운동신경 말단
운동신경 말단
운동신경 말단
Rab 3a
Syntaxin
Synapsin
Synaptobrevin
Synaptotagmin
Synaptophysin
calcitonin gene related peptide (CGRP)
Acetylcholine
choline acetyltransferase
Ca2+ & K+ channels 등,,,,
SNAP 25 (soluble NSF attachment protein 25)
(NSF: N-ethyl-malemide sensitive fusion protein)
Agrin
Muscle specific kinase (MuSK)
Neuregulin
Rapsyn
Ankyrin
근육
Utrophin & Dystrophin
integrin & Sarcoglycan
Acetylcholinesterase (AchE)
Acetylcholine receptor 등 ,,,,

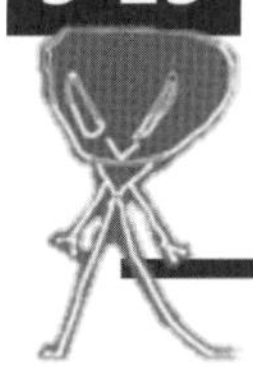

5-25 영혼 신神 지날 경經 은 전깃줄 ???^^

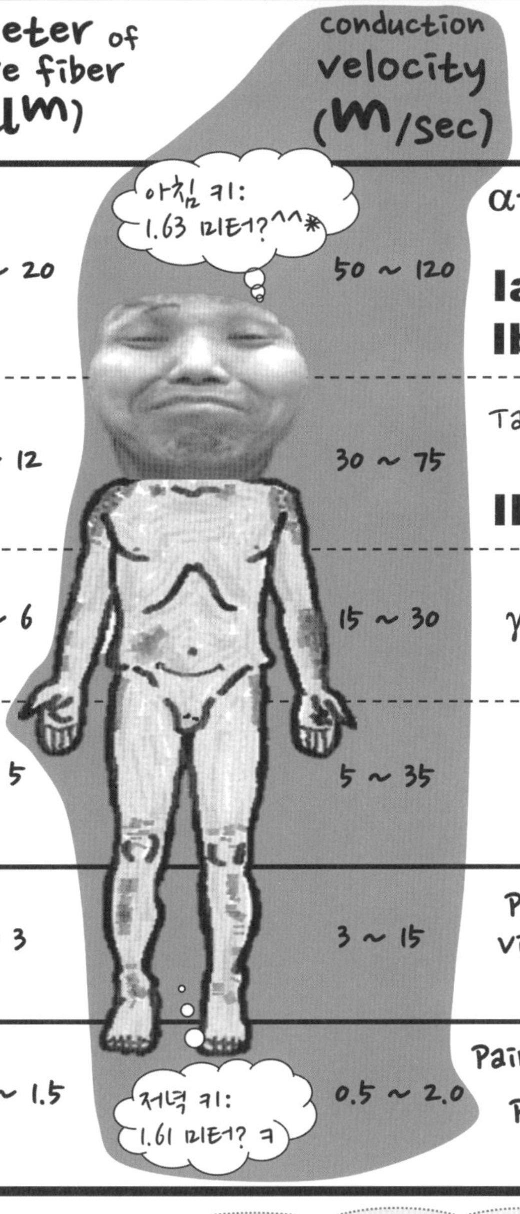

Nerve fiber type		Diameter of Nerve fiber (μm)	conduction velocity (m/sec)	Example
Aα	Group I	10 ~ 20	50 ~ 120	α-motor neuron Proprioception **Ia** nerve fiber **Ib** nerve fiber
Aβ	Group II	5 ~ 12	30 ~ 75	Tactile & Pressure Proprioception **II** nerve fiber
Aγ		3 ~ 6	15 ~ 30	γ-motor neuron
Aδ	Group III	1 ~ 5	5 ~ 35	Pain & Temperature
B		1 ~ 3	3 ~ 15	Pre-ganglionic & Visceral afferent Nerve fiber
C	Group IV	0.2 ~ 1.5	0.5 ~ 2.0	Pain & Temperature Post-ganglionic Nerve fiber

Joseph **Erlanger** (1874 – 1965) 괜찮아

Herbert Spencer **Gasser** (1888 – 1965) 괜찮아

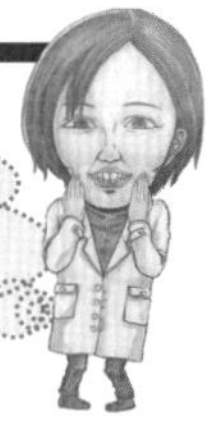

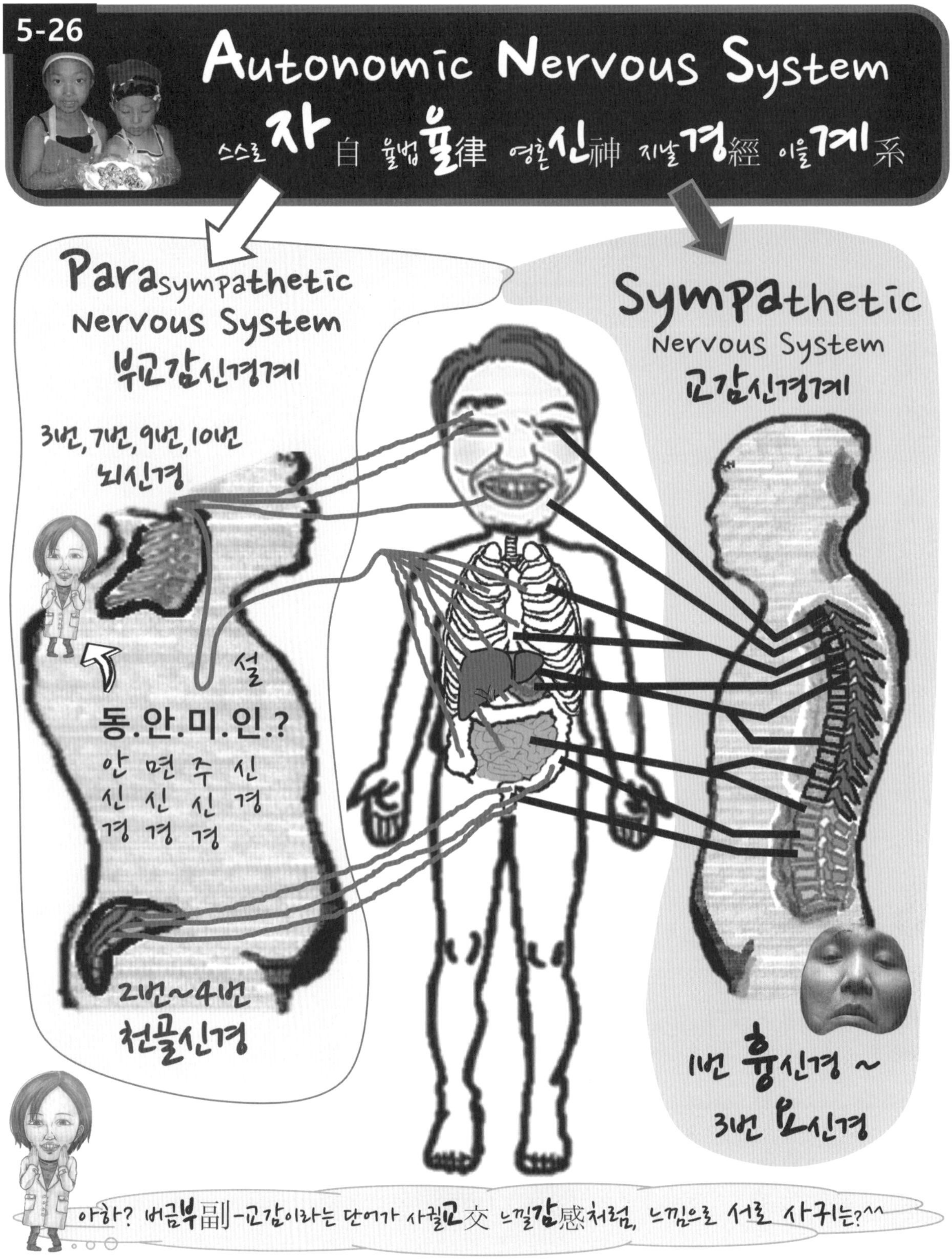
5-26
Autonomic Nervous System
스스로 자 自 율법 율 律 영혼 신 神 지날 경 經 이을 계 系
Parasympathetic Nervous System
부교감신경계
3번, 7번, 9번, 10번
뇌신경
설
동.안.미.인.?
안신경 면신경 주신경 신경
2번~4번
천골신경
Sympathetic Nervous System
교감신경계
1번 흉신경 ~
3번 요신경
아하? 버금 부 副 - 교감이라는 단어가 사귈 교 交 느낄 감 感 처럼, 느낌으로 서로 사귀는?^^

5-27

Autonomic Nervous System

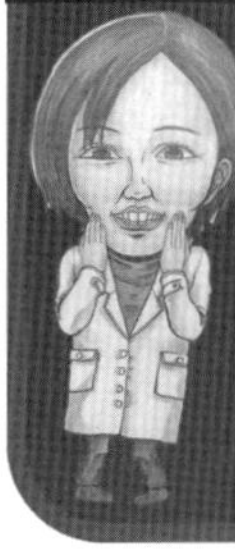

Sympathetic Nervous System

사귈교交 느낄감感 영혼신神 지날경經 이을계系

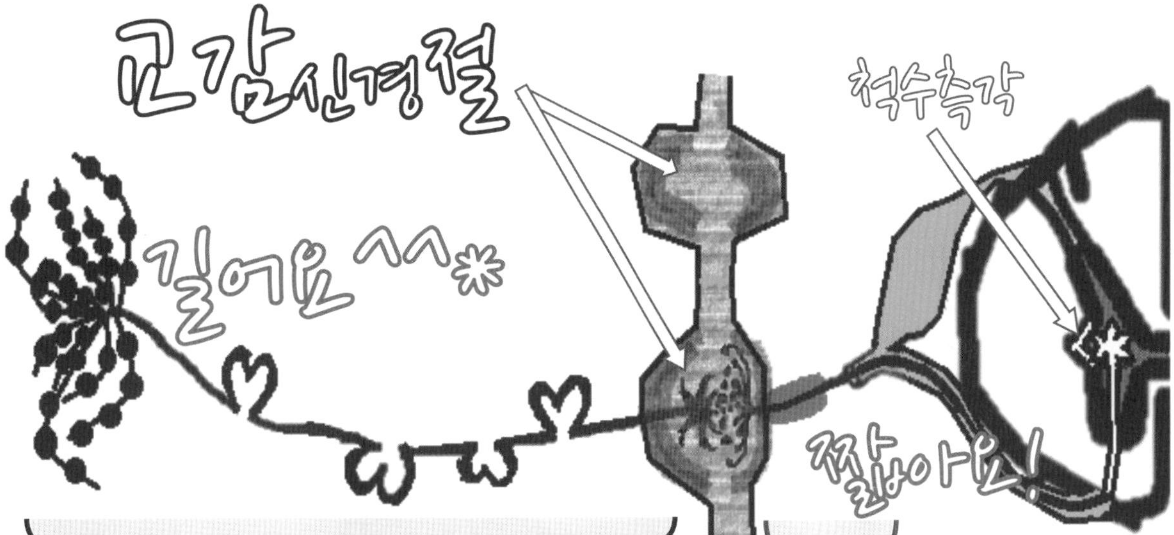

Postganglionic
sympathetic nerve fiber

마디절節 뒤후後
사귈교交 느낄감感
신神 경經 가늘섬纖 밧줄유維

Preganglionic
sympathetic nerve fiber

절節 전前
교交 감感
신神 경經 섬纖 유維

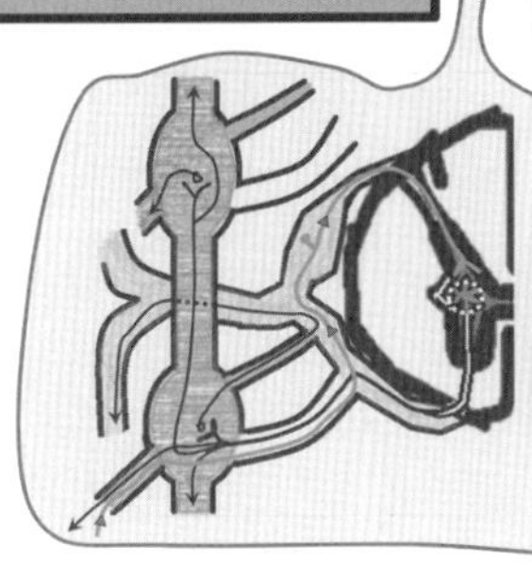

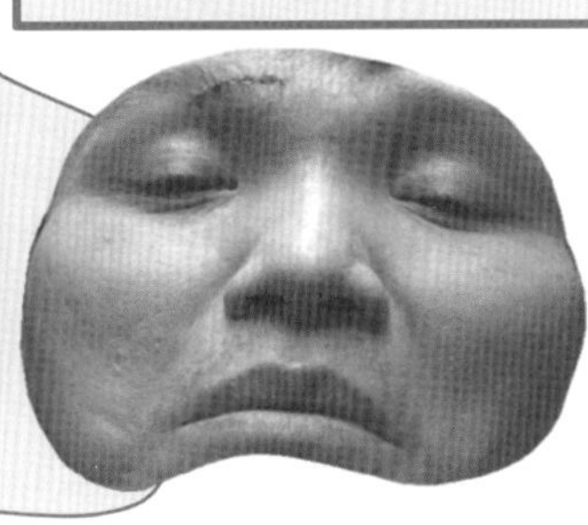

5-28

Autonomic Nervous System

Sympathetic Nervous System

사귈교交 느낄감感 영혼신神 지날경經 이을계系

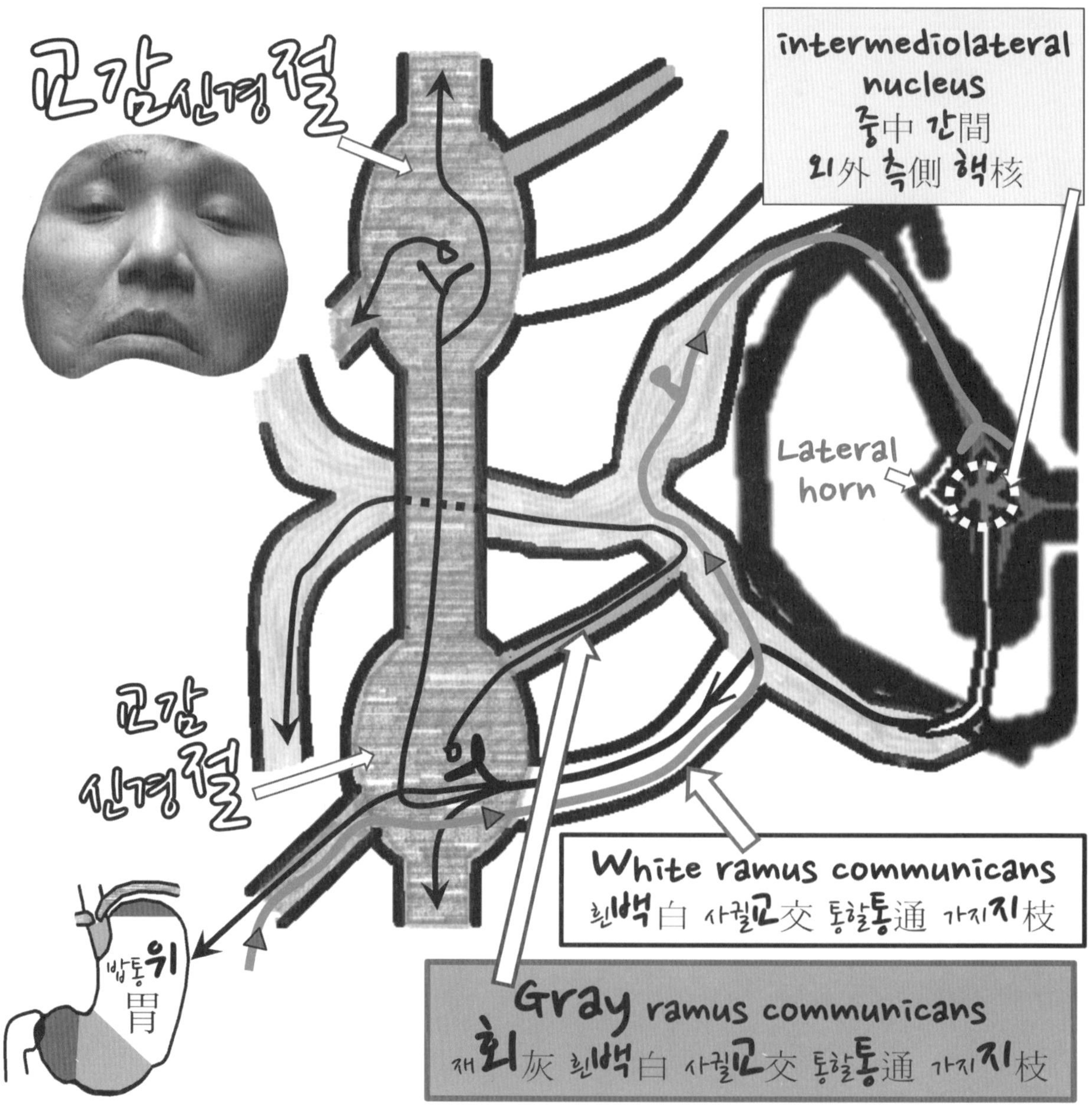

5-29

Autonomic Nervous System

Sympathetic Nervous System

사귈교交 느낄감感 영혼신神 지날경經 이을계系

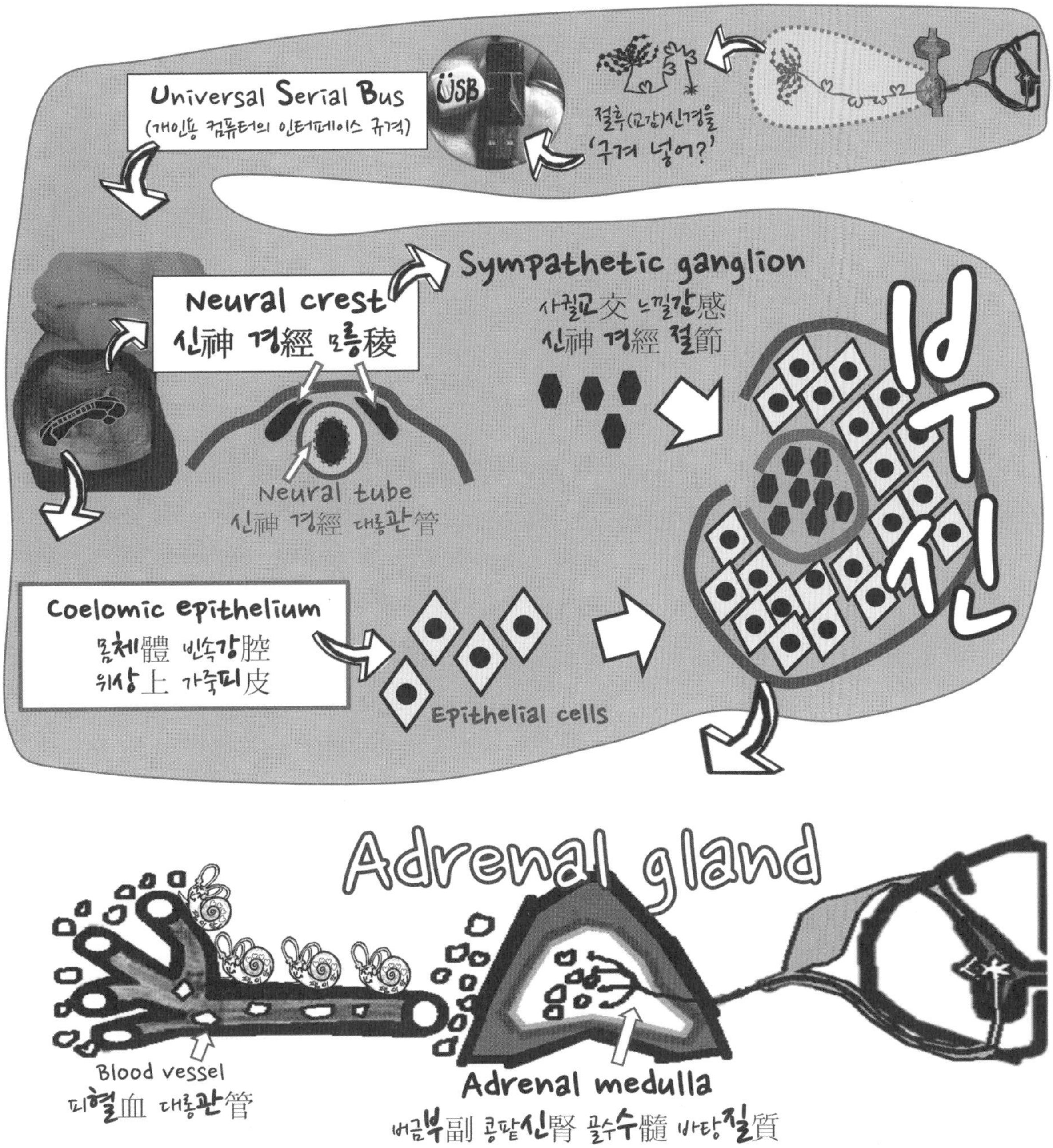

5-30

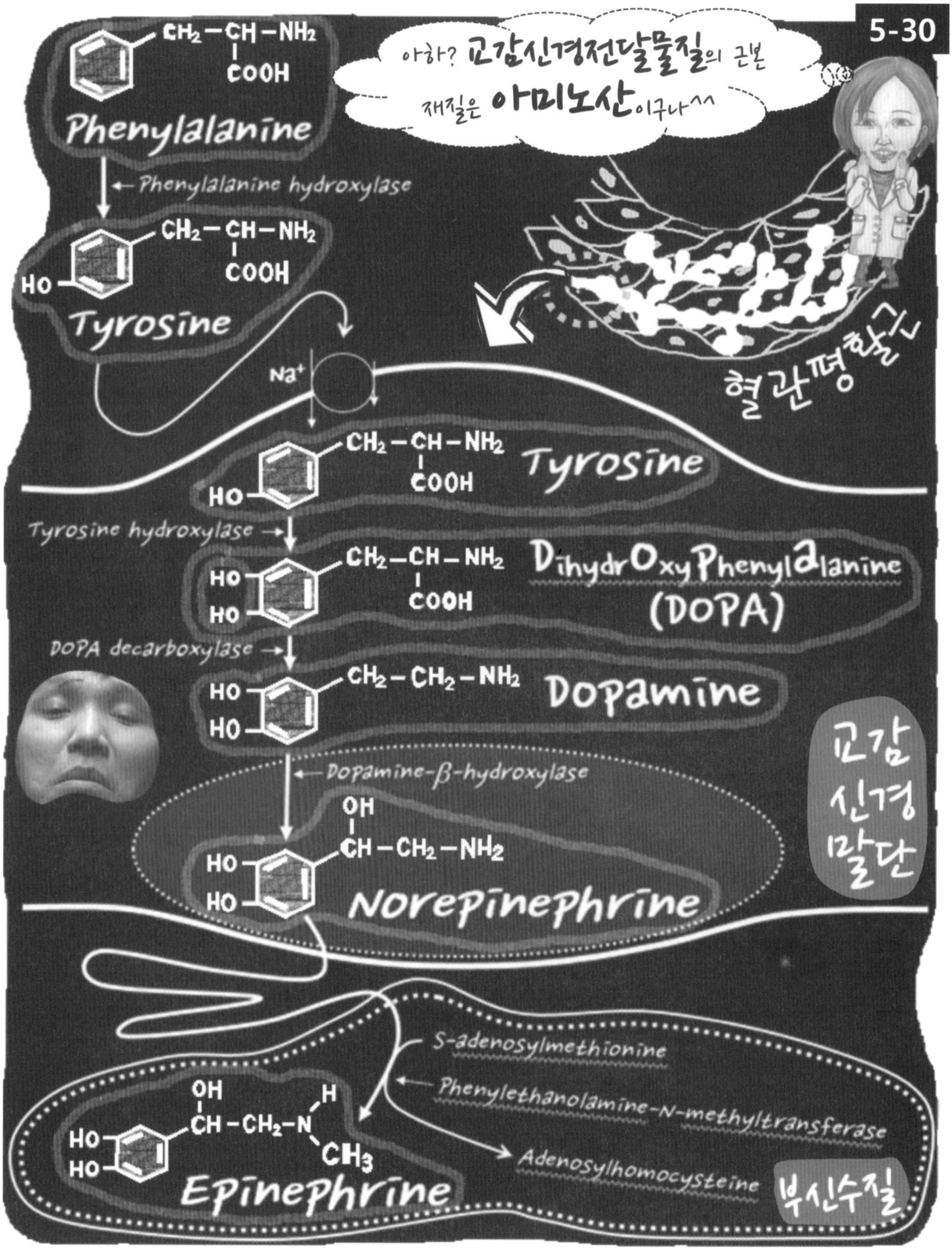
아하? 교감신경전달물질의 근본 재질은 아미노산이구나^^
Phenylalanine
Phenylalanine hydroxylase
Tyrosine
혈관평활근
Na+
Tyrosine
Tyrosine hydroxylase
DihydrOxyPhenylalanine
(DOPA)
DOPA decarboxylase
Dopamine
Dopamine-β-hydroxylase
Norepinephrine
교감신경말단
S-adenosylmethionine
Phenylethanolamine-N-methyltransferase
Adenosylhomocysteine
Epinephrine
부신수질

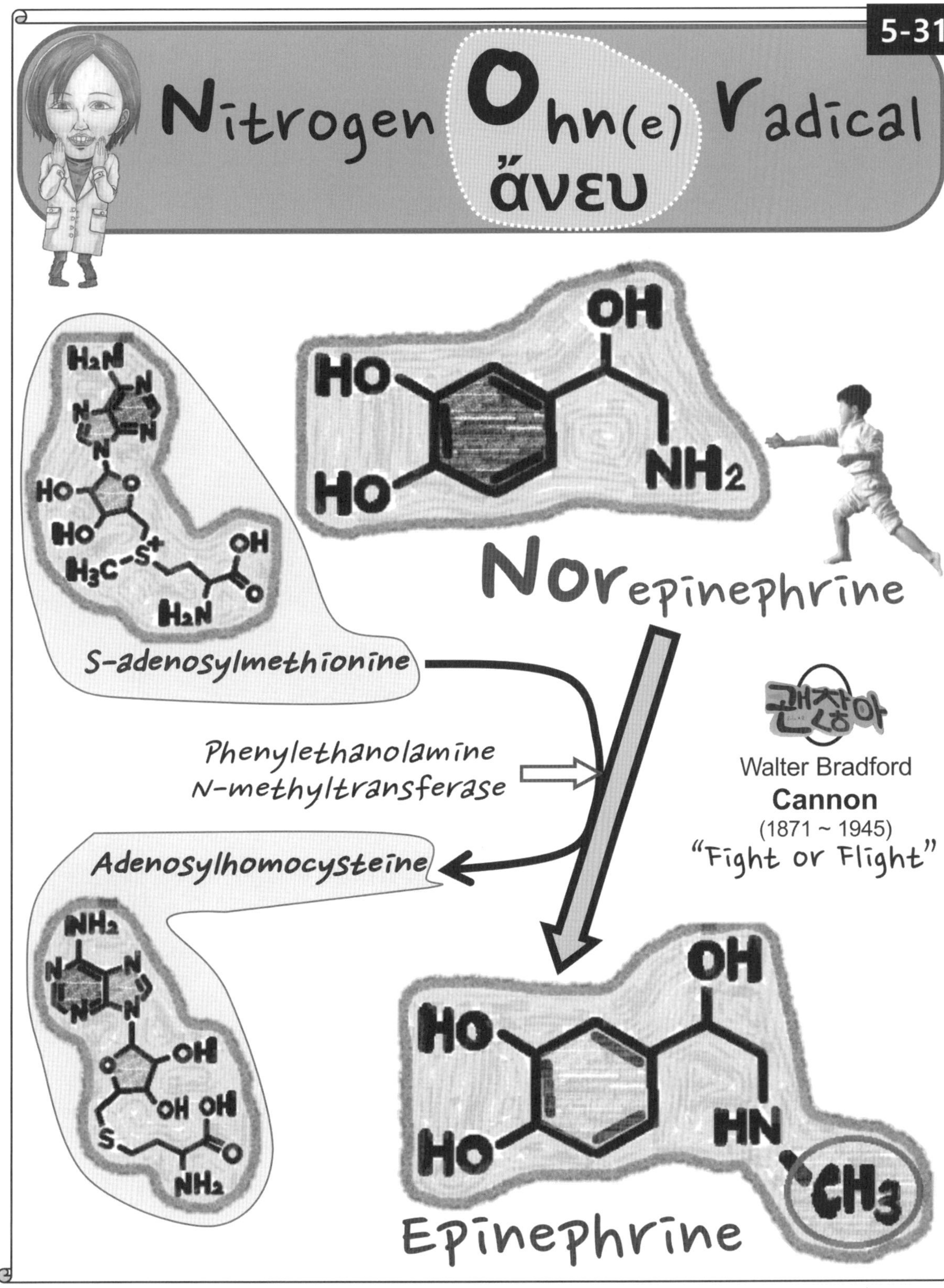
5-31
Nitrogen Ohn(e) radical
ἄνευ
OH
HO
HO
NH2
Norepinephrine
H2N
HO
HO
H3C
OH
H2N
S-adenosylmethionine
Phenylethanolamine
N-methyltransferase
Adenosylhomocysteine
괜찮아
Walter Bradford
Cannon
(1871 ~ 1945)
"Fight or Flight"
NH2
OH
OH OH
NH2
OH
HO
HO
HN
CH3
Epinephrine

5-32

Autonomic Nervous System

Parasympathetic Nervous System

버금부副 사귈교交 느낄감感 영혼신神 지날경經 이을계系

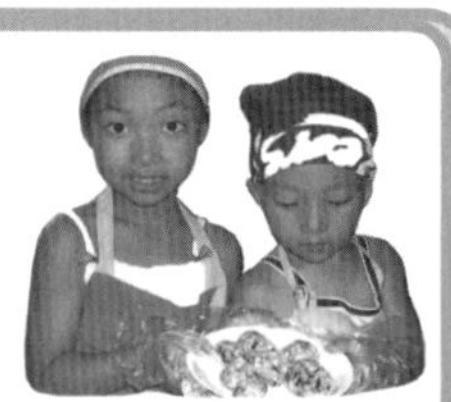

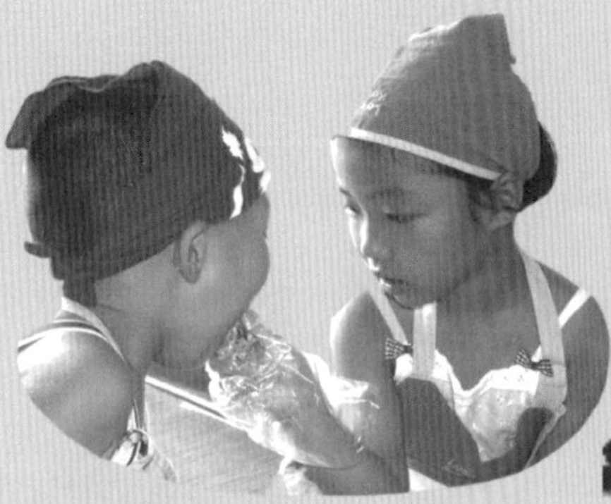

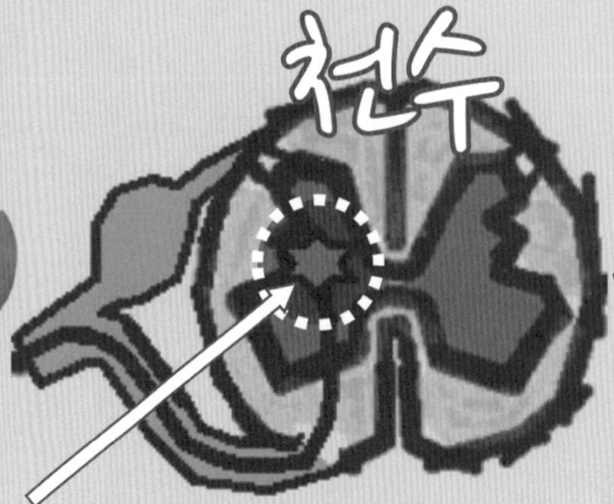

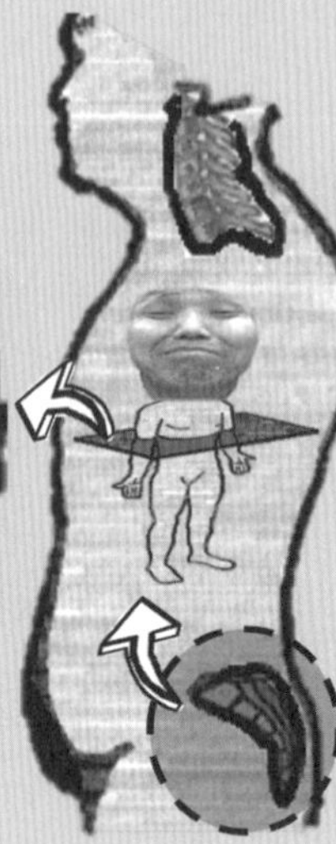

Sacral Parasympathetic nuleus

깔개천薦 뼈골骨 부副 교交 감感 신神 경經 핵核

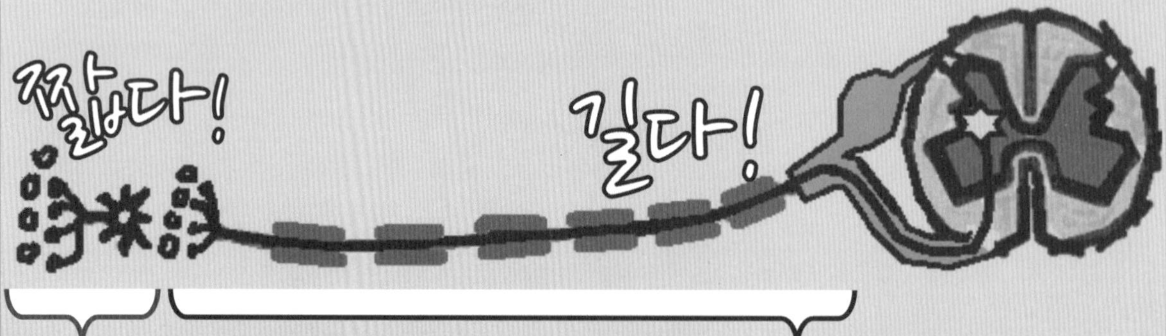

Postganglionic parasympathetic nerve fiber	**Pre**ganglionic parasympathetic nerve
마디절節 뒤후後 버금부副 사귈교交 느낄감感 영혼신神 지날경經 가늘섬纖 밧줄유維	절節 앞전前 부副 교交 감感 신神 경經 섬纖 유維

5-33

Autonomic Nervous System

Parasympathetic Nervous System

버금부副 사귈교交 느낄감感 영혼신神 지날경經 이을계系

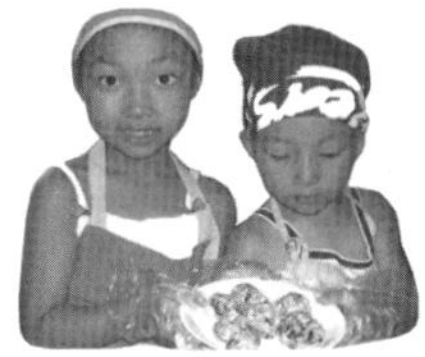

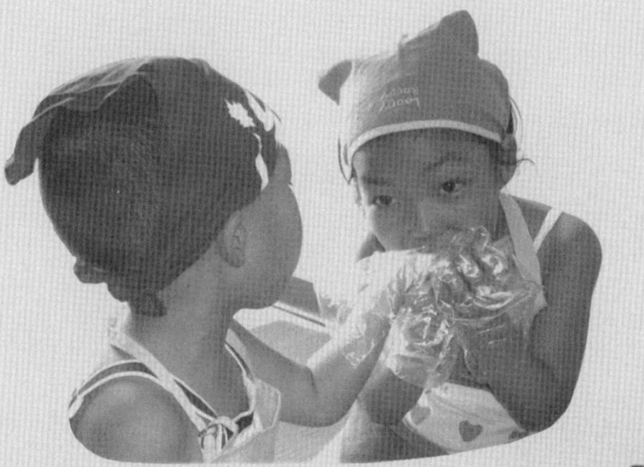

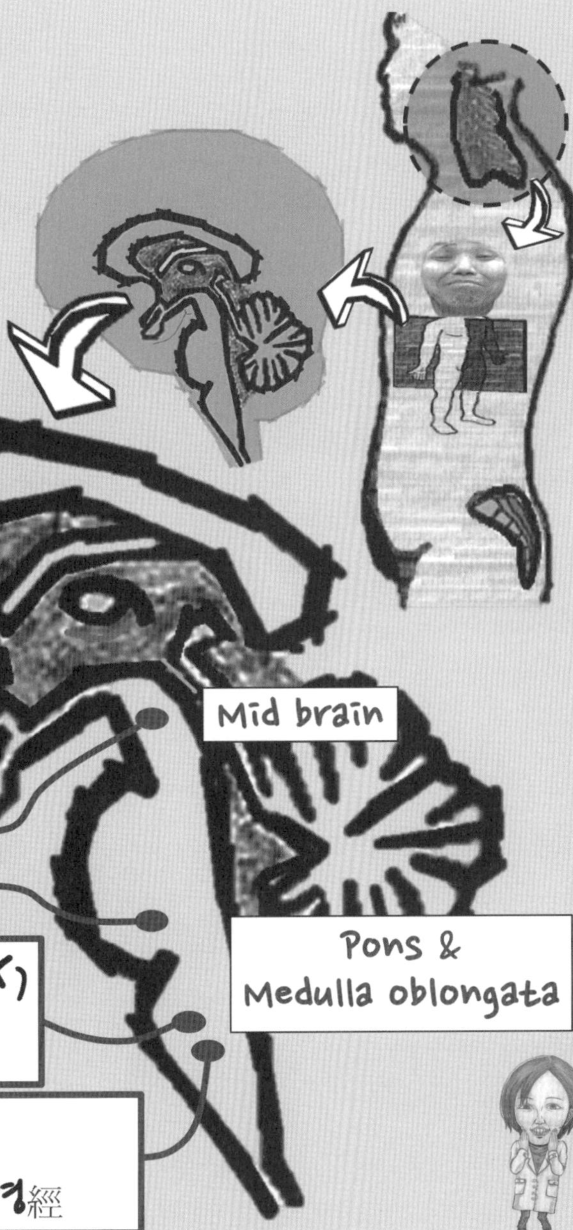

5-34

Autonomic Nervous System

Parasympathetic Nervous System

버금부副 사귈교交 느낄감感 영혼신神 지날경經 이을계系

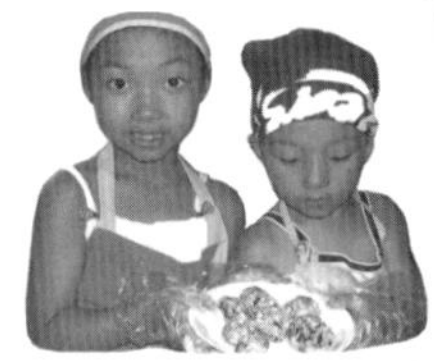

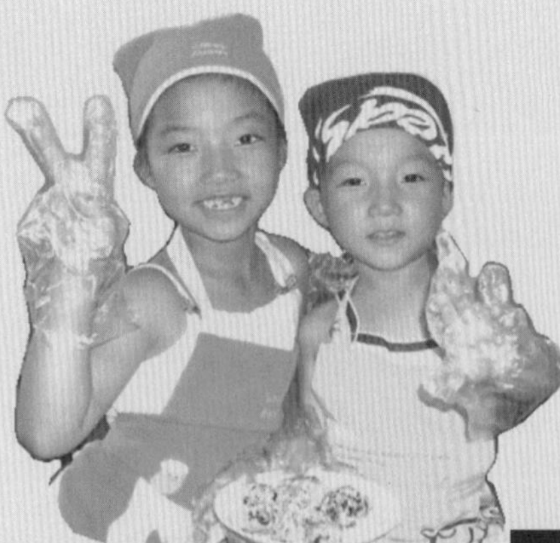

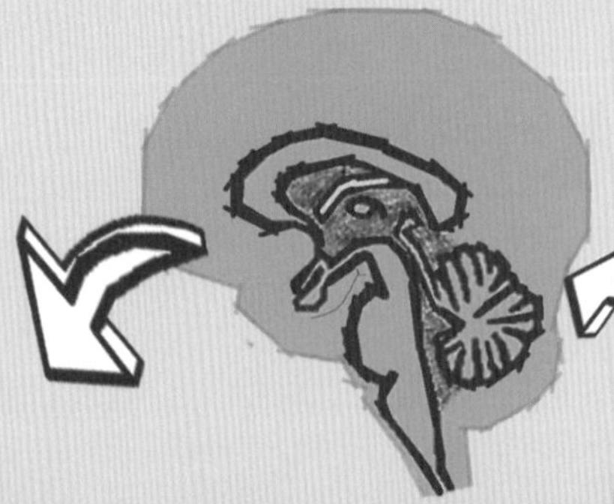

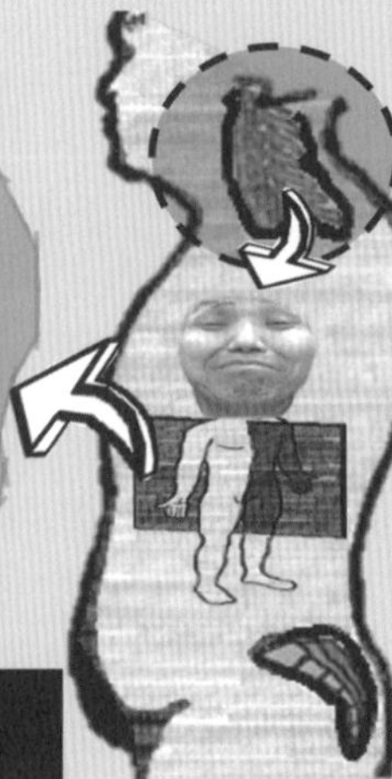

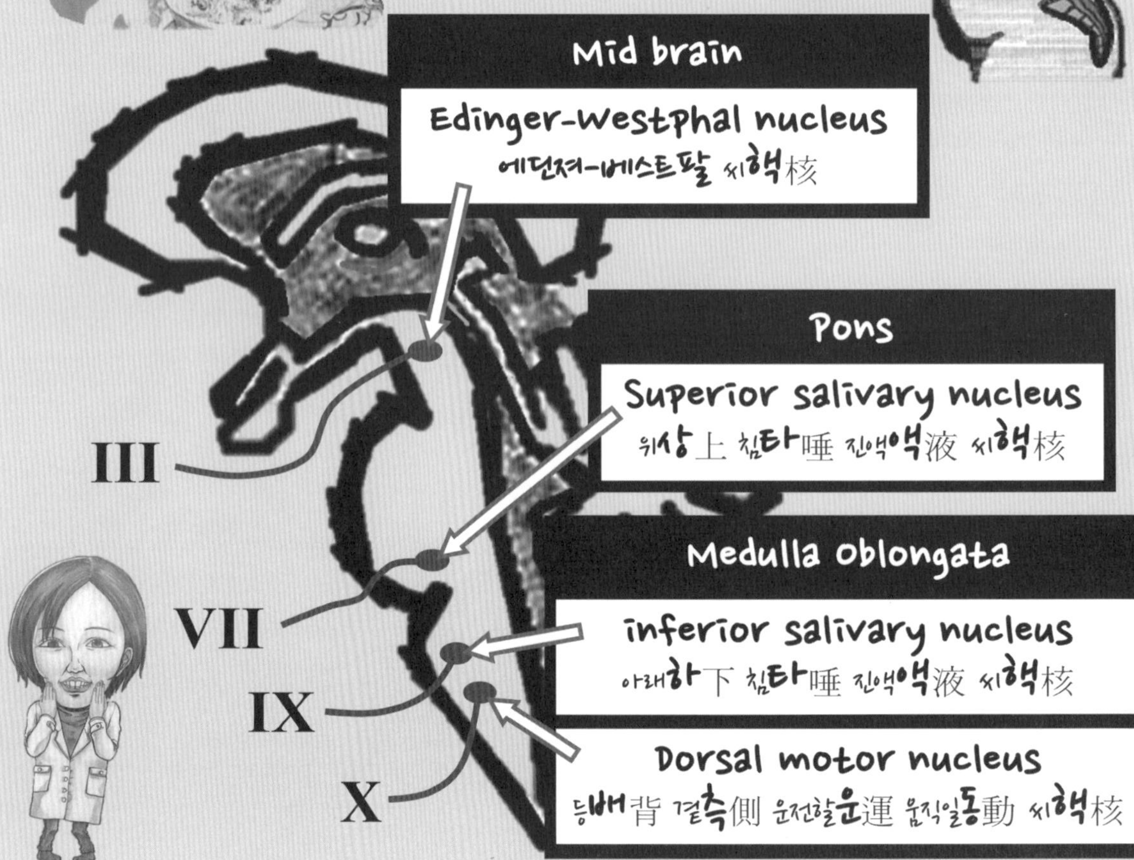

5-35 Receptor 받을 수受 담을 용容 몸 체體

ion-channel related receptor
이온 통할 통通 길 로路 잇닿을 연聯 빗장 관關 수受 용容 체體

GTP-binding protein related receptor
GTP-결합 새알 단蛋 흰 백白 바탕 질質 연聯 관關 수受 용容 체體

Receptor Tyrosine Kinase related receptor
(≒ autophosphorylated receptor)
RTK 연聯 관關 수受 용容 체體

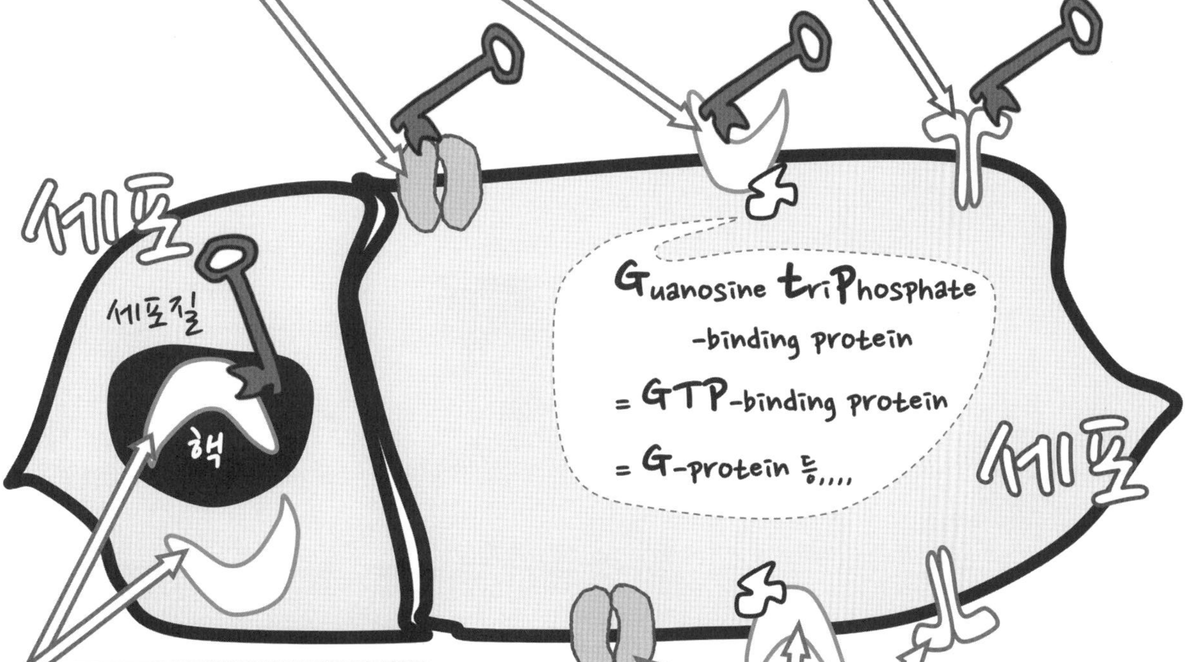

cytosolic receptor
세細 포胞 바탕 질質
수受 용容 체體

Membrane receptor
세細 포胞 막 막膜 수受 용容 체體

5-36

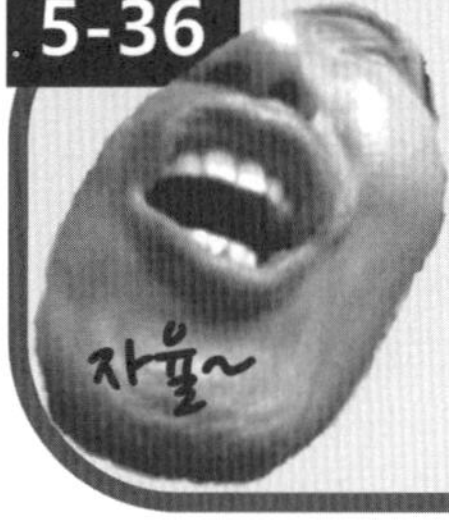

Receptor

Autonomic Nervous System

스스로 자自 율법 율律 영혼 신神 지날 경經 이을 계系

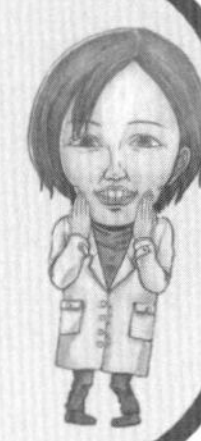

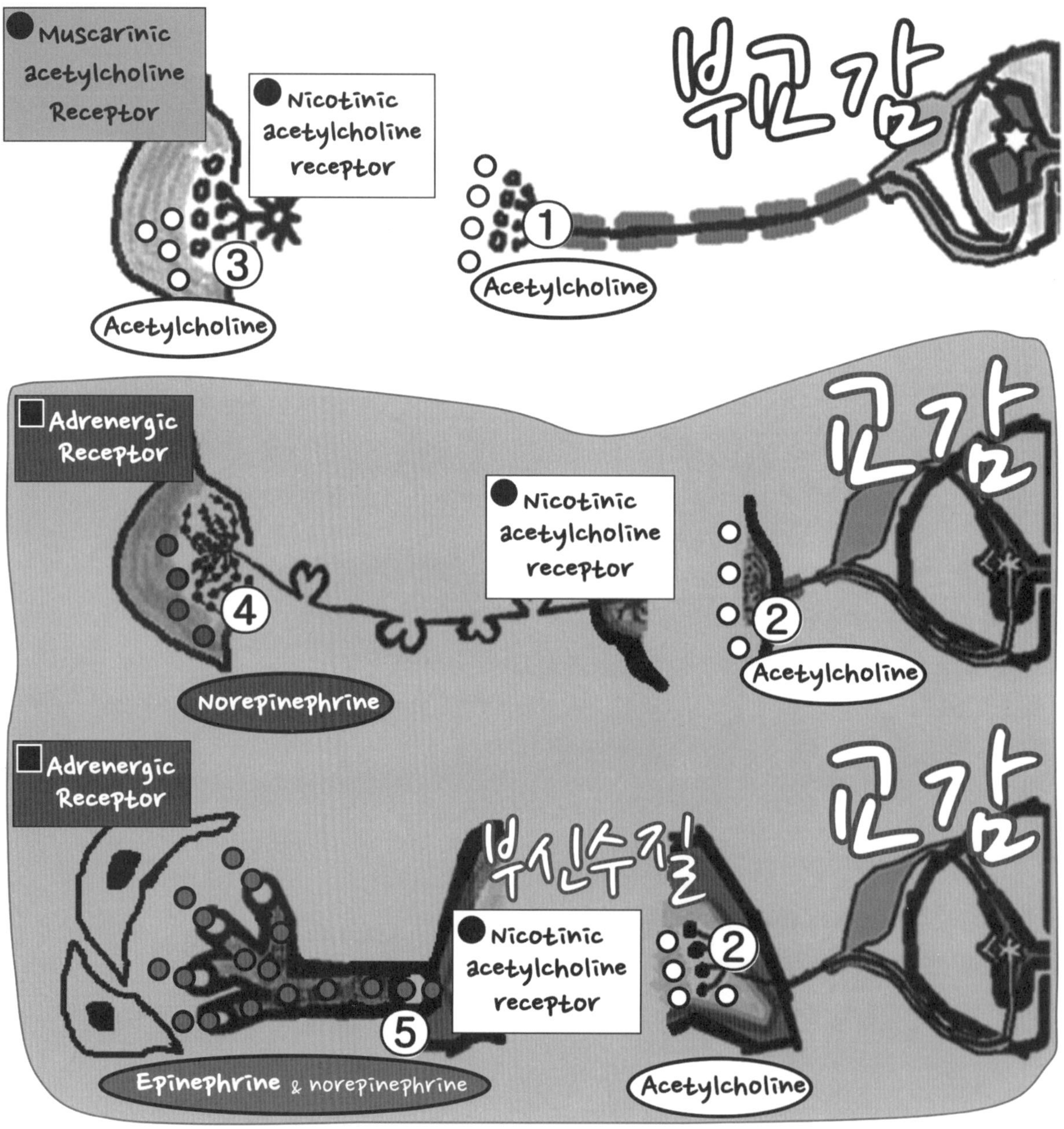

5-37

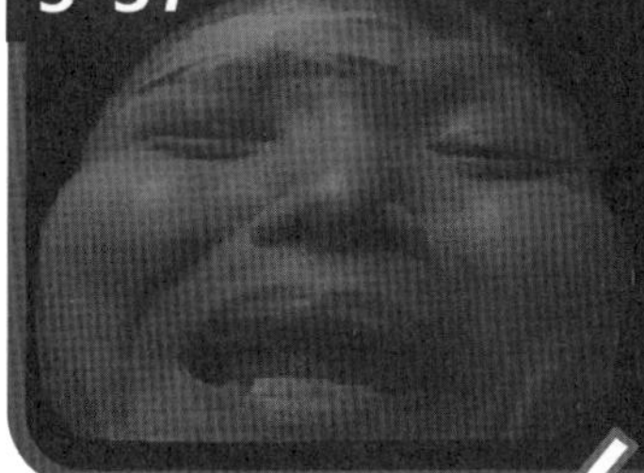

Receptor

Autonomic Nervous System

스스로 **자**自 율법 **율**律 영혼 **신**神 지날 **경**經 이을 **계**系

Acetylcholine 등,,,

Adrenaline (epinephrine) 등,,,

Cholinergic receptor
콜린 성품**성**性 **수**受 **용**容 **체**體

Adrenergic receptor
아드레날린 성품**성**性 **수**受 **용**容 **체**體

Nicotinic acetylcholine receptor
니코틴 **성**性
아세틸콜린
수受 **용**容 **체**體

α

- α1
- α2

β

- β1
- β2
- B3 ?

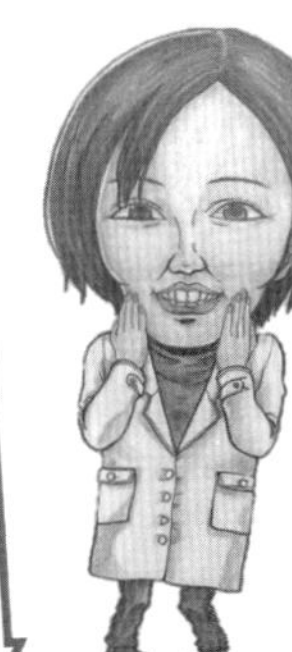

Muscarinic acetylcholine receptor
무스카린 **성**性
아세틸콜린 받을**수**受 담을**용**容 몸**체**體

- M1
- M2
- M3
- M4
- M5

괜찮아
Napoleon Nikodem **Cybulski** (1854 ~ 1919)

괜찮아
John Jacob **Abel** (1857 ~ 1938)

5-38

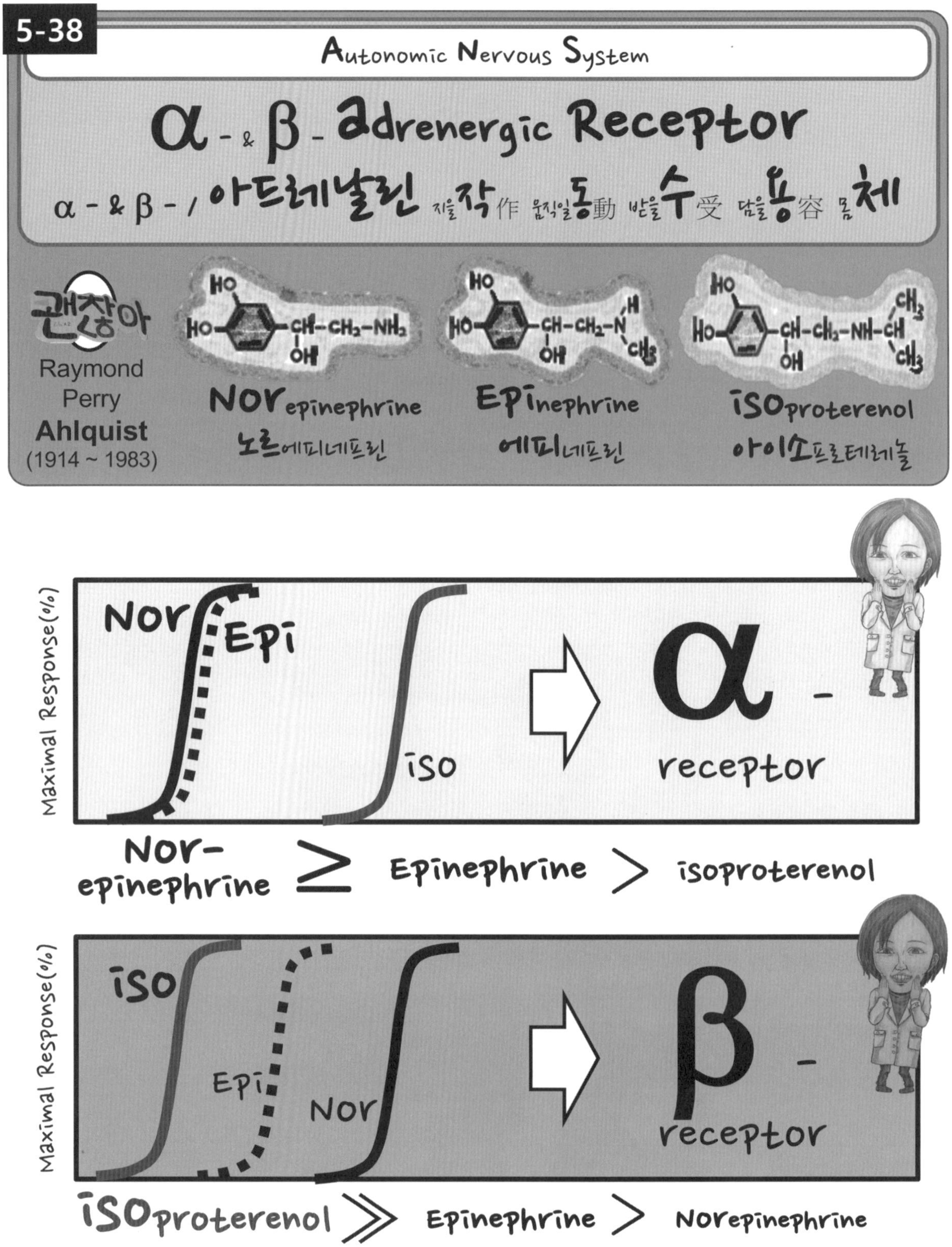
Autonomic Nervous System
α-&β- adrenergic Receptor
α-&β-/ 아드레날린 지을작作 움직일동動 받을수受 담을용容 몸체
괜찮아
Raymond Perry Ahlquist (1914 ~ 1983)
Norepinephrine 노르에피네프린
Epinephrine 에피네프린
isoproterenol 아이소프로테레놀
Maximal Response(%)
Nor
Epi
iso
α-receptor
Norepinephrine ≥ Epinephrine > isoproterenol
Maximal Response(%)
iso
Epi
Nor
β-receptor
isoproterenol ≫ Epinephrine > Norepinephrine

5-39

Sympathetic nervous system

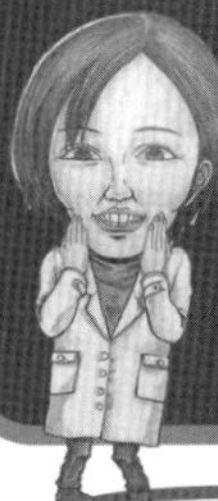

Blood Vessel 피혈血 대롱관管
(α– & β– adrenergic receptor)

Arteries 움직일동動 맥맥脈

Lungs (폐)
- ▶ α_1 : constriction 거둘수收 오그라들축縮
- ▷ β_2 : dilation 늦출이弛 느슨할완緩 등,,,,

Heart (심장)
- ▶ α_1 : constriction 수축
- ▷ β_2 : dilation 이완 등,,,,

Skeletal muscle (골격근)
- ▶ α_1 : constriction 수축
- ▷ β_2 : dilation 이완 등,,,

Skin (피부)
- ▶ α_1, α_2 : constriction 수축 등

Digestive organs (소화 장기)
- ▶ α_1 : constriction 수축 등,,

Kidneys (신장)
- ▶ α_1, α_2 : constriction 수축
- ▷ β_1, β_2 : dilation 이완 등,,,,

Veins
고요할정靜 맥맥脈

- ▶ α_1, α_2 : constriction
- ▷ β_2 등,,,, : dilation

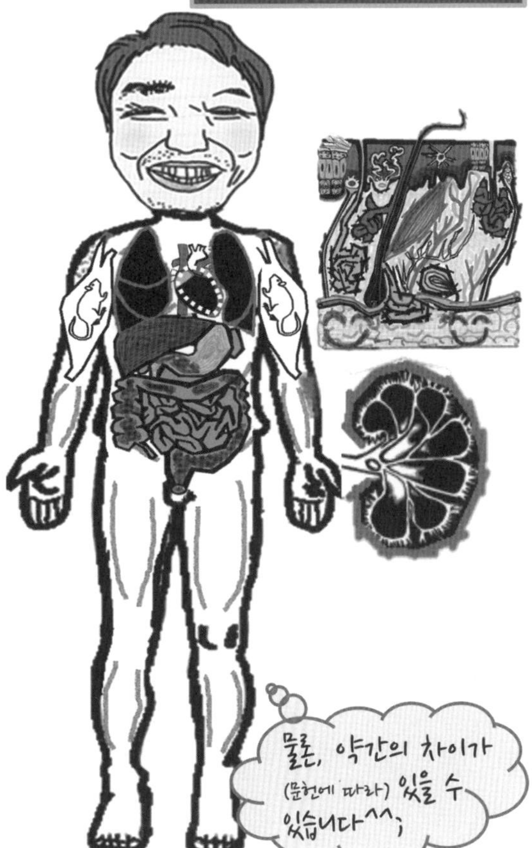

5-40

Sympathetic nervous system

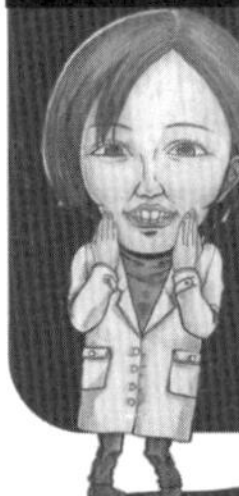

Adrenergic Receptor

아드레날린 지을작作 움직일동動 받을수受 담을용容 몸체體

Arrector pili muscle 일어날기起 털모毛 힘줄근筋

▶ α_1 : constriction 거둘수收 오그라들축縮

Liver 간간肝

▶ α_1, β_2 : 피혈血 가운데중中으로

⇒ 글루코스 나눌분分 샘물흐르는모양비泌 !

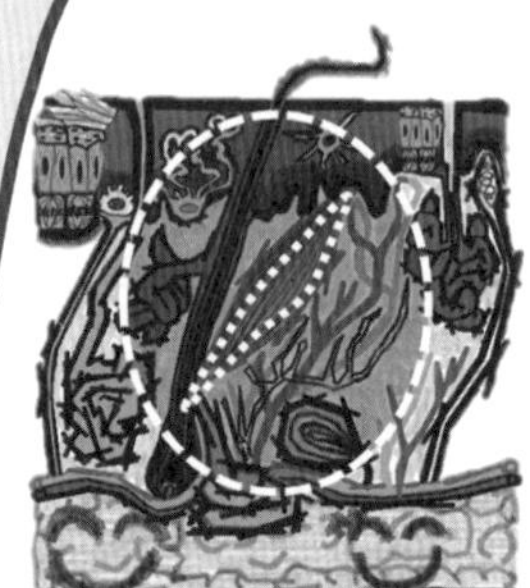

Skeletal muscle 뼈골骨 격식격格 힘줄근筋

▶ β_2 : 사탕당糖 근원원原(Glycogen)을

⇒ 사탕당糖(glucose)으로 분해!

Metabolism 대신할대代 사례할사謝

▶ α, β : 더할증增 더할가加!

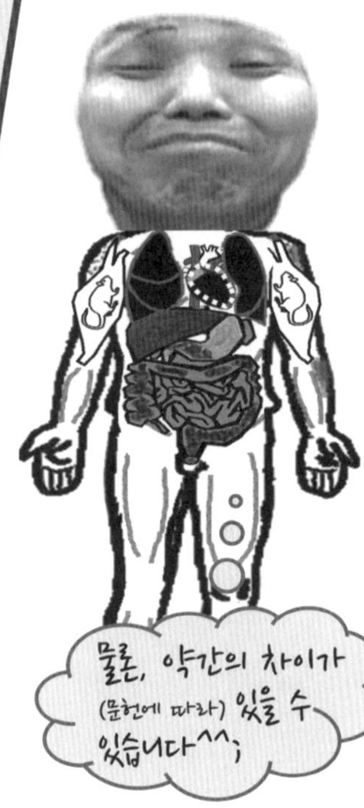

Adipose tissue

기름지脂 기름방肪 짤조組 짤직織

▶ α_2, β_1 : adipolysis

지脂 방肪 나눌분分 풀해解

물론, 약간의 차이가 (문헌에 따라) 있을 수 있습니다^^;

5-41 Autonomic Nervous System ①

스스로**자**自 율법**율**律 영혼**신**神 지날**경**經 이을**계**系

물론, 약간의 차이가 (문헌에 따라) 있을 수 있습니다^^;

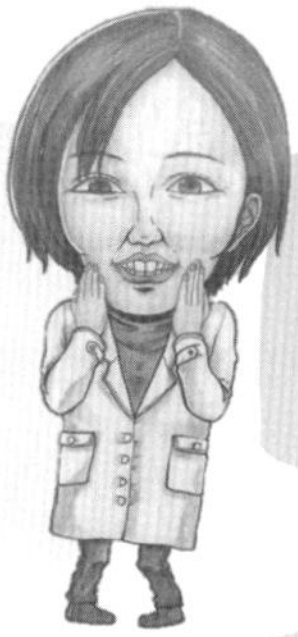

	Parasympathetic Nervous System **부교감**	Sympathetic Nervous System **교감**
Eyeball 눈**안**眼 공**구**球		
Pupil 눈동자**동**瞳 구멍**공**孔	▶ α_1 : Mydriasis **동**瞳 **공**孔 넓힐**확**擴 클**대**大	▷ Muscarinic receptor : Miosis 눈동자**동**瞳 구멍**공**孔 **수**收 **축**縮
ciliary muscle 털**모**毛 모양**양**樣 몸**체**體 힘줄**근**筋	▶ β_2 : (멀**원**遠 볼**시**視) Relaxation **이**弛 **완**緩	▷ Muscarinic receptor : contraction **수**收 **축**縮 ► 가까울**근**近 볼**시**視
Heart 마음**심**心 오장**장**臟	▶ β_2 : Tachycardia 자주**빈**頻 맥**맥**脈 increase of contractive force **수**收 **축**縮 **력**力 **증**增**가**加	▷ Muscarinic receptor : Bradycardia 천천히**서**徐 맥**맥**脈
Salivary gland 침**타**唾 진액**액**液 샘**선**腺	▶ α_1 : Viscid Saliva 끈끈할**점**粘 붙을**착**着 침**타**唾 **액**液	▷ Muscarinic receptor : watery saliva 침**타**唾 진액**액**液
Pancreas 췌장**췌**膵 **장**臟	▶ α : decrease of secretion **분**分 샘물흐르는 모양**비**泌 증가	▷ Muscarinic receptor: increase of secretion **분**分 샘물흐르는 모양**비**泌 감소
Gallbladder 쓸개**담**膽 주머니**낭**囊	▶ β_2 : Relaxation 늦출**이**弛 느슨할**완**緩	▷ Muscarinic receptor : contraction **수**收 **축**縮

5-42 Autonomic Nervous System ②

스스로 자自 율법 율律 영혼 신神 지날 경經 이을 계系

물론, 약간의 차이가 (문헌에 따라) 있을 수 있습니다^^;

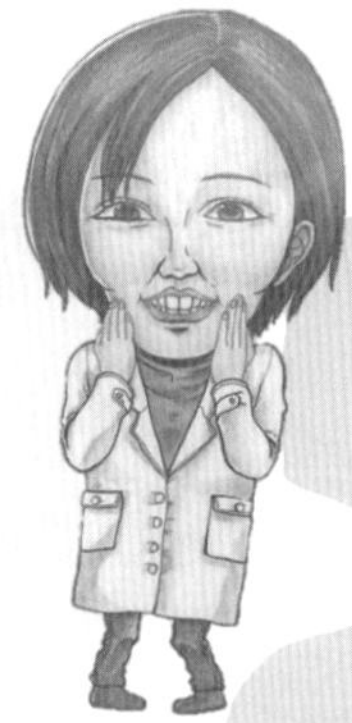

Organ	Parasympathetic Nervous System 부교감	Sympathetic Nervous System 교감
Urinary Bladder (오줌통 방膀 오줌통 광胱)		
Detrusor muscle 물리칠 배排 오줌 뇨尿 근筋	관여하지 않음	▷ Muscarinic receptor : constriction 수收 축
Bladder neck sphincter 방膀 광胱 목 경頸 떼 부部 묶을 괄括 맺을 약約 힘줄 근筋	▶ α_1 : constriction 수收 축縮	▷ Muscarinic receptor : Relaxation 이弛 완緩
Reproductive organs 날 생生 번성할 식殖 그릇 기器 벼슬 관官	▶ α_1 : Ejaculation 쏠 사射 쓿은쌀 정精	▷ Muscarinic receptor : Erection 우쩍일어날 발勃 일어날 기起
Trachea 기운 기氣 대롱 관管 (→ Air passage)	▶ β_2 : Dilation 이弛 완緩 (→ 기관 확장!)	▷ Muscarinic receptor : constriction 수收 축縮 (→ 기관 축소!)
Stomach (밥통 위胃) & Small-, Large-intestine (작을 소小, 큰 대大 창자 장腸)		
Gastrointestinal tract 위胃 장腸 대롱 관管	▶ $\alpha_1, \alpha_2, \beta_2$: Relaxation 이弛 완緩	▷ Muscarinic receptor : contraction 수收 축縮
Sphincter 묶을 괄括 맺을 약約 힘줄 근筋	▶ α_1 : constriction 수收 축縮	▷ Muscarinic receptor : Relaxation 이弛 완緩

그 외, 기타 등.....

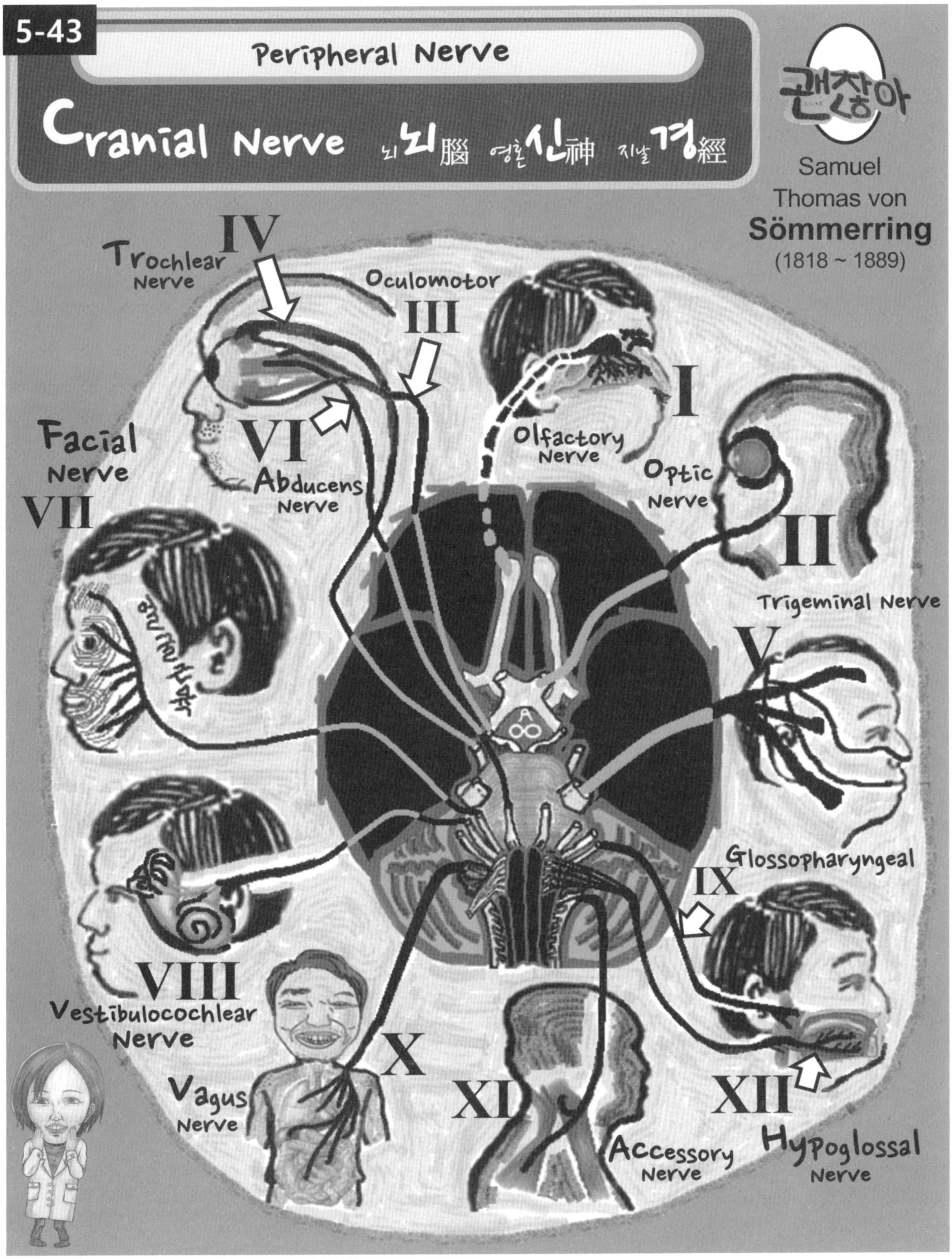
5-43
Peripheral Nerve
Cranial Nerve 뇌 뇌腦 영혼 신神 지날 경經
괜찮아
Samuel
Thomas von
Sömmerring
(1818 ~ 1889)
IV
Trochlear Nerve
Oculomotor
III
I
Olfactory Nerve
VI
Abducens Nerve
Facial Nerve
VII
Optic Nerve
II
Trigeminal Nerve
V
Glossopharyngeal
IX
VIII
Vestibulocochlear Nerve
X
Vagus Nerve
XI
Accessory Nerve
XII
Hypoglossal Nerve

5-44

Peripheral Nerve

Cranial Nerve 뇌뇌腦 · 영혼신神 지날경經

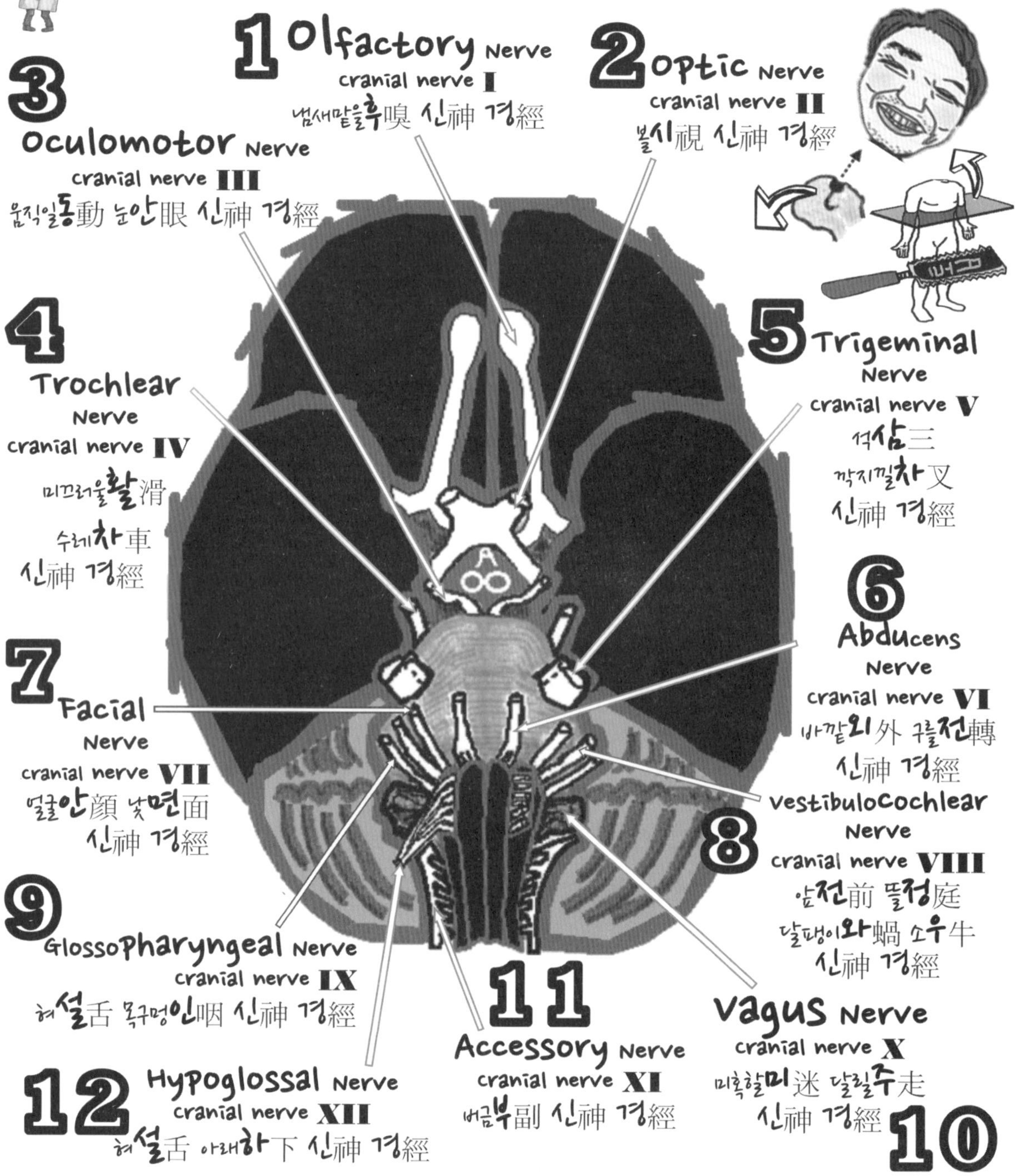

5-45 cranial Nerve I & II

Olfactory 냄새맡을후嗅 & optic 볼시視 Nerve 영혼신神 지날경經

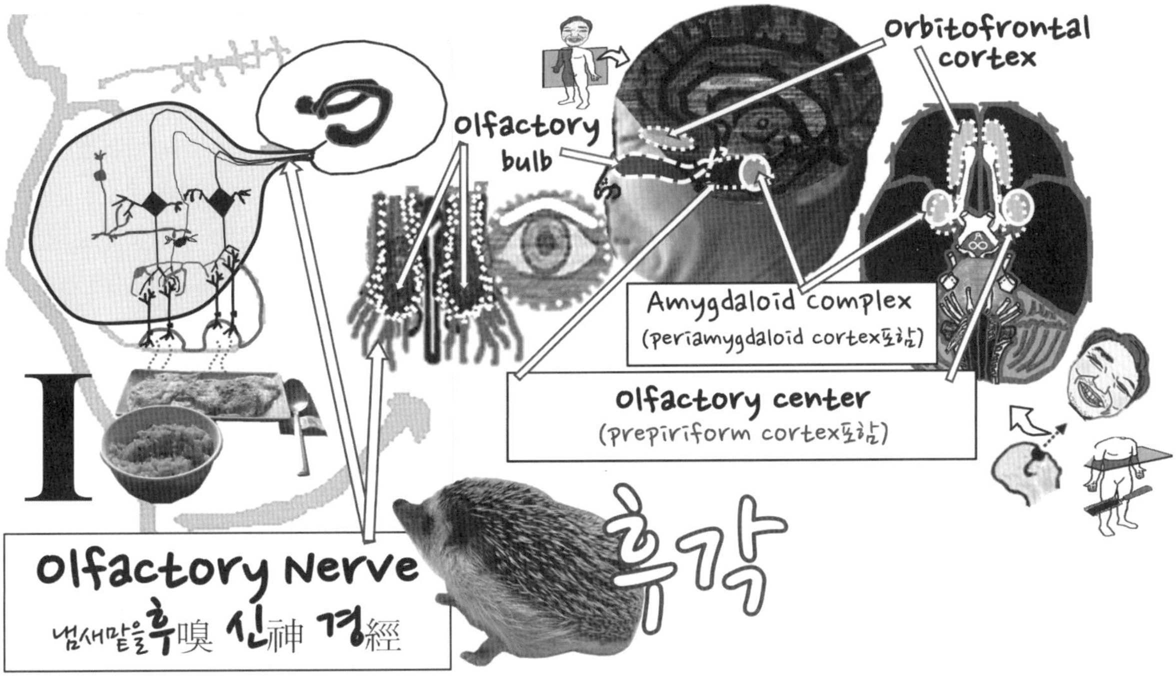

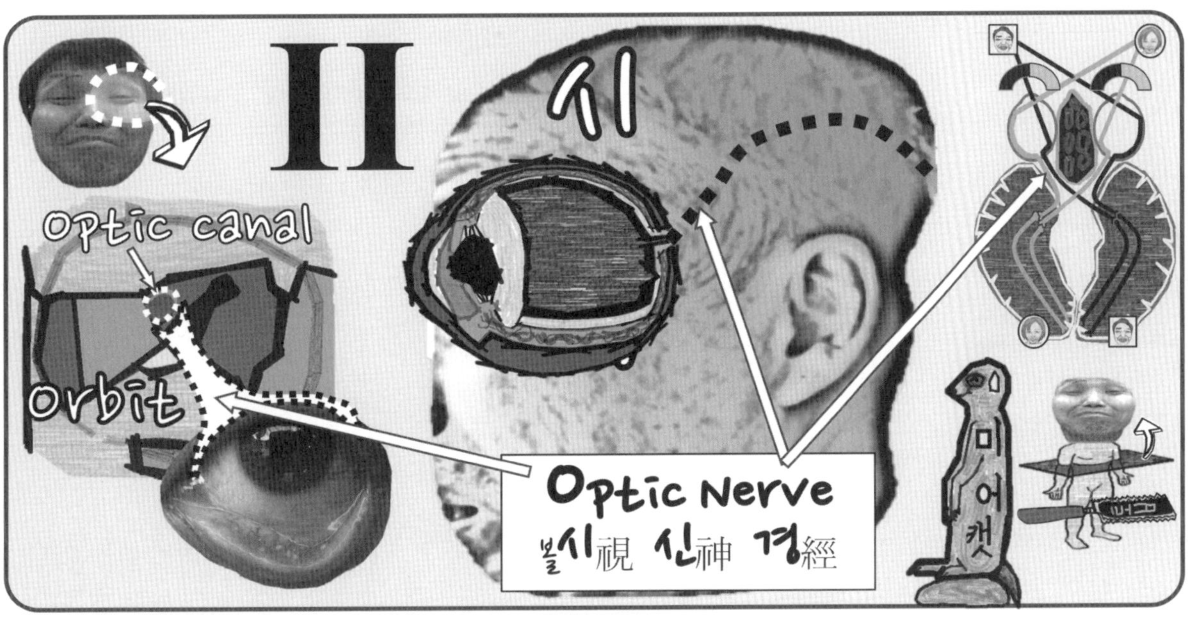

5-46

Oculomotor Nerve 움직일동動 눈안眼 영혼신神 지날경經

① Levator palpebrae superioris muscle
위상上 눈안眼 눈꺼풀검瞼 들거擧 힘줄근筋

② iris contraction reflex
무지개홍虹 채색채彩 거둘수收 오그라들축縮 되돌릴반反 쏠사射

③ ciliary muscle contraction
털모毛 모양양樣 몸체體 힘줄근筋 거둘수收 오그라들축縮

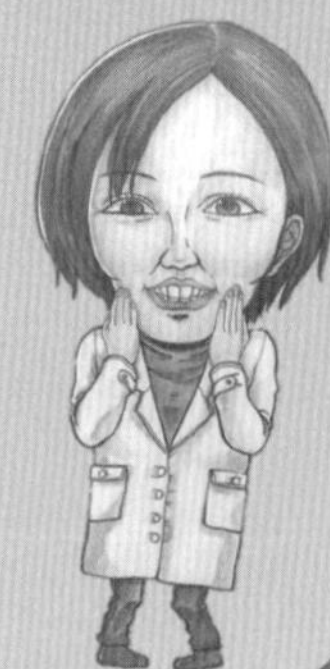

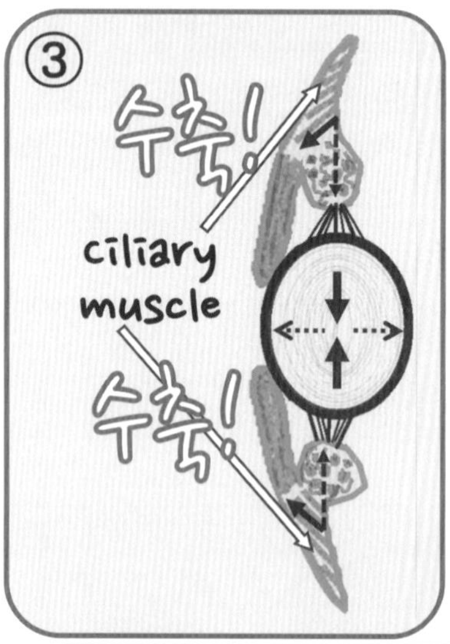

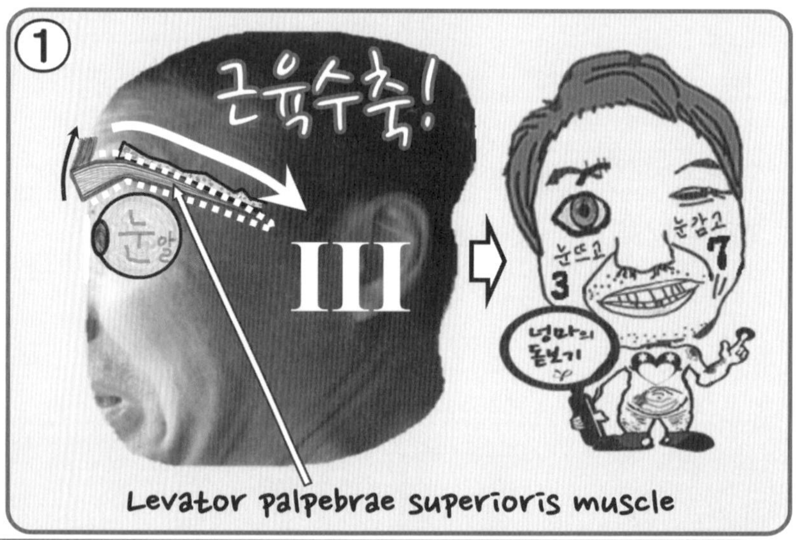

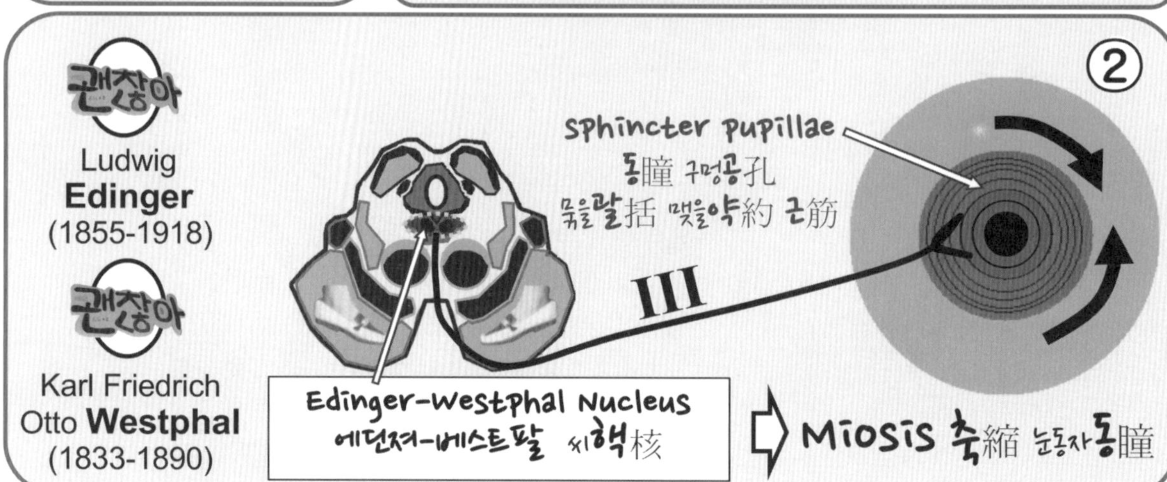

5-47 (Extra-)Ocular muscle (바깥외外) 눈안眼 힘줄근筋

cranial Nerve III, IV, VI 관여!!!!

Oculomotor & Trochlear & Abducens Nerve

움직일동動 눈안眼- 미끄러울활滑 수레차車- 바깥외外 구를전轉 신경

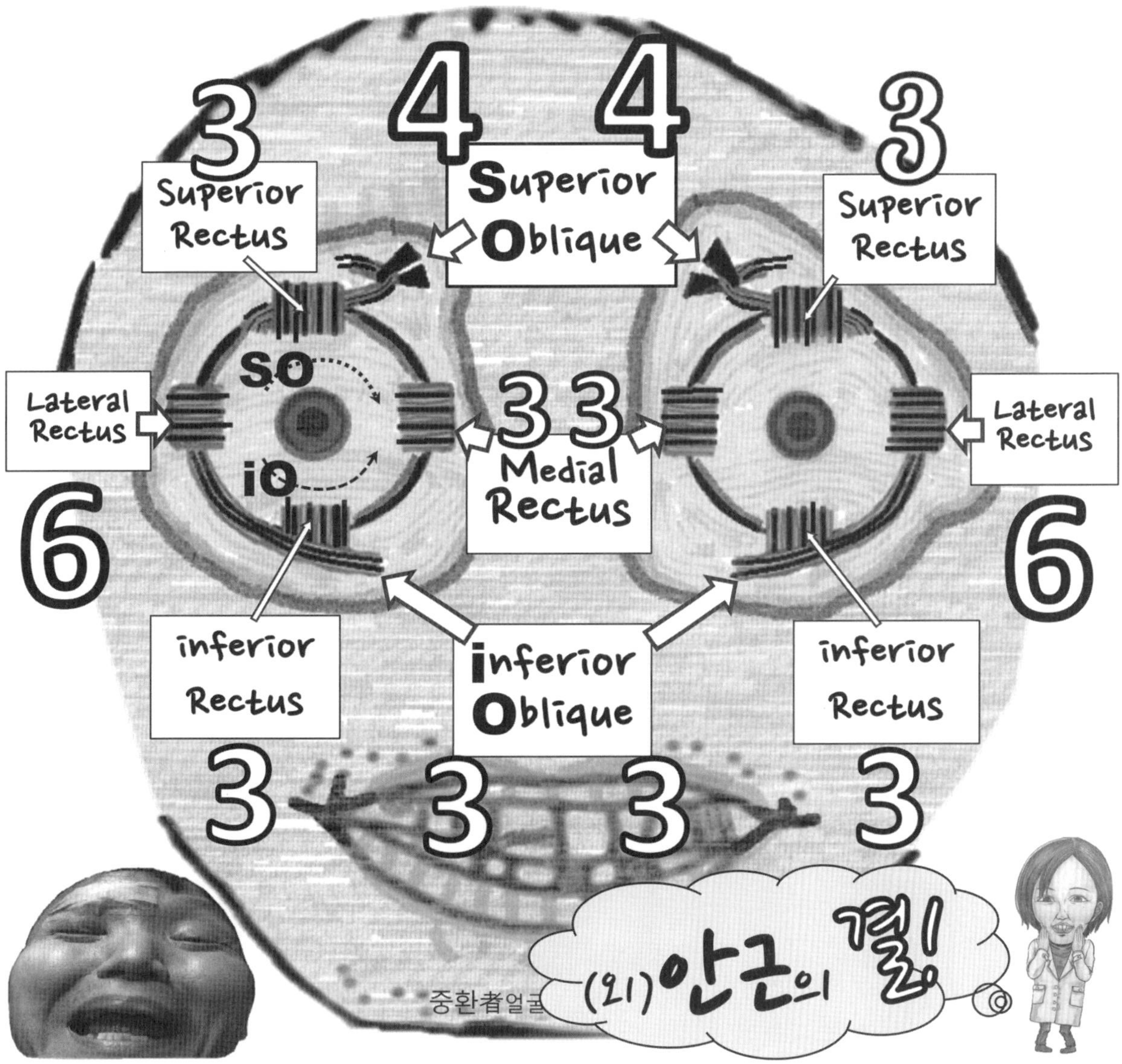

5-48

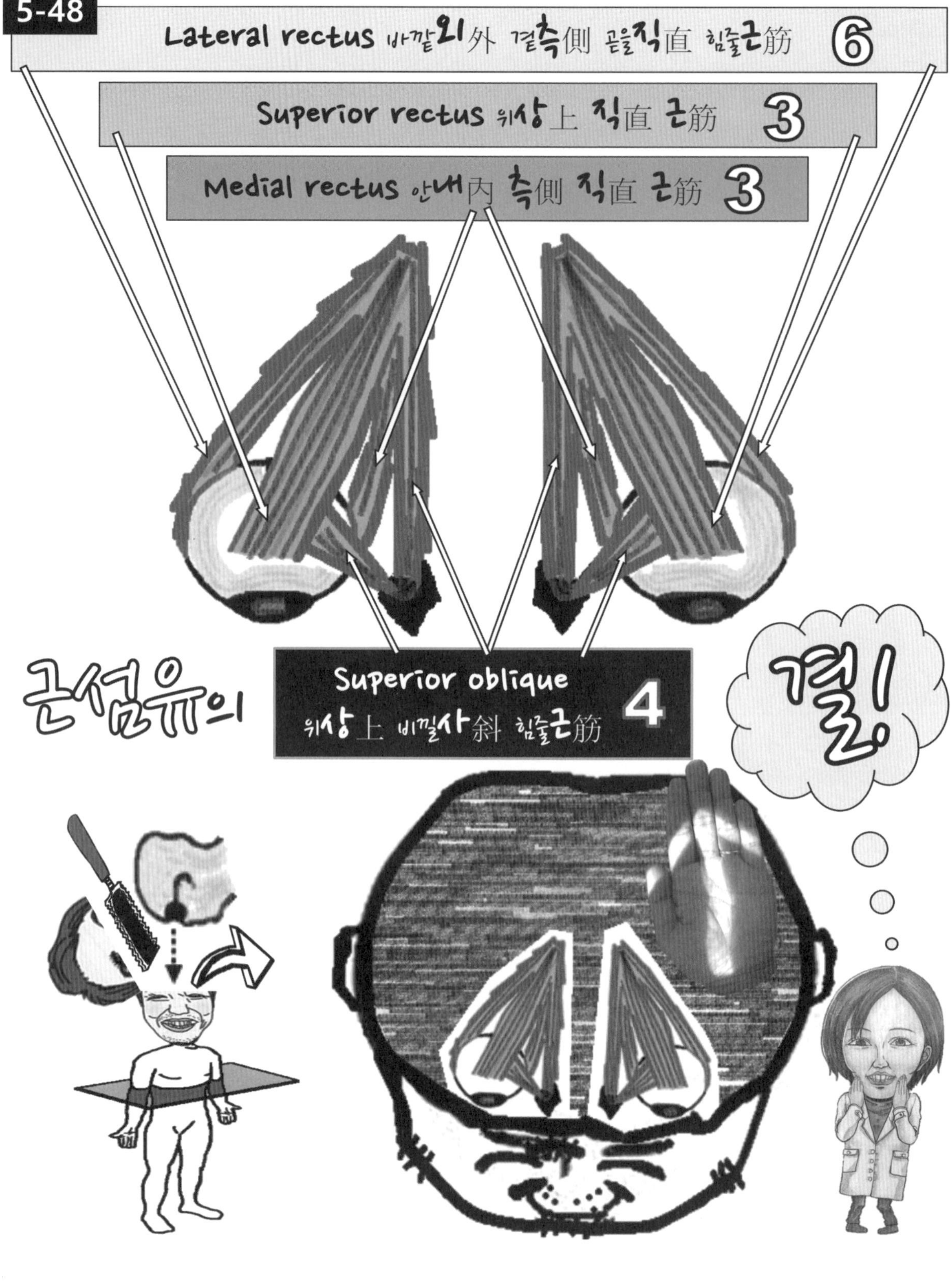
Lateral rectus 바깥외外 곁측側 곧을직直 힘줄근筋 6
Superior rectus 위상上 직直 근筋 3
Medial rectus 안내內 측側 직直 근筋 3
근섬유의
Superior oblique
위상上 비낄사斜 힘줄근筋 4
결!

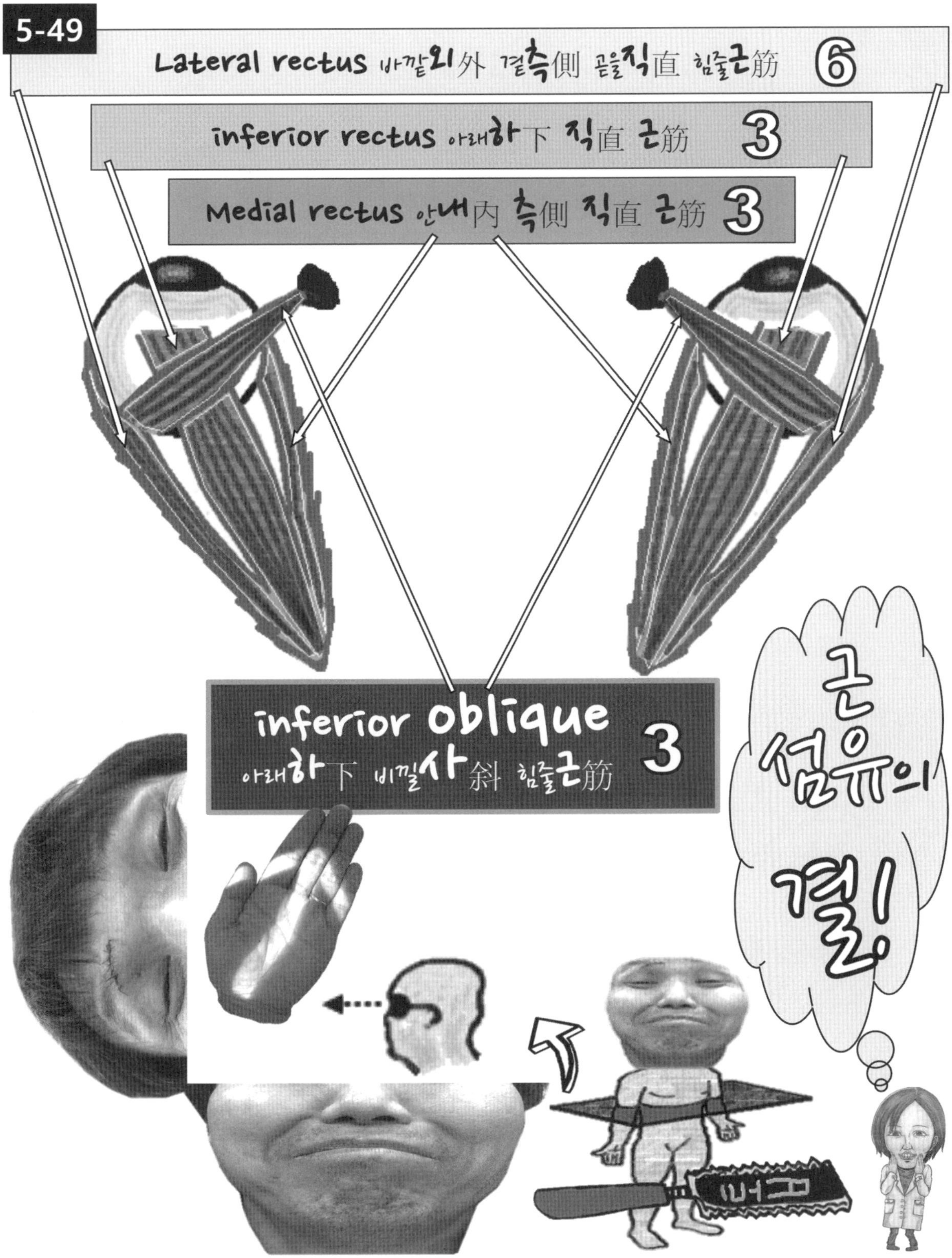
5-49
Lateral rectus 바깥외外 곁측側 곧을직直 힘줄근筋 6
inferior rectus 아래하下 직直 근筋 3
Medial rectus 안내內 측側 직直 근筋 3
inferior oblique 3
아래하下 비낄사斜 힘줄근筋
근 섬유의 결!

5-50

Ocular muscle 눈안眼 힘줄근筋

cranial Nerve III, IV, VI 관여!!!!

Oculomotor & Trochlear & Abducens Nerve

결! 근육-움직임의 방향!

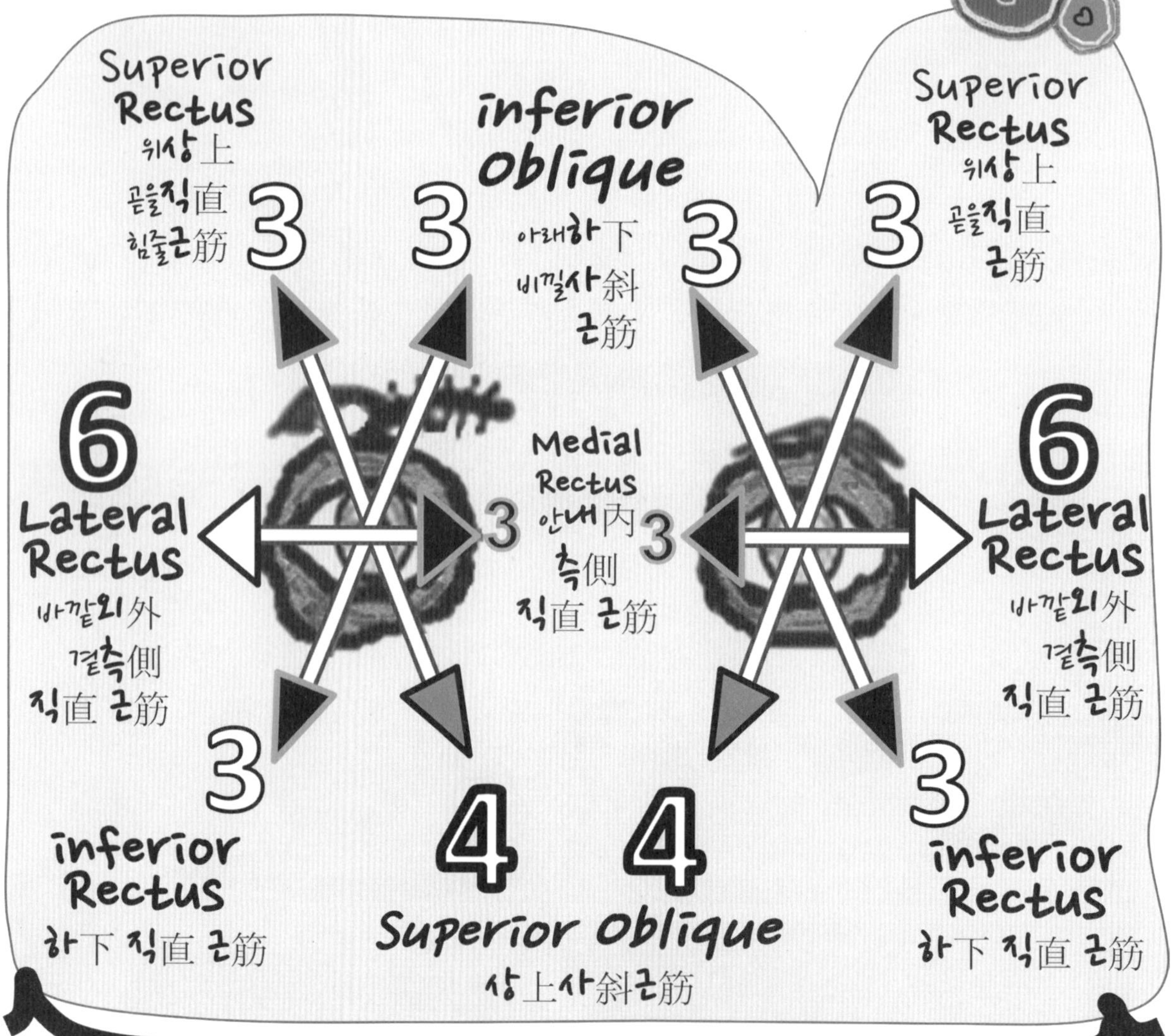

5-51 (Extra-) Ocular muscle (바깥외外) 눈안眼 힘줄근筋

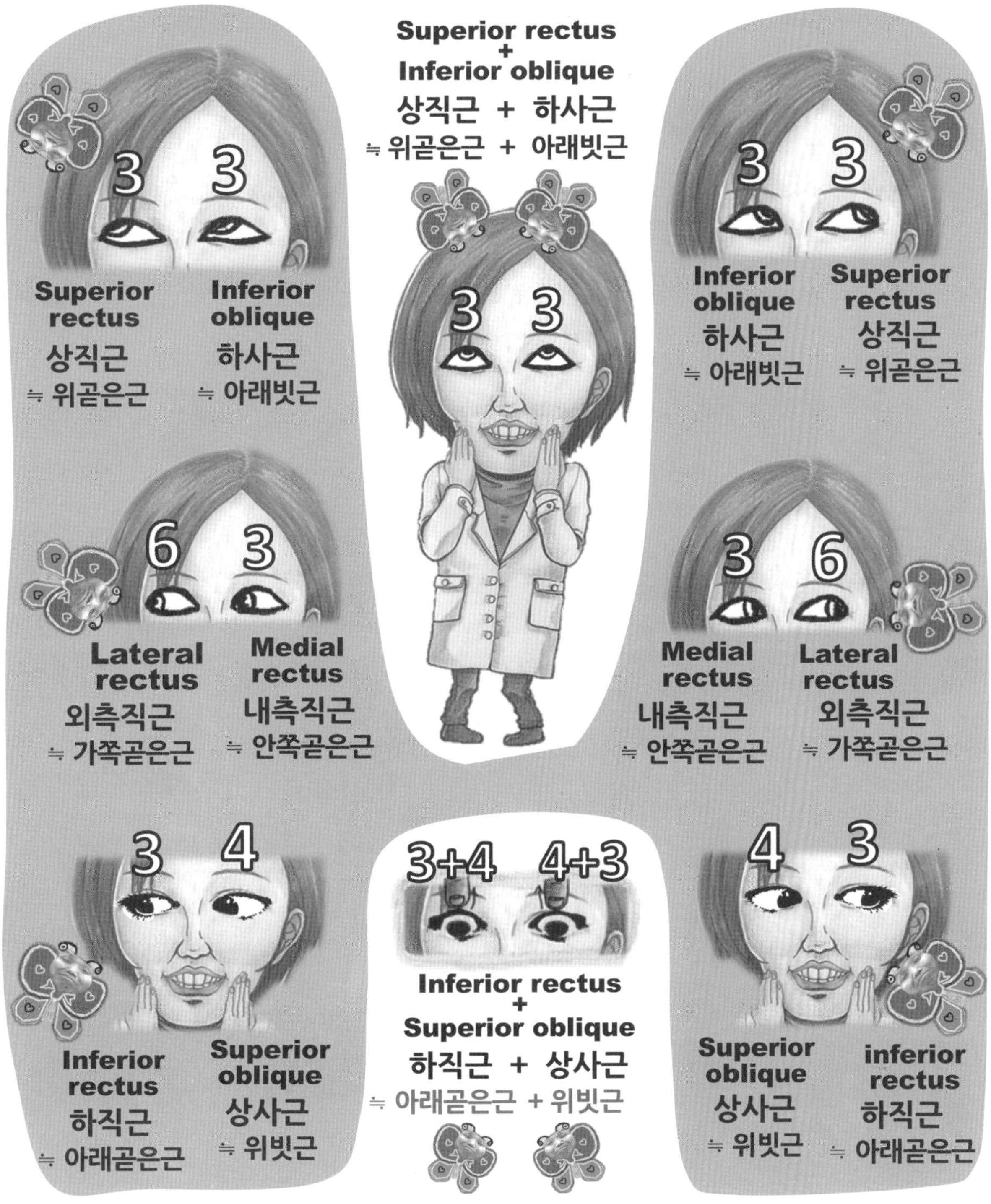

5-52

Cranial Nerve III

Oculomotor Nerve

움직일동動 눈안眼 영혼신神 지날경經 ≒ 눈돌림신경

Superior rectus muscle & inferior oblique muscle

위상上 곧을직直 힘줄근筋 아래하下 비낄,비스듬할사斜 힘줄근筋

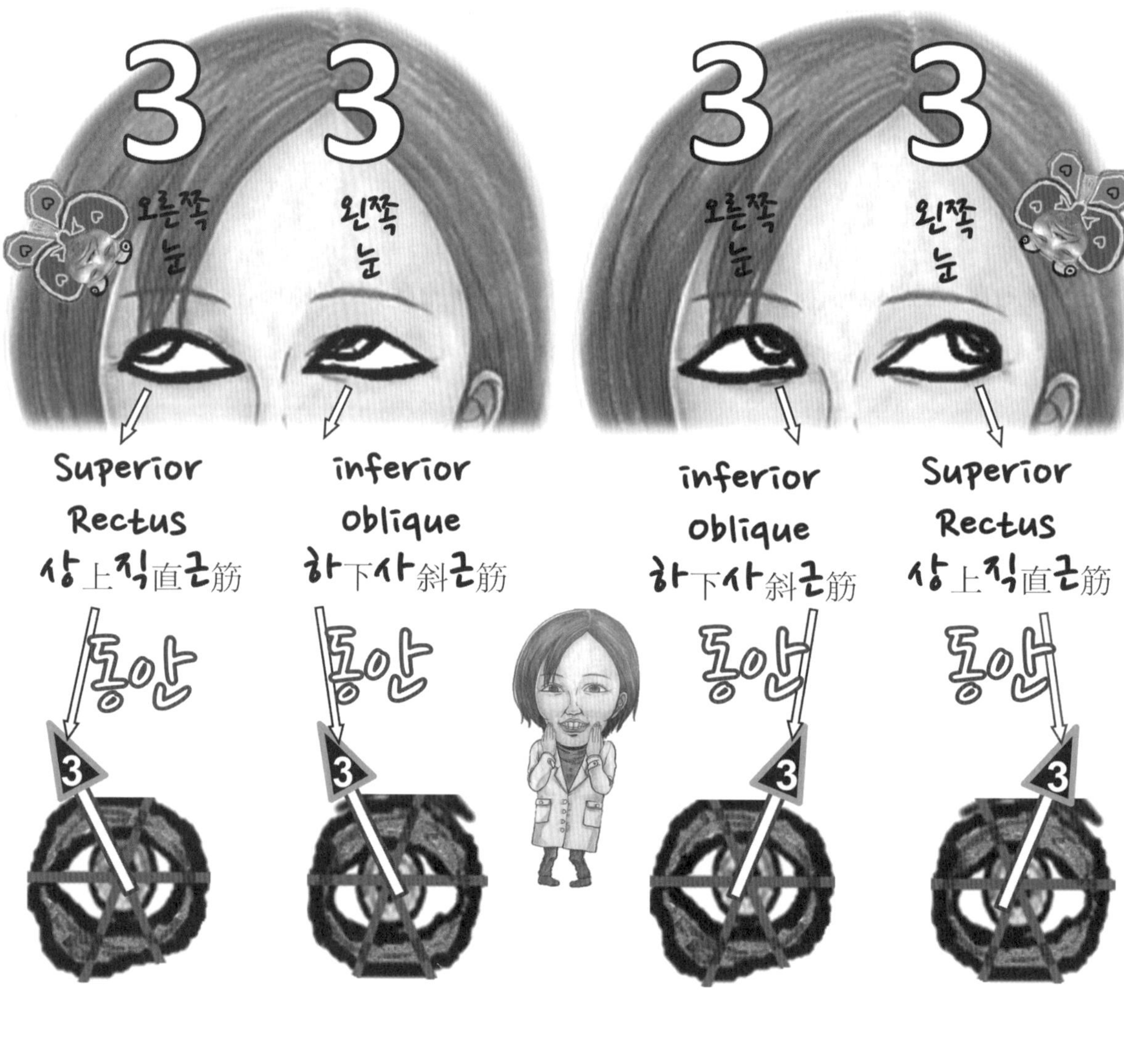

5-53

cranial Nerve III

Oculomotor Nerve

움직일동動 눈안眼 영혼신神 지날경經 ≒ 눈돌림신경

Superior rectus + Inferior Oblique

위상上 곧을직直 힘줄근筋 + 아래하下 비낄사斜 힘줄근筋

함께 (동시에) 작용!

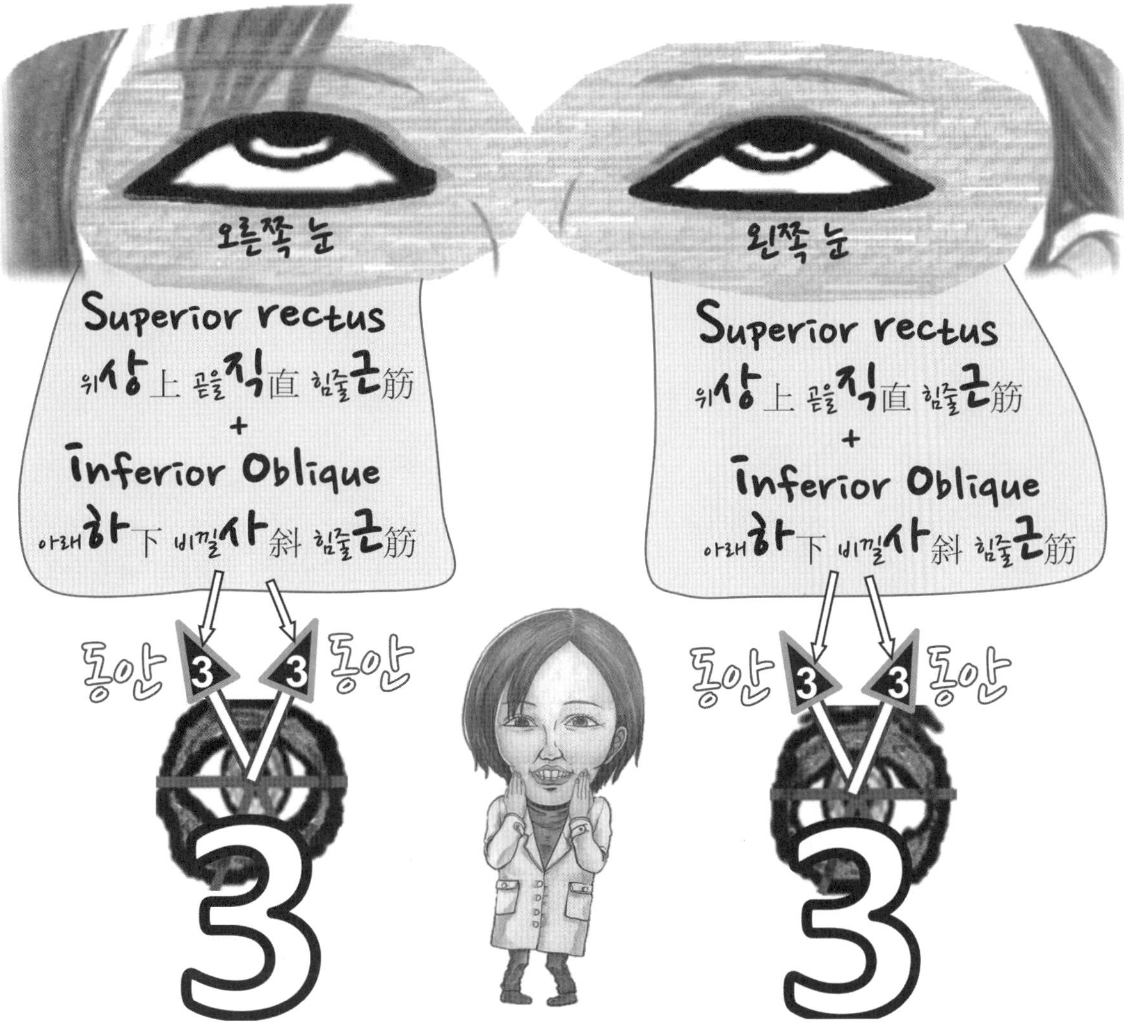

5-54

Cranial Nerve III & IV

Oculomotor nerve & Trochlear Nerve

움직일 동動 눈 안眼
영혼 신神 지날 경經 ≒ 눈돌림신경

미끄러울 활滑 수레 차車
영혼 신神 지날 경經 ≒ 도르래신경

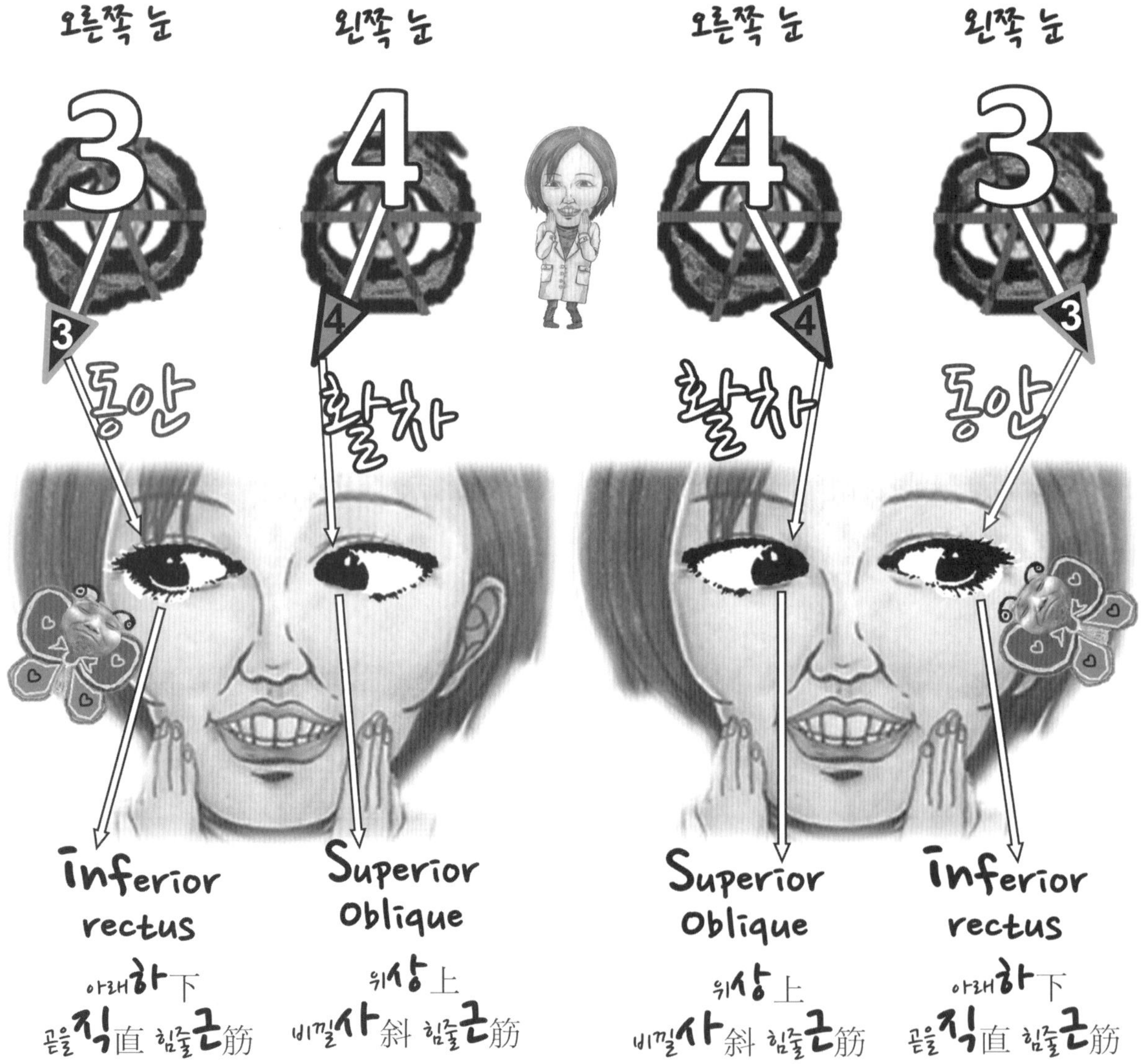

5-55

cranial Nerve III & IV

Oculomotor nerve + Trochlear Nerve

움직일동動 눈안眼 신경 + 미끄러울활滑 수레차車 신경

inferior rectus + Superior oblique

아래하上 곧을직直 근筋 + 위상下 비낄사斜 힘줄근筋

함께 (동시에) 작용!

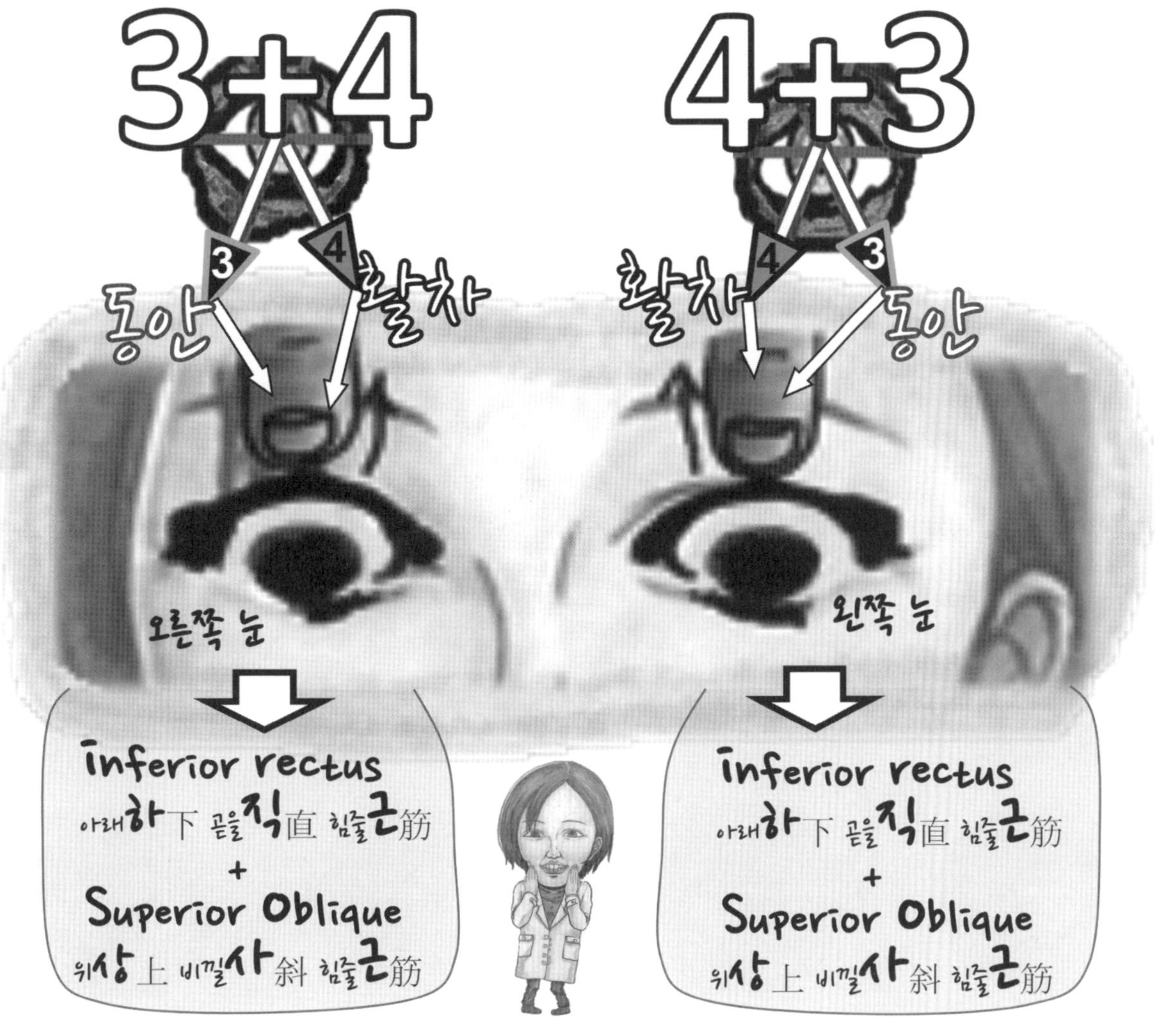

Inferior rectus
아래하下 곧을직直 힘줄근筋
+
Superior Oblique
위상上 비낄사斜 힘줄근筋

Inferior rectus
아래하下 곧을직直 힘줄근筋
+
Superior Oblique
위상上 비낄사斜 힘줄근筋

5-56 Cranial Nerve III & VI

Oculomotor nerve & Abducens Nerve

움직일 동動 눈 안眼
영혼 신神 지날 경經 ≒ 눈돌림신경

바깥 외外 구를 전轉
영혼 신神 지날 경經 ≒ 갓돌림신경

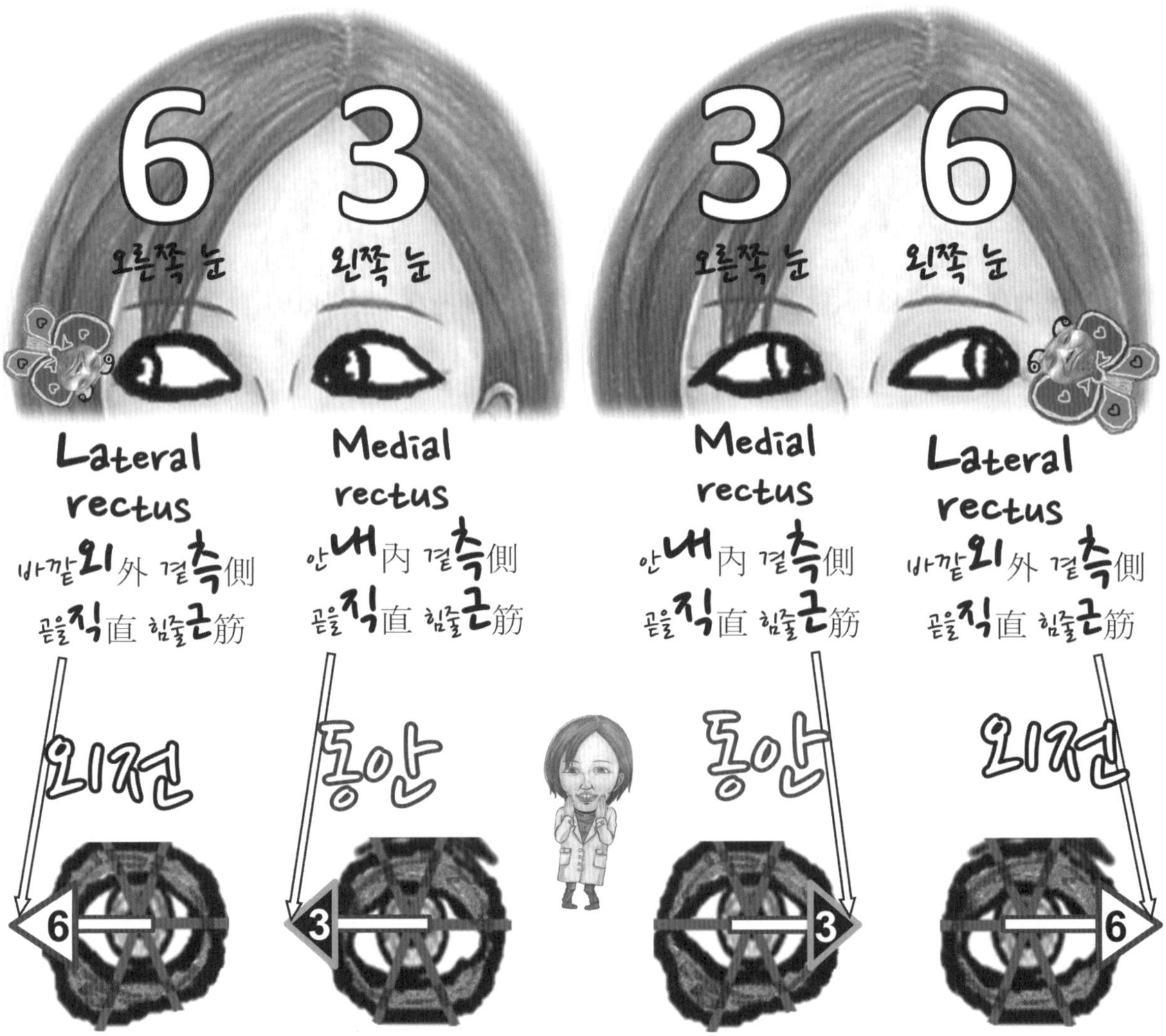

5-57

cranial Nerve V

Trigeminal Nerve

석삼三 깍지낄차叉 영혼신神 지날경經 ≒ 삼차신경

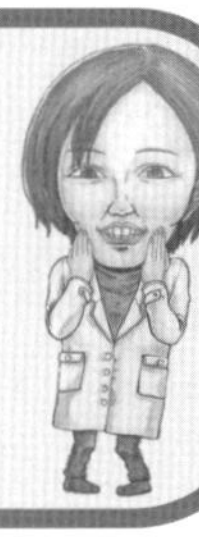

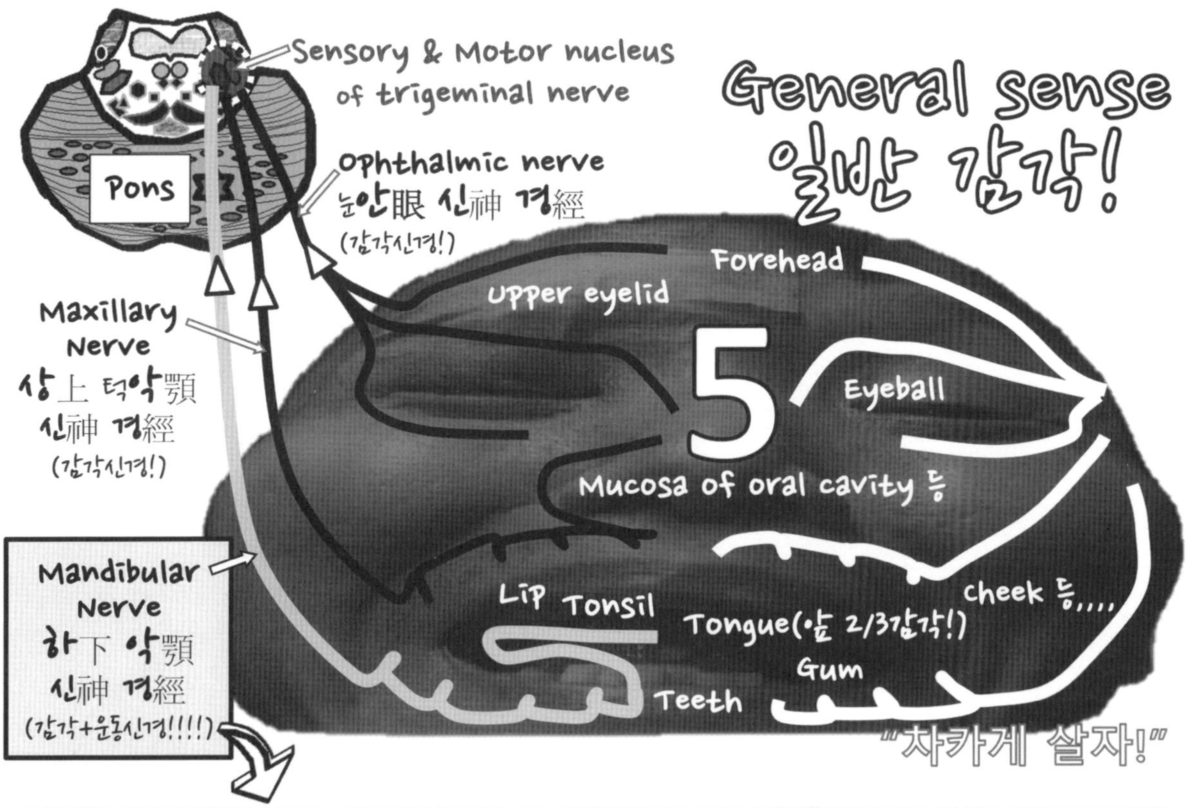

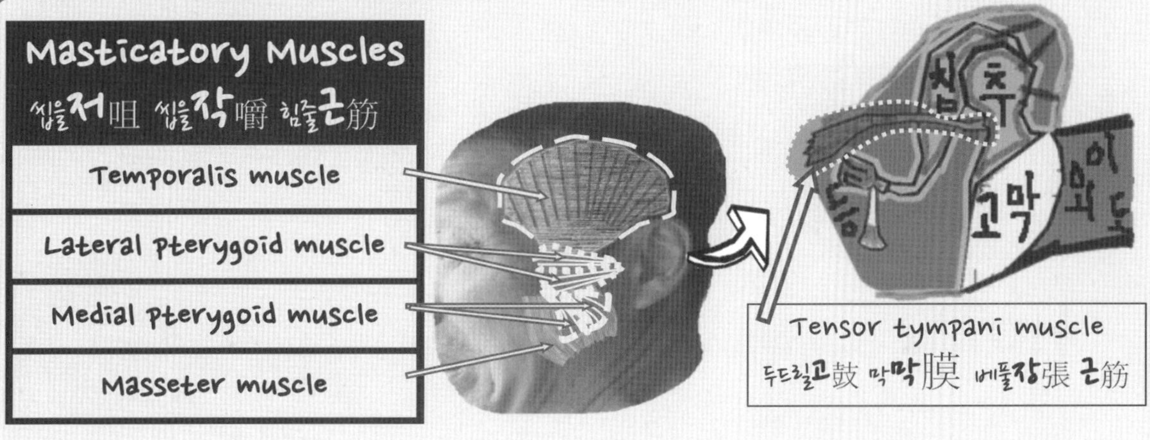

5-58 Cranial Nerve VII ≒ 얼굴신경

Facial Nerve 얼굴안顔 낯면面 영혼신神 지날경經

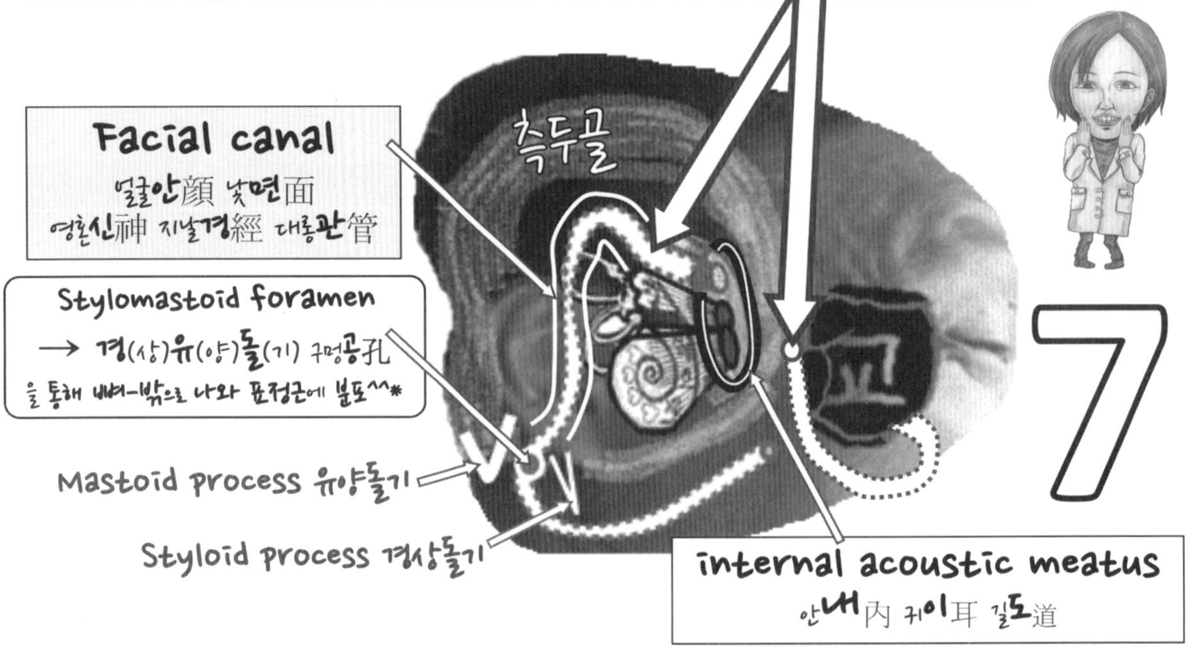

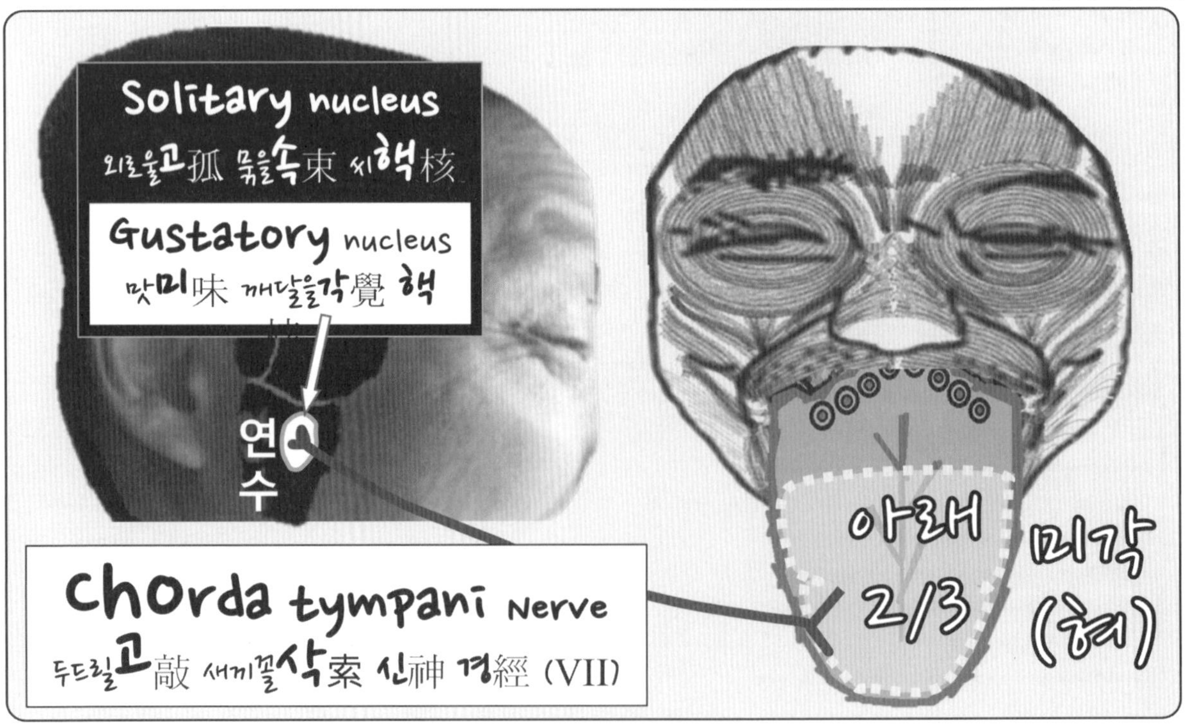

5-59

cranial Nerve VII

Facial Nerve 얼굴안顔 낯면面 영혼신神 지날경經

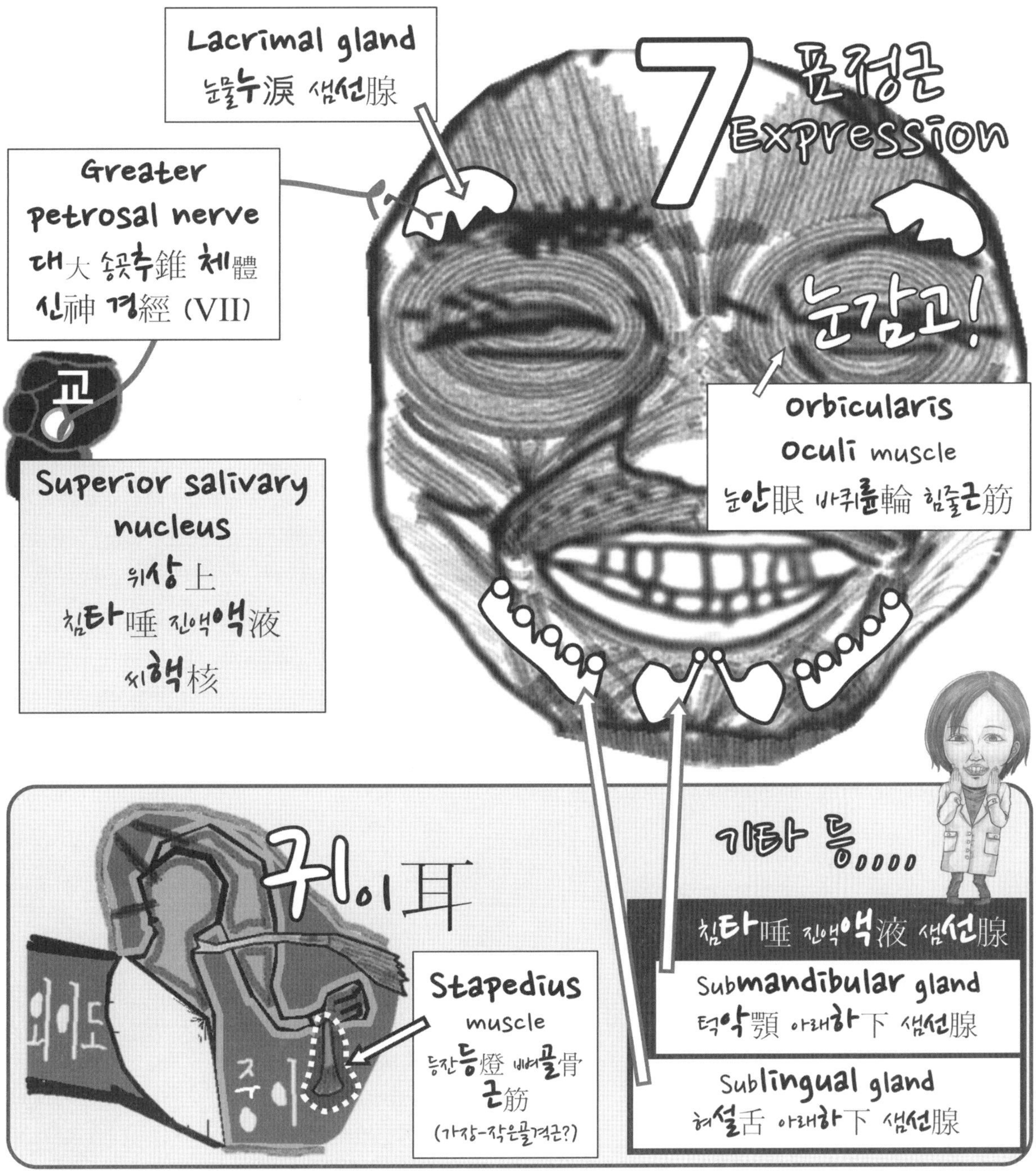

5-60 Cranial Nerve VIII ≒ 안뜰달팽이신경

Vestibulocochlear Nerve

앞전前 뜰정庭 달팽이와蝸 소우牛 영혼신神 지날경經

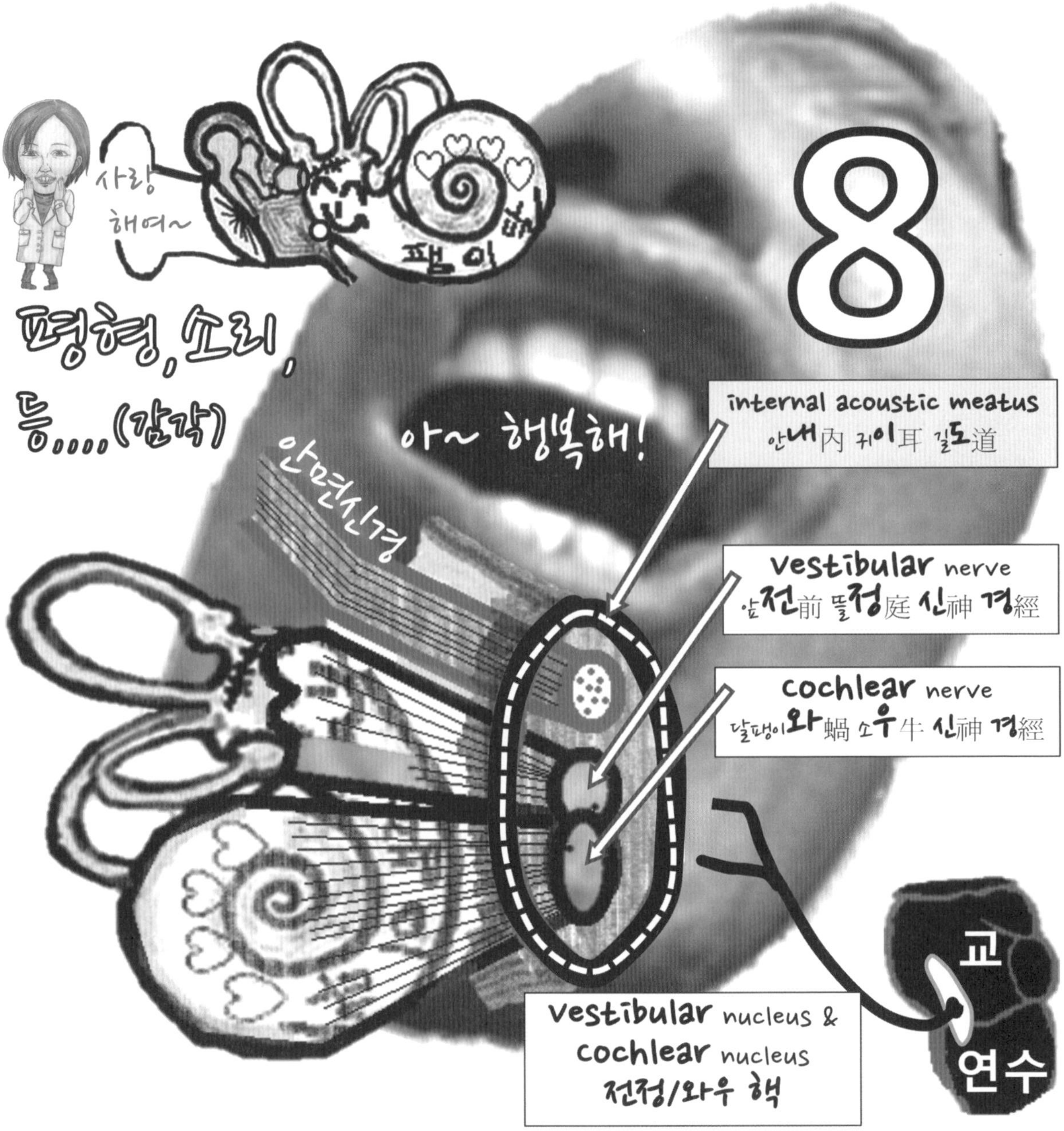

5-61

Cranial Nerve IX

GlossoPharyngeal Nerve

혀 설舌 목구멍 인咽 영혼 신神 지날 경經 ≒ 혀인두신경

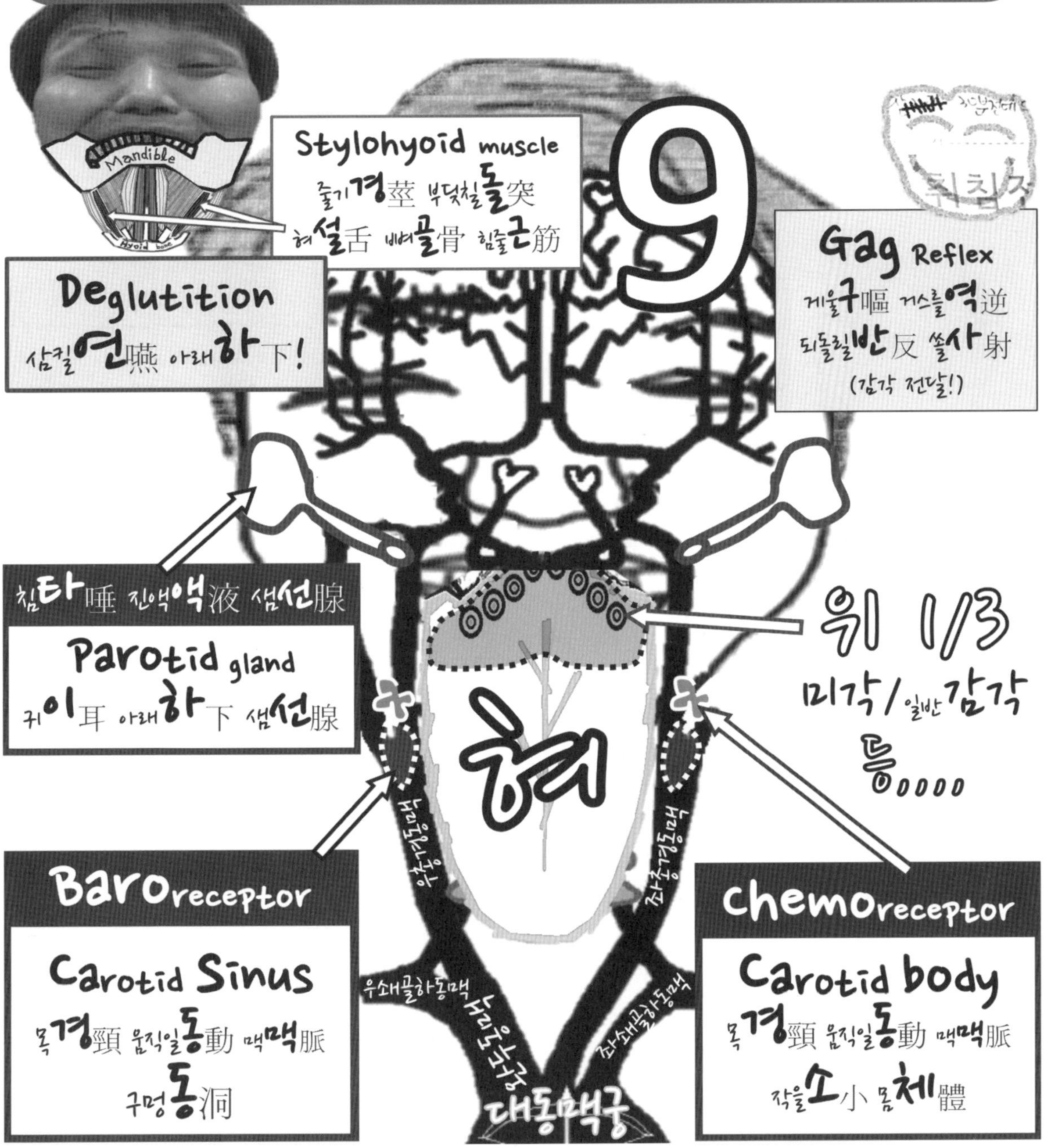

5-62 Vagus Nerve X

미혹할 미 迷 달릴 주 走

영혼 신 神 지날 경 經

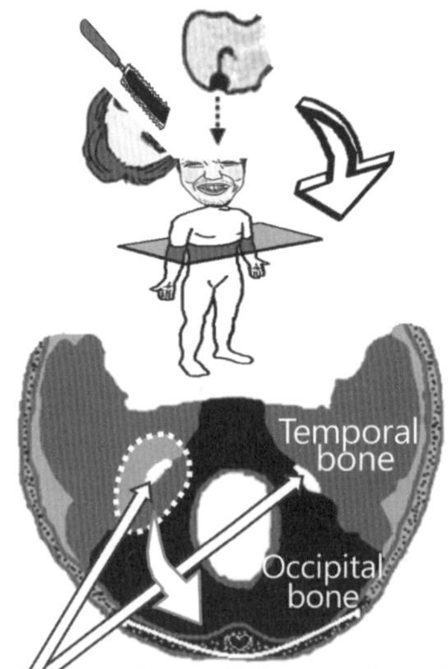

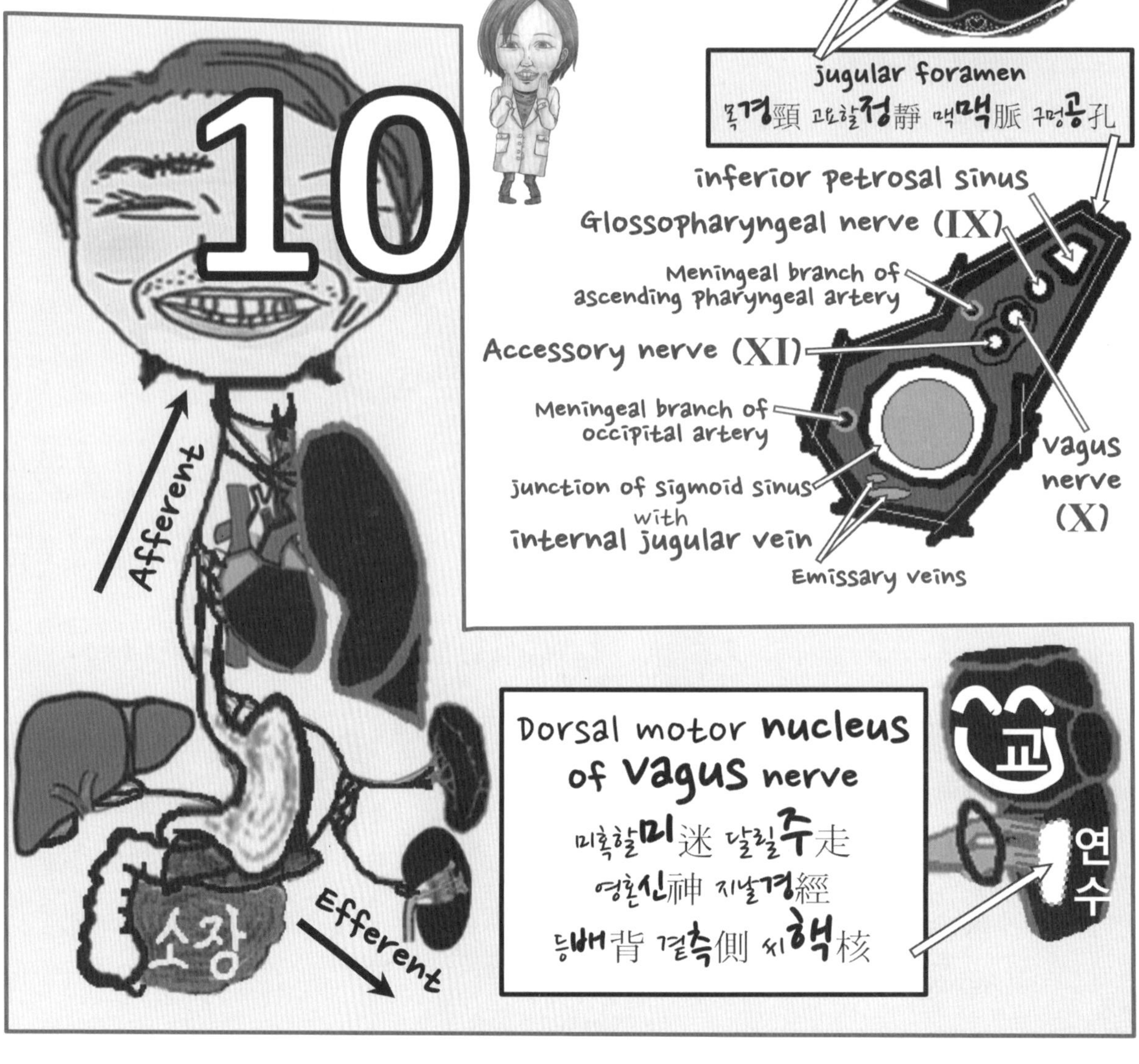

5-63 Vagus Nerve 10

미혹할 **미** 迷 달릴 **주** 走

영혼 **신** 神 지날 **경** 經

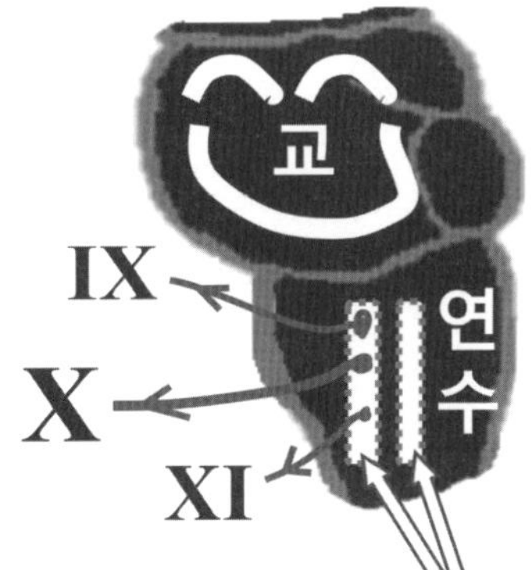

MOTOR

Nucleus ambiguus

의심할 **의** 疑 씨 **핵** 核

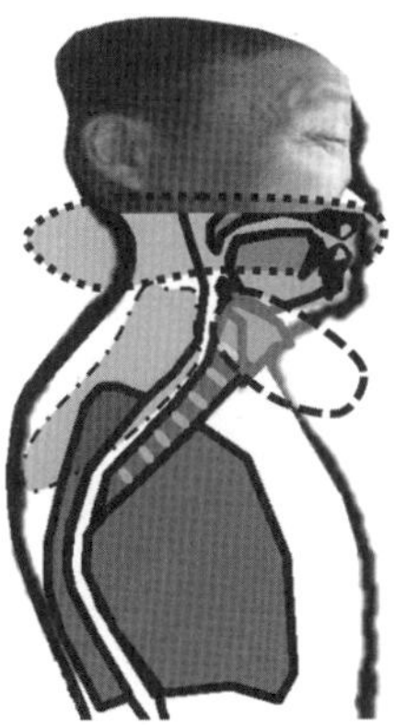

Gag Reflex

게울 **구** 嘔 거스를 **역** 逆 되돌릴 **반** 反 쏠 **사** 射

(운동 전달 → 근활성!)

Phonation

발생할 **발** 發 소리 **성** 聲

Deglutition

삼킬 **연** 嚥 아래 **하** 下

Chemoreceptor

Carotid body

목 **경** 頸 움직일 **동** 動 맥 **맥** 脈

작을 **소** 小 몸 **체** 體

Baroreceptor

Carotid Sinus

목 **경** 頸 움직일 **동** 動 맥 **맥** 脈

구멍 **동** 洞

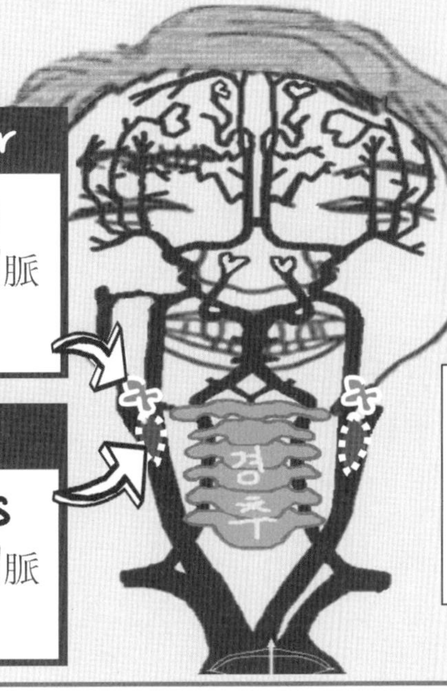

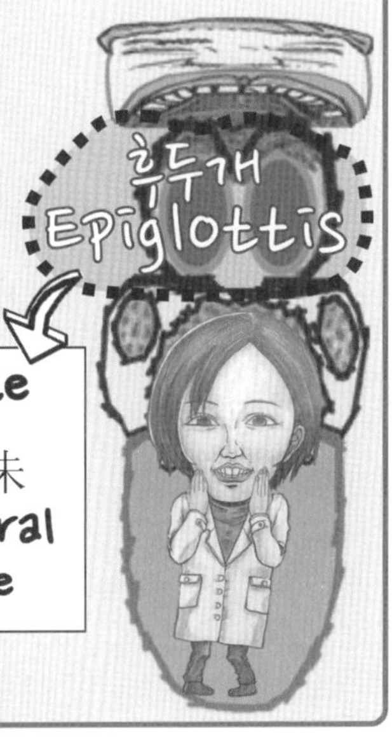

Taste

맛 **미** 味

& general sense

5-64

Accessory Nerve

버금**부**副 영혼**신**神 지날**경**經 XI

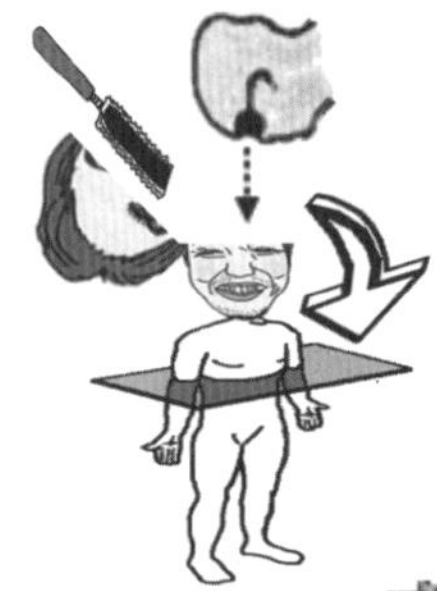

jugular foramen
목**경**頸 고요할**정**靜 맥**맥**脈 구멍**공**孔

Foramen magnum
큰**대**大 뒤**후**後 머리**두**頭 구멍**공**孔

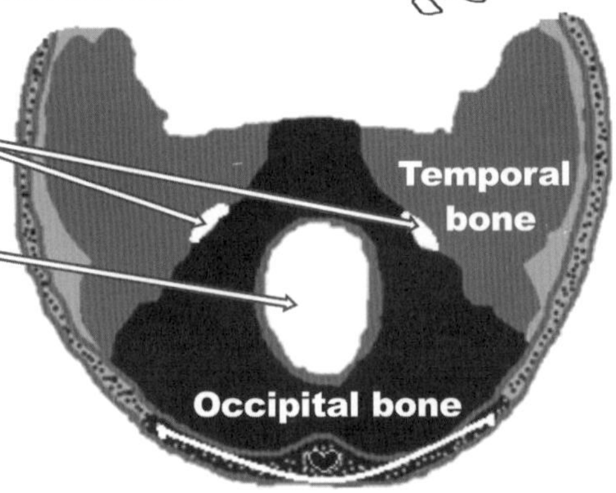

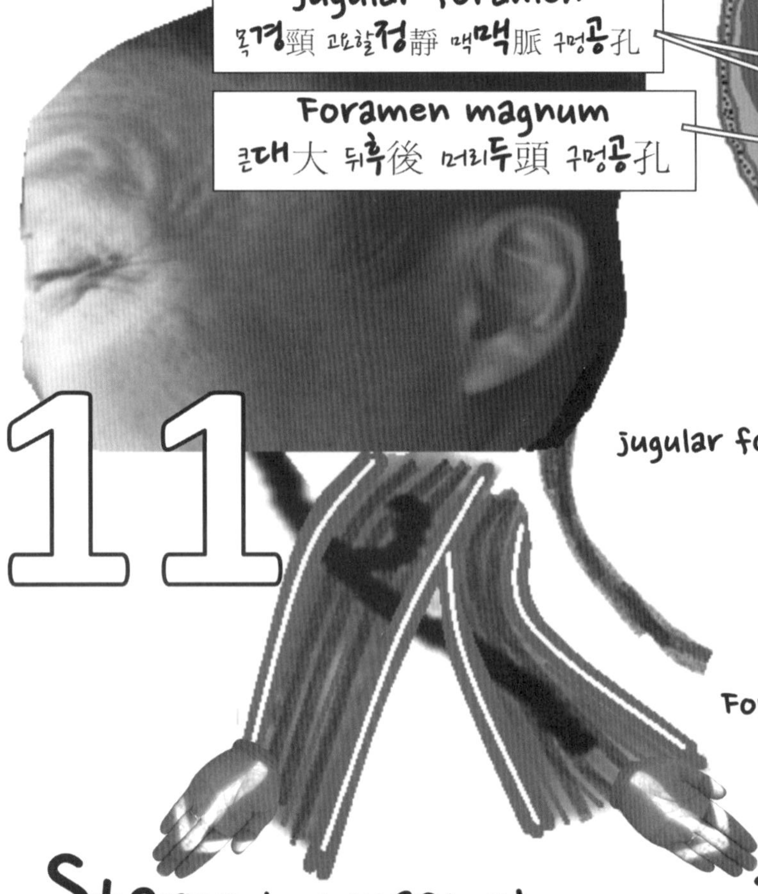

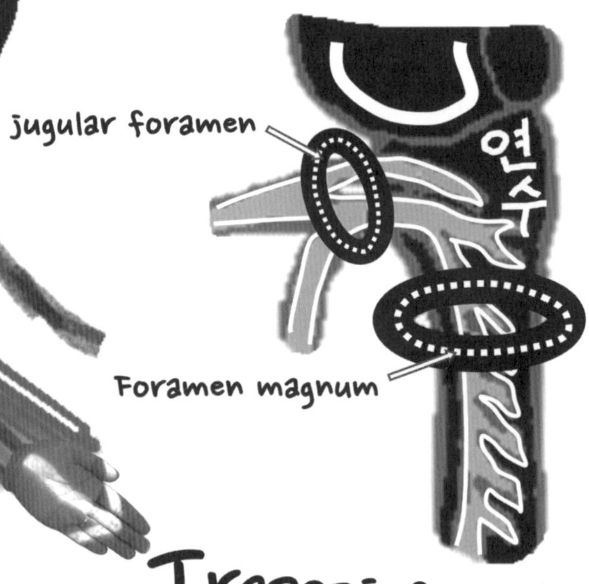

Sternocleidomastoid muscle
가슴**흉**胸 쇠사슬**쇄**鎖 젖**유**乳 부딪칠**돌**突 힘줄**근**筋

Trapezius muscle
스님**승**僧 모자**모**帽 힘줄**근**筋

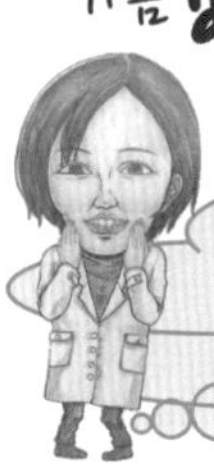
어머? Accessory 버금 부副?에서
"버금"이 "으뜸 아래의..(보좌하다)"라는 의미 구나^^*

5-65

Hypoglossal Nerve

혀 설舌 아래 하下 영혼 신神 지날 경經 XII

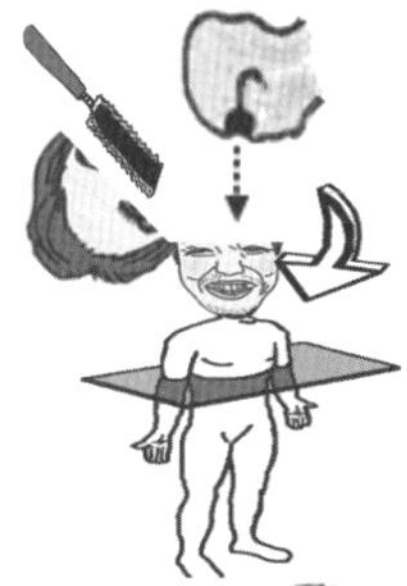

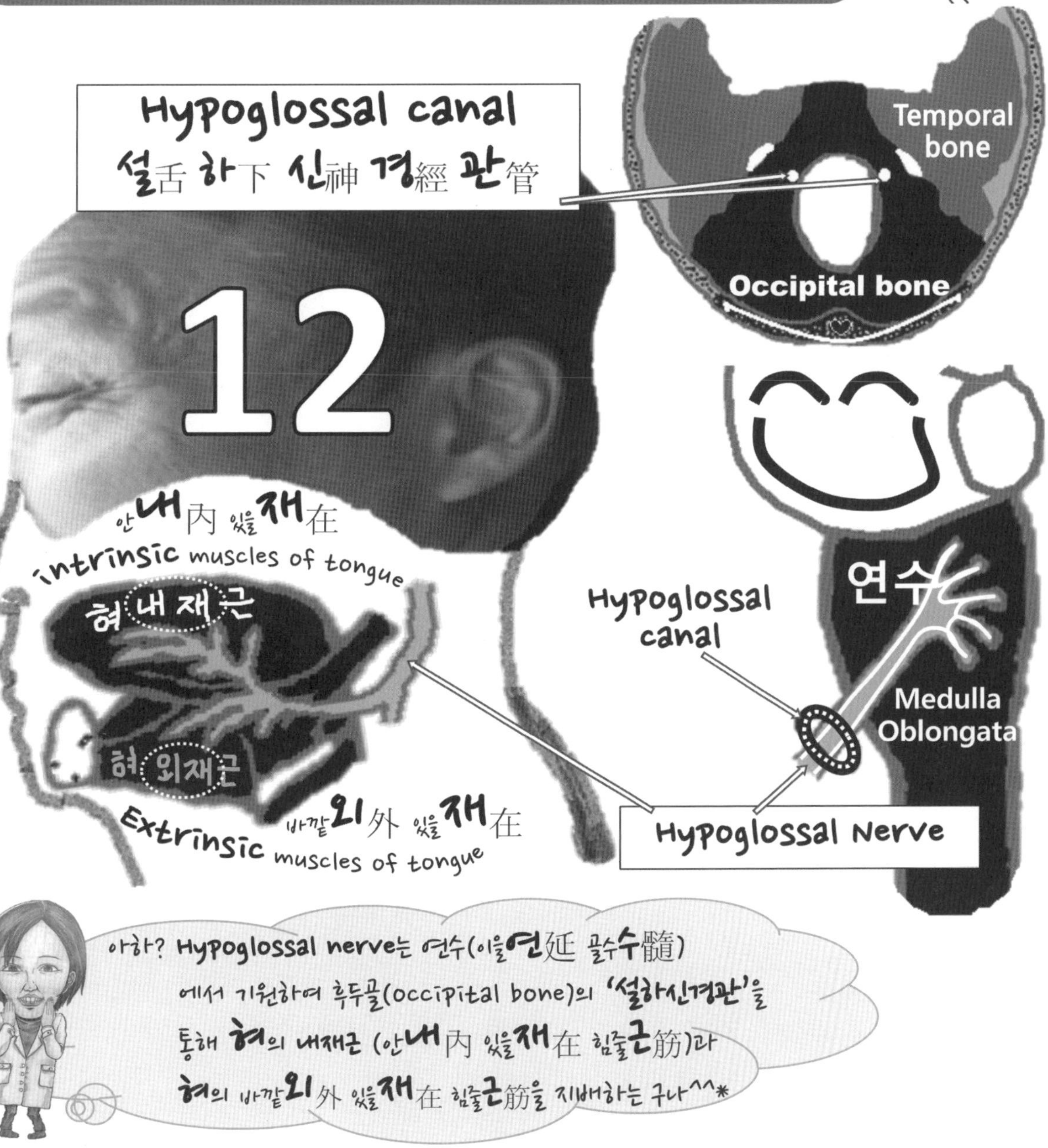

아하? Hypoglossal nerve는 연수(이을 연延 골수 수髓)에서 기원하여 후두골(occipital bone)의 '설하신경관'을 통해 혀의 내재근 (안 내內 있을 재在 힘줄 근筋)과 혀의 바깥 외外 있을 재在 힘줄 근筋을 지배하는 구나^^*

5-66

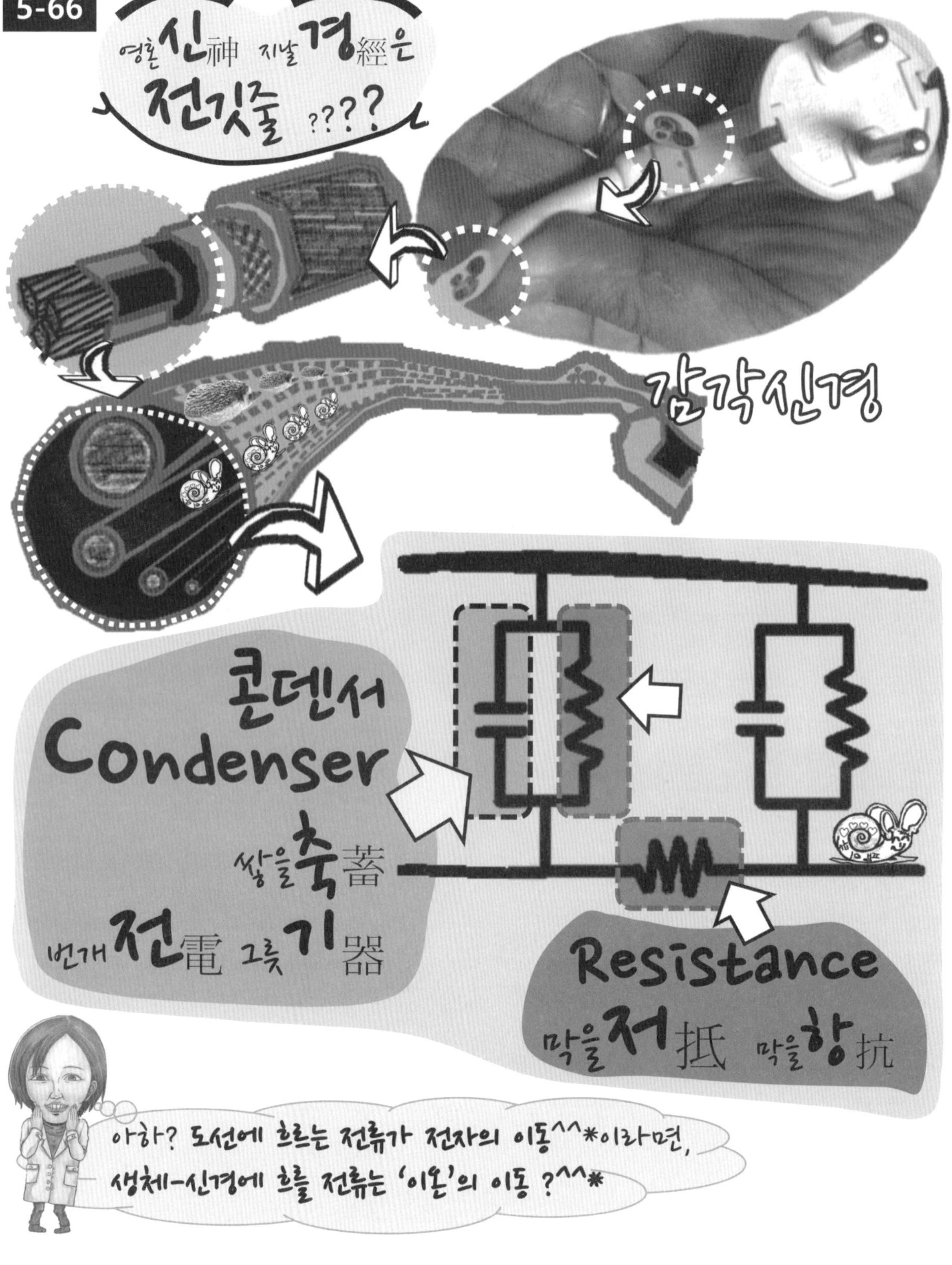
영혼신神 지날경經은
전깃줄 ????
감각신경
콘덴서
Condenser
쌓을축蓄
번개전電 그릇기器
Resistance
막을저抵 막을항抗
아하? 도선에 흐르는 전류가 전자의 이동^^*이라면,
생체-신경에 흐를 전류는 '이온'의 이동 ?^^*

5-67

인체 내에서 흐르는 전류? ☞ 이온 전류 ????

ion ἰόν 이온

번개 전電 흐를 류流

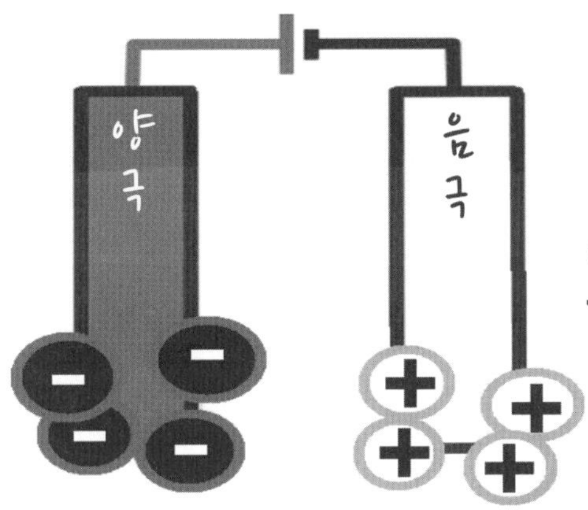

Anion 그늘 음陰 이온

cation 볕 양陽 이온

이온 : 양 혹은 **음 전기를 띠는 원자** 혹은 **원자단**을 의미!!!!

즉, **분자**를 번개**전**電 기운**기**氣 나눌**분**分 풀**해**解 할 때, **분리되는 전기를 띤 미립자**로서 **양이온**과 **음이온**의 형태로 존재.^^*

1A족	2A족
1 **H** 1.008	
3 **Li** 6.941	4 **Be** 9.012
11 **Na** 22.99	12 **Mg** 24.31
19 **K** 39.10	20 **Ca** 40.08
37 **Rb** 85.47	38 **Sr** 87.62
55 **Cs** 132.9	56 **Ba** 137.3
87 **Fr** (223)	88 **Ra** (226)

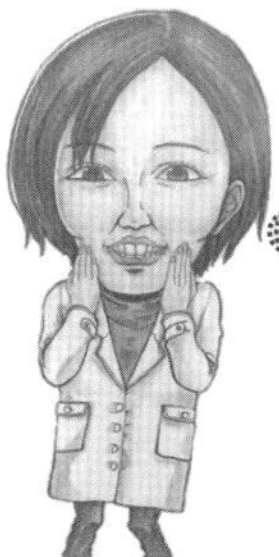

다할극極 과 극이 결합?
이온결합?^^*

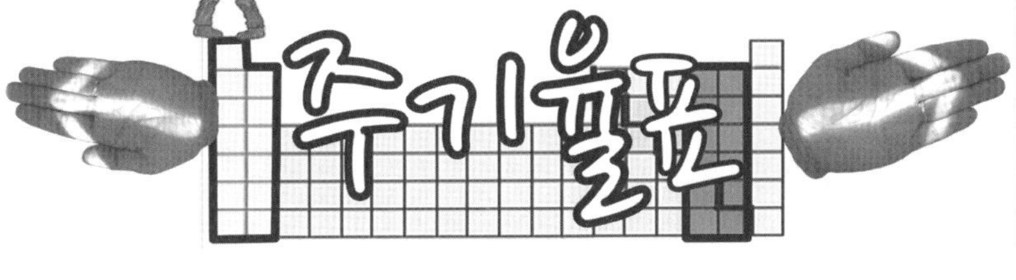

6A족	7A족
8 **O** 16.00	9 **F** 19.00
16 **S** 32.07	17 **Cl** 35.45
34 **Se** 78.96	35 **Br** 79.90
52 **Te** 127.6	53 **I** 126.9
84 **Po** (210)	85 **At** (210)
116	(117)

5-68

Surface charge
& Membrane potential

치우칠 **편**偏 다할 **극**極 번개 **전**電 짊어질 **하**荷 와

생체 막 **막**膜 번개 **전**電 누를 **압**壓 ^^*

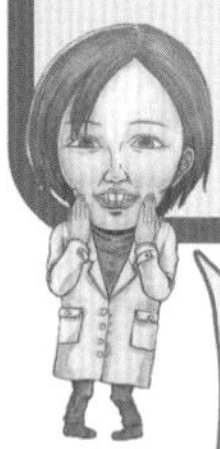

☞ 전기의 끊을 **절**絶 인연 **연**緣 몸 **체**體(insulator)를
→ 번개 **전**電 기운 **기**氣 마당 **장**場(electrical filed) 안 **내**內에 놓았을 때,
절연체-겉 **표**表 낯 **면**面에 번개 **전**電 짊어질 **하**荷(electrical charge)가
꾈 **유**誘 이끌 **도**導되는 현상이 지구 내에서 발생!

☞ 이러한 관점에서 절연체 (insulator)를 다룰 때, 이 절연체를
꾈 **유**誘 번개 **전**電 몸 **체**體(dielectric substance)라 받아들임!

동시에, 전기장 내 **유**誘 **전**電 **체**體 표면에 유도되는 전하를
"편극전하"라 약속?^^ ☞ 생체막을 경계로 형성되는 **막전압**^^*

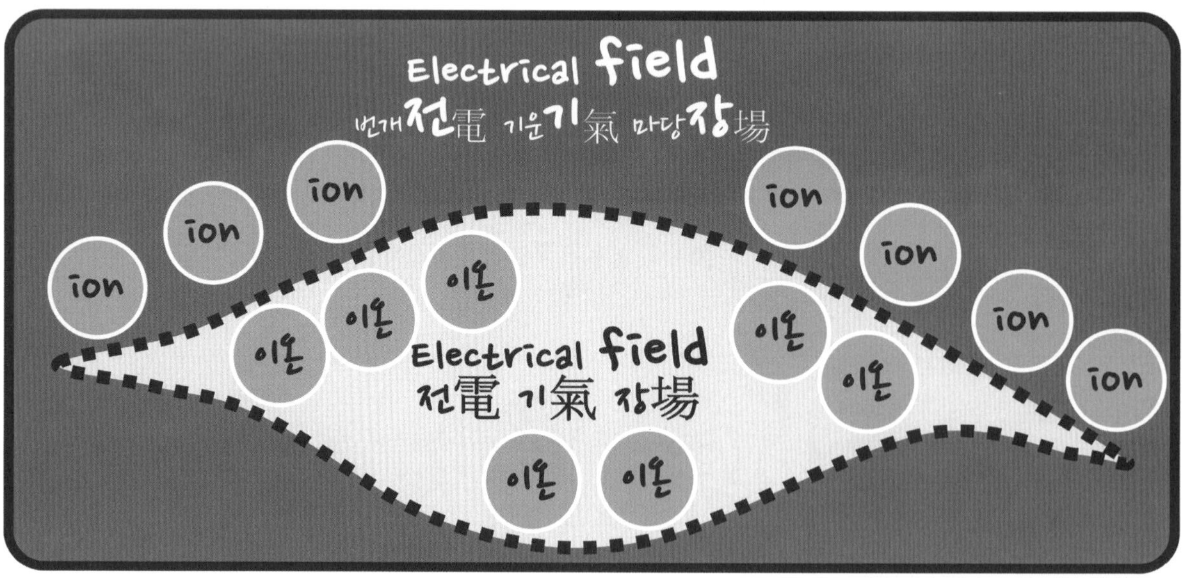

5-69

"인체는 띠대帶번개전電몸체體????"

Electric charge

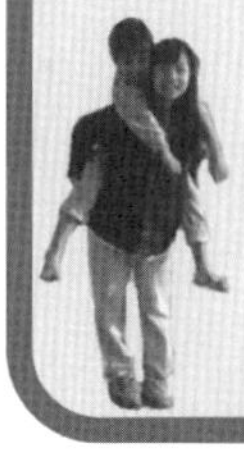

번개전電 κάρρος ("wagon")

짊어질하荷

Charles-Augustin **de Coulomb** (1736 ~ 1806)

André-Marie **Ampère** (1775 ~ 1836)

"전하" → 물체가 갖고 있는 "고요할정靜 번개전電 기운기氣"의 개념으로써

" 모든 전기 현상의 근원이 되는 실체 !!!! "

'양전하'와 '음전하'(일반적으로 양성자와 전자를 의미)로 구성

☞ 흔히, 어떤 물체가 양-음전하를 띄는 현상을 "띠대帶 전電, electrification"되었다 약속!

* 전하의 양을 "전電 하荷 헤아릴량量", 단위 쿨롱 (coulomb, C)!

* 기본 전하: 전자 (혹은 양성자) 한 개의 전하량을 의미, → 1.602 X 10^{-19} 쿨롱

* 1 쿨롱: ' 1 암페어의 전류가 1초 동안 흐를 때의 전하량! '

☞ 약 6.24 X 10^{18}개의 전자(혹은 양성자)의 전하량!

동시에 '전하의 움직임'을 "current, 번개전電 흐를류流"로 약속!

또한, * 공간에 존재하는 가상의 "점찍을점點"이 갖는 전하!

→ " Point charge, 점點 전電 하荷 "라 약속!

5-70

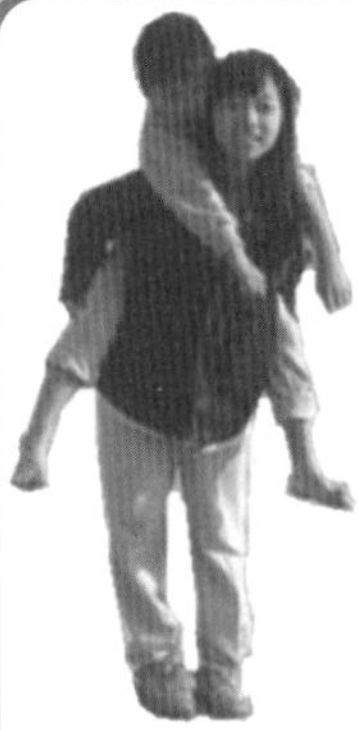

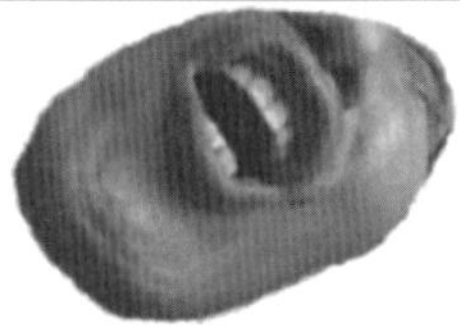

즈나(= 전하?)~

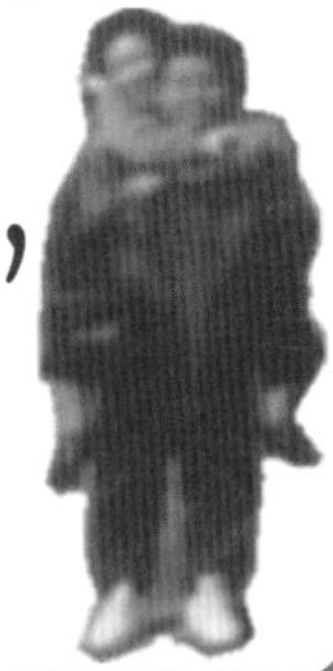

"인체는"

"띠대帶 번개전電 몸체體 ^^*"

Electrified Body

괜찮아

Luigi
Galvani
(1737 ~ 1798)

Galvanic stream

곧을직直 흐를류流

음극 접촉 ☞ Catelectrotonus

그늘음陰 다할극極 번개전電 기운기氣 팽팽할긴緊 베풀장張

양극 접촉 ☞ Anelectrotonus

볕양陽 다할극極 번개전電 기운기氣 팽팽할긴緊 베풀장張

괜찮아

Eduard
Friedrich
Wilhelm
Pflüger
(1829 ~ 1910)

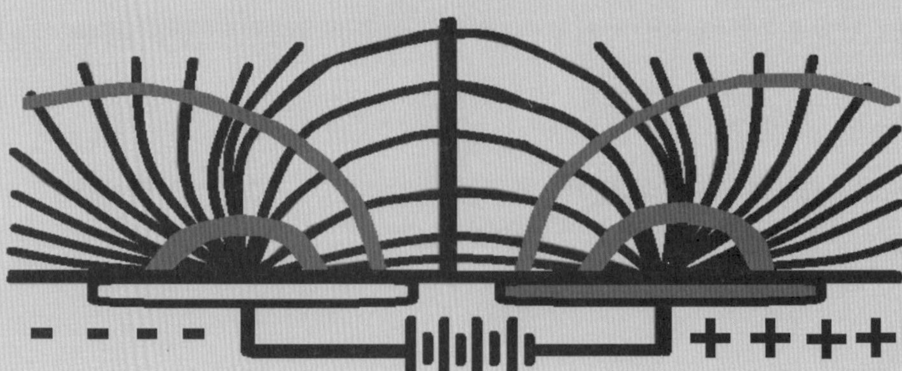

5-71 생체막 이해를 위한
막을저抵 막을항抗 과 쌓을축蓄 번개전電 그릇기器

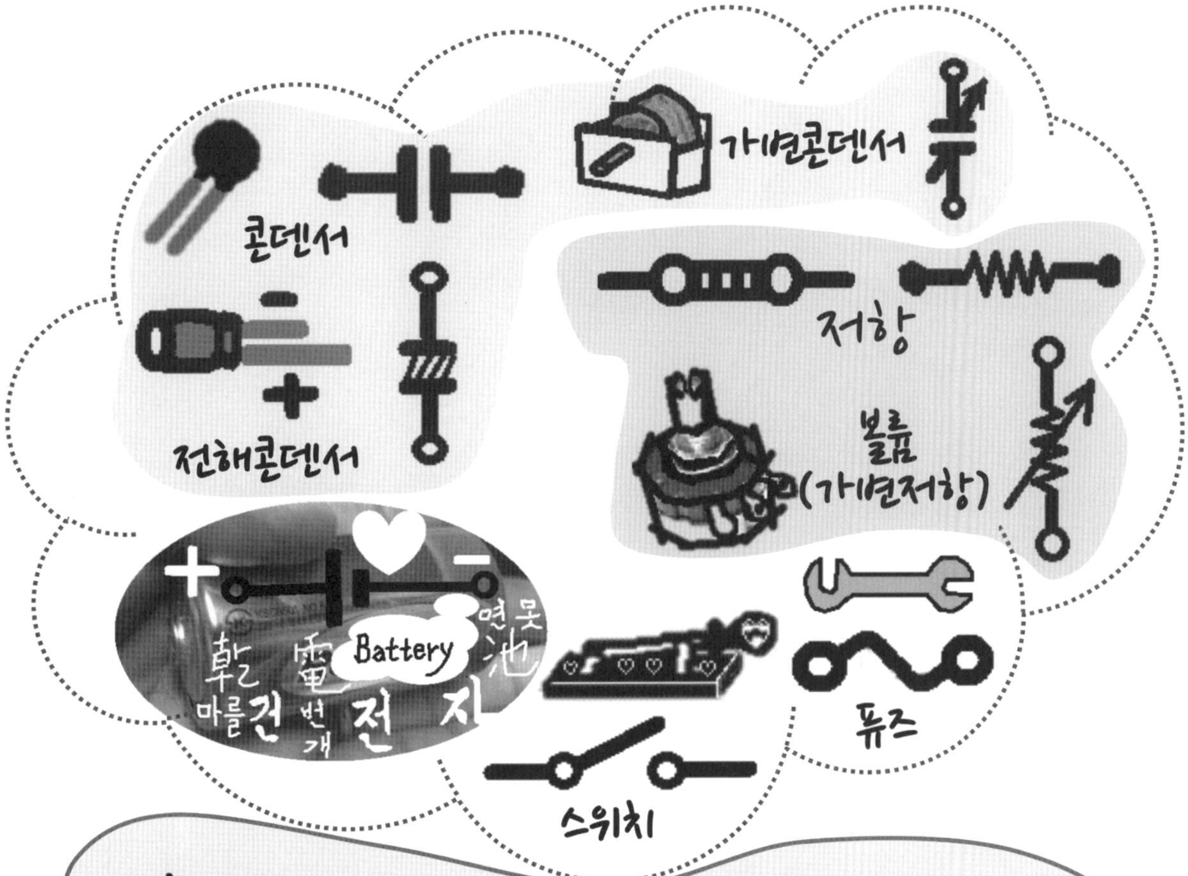

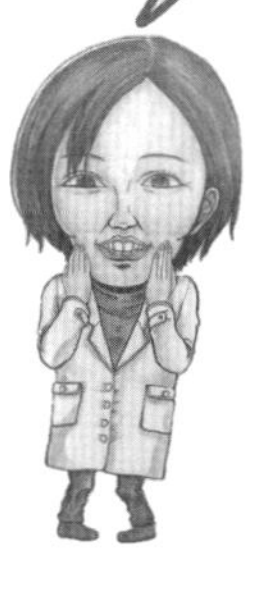

*** 축전기(콘덴서 condenser, 캐패시터 capacitor)**

☞ 전해 콘덴서(chemical condenser)는 +, - 의 극성이 있는 고정 콘덴서.

☞ 세라믹 콘덴서(ceramic condenser)는 전극 간의 유전체로 유전율이 큰 재료를 사용하는 콘덴서

☞ 가변 콘덴서(variable condenser)는 일정한 범위에서 용량을 변화시킬 수 있는 것으로 흔히 바리콘 (varicon)이라고도 한다.

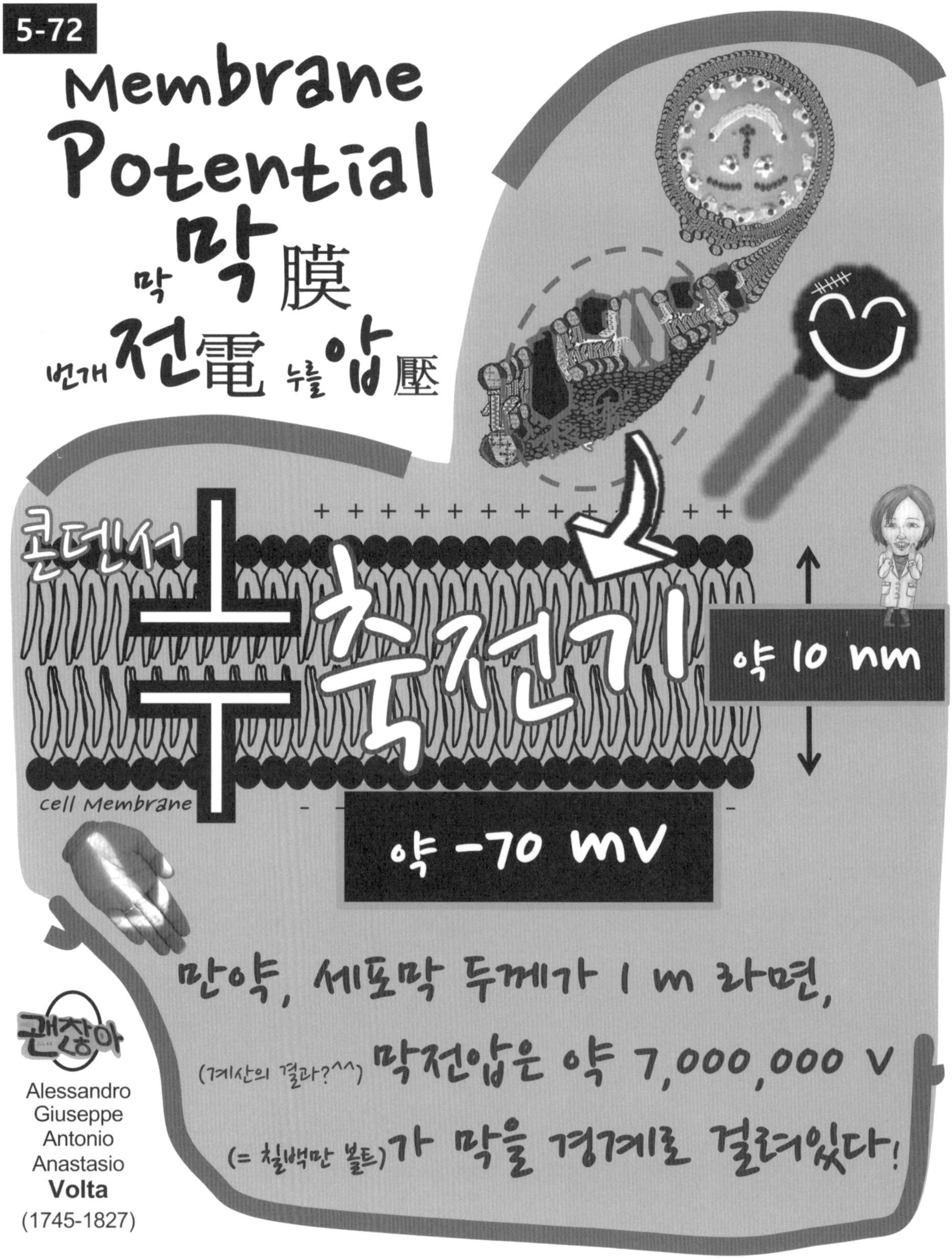
5-72
Membrane Potential
막 막 膜
번개 전 電 누를 압 壓
콘덴서
축전기
cell Membrane
약 10 nm
약 -70 mV
만약, 세포막 두께가 1 m 라면,
(계산의 결과?^^) 막전압은 약 7,000,000 V
(= 칠백만 볼트)가 막을 경계로 걸려있다!
괜찮아
Alessandro Giuseppe Antonio Anastasio Volta
(1745-1827)

5-73

Neuron

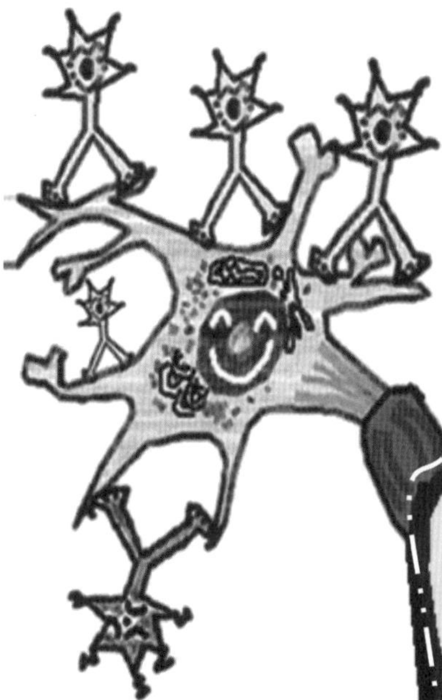

안

ATP 약 4 mM

HCO_3^- 약 8mM ~ 12 mM

HPO_4^{2-} 약 40 mM

Glucose 약 1 mM

Mg^{2+} 약 1 mM

Ca^{2+} 약 0.0001 mM 이하

Amino acids 약 8 mM

Na^+ 약 5 mM ~ 15 mM

K^+ 약 139~ 150 mM

Cl^- 약 4 mM ~ 30 mM

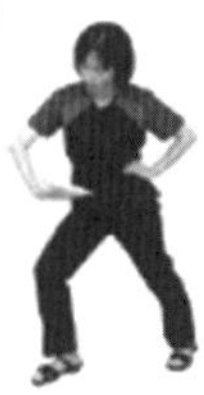

밖

ATP 0 mM

HCO_3^- 약 27 ~ 29 mM

HPO_4^{2-} 약 2 mM

Glucose 약 5.6 mM

Mg^{2+} 약 0.5 mM

Ca^{2+} 약 1.0 ~ 2.0 mM

Amino acids 약 2 mM

Na^+ 약 142 ~ 150 mM

K^+ 약 4 ~ 5 mM

Cl^- 약 110 ~ 150 mM

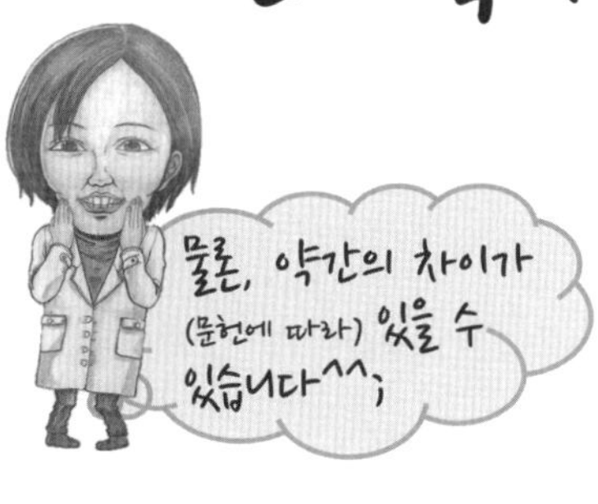
물론, 약간의 차이가 (문헌에 따라) 있을 수 있습니다^^;

5-74

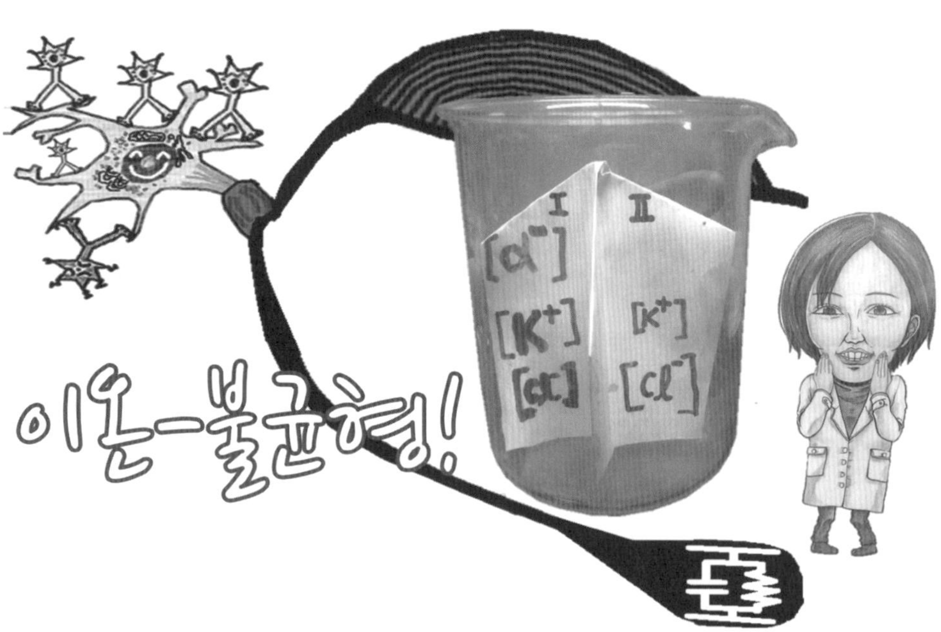

괜찮아
Josiah Willard Gibbs (1839-1903)

괜찮아
Frederick George Donnan (1870-1956)

$[K^+]_I + [Cl^-]_I + [\alpha^-]_I >> [K^+]_{II} + [Cl^-]_{II}$

☞ Gibbs-Donnan Equilibrium → But벗! Swelling 뜰부浮 종기종腫

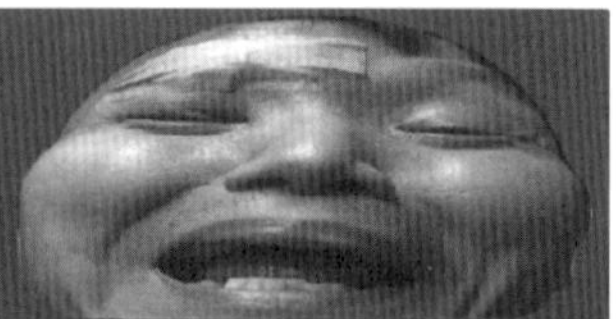

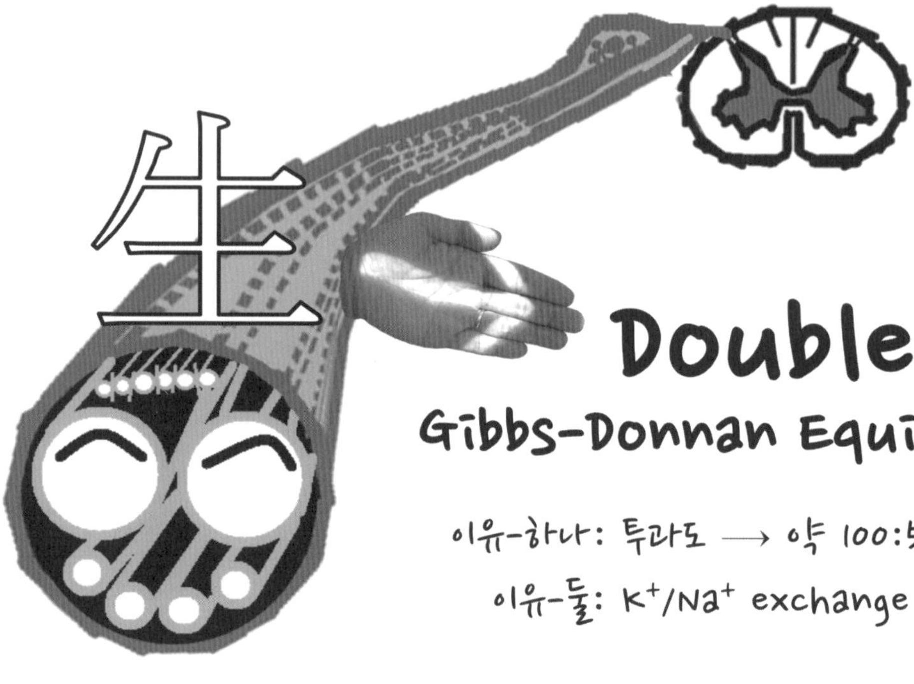

괜찮아
Jens Christian Skou (1918-2018)

Double
Gibbs-Donnan Equilibrium

이유-하나: 투과도 ⟶ 약 100:5 ($K^+:Na^+$)

이유-둘: K^+/Na^+ exchange pump 존재!

5-75

ion Channel
이온 통할 통通 길 로路

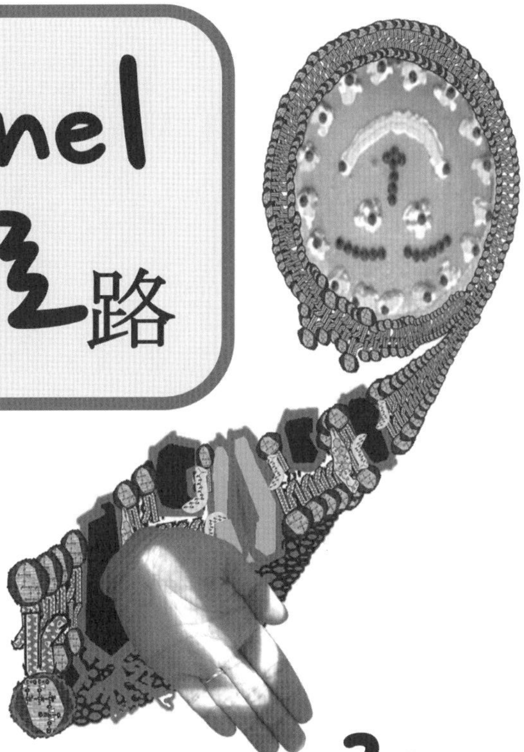

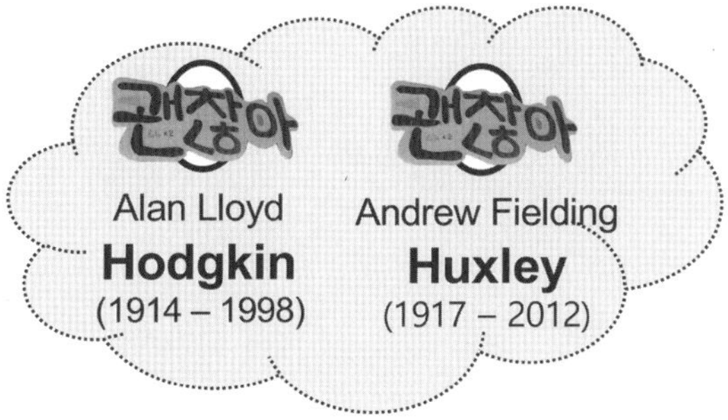

$$g_{Na} = g_{Na\,max} \cdot m^3h$$

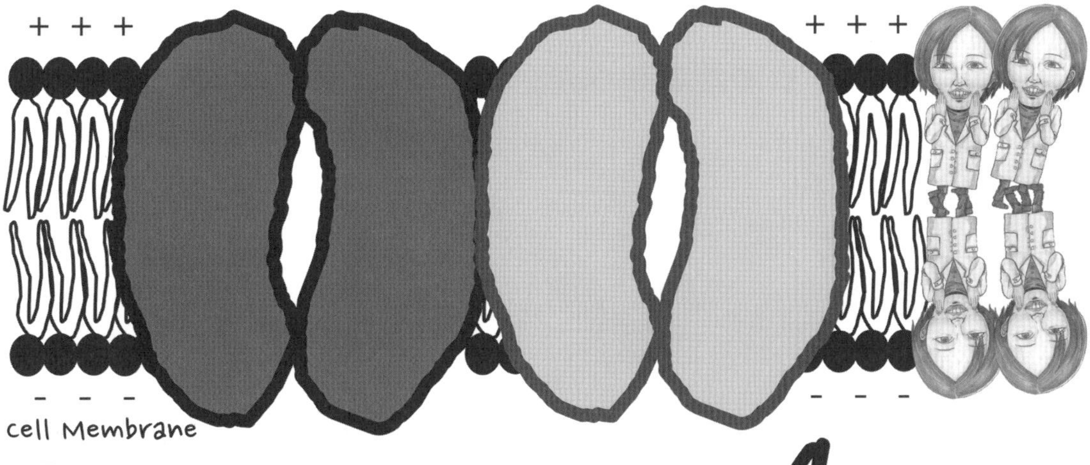

$$g_K = g_{K\,max} \cdot n^4$$

5-76

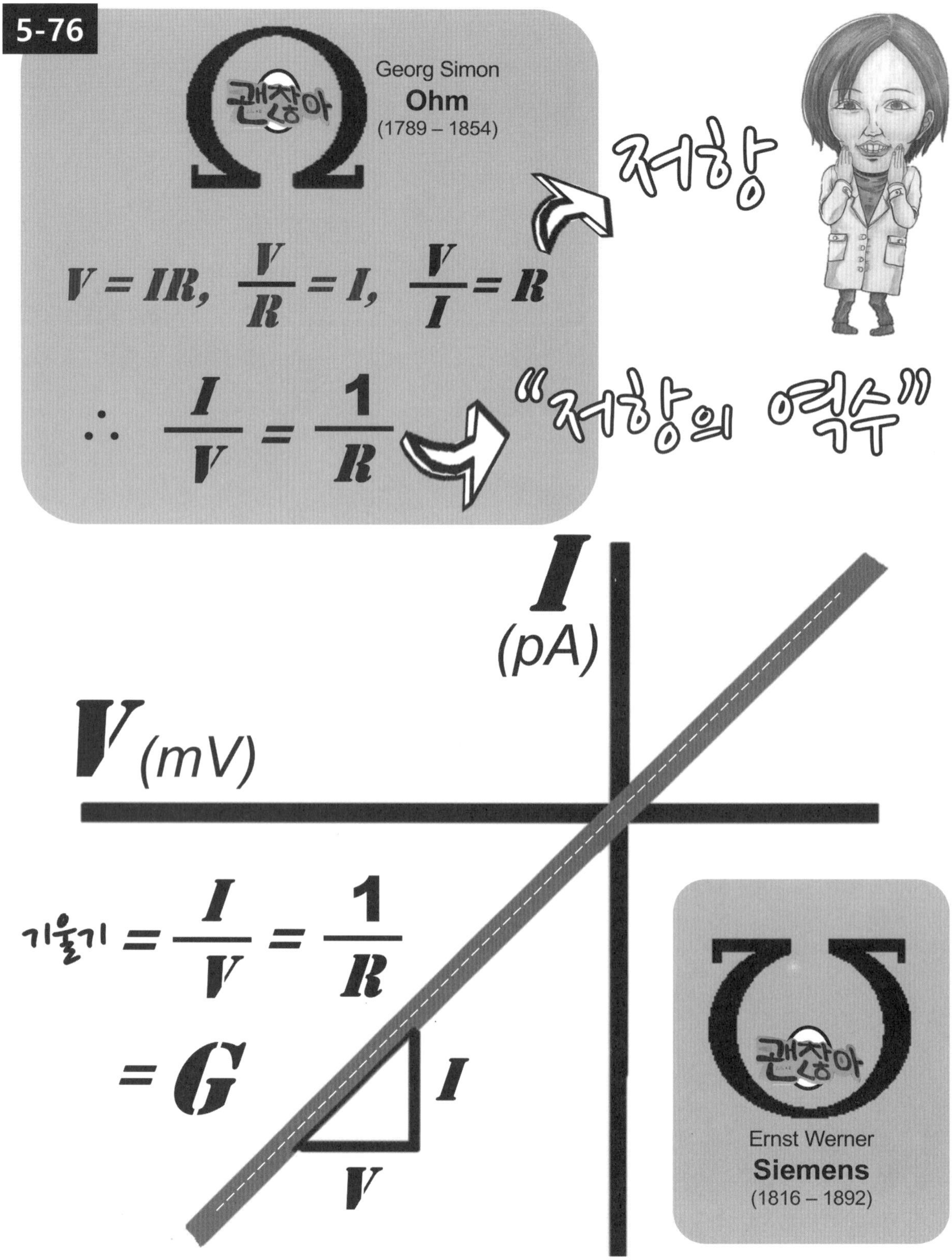

괜찮아
Georg Simon
Ohm
(1789 – 1854)
저항
V = IR, V/R = I, V/I = R
∴ I/V = 1/R
"저항의 역수"
I
(pA)
V
(mV)
기울기 = I/V = 1/R
= G
I
V
괜찮아
Ernst Werner
Siemens
(1816 – 1892)

5-77

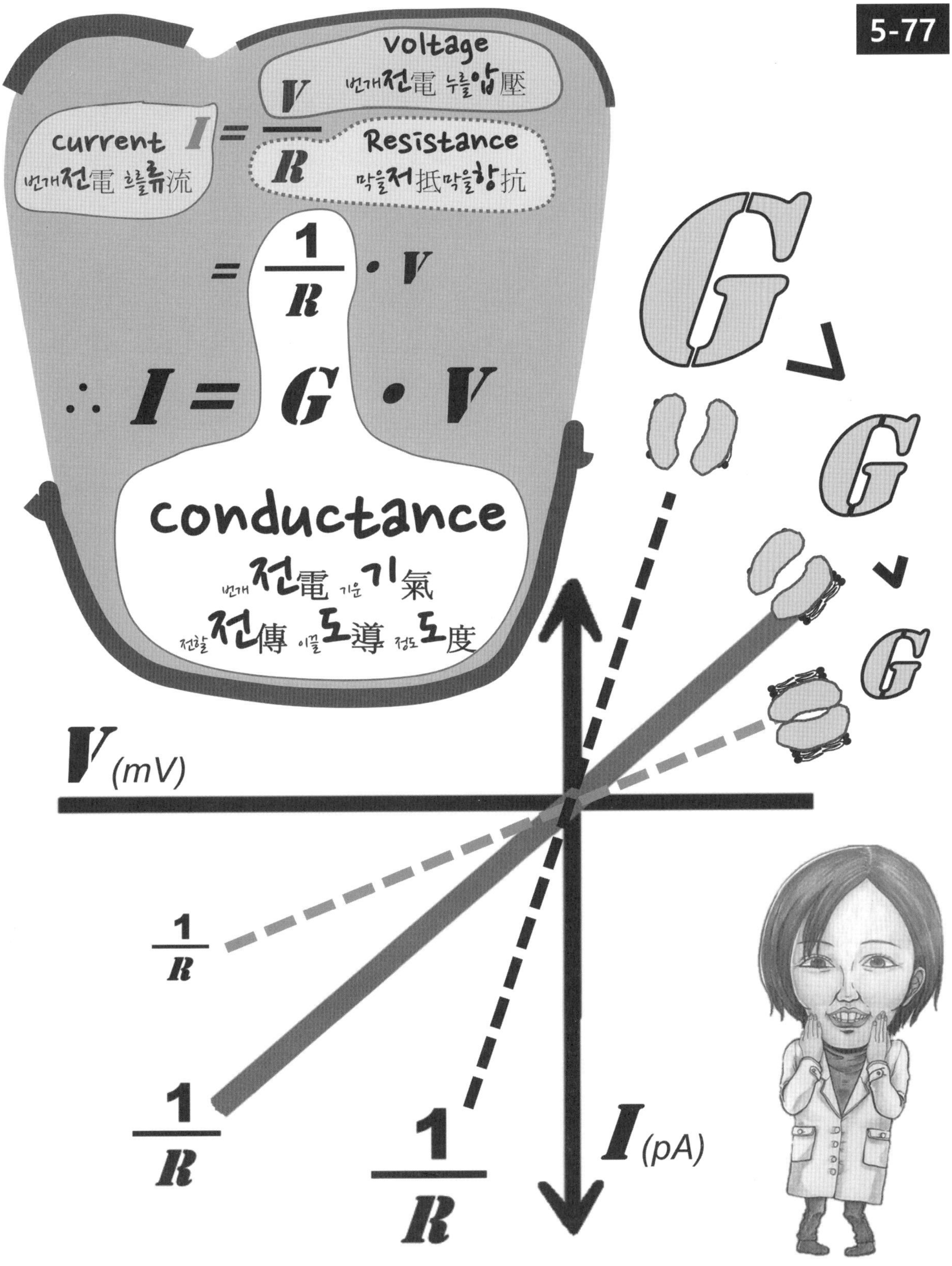
voltage
번개전電 누를압壓
current
번개전電 흐를류流
$I = \frac{V}{R}$
Resistance
막을저抵 막을항抗
$= \frac{1}{R} \cdot V$
$\therefore I = G \cdot V$
conductance
번개전電 기운기氣
전할전傳 이끌도導 정도도度
G > G > G
V(mV)
I(pA)
1/R
1/R
1/R

5-78

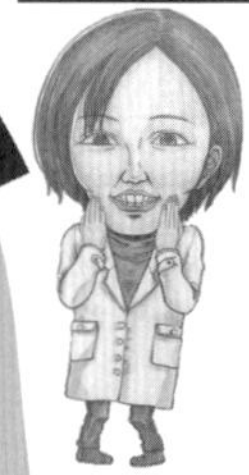

Adolph **Fick** (1829 – 1901)

Walther Hermann **Nernst** (1864 – 1941)

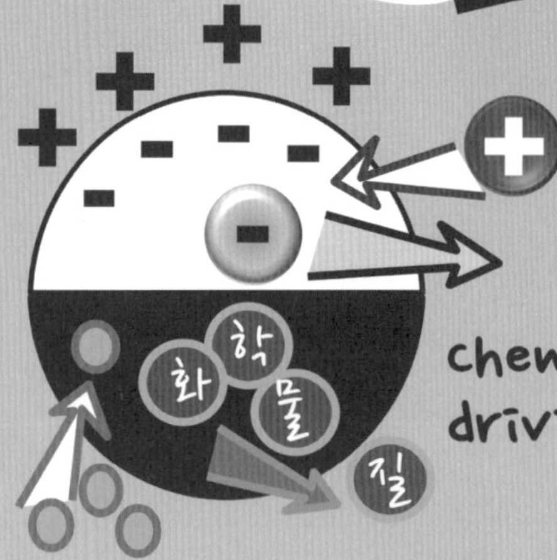

Electrical driving force

chemical driving force

$$\text{Equlibrium Potential} = \frac{RT}{ZF} \cdot \ln\left\{\frac{[\text{ ion }]_{\text{inside}}}{[\text{ ion }]_{\text{outside}}}\right\}$$

R = gas constant, T = absolute temperature
F = Faraday constant, z = ion valence
$[\text{ion}]_{\text{outside}}$ = outside ion concentration
$[\text{ion}]_{\text{inside}}$ = inside ion concentration

David Eliot **Goldman** (1910 – 1998)

Alan Lloyd **Hodgkin** (1914 – 1998)

Sir Bernard **Katz** (1911 – 2003)

"Goldman-Hodgkin-Katz Equation"

Permeability
통할투透 지날과過 정도도度

$$\frac{RT}{ZF} \cdot \ln\left\{\frac{[\text{ ion }]_{\text{inside}}}{[\text{ ion }]_{\text{outside}}}\right\}$$

$$I = G \cdot V$$

$$= G \cdot (\text{V}_{\text{oltage}}\,\text{m}_{\text{embrane}} - \text{E}_{\text{quilibrium}}\,\text{x}_{\text{-ion}})$$

$$= \text{Conductance} \cdot \text{“ Driving Force ”}$$

5-79 I = conductance x Driving force

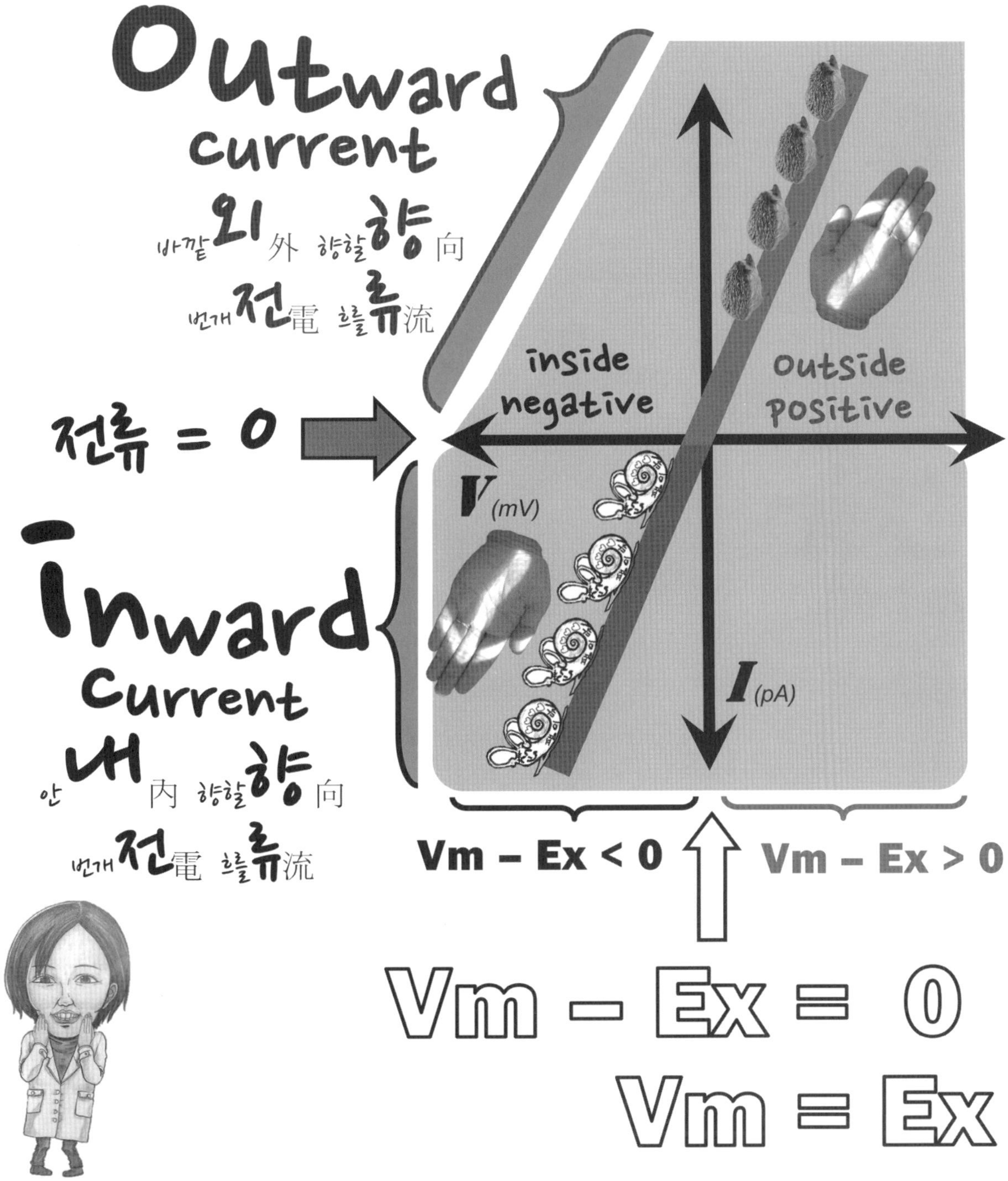

5-80

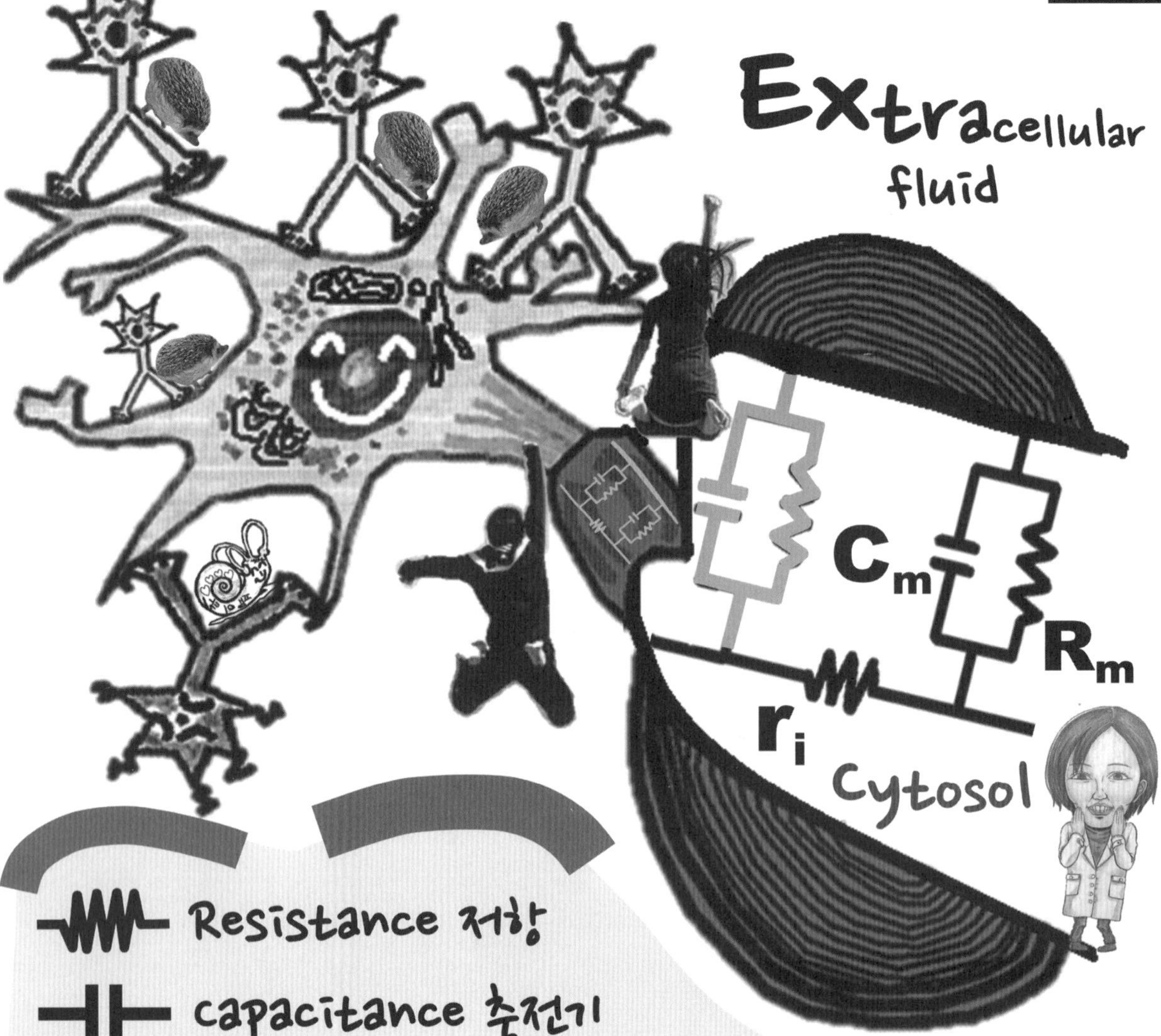

Resistance 저항

capacitance 축전기

R_m Membrane resistance

(☞ 세포막 안·팎을 경계로, 신경세포막이 지닌 저항 성분!)

r_i Longitudinal (cytosol) resistance

(☞ 신경-축삭을 따라 길게 형성되는, 신경세포 안쪽에 형성된 저항 성분!)

C_m Membrane capacitance

(☞ 세포막 안·팎을 경계로, 신경세포막이 지닌 축전기 성분!, 즉 전류의 흐름이 차단!)

5-81

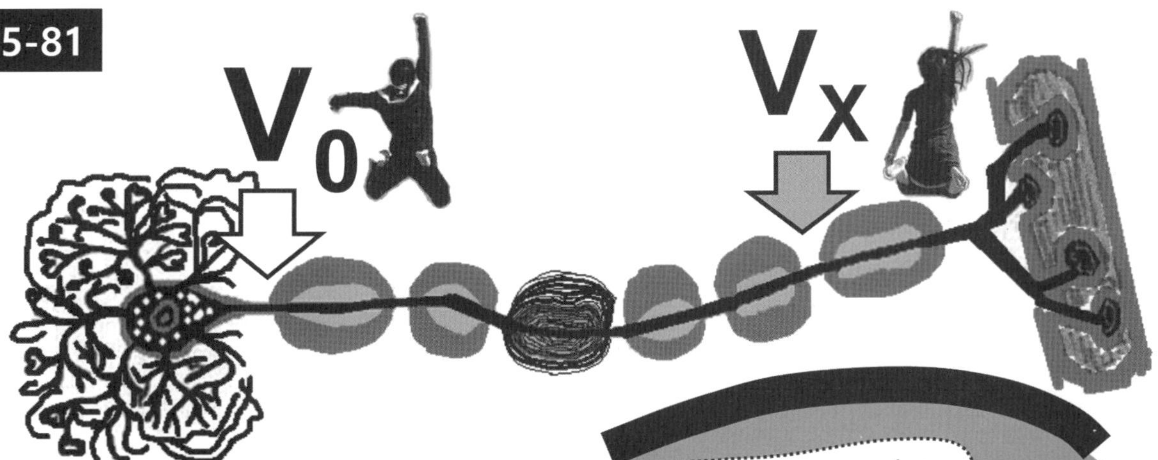

$$V_x = V_0 \cdot e^{-\frac{x}{\lambda}}$$

- V_x: 임의의 점에서 기록되는 전압차
- V_0: X=0 일때의 전압차 (초기전압)
- e: 지수함수적으로 감소! (exponential)
- x: 거리
- λ: 시정수

if

x = λ 인 점에서 기록되는 전위차는?

$$V_x = V_0 \cdot e^{-1} = 0.37\ V_0$$

즉, λ (length constant) 는
초기 전압의 약 63%가 감소되는 거리!

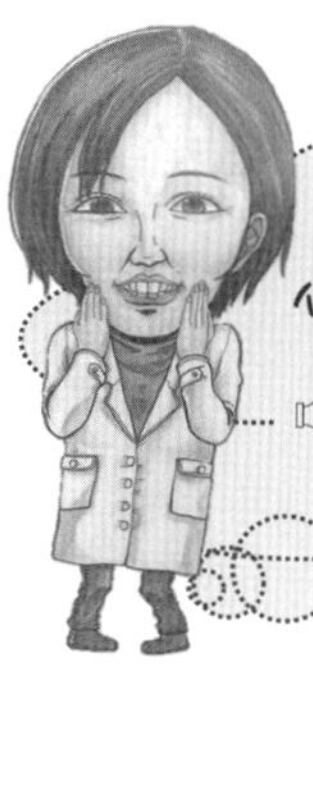

기계용어사전 등을 참조해보면요?, (≒ 공학 분야에서는요,)
시정수(때 시時 정할 정定 셈 수數, time constant)는
☞ '물리량이 시간에 대해 지수함수적으로 변동하여 정상치에 달하는 경우,
정상치의 63.2%에 달할 때까지의 시간을 의미'함을 귀띔해 주시네요^^.

5-82

$$\lambda = \sqrt{\frac{R_m}{r_i}}$$

따라서, λ는 R_m과 r_i에 좌우!

$$= \sqrt{\frac{\text{세포막의 저항 (수초 포함)}}{\text{축삭의 고유저항}}}$$

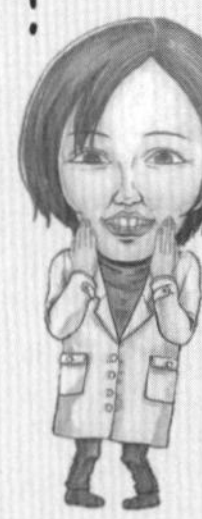

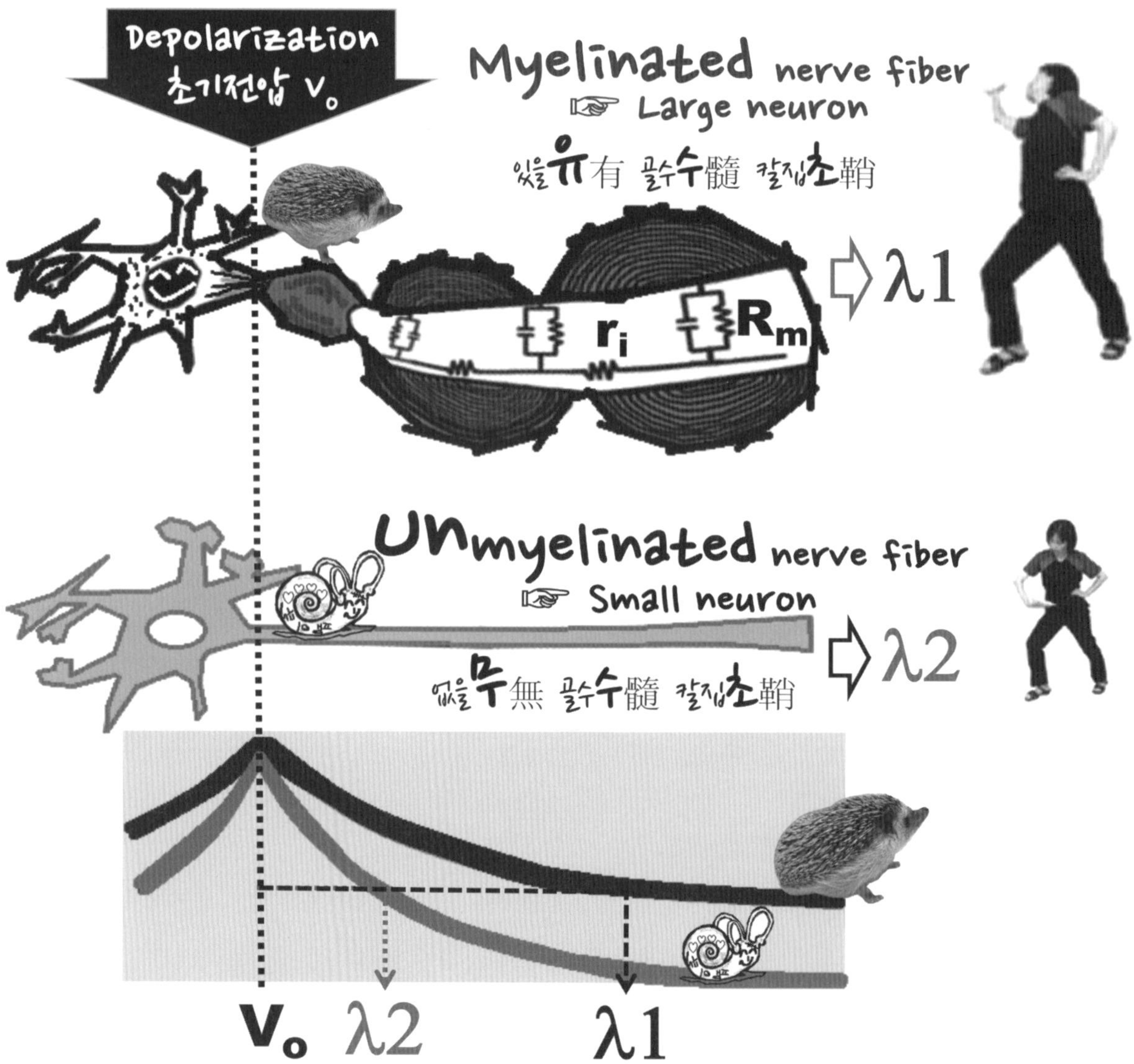

5-83

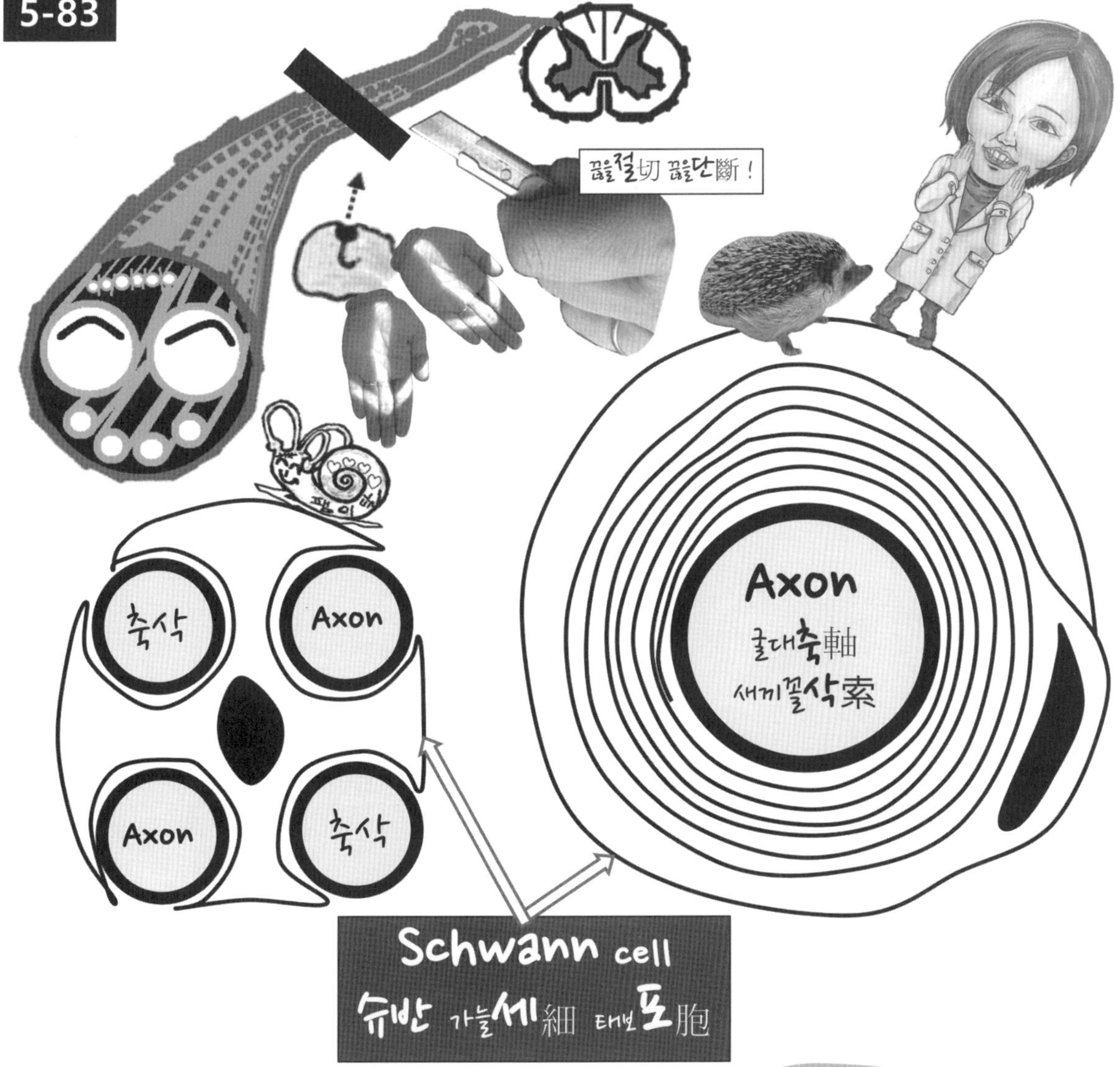
끊을절切 끊을단斷!
축삭
Axon
Axon
축삭
Axon
굴대축軸
새끼꼴삭索
Schwann cell
슈반 가늘세細 태보포胞

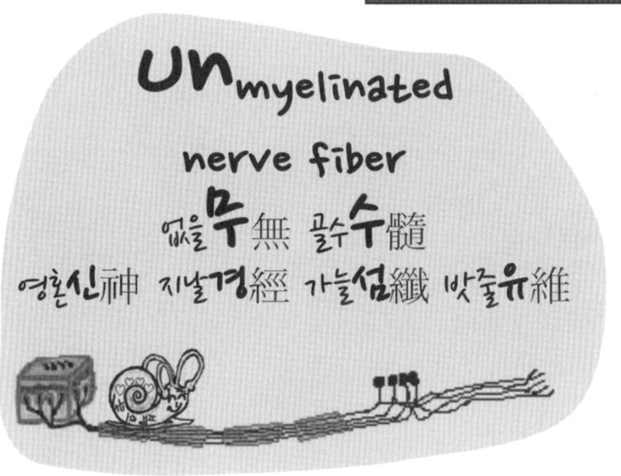
Unmyelinated
nerve fiber
없을무無 골수수髓
영혼신神 지날경經 가늘섬纖 밧줄유維

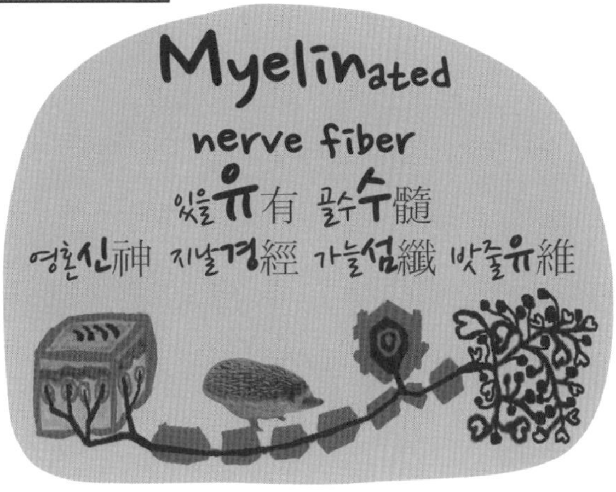
Myelinated
nerve fiber
있을유有 골수수髓
영혼신神 지날경經 가늘섬纖 밧줄유維

5-84

따라서, λ는 R_m과 r_i에 좌우!

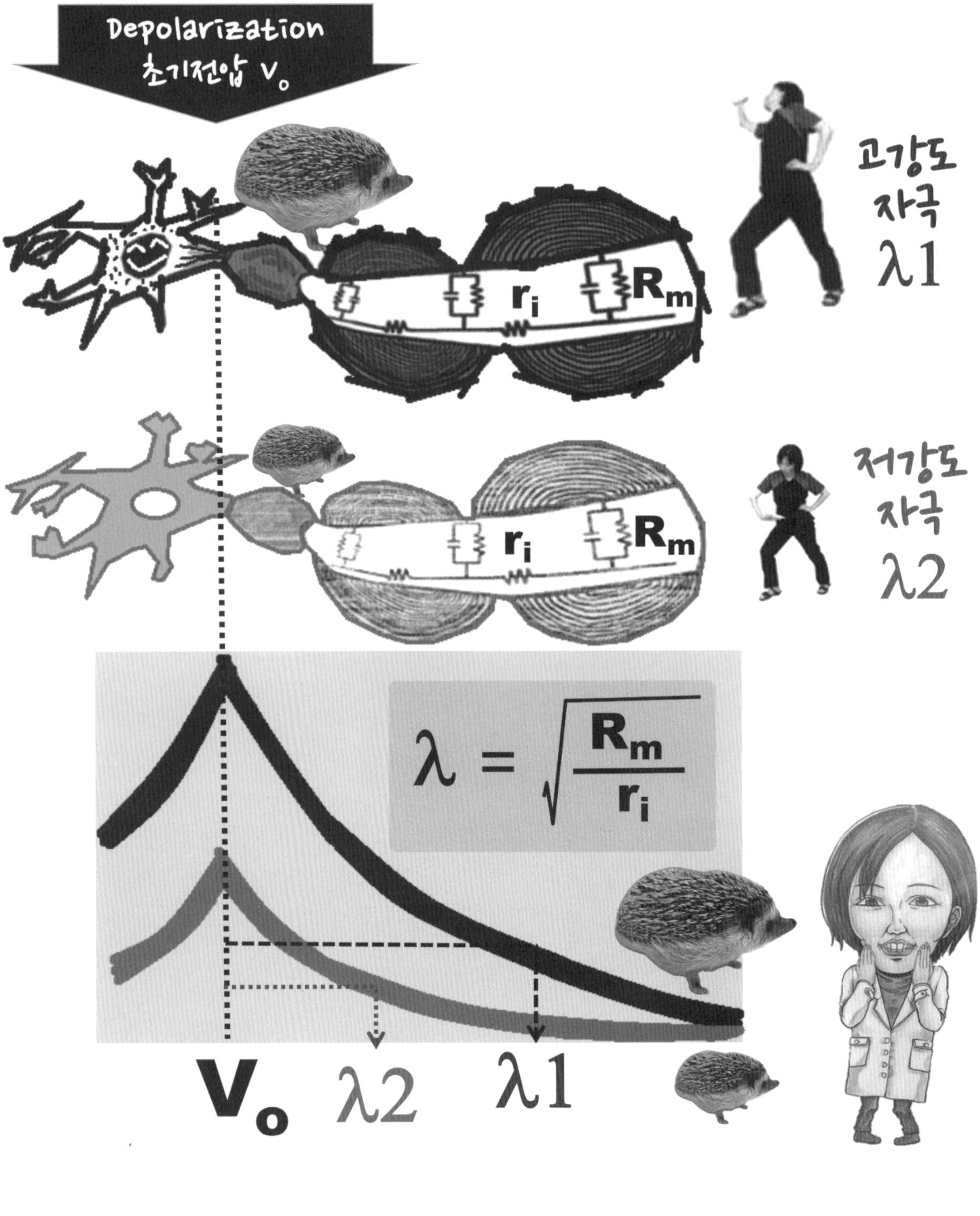

5-85

$$i = C_m dV/dt + G_k n^4 (V-V_k) + G_{Na} m^3 h (V-V_{na}) + G_L (V-V_L)$$

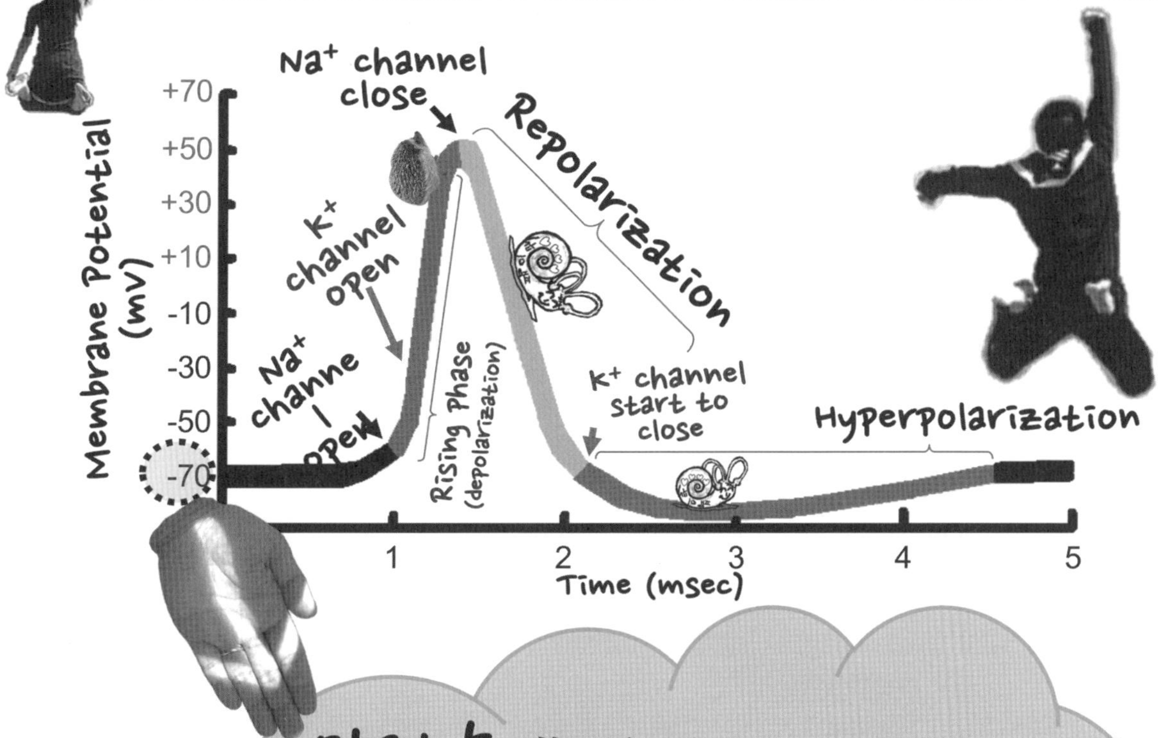

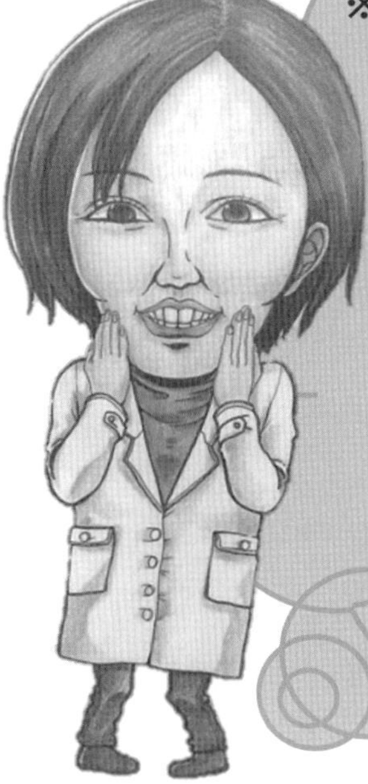

※ 막전압 (幕電壓, Membrane potential, Membrane voltage, Vm)은 "세포막 안과 밖의 전압 차이"를 의미하며, cell 내부의 상대적 charge를 숫자로 표현 !

즉(만약), - 70 mV이면,
cell 내부가 외부보다 70 mV만큼,
negative (-) charge (電荷)를 더 많이
가지고 있다는 의미 !.

제 5장 인체 말초신경의 구조와 생리

" 인체의 신경은 전깃줄 ! ! ! ! "

" İsa onlara belə cavab verdi: «Mən Şeytanın ildırım kimi göydən düşməyini görmüşdüm. Baxın Mən sizə səlahiyyət vermişəm ki, ilanları, əqrəbləri və düşmənin bütün gücünü ayaq altında əzəsiniz və heç nə sizə zərər vurmayacaq. "

" 예수께서 이르시되 사단이 하늘로서 **번개** 같이 떨어지는 것을 내가 보았노라. 내가 너희에게 뱀과 전갈을 밟으며 원수의 모든 능력을 제어할 권세를 주었으니 너희를 해할 자가 결단코 없으리라 "

(누가복음 10장 18절, 19절)

말초신경계(끝말末 나무끝초梢 영혼신神 지날경經 이을계系, 말초신경계통, Peripheral Nervous System, PNS)의 개념과 발생, 분류 및 구조의 이해

☞ 말초신경계(Peripheral nervous system)는

❶ 중추신경계(= 뇌 + 척수)와 상반된 개념으로 두개골(머리뼈, skull 혹은 cranium)과 척주(등마루, spinal column)라는 한정된 공간을 벗어나 말초-장기에 축삭(축삭, axon ← 그리스어 ἄξων / áxōn/, "axis, 굴대축軸" 의 개념을 지닌 용어에서 유래!)의 형태로 연결된 구조!(그림 5-2),

그러나

❷ 말초신경계를 구성하는 신경세포(nerve cell → 혹은 **"신경원, neuron"**이라고도 하는)의 핵심, 즉 세포체(cell body, 혹은 soma)는 많은 부분 중추신경계에 터를 두고 (→ **"핵, nucleus"**이라는 단어로 흔히 표현되는) 전깃줄을 수용체 등에 드리워 활개를 치는 **"흥분성(일어날흥興 떨칠분奮 성품성性, EXCITABILITY)"**과 **"전도성(전할전傳 이끌도導 성품성性, CONDUCTIVITY)"**을 지닌 인체의 구조!(그림 5-2),

동시에

❸ 무슨무슨 "신경, - NERVE"이라는 단어로 표현되는 용어-구조의 체계가 "말초신경" 혹은 "말초신경계"라 (조심스레) 인지·이해·납득할 수 있습니다(그림 5-2).

한편, 인체의

☎ **신경**(영혼**신**神 지날**경**經, **Nerve**)은 그리스어 **νευρον** /neûron/과 라틴어 **nervus** 에서 유래된 단어로 **"힘, 힘줄"** 등의 의미를 지닌 개념으로, 중추/말초신경 모두! 하나의 커다란 **"전깃줄-모둠!"**이라 할 수 있습니다(그림 5-3).

마치,

♨ 우리나라 전국이 '번개**전**電 줄**선**線 그물**망**網'이라 해도 과언이 아닐 만큼, "보낼**송**送 번개**전**電, **power transmission**"과 "나눌**배**配 번개**전**電, **power distribution**"의 협력 아래 늦은 밤에도 작은 영역의 환한 불빛으로 "행복의 일"을 이어가는 것 같습니다^^. 이러한 전기는 적지 않게 먼 곳에서 달려오는 이유 등으로 강한 전압(← 최대한 새는 전기를 막고, 전선이 뜨거워지는 것 등을 막기 위해) 및 여러 겹의 피복을 이루어 많은 사용자의 이용물(Effectors)에 전해지는 것을 이해·납득할 수 있습니다(그림 5-3).

이러한 전선망의 체계는 인체에서도 유사구조로 쉽게 확인할 수 있습니다.

즉,

○ 몸의 중심으로부터 멀어지는 방향으로 나아가는 개념의 전깃줄과

● 반대로 몸의 중심부를 향해 들어가는 전깃줄이 그것이라 확인·이해됩니다(그림 5-4).

○ Efferent nerve (원심성신경) ⇔ ● Afferent nerve (구심성신경)

○ Motor nerve (운동신경) ⇔ ● Sensory nerve (감각신경)

○ Descending nerve (하행신경) ⇔ ● Ascending nerve (상행신경) (등,...)

여기서,

운동신경(MOTOR NERVE)은

❶ **"하위운동신경원**(아래**하**下 자리**위**位 운전할**운**運 움직일**동**動 영혼**신**神 지날**경**經 으뜸**원**元, **아래운동신경세포, lower motor neuron)"**이라 하여, 직접 "**골격근**(뼈**골**骨 격식**격**格 힘줄**근**筋, **뼈대근육**, skeletal muscle)"을 지배하는 말초-신경세포의 개념과

❷ **"상위운동신경원**(위**상**上 자리**위**位 운전할**운**運 움직일**동**動 영혼**신**神 지날**경**經 으뜸**원**元, **위운동신경세포, upper motor neuron)"**이라는 용어로 표현하여,

골격근을 지배하는 말초신경을 다시 지배(→ 흥분과 억제)하는 고위 중추-유래 신경세포로 구분하는 약속된 내용이 이해·납득됩니다(그림 5-5).

또한,

말초신경계의 많은 부분이

◆ **"신경릉**(영혼**신**神 지날**경**經 모**릉**稜, **신경능선, neural crest)"**으로부터 형성!, 즉 엄마의 난자(알**난**卵 자녀**자**子, 난자, ovum)와 아빠의 정자(꿇은쌀**정**精 자子, 정자, sperm ← '꿇다': 거친 쌀,

조, 수수 따위의 곡식을 찧어 속꺼풀을 벗기고 깨끗하게 하다)가 만나 수정된 후, 약 4주경의 배자(4-week old human embryo)로부터 발생 되는 구조에서 형성됨을 확인·이해할 수 있습니다(그림 5-6).

특히,

♨ **"교세포(아교교膠 가늘세細 태보포胞, 아교세포, glial cell)"는** 그리스어 **γλία** /glía /, **γλοία** /gloía/ → "glue(접착제)"의 의미에서, 혹은 **γλοιός** /gloiós/ "gum(잇몸, 수지, 풀 등)" 에서 유래한 단어에 어원을 둔 용어의 개념이 의미하듯! (전깃줄과 전기줄 사이에서 마치 아교의 역할 의미의 단어를 지닌.)

신경에 영양분 등을 공급해 주는 →

❶ **성상교세포**(별**성**星 형상**상**狀 아교**교**膠 가늘**세**細 태보**포**胞, **별아교세포**, Astrocyte)을 비롯하여,

파수꾼의 역할의 →

❷ **소교세포**(작을**소**小 아교**교**膠 가늘**세**細 태보**포**胞, **미세아교세포**, Microglia),

뇌실(brain vesicle)과 척수중심관(central canal of spinal cord)의 공간을 이루는 "벽 혹은 내면" 구성의 역할을 담당하는

❸ **상의세포**(항상**상**常 옷**의**衣 가늘**세**細 태보**포**胞, **뇌실막세포**, Ependymal cell),

감각신경의 세포체(척수 바깥쪽에 존재하여 뼈-구조와 같은 방어벽 등의 도움을 받을 수 없는)를 둘러싸 주는 보호의 역할의

❹ **위성세포**(호위할**위**衛 별**성**星 가늘**세**細 태보**포**胞 혹은 **신경절아교세포**, Satellite cell),

중추신경의 여러 축삭과 말초신경의 한 축삭을 부분적으로 감싸주어 절연체(insulator)의 역할을 담당해 주는

❺ 중추→ **희돌기교세포**(드물**희**稀 부딪칠**돌**突 일어날**기**起 아교**교**膠 가늘**세**細 태보**포**胞, **희소돌기아교세포**, Oligodendrocyte)와

❻ 말초→ **슈반세포**(Schwann cell) 등,

(마치, 학교의 환경도우미, 전기기사님, 노랑-셔틀버스-기사님, 등), 신경이 제 역할을 담당할 수 있도록 도움을 주는 세포 등이 "신경릉"에서 기원·유래되는 것을 확인·이해할 수 있습니다(그림 5-6, 5-7).

㉿ 아교(언덕아阿 아교교膠): "동물의 가죽, 힘줄, 물렁뼈 등을 푹! 고아 형성된 내용물을 굳힌 것"으로써, 우리나라에 전해진 아교제조법은 녹각교법(鹿角膠法 ← 사슴뿔을 잘라 며칠 끓인물을 굳혀 사용) 및 우피교법(牛皮膠法 ← 소가죽을 오랜 시간 달인 후 내용물을 굳혀 만듦) 등이 있음을 이해할 수 있습니다.

또한,

☞ 말초신경계에는 세포체를 척수 내에 두고 뻗어 나온 축삭이 장기에 분포하고 ⇔ 세포체를 척수의 후근-근처에서 형성하여 장기로부터 유입된 자극을 신경임펄스(신경자극, nerve impulse)로 바꾸어 축삭을 통해 척수로 들어가는

■ **척수신경**(등마루**척**脊 골수**수**髓 영혼**신**神 지날**경**經, Spinal nerve)과

세포체를 두개골과 척주 바깥에 존재하여 모둠(특히, **자율신경계**, autonomic nervous system, ANS)을 이루는

■ **신경절**(영혼**신**神 지날**경**經 마디**절**節, Ganglion),

세포체를 뇌간에 두고 그 축삭이 말초 조직에 분포하고 있는

■ **뇌신경**(뇌**뇌**腦 영혼**신**神 지날**경**經, Cranial nerve)이 속하는 것을 확인·이해할 수 있습니다(그림 5-8).

☞ 척수신경(척수신경, Spinal nerve) 은 모두 31쌍으로

▷ **후두골(뒤통수뼈, occipital bone)과 환추(고리뼈, atlas ← 제1 경추) 사이에서 나오는 1번 경신경(첫째 목신경, 1st** cervical nerve)을 시작으로

▷ **제7 경추(일곱째 목뼈, 7th** cervical vertebra)**와 제1 흉추(첫째 등뼈, 1st** thoracic vertebra) **사이에서 나오는** 8**번 경신경(여덟째 목신경, 8th** cervical nerve),

즉

● 8**쌍**의 **경신경**(목**경**頸 영혼**신**神 지날**경**經, **목신경**, cervical nerves)을 시작으로,

● 12**쌍**의 **흉신경**(가슴**흉**胸 영혼**신**神 지날**경**經, **가슴신경**, thoracic nerves),

● 5**쌍**의 **요신경**(허리**요**腰 영혼**신**神 지날**경**經, **허리신경**, lumbar nerves),

● 5**쌍**의 **천골신경**(깔개**천**薦 뼈**골**骨 영혼**신**神 지날**경**經, **엉치신경**, sacral nerves),

● 1**쌍**의 **미골신경**(꼬리**미**尾 뼈**골**骨 영혼**신**神 지날**경**經, **꼬리신경**, coccygeal nerves)이

"**추간공**(쇠몽둥이**추**椎 사이**간**間 구멍**공**孔, **척추뼈사이구멍**, intervertebral foramen)"을 통해 나오는 것으로 확인·이해됩니다(그림 5-9~11).

더욱이,

각각의 척수신경은 움직임의 범위 등 역할의 범위에 발맞추어 **"신경총(**영혼**신**神 지날**경**經 모일 **총**叢**, 신경얼기, nerve plexus)"**을 이루어 효율적으로 전깃줄을 연결해주는 구조를 확인할 수 있습니다(그림 5-12).

즉,

▷제1 경신경(첫째 목신경, C1),

▷제2 경신경(둘째 목신경, C2),

▷제3 경신경(셋째 목신경, C3),

▷제4 경신경(넷째 목신경, C4)으로 구성된 다발로, 피부가지[cutaneous branch → 이개(귓바퀴, pinna), 이하선(귀밑샘, parotid gland) 및 경부(목, neck)의 전면(앞면, anterior side)과 측면(가쪽, lateral side) 등에 분포]와 근육가지[muscular branch → 설골하근(목뿔아래근육, infrahyoid muscles) 및 횡격막(가로막, diaphragm) 등 지배)]를 지닌

▶ **경신경총(목신경얼기, Cervical plexus: C1 ~ C4)**(그림 5-12),

그리고,

▷제5 경신경(다섯째 목신경, C5),

▷제6 경신경(여섯째 목신경, C6),

▷제7 경신경(일곱째 목신경, C7),

▷제8 경신경(여덟째 목신경, C8) 및

▷제1 흉신경(첫째 가슴신경, T1)으로 구성되어 [동시에, ⇒ 5개의 루트(뿌리, 5 roots), 3개의 트렁크(몸통, 3 trunks), 6개의 디비젼(갈래, 6 divisions), 3개의 코드(다발, 3 cords)로 구성] 근피신경(근육피부신경, musculocutaneous nerve), 액와신경(겨드랑신경, axillary nerve), 정중신경(정중신경, median nerve), 요골 및 척골신경(노신경, radial nerve 및 자신경, ulnar nerve)으로 갈라지는

▶ **완신경총(팔신경얼기, Branchial plexus: C5 ~ T1)**(그림 5-12),

그리고,

▷제12 흉신경(열둘째 가슴신경, T12),

▷제1 요신경(첫째 허리신경, L1),

▷제2 요신경(둘째 허리신경, L2),

▷제3 요신경(셋째 허리신경, L3),

▷제4 요신경(넷째 허리신경, L4)으로 구성된 다발로, 피부가지[cutaneous branch → 외생식기(바깥생식기관, external genitalia), 서혜부(샅굴부위, inguinal region) 등을 지배]와 근육가지[muscular branch → 전대퇴부(넓적다리앞부위, front of thigh) 근육 등을 지배]를 지닌

▶ **요신경총(허리신경얼기, Lumbar plexus, T12~L4)**(그림 5-12),

및
▷제4 요신경(넷째 허리신경, L4),
▷제5 요신경(다섯째 허리신경, L5),
▷제1 천골신경(첫째 엉치신경, S1),
▷제2 천골신경(둘째 엉치신경, S2),
▷제3 천골신경(셋째 엉치신경, S3),
▷제4 천골신경(넷째 엉치신경, S4),
▷제5 천골신경(다섯째 엉치신경, S5)으로 구성된 다발로, 외음부(바깥음부, pudendal region) 및 대퇴후부(넓적다리뒷부분, posterior of thigh) 등의 근육과 피부를 지배하는
▶ **천골신경총(엉치신경얼기, Sacral plexus, L4~S5)**을 이루어 그 역할을 담당하는 것으로 확인·이해됩니다(그림 5-12).

그러나,
흉신경(가슴신경, thoracic nerve)은 (움직임의 범위가 적은 이유 등으로) 신경총을 형성하지 않고 좌/우 합하여 12쌍의 늑간신경(갈비늑肋 사이간間 영혼신神 지날경經, 갈비사이신경, intercostal nerve)으로 늑간근(갈비사이근, intercostal muscles) 등을 지배하는 것으로 확인·이해됩니다.

☞ 신경세포(Nerve cell = 신경원, 뉴런, Neuron)의 구조와 특성 이해

☎ 신경계(영혼**신**神 지날**경**經 이을**계**系, 신경계통, Nervous system)의 주축! 혹은 기준!이 되는 **"신경세포(Nerve cell)"**는 **"뉴(우)런(영혼신神 지날경經 으뜸원元, NEURON)"**과 동일한 용어로 사용·적용되며, **"하나의 흥분성 세포(An excitable cell)"**라는 개념을 지니는 것이 → 확인·이해·납득 그리고 받아들여집니다^^(그림 5-13).
♀♂ 이러한 뉴런에는 고위 중추, 즉 몸의 중심에서 말초 쪽으로 이어져 활동(= action, work 등,...)을 하는 **"운동뉴런(motor neuron)"**과 인간 몸 안과 밖으로부터 들어오는 정보를 받아들여 고위 중추로 알려주는 **"감각뉴런(sensory neuron)"** 그리고 이 둘을 이어주어 정교·정밀한 조절! 체계를 완성해 주는 **"개재뉴런(interneuron)"**이 관여함을 확인·이해가 가능합니다(그림 5-13).
특히,

☏ 31쌍-척수신경을 구성하는 구조에는 말초-조직으로부터 척수의 후근(뒤뿌리, posterior root)으로 유입되는

● **감각신경원**(느낄**감**感 깨달을**각**覺 영혼**신**神 지날**경**經 으뜸**원**元, 감각뉴런, sensory neuron)과

척수의 전근(앞뿌리, anterior root)에서 말초-효과기로 나가는

● **운동신경원**(운전할**운**運 움직일**동**動 영혼**신**神 지날**경**經 으뜸**원**元, 운동뉴런, motor neuron)(→ 이처럼 감각신경은 후근으로 운동신경은 전근을 통해 그 역할을 담당하는 내용을 "벨-마장디의 원리 혹은 법칙?" 이라 하여 학자분들의 업적을 기리는 훈훈한 '인정의 미'를 엿볼 수 있습니다),

그리고, 이 둘을 연결해주는

● **개재신경원**(끼일**개**介 있을**재**在 영혼**신**神 지날**경**經 으뜸**원**元, 개재뉴런 혹은 사이신경세포, interneuron)이 관여함을 확인·인지할 수 있습니다(그림 5-14~16).

한편,

◆ 감각/운동신경원의 세포체(cell body 혹은 soma)는 니슬-염색법으로 짙게 염색되는 **니슬소체(Nissl body** ← 거칠**조**粗 낯**면**面 작을**소**小 태보**포**胞 몸**체**體, 조면세포질세망, rough endoplasmic reticulum, rER로 구성! 등,,,,← 여기서 등이라 표현해 드린 것은요, 향후, 연구결과에 따라 얼마든지 수정될 수 있는 이유이기 때문입니다^^**)**가 존재하는 특징을 보여줍니다(그림 5-14).

또한,

◆ **하나의 뉴**(우)**런-축삭**을 절단해 보면,

축삭(axon)과 함께 축삭을 감싸는(← 감싸는 형태와 양 등에는 차이가 있을지언정) 슈반세포(Schwann cell)를 확인할 수 있으며, 이를 한데 묶어 **"신경섬유(**영혼**신**神 지날**경**經 가늘**섬**纖 밧줄**유**維**, 신경섬유, nerve fiber)"**로 약속·이해·납득, 그리고 받아들여집니다(그림 5-17).

▷ 이를 좀 더 돋보기를 들고 자세히 살펴보면,

축삭의 바탕을 이루는

❶ **축삭질(Axoplasm)**과 축삭(← 신경세포의 연장)의 막(membrane)인

❷ **축삭초(Axolemma)**로 이루어지는 구조가 확인되며,

(축삭질 + 축삭초 = 축삭)

이를 둘러싸는

❸ **수초(Myelin sheath** ← 말초에서, 슈반세포가 만들어 내는**)!** 그 수초를 따라(안에서 밖으로)가면,

❹ **신경초**(Neurilemma 혹은 **슈반초**, sheath of Schwann)를 만나게 됩니다

(수초 + 신경초 = 슈반세포)(그림 5-17).

결국

→ [" **축삭 + 슈반세포 = 신경섬유** "] ⇒ **"하나의 뉴런"**으로 귀결됨을 확인·이해할 수 있습니다(그림 5-17).

♨ 좀 더 나아가(안에서 밖으로) 보면,

→ 하나의 뉴런을 둘러싸는 결합조직!, 즉
❶ **신경내막**(영혼**신**神 지날**경**經 안**내**內 막**막**膜, **신경속막 혹은 신경섬유막**, Endoneurium)을 확인할 수 있습니다(그림 5-18).

이러한 뉴런 여러 개 혹은 많은 수(즉, 다발!)를 둘러싸주는 결합조직!, 즉
❷ **신경외막**(영혼**신**神 지날**경**經 바깥**외**外 막**막**膜, **신경주위막** 혹은 **신경다발막**, Perineurium)을 확인할 수 있습니다(그림 5-18).
특히, 이 신경외막 사이사이에는 모세혈관(capillary)의 확인이 가능한 것으로
인지·이해됩니다(물론, 다른 의견 및 데이터의 제시 등이 확인될 경우, 수정-보완을 약속드립니다^^).

이러한 뉴런-다발을 여러 개 혹은 많은 수를 둘러싸 주어 하나의 신경(NERVE) 전체를 둘러싸 주는 결합조직!, 즉
❸ **신경상막**(영혼**신**神 지날**경**經 위**상**上 막**막**膜, **신경바깥막**, Epineurium)으로 이루어지는 **"하나의 신경(NERVE** → 운동 혹은 감각 등....**)"**을 확인할 수 있습니다(그림 5-18).

♀♂ 이처럼 말초신경은 흡사 골격근-조직에서 보여주는 내용과 유사한 구조를 확인할 수 있으며(다행히, 근조직과는 달리 신경조직을 결합조직이 감싸주어 그렇게 헷갈리는 것은 약간 덜한...^^;), 정보 전달의 전깃줄의 개념으로 비추어 볼 때, 신호를 받아들이는 개념, 즉
① **신호수용**(믿을**신**信 부르짖을**호**號 받을**수**受 담을**용**容, **신호받기**, Signal reception) →
② **신호통합**(믿을**신**信 부르짖을**호**號 큰줄기**통**統 합할**합**合, **신호통합**, Signal integration) →
③ **신호전도**(믿을**신**信 부르짖을**호**號 전할**전**傳 이끌**도**導, **신호전달**, Signal conduction) →
④ **신호전송**(믿을**신**信 부르짖을**호**號 전할**전**傳 보낼**송**送, **신호전파**, Signal transmission)↺이 반복되는 형태로 인지·이해할 수 있습니다(그림 5-19).

이렇게,
신호를 주고받는 여정을 차근히 살펴보면요(그림 5-19),
전깃줄(← 활동전압-action potential-이라는 신경임펄스-nerve impulse-의 이동!)과 전깃줄의 연결 사이를 화학물질(← 뉴로트랜스미터-neurotransmitter- 라는 작은 주머니에 채워진 물질!)로 전달해주는 구조,

즉

▷ **"시냅스(SYNAPSE)"**라는 실체를 확인할 수 있습니다(그림 5-20).

동시에,

신호전달의 방향으로 인하여 "시냅스-전"과 "시냅스-후"로 구분하고, 생성된 전기적 성질을 각각

○ **시냅스 전 전압(시냅스** 앞**전**前 번개**전**電 누를**압**壓, **Presynaptic potential)과**

● **시냅스 후 전압(시냅스** 뒤**후**後 번개**전**電 누를**압**壓, **Postsynaptic potential)**으로의 약속을 이해·납득할 수 있습니다(그림 5-20).

특히,

♨ 시냅스 후 전압의 발현에 화학물질의 차이 및 자극-종류 등에 따라 유도되는 "흥분(excitation)"과 "억제(inhibition)"라는 귀결된 반응(효과기-effector-로 전해져 일어나는 반응-reaction-의 중요성이 더해져????) 등의 이유로 표현되는

❶ **흥분성 시냅스 후 전압**(일어날**흥**興 떨칠**분**奮 성품**성**性 **시냅스** 뒤**후**後 번개**전**電 누를**압**壓, Excitatory postsynaptic potential, EPSP)과

❷ **억제성 시냅스 후 전압**(누를**억**抑 억제할**제**制 성품**성**性 **시냅스** 뒤**후**後 번개**전**電 누를**압**壓, Inhibitory postsynaptic potential, IPSP)의 구분은

"신호통합"의 개념과 안정막-활동전압의 기전-이해에 매우 중요함을 아울러 이해할 수 있습니다(그림 5-20~22).

한편,

이러한 용어의 약속과 개념-정립은 (거의) 시냅스에서만 사용됨으로써, 신경과 근육에서 이루어지는 연결-개념과 일어날 수 있는 혼동을 예방해 주는 듯합니다(그림 5-23).

즉,

▷ **"신경근접합부, Neuromuscular junction, NMJ)"**라는 용어가 이에 해당하는 것으로 "시냅스"와는 달리 신경말단(활동전압) → NMJ(신경전달-화학-물질) → 골격근막(종판전압 ↝ 활동전압) → 근수축이라 귀결되는 **"엑싸이테이션-컨트렉션 커플링, excitation-contraction coupling, E-C coupling, 흥분-수축 연결"** 반응을 이해할 수 있습니다(그림 5-23, 5-24).

☞ 자율신경계(Autonomic nervous system)의 구조와 작동기전의 이해!!!!

☞ **자율신경계(자율신경계통, Autonomic nervous system, ANS)**에 해당하는 전깃줄은 신경섬유(nerve fiber)의 직경(곧을직直 지름길경徑, diameter)에 따라 분류하는

▷ **고전적 신경분류** ⇒ B 와 C형(B- & C-type)에 해당! 및

▷ **감각신경-분류** ⇒ IV군(IV group)(← 흔히 고유수용기 등으로부터 전해지는 감각신경의 구분 시 사용되는 용어!?)에 해당하는 신경계로 확인·이해됩니다(그림 5-17, 5-25).

(물론, 향후 연구결과의 제시 등으로 수정-가능에 마음을 열어드립니다^^. 또한, 신경전도 속도가 초당 작게는 50 센티미터에서 ~ 길게는 15 미터를 달리는 상대적으로 느린 전도속도를 지니나 인체-크기를 보면 충분히 역할을 적절히 수행할 수 있는 속도임을, 조심스레, 예측해볼 수 있습니다)

한편,

◆ **"자율신경계"**는 단어가 표현하듯 "Autonomic"이 그리스어 αὐτός (/autós/ "self, 스스로, 자기 등")의 의미 그대로 인간의 의지가 아닌 환경변화에 대처해 주는 신경계임을 생각·유추해 볼 수 있습니다(그림 5-26). ♀♂ 짧은 생애(약 50년)를 살면서 회상에 잠겨보면요, ♬아무것도 모르기에 배부르면 웃고 배고프면 울던 영아-유아기, → ♪집보다는 동네 친구들과 밖에서 노는 것이 생각 없이 즐거웠던? 유년 시절, → ✝학교에 가야 하기에 등하교를 일삼았던 초등학교와 아주 먼 거리 통학의 중-고등시절 → ㊕다른 이름으로 날아온 군대 영장-군입대, 우여곡절 등등을 지나 겨우 ♥45세 쯤음에나 들어서야 '생각'이라는 깨달음의 삶! 더듬어보면, 위기!!!! 그리고 감사!!!! 로 귀결되는 듯합니다^^;.

즉,

▶ 위태할**위**危 틀**기**機 ☞ **교감신경계**(Sympathetic nervous system)

▶ 느낄**감**感 사례할**사**謝 ☞ **부교감신경계**(Parasympathetic nervous system)로 대별된다

(조심스런) 판단·생각을 해 봅니다(그림 5-26).

한편,

자율신경계의 해부학-근본 구조를 살펴보면,

■ **교감신경계**는

▷ **제1번 흉신경**(가슴**흉**胸 영혼**신**神 지날**경**經, **가슴신경**, 1st thoracic nerve)에서 ~

(↝ 2, 3, 4, 5, 6, 7, 8, 9, 10, 11, 12번 흉신경 과 제1번, 2번 요신경 ↜)

▷ **제3번 요신경**(허리**요**腰 영혼**신**神 지날**경**經, **허리신경**, 3rd lumbar nerve) 까지

큰 줄기에서 각 장기로 분포되는 반면(그림 5-26),

■ **부교감신경계**는 위-아래 나누어(!?), (즉 12쌍의 뇌신경과 친한-관계를 이루어)

▷ **3번**(움직일**동**動 눈**안**眼 영혼**신**神 지날**경**經, **눈돌림신경**, Oculomotor nerve),

▷ **7번**(눈**안**眼 낯**면**面 영혼**신**神 지날**경**經, **얼굴신경**, Facial nerve),

▷ **9번**(혀**설**舌 목구멍**인**咽 영혼**신**神 지날**경**經, **혀인두신경**, Glossopharyngeal nerve),

▷ **10번**(미혹할**미**迷 달릴**주**走 영혼**신**神 지날**경**經, **미주신경**, Vagus nerve)에서 나오고,

(동시에 한참 아래에 해당하는 부위?!)

▷ **제2번, 3번, 4번 천골신경**(깔개**천**薦 뼈**골**骨 영혼**신**神 지날**경**經,

둘째, 셋째, 넷째 엉치신경, 2nd, 3rd, 4th sacral nerve)에서 나와 각각 맡은 (내장)장기를 지배하는 구조를 보여줍니다(그림 5-26, 5-32, 5-33).

특히,

◆ **교감신경**은 척수-회백질의 측각(가쪽뿔, lateral horn)에 존재하는(그림 5-28)

"중간외측핵(중간가쪽핵, intermediolateral nucleus)"과

◆ **부교감신경**은 척수-회백질 측각에 존재하는

"천골부교감신경핵(엉치부교감신경핵, sacral parasympathetic nucleus)"과

"중뇌(mid brain: ▷ Edinger-Westphal nucleus ⇒ III)"와

"교(pons: ▷ superior salivary nucleus ⇒ VII)",

"연수(medulla oblongata: ▷ inferior salivary nucleus ⇒ IX,

▷ dorsal motor nucleus ⇒ X)"에서

각각 뇌신경-핵(nucleus of cranial nerve)과 세포체(cell body)로 시작! →

축삭(axon)의 형태로 두개골(cranium)과 척주(vertebral column)를 빠져나와 또 다른 신경과 시냅스(≒ 신경절, ganglion)를 이루는 모습을 보여줍니다(5-27, 5-28, 5-32~34).

따라서,

이 신경절을 기준으로 중추에서 신경절까지의 신경섬유를

▶ **절전교감신경섬유**(마디**절**節 앞**전**前-, Preganglionic sympathetic nerve fiber),

절전부교감신경섬유(마디**절**節 앞**전**前-, Preganglionic parasympathetic nerve fiber)라 구분하고,

시냅스를 이룬 부분에서 말초까지의 신경섬유를

▶ **절후교감신경섬유**(마디**절**節 뒤**후**後-, Postganglionic sympathetic nerve fiber),

절후부교감신경섬유(마디**절**節 뒤**후**後-, Postganglionic parasympathetic nerve fiber)로 각각 구별하여 이해에 도움을 주며(그림 5-27, 5-32),

▷ **교감신경에서는 절후-가 절전-신경섬유보다 긴 반면 ⇔ 부교감신경에서는 절전-이 절후-신경섬유보다 훨씬 길어** 표적 장기 속 혹은 장기 가까이 까지 깃들여 있음을 관찰·이해할 수 있습니다(그림 5-27, 5-32).

특히,

♨ **부신**(버금**부**副 콩팥**신**腎, **콩팥위샘**, Adrenal gland **혹은** suprarenal gland)은 (← 정상 성인

의 경우, 약 5~10그램의 무게, 피질-cortex-과 수질-medulla-로 구조를 이루는) 교감신경계에서 매우 독특한 형태!, 마치 교감신경의 절후-섬유가 (강의 때 주로 사용하는?!)USB처럼 거대용량의 데이터-칩을 구겨서 작은 공간에 집어넣은 것 같은 형상을 연상케 해줍니다(그림 5-29).

실제,

엄마 뱃속에서 외배엽(외배엽, ectoderm)-유래 "신경릉(neural crest)"으로부터 분화된

▷ **"교감신경절(교감신경절, sympathetic ganglion)**은 발생 정점에

⇒ **"부신수질**(버금**부**副 콩팥**신**腎 골수**수**髓 바탕**질**質, **부신속질, adrenal medulla)"**로 완성을 이루고,

중배엽(중배엽, mesoderm)-유래 "체강상피(체강상피, coelomic epithelium)"로부터 발생 된

▷ **"상피세포(상피세포, epithelial cells)"**는

⇒ **"부신피질**(버금**부**副 콩팥**신**腎 가죽**피**皮 바탕**질**質, **부신겉질, adrenal cortex)"**로 발생-과정을 마무리하여,

수질을 감싸 형성된 (근원적으로 서로 다른) 구조가 **"부신(adrenal gland)"**임을 확인·이해할 수 있습니다(그림 5-29).

특히,

▷ 이곳(← 부신수질)에 연결된 모세혈관(털**모**毛 가늘**세**細 피**혈**血 대롱**관**管, capillary)은 부신수질에서 생성된 상당 부분의 에피네프린(약 80% 이상 차지 → 상대적으로 아직 에피네프린으로 전환되지 않은 노르에피네프린 약 20% 이하)이 혈류를 타고 온몸으로 전달되어 "전신반응", 즉 **"대적 혹은 회피, fight or flight"** (→ 다윗이 달려가서 블레셋 사람을 밟고 그의 칼을 그 집에서 빼어 내어 그 칼로 그를 죽이고 그 머리를 베니 블레셋 사람들이 자기 용사의 죽음을 보고 도망하는지라 -사무엘상 17장 51절-) 등 환경변화에 대처하게 할 수 있도록 준비의 배려를 느끼게 됩니다(그림 5-29~31).

☞ 자율신경-연관 수용체(Receptor) 이해와 그 특성

☞ **수용체**(받을**수**受 담을**용**容 몸**체**體, / 혹은 느낄**감**感 받을**수**受 몸**체**體, / 받을**수**受 담을**용**容 그릇**기**器, / 느낄**감**感 받을**수**受 그릇**기**器, **RECEPTOR)**는 리간드(혹은 라이간드, ligand → '착화합물에서 중심 금속 원자에 전자쌍을 제공하여 배위-결합을 형성하는 원자나 그 무리' 혹은 '수용체에 결합하는 항체와 약제 등의 분자' 좀 더 나아가 ⇒ '세포-분자와 결합하여 고유 작용을 유도하는 물질의 총칭!'으로 확인·이해되는)에 대한 상대적 개념으로 흡사, **"열쇠(KEY)"**가 **"리간드"**라면 **"열쇠-구멍"**에 해당하는 개념을 "수

용체"라 이해할 수 있습니다(그림 5-35).

☞ **수용체**는 세포막(cell membrane)의 특성상,
비극성분자(아닐**비**非 다할**극**極 성품**성**性 나눌**분**分 자녀**자**子, **non-polar** molecule)의 특징을 보여주는 **소수성 리간드**(트일소疏 물수水 성품성性 리간드, **hydrophobic** molecule)와 결합하는 수용체로써 **세포질**(경우에 따라 핵 속에 존재)에 존재하는
❶ "**세포질 수용체**, Cytosolic receptor"(그림 5-35)와

극성분자(다할**극**極 성품**성**性 나눌**분**分 자녀**자**子, **polar** molecule)의 특징을 나타내는 **친수성 리간드**(친할친親 물수水 성품성性 리간드, **hydrophilic** ligand)와 결합하는 수용체인
❷ "**세포막 수용체**, Membrane receptor"가 존재하며(그림 5-35),

↳ "**세포막 수용체**"는 다시,
① **이온 통로 연관 수용체(ion-channel related receptor)**
② **GTP-결합 단백질 연관 수용체(GTP-binding related receptor)**
③ **RTK 연관 수용체(Receptor Tyrosine Kinase related receptor)**로 세분하여,
신호전달의 완성을 확인·이해·납득할 수 있습니다(그림 5-35).

특히,
"**세포막 수용체**"로써 ⇒ 인체-자율신경계에서 확인되는 수용체에는(그림 5-36 → 시작^^)

① **절전부교감신경섬유(preganglionic parasympathetic nerve fiber)**와
② **절전교감신경섬유(preganglionic sympathetic nerve fiber)**의 말단에서
각각 분비되는 **아세틸콜린(acetylcholine)**을 받아들이는
☞● **니코틴성 아세틸콜린 수용체(Nicotinic acetylcholine receptor)**(그림 5-36)와

③ **절후부교감신경섬유(postganglionic parasympathetic nerve fiber)**의
말단에서 분비되는 **아세틸콜린(acetylcholine)**을 받아 주는
☞● **무스카린성 아세틸콜린 수용체(Muscarinic acetylcholine receptor)**(그림 5-36),

그리고
④ **절후교감신경섬유(postganglionic sympathetic nerve fiber)**의 말단에서 분비되는
노르에피네프린(norepinephrine)과

⑤ **부신**(adrenal gland)으로부터 혈중(피**혈**血 가운데**중**中, blood stream)으로 분비되는 **에피네프린**(epinephrine) 및 약간의 **노르에피프린**(norepinephrine)과 결합하는

☞■ **아드레날린성 수용체**(Adrenergic receptor)(← 목표-세포-target cell-에 존재하는) 등,,,,

(→ 여기서 '등'이라 표현해 드린 것 역시, 향후 데이터보완 및 수정-타당성에 대한 열린-마음의 표현입니다^^;)이 존재함을 (조심스레) 확인·이해, 제시해 드립니다(그림 5-36).

> ☞ 에피네프린(Epinephrine)의 'epi'는 그리스어 ἐπί /epí/ "upon 등의 의미" 와 νεφρός /nephrós/ "kidney 등의 의미"의 합성어!
> ☞ 아드레날린(Adrenaline)은 라틴어 renes "kidneys 등의 의미" 를 단어에 "to, towards, near, at 등"의 .의미를 지닌 접두어 ad- 로 구성된 단어!

여기서,

자율신경계-존재 수용체를 좀 더 살펴보면요,

▶ 아세틸콜린(Acetylcholine, ACh)을 수용하는 **콜린성 수용체**(cholinergic receptor), 즉

● **니코틴성 아세틸톨린 수용체**(Nicotinic acetylcholine receptor)와

● **무스카린성 아세틸콜린 수용체**(Muscarinic acetylcholine receptor),

그리고

▶ 아드레날린(Adrenaline)을 수용하는 **아드레날린성 수용체**(adrenergic receptor), 즉

■ **알파-아드레날린성 수용체**(α-adrenergic receptor)와

■ **베타-아드레날린성 수용체**(β-adrenergic receptor)로 구분하여 자율신경-이해를 도와줍니다(그림 5-37).

특히,

아드레날린성 수용체는 ❶ 노르에피네프린(norepinephrine)과 ❷ 에피네프린(epinephrine), ❸ 아이소프로테레놀(isoproterenol)이라는 3개의 교감신경활성-물질의 약제(≒ 효현제)에 대해 조직-반응의 정도에 따라(그림 5-38),

★**노르에피네프린/에피네프린**으로 나타나는 조직의 반응이 ☆**아이소프로테레놀**로 나타나는 반응에 비해 월등히 클 경우, 이 교감신경-수용체를

■ **알파-아드레날린성 수용체(α-adrenergic receptor)로 구분할 것을 약속!**

상대적으로

★**아이소테레놀** 적용으로 나타나는 조직의 반응이 ☆**에피네프린**과 **노르에피네프린** 처리·적용으로 나타나는 조직반응에 비해 그 반응이 현저할 경우, 이 교감신경-수용체를

■ **베타-아드레날린성 수용체(β-adrenergic receptor)**로 구분·약속하여,

교감신경-연관 수용체 장기-반응의 특성을 이해하는 것으로 생각됩니다(그림 5-38).

이러한 구분의 귀결과 공부함 등에 있어서 적지 않은 도움을 얻는 것에는 많은 연구자분들의 노력과 배려의 덕이라 봅니다(그림 5-39~42).

☞ 뇌신경(Cranial nerves) 12쌍의 구조-이해와 그 특성!!!!

☞ 뇌신경(뇌**뇌**腦 영혼**신**神 지날**경**經**, Cranial nerves)** 은 말초신경의 대표적 구조로써 척수신경과 역할분담의 차원?에서 냄새 맡고, 보고, 듣고, 맛보고, 씹고, 삼키는 등등의 어찌 보면, 대뇌와 소뇌의 아래에서 (동시에,) 대부분의 시작점, 즉 신경핵(≒ 통제소)은 뇌간(중뇌-교-연수)에 의뢰한 채 인간-삶이 가능하도록 위치해 놓으신 구조의 깨달음은 경외심으로까지 이어집니다(그림 5-43).

◆ 사람을 비롯하여 함께 살아가는 동물들을 서로 비교해보면 이해할 수 있는, 즉 생물학자분들의 노력으로 분류한 체계에서 표현되는 '좌우 대칭의 가장 첫 단계 동물'인 → 편형동물(넓적할**편**扁 형상**형**形 움직일**동**動 만물**물**物, platyhelminth)로 시작하여 인간인 우리도 좌/우 대칭으로 → 뇌 밑바닥에서 12쌍이 나오는 특징-구조를 확인·이해할 수 있습니다(그림 5-43, 5-44).

◆ 각각은 로마자로 구분하여 **'크라니알 너브(Cranial Nerve)'**의 스펠링을 따서 CN I ~ CN XII로 표현함에 익숙해져 있는 것이 사실입니다^^
대략을 살펴보면 아래와 같습니다(그림 5-45~63).

▷ **후신경**(냄새맡을**후**嗅 영혼**신**神 지날**경**經, **후각신경**, Olfactory nerve, CN I)

▷ **시신경**(볼**시**視 영혼**신**神 지날**경**經, **시각신경**, Optic nerve, CN II)

▷ **동안신경**(움직일**동**動 눈**안**眼 영혼**신**神 지날**경**經, **눈돌림신경**, Oculomotor nerve, CN III)

▷ **활차신경**(미끄러울**활**滑 수레**차**車 영혼**신**神 지날**경**經, **도르래신경**, Trochlear nerve, CN IV)

▷ **삼차신경**(석**삼**三 깍지낄**차**叉 영혼**신**神 지날**경**經, **세갈래신경**, Trigeminal nerve, CN V)

▷ **외전신경**(바깥**외**外 구를**전**轉 영혼**신**神 지날**경**經, **갓돌림신경**, Abducens nerve, CN VI)

▷ **안면신경**(얼굴**안**顔 낯**면**面 영혼**신**神 지날**경**經, **얼굴신경**, Facial nerve, CN VII)

▷ **전정와우신경**(앞**전**前 뜰**정**庭 달팽이**와**蝸 소**우**牛 영혼**신**神 지날**경**經, **속귀신경**, Vestibulocochlear nerve 혹은 acoustic nerve, CN VIII)

▷ **설인신경**(혀**설**舌 목구멍**인**咽 영혼**신**神 지날**경**經, **혀인두신경**, Glossopharyngeal nerve, CN IX)

▷ **미주신경**(미혹할**미**迷 달릴**주**走 영혼**신**神 지날**경**經, **미주신경**, Vagus nerve, CN X)

▷ **부신경**(버금**부**副 영혼**신**神 지날**경**經, **더부신경**, Accessory nerve, CN XI)

▷ **설하신경**(혀**설**舌 아래**하**下 영혼**신**神 지날**경**經, **혀밑신경**, Hypoglossal nerve, CN XII)

①번 ▶ 후신경(Olfactory nerve) 은 **향기**(향기**향**香 기운**기**氣, perfume, aroma, scent, fragrance, savor 등,,, ☞ 지금도 논산훈련소, 적거리, 수색대대에서의 향기 났던 편지지의 냄새와 우편배달을 생생히 기억합니다^^) → **맡음(SMELL)을 전도(CONDUCTION)하는 특수감각 신경(SPECIFIC SENSORY NERVE)**으로써, 비강(코안, nasal cavity)을 구성하는 점막 조직에 존재하는 후세포(olfactory cell)로부터 시작됨을 확인·이해할 수 있습니다(그림 5-45). ♨ 특히, 후각을 의미하는 용어 "Olfaction"은 라틴어 olfaciō 즉: oleō ("smell") + faciō ("do, make")의 합성어 →여기서 oleō 는 올리브-기름을 뜻하는 라틴어 'oleum'으로부터 유래 → 이는 '올리브-기름'을 의미하는 그리스어 ἔλαιον /élaion/에 본바탕을 둔 재미있는 용어의 구조가 확인·이해됩니다^^. 이러한 냄새 맡는 "워크, WORK"는 후세포 등의 협력체, 즉 전깃줄 모둠(≒ 다발)이

♨ 사골(벌집뼈, ethmoid bone)의 사판(벌집체판, cribriform plate) 미세구멍을 통해 전두엽(이마엽, frontal lobe)의 밑바닥으로 들어가 → **후구**(냄새맡을**후**嗅 공**구**球, 후각망울, **olfactory bulb**)를 형성!, (계속 이어져) → **후삭**(후각로, **olfactory tract**)이라는 구조의 끈은 → **후삼각**(후각로삼각, **olfactory trigon**)으로 이어져 →→ 일차후각영역(한**일**一 버금**차**次 냄새맡을**후**嗅 깨달을**각**覺 거느릴**영**領 지경**역**域, **일차후각영역, primary olfactory area** ☞ 이상엽(배나무**이**梨 형상**상**狀 잎**엽**葉, 조롱박엽, Pyriform lobe 혹은 piriform lobe이 이에 해당!)으로 투사됨 등의 여정을 거쳐 향기를 감지·인식하는 내용이 (조심스레) 확인·이해됩니다(그림 5-45).

그렇지만,

♨ 편도주위피질(편도체주위겉질, periamygdaloid cortex)과 전이상피질(조롱박앞겉질, prepiriform ortex)가 포함된다는 견해 및 (좀 더 자세한 기전의 확립이 요구되며, 확인될 경우, 수정·보완을 약속드리면서요→) 시상(시상, thalamus)을 거쳐 → 안와전두엽(눈확이마겉질,

orbitofrontal cortex)로 전달되는 협력-작용 또한 염두 할 것에 생각·고민하게 됩니다(그림 5-45).

②번 ▶ 시신경(Optic nerve) 은 약 400nm(사백나노미터^^: → 보라색에 가까운 파장, 상대적으로 짧은 파장) ~ 700nm(칠백나노미터^^: ← 빨강색에 가까운 파장, 상대적으로 긴 파장)의 한정된 파장(물결파波 길장長, wave length)의 가시광선(가할가可 볼시視 빛광光 줄선線, visible light ☞ 태양으로부터 지구에 비춰주는 광선은 모든 파장을 지닌 만물의 근원!!!!)만을 감지하는 인간-망막(사람인人 사이간間-그물망網 막막膜, HUMAN-retina)의 시세포(볼시視 가늘세細 태보포胞, visual cells)를 통해 변환된 **시각(VISION)** 정보를 중추로 전달해주는 **특수감각 신경(SPECIFIC SENSORY NERVE)**으로 확인·이해됩니다(그림 5-45).

♨ 망막을 통해 연결된 감각-전깃줄은 안와(눈확, orbit)를 구성하는 접형골(나비뼈, sphenoid bone)의 시신경관(시각신경관, optic canal)을 통해 뇌-밑바닥으로 들어가는 **시삭(시각로, optic tract)**의 형성! → 좌·우측 전기줄이 교차하는 듯한 구조!, 즉 → **시신경교차(시각교차, optic chiasm)**를 지나, 간뇌-시상(diencephalon-thalamus)의 **외측슬상체(가쪽무릎체, lateral geniculate body, LGB)**에서 시냅스(SYNAPSE)! → **시방사(시각부챗살, optic radiation)**를 이루어 → **후두엽(뒤통수엽, occipital lobe)의 시각중추**로 전달하는 것으로 확인·이해됩니다(그림 5-45).

♨ 여기서 물체의 초점을 명확히 맞추어주기 위해 목과 머리를 돌리는 반응(예를 들어, 동물 중 '미어캣'이 양 앞발을 모으고 서서 이리저리 두리번거리는 재미있는 동작????) 및 시각의 일부 반응 등(좀 더 자세한 기전의 확립이 요구되며, 확인될 경우, 수정·보완을 약속드리면서요→)에 중뇌(mesencephalon)의 상구(위상上 언덕구丘, 상구, superior colliculus)가 관여함을 확인·이해할 수 있습니다(그림 5-45).

③번 ▶ 동안신경(Oculomotor nerve) 은 얼굴을 구성하는 근육 중,

▷ **"상안검거근(눈꺼풀올림근, Levator palpebrae superioris muscle)"**을 지배하는 독특한 신경으로 잠자고 일어날 때, 눈을 뜨게 하는 역할을 담당하는 것으로 확인·이해됩니다(그림 5-46). 동시에,

눈으로 들어오는 빛의 양을 조절해주는, 즉 동공(pupil)의 크기를 좁혀주는

▷ **"동공괄약근(눈동자동瞳 구멍공孔 묶을괄括 묶을약約 힘줄근筋, 동공조임근, Sphincter pupillae)"**을 지배하여 빛의 양을 줄여줌과 함께 → 카메라 용어의 "피사계 심도(도달할피被 베낄사寫 경계계界 깊을심深 정도도度, depth of field ☞ '사진촬영 기술에서 사진이 초점이 맞은 것

으로 인식되는 범위')"는 깊게 해주는 역할을 담당하여 "팬포커스(pan focus ☞ 화면의 전·후경을 포함하여 사방 모두가 시야에 들어와 초점이 맞는 상태)"를 주관하는 것으로 인지·이해됩니다. 특히, 이 역할을 담당하는 핵심-부분이 중뇌(mesencephalon)에 존재하는 "에딘져-베스트 팔핵" 이라는 좌·우 한 쌍의 중추로부터 시작되는 전깃줄이 관여하는 부분으로 흔히, 의료진이 소지하는 작은 손전등을 눈에 비추어 **"홍채수축 반사(iris contraction reflex)"**의 유무를 검사하는 주된 내용이 바로 이 "동안신경"임이 이해·납득됩니다(그림 5-46). 또한,

▷ **"모양체 근육의 수축(Ciliary muscle contraction)"**으로 수정체의 두께를 두껍게 하는 결과를 가져와 독서 등이 가능한 가까운 곳 보기(≒ 근거리 시력, near vision) 역시, 이 신경의 역할임을 확인·이해할 수 있습니다(그림 5-46).

♨ 이와 함께 안구를 움직이는 총 6개의 근육 중, 4개의 근육, 즉

▷ **상직근**(위**상**上 곧을**직**直 힘줄**근**筋, **위곧은근** Superior rectus),

▷ **하직근**(아래**하**下 곧을**직**直 힘줄**근**筋, **아래곧은근** Inferior rectus),

▷ **내측직근**(안**내**內 곁**측**側 곧을**직**直 힘줄**근**筋, **안쪽곧은근**, Medial rectus) 및

▷ **하사근**(아래**하**下 비낄**사**斜 힘줄**근**筋, **아래빗근**, Inferior oblique)의 수축을 조절하여 안구운동 등에 관여하는 것으로 이해·납득됩니다(그림 5-47~56).

④번 ▶ 활차신경(Trochlear nerve) 은 다른 뇌신경(cranial nerve)과는 달리 뇌간-중뇌(mid brain) 뒷면에서 시작되어 돌아 앞으로 나오는 독특한 말초신경으로 안와(눈확, orbit)를 이루는 접형골(나비뼈, sphenoid bone)의 구조, 즉 **"상안와열**(위**상**上 눈**안**眼 움집**와**窩 찢을**열**裂**", 위눈확틈새, superior orbital fissure)**을 통해 안구(눈안眼 공구球, 눈알, eyeball)의 **"상사근**(위**상**上 비낄**사**斜 힘줄**근**筋, **위빗근, superior oblique)"**을 지배·조절하는 운동신경으로 확인·이해됩니다(그림 5-51, 5-54, 5-55).

⑥번 ▶ 외전신경(Abducens nerve) 은 교(다리교橋, 다리뇌, pons)에 신경핵, 즉 **"외전신경핵(abducens nucleus)"** 나와 **"상안와열(superior orbital fissure)**을 통해 안구(eyeball)의 **"외측직근**(바깥**외**外 곁**측**側 곧을**직**直 힘줄**근**筋, **가쪽곧은근, lateral rectus)"**을 지배·조절하는 운동신경으로 확인·이해됩니다(그림 5-51, 5-56).

⑤번 ▶ 삼차신경(Trigeminal nerve) 은 용어에서 의미하듯 "Tri"는 그리스어 τρία /tría/ "three 셋 등의 의미" ☞ **"geminal"**은 라틴어 **"geminus** 쌍둥이 등의 의미"를 지닌

언어!, 좀 더 나아가 그리스어 γένος /génos/ "자녀, 자식 등의 의미"에 연관·근원을 둔 용어의 구성을 엿볼 수 있습니다^^(그림 5-57).

동시에, 한자어로 옮기면서 매우 재미있는 단어!, 즉 "삼차 → 석**삼**三 깍지낄**차**叉", ☞ 세 손가락이 서로 깍지를 낀 모양처럼 오른쪽-왼쪽 얼굴을 양손으로 감싸주는 듯한 형상의 유추는 해부학자분들의 재치를 간접적으로 느낄 수 있습니다^^(그림 5-57).

또한,

삼차신경의 용어가 의미하듯 (→ 그래서 뇌-신경 중 가장 큰) 세쌍둥이가 굵은 신경에서 갈라져

▷ **안신경**(눈**안**眼 영혼**신**神 지날**경**經, **눈신경**, **Ophthalmic nerve**)과

▷ **상악신경**(위**상**上 턱**악**顎 영혼**신**神 지날**경**經, **위턱신경**, **Maxillary nerve**) 및

▷ **하악신경**(아래**하**下 턱**악**顎 영혼**신**神 지날**경**經, **아래턱신경**, **Mandibular nerve**)으로 나누어 지배하는 구조-확인이 가능하고, 안신경과 상악신경은 **일반감각(GENERAL SENSE)**을 감지하는 감각신경이지만 하악신경은 운동-감각을 모두 지배하는 특징을 확인·이해할 수 있습니다(그림 5-57).

♨ 이처럼 광범위한 신경지배는 중뇌-교-연수-척수로부터 출발하는 감각핵(sensory nucleus)이 관여하지만, 주된(main 혹은 principal) 감각과 운동신경의 핵은 교(PONS)에서 나와 삼차신경절(석삼三 깍지낄차叉 영혼신神 지날경經 마디절節, 삼차신경절, trigeminal ganglion)을 이루는 것을 관찰·확인함으써 (☞ 늘, 365일 '허피스-herpes-' 등으로 신체 일부를 늘 인지하는 제-자신을 뒤돌아보며....) 감사와 (창조주에 대한)경외심마져 느끼게 됩니다(그림 5-57).

◆ **안신경(Ophthalamic nerve)**은 접형골(sphenoid bone)의 "**상안와열**(superior orbital fissure)"를 통해, **상악신경(maxillary nerve)**은 접형골의 "정원공(바를**정**正 둥글**원**圓 구멍**공**孔, 원형구멍, foramen rotundum)"을 통해 전깃줄을 얼굴에 드리워 이마(forehead), 콧등(bridge of the nose), 위-눈꺼풀(upper eyelid), 안구(eyeball), 결막(conjunctiva), 비강 점막(mucosa of nasal cavity), 위-입술(upper lip), 윗니(upper teeth)와 잇몸(gum) 등에 분포하여 **일반감각(GENERAL SENSE)**을 전도하는 것으로 확인·이해됩니다(그림 5-57). 동시에,

◆ **하악신경(Mandibular nerve)**은 접형골(sphenoid bone)의 **"난원공(**알**난**卵 둥글**원**圓 구멍**공**孔, **타원구멍, foramen ovale)"**을 통해 전깃줄을 드리워 바깥귀(pinna)와 아래 입술(lower lip), 턱(jaw), 구강 점막(mucosa of oral cavity), 아랫니(lower teeth), 혀(tongue)의 앞쪽 ⅔ **일반감각(GENERAL SENSE)**과

▷ **"저작근**(씹을**저**咀 씹을**작**嚼 힘줄**근**筋, **씹기근육**, **Masticatory muscle** ☜

① 측두근-곁**측**側 머리**두**頭 힘줄**근**筋, 관자근, temporalis muscle-,

② 외측익돌근-바깥**외**外 곁**측**側 날개**익**翼 부딪칠**돌**突 힘줄**근**筋, 가쪽날개근, lateral pterygoid muscle-,

③ 내측익돌근-안**내**內 곁**측**側 날개**익**翼 부딪칠**돌**突 힘줄**근**筋, 안쪽날개근, medial pterygoid muscle-,

④ 교근-깨물교咬 힘줄근筋 ,깨물근, masseter muscle-)" 및

▷ "**고막장근(**두드릴**고**鼓 막**막**膜 베풀**장**張 힘줄**근筋**, **고막긴장근**, Tensor tympani muscle)" 등의 **근육-운동**에 관여함이 이해·납득됩니다(그림 5-57).

⑦번 ▶ 안면신경(Facial nerve) 은 이름 "**페이샬너브**"에서 힌트를 얻을 수 있듯, "얼굴"의 표정근(muscles of expression ☜ "여호와께서 아브라함에게 이르시되 사라가 왜 웃으며 이르기를 내가 늙었거늘 어떻게 아들을 낳으리요 하느냐-창세기 18장 13절-) 지배의 여정!, 즉

▶ 뇌간-교(PONS)에 통제소(≒ 핵, nucleus)를 두고 전깃줄(≒ 축삭-다발)이 → 내이도(internal acoustic meatus)를 통해 → "**안면신경관(facial canal)**"을 지나 → "**경유돌공(stylomastoid foramen)**"을 빠져나와 얼굴-피부와 뼈에 걸쳐있는 모든 표정근(예: 안륜근-눈둘레근, orbicularis oculi muscle-을 지배하여 눈을 질끈 감는 반응 등)을 지배하는 "**운동신경(MOTOR NERVE)으로써의 역할**"이 주를 이루는 것으로 확인·이해됩니다(그림 5-58).

☆ **안면신경관(**얼굴**안**顔 낯**면**面 영혼**신**神 지날**경**經 대롱**관**管, **얼굴신경관**, **Facial canal)**
☞ 측두골(관자뼈, temporal bone)의 두개강(cranial cavity) 안에 열려있는
* **내이도(**안**내**內 귀**이**耳 길**도**道, **속귀길**, **internal acoustic meatus)**에서 시작하여,
* **경유돌공(붓꼭지구멍, stylomastoid foramen)** 까지 이어지는 측두골 속 뼈-공간을 의미! **(그림 5-58)**

♧ **경유돌공**은 측두골의
* **유양돌기(**젖**유**乳 모양**양**樣 부딪칠**돌**突 일어날**기**起, **꼭지돌기**, mastoid process)와
* **경상돌기(**줄기**경**莖 형상**상**狀 부딪칠**돌**突 일어날**기**起, **붓돌기**, styloid process)
사이에 열려있는 구멍을 의미!!!! (그림 5-58)

또한,

◆ 혀(혀**설**舌, Lingue, glossa, tongue)의 앞 ⅔에 해당하는 부위의 미각세포

→ "**미뢰(**맛**미**味 꽃봉오리**뢰**蕾, 맛봉오리, **taste bud**)"로부터 연결되어

→ "**고삭신경(**두드릴**고**鼓 새끼꼴**삭**索 영혼**신**神 지날**경**經, **고실끈신경**,
chorda tympani nerve)"의 이름으로 불리는 (안면신경의 다른 이름????^^)
감각신경(SENSORY NERVE)은 안면신경관(facial canal)을 살짝 거쳐,
뇌간-연수(이끌**연**延 골수**수**髓, 숨뇌, medulla oblongata)에 위치하는

→ "**고속핵(**외로울**고**孤 묶을**속**束 씨**핵**核, **고립로핵**, **solitary nucleus** 혹은

맛미味 깨달을각覺 씨핵核, 미각핵, gustatory nucleus을 포함하여)"으로 연결됨을 확인·이해할 수 있습니다(그림 5-58).

동시에,

◆ 뇌간-교(다리교橋, 다리뇌, PONS)에 존재하는 **"상타액핵(위상上 침타唾 진액액液 씨핵核, 위침분비핵, superior salivary nucleus)"**으로부터 나와, → **"대추체신경(큰대大 송곳추錐 몸체體 영혼신神 지날경經, 큰바위신경, greater petrosal nerve)"**이라는 (안면신경의 다른 이름이라 할 수 있는????^^) 이름의 부교감-성분의 자율신경이 누선(눈물누淚 샘선腺, 눈물샘, lacrimal gland) 근처에서 신경절(영혼신神 지날경經 마디절節, ganglion)을 형성한 후, 누선에 영향을 미쳐 눈물분비조절에 관여함을 확인·이해할 수 있습니다(그림 5-59).

또한,

◆ 타액선(침타唾 진액액液 샘선腺, 침샘, Salivary gland) 중에서

▷ **악하선(턱악顎 아래하下 샘선腺, 턱밑샘, Submandibular gland)**과

▷ **설하선(혀설舌 아래하下 샘선腺, 혀밑샘, Sublingual gland)**을 지배하여

침-분비의 조절과 함께,

♨ 가장 작은 골격근(skeletal muscle)인 (중이-가운데중中 귀이耳, 가운데귀, middle ear-에 존재하여 등골-stapes-을 잡아주는) **"등골근(등잔등鐙 뼈골骨 힘줄근筋, 등자근, stapedius muscle)"** 등을 지배하는 안면신경(FACIAL NERVE)의 여러 작용을 확인·이해할 수 있습니다(그림 5-59).

⑧번 ▶ 전정와우신경(Vestibulocochlear nerve) 은 용어에서 의미하듯,

▷ "Vestibulo-"가 라틴어 vestis "clothes 옷 등의 의미" 및 그리스어 εἶμα /heîma/ "garment, 의복 등의 의미" 로부터 유래된 용어를 우리나라 학자분들의 매우 독특하면서도 재미있는 서정적 표현? → **"앞전前 뜰정庭 ☞ 안뜰"**이라는 번역!,

동시에

▷ "-cochlear"는 그리스어 κοχλίας /kokhlías/ "snail shell 달팽이 껍질 등의 의미" 로부터, 약 두 바퀴-반을 휘감는 **"달팽이집** → 달팽이와蝸**"**라는 번역-용어와 측두골(관자뼈, temporal bone)이라는 단단한 뼈-속에 존재하기에 **"소우牛"**의 뿔(각角)처럼 단단한 특징과 형상-표현으로 제시한 용어에서 ☞ 학자분들의 재치를 역시 엿보게 됩니다^^(그림 5-60).

이러한 어원에 근거를 둔 **감각신경(SENSORY NERVE)**인

◆ **전정와우신경(Vestibulocochlear nerve)**은 코르티기관으로부터 전해오는 청각과 삼반규관으로부터 전도되는 평형감각 등의 지각을 각각

▷ **"전정신경(앞전前 뜰정庭 영혼신神 지날경經, 안뜰신경, Vestibular nerve)"**과

▷ "**와우신경**(달팽이**와**蝸 소**우**牛 영혼**신**神 지날**경**經, **달팽이신경**, Cochlear nerve)이라는
감각-전깃줄이
뇌간(brainstem)의 교(pons)와 연수(medulla oblongata)를 거쳐 존재하는

▶ "**전정핵**(앞**전**前 뜰**정**庭 씨**핵**核, **안뜰핵**, Vestibular nucleus)"과

▶ "**와우핵**(달팽이**와**蝸 소**우**牛 씨**핵**核, **달팽이핵**, Cochlear nucleus)"에 도달!
이어지는 경로의 완성으로 "청각"과 "균형" 등의 지각정보를 중추로 전해지는
여정을 확인·이해할 수 있습니다(그림 5-60).

⑨번 ▶ 설인신경(Glossopharyngeal nerve) 은 표현되는 용어에서 의미하듯,

▷ "Glosso-"가 그리스어 **γλωσσα** /glôssa/ "tongue 혀 등의 의미" 와

▷ "**-pharyngeal**" 용어 역시, 그리스어 **φάρυγξ** /phárunx/ "throat 목구멍 등의 의미" 로
부터, "**혀설**舌", "**목구멍인**咽"이라는 번역으로 한자어-문화를 약 반만년 간 누려온 바탕을
근거로 전달되는 내용 등을 확인·이해·납득할 수 있습니다(그림 5-61).

이처럼 용어에서 힌트를 얻을 수 있듯,

♨ 설인신경은

▶ **혀의 뒤쪽**(≒ 혀뿌리쪽) **⅓의 미각**(taste 혹은 gustatory sense)과 **일반감각**(의 감지) 및

▶ **연구개**(연할**연**軟 입**구**口 덮을**개**蓋, **물렁입천장**, soft palatine)를 포함한 인두(목구멍**인**咽 머리**두**頭, 인두, pharynx) 등의 점막(mucosa)으로부터 일반감각을 전도 받아

→ 측두골(관자뼈, temporal bone)과 후두골(뒤통수뼈, occipital bone)이 맞물려 구성하는 "**경정맥공**(목**경**頸 고요할**정**靜 맥**맥**脈 구멍**공**孔, **목정맥구멍**, jugular foramen)"을 통해(들어가), 뇌간-연수(숨뇌, medulla oblongata)에 존재하는

→ "고속핵(외로울**고**孤 묶을**속**束 씨**핵**核, **고립로핵**, solitary nucleus 혹은 맛**미**味 깨달을**각**覺 씨**핵**核, **미각핵**, gustatory nucleus을 포함하여)"에 전해져 미각과 일반감각-전달 여정을 이어가는 것으로 확인·이해됩니다(그림 5-61).

→ 이러한 **감각**-여정은 (흡사, 양치질하다가 인두를 잘못 자극하여 감각전달이 일어나는???? ^^;)

▶ "**구역반사**(게워낼**구**嘔 거스를**역**逆 되돌릴**반**反 쏠**사**射, **구역질반사**, gag reflex)" 등과 밀접한 연관성(☞ 구역-지각의 구심성 전도!)이 있을 함께 확인·이해할 수 있습니다(그림 5-61).

또한,

♨ 설인신경은 "**경돌설골근**(줄기**경**莖 부딪칠**돌**突 혀**설**舌 뼈**골**骨 힘줄**근**筋, **붓목뿔근**, stylohyoid muscle)"을 지배하여 연하작용(deglutition) 시, → 설골(목뿔뼈, hyoid bone)을 위로 끌어당겨-올려주는 역할에도 관여하는 뇌신경으로 확인·이해됩니다(그림 5-61).

한편,

♨ 설인신경은 **"기립성저혈압**(일어날**기**起 설**립**立 성품**성**性 밑**저**低 피**혈**血 누를**압**壓, **체위성 저혈압**, postural hypotension)"과 (일부) 연관성이 있는,

▶ **"경동맥동**(목**경**頸 움직일**동**動 맥**맥**脈 구멍**동**洞, **목동맥팽대**, Carotid sinus)"과 같은 대표적 압력수용기(baroreceptor)에서 감지되는 지각을 전도하여(▷미주신경과 함께^^) → 인체 반응의 결과 → 혈압을 조절해주는 것으로 확인·이해됩니다(그림 5-61).

동시에,

▶ **"경동맥소체**(목**경**頸 움직일**동**動 맥**맥**脈 작을**소**小 몸**체**體, **목동맥토리**, Carotid body: **혈액 내 산소/이산화탄소의 분압을 감지하는 역할**)"에 대한 감각-전깃줄로 작용하여(▷미주신경과 함께^^) "호흡조절" 등의 반사작용에 관여함을 확인·이해할 수 있습니다(그림 5-61).

특히,

◆ **"이하선**(귀**이**耳 아래**하**下 샘**선**腺, **귀밑샘**, Parotid gland)"에 작용하여 이루어지는 침-분비 조절은 연수(숨뇌, medulla oblongata)의 **"하타액핵(inferior salivary nucleus)"**에서 출발하여 접형골(나비뼈, sphenoid bone)의 **"난원공**(알**난**卵 둥글**원**圓 구멍**공**孔, **타원구멍**, foramen ovale)"을 통해 빠져나와 →→ 이하선에 분포·지배하는 역할 등은 **설인신경**의 광범위-역할을 유추하기에 충분함이 확인·이해됩니다(그림 5-61).

⑩번 ▶ 미주신경(Vagus nerve) 은 용어에서 의미하듯

▷ **라틴어 'vagus'가 "wandering, 헤매다** 등의 의미 및 **rambling, 사방으로 퍼져 나가다** 등의 의미" 를 지닌 단어를 확인하면서, (눈을 돌려→)

▷ **우리나라** 말로 번역된 → "헤매다, 미혹하다 등의 의미를 지닌 **미**迷 와 달릴**주**走, 즉 **헤매며 달리다**!?"는 재치있는 표현을 또한 확인하면서, **"미.주.신경"**이라는 용어의 분석만으로 해부구조 및 작용 등의 유추가 (어느 정도) 가능함이 예측되는 듯합니다(그림 5-62).

이처럼 용어가 의미하듯,

♨ 미.주.신경은

▶ **흉강**(가슴**흉**胸 빈속**강**腔, 가슴안, Thoracic cavity)과 **복강**(배**복**腹 빈속**강**腔, 배안, abdominal cavity)에 내장되어있는 장기의 **운동(MOTOR)**과 **분비(SECRETION)** 및 **감각(SENSORY)** 등을 조절하는 대표적 **"부교감신경(parasympathetic nerve)"**으로써의 역할을 하며(그림 5-62),

● 그 핵심-통제소가 뇌간의 **연수(medulla oblongata)**에 위치하는

→ **"미주신경배측핵**(미혹할**미**迷 달릴**주**走 영혼**신**神 지날**경**經 등**배**背 곁**측**側 씨**핵**核, **미주신경등쪽핵**, dorsal motor nucleus of vagus nerve)"으로써, 이 핵으로부터 이어지는 축삭(axons)-모둠이 측두골(관자뼈, temporal bone)과 후두골(뒤통수뼈, occipital bone)이 맞물려 구성하

는

→ "**경정맥공**(목**경**頸 고요할**정**靜 맥**맥**脈 구멍**공**孔, **목정맥구멍**, jugular foramen)"을 빠져나와 흉강-복강을 주행·관여하는 것으로 확인·이해됩니다(그림 5-62).

특히,

♨ **미.주.신경**은

▶ **후두개**(목구멍**후**喉 머리**두**頭 덮을**개**蓋, **후두덮개**, Epiglottis)의

"**미각**(taste 혹은 gustatory sense)"과 "**일반감각**(general sense)" 및

▶ **연구개**(연할**연**軟 입**구**口 덮을**개**蓋, **물렁입천장**, soft palatine)를 포함한 인두(목구멍**인**咽 머리**두**頭, 인두, pharynx) 등의 점막(mucosa)으로부터 일반감각을 전도 받아 경정맥공(jugular foramen)을 통해 뇌간-연수(숨뇌, medulla oblongata)에 존재하는 → "**고속핵**(외로울**고**孤 묶을**속**束 씨**핵**核, **고립로핵**, solitary nucleus 혹은 맛**미**味 깨달을**각**覺 씨**핵**核, **미각핵**, gustatory nucleus을 포함하여)"에 전해져 미각과 일반감각-전달 여정을 이어가는 것으로 확인·이해됩니다(그림 5-63).

또한,

♨ **미.주.신경**은

▶ "**경동맥동**(목**경**頸 움직일**동**動 맥**맥**脈 구멍**동**洞, **목동맥팽대**, carotid sinus)"과 같은 대표적 압력수용기(baroreceptor)에서 감지되는 지각을 전도하여(▷설인신경과 함께^^) → 인체 반응의 결과 → 혈압을 조절해주는 것으로 확인·이해됩니다(그림 5-63).

동시에,

▶ "**경동맥소체**(목**경**頸 움직일**동**動 맥**맥**脈 작을**소**小 몸**체**體, **목동맥토리**, Carotid body: **혈액 내 산소/이산화탄소의 분압을 감지하는 역할**)"에 대한 감각-전깃줄로 작용하여(▷설인신경과 함께^^) "호흡조절" 등의 반사작용에 관여함을 확인·이해할 수 있습니다(그림 5-63).

한편,

♨ **미.주.신경** (☞ 운동-MOTOR- 신경으로써의 역할)은

◆ **연구개**(연할**연**軟 입**구**口 덮을**개**蓋, **물렁입천장**, soft palatine)와 **인두**(목구멍**인**咽 머리**두**頭, **인두**, pharynx), **후두**(목구멍**후**喉 머리**두**頭, **후두**, larynx), 및 **식도**(밥**식**食 길**도**道, **식도**, esophagus) 등의 **골격근육**(skeletal MUSCLEs)을 지배·조절하여

→ "**구역반사**(게워낼**구**嘔 거스를**역**逆 되돌릴**반**反 쏠**사**射, **구역질반사**, Gag reflex)"에서
일어나는 근수축 유발과

→ "**발성**(발생할**발**發 소리**성**聲, **발성**, Phonation)" 및

→ "**연하작용**(삼킬**연**嚥 아래**하**下 지을**작**作 쓸**용**用, **삼킴작용**, Deglution)" 등에 관여함이 확인·이해되며,

☞ 이러한 근활성-조절의 핵심-통제소가 연수(medulla oblongata)에 존재하는 "**의핵**(의심할

의疑 씨핵核, 의문핵, nucleus ambiguus)"이 관여하는 것으로 확인·인지됩니다(그림 5-63).

⑪번 ▶ 부신경(Accessory nerve) 은 용어 "악쎄사리, accessory"가 **라틴어** accessor "helper, 도와주는 사람 등의 의미"를 지닌 어원으로부터 명명된 뇌신경으로써,

▷ 이는 연수(medulla oblongata)에서 출발한 축삭-모둠이 미주신경(vagus nerve)과 함께 경정맥공(jugular foramen)을 통해 연구개(soft palatine)와 인두(pharynx) 및 후두(larynx) 부분의 근육을 조절도하지만, ↔ 미주신경에 비해 그 구조/기능이 도와주는 '보조의 역할'처럼 보이는 개념에서 이름이 얻어진 듯 (조심스레) 예상·생각·이해됩니다(그림 5-64).

♨ 이러한 **부신경** 어원에 대한 예상은

▷ 척수(spinal cord)에 핵심-통제소를 두고 후두골(occipital bone)의 **"대후두공(**큰**대**大 뒤**후**後 머리**두**頭 구멍**공**孔, **큰후두구멍, foramen magnum)"**을 벗어나 '머리'와 '어깨'의 움직임을 조절하는 큰 골격근육, 즉

→ **흉쇄유돌근(**가슴**흉**胸 쇠사슬**쇄**鎖 젖**유**乳 부딪칠**돌**突 힘줄**근**筋, **목빗근, sternocleidomastoid muscle)**과

→ **승모근(**스님**승**僧 모자**모**帽 힘줄**근**筋, **등세모근, trapezius muscle)**을 지배·조절하는 내용은 위의 예상을 뒷받침해준다고 생각·예측·납득^^됩니다(그림 5-64).

⑫번 ▶ 설하신경(Hypoglossal nerve) 은 "하이포글로살, hypoglossal"이

▷ 그리스어 ὑπό / hupó/ "under, 아래 등의 의미"와

▷ 그리스어 γλωσσᾰ /glôssa / "tongue, 혀 등의 의미"에 어원을 둔 내용으로 혀의 움직임에 관여하는 신경임을 확인·이해할 수 있습니다(그림 5-65).

♨ 이 신경의 핵심-통제소는 연수(medulla oblongata)가 담당하며, 여기서 출발하는 전깃줄-모둠은 후두골(뒤통수뼈, occipital bone)의 **"설하신경관(**혀**설**舌 아래**하**下 영혼**신**神 지날**경**經 대롱**관**管, **혀밑신경관, hypoglossal canal)"**을 빠져나가 혀의

→ **외재근(**바깥**외**外 있을**재**在 힘줄**근**筋, **바깥혀근육, Extrinsic muscles of tongue)** 과

→ **내재근(**안**내**內 있을**재**在 힘줄**근**筋, **고유혀근육, Intrinsic muscles of tongue)**을 지배·조절하여 연하작용(deglutition) 및 언어(speech) 활동 등에 관여함을 확인·이해할 수 있습니다(그림 5-65).

❝ 신경은 전깃줄 ???? ❞
- 말초신경의 전기적 해석 및 작용 근간 ➠ 특성의 이해 -

❝**신경**(정신, 혼, 귀신, 표정, 마음, 영혼**신**神 날실, 글, 도로, 길, 경계, 지날**경**經 **신경, NERVE)**❞은 약 60,000,000,000,000(= 60조)개의 세포로 구성된 인체에서,

→ "흥분성(EXCITABILITY)"과 "전도성(CONDUCTIVITY)"을 지닌 특성화 세포!

→ "세포막(CELL MEMBRANE)"을 경계로 안과 밖의 이온 등 물질-불균형!

→ 안정 막 전압(RESTING MEMBRANE POTENTIAL) ✔ 활동 전압(ACTION POTENTIAL)!

➠ ❝**생체 전깃줄**❞로 귀결됨을 생각해 볼 수 있습니다(그림 5-66).

많은 발견과 발명 가운데, 인류에 큰 도움을 준 것! → "번개**전**電 기운**기**氣"라 해도 지나치지 않는 듯합니다. 냉장고, 세탁기, 인터넷 등,,,, 전봇대를 비롯 지하매설 전선의 네트웍,,,,에 이르기까지 "번개**전**電 줄**선**線"이 그 연결을 담당합니다(그림 5-66). **HOWEVER,**

이러한 전선에서 전기의 이동과는 달리,

➠ **인체**(사람**인**人 몸**체**體)에는 "이온 ION"이라는 개념의 물질이 결합(association)과 해리(dissociation)를 상황????에 따라 반복하여,

● "번개**전**電 흐를**류**流 ≒ **활동-전압**" 과

● "고요할**정**靜 번개**전**電 ≒ **안정막-전압**"을 형성해 주는 것이 이해됩니다(그림 5-67).

전기적 특성을 (좀 더) 들여다보면,

➠ 신경-세포막 안팎의 공간(→ 번개**전**電 기운**기**氣 마당**장**場, electric field)에 "이온"이라는 전기적 성질을 지닌 물질이 존재함으로써 절연체(insulator)에 해당하는 지방-이중 층의 세포막-표면에 "치우칠**편**偏 다할**극**極 번개**전**電 짊어질**하**荷, **surface charge**"가 형성됨이 이해되며, 여기에 → 이온의 특성, 즉 농도 경사와 전기적 경사에 의한 이온-이동의 힘, 즉 → "번개**전**電 누를**압**壓"이 세포막(CELL MEMBRANE)을 경계로 형성되는 "막**막**膜 번개**전**電 누를**압**壓, **membrane potential**"이 형성됨은 그리 어렵지 않게 이해되는 듯합니다^^(그림 5-68).

(☞ 실제, 오징어-축삭을 이용한 초기-실험에서 전극을 삽입하여 막을 통과한 순간! → 측정된 막-전압의 변동 값이 세포막-안으로 더 밀어 넣어도 추가-변동이 없었던 학자분들의 발견을 음미해 볼 때, 그 발견이 옳음을 재차 납득됩니다 v _ v)

이러한 전기적 성질의 세포가 모이고 모이면,

➠ ❝**인체는** 띠**대**帶 번개**전**電 몸**체**體, **electrified body**????❞라는 깨달음을 넘어,

고민→이해→납득으로 다가오는 듯합니다^^(그림 5-69).

이러한 깨달음은

순수-직류를 이용한 연구결과를 근거로 제시된,

▷ 음극접촉 부위에서 → **음극전기긴장**(Catelectrotonus)

(그늘**음**陰 다할**극**極 번개**전**電 기운**기**氣 팽팽할**긴**緊 베풀**장**張) 유도!

▷ 양극접촉 부위에서 → **양극전기긴장**(Anelectrotonus)

(볕**양**陽 다할**극**極 번개**전**電 기운**기**氣 팽팽할**긴**緊 베풀**장**張)유도!

로 부터 전류에 대한 인체 반응 → 이해의 측면에서 매우 중요한 내용이라

(조심스레) 생각해 봅니다^^(그림 5-70).

" 세포막은 RC회로 ???? "

"생명체의 기준·기본 단위는 세포"라는 생명체-과학의 기본으로 되돌아가 전기-공학 관련 기본 요소에 눈을 돌려(☞그림 5-71), 하나하나 꼼꼼이 확인 후!,

살아있는 세포막에 시선을 옮겨(☞그림 5-72과 5-73), 인지·이해·납득 후!

(스스로에게 질문을 던져보는 심정으로)

' 왜!

세포막 안팎으로 이온-불균형에도 불구하고 살아남아 기능까지 수행하지요???? '

그 해답(물론, 향후, 추가-DATA 등으로 얼마든지 수정될 수 있습니다^^;)은(그림 5-74)

▶ 깁스-돈난(☞ "Gibbs-Donnan equilibrium") 선생님들과 같은 많은 학자분들의 천재적 구상과 실제 노력의 결과, 즉

" 반투막(절반**반**半 통할**투**透 막**막**膜, semipermeable membrane)을 경계로 투과할 수 없는 용질(질펀히흐를**용**溶 바탕**질**質, solute)의 농도가 높은 구역에서 (결과적으로) **'삼투질농도**(스밀**삼**滲 통할**투**透 바탕**질**質 짙을**농**濃 정도**도**度, **OSMOLALITY)'**가 매우 높은 상태로 평형을 이룬다"는 내용!

벗(BUT)!

살아있는 생명체에는

❶ 투과도(통할**투**透 지날**과**過 정도**도**度, permeability)가 다른 생체막의 특성과

❷ 에너지(← 주로 ATP, adenosine triphosphate, 아데노신삼인산)를 이용하여 변동된 막전압을 원래의 상태로 되돌려주는 **"펌프, PUMP"**의 존재, 즉

모든 동물-세포의 막에서 발견되는 **"효소(술밑효酵 흴소素, ENZYME)"**!

Na^+/K^+ exchange pump(소듐/포타슘 사귈교交 바꿀환換 펌프,

sodium/potassium exchange pump) 혹은

Na+/K+ ATPase (sodium/potassium adenosine triphosphatase)의 존재

를 (❶❷를) 제시하여,

재-정비 제시된

☞ "DOUBLE Gibbs-Donnan equilibrium, 더블 깁스-돈난 에퀼리브리움"으로부터

(그 답이라할 수 있는 내용을) 확인·이해할 수 있습니다(그림 5-74).

더욱이,

- **"비전해질(아닐비非 번개전電 풀해解 바탕질質, Nonelectrolyte)"**과
  "전해질(번개전電 풀해解 바탕질質, Electrolyte)"의 **"확산(넓힐확擴 흩을산散, Diffusion)"**
  개념을 비롯하여
- 각 (하나의) 이온(ION)이 지니는
  "평평할평平 저울대형衡 번개전電 누를압壓, equilibrium potential"의
  개념제시와 확인 및
- 생체막을 경계로 관여하는 이온들에 대한(← 투과도-permeability-를 함께 고려하여)
  "막전압(막막膜 번개전電 누를압壓, membrane potential
  혹은 membrane voltage, V_m)" 개념의 정립! 등,,,,(그림 5-78)

특히,

☆ 호지킨-헉슬리(선생님) 등의 여러 학자분들의 획을 그어주신 노력의 결과!,

즉,

생체-막전압에 주체(≒주인)적으로 관여하는

(≒ "번개전電 기운기氣 전할전傳 이끌도導 정도도度, CONDUCTANCE"를 주관하는)

▶ **"이온 통할통通 길로路, ION CHANNEL"**(≒ 막전압 변화에 따라 열리는 특성!)의 확인과 특성!,

즉

☆ $g_{Na} = g_{Na}\ max \cdot m^3h$

(✔특히, 상대적으로 먼저 빠르게 → "활성화-ACTIVATION" 되고,

➠ 바로 이어지는 "불활성화-INACTIVATION" 되는 특성!)

(⇒ 1개의 "α-소단위, α-subunit"와 2개의 "β-소단위, β-subunit"로 구성!)

(⇒ 특히, "α-소단위"에 "inactivation gate" 존재!)

☆ $g_K = g_K\ max \cdot n^4$

(✔, 상대적으로 뒤늦게 열리며 "활성화-ACTIVATION"의 특성만 지님!)

(⇒ 4개의 "α-소단위, α-subunit"와 1개의 "β-소단위, β-subunit"로 구성!)

와 같은 통로-특성의 제시와 개념-정립!

→ 이를 통해 이루어지는

▷ **"내향전류**, 안**내**內 향할**향**向 번개**전**電 흐를**류**流, inward current"와

▷ **"외향전류**, 바깥**외**外 향할**향**向 번개**전**電 흐를**류**流, outward current" 등의

이론정리 등은 존경심으로까지 다가옵니다 v_v (그림 5-75~79).

한편,

신경-축삭(굴대**축**軸 새끼꼴**삭**索), 즉 **"액손, AXON"**의 피동적 성질(☞그림 5-80, 5-81)은

● **유수신경섬유**(있을**유**有 골수**수**髓 영혼**신**神 지날**경**經 가늘**섬**纖 밧줄**유**維,
Myelinated nerve fiber)와

➠ 신경 전도의 형태

↳ **"도약전도(**뛸**도**跳 뛸**약**躍 전할**전**傳 이끌**도**導, saltatory conduction)"

● **무수신경섬유**(없을**무**無 골수**수**髓 영혼**신**神 지날**경**經 가늘**섬**纖 밧줄**유**維,
Unmyelinated nerve fiber)의 차이와 그 특징을

➠ 신경 전도의 형태

↳ **"지속전도(**더딜**지**遲 이을**속**續 전할**전**傳 이끌**도**導, continuous conduction)"

근원적으로 이해·납득할 수 있도록 도움을 주는 것 같습니다(그림 5-82, 5-83).

동시에,

자극강도에 대한 신경-반응의 이해 → **"받아들임"**에도 도움을 주는 것 같습니다 (그림 5-84).

이처럼

$$I = C_m dV/dt + G_K n^4 (V - V_K) + G_{Na} m^3 h (V - V_{Na}) + G_L (V - V_L)$$

☞ 지금까지의 신경-탐구의 여정은 **"이온** 번개**전**電 흐를**류**流**"** 라는 이해로 귀결되는 듯합니다 (그림 5-85).

감사합니다.

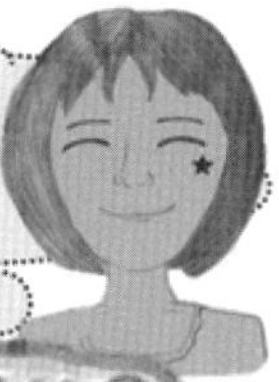

"인체 말초신경의 구조와 생리" 편에서,
꼭! '숙지-기억' 해 주시면 도움이 되는 (시험준비 등) 핵심어"는요^^

MEMO
인생에는 공짜가 없다

똑똑똑
누구니?
샌애긔예요.
너구나

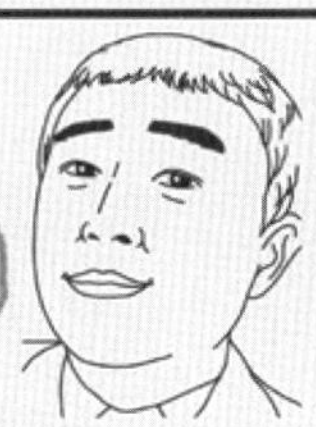

교실 게시판

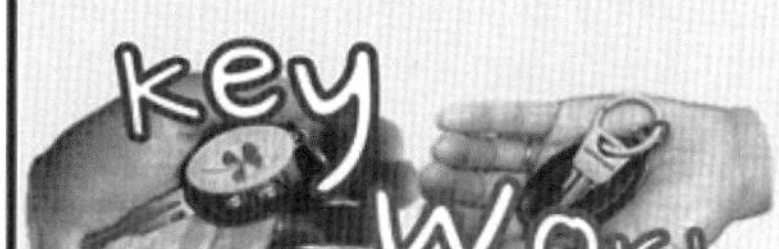

중환者ㅋ 교수님의 말씀을 받아드릴 것입니다♥

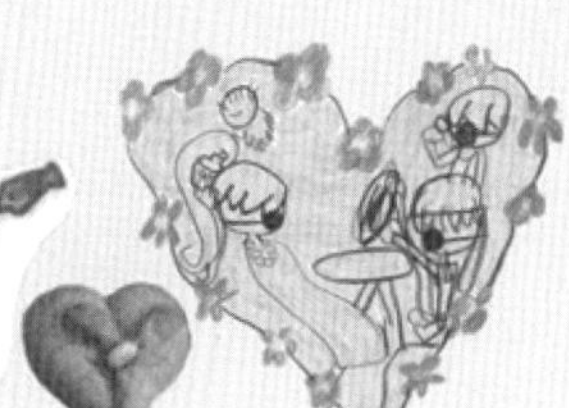

남을여餘 흰백白

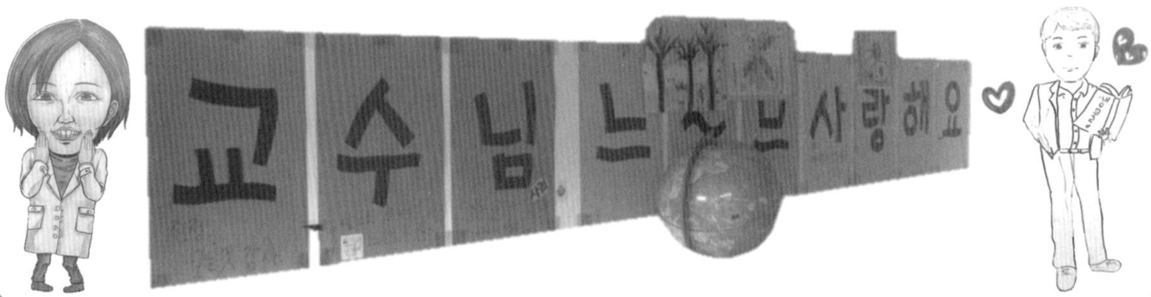

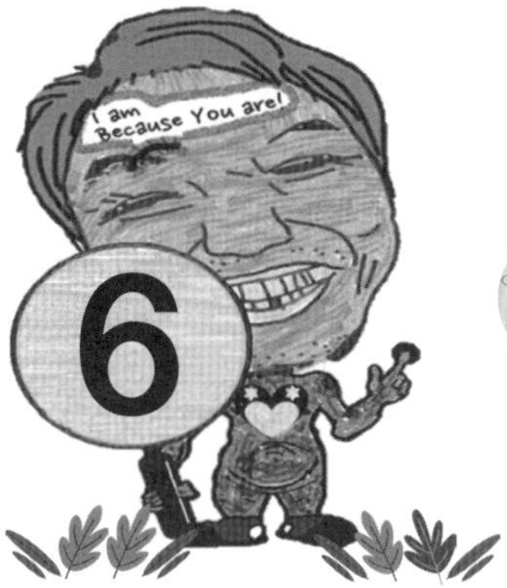
I am Because You are!
6

인체 피부의 구조와 생리

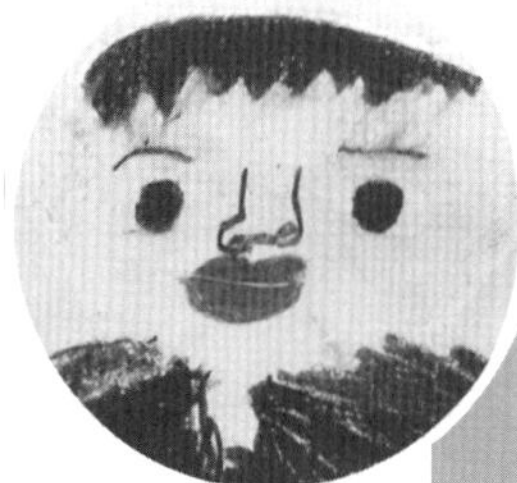

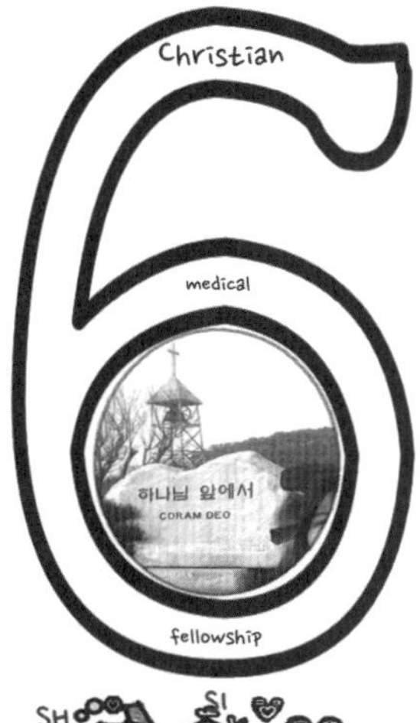
Christian
medical
하나님 앞에서
CORAM DEO
fellowship

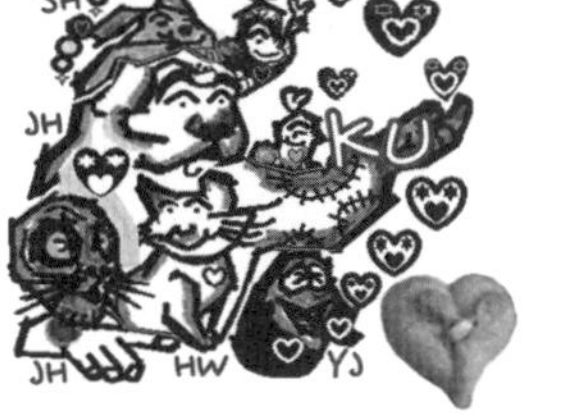
SH
SI
JH
JH
HW
YJ

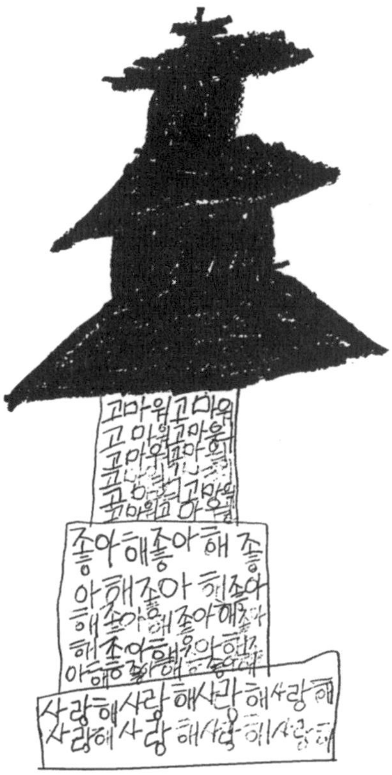

Integumentary System

가죽 피 皮 살갗 부 膚 이을 계 系

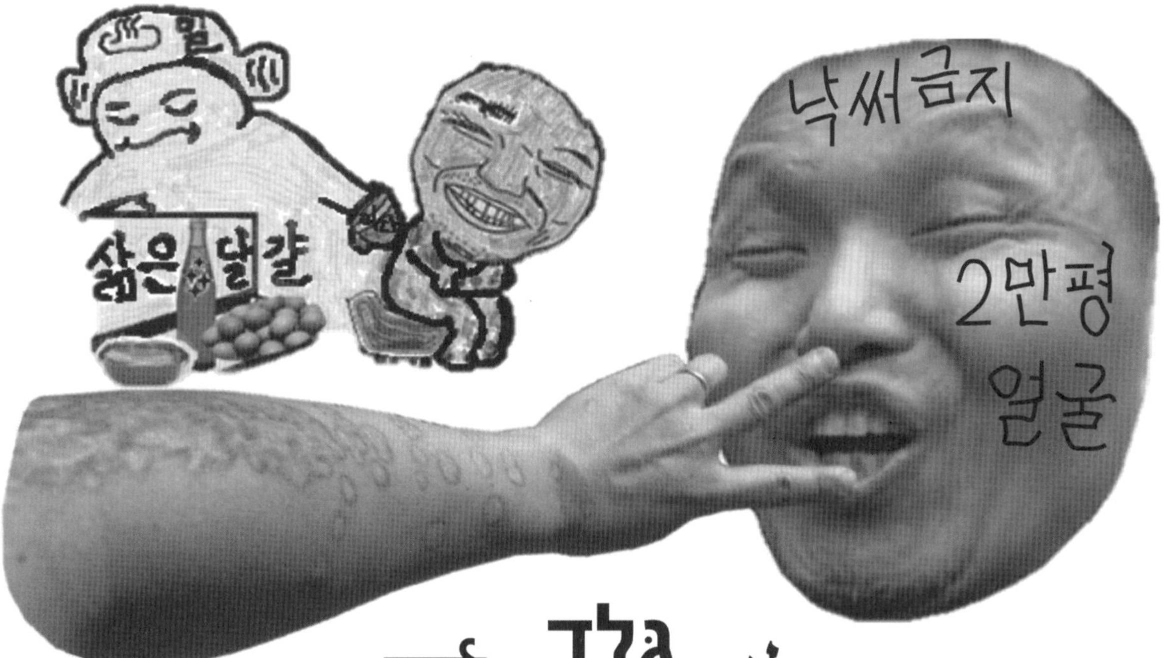

चर्म גֶּלֶד جلد

ស្បែក δέρμα

پوست สกิน

хальс pokožka

скин bội nhiễm

makë bőrbaj

шкіра ngozi

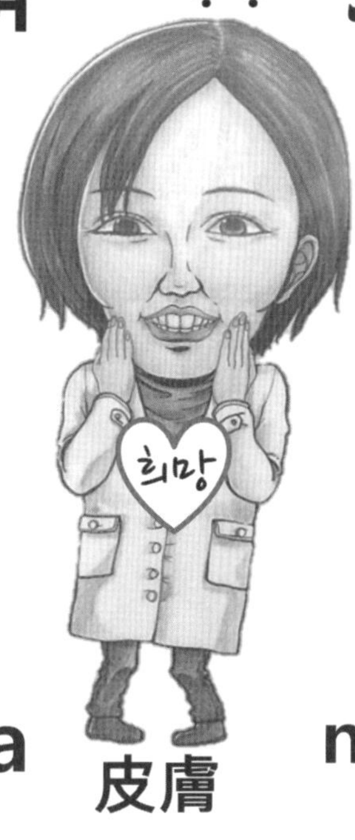

皮膚

6-2 피부 Epidermis 겉표表 가죽피皮 & Dermis 참진眞 가죽피皮

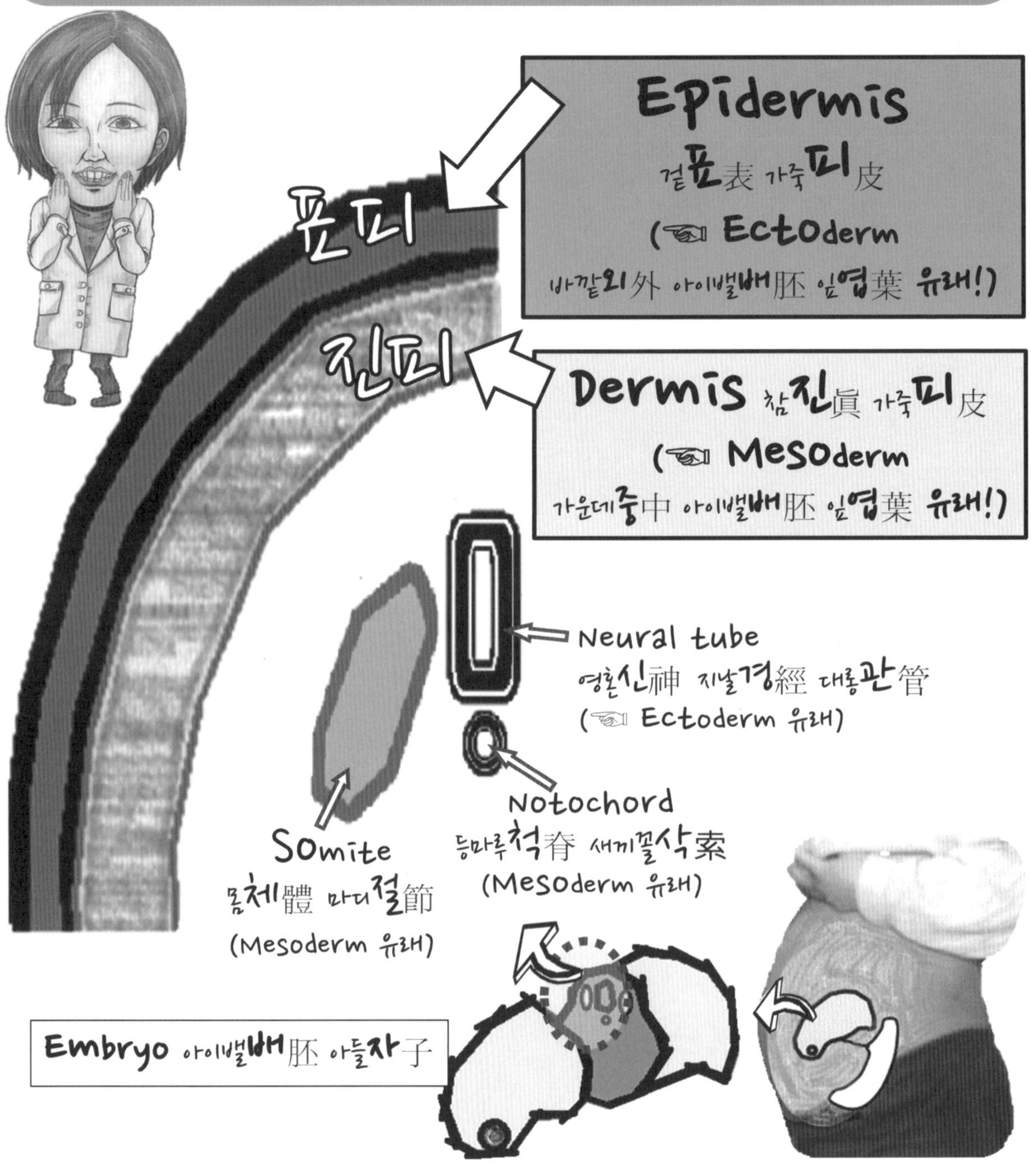

6-3 Integumentary system

가죽피皮 살갗부膚 이을계系

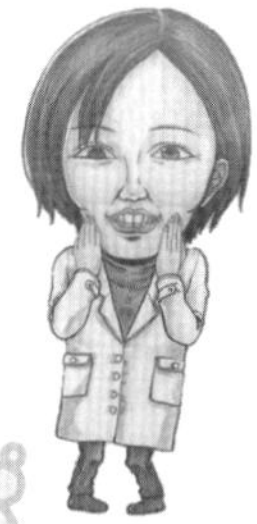

피부는 인체에서 가장 **큰** 기관(organ)!
즉, 체중의 약 12%~ 15% 차지!

피부 면적: 약 1.5~ 2 m^2

피부 무게: 약 4~ 5 kg

피부 1 cm^2 당:

- 혈관 길이: 약 70 cm
- 신경 길이: 약 55 cm
- 땀샘 수: 약 100개
- 기름샘 수: 약 15개
- 감각 수용체 수: 약 230개
- 세포 수: 약 100만개
  (매일 약 50만개의 세포 교체)

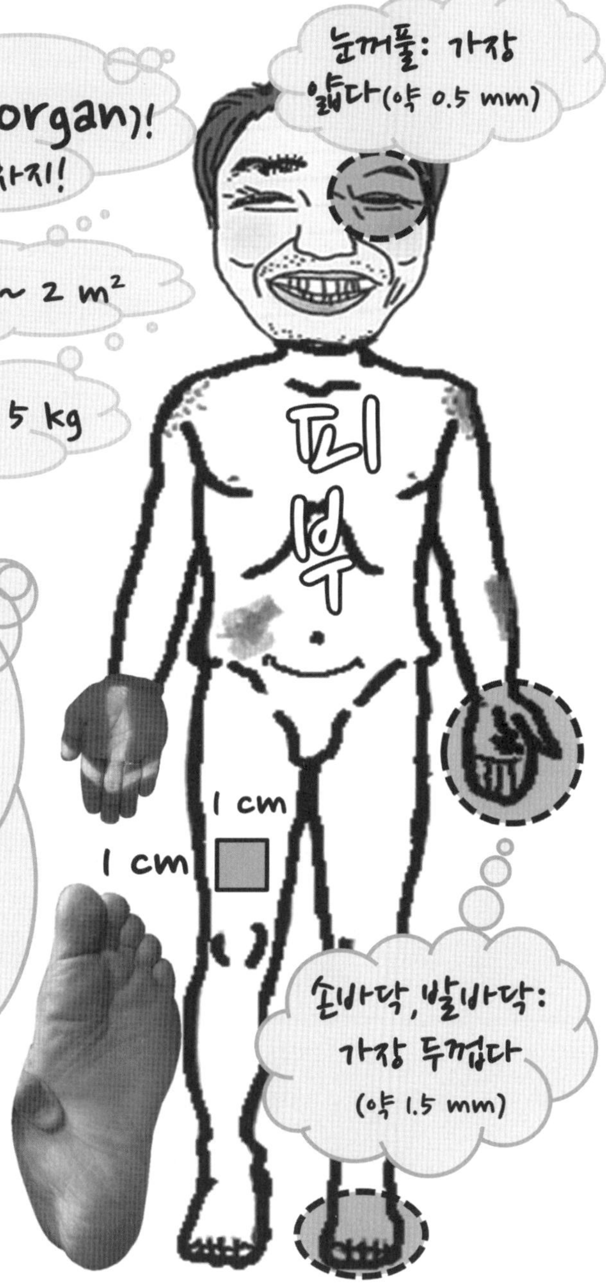

6-4

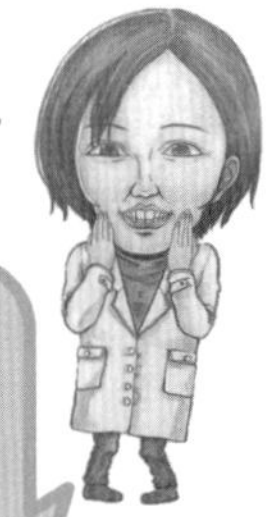

① **보호기능**: 물리적, 화학적 자극, 미생물의 침입 등

② **체온조절**: 피부-모세혈관의 확장/수축에 의한
피부 혈류량 변화 및 발한에 의한 기화열....
(물의 기화열: 0도 → 약 596 cal/g, 100도 → 약 539cal/g)

③ **감각 기능**: 일반 감각(general sense)의 말단수용기에 의한
촉각, 온각, 냉각, 통각점 (등)이 존재

④ **멜라닌 조성 기능**: 자외선 자극에 의한 '멜라닌세포'의
멜라닌 색소 합성 능력 등의 증진

⑤ **항산화 기능**: 피지 성분인 '스쿠알렌'과 피부-세포막의
'불포화지방산' (등)이 활성산소와 결합

⑥ **분비 기능**: 피지선 과 한선 (등)에 의한 지방과 땀의 분비

⑦ **흡수와 호흡 기능**: 지용성(fat solubility) 물질의 피부 흡수와
대사(metabolism)에 의한 CO_2 생성 및 외기와 소통-호흡 기능
(특히, ☞ 물속에서 숨이 차는 이유는 피부호흡을 대변함)

⑧ **비타민 D 합성** 과 **영양소 저장** 및 **재생 기능** 등:
태양광에 의한 비타민-D 합성과 지방(≒ 영양소)의 저장 및
표피-기저층 세포분열에 의한 (오래 된) 각질층의 재생-대체기능

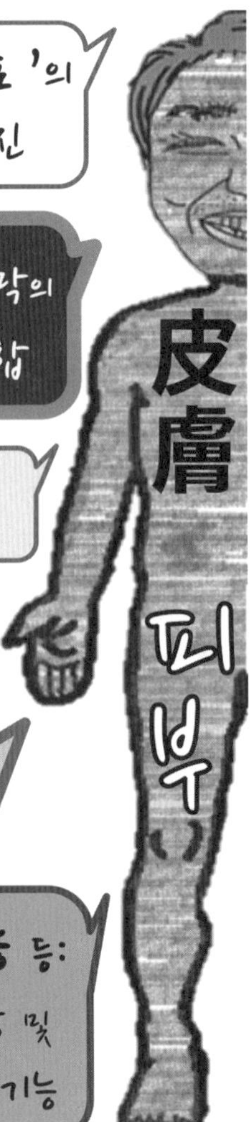

6-5

Integumentary system 가죽피皮 살갗부膚 이을계系

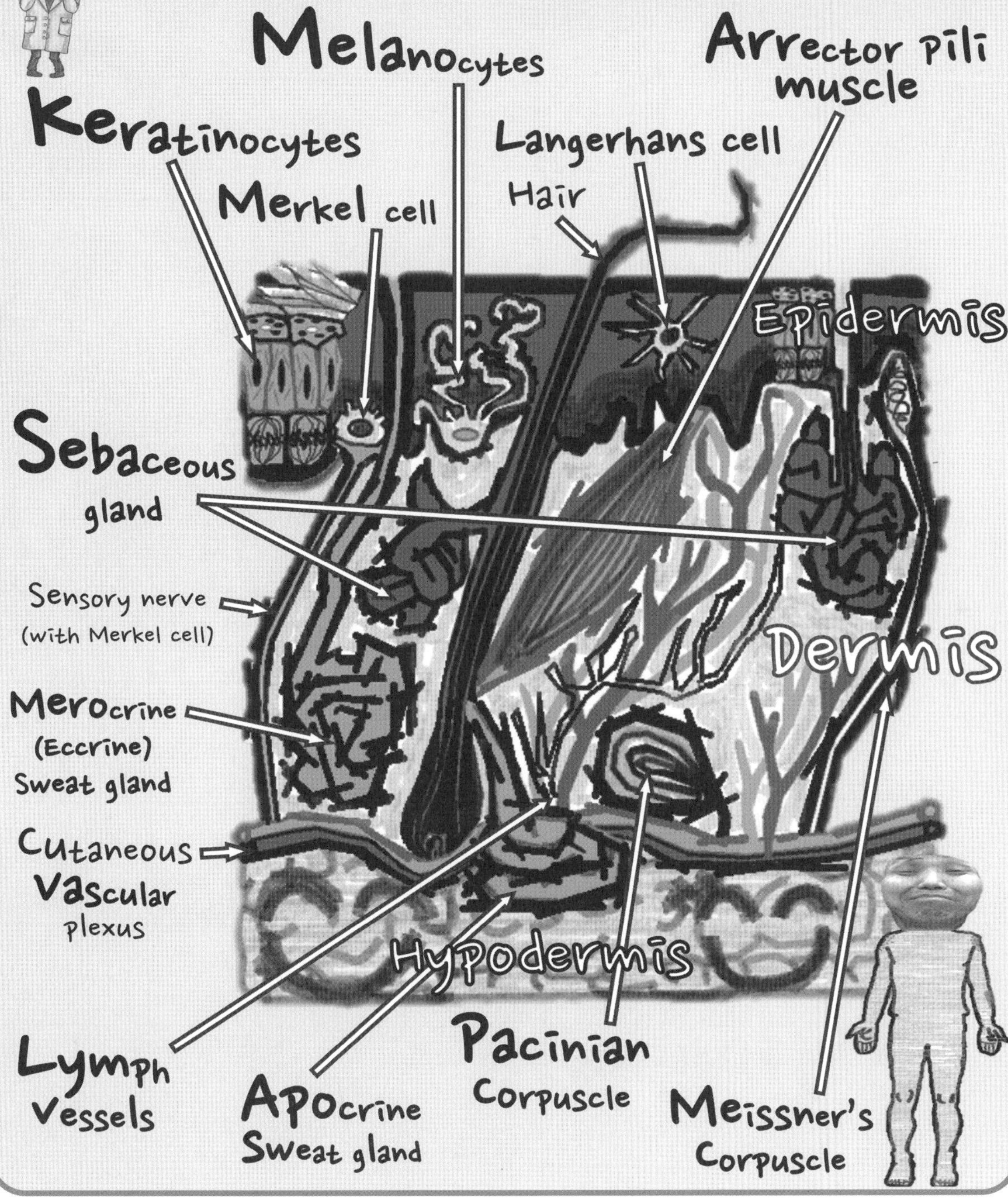

6-6 Integumentary system

가죽피皮 살갗부膚 이을계系

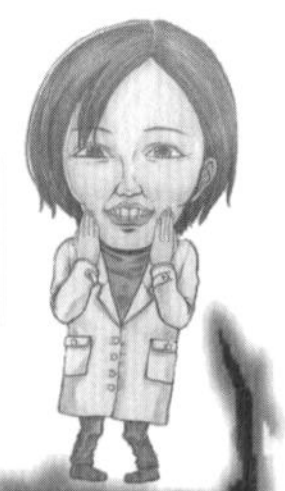

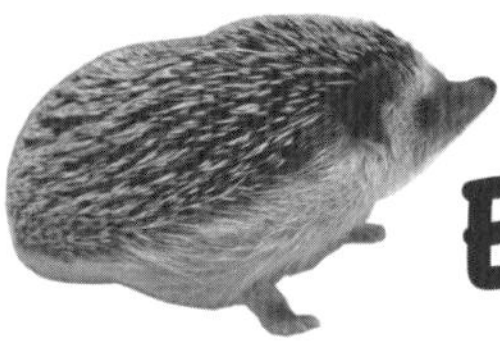

Epidermis

겉표表 가죽피皮

(약 0.5 mm~ 1.5 mm)

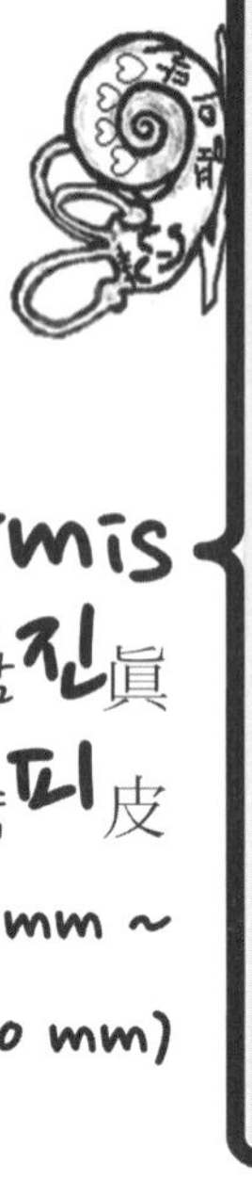

Dermis

참진眞 가죽피皮

(약 1.0 mm ~ 약 2.0 mm)

Papillary Layer

젖유乳 머리두頭 층층層

Reticular Layer

그물망網 형상상狀 층층層

Hypodermis

가죽피皮 아래하下 기름지脂 기름방肪

(피부 아님!)

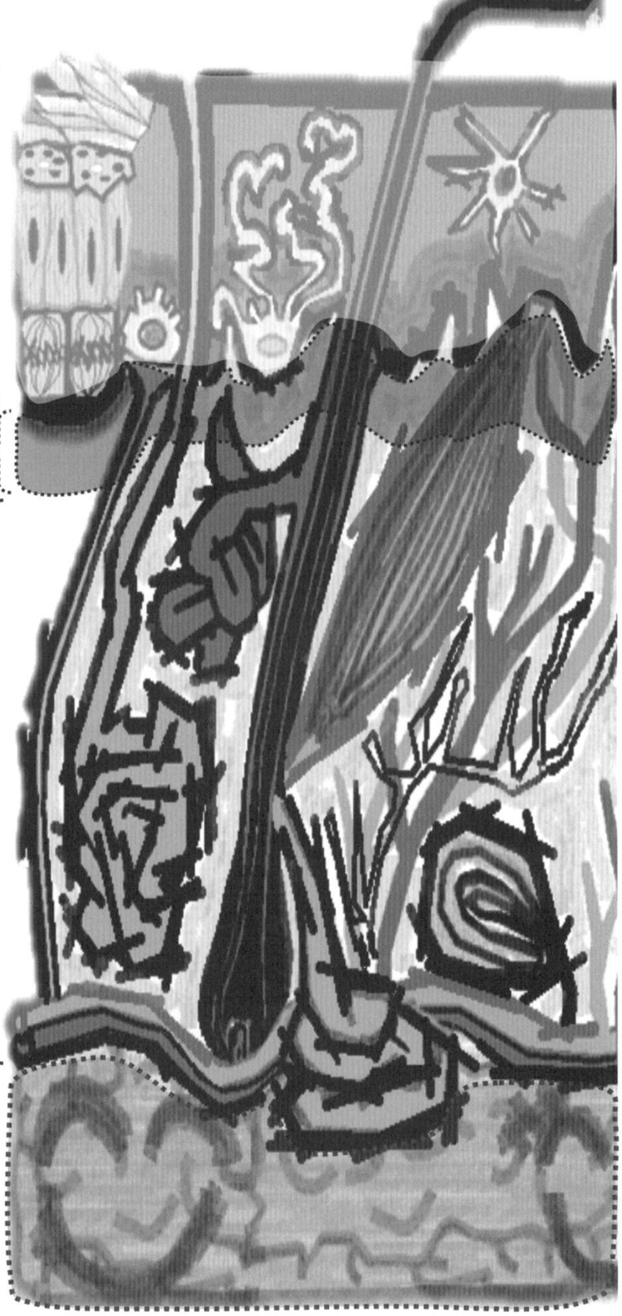

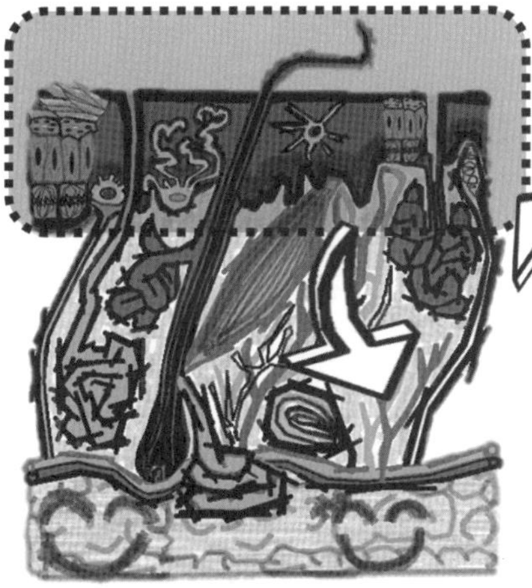

6-7

Epidermis

겉표表 가죽피皮

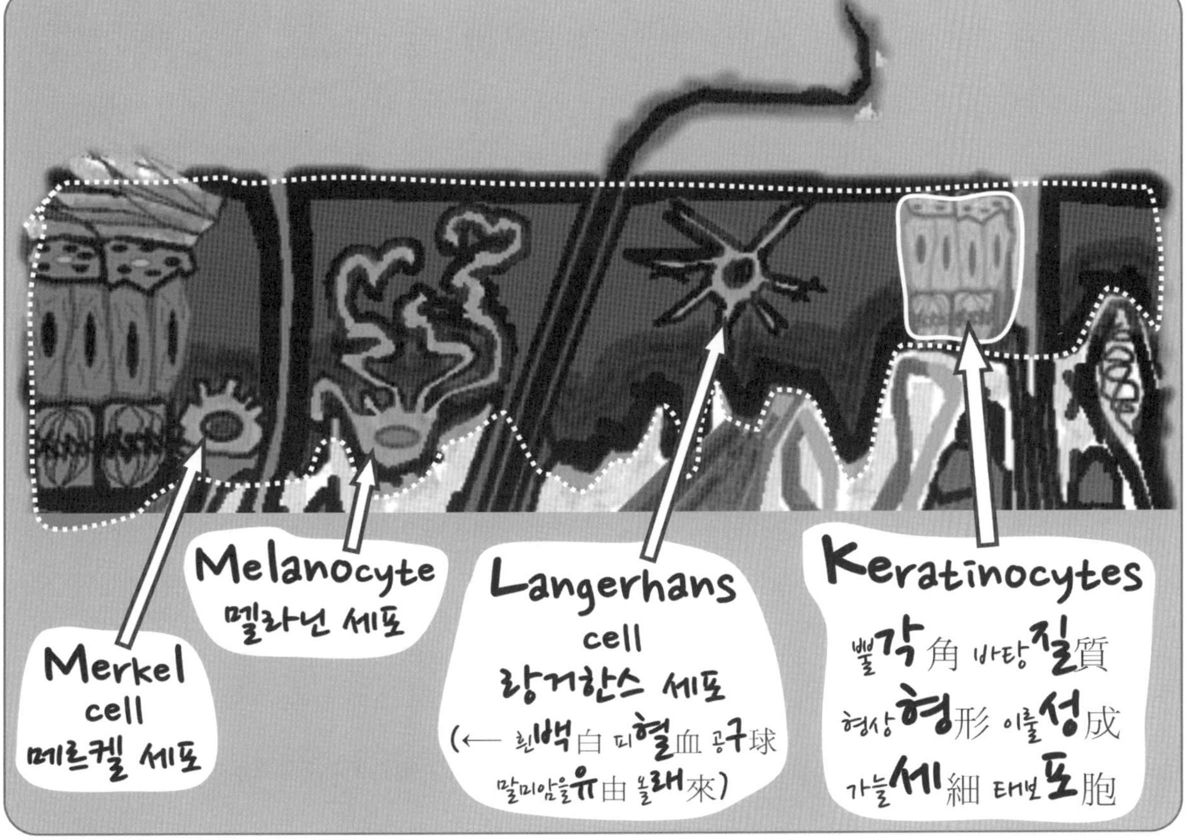

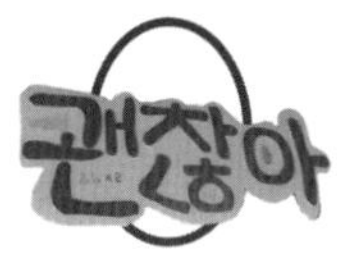

Friedrich Sigmund
Merkel
(1845 – 1919)

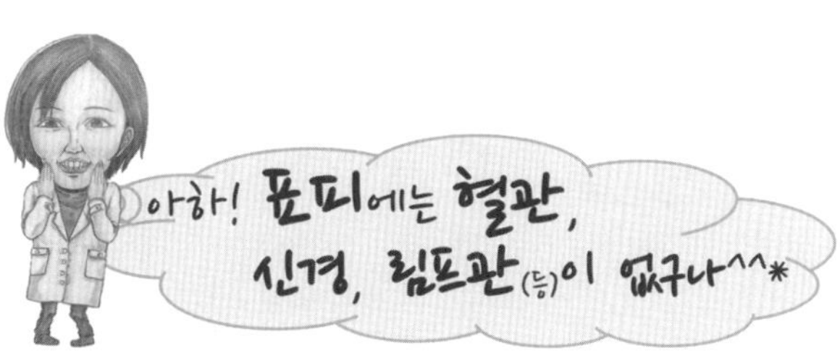

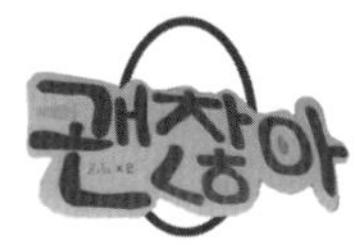

Paul
Langerhans
(1847 – 1888)

6-8

Epidermis 겉표表 가죽피皮

Keratinocytes

뿔각角 바탕질質 형상형形 이룰성成 가늘세細 태보포胞

Stratum Corneum
뿔각 角 바탕질質 층층層
(약 15 ~ 약 20겹)

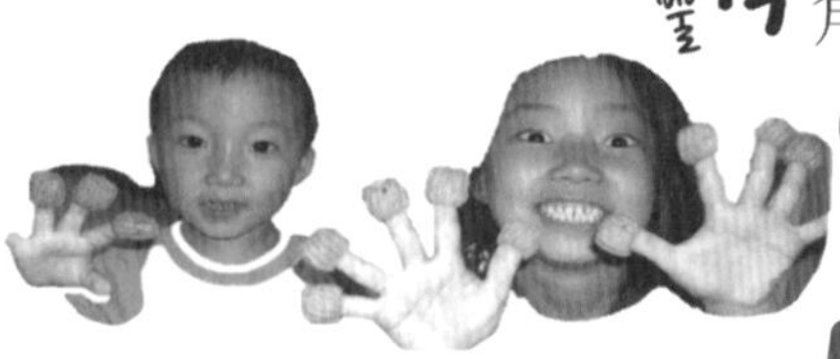

Stratum Lucidum
통할투透 밝을명明 층층層
(⇒ 손바닥/발바닥에만 존재)

Stratum granulosum
낟알과顆 알립粒 층층層

Stratum Spinosum
있을유有
가시나무극棘 층층層

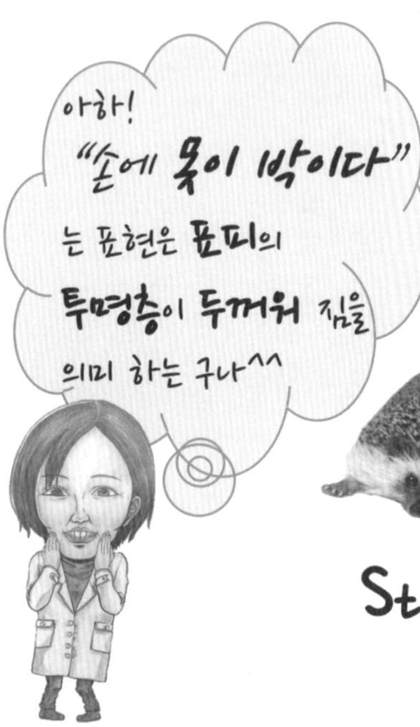
아하!
"손에 못이 박이다"
는 표현은 표피의
투명층이 두꺼워 짐을
의미 하는 구나^^

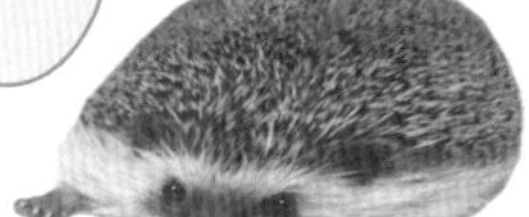

Stratum basale
터기基 밑저底 층층層

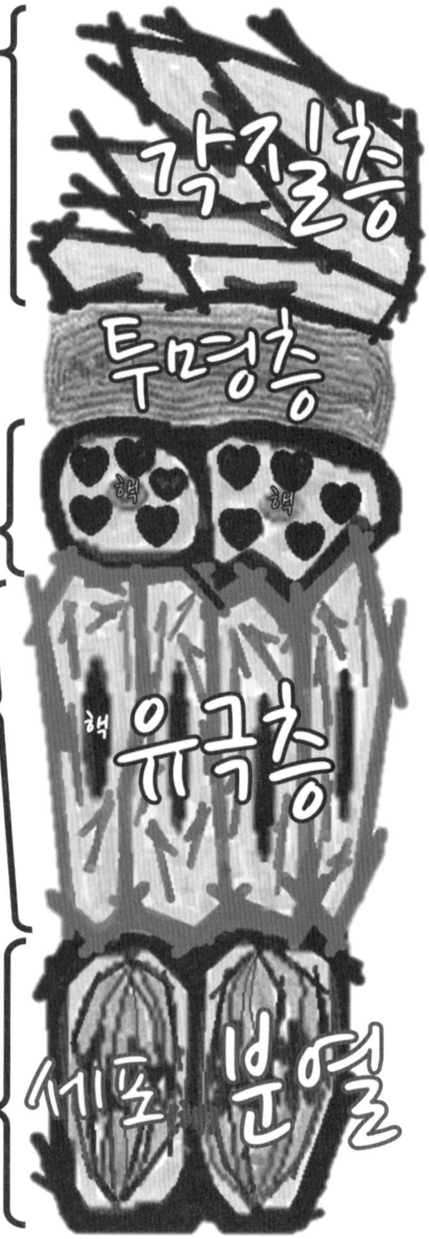
각질층
투명층
핵
핵
핵
유극층
세포 분열

6-9

Cell-Cell Adhesion

가늘세細 태보포胞 - 가늘세細 태보포胞 붙을부附 붙을착着

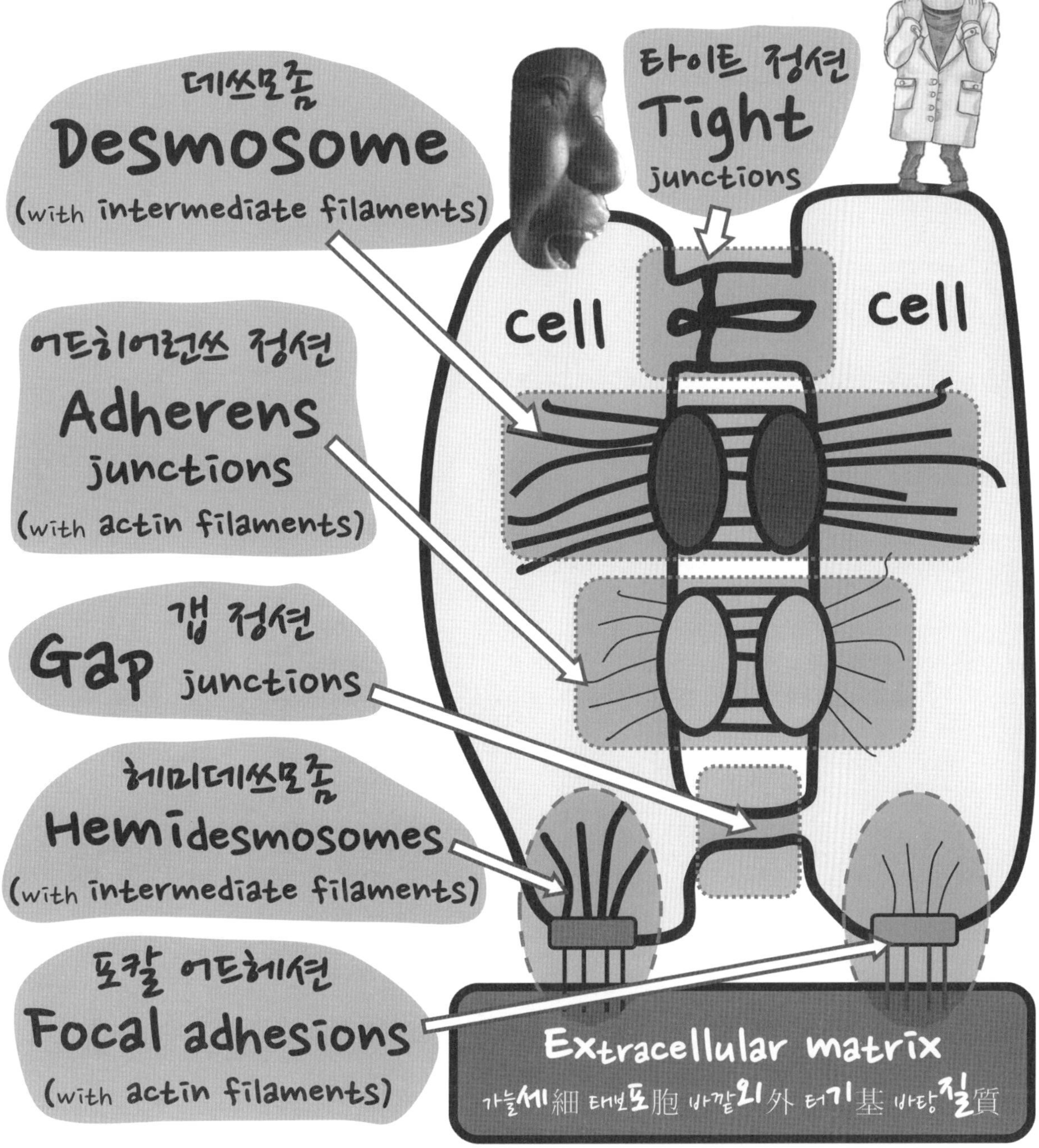

6-10

Keratinocyte Differentiation

뿔각角 바탕질質 형상형形 이룰성成 가늘세細 태보포胞 ► 나눌분分 될화化

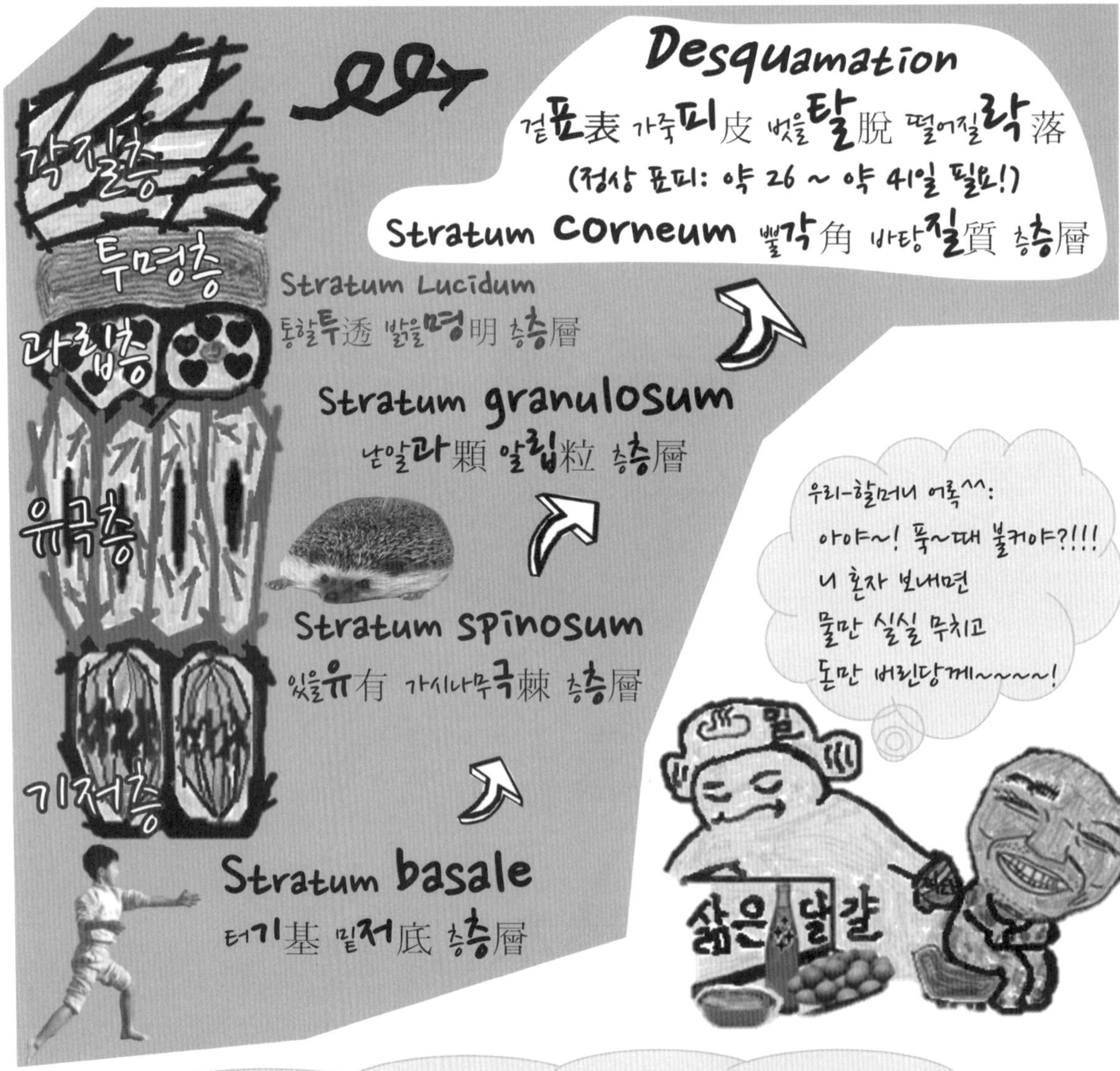

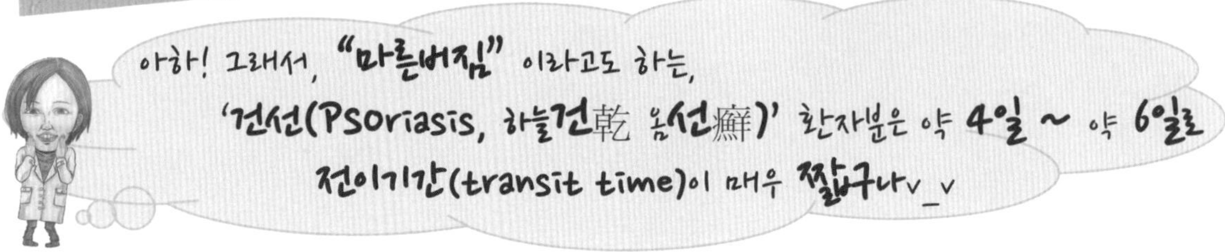

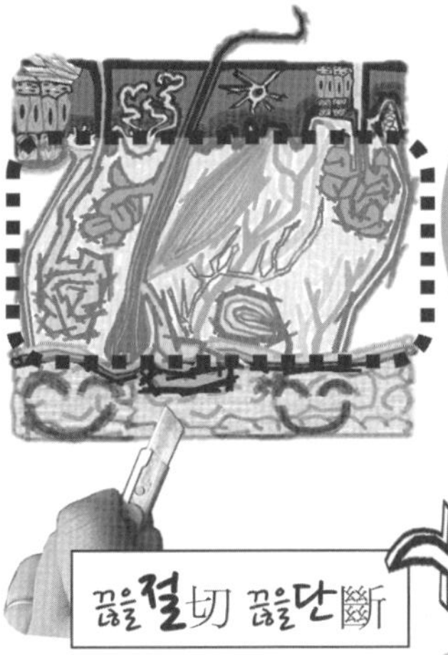

6-11

Dermis

참**진**眞 가죽**피**皮

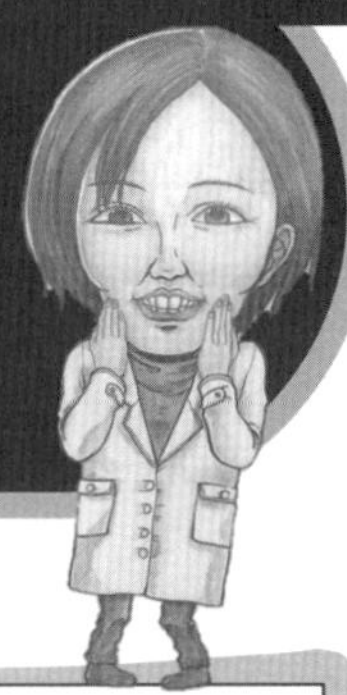

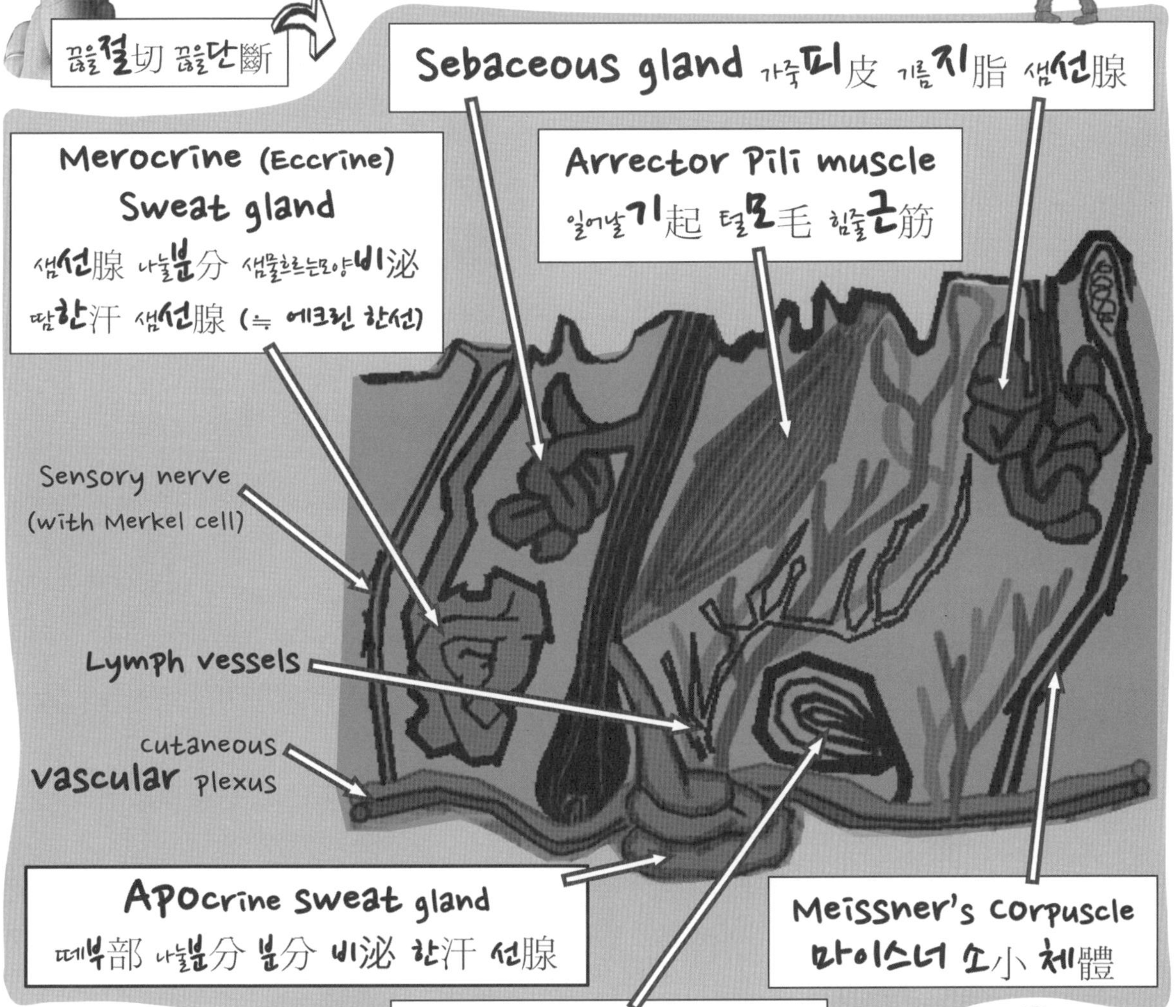

괜찮아

Filippo **Pacini**
(1812 – 1883)

괜찮아

Georg **Meissner**
(1829 – 1905)

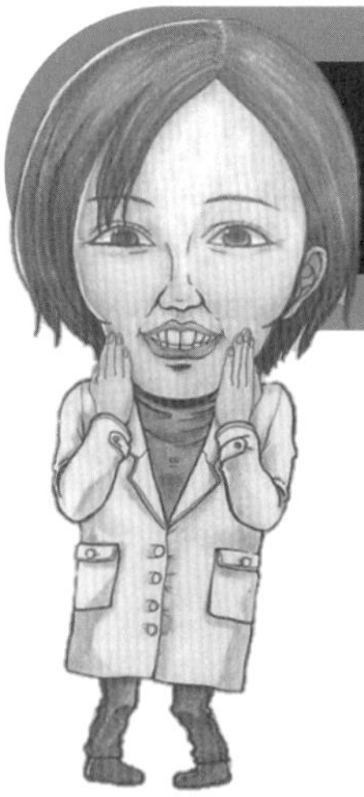

6-12

Dermis 참진眞 가죽피皮

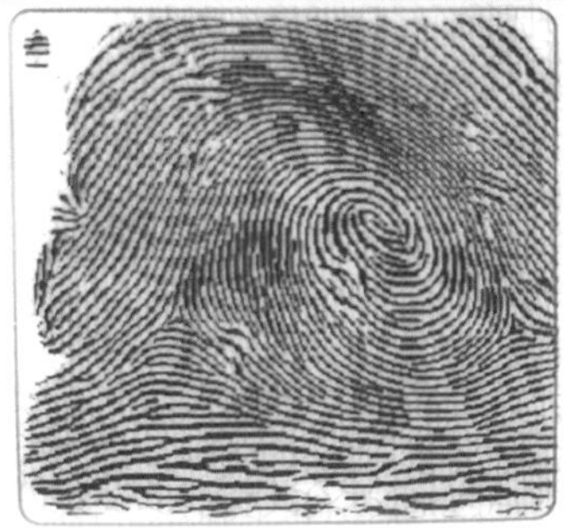

Fingerprint

손가락지指 무늬문紋

Loose connective tissue

트일소疏 성품성性 맺을결結 합할합合 짤조組 짤직織

(≒ 성긴 결합조직, ☞ '성긴': 사전적의미 ► "물건 사이에 틈이 있다")

Papillary Layer

젖유乳 머리두頭 층층層

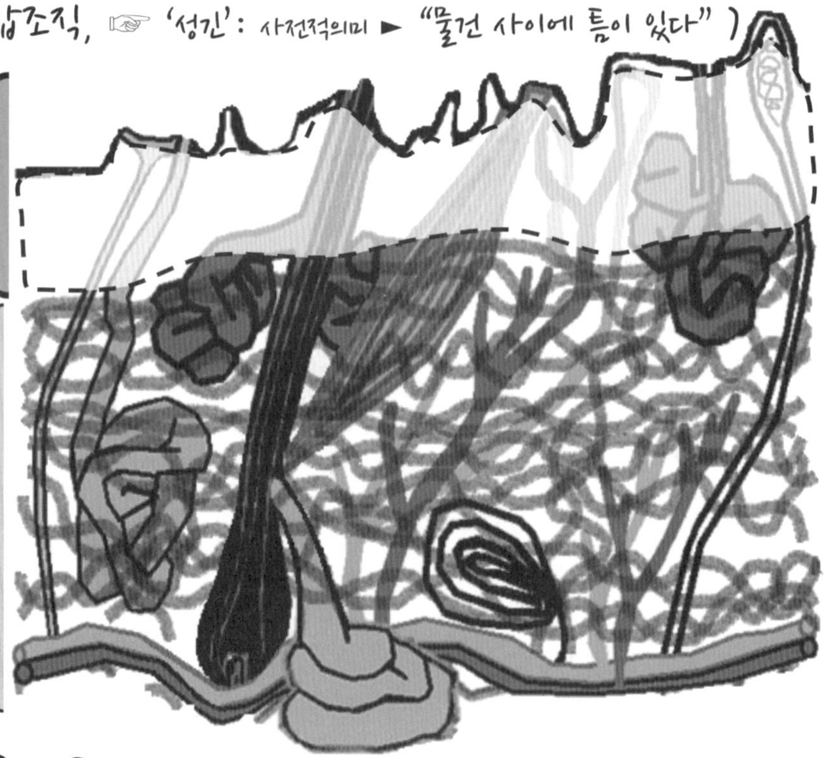

Reticular Layer

그물망網 상狀 층層

Dense connective tissue

촘촘할치緻 빽빽할밀密 맺을결結 합할합合 짤조組 짤직織

Dermis 참진眞 가죽피皮

6-13

Reticular layer 그물망網 형상상狀 층층層

Langer's line
랑(거)선
(≒ cleavage line)
벨할割 줄선線

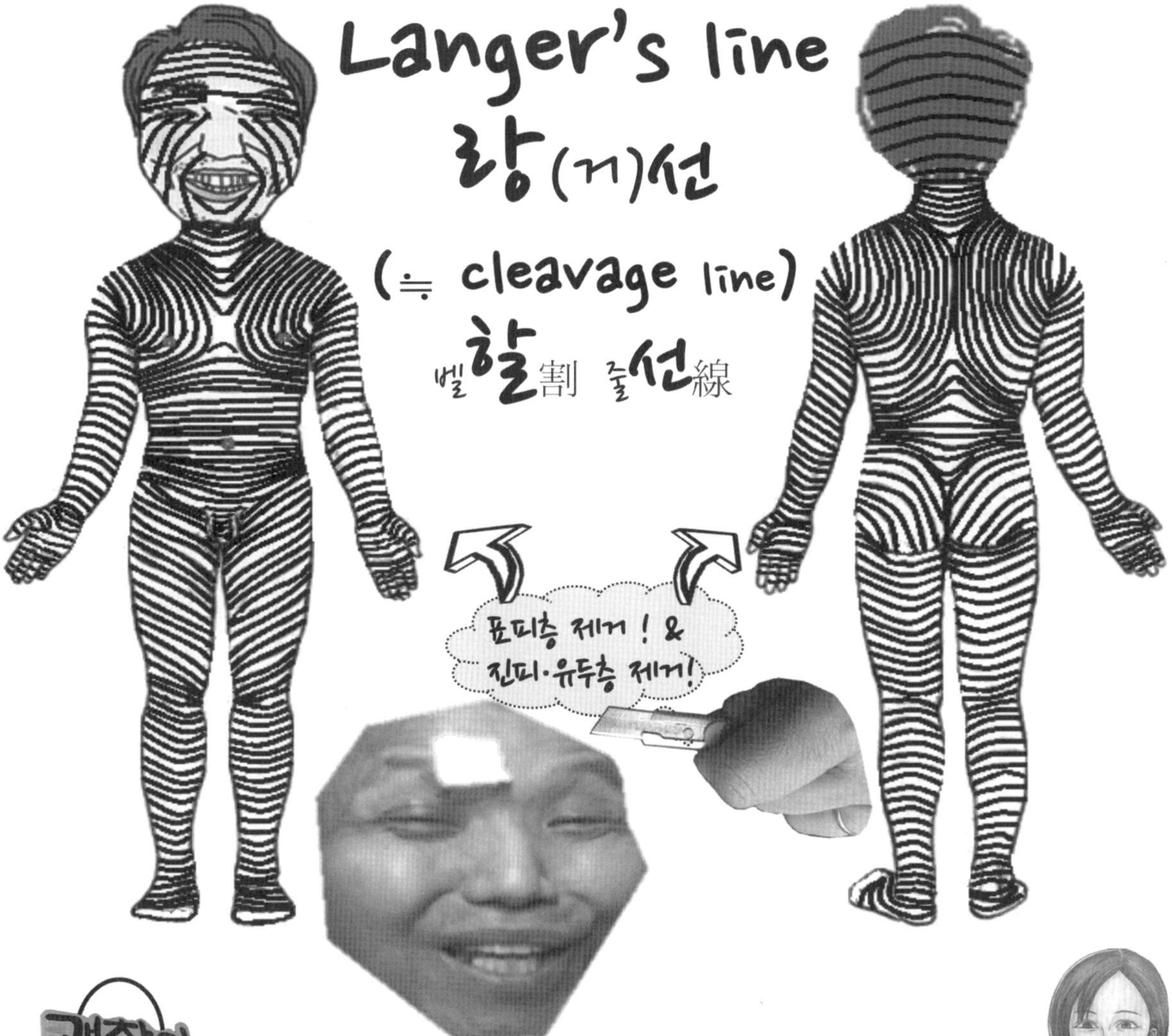

Karl **Langer**
Ritter von Edenberg
(1819- 1887)

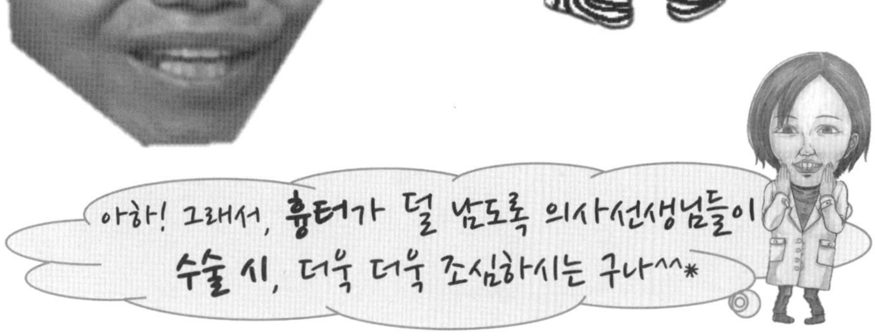

6-14

표피(Epidermis) - 유래 부속 구조물들

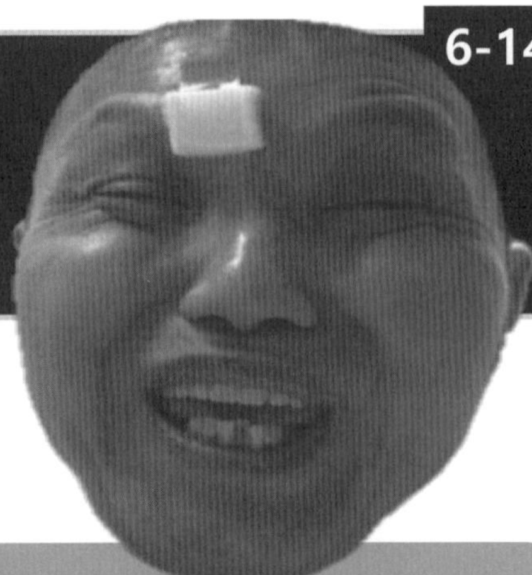

※ Glands 샘 선 腺

☞ Sebaceous glands (가죽 피 皮 기름 지 脂 샘 선 腺)

☞ Sweat glands (땀 한 汗 샘 선 腺)

⇒ Eccrine sweat glands 에크린 (한) 선

(≒ 샐 누 漏 나갈 출 出 나눌 분 分 샘물흐르는모양 비 泌 샘 선 腺)

(≒ 샘 선 腺 나눌 분 分 샘물흐르는모양 비 泌 땀 한 汗 샘 선 腺)

⇒ Apocrine sweat glands 아포크린 (한) 선

(≒ 옮길 이 移 나갈 출 出 나눌 분 分 샘물흐르는모양 비 泌 샘 선 腺)

(≒ 떼 부 部 나눌 분 分 - 나눌 분 分 비 泌 땀 한 汗 샘 선 腺)

※ Hair 털 모 毛

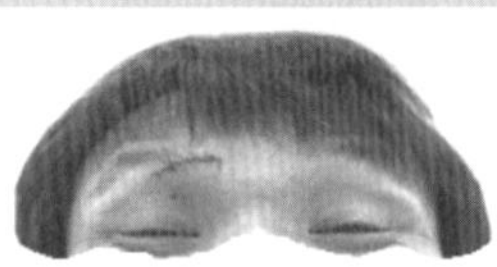

※ Nail 손톱 조 爪

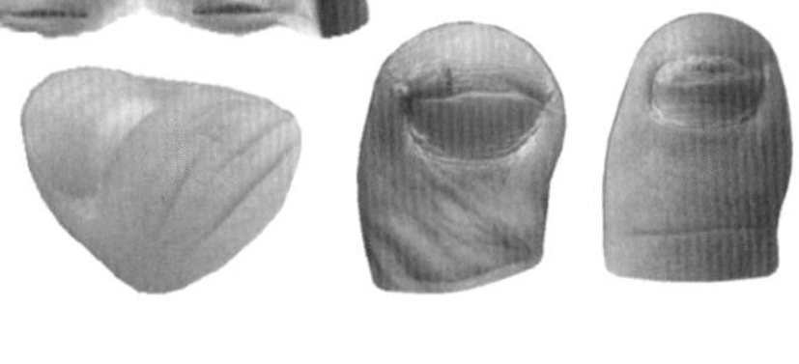

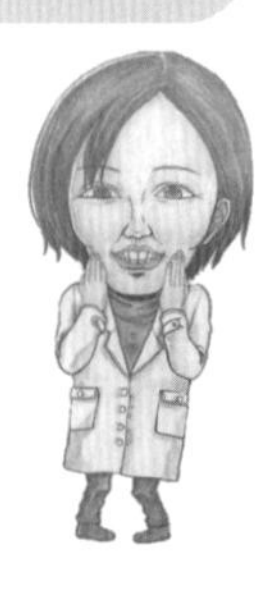

6-15

Epidermis 겉표表 가죽피皮 - 유由 래來 부附 속屬 구構 조造 물物

Glands 샘선腺

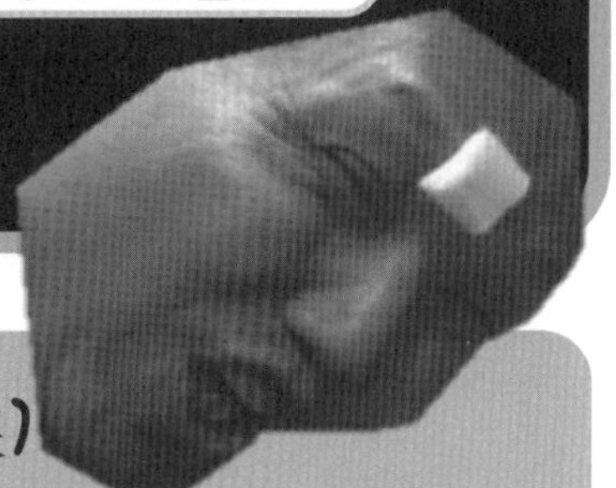

☞ Sebaceous glands (가죽피皮 기름지脂 샘선腺)

(⇒ 손바닥과 발바닥을 제외한, 모든 피부에 존재, 특히 얼굴과 두피에 밀집 !)

☞ Sweat glands (땀한汗 샘선腺)

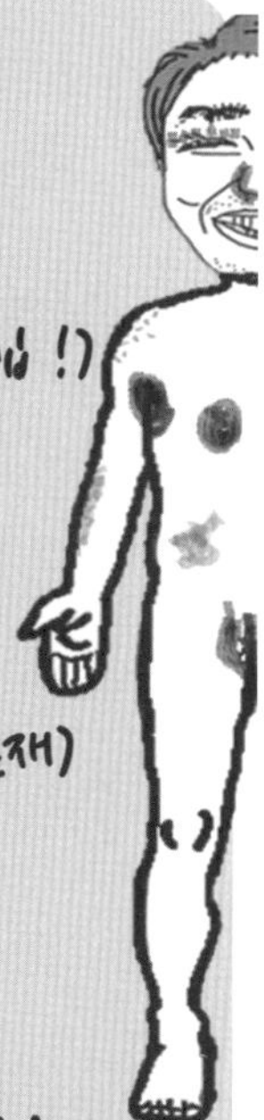

- Eccrine sweat glands (에크린 한선)

(⇒ 모든 피부에 존재하지만, 특히, '손바닥'과 '발바닥' 및 '이마'에 밀집 !)

- Apocrine sweat glands (아포크린 한선)

(⇒ 인간에는 '겨드랑이', 가슴의 '유륜'과 '젖꼭지', '눈꺼풀',
'콧구멍의 날개부분', '항문 주위' 및 '생식기 부위'에 존재)

● 아포크린 한선의 특수 분화 형태:

► Ceruminous glands (귀이耳 길도道 샘선腺)

► Ciliary glands (≒ Moll's gland, 속눈썹첩睫 털모毛 샘선腺)

► Mammary glands (젖유乳 샘선腺) 등,...

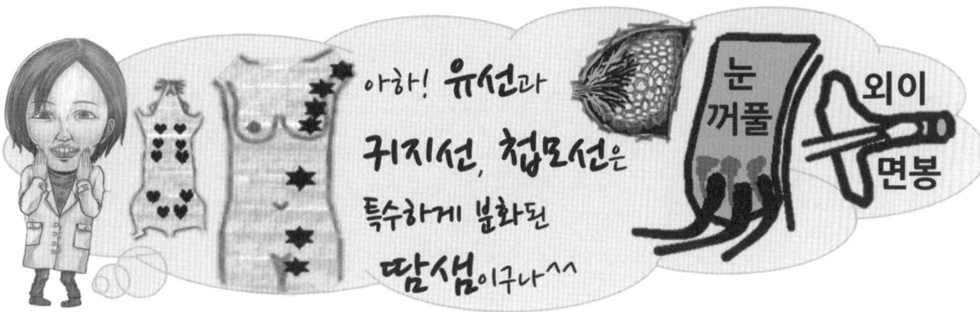

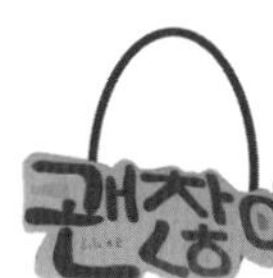

Jacob Anton
Moll
(1832 – 1914)

6-16

Epidermis 겉표表 가죽피皮 - 유由 래來 부附 속屬 구構 조造 물物

Exocrine glands 바깥외外 나눌분分 샘물흐르는모양비泌 샘선腺

※ Merocrine secretion

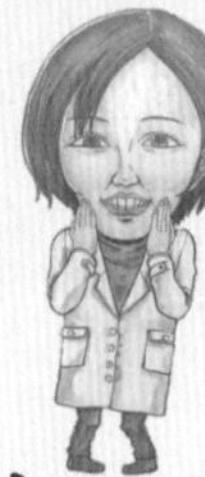

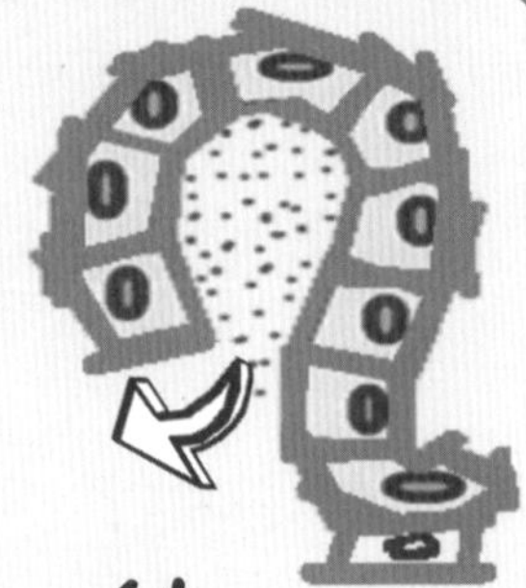

샘선腺 나눌분分 샘물흐르는모양비泌

(☞ 세포-구조가 떨어져 나감 없이
'액상 성분'만 분비되는 형태 !)

♀♂ 피부: Eccrine sweat glands 에크린 땀한汗 샘선腺

※ Apocrine secretion

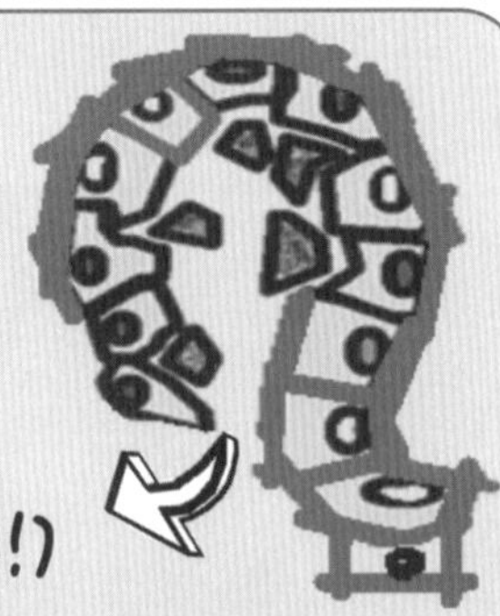

떼부部 나눌분分 - 나눌분分 샘물흐르는모양비泌

(☞ 세포의 '일부 조각'이 떨어져 나가
조각과 함께 분비되는 형태!)

♀♂ 피부: Apocrine sweat glands 아포크린 땀한汗 샘선腺

※ Holocrine secretion

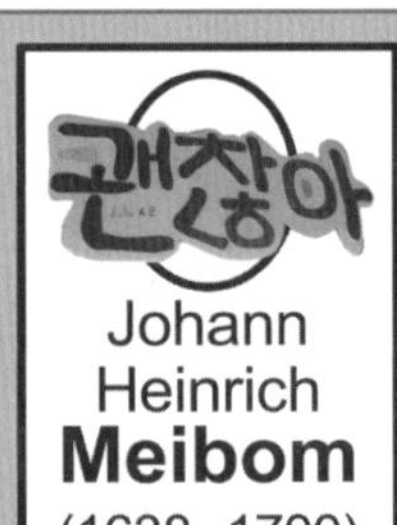

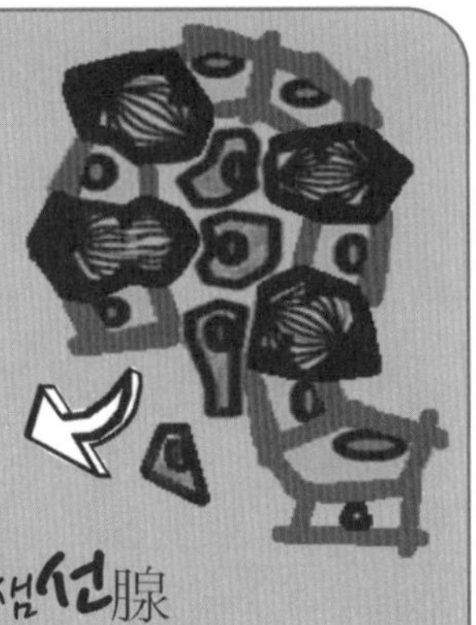

온전할전全 나눌분分 샘물흐르는모양비泌

(☞ '세포분열'로 생성된 세포가
떨어져 나가 분비되는 형태!)

♀♂ 피부: Sebaceous glands 가죽피皮 기름지脂 샘선腺

+ Tarsal gland(≒ Meibomian gland, 눈꺼풀검瞼 널조각판板 샘선腺

6-17

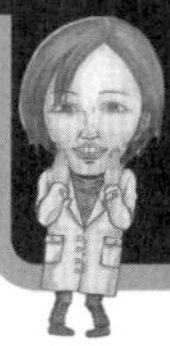

Hair 털모毛

Epidermis 표피 - 유래부속구조물

► Lanugo (아이밸태胎 털모毛, 배냇솜털)

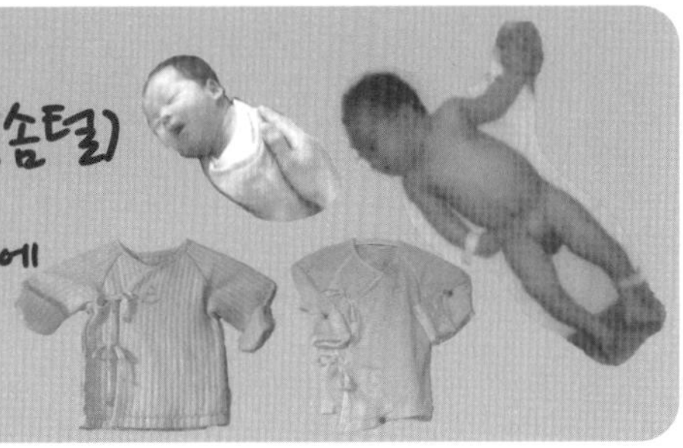

- 엄마 뱃속 아이밸태胎 아이아兒 (fetus) 시기에 형성된 것으로 출생 후 대체되는 털을 의미

'배냇저고리': (사전적 의미) 갓난아이의 옷

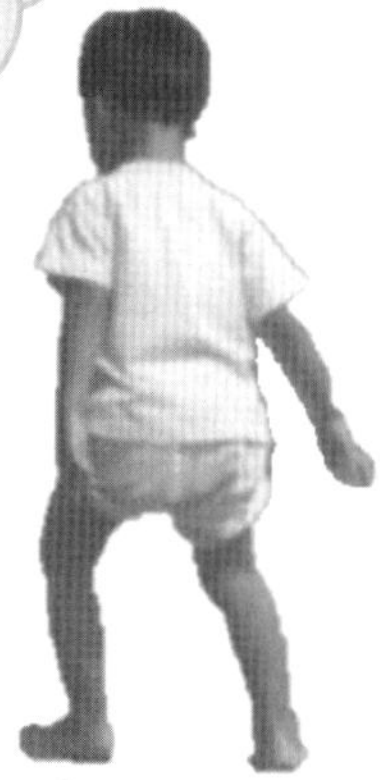

► Vellus (연할연軟 털모毛, 솜털)

- 사춘기 전, 어린이 시기에 존재하는 색소가 거의 없는 털로써 (일반적으로) 여아의 약 2/3, 남아-체표의 약 1/10을 차지,

단, 눈썹 (눈썹미眉 털모毛, eyebrows),
속눈썹 (속눈썹첩睫 털모毛, eyelashes) 및
머리털 (머리두頭 터럭발髮, scalp hair)(등)은 제외

► Terminal hair (이룰성成 익을숙熟 털모毛)

- 생각사思 봄춘春 기약할기期 이후 (← 남성 호르몬의 작용이 관여!), 색소가 짙고(dark), 길고(long) 굵은(thick) 털로써,

☞ 부끄러울치恥 털모毛(pubic hair), 겨드랑이액腋 움집와窩(axilla) 및 얼굴안顔 낯면面(face), 등,,,, 개체(및 성품성性 등)에 따라 팔/다리와 흉부 등에 차이가 존재^^;

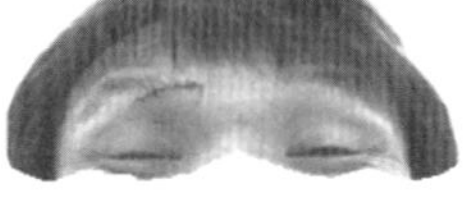

6-18

Hair 털모毛

Epidermis 표피 - 유래부속구조물

☞ 손바닥-손가락 끝, 발바닥-발가락 끝부분, 입술, 젖꼭지 및 생식기 (등)을 제외한 **모든 곳** 존재!

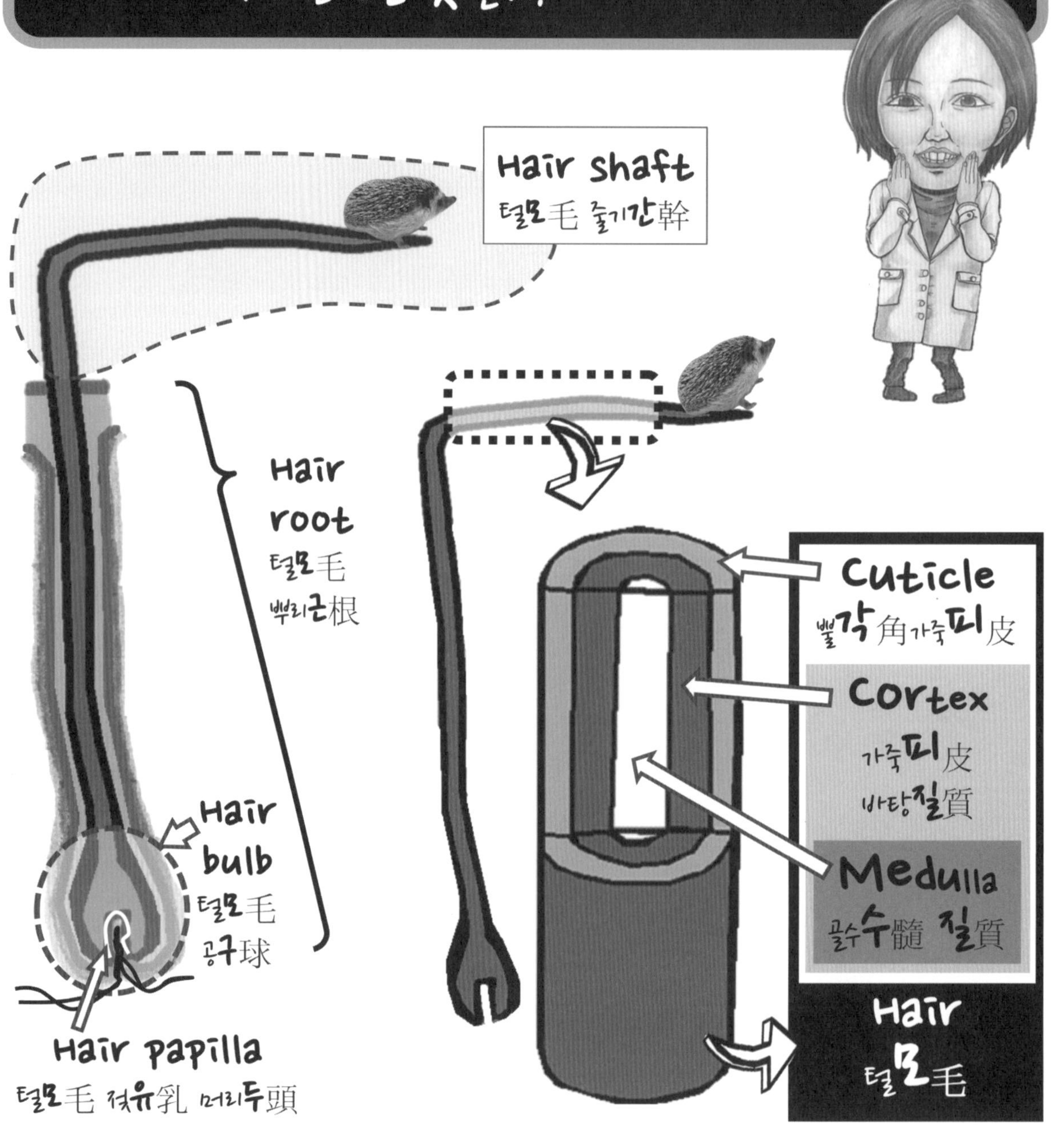

6-19 Hair follicle 털모毛 주머니낭囊

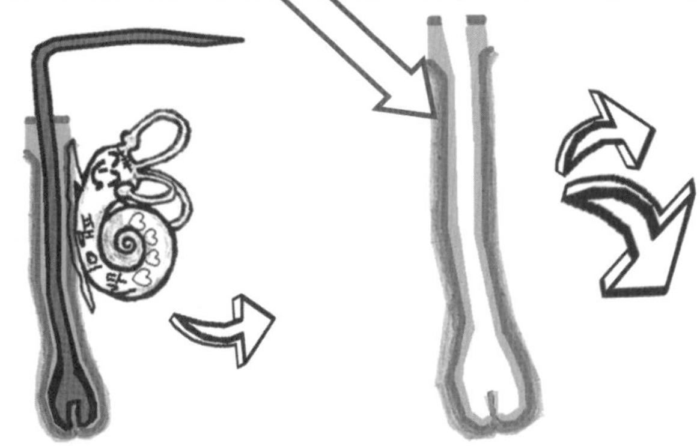

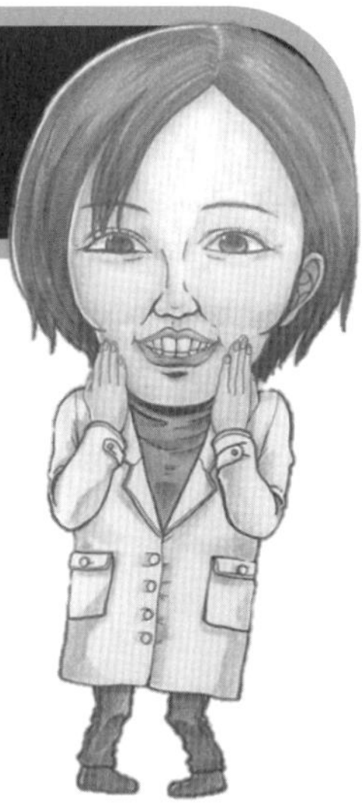

Hair follicle 털모毛 주머니낭囊

Dermal root sheath
(≒ connective tissue root sheath)
참진眞 가죽피皮 뿌리근根 칼집초鞘
(≒ 결結 합合 조組 직織 근根 초鞘)

Glassy membrane
유리유琉 유리리璃 막막膜

Epithelial root sheath
위상上 가죽피皮 근根 초鞘
(= 외근초 + 내근초)

External root sheath
바깥외外 근根 초鞘

internal root sheath
안내內 근根 초鞘

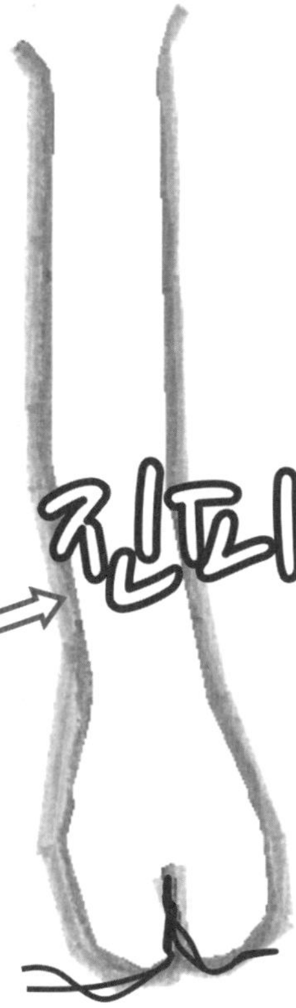

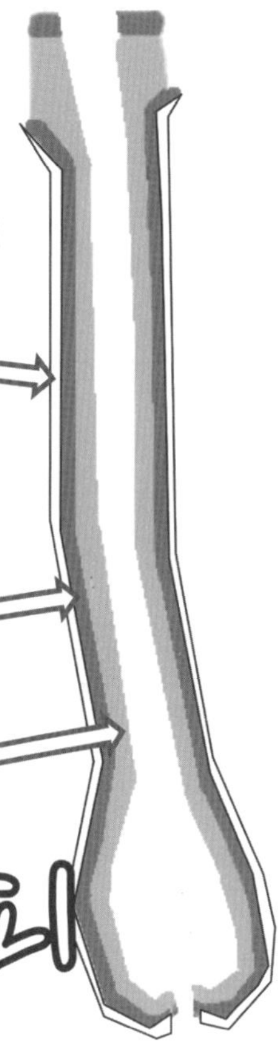

6-20 Hair 털모毛 와 주위-조직들

Epidermis 표피 - 유래부속구조물

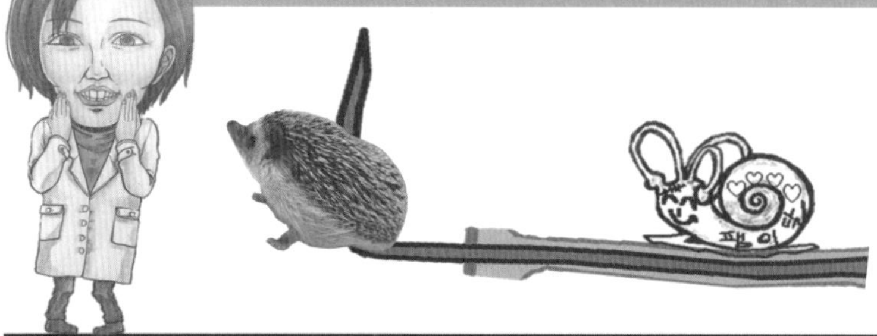

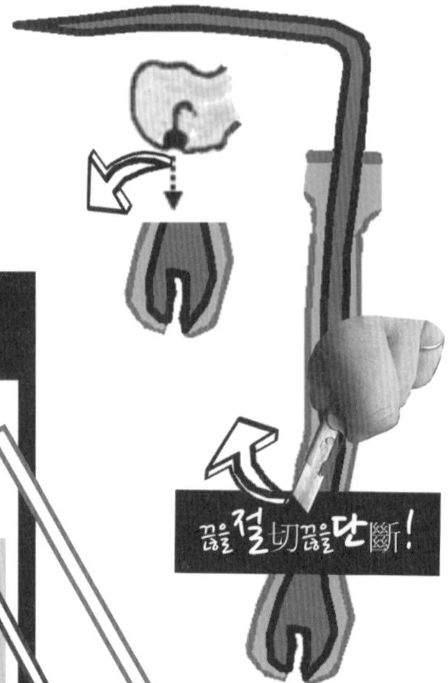

Hair follicle 털모毛 주머니낭囊

connective tissue root sheath
맺을결結 합할합合 짤조組 짤직織 뿌리근根 칼집초鞘

Glassy membrane
유리유琉 유리리璃 막막膜

Epithelial root sheath
위상上 가죽피皮 근根 초鞘
(= 외근초 + 내근초)

External root sheath
바깥외外 근根 초鞘

internal root sheath
안내內 근根 초鞘

Hair 털모毛

cuticle of hair 모毛 소小 피皮

cortex 모毛 피皮 질質

Medulla 모毛 수髓 질質

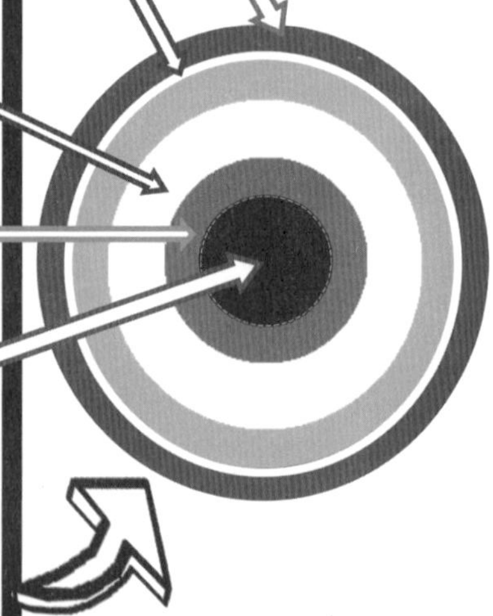

6-21

Epidermis 표피 - 유래부속구조물

Hair 털모毛

Hair growth cycle 털 성장 주기

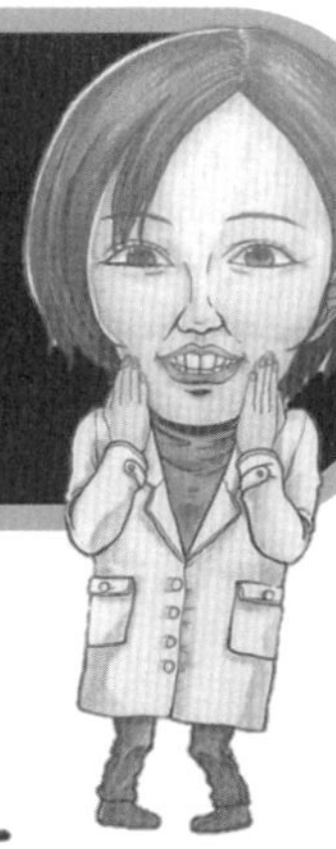

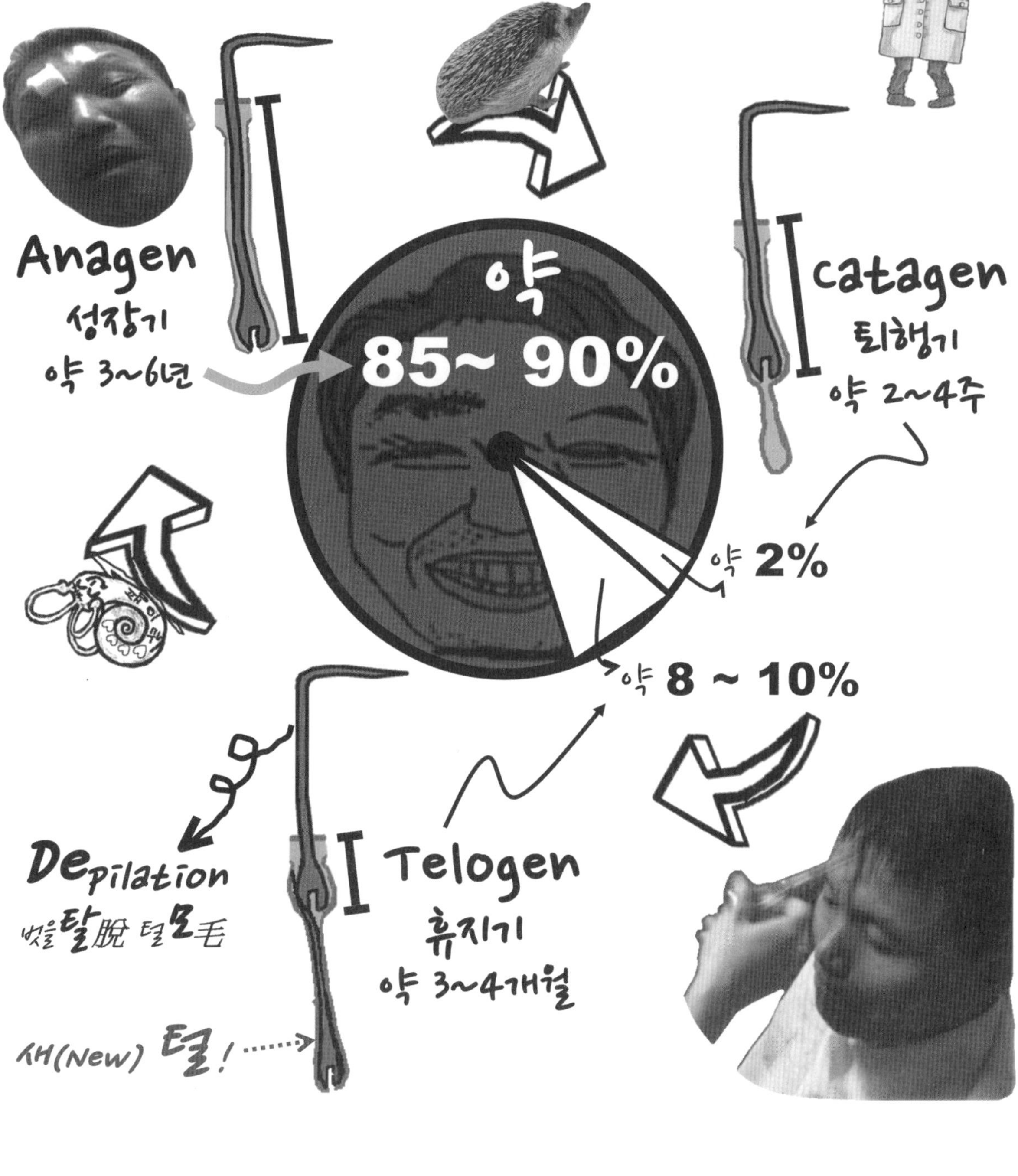

6-22 Nail 손톱 조爪

Epidermis 표피 - 유래부속구조물

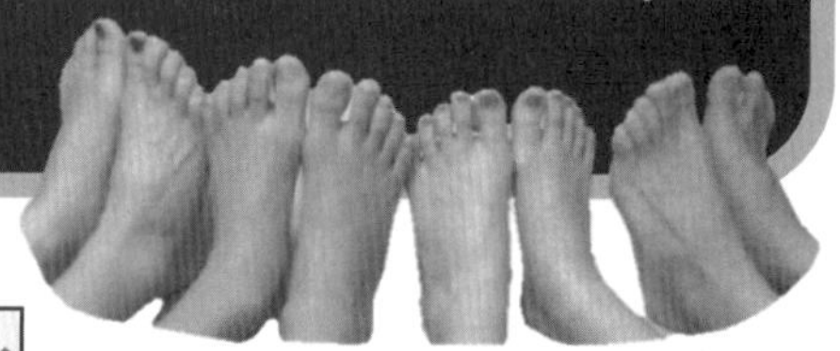

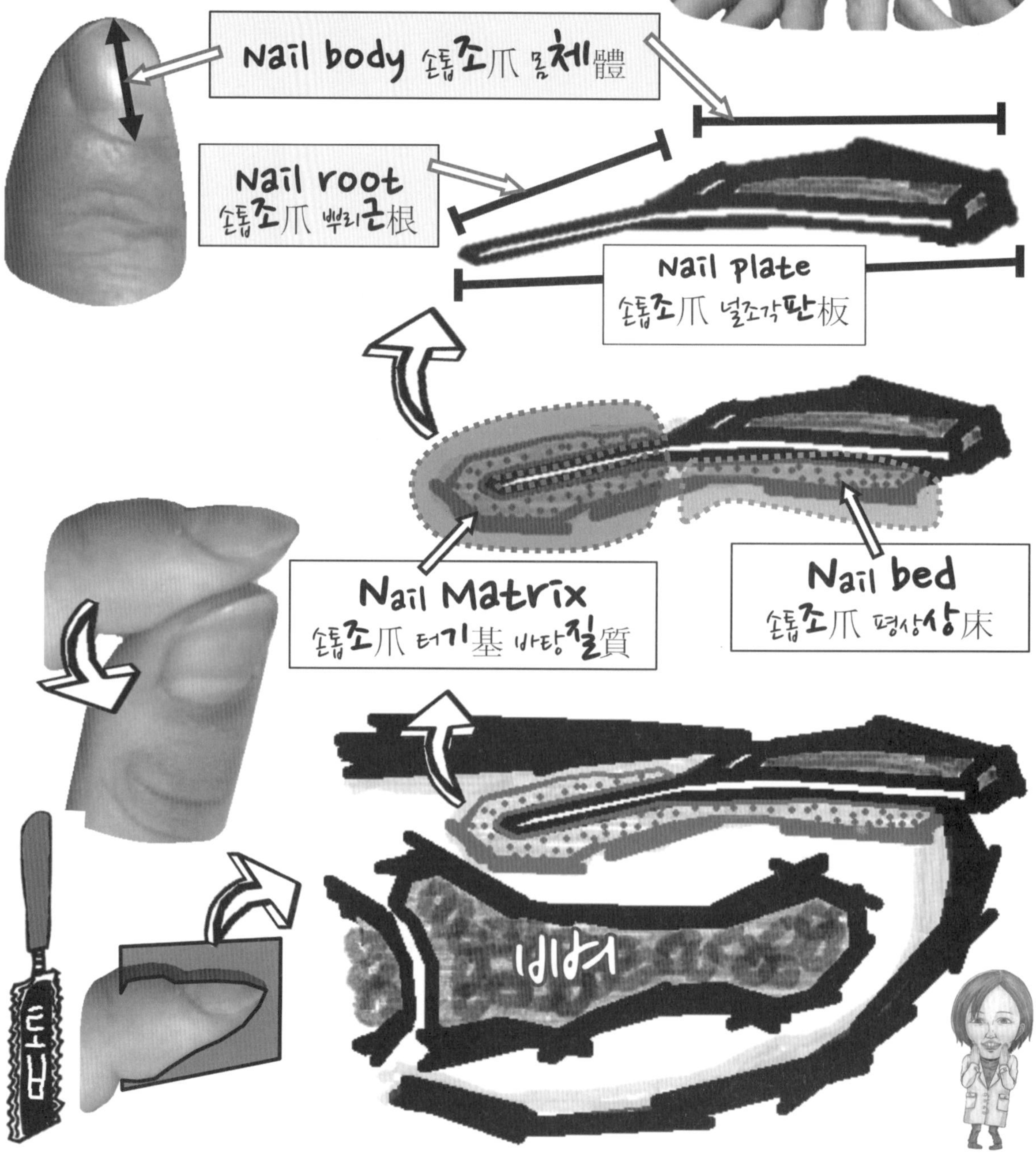

6-23

Nail 손톱조爪

Epidermis 표피 - 유래부속구조물

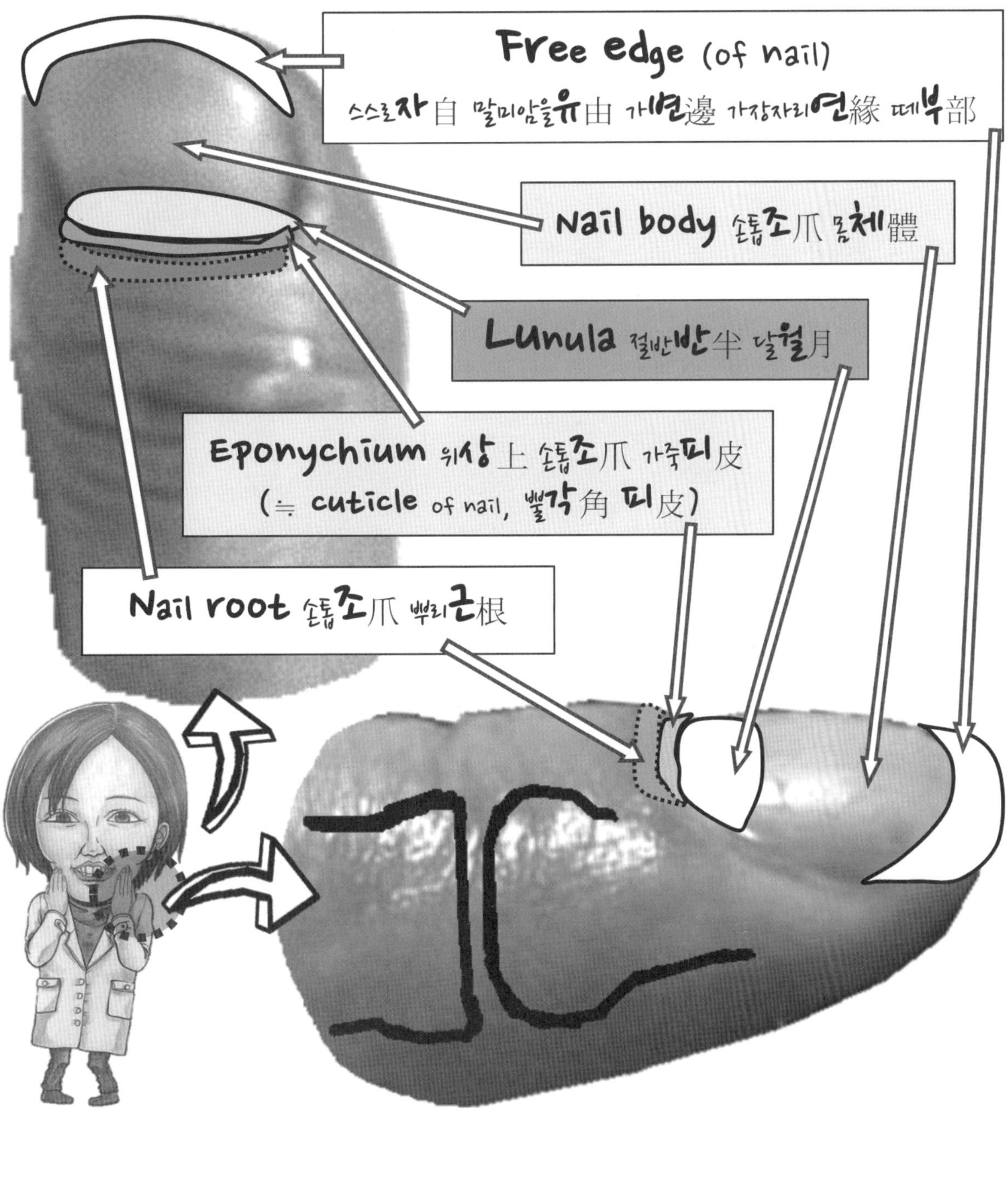

6-24

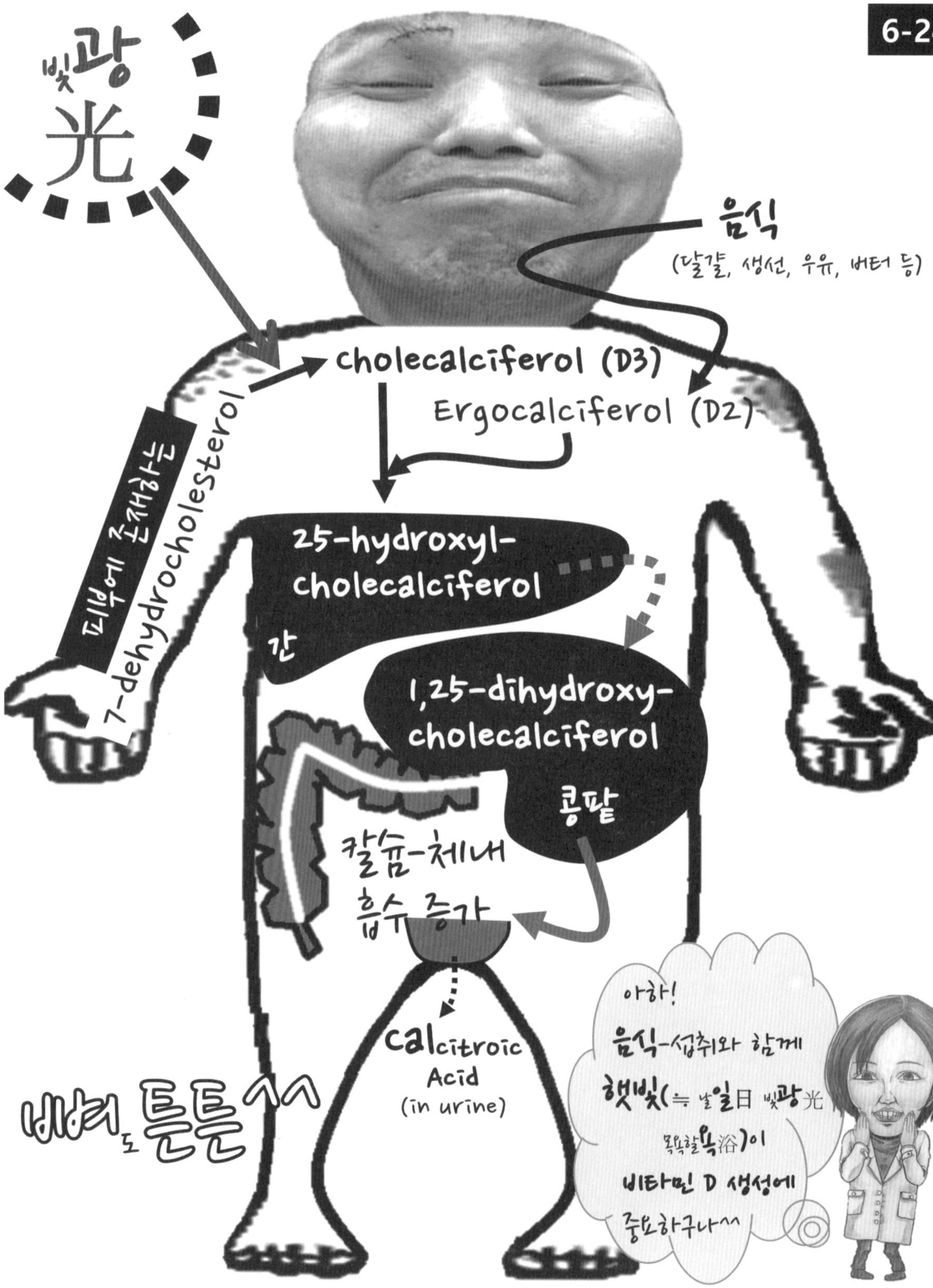

빛광
光
음식
(달걀, 생선, 우유, 버터 등)
cholecalciferol (D3)
Ergocalciferol (D2)
피부에 존재하는
7-dehydrocholesterol
25-hydroxyl-
cholecalciferol
간
1,25-dihydroxy-
cholecalciferol
콩팥
칼슘-체내
흡수 증가
calcitroic
Acid
(in urine)
뼈도 튼튼^^
아하!
음식-섭취와 함께
햇빛(≒ 날일日 빛광光
목욕할욕浴)이
비타민 D 생성에
중요하구나^^

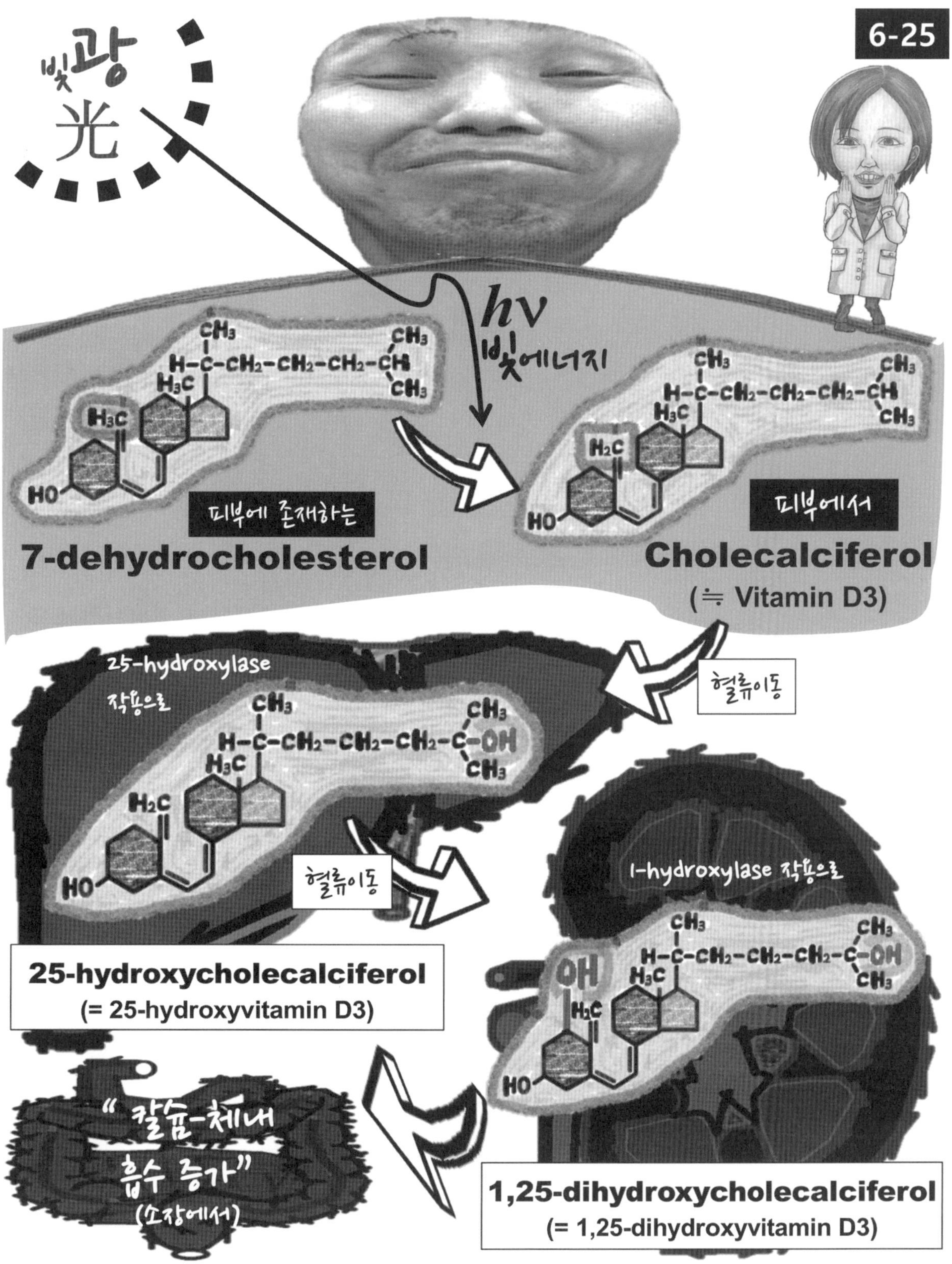
6-25
빛 광
光
hv
빛에너지
피부에 존재하는
7-dehydrocholesterol
피부에서
Cholecalciferol
(≒ Vitamin D3)
혈류이동
25-hydroxylase
작용으로
혈류이동
25-hydroxycholecalciferol
(= 25-hydroxyvitamin D3)
1-hydroxylase 작용으로
1,25-dihydroxycholecalciferol
(= 1,25-dihydroxyvitamin D3)
"칼슘-체내
흡수 증가"
(소장에서)

6-26

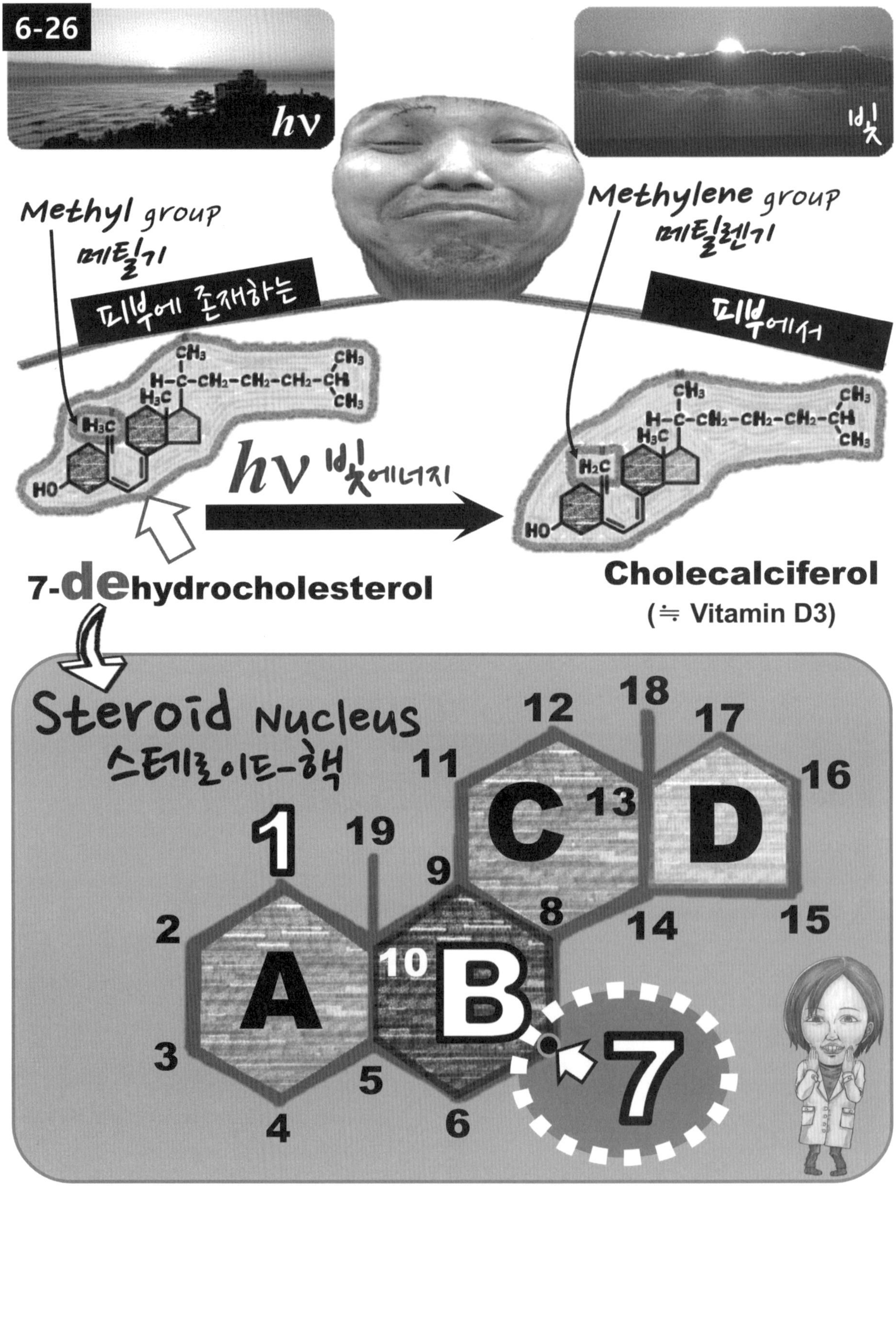
hν
빛
Methyl group
메틸기
피부에 존재하는
Methylene group
메틸렌기
피부에서
hν 빛에너지
7-dehydrocholesterol
Cholecalciferol
(≒ Vitamin D3)
Steroid Nucleus
스테로이드-핵
A
B
C
D
1
2
3
4
5
6
7
8
9
10
11
12
13
14
15
16
17
18
19

6-27

Skin color

가죽피皮 살갗부膚 빛색色

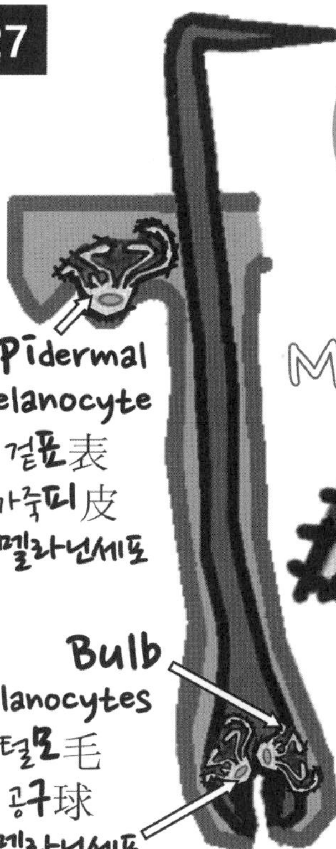

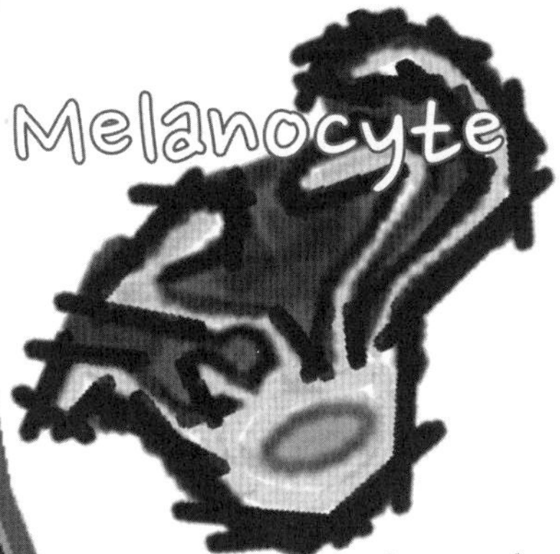

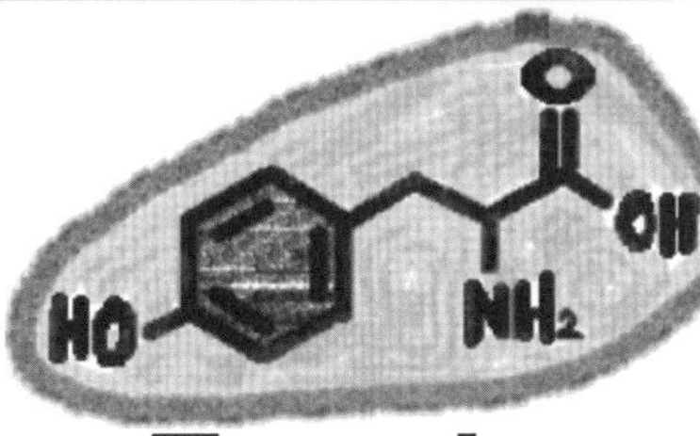

Tyrosine
↓
DOPA
(3,4-dihydroxyphenylalanine)
↓
DOPA quinone

- ↓ DOPA chrome
  - ↓ DHICA (5,6-dihydroxyindole-2-carboxylic acid) → **Eumelanin (Black)**
  - ↓ DHI (5,6-dihydroxyindole) → **Eumelanin (Brown)**
- ↓ cysteinyl DOPA → **Pheomelanin (Red ~ Orange)**

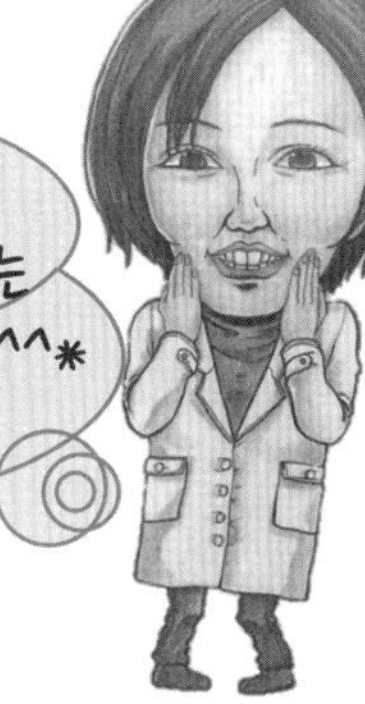

아하! 피부색은 멜라닌세포의 수와 상관없이 멜라닌 색소와 양에 좌우되네???? 그리고, 백인의 피부가 약간 분홍빛을 띄는 이유는 적혈구의 **혈색소**(= 헤모글로빈, Hemoglobin) 때문 이구나^^*

어머! 당근(carrot)을 많이 먹어도 얼굴 빛깔이 바뀔 수 있는 것? **"카로텐 carotene"** 성분 때문이었구나^^*

6-28 Nine Rules of Burn 화상 9의 법칙

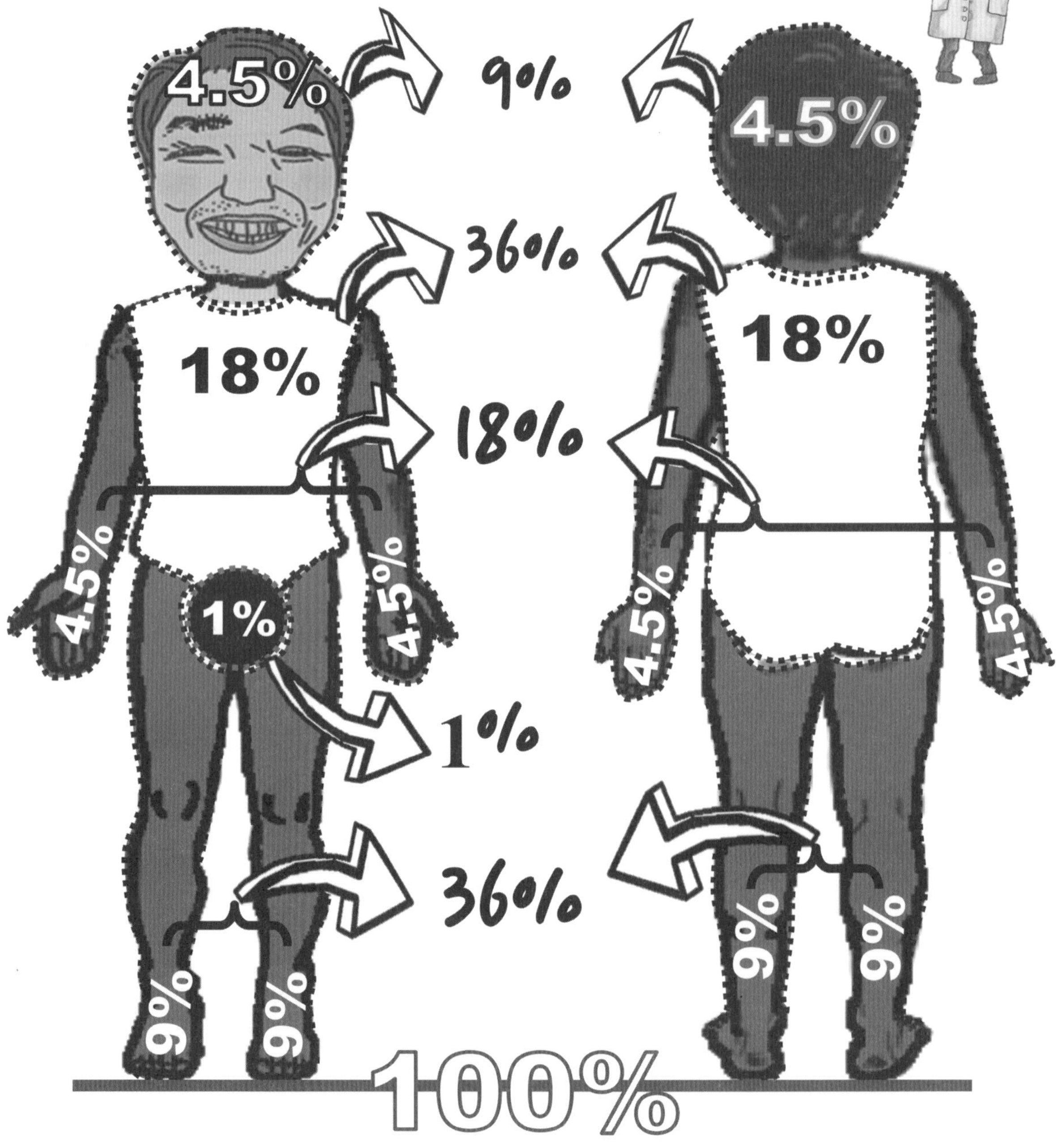

제 6장 인체 피부의 구조와 생리

" Bir dəri, bir sümük qalmışam, Ölüm kandarına çatmışam. Aman, ey dostlarım, aman, Allahın əli məni vurdu!. Niyə məni Allah kimi qovursunuz? Niyə mənim ətimdən doymursunuz? "

" 내 **피부**와 살이 뼈에 붙었고 남은 것은 겨우 잇몸 뿐이로구나. 나의 친구야 너희는 나를 불쌍히 여겨다오 나를 불쌍히 여겨다오 하나님의 손이 나를 치셨구나. 너희가 어찌하여 하나님처럼 나를 박해하느냐 내 살로도 부족하냐 "

(욥기 19장 20 ~ 22절)

피부계(가죽**피**皮 살갗**부**膚 이을**계**系, 혹은 바깥**외**外 가죽**피**皮 이을**계**系, 피부계통, Integumentary System)의 발생 및 구조, 그 특성의 이해

☞ **피부계**(Integumentary system)는 용어의 개념!, 즉 라틴어 integumentum "a covering, 덮개 등의 의미" 가 표현하듯, 인체의 가장 바깥 부분에서 **"죽은 세포**(← **핵이 없는 탈락형태의 세포로 덮는 개념!**)"의 형태를 형성하여 인체를 덮어주는 "시스템(← 기능 실현을 위해 관련 요소를 어떤 원리·법칙에 따라 모둠을 형성한 집합체!)"으로써, 외부환경으로부터 보호 등의 역할에 대한 '최전선-방어체계'라 할 수 있습니다(그림 6-1).

또한,

◆ 피부계는 다시

✔**표피**(겉**표**表 가죽**피**皮, **표피**, Epidermis)와

✔**진피**(참**진**眞 가죽**피**皮, **진피**, dermis) 및

✔**표피-유래 부속 구조물**(epidermis-induced products) 등으로 이루어지며,

엄마 뱃속에서 발생되는 시작점이 다른 내용을 확인·이해할 수 있습니다(그림 6-2).

▷ **외배엽**(바깥**외**外 아이밸**배**胚 잎**엽**葉, **외배엽**, Ectoderm) → **표피**형성!

▷ **중배엽**(가운데**중**中 아이밸**배**胚 잎**엽**葉, **중배엽**, Mesoderm) → **진피**형성!

여기서,

♨ "DERMIS"는 그리스어 δέρμα / dérma/ "skin 피부 등의 의미"에서 유래한 용어이며,

“Epi-” 역시 그리스어 ἐπί /epí/ “on top of ~의 위에 등의 의미” 에서 온 접두어를 적용하여 표피와 진피를 구분하여 그 명확성을 더해주는 것으로 확인·이해됩니다(그림 6-2).

물론(문헌 및 제시자료에 따라 약간의 차이점은 있지만요^^;),

◆ 피부는 인체에서 가장 큰 장기(오장장臟 그릇기器, Organ)로써, 눈꺼풀과 음낭 등과 같이 매우 얇은 부분을 비롯하여 늘 땅을 딛고 다니는 발바닥 등은 두꺼운 부위별 두께 등의 차이를 확인·이해할 수 있습니다(그림 6-3).

※ 피부(가죽피皮 살갗부膚)의 ✔기능(틀기機 능할능能)

❶ **✔보호(지킬보保 보호할호護, Protection) 기능**

하루에도 몇 번씩 손을 씻으면서도 자칫!, 그 중요성을 간과할 수 있는 피부의 기능! → 외부 3차원 공간에 어느 형태로든 접지하며(→ 서 있을 땐 발바닥, 앉아있을 땐 엉덩이 부분, 잠을 청할 땐 등-옆구리-복부 등....), **❝사람❞**이라는 형체를 띄는 이상!!!! 피부로부터 물리/화학적 자극 및 **‘미생물(작을미微 날생生 만물물物, microorganisms)’** 등의 침입으로부터 “보호”를 받는 것은 충분히 확인·이해됩니다(그림 6-4).

특히,

◆ 표피(겉표表 가죽피皮, Epidermis)에 존재하는 **“랑거한스 세포(랑거한스 가늘세細 태보포胞, Langerhans’ cell)”** 등은 (← 세균 포함) 항원(막을항抗 근원원原, antigen)에 대한 **“식균·면역작용”**을 담당함 역시 확인·이해됩니다(그림 6-4, 6-5).

❷ **✔체온조절(몸체體 따뜻할온溫 고를조調 마디절節, Thermoregulation) 기능**

생명체 중에서 특히, 우리 **❝사람❞**은 **✔항상(항상항恒 항상상常)** 체온이 일정한 동물로 분류해주는(← 생물학자분들 등에 의한) **‘항온동물, homeothermal animal’**이라는 단어는 매우 익숙해 있는 단어인 것 같습니다^^.

그럼에도불구하고, 조용히 음미해 볼 때,

→ 외부 기온이 올라가면 피부의 혈관은 늘어나고 기온이 내려가면 피부의 혈관은 수축하여 거울에 비추어 자신을 보거나 남이 볼 때(특히, 얼굴! 등....) 붉게 혹은 창백하게 보이는 피부색 변동이나 땀의 분비! 등으로 열의 이동(예: 전도 대류, 복사 등)이 일어나 생명 유지에 적절하도록 **“피부”**는 중요한 부분을 담당하는 것으로 확인·이해됩니다(그림 6-4).

❸ **✔감각(느낄감感 깨달을각覺, Sense) 기능**

우리 “사람”의 온몸을 감싸주는 피부는 몸의 부분부분마다 (경중의 차이가 있지만) **“일반감각(한일一 돌릴반般 느낄감感 깨달을각覺, general sense)”**을 전도해 주는 수용체(받을수受 담을용容 몸체體, receptor)가 존재함은 쉽게 인지·이해할 수 있습니다(그림 6-4).

특히,

◆ **표피**(겉**표**表 가죽**피**皮, Epidermis)에 존재하는 **“메르켈 세포(메르켈 가늘세細 태보포胞, Merkel cell** ← 매우 예민한 일반감각-촉각을 감지하여 진피-dermis-에 연결된 감각-전깃줄에서 심경임펄스-nerve impulse-의 형태로 바꾸어 중추로 전달해 주는 세포^^)”는 피부감각의 최전선에서 그 역할을 담당해 주는 것으로 확인·이해됩니다(그림 6-4, 6-5).

❹ ✔멜라닌 조성(멜라닌 만들조造 이룰성成, Melanin formation) 기능

(“여호와 하나님이 땅에 비를 내리지 아니하셨고 경작할 사람도 없었으므로 들에는 초목이 아직 없었고 밭에는 채소가 나지 아니하였으며 안개만 땅에서 올라와 온 지면을 적셨더라.... 노아 육백 세 되던 해 이월 곧 그 달 십칠일이라 그 날에 큰 깊음의 샘들이 터지며 하늘의 창들이 열려 사십 주야를 비가 땅에 쏟아졌더라. -창세기 2장 5~6절과 7장 11~12절-”) ☞ 현, 지구에 도달하는 태양광은 공해 등으로 인해 그나마 보호해주던 ‘오존층’ 등의 보호층이 상당수 파괴되어 인체에 유해를 끼치는 파장-광선이 강하게 도달함은 유·무선 등을 통해 잘 인지되어있다고 생각해 봅니다v_v. 그럼에도 불구하고,

◆ 피부는 표피의 가장 밑층인 **‘기저층(stratum basale)’**에 존재하면서 → 마치, 낙지(동물계·Animalia > 연체동물문·Mollusca > 두족강·Cephalopoda > 문어목·Octopoda > 문어과Octopodidae)처럼 생긴 **“멜라닌 세포(melnocyte)”**에 의해서 **“멜라닌(melanin)”**이라는 색소가 조성! → 표피층에 산재하여 유해 광선-자극으로부터 피부를 보호해주려는 노력이 확인·이해됩니다(그림 6-4, 6-5).

♨ 이처럼 멜라닌-세포의 색소합성과 침착의 여정에는 시간이 걸리는 것을 광선-노출 후 시간 경과가 어느 정도 지난 후 까맣게 되는 피부색의 변동과 반복 노출로 농도가 짙어지며, 실내생활 등의 햇빛 차단 후 서서히 나타나는 색소감소는 멜라닌 세포의 작용과 표피층 색소침착에 시간적 차이 등이 존재함을 (근 50년간) 꾸준히 살아오면서 (-봄-여름-가을-겨울-사계절의 우리나라 대한민국에서) 인지 및 새삼 깨닫게 됩니다(그림 6-4).

❺ ✔항산화(막을항抗 초산酸 될화化 본받을효效 실과과果, Antioxidant effect) 기능

피지선(가죽**피**皮 기름**지**脂 샘**선**腺, **피부기름샘**, Sebaceous gland)에서 분비되는 **“피지**(가죽**피**皮 기름**지**脂, **피부기름**, sebum)”의 구성성분 중 포함되어있는

▷ **“스쿠알렌(squalene)”** 및 (표피를 비롯한 거의 모든 세포의) 세포막 등에 존재하는

▷ **“불포화지방산**(아니**불**不 배부를**포**飽 화할**화**和 기름**지**脂 기름**방**肪 초**산**酸, unsaturated fatty acid)” 등이 ‘활성산소(ACTIVE oxygen)’를 비롯한 자유라디칼(FREE RADICAL)과 (상황에 따

라) 결합할 수 있는 성질(≒능력?)을 (긍정적 측면에서 제시 및) 논한 것이라 확인·이해됩니다(그림 6-4, 6-5).

❻ ✔**분비**(나눌**분**分 샘물흐르는모양**비**泌, Secretion) 기능

(피부의 선-Gland-에 따라 차이가 있을 수 있음에도 불구하고) 크게 ✔피지선(sebaceous gland)과 ✔한선(sweat gland) 에서 분비되는 물질들, 즉 Na^+, K^+을 비롯한 여러 이온 등과 같은 ▷ "**무기화합물**(없을**무**無 틀**기**機 될**화**化 합할**합**合 만물**물**物, INORGANIC compounds)"과 혈액 속 유산(젖**유**乳 초**산**酸, 젖산, lactic acid) 및 요소(오줌**뇨**尿 흴**소**素, 요소, urea) 등과 같은 ▷ "**유기화합물**(있을**유**有 틀**기**機 될**화**化 합할**합**合 만물**물**物, ORGANIC compounds)"이 분비선을 통해 체외로 배설되어 대사 및 체내 상태를 조절해 주는 것으로 확인·이해됩니다(그림 6-4, 6-5).

❼ ✔**흡수와 호흡**(숨들이쉴**흡**吸 받을**수**收 와 숨내쉴**호**呼 숨들이쉴**흡**吸,
Absorption & Respiration) 기능

♨ 살아있는 생체 특히, 우리 ❝사람❞의 모든 (피부를 포함한) 세포!, → 세포막이라는 지방-두 겹의 복층으로 구성된 튼튼한 방어벽! 하지만, 지방이라는 지방층이 두 겹이기에 그만큼, 지방에 녹을 수 있는 물질, 즉 ≒ 지방과 친한 물질은 쉽게 지방층-통과 및 "**흡수**"될 수 있는 특징을 지님은 충분히 납득·이해됩니다(그림 6-4, 6-5).

한편,

♨ 손톱을 꼬~옥! 눌렀다 떼면 하얗게 되었다가 바로 붉은색으로 회복됨을 보면서 '**혈액순환**'의 실제를 눈으로 파악할 수 있는 우리 몸의 구조! → 이를 통한 (← 혈액순환을 통한) '**산소공급**(← 자연스런 이산화탄소와의 교환이 이루어지는....)', 즉 → ❝**호흡**, 숨내쉴**호**呼 숨들이마실**흡**吸, RESPIRATION❞이 (우리가 느끼지 못하는 사이에도) 원활히 이루어지고 있음을 인지·확인·이해할 수 있습니다. ▷ 실례로 물속에 들어가 잠수를 할라치면 숨이 가쁘거나(물이 지닌 특징을 고려해야 함에도 불구하고), ▷ 반대로 화상 환자의 조직재생 등을 위해 2기압 이상의 고압산소탱크에 환자의 전신을 노출-적용하는 등의 임상 실례 등등은 피부호흡 역시 고려해야 하는 중요한 부분임을 (확인·이해와 함께) 실감하게 해주는 듯합니다(그림 6-4).

❽ ✔**비타민D 합성**(비타민D 합할**합**合 이룰**성**成, Vitamin D synthesis)과
✔**영양소 저장**(경영할**영**營 기를**양**養 흴**소**素 쌓을**저**貯 감출**장**藏, Storage of nutrient) 및
✔**재생**(거듭**재**再 날**생**生, Regeneration) 기능

✔ '움마~! 중아나! 까무잡짭한게 근강하고 모메도 조탕께!, 흘그므리하면 모써야!....'라시던 우리-할머니의 어록이 떠오르는 듯 합니다^^. 이러한 내용은 **피부**의 기능 중 칼슘흡수와 밀

접한 상관성 있는 → **"비타민 D의 생산 활동"**을 지지해주는 내용임이 확인·이해됩니다(그림 6-4, 6-5).

또한,

✔ 피하지방(Subcutaneous fat 혹은 hypodermis ← 엄밀히 보자면 진피 밑에 존재하는 지방층은 피부에 속하지 않지만요. 진피-밑에 바짝 붙어 있기에, 동시에 영향을 주는 등의 이유로)에 의한 **"영양소 저장(storage of nutrient)"** 측면의 피부-기능으로 제시·얘기가 가능할 것으로 이해됩니다(그림 6-4, 6-5).

동시에,

✔ 표피층(Epidermal layer)의 기저부(basal part)에 존재하는 세포들은 외적/내적 환경 자극에 대한 "세포분열(가늘세細 태보포胞 나눌분分 찢을열裂, cell division)" → 그로 인한 표피의 "각질층(뿔각角 바탕질質 층층層, stratum corneum)"에서의 탈락으로 이어지는, 즉 수명-역할을 다한 세포를 쉬게 하듯 새로운 세포가 그 자리를 메워주어 역할-생을 이어주는 피부의 **재생기능**! 등을 확인·이해할 수 있다고 생각됩니다(그림 6-4, 6-5).

※ 피부(가죽피皮 살갗부膚)의 ✔구조(얽을구構 만들조造) 및 그 ✔특성(수컷특特 성품성性)

☞ **피부(가죽피皮 살갗부膚, 피부, SKIN)는 라틴어 scindere** "to split ~을 나누다 등의 의미"에서 유래한 용어로 표피와 진피로 구분됨을 이미 앞서 이해한 고대 사람들의 통찰력을 엿보는 듯합니다^^(그림 6-6).

◆ 실제(← 현재까지는), 피부는 ✔표피와 ✔진피로 구분!

즉,

▶ **"표피(겉표表 가죽피皮, 표피, epiDERMIS)"**는 상피조직(epithelial tissue)의 분류에서

→ **"중층편평상피(무거울중重 층층層 넓적할편扁 평평할평平 위상上 가죽피皮, stratified squamous epithelium)"**에 해당하는 대표적 조직으로써,

♨ **'혈관(blood vessels) 및 림프관(lymph vessels)이 없는'** 특징을 보이는 것으로 확인·이해됩니다(그림 6-6~ 6-9).

이러한 표피는

⤹ 가장 아래쪽(≒ 진피와 경계를 이루는 쪽)에 존재하는

➤ **기저층**(터**기**基 밑**저**底 층**층**層, **바닥층**, Stratum basale 혹은
아이밸**배**胚 싹**아**芽 층**층**層 및 씨**종**種 자녀**자**子 층**층**層, stratum germinativum)
으로 불리우는 표피-세포층으로(그림 6-8),

→ '**세포분열**'이 지속적으로 일어나 생성된 세포를 위로-위로 밀어 올려 주는 결과를 가져오는 것으로 이해되며(그림 6-9),

특히,

→ 이러한 이유 등으로 기저층에서부터 ~ 각질층까지 형태 및 성분의 차이가 있지만, 그 근원은 기저층의 세포로부터 시작되어 모두 동일 세포이기에 이를 대표하는 명칭으로 **❝**뿔**각**角 바탕**질**質 형상**형**形 이룰**성**成 가늘**세**細 태보**포**胞, **각질형성세포, keratinocyte❞**로 약속하여 이해에 도움을 주는 것으로 확인·납득됩니다^^(그림 6-7, 6-8). 또한,

→ **메르켈 세포(Merkel cell)**가 존재하여 촉각(닿을**촉**觸 깨달을**각**覺, tactile sense)을 감지하는 역할을 담당(그림 6-7) (이와 함께)

→ **멜라닌 세포(Melanocyte)** 역시 이 층에 존재하면서 (☞ 인종에 따른 세포 수의 차이는 보이지 않으나, 인종 간 생성하는 멜라닌 색소의 양이 차이가 남) 빛에너지-자극에 대한 반응으로 멜라닌 색소의 생합성을 증가시켜 환경변동에 적응하는데 도움을 주는 것으로 확인·이해됩니다(그림 6-7).

⤹이 기저층 위에 있는

➤ **유극층**(있을**유**有 가시**극**棘 층**층**層, **가시층**, Stratum spinosum)은 라틴어 spīnōsum "prickly 가시로 뒤덮힌 등의 의미"를 표현해주는 용어답게, 유극층을 이루는 세포와 세포 사이의 부착부에 존재하는 **"데쓰모좀, desmosome"**과 연결된 **'미세섬유(**← 가운데**중**中 사이**간**間 가늘**세**細 실**사**絲, **intermediate filament)'**에 의해 **가시(**가시**극**棘, **prickle)**의 형태가 관찰되기에 명명된 이름으로 확인·이해됩니다(그림 6-8, 6-9).

♨ 동시에, 이 층에 존재하는 세포들은 다각-다면체(많을**다**多 뿔**각**角-많을**다**多 낯**면**面 몸**체**體, polyhedral)를 띄는 독특한 형태를 취하며,

♨ **"랑거한스 세포(Langerhans' cell** ← **백혈구 중 단핵구-monocyte-로부터 유래된 세포!)"**가 관찰됨을 확인·이해할 수 있습니다(그림 6-7, 6-8).

⤹다시 그 위의

➤ **과립층**(낟알**과**顆 알**립**粒 층**층**層, **과립층**, Stratum granulosum)!, 용어 그대로 '알갱이층????" 즉, → **"케라토하이라인-그래뉼, keratohyaline granule"**의

관찰됨으로 붙여진 이름^^?. 이 층을 좀 더 살펴보면, 과립층-위에 존재하는 "각질층"(→ 혹은 손바닥-발바닥에서는 투명층!)과 대면해 있는 층으로 "각질(형성)세포"의 **"핵(씨핵核, NUCLEUS)"**이 마지막으로 보이는 층? 왜냐하면 각질층(혹은 투명층)에서는 핵이 보이지 않으면서, → **"표피탈락(**겉**표**表 가죽**피**皮 벗을**탈**脫 떨어질**락**落**, DEsquamation)"**이 확인·이해되기 때문입니다 (그림 6-8, 6-10).

⤹ 그 위에는 **"수장(**손**수**手 손바닥**장**掌**, 손바닥, palm)"**과

"족저(발**족**足 밑**저**底 혹은 발**족**足 밟을**척**蹠**, 발바닥, sole)"**에만 존재하는 (그림 6-8, 6-10),

➤ **투명층(**통할**투**透 밝을**명**明 층**층**層**, 투명층, Stratum lucidum)!**

→ 라틴어 **lūcidus** "clear, 맑은 등의 의미"를 지닌 용어로부터 이 층의 특성을 유추할 수 있는 듯합니다. 더욱이 **"엘레이딘, Eleidin"**이라는 이 층에서만 관찰되는 **'단백질(**새알**단**蛋 흰**백**白 바탕**질**質**, PROTEIN ← 그리스어 πρωτειος** /prōteîos/ "primary, 주된 등의 의미"에 어원을 둔 용어!)'을 확인하면서 이해의 도움을 얻는 듯합니다^^(그림 6-8).

(내용-흐름의 원점으로 돌아와) 이 투명층을 지나,

⤹ 그 위에 존재하는-피부의 가장 바깥쪽에 위치하는-,

속칭 "**때** ♨피부의 분비물과 먼지 등이 함께 섞여 생긴 것"라고도 하는,...)

➤ **각질층(**뿔**각**角 바탕**질**質 층**층**層**, 각질층, Stratum corneum)!!!!** 라틴어 **corneus** 혹은 **cornū** "horny 혹은 horn 뿔 등의 의미"로부터 유래한 용어!

좀 더 살펴보면, 그리스어 **κέρας** /kéras/ "horn 등" 과도 상관성 있는 표피층임을 확인·이해할 수 있습니다(그림 6-8, 6-10).

◆ 특히, 이 층의 세포를 **"죽은 세포(→** dead keratin-filled squamous cell 로 사전적으로 명명하기도하는**)"**,

즉 **"각질세포(**뿔**각**角 바탕**질**質 가늘**세**細 태보**포**胞**, Corneocyte)"**라는 용어의 사용으로 **'분화(differentiation)가 종말적으로 마무리된 핵이 존재하지 않는 각질형성세포'**를 대변하는 것으로 확인·이해됩니다(그림 6-8, 6-10).

☞ 이러한 **기저층 → 유극층 → 과립층 → (투명층) 각질층**의 방향으로 세포생성과 변동-변화를 동반한 **세포의 이동(MIGRATION)**을

"구를전轉 옮길이移 기약할기期 사이간間, transit time"이라는 개념으로 약속하며, 정상적 상태에서의 인간-표피는 약 26일~ 약 41일이 소요되는 것을 확인·이해할 수 있습니다(그림 6-10).

한편,

⇩ (표피 아래에 있는 → 眞짜?피부?ㅋ^^),

▶ "진피(참진眞 가죽피皮, 진피, DERMIS)"는 ✔감각신경(sensory nerve)과 ✔감각세포(sensory cell)를 비롯한 ✔피부혈관층(가죽피皮 살갗부膚 피혈血 대롱관管 거느릴총總, cutaneous vascular plexus ♨ 피부가 쓸렸을 때 피가 났다? → 진피 손상v_v), ✔림프관(lymph vessels), ✔기모근(일어날기起 털모毛 힘줄근筋, 털세움근, arrector pili muscle), ✔한선(땀한汗 샘선腺, 땀샘, sweat gland) 및 ✔피지선(가죽피皮 기름지脂 샘선腺, 기름샘, sebaceous gland) 등의 구조물을 포함하며(그림 6-11),

⤹ 진피에는 표피의 기저층과 연접해 있으면서 표피를 벗겨내면, → 드러나는 층의 형태가 돌기-모양을 띠는

➤ 유두층(젖유乳 머리두頭 층층層, 유두층, Papillary layer)이 눈에 들어옵니다(그림 6-12).

이 층은 "소성결합조직(트일소疏 성품성性 맺을결結 합할합合 짤조組 짤직織, loose connective tissue)"의 특성을 띠기에 (망상층에 비해) 상대적으로 느슨한 (≒ 상대적으로 잘 움직이는) 층에 속하며,

◆ 특히, 손바닥과 발바닥에서 돌기-모양조직이 흡사 끈처럼 늘어서 언덕과 골짜기가 반복하는 들쑥날쑥 형태인 "지문(손가락지指 무늬문紋, fingerprint)"과 손바닥의 "장문(손바닥장掌 무늬문紋, 손금 혹은 손바닥문, palm 혹은 palmar print)", 발바닥의 "족문(발족足 무늬문紋, 발바닥무늬, foot print)"을 확인·이해할 수 있습니다(그림 6-12).

⤹ 그 아래로 이어지는

➤ 망상층(그물망網 형상상狀 층층層, 그물층, Reticular layer)!, 즉, 라틴어 rēticulum "little net, 작은 그물 등의 의미" 로부터 유래한 용어가 표현하듯 "치밀결합조직(촘촘할치緻 빽빽할밀密 맺을결結 합할합合 짤조組 짤직織, dense connective tissue)"으로 구성된 조직학 규명이 이를 뒷받침해 주는 것으로 확인·이해됩니다(그림 6-12).

◆ 실제, 이 층에서는 '아교섬유(언덕아阿 아교교膠 가늘섬纖 밧줄유維, Collagen fiber)'가 제법 굵직한 모둠(≒ 다발, fascicle)을 이루어 마치 (현악기의 하

나인) 기타-줄과 같은 형태를 이루고 (이러한 기타-줄) 여러 가닥이 서로 (일정하면서도) 평행하게 내달리는 끈이 인체 표면에서 주름을 만들어 전체적으로 '인체-지도' 혹은 '등고선(가지런할등等 높을고高 줄선線, contour line)'처럼 보이는 구조를 (이를 발견한 학자의 이름을 기억하여) **"랑(거)선(Langer's line)"** 혹은 인체를 칼로 도려낸 듯 매끈-선 형태로 보이기에 **"할선(벨할割 줄선線, cleavage line)"**이라는 독특한 구조를 확인·이해할 수 있습니다(그림 6-13).

물론,
⤹ 진피의 망상층 아래에 지방조직이 모여 한 구성을 이룬 층!.
즉

■ **피하지방**(가죽**피**皮 아래**하**下 기름**지**脂 기름**방**肪, HYPODERMIS 혹은 **피하조직**, 가죽**피**皮 아래**하**下 짤**조**組 짤**직**織, **피부밑조직**, subcutaneous tissue, ♨ 경우에 따라서는 subcutis로 통용·사용되는)은 **피부에는 속하지 않지만** (← 단어가 hypodermis의 표현으로 자칫! 혼동이 있을 수 있지만요^^, HOWEVER, 향후 구분의 재정립 및 이론의 정립으로 얼마든 피부로 편승 될 경우, 바로! 수정하여 다시-올려드리겠습니다^^;),

✔ "SUPERFICIAL FASCIA!",
즉, "**천근막**(얕을**천**淺 힘줄**근**筋 막**막**膜, ← 구용어), 혹은 **얕은근막**(← 신용어)"에 속하여 다른 장기(예: 골격근 등)들과 직/간접적 연결을 이루는 내용을 확인·이해할 수 있기에 **"피부에는 표피와 진피만이 해당함"**을 (조심스레) 올려드릴 수 있음에 감사드립니다^^(그림 6-6).

※ 표피(Epidermis)-유래 부속 구조물 ☞ ✔ GLANDS ✔ HAIR ✔ NAILS

☞ **외배엽**(바깥**외**外 아이밸**배**胚 잎**엽**葉, Ectoderm)으로부터 (엄마 뱃속에서) 발생된 **표피**(겉**표**表 가죽**피**皮, ECTODERM)!
→ 그 '**표피로부터 유래된 피부-부속물**'의 개념에 해당하는 구조!,
즉

❶ 선(샘**선**腺, **샘**, Glands)
❷ 모(털**모**毛, **털**, Hair)
❸ 조(손톱**조**爪, **손/발톱**, Nails)가 이에 해당하는 것으로 확인·이해됩니다(그림 6-14).

여기서,

좀 더 살펴보면요,

❶ **“분비선**(나눌**분**分 샘물흐르는모양**비**泌 샘**선**腺, **분비샘**, Secretory glands)**”** 에는

‘기름’을 분비하는

➤ **피지선**(가죽**피**皮 기름**지**脂 샘**선**腺, **기름샘**, Sebaceous glands)은 **라틴어** sēvum “waxy, 왁스 같은 등의 의미”로부터 유래된 용어로 **‘피지**(가죽**피**皮 기름**지**脂, **피부기름**, sebum)’를 생산하는 ‘기름선’으로 필요·위치 등에 따라 많은 부분 털주머니에 연결된 것 혹은 털이 없는 부위에 존재하지만요, (감사하게도요^^)

♨ **✔수장(손바닥, palm)**과 **✔족저(발바닥, sole)에는 관찰되지 않는 것**과

♨ **✔안면**(얼굴**안**顔 낯**면**面, **얼굴**, face)과 **✔두피**(머리**두**頭 가죽**피**皮, **머리덮개**, scalp) 등에는 집중-배치되는 감사·배려를 확인·이해할 수 있습니다 (그림 6-14, 6-15). 특히,

♨ 피지선을 **외분비선**(exocrine glands) 분비-특성의 견지에서 보면, 왕성한 세포분열과 함께 새롭게 만들어진 세포와 기름-성분 등이 함께 떨어져 나와 분비되는 **✔“전분비**(온전할**전**全 나눌**분**分 샘물흐르는모양**비**泌, **완전분비**, holocrine secretion**”**의 특징은 경외함으로 다가옵니다(그림 6-16).

† “**검판선**(눈꺼풀**검**瞼 널조각**판**板 샘**선**腺, **눈꺼풀판샘**, Tarsal gland **혹은 메이보미안 선**, Meibomian gland)”이 대표적 예라 확인·이해할 수 있습니다(그림 6-16).

잠깐! 용어를 살펴보면요,

⇒ **‘훌로크라인**, Holocrine’의 **✔“홀로-**, Holo-”는 **그리스어** ὅλος /hólos/ “whole, 전체 등의 의미”에서 유래!, 그리고,

✔ “**-크라인**, -crine”은 **그리스어** κρῖνω /krĩnō/ “separate, 분리된 등의 의미” 로부터 유래된 용어를 음미해봄으로써 내용-이해에 도움을 받는 듯 합니다(그림 6-16).

이에 반하여,

‘땀’을 분비하는

➤ “**한선**(땀**한**汗 샘**선**腺, **땀샘**, Sweat glands)”에는 분비형태 및 존재-위치 등,,,에 따라 (그림 6-14, 6-15),

▷ Eccrine sweat glands, 에크린 (한) 선

☞ 용어! “Eccrine”에서 ‘Ec-’는 접두어 ‘Ex-’의 또 다른 형태로서,

●라틴어 efferō 에서 유래된 용어! → 좀 더 살펴보면,

●그리스어 ἐκ- /ek- / “out, 밖 등” + φέρω /phérō / “carry, 이동 등”

∴ “carry out, 밖으로 이동 등의 의미”를 지닌 용어!!!!

혹은

● “ECCRINE” → 그리스어 ἐκ- /ek- / “out, 밖 등의 의미”

+ κρῖνω /krīnō/ “separate, 분리된 등의 의미” 로부터

→ (건더기가 거의 없는 국물^^의 개념이????ㅋ) 안에서 밖으로 이동한다는 의미를 음미해보면 내용이해에 도움을 받을 수 있습니다^^.

≒ 샐누漏 나갈출出 나눌분分 샘물흐르는모양비泌 샘선腺,

☞ ‘샐누漏’라는 음과 뜻을 모두 지닌 한자어에서 한자의 좌변에 있는 부수氵(= 물수水)는 “물”을 의미하는 내용으로 역시 이해의 도움을 받을 수 있습니다^^.

≒ 샘선腺 나눌분分 샘물흐르는모양비泌 샘선腺,

신용어: ‘샘분비땀샘’으로 표현되는 개념의 ‘땀’ 선은 모든 인체 부위-피부에 존재하지만,

특히!, ✔손바닥(palm)과 ✔발바닥(sole) 및 ✔이마(forehead) 등에 집중-분포됨을 확인·이해할 수 있습니다(그림 6-14, 6-15).

♨ 에크린(한)선을 외분비선(exocrine glands) 분비-특성의 견지에서 보면, 세포-구조 일부분의 떨어짐 없이 ‘액상 성분(liquid component)’만 분비되는 ✔“선분비(샘선全 나눌분分 샘물흐르는모양비泌, merocrine secretion”의 특징은 감사함으로 다가옵니다(그림 6-16).

그리고,

▶ Apocrine sweat glands, 아포크린 (한) 선

☞ 용어! “Apocrine”에서 접두어 ‘Apo-’는 그리스어 ἀπό- /apó- / “seperate, ~에서 분리된 등의 의미” + κρῖνω /krīnō/ “separate, 분리된 등의 의미” 의 합성어로부터 → (‘세포-일부’ 혹은 약간의 ‘건더기’가 섞여 분비되는 옹심이-팥죽?^^의 개념이????ㅋ) 안에서 밖으로 이동한다는 의미를 머리에 그려보면요, 내용이해에 도움을 받을 수 있습니다^^.

≒ 옮길이移 나갈출出 나눌분分 샘물흐르는모양비泌 샘선腺,

☞ '옮길이移'라는 음과 뜻을 모두 지닌 한자어에서 한자의 좌변에 있는 부수 禾(= 벼화禾)와 우변에 있는 글자 "많을다多"를 음미해보면요,

→ 쌀이 많다 → 쌀이 많기에 옮겨서 배고픈 백성을 돕는다?!ㅋ 는 장면이 머리에 그려져? 역시 이해의 도움을 받을 수 있습니다^^.

≒ 떼부部 나눌분分-나눌분分 샘물흐르는모양비泌 샘선腺,

☞ '떼부部 나눌분分'라는 음과 뜻을 모두 지닌 한자어를 차근히 음미해보면요,

→ 덩어리-덩어리 모둠을 나누어? 샘물 흐르듯 흘려 보낸다 ?!ㅋ

흐르는 냇물에 종이배 하나 둥둥 흘러가는 장면이 머리에 그려져? 역시 이해의 도움을 받을 수 있습니다^^.

신용어: **'부분분비땀샘'**으로 표현되는 개념의 **'땀'**선 ! ! ! !,

인간에는,

오직(= ONLY?!)!?,

✔**액와**(겨드랑이**액**腋 움집**와**窩, **겨드랑이**, Axilla)과

✔**유륜**(젖**유**乳 바퀴**륜**輪, **젖꽃판**, Areola) 및

✔**유두**(젖**유**乳 머리**두**頭, **젖꼭지**, Papilla, **혹은** nipple),

✔**안검**(눈**안**眼 눈꺼풀**검**瞼, **눈꺼풀**, Palpebra, **혹은** eyelid),

✔**비익**(코**비**鼻 날개**익**翼, **콧방울**, Ala nasi **혹은** wing of nose),

✔**항문**(변구멍**항**肛 문**문**門, **변구멍**, Anus)-**주위-피부**(SKIN),

✔**생식기**(날**생**生 번성할**식**殖 그릇**기**器, **생식기**, Genitalia)-**주위-피부**(SKIN) 등에 집중-분포됨을 확인·이해할 수 있습니다(그림 6-14, 6-15).

◆ 특히,

♨**이도선**(귀**이**耳 길**도**道 샘**선**腺, **귀지샘**, Ceruminous glands),

♨**첩모선**(속눈썹**첩**睫 털**모**毛 샘**선**腺, **속눈썹샘**, Ciliary glands, **혹은 몰선**, Moll's gland),

♨**유선**(젖**유**乳 샘**선**腺, **젖샘**, Mammary glands) 등은 대표되는 특수화된 '땀'선으로 여겨지는 것이 확인·이해됩니다(그림 6-15).

♨ 아포린(한)선을 **외분비선**(exocrine glands) 분비-특성의 견지에서 보면, 세포-구조 일부 조작이 떨어져 분비되는

✔ **"부분-분비**(떼**부**部 나눌**분**分 - 나눌**분**分 샘물흐르는모양**비**泌, Apocrine secretion)**"**의 특징은 감사함으로 확인·이해됩니다(그림 6-16).

❷ " 모(털모毛, 털, Hair) " 에는

☞㉮ **"태모(아이밸태胎 어미모母, 배냇솜털, Lanugo)"!**,
즉 엄마 뱃속 "**태아(아이밸태胎 아이아兒, 태아, Fetus)**" 시기에 형성되어 출생 후, 대체되는 털과(그림 6-17)

☞㉯ **"연모(연할연軟 털모毛, 솜털, Vellus)"!**,
즉 사춘기(생각할사思 봄춘春 기약할기期, puberty) 전까지 자라나는 '어린이' 시기에 존재하는 (색소가 매우 희박한) 털로써 여자-아이의 약 3분의 2 (≒ 약 67%), 남자-아이 체표의 약 10분의 1(≒ 10%)이 이 털로 덮여있음을 확인·이해할 수 있습니다(그림 6-17). 그러나 '**미모(눈썹미眉 털모毛, 눈썹, eyebrows)**'와 '**첩모(속눈썹첩睫 털모毛, 속눈썹, eyelashes)**' 및 '**두발(머리두頭 터럭발髮, 머리털, scalp hair)**' 등은 연모가 아님을 이해할 수 있습니다(그림 6-17).
또한,

☞㉰ **"성숙모 (이룰成성 익을숙熟 털모毛, 종말털, Terminal hair)"!**
즉, 사춘기 이후(어른으로 살아가는), (♂특히 남성에서 면도기를 사용하는 시기?!ㅋ) '**안드로겐 호르몬(androgen hormone)**' 등의 강한 영향으로 굵고 길며, (마치, 머리카락처럼) 색소가 매우 짙은 (부위에 따라 꼬불꼬불하게 휘어 있는 특징도 지닌) **'털'** 로써, '**치부(부끄러울치恥 떼부部 혹은 그늘음陰 떼부部, 치부/음부, pubic area)**'와 '**액와(겨드랑이액腋 움집와窩, 겨드랑이, axilla)**' 및 '**안면(얼굴안顔 낯면面, 얼굴, face)**' 등, 개체(및 성의 차이 등)에 따라 팔/다리와 흉부 등에 차이를 보이는 것이 확인·이해됩니다(그림 6-17).

한편,
털의 구조를 들여다보면요(그림 6-18~ 6-20),

● **모(털모毛, 털, Hair)**는 피부(의 표피와 진피에 걸쳐 ☞) '내(안내內)'에 있는
▷ **모근(털모毛 뿌리근根, 털뿌리, Hair root)**과

피부-표피 바깥으로 드러나 있는

▷ **모간(털모毛 줄기간幹, 털줄기, Hair shaft)**으로 이루어짐을 확인·이해할 수 있습니다 (그림 6-18).

다시,

♨ 모근(Hair root)의 가장 아랫부분은 **'모구(**털**모**毛 공**구**球, **털망울**, **hair bulb)'**의 형태로 부풀어 진피(참**진**眞 가죽피皮, dermis)와 접하고, (모구-구조의) **'모유두(**털**모**毛 젖**유**乳 머리**두**頭, **hair papilla)'** 안으로 모세혈관(털**모**毛 가늘**세**細 피**혈**血 대롱**관**管, capillary) 등이 덩어리-모둠을 이루어 구성된 **'진피유두(**참**진**眞 가죽**피**皮 젖**유**乳 머리**두**頭, **dermal papilla)'**가 (모유두 안으로) 밀고 들어와 털의 성장을 좌지우지하는 → 세포-분열 증식이 이루어지는 부위임을 확인·이해할 수 있습니다(그림 6-18).

또한,

♨ **모근(HAIR ROOT)**은 전체적으로 **"모낭(**털**모**毛 주머니**낭**囊, **털주머니**, **hair follicle** ☜ 표피-epidermis-와 그 아래에 있는 진피-dermis-의 결합조직이 일부 관여하여 형성된 구조)"에 쌓여있으며, (이에 이어져→) 피부 바깥으로

♨ **모간(HAIR SHAFT)**의 형태로 드러나 있는 (모근과 모간을 합한 →) 전체-털!,

즉

✔ **"모(**털**모**毛, **HAIR)"**는 가장 바깥쪽-위치의

㉠ **각피(**뿔**각**角 가죽**피**皮, **껍질**, **Cuticle)**와 그 안쪽의

㉡ **피질(**가죽**피**皮 바탕**질**質, **겉질**, **Cortex)** 가장 안쪽의

㉢ **수질(**골수**수**髓 바탕**질**質, **속질**, **Medulla)** 등으로 구성됨을 확인·이해할 수 있습니다(그림 6-18).

특히,

모근을 덮고 있는

✔ **"모낭(HAIR FOLLICLE)"**에는 **'피지선(**가죽**피**皮 기름**지**脂 샘**선**腺, **기름샘**, **sebaceous glands)'**과 **'기모근(**일어날**기**起 털**모**毛 힘줄**근**筋, **털세움근**, **arrector pili muscle)'** 등이 연결되어 있고 자율신경-전깃줄의 도움을 받는 것으로 확인·이해됩니다. (그림 6-11).

또한,

✔ **"모낭(**털**모**毛 주머니**낭**囊, **털주머니**, **Hair follicle)"**의 구조를 차근히 보면 (그림 6-19~ 6-20),

→가장 바깥쪽의

▷ **진피근초(**☜ 진피의 일부 ➠ 참**진**眞 가죽**피**皮 뿌리**근**根 칼집**초**鞘, **진피뿌리집**, Dermal root sheath **혹은 결합조직근초**, **결합조직뿌리집**, connective tissue root sheath)와

그 안쪽의

▷ **유리막**(유리**유**琉 유리**리**璃 막**막**膜, **유리막**, Glassy membrane)!

다시 그 안쪽에

▷ **상피근초**(위**상**上 가죽**피**皮 뿌리**근**根 칼집**초**鞘, **상피뿌리집**, Epithelial root sheath)!

좀 더 자세히 보면 → 상피근초-바깥쪽에서 안쪽으로

▷ **외근초**(바깥**외**外 뿌리**근**根 칼집**초**鞘, **바깥뿌리집**, External root sheath) → 등과

▷ **내근초**(안**내**內 뿌리**근**根 칼집**초**鞘, **안쪽뿌리집**, Internal root sheath) → 등, 그리고

그 안에 '**모**(털**모**毛, HAIR)' 등이 위치함을 확인·이해할 수 있습니다

(그림 6-19, 6-20).

● **모-성장주기** (털**모**毛 - 이룰**성**成 길**장**長 돌**주**週 기약할**기**期, Hair growth cycle) ●

(근 20년 넘게 아내가 깎아주는 머리-손질!....v _ v) 가만히 눈을 감고 생각해 보면요

(그림 6-21),

털의 성장을 이루는 (☞ 물론, 털-주기의 약 85%~ 약 90% 차지하며, 시간으로 보면, 약 3년~ 약 6년 정도의 기간을 지니는 것으로 확인·이해되는)

▷ **성장기**(이룰**성**成 길**장**長 기약할**기**期, Anagen) 그리고,

털-성장주기의 약 2% 정도를 차지하고, 약 2주~ 약 4주 소요의

▷ **퇴행기**(물러날**퇴**退 갈**행**行 기약할**기**期, Catagen) 및

털-성장주기의 약 8%~ 약 10%를 점하고, 약 3개월~ 약 4개월 소요의 시간과

(자연) 탈모와 새로운 털이 자라는

▷ **휴지기**(쉴**휴**休 멈출**지**止 기약할**기**期, Telogen) → 다시 → 성장기로 이루어지는 반복주기를 가집니다(그림 6-21).

(사후에도 어느 정도 머리가 자란다는 속설? 방송-매체에서 나오는 귀신들의 긴 머리???? HOWEVER, 사후-직후, 모든 세포-활성이 바로 멈추지 않기 때문에 약간의 시간 동안(≒하루 이내) 활동을 이어가지만, 그 이후 완전히 세포-활동이 멈추면 머리카락 및 손/발톱도 정지! 따라서 육안으로는 성장의 구별이 않되는 것으로 이해되네요^^;ㅋ)

❸ "조(손톱**조**爪, 손/발톱, Nails)"

☞ **조(Nails)**, 즉 손톱과 발톱(fingernails & toenails)은 손·발가락 끝마디(distal phalanges)의 표피(epidermis)로부터 형성되는 (부속) 구조물로써,

㉮ **조판**(손톱**조**爪 널조각**판**板, **손·발톱판**, Nail plate)과

㉯ **조기질**(손톱**조**爪 터**기**基 바탕**질**質, **손·발톱바탕질**, Nail matrix)

→ 손·발톱 형성의 근원이 되는 부위!

㉰ **조상**(손톱**조**爪 평상**상**床, **손·발톱바닥**, Nail bed ← 신경 및 혈관 등이 관찰!)으로

구분해 볼 수 있음을 확인·이해할 수 있습니다(그림 6-22).

이를 좀 더 차근히 관찰해보면요

(그림 6-22, 6-23),

➠ ㉮ 조판(Nail plate)은 다시,

㉠ **조체**(손톱**조**爪 몸**체**體, **손발톱몸통**, Nail body)

- **자유변연부**(스스로**자**自 말미암을**유**由 가**변**邊 가장자리**연**緣 떼**부**部, **자유변연부**,

Free edge of nail ✂✂ "아이마다 중아나! 가세=가위, 가져와야~!,

발토비 마니 길었당께, 쓰메끼리=손톱깎이, 가꼬는 못짤라야~!

(☜ 우리-할머님-어록)", 즉 손·발톱 소제 대상의 그 손·발톱????ㅋ)

- **반월**(절반**반**半 달**월**月, **반달**, Lunula)

- **상조피**(위**상**上 손톱**조**爪 가죽**피**皮, **손·발톱위허물**, Eponychium

혹은 뿔**각**角 가죽**피**皮, **껍질**, cuticle)와

㉡ **조근**(손톱**조**爪 뿌리**근**根, **손발톱뿌리**, Nail root) 등이

관찰·확인·이해되는 듯합니다(그림 6-23).

✔ 일광욕 ➠ 뼈 튼튼 ! ! ! !

" 아야, 중아나! (태양이 쨍쨍 내리쬐는) 고샅 한바꾸 도라오랑께~에! ...까무잡짭한거시 근강한 것이여~

(← 우리-할머니, 어록ㅋ) "

여기서

(위의 내용을 좀 더 연장!)

❶ ➠ 태양빛-에너지(hv)가 피부에 와 닿으면요(그림 6-24~ 6-26),

❷ ➠ (피부에 존재하는) **"세븐-디하이드로콜레스테롤, 7-dehydrocholesterol"**이

▷ (비타민-D3라고도 하는) **"콜레칼시페롤, cholecalciferol"**로 변화되구요

(그림 6-26),

❸ ➠ (피혈血 흐를류流 이동을 통해)

간(간간肝, LIVER)으로 이동!

간에 존재하는 효소!, 즉

▷ '트웬티파이브-하이드록시레이즈, 25-hydroxylase'의 작용을 받아,

"콜레칼시페롤, cholecalciferol"이

→ "트웬티파이브-하이드록시 콜레칼시페롤, 25-hydroxycholecalciferol

(혹은 트웬티파이브-하이드록시비타민-D3, 25-hydroxyvitamin D3라고도 하는)"로

변화(그림 6-24~ 6-26)!

❹ ➠ (피혈血 흐를류流 이동을 통해)

신장(콩팥신腎 오장장臟, KIDNEY)으로 이동!

신장에 존재하는 효소!, 즉

▷ '원-하이드록시레이즈, 1-hydroxylase'의 작용 받아,

"원트웬티파이브-하이드록시 콜레칼시페롤, 25-dihydroxycholecalciferol"을

→ "원콤마트웬티파이브-디하이드록시 콜레칼시페롤, 1,25-dihydroxycholecalciferol

(혹은 원콤마트웬티파이브-디하이드록시비타민-D3, 1,25-dihydroxyvitamin D3라고도 함)"

로 변화! → (가장 활성이 높은 상태!로써)

❺ ➠ (피혈血 흐를류流 이동을 통해)

소장(작은소小 창자장腸, 작은창자, Small intestine)으로 이동한

✔ "원콤마트웬티파이브-디하이드록시 콜레칼시페롤, 1,25-dihydroxycholecalciferol"이

▶ 소장의 내강(안내內 빈속강腔, lumen)에 존재하는

"칼슘(calcium)"의 체내 흡수(숨들이쉴흡吸 거둘수收, 흡수, Absorption)를

촉진·증가시켜주는 것으로 확인·이해됩니다(그림 6-24~ 6-26).

♨ 물론,

음식(달걀, 우유 등)을 통해서 들어오는,

"에르고칼시페롤, ergocalciferol (혹은 비타민-D2, vitamin D2라고도 하는)"에

의해서도 칼슘흡수는 일어나지만요,

✔태양광에 비하면 매우 (상대적으로) 매우 적은 것으로 확인·이해되기에,

주된 근원(main source)은 "태양광"임을 인지할 수 있습니다(그림 6-24).

✔ 피부색(가죽피皮 살갗부膚 빛색色, SKIN color)

"노아의 아들 셈과 함과 야벳의 후예는 이러하니라 홍수 후에 그들이 아들들을 낳았으니.... 이들은 노아 자손의 족속들이요 그 세계와 나라대로라 홍수 후에 이들에게서 땅의 열국 백성이 나뉘었더라. -창세기 10장 1절, 32절-"

☞ **피부색**(SKIN COLOR)은 표피(epidermis)에 존재하는 **"멜라닌세포, melanocyte"**가 만들어내는 **색소**(빛**색**色 흴**소**素, pigment), **즉 멜라닌(melanin)의 양에 따라 차이**가 나는 것으로 확인·이해됩니다(그림 6-27).

♨ 흥미로운 것은 색소를 만드는 기본-재료가 20개 **아미노산(amino acid)**의 하나인

✔"**타이로신**, Tyrosine"으로부터,

▶"**유멜라닌, eumelanin**",

▷"**페오멜라닌, pheomelanin**" 등이 생성되어 피부색을 비롯한 인체의 빛깔을 나타낸다는 내용 등을 확인·이해할 수 있습니다(그림 6-27).

또한,

적혈구(붉을적赤 피혈血 공구球, Erythrocyte 혹은 Red Blood Cell, RBC)의 혈색소인

✔"**헤모글로빈, Hemoglobin**"을 비롯하여

비타민-A의 전구체(provitamin A carotenoids) 중의 하나인

✔"**카로텐, Carotene**" 등이 각각 피부의 약간 밝은 붉은색 혹은 노랑색 등에 관여함을 확인·이해할 수 있습니다(그림 6-27).

이와 함께,

전신(온전할**전**全 몸**신**身, TOTAL BODY)을 둘러싸는 피부는 해부·생리학에서 보는 관점을 비롯하여 병리-병변의 측면에서 매우 중요한 이유 등으로

♨ "**화상 9의 법칙, NINE Rules of Burn**"을 약속하여 이해를 돕고자 노력하시는 모습을 엿볼 수 있습니다(그림 6-28). -감사합니다-

Body Parts

사람인人 몸체體 떼부部 자리위位

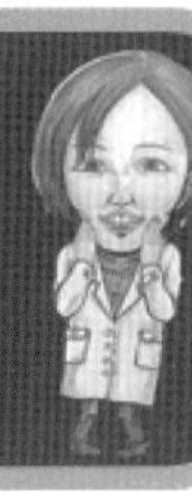

❤ 머리頭 와 얼굴顔 ❤

* '두정부(마루부위, Parietal region)': 정수리
* '전두부(이마부위, Frontal region)': 앞머리
* '측두부(관자부위, Temporal region)': 옆머리
* '유돌부(꼭지돌기부위, Mastoid region)': 귀 아래 부위
* '후두부(뒤통수부위, Occipital region)': 뒷머리
* '안와부(눈확부위, Orbital region)': 눈 부위
* '상하안검부(위/아래눈꺼풀부위, Upper and lower eyelid region)': '안와'를 둘러싸는 '안륜근(눈둘레근)' 부위
* '비부(코부위, Nasal region)': 코 뿌리부터~ 코끝까지
* '관골부(광대부위, Zygomatic region)': 관골(광대뼈) 부위
* '협부(뺨 부위, Buccal region)': 입안의 좌/우 측벽을 이루는 부위
* '구부(입 부위, Oral region)': 입 부위
* '상/하 구순부(위/아래 입술부위, Upper and lower lips region)': 위/아래 입술부위
* '이부(턱 부위, Mental region)': 입의 아래쪽 → 턱 부분

❤목❤

* '외측경삼각(가쪽목삼각, Lateral cervical triangle)': '흉쇄유돌근(목빗근)'의 뒤쪽-모서리부위와 '승모근(등세모근)'의 앞쪽-모서리 부위 사이에 있는 삼각형 부위
* '전경부(앞목삼각, Anterior cervical region)': 좌/우측 '흉쇄유돌근(목빗근)' 사이
* '후경부(뒤목부위, Posterior cervical region)': '유양돌기(꼭지돌기)'와 '견봉(봉우리)'을 연결하는 선의 뒤쪽
* '후두부(후두부, Laryngeal region)': '갑상연골(방패연골)'의 구조 ↴ → '아담의 선악과(Adam's apple)' 부위
* '악하삼각(턱밑삼각, Submandibular triangle)': '하악골(아래턱뼈)' 바닥 아래 → 좌/우측에 삼각형으로 패인 곳

* '경동맥삼각(목동맥삼각, Carotid triangle)': 악하선(턱밑샘) 아래 → 설골(목뿔뼈) 높이로, 기관 양쪽에 위치한 삼각형으로 패인 부위
* '경정맥와부(목정맥오목부위, Jugular fossa region)': 흉골(복장뼈)의 상부 모서리-부위에 패인 부위
* '설골부(목뿔뼈부위, Hyoid region)': '설골(목뿔뼈)' 부위 → 음식이나 타액을 삼킬 때, 상/하로 움직임
* '갑상선부(갑상샘부, Thyroid region)': '갑상선(갑상샘)'이 위치하는 부위
* '외측경부(가쪽목부위, Lateral cervical region)': '흉쇄유돌근(목빗근)'의 외측 및 주변부
* '흉쇄유돌근부(목빗근부위, Sternocleidomastoid region)': '유양돌기(꼭지돌기)'로부터 전/하방(앞쪽-아래 방향)으로 내리달려 흉골(복장뼈) 위쪽과 쇄골(빗장뼈) 안쪽 끝에 걸쳐 있는 융기부

❤가슴❤

* '액와부(겨드랑부위, Axillary region)': 앞쪽(전방부)은 → '대흉근(큰가슴근)', 뒤쪽(후방부)은 '광배근(넓은등근)'으로 둘러싸인 함몰부
* '유방부(젖가슴부위, Mammary region)': '유방(젖가슴)' 부위
* '흉골부(복장부위, Sternal region)': '흉골(복장뼈)'이 위치한 가슴 한복판(≒중앙부)
* '외측흉근부(가쪽가슴근부위, Lateral pectoral region)': '겨드랑이'의 아래쪽 → '전거근(앞톱니근)' 부위
* '쇄골부(빗장부위, Clavicular region)': '쇄골(빗장뼈)' 부위
* '쇄골하부(빗장아래부위, Subclavicular region)': '쇄골(빗장뼈)' 아래의 오목 부위

❤배❤

* '상위부(명치부위, Epigastric region)': '검상돌기(칼돌기)'와 좌/우 '늑골궁(갈비활)' 사이
* '좌/우 늑하부(왼/오른 갈비밑부위, Left and right hypochondriac region)': 왼/오른쪽 유방아래에서~ 늑골궁(갈비활) 사이
* '제부(배꼽부위, Umbilical region)': 배꼽 주변부
* '좌/우측 복부(왼/오른 옆구리, Left and right lateral abdominal region)': 배꼽의 양쪽
* '좌/우 서혜부(왼/오른 샅굴부위, Left and right ingui nal region)': '치부(두덩부위)' 양쪽으로, '서혜인대(샅고랑인대)'에 의해 대퇴(넓적다리) 부위와 경계를 이룸
* '치골부(두덩부위, Pubic region)': 배꼽 아래에서~ '치골결합(두덩결합)'까지

* '회음부(샅부위, Perineal region)': '외음부'와 '항문부' 사이 ➜ 샅(회음, perineum)은 골반의 출구(등)을 의미
* '항문부(항문부위, Anal region)': '항문'이 있는 곳

* '요생식부(비뇨생식부위, Urogenital triangle)': '서혜부(샅)'의 앞부분으로 남성은 음경 (등)이 있고, 여성은 질 (등)이 존재

❤등❤

* '견갑부(어깨뼈부위, Scapular region)': '견갑골(어깨뼈)' 부위에 해당
* '견갑하부(어깨뼈아래부위, Infrascapular region)': '견갑골(어깨뼈)' 아래 부위
* '척주부(척주부위, Vertebral region)': '척주'를 따라 뒷목에서~ 허리부위까지
* '요부(허리부위, Lumbar region)': 제12번 늑골(갈비뼈)과 '장골능선(엉덩뼈능선)'으로 둘러싸인 부위.
* '천골부(엉치부위, Sacral region)': 좌/우 둔부(볼기) 사이

❤팔❤

* '삼각근부(어깨세모근부위, Deltoid region)': 어깨부위 → '삼각근(어깨세모근)' 부위
* '상완부(위팔부위, Brachial region)': '상완골(위팔뼈)'을 중심으로 견관절(어깨관절)과~ '주관절(팔꿉관절)' 사이를 의미
* '주부(팔꿉부위, Cubital region)': '주관절(팔꿉관절)' 부위
* '아래팔부위(전완부, Antebrachial region)': '요골(노뼈)'과 '척골(자뼈)'를 중심으로 '팔꿈치'에서~ '손목' 사이를 의미
* '손부위(Hand region)': '손'은 수근골(손목뼈), 가운데를 이루는 중수골(손허리뼈) 그리고 지골(손가락뼈)로 구분되며, 손목 + 손바닥-부위의 앞면을 합하여 손바닥, 손목 + 손바닥의 뒷면을 합하여 손등이라 약속

❤다리❤

* '둔부(볼기부위, Gluteal region)': '엉치뼈(천골)'의 양쪽에 있는 볼기 부위
* '대퇴부(넓적다리부위, Femoral region)': 대퇴골(넙적다리뼈)을 중심으로 → '고관절(엉덩관절)'에서~ '슬관절(무릎관절)' 사이
* '슬부(무릎부위, Knee region)': 슬관절(무릎관절) 부위
* '하퇴부(종아리부위, Crural region)': 경골(정강뼈)과 비골(종아리뼈)이 이루는 부위로 무릎에서~ 발목 사이에 해당
* 족부(발부위, Foot region): '발'은 족근골(발목뼈), 중족골(발허리뼈, metatarsus), 지골(발가락뼈, phalanges)로 구성.

❥면과 선, 위치 및 방향❤

✪ 정중시상면(정중시상면, midsagittal plane): 두개골(머리뼈)의 '시상봉합(sagittal suture)'을 지나, 신체(장기포함)를 절반의 왼쪽과 절반의 오른쪽으로 구분하는 면

✪ 시상면(시상면, Sagittal plane): 신체(장기포함)를 왼쪽과 오른쪽으로 나누는 면

✪ 전두면(이마면, Frontal plane): 이마와 평행한 방향으로 신체(장기포함)를 앞·뒤로 나누는 면

✪ 횡단면(가로면, transverse plane): 몸을 위/아래로 나누는 면

* 정중선(정중선, median line): 인체의 좌/추측 대칭선을 의미
* 흉골선(복장선, sternal line): 흉골(복장뼈)의 양쪽 가장자리를 따라 지나는 수직선
* 유두선(젖꼭지선, mammillary line): 유두(젖꼭지)를 지나는 수직선
* 흉골옆선(복장옆선, parasternal line): 흉골선(복장선)과 유두선(젖꼭지선)의 중간을 지나는 수직선
* 액와선(겨드랑선, axillary line): 겨드랑이의 중앙을 지나는 선
* 견갑선(어깨뼈선, scapular line): 견갑골(어깨뼈)의 하각(아래각)을 지나는 수직선
* 척주방선(척주옆선, paravertebral line): '척주'를 구성하는 척추뼈의 횡돌기(가로돌기)를 연결하는 세로선
* 상(위, superior): 몸의 머리쪽(cranial) ⇔ 하(아래, inferior): 몸의 꼬리쪽(caudal)
* 전(앞, anterior): 몸의 배쪽(ventral) ⇔ 후(뒤, posterior): 몸의 등쪽(dorsal)
* 내(속, internal): 몸이나 장기의 안쪽 ⇔ 외(바깥, external): 몸이나 장기의 바깥쪽
* 내측(안쪽, medial): 정중면에 가까운 곳 ⇔ 외측(가쪽, lateral): 정중면에 먼 곳
* 근위(몸쪽, proximal): 중심에 가까운 곳 ⇔ 원위(먼쪽, distal): 중심(≒몸통쪽)에서 먼 곳
* 천(얕은, superficial): 몸의 표면 부위 ⇔ 심(깊은, deep): 몸의 속 부위
* 벽측(벽쪽, parietal): 체강을 둘러싸고 있는 체강-벽에 가까운 쪽,
* 장측(내장쪽, visceral): 체강을 둘러싸는 내장에 가까운 쪽

✷ 회외(뒤침, supination): 손바닥이 전방을 바라보도록(≒향하게) 하는 움직임

✷ 회내(엎침, pronation): 손등이 전방을 바라보도록(≒향하게) 하는 움직임

✷ 상승(올림, elevation): (어떤 목적-등-을 위해) 신체 일부를 들어 올리는 움직임

✷ 하강(내림, depression): (어떤 목적을 위해) 위로 들어 올린 부분을 (다시) 아래 방향으로 내리는 움직임

✷ 대립(맞섬, opposition): (특히) '엄지손가락'과 다른 손가락의 끝과 끝을 마주 대하는 움직임

✷ 굴곡(굽힘, flexion): 관절 각도가 감소하는 (≒가까워지는) 움직임

✷ 신전(폄, extension): 관절 각도가 증가하는 (≒ 멀어지는) 움직임

✷ 족배굴곡(발등굽힘, dorsiflexion): 발등면이 위로 올라가도록 들어 올리는 움직임

✷ 족저굴곡(발바닥굽힘, plantar flexion): 발가락 끝을 바닥(≒땅)을 향해 발바닥을 아래로 내리는 움직임

✷ 회선(휘돌림, circumduction): 굴곡(굽힘), 신전(폄), 외전(벌림), 내전(모음)의

연속된 움직임

✷ 회전(돌림, rotation): 축을 중심으로 (빙빙) 도는 움직임으로,
상완골(위팔뼈) 혹은 대퇴골(넙적다리뼈) 등을
안쪽으로 돌면 ✓내측회전(안쪽돌림, medial rotation),
바깥쪽으로 돌면 ✓외측회전(바깥돌림, lateral rotation)으로 약속

✷ 활주(미끄러짐, gliding): 운동-면이 (거의) 평면으로 각의 변화 없이,
앞, 뒤, 옆으로 미끄러지는 움직임

✷ 외전(벌림, abduction): 팔-다리 (등)이 몸의 정중선에서 멀어져 가는 움직임

✷ 내전(모음, adduction): '외전'과 대별되는 움직임으로↘,
팔-다리를 몸의 정중선 가까이 다가오도록 하는 움직임

✷ 내반(혹은 내번, 안쪽번짐, invertion): 발바닥을 몸의 정중면으로(≒중심쪽으로)
오도록(≒바라보도록) 노력하는 움직임

✷ 외반(혹은 외번, 바깥번짐, eversion): 발바닥을 몸의 외측으로 움직여 바깥쪽을
바라보게끔 노력하는 움직임

✷ 돌출(내밈, protraction): (어떤 목적을 위해) 신체 일부를 앞으로 당기는 움직임

✷ 후퇴(뒤당김, retraction): '돌출'되었던 (신체) 부위가 (다시) 제-자리로 돌아오는 움직임

-감사합니다-

"인체 피부의 구조와 생리" 편에서,
꼭! '숙지-기억' 해 주시면 도움이 되는 (시험준비 등) 핵심어"는요^^

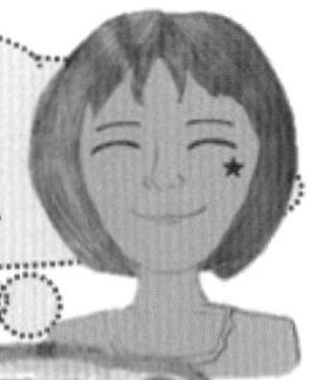

MEMO
인생에는 공짜가 없다

똑똑똑
누구니?
샌애긔에요.
너구나

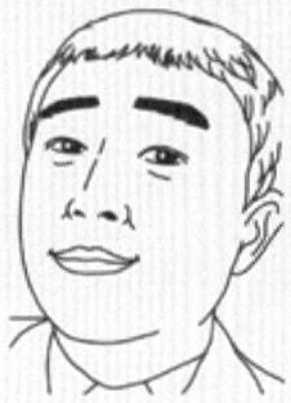

교실 게시판

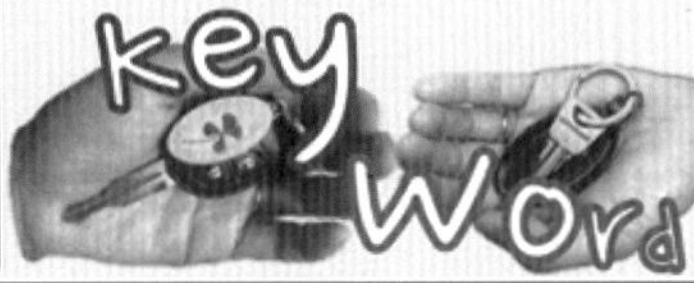

중환者교수님의 말씀을
받아드릴 것입니다♥

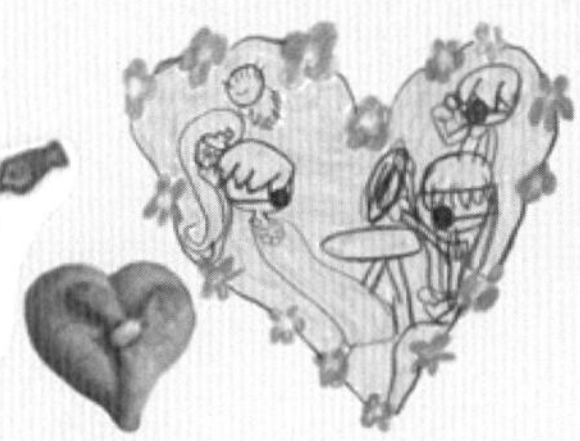

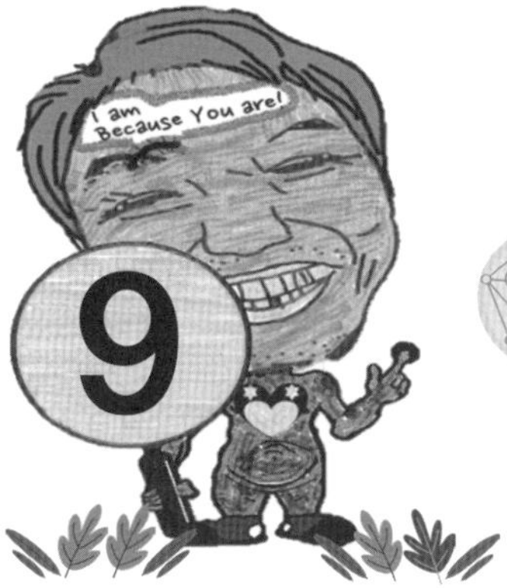

인체 심순환기의 구조와 생리

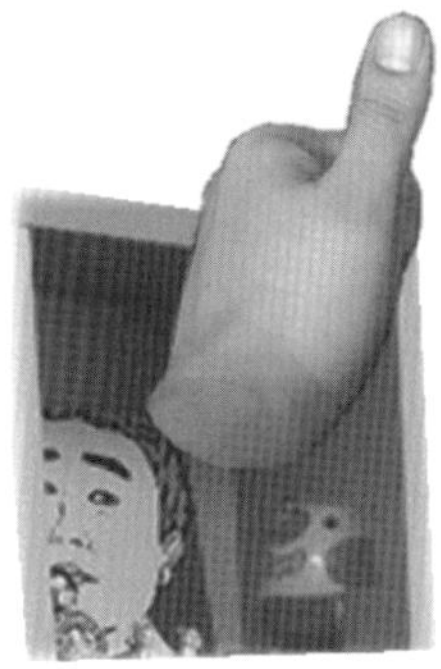

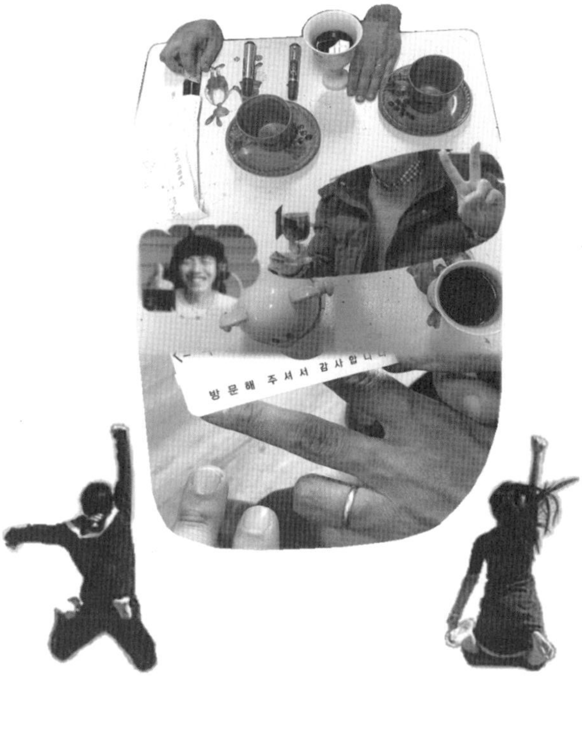

꿈이 나를 이끌어 간다!

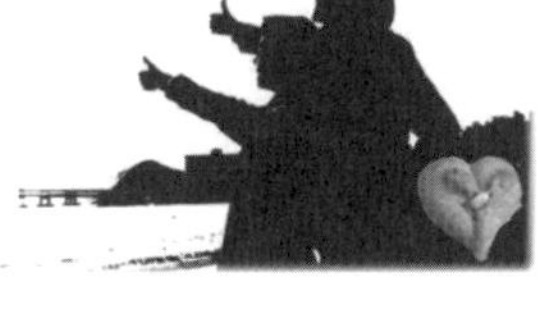

9-1

CardioCirculatory System

마음 심心 돌 순循 고리 환環 이을 계系

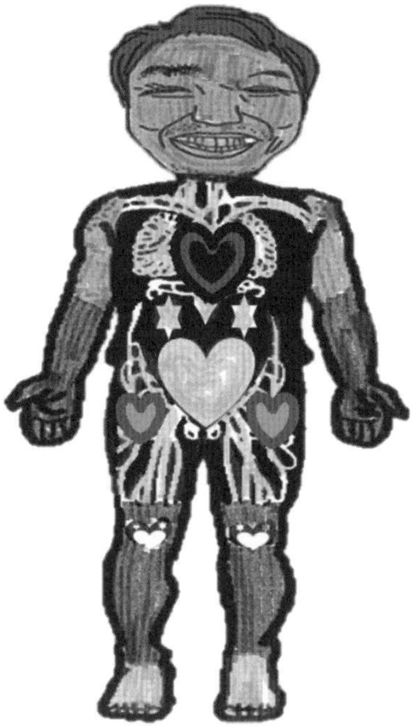

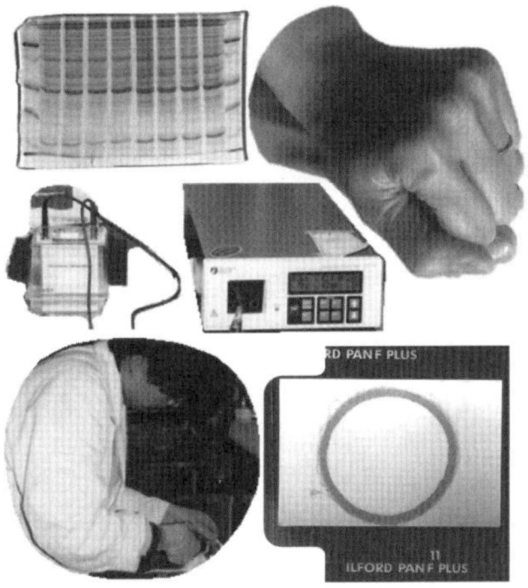

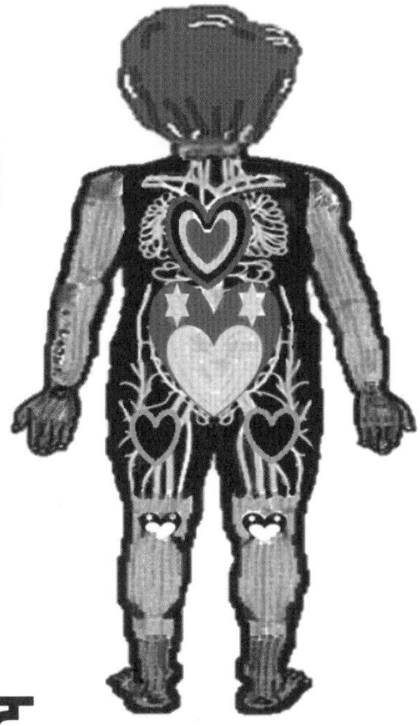

לֵבָב

قلب

ઘટ

हृदय

sydän

បេះដូង

Καρδιά

зүрх судас

အသည်းနှလုံး

ἀποψύχω

trái tim

сердце

გული

หัวใจ

cuòre

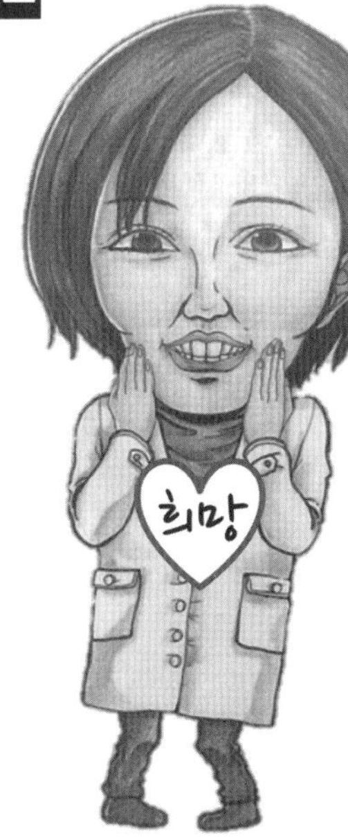

心臓

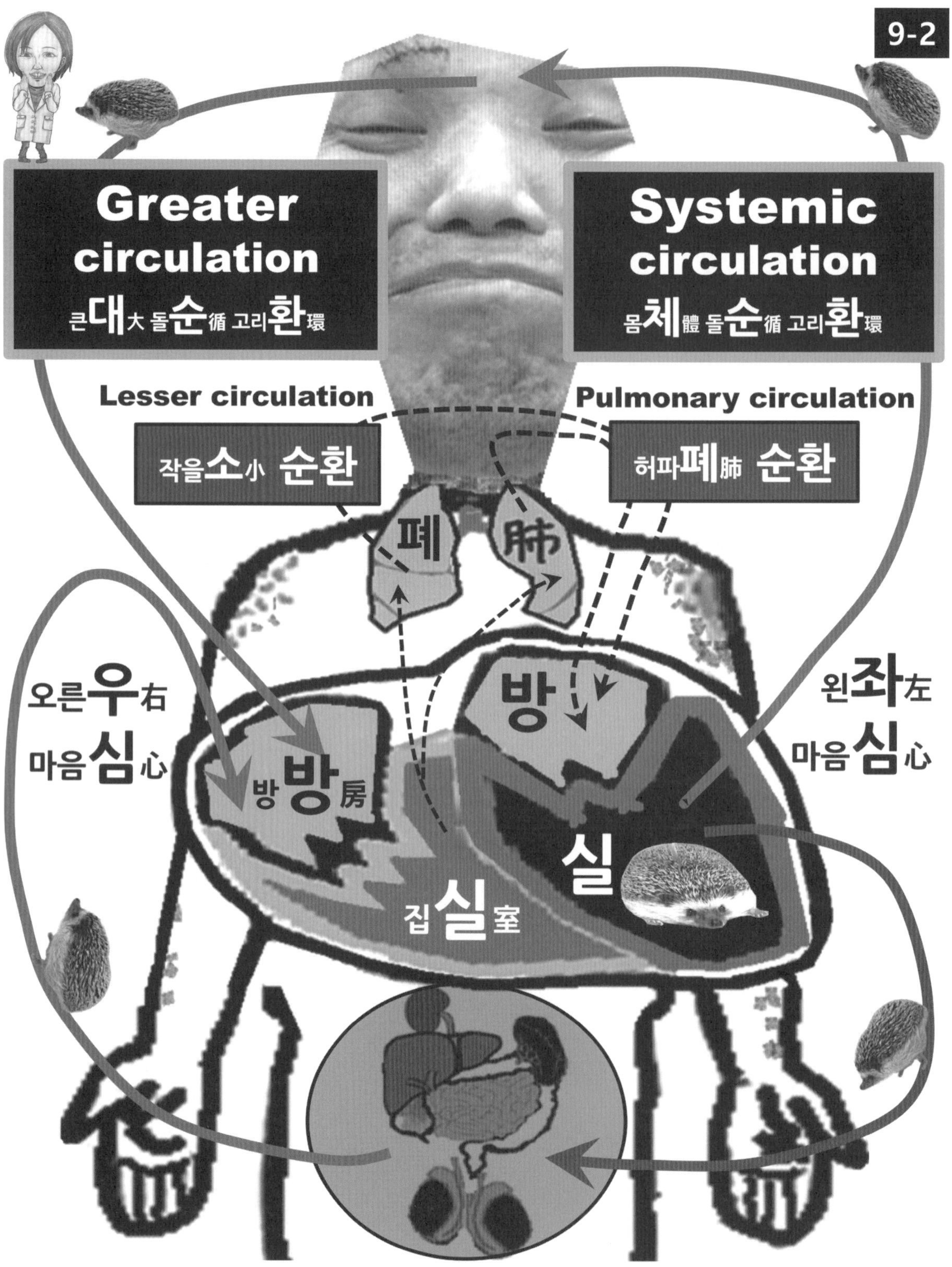
9-2
Greater circulation
큰대大 돌순循 고리환環
Systemic circulation
몸체體 돌순循 고리환環
Lesser circulation
작을소小 순환
Pulmonary circulation
허파폐肺 순환
폐
肺
오른우右
마음심心
왼좌左
마음심心
방
방방房
실
집실室

9-3

HEART 마음 심心 오장 장臟

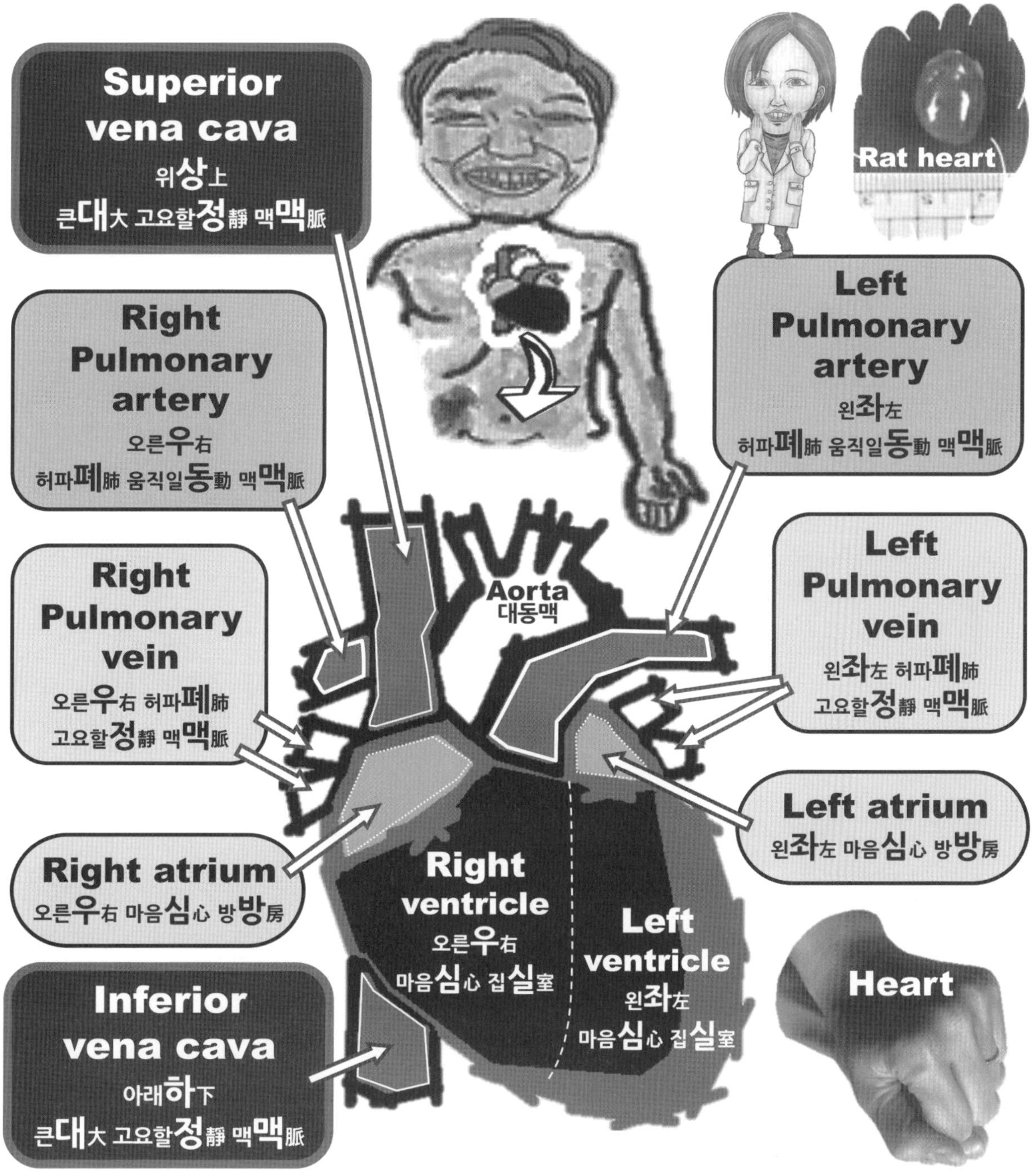

9-4

마음 심心 오장 장臟

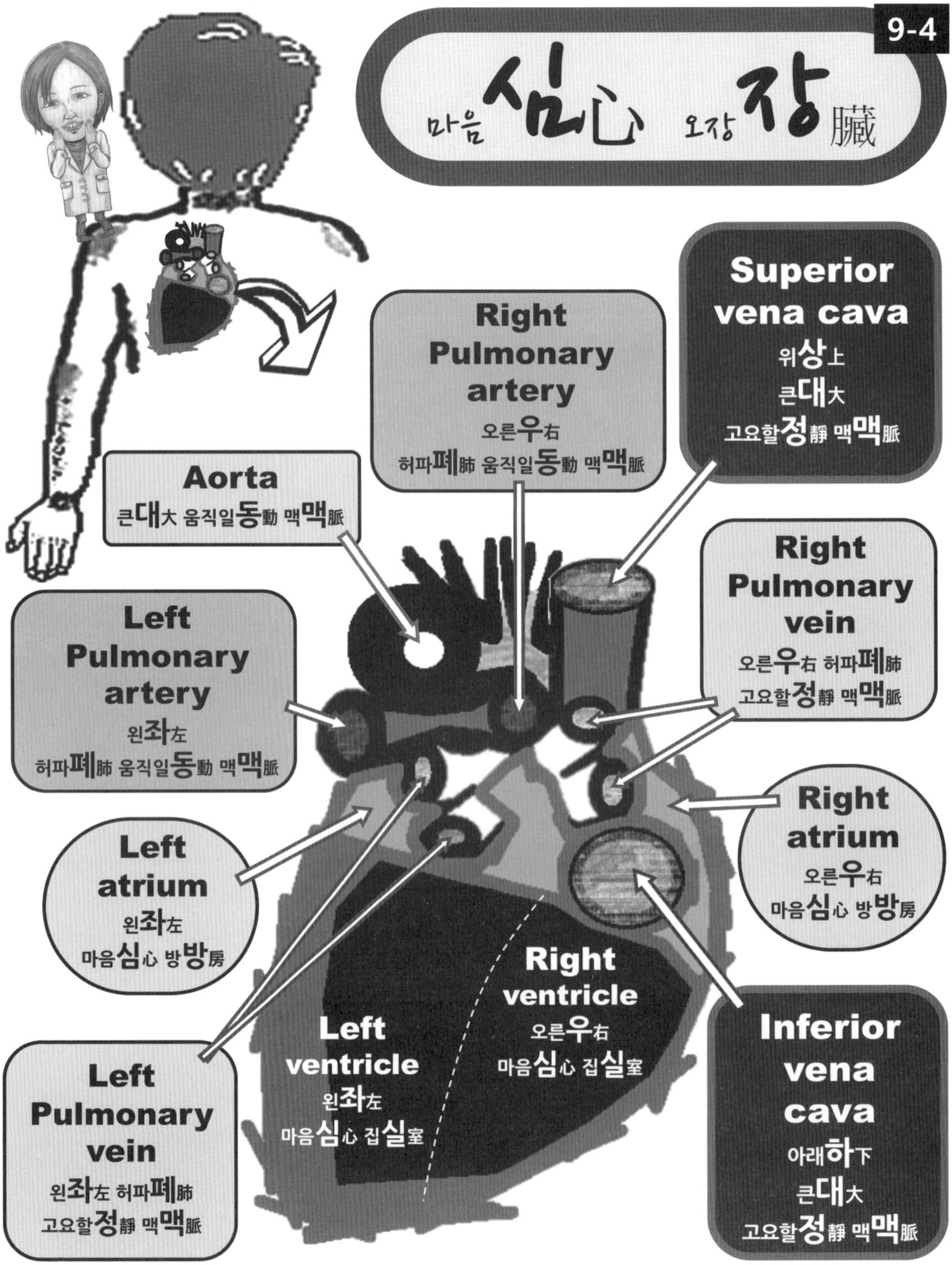
Superior vena cava
위상上
큰대大
고요할정靜 맥맥脈
Right Pulmonary artery
오른우右
허파폐肺 움직일동動 맥맥脈
Aorta
큰대大 움직일동動 맥맥脈
Right Pulmonary vein
오른우右 허파폐肺
고요할정靜 맥맥脈
Left Pulmonary artery
왼좌左
허파폐肺 움직일동動 맥맥脈
Right atrium
오른우右
마음심心 방방房
Left atrium
왼좌左
마음심心 방방房
Right ventricle
오른우右
마음심心 집실室
Left ventricle
왼좌左
마음심心 집실室
Left Pulmonary vein
왼좌左 허파폐肺
고요할정靜 맥맥脈
Inferior vena cava
아래하下
큰대大
고요할정靜 맥맥脈

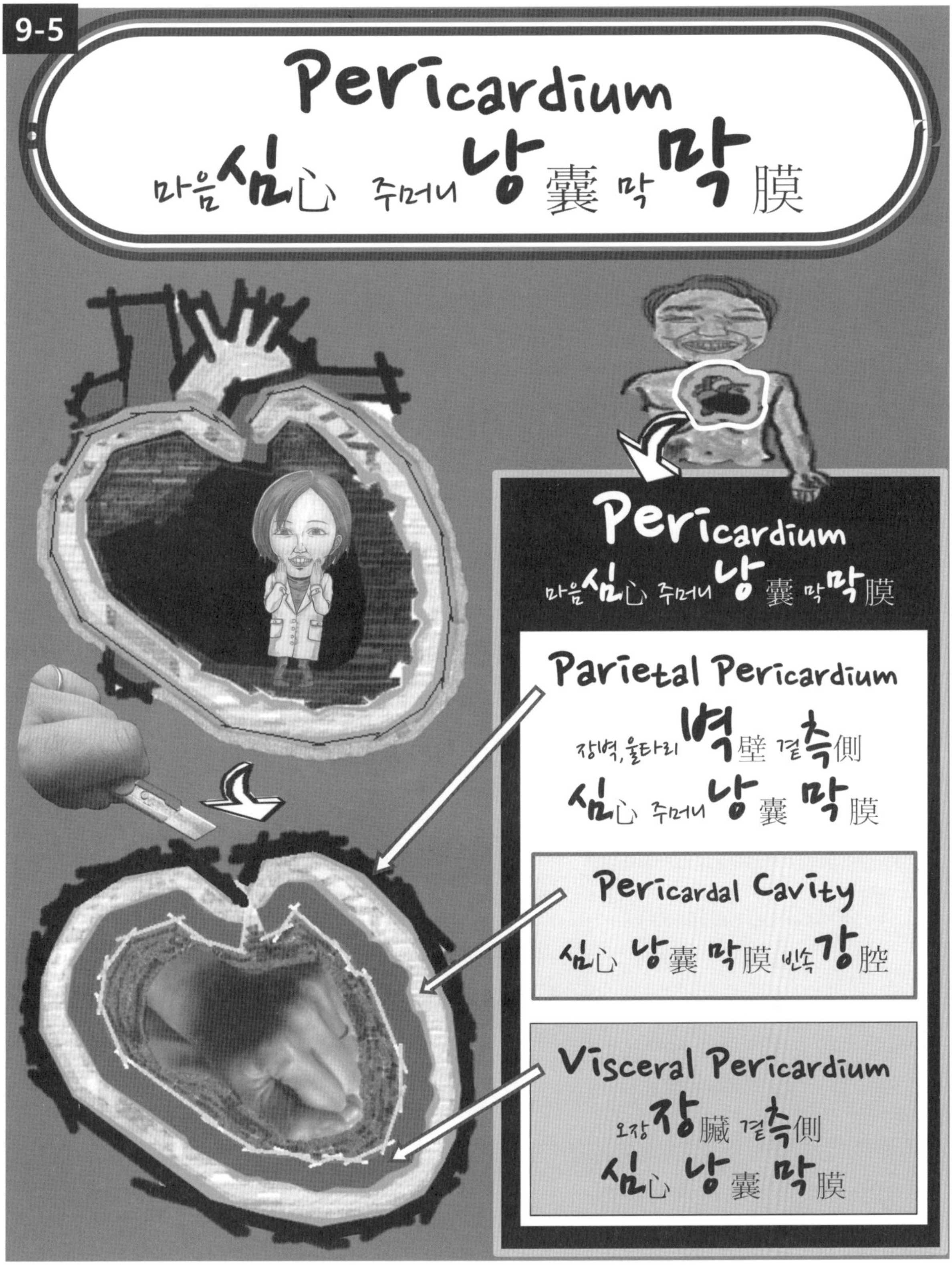
9-5
Pericardium
마음 심 心 주머니 낭 囊 막 막 膜
Pericardium
마음 심 心 주머니 낭 囊 막 막 膜
Parietal Pericardium
장벽, 울타리 벽 壁 곁 측 側
심 心 주머니 낭 囊 막 膜
Pericardal Cavity
심 心 낭 囊 막 膜 빈속 강 腔
Visceral Pericardium
오장 장 臟 곁 측 側
심 心 낭 囊 막 膜

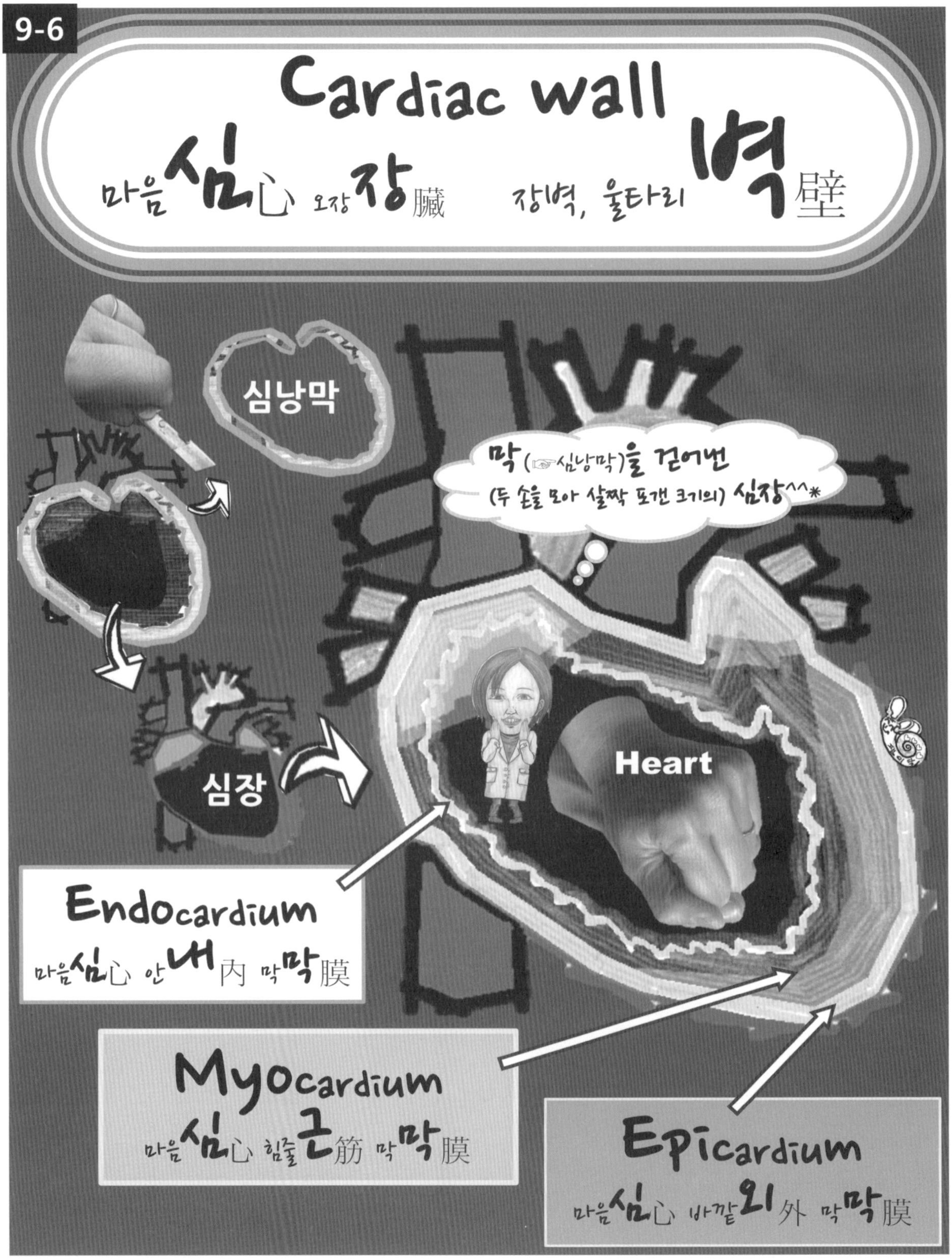
9-6
Cardiac wall
마음 심 心 오장 장 臟 장벽, 울타리 벽 壁
심낭막
막(☞심낭막)을 걷어낸
(두 손을 모아 살짝 포갠 크기의) 심장^^*
심장
Heart
Endocardium
마음 심 心 안 내 內 막 막 膜
Myocardium
마음 심 心 힘줄 근 筋 막 막 膜
Epicardium
마음 심 心 바깥 외 外 막 막 膜

9-7

Cardiac valves

마음 심 心 오장 장 臟
꽃잎 판 瓣 막 막 膜

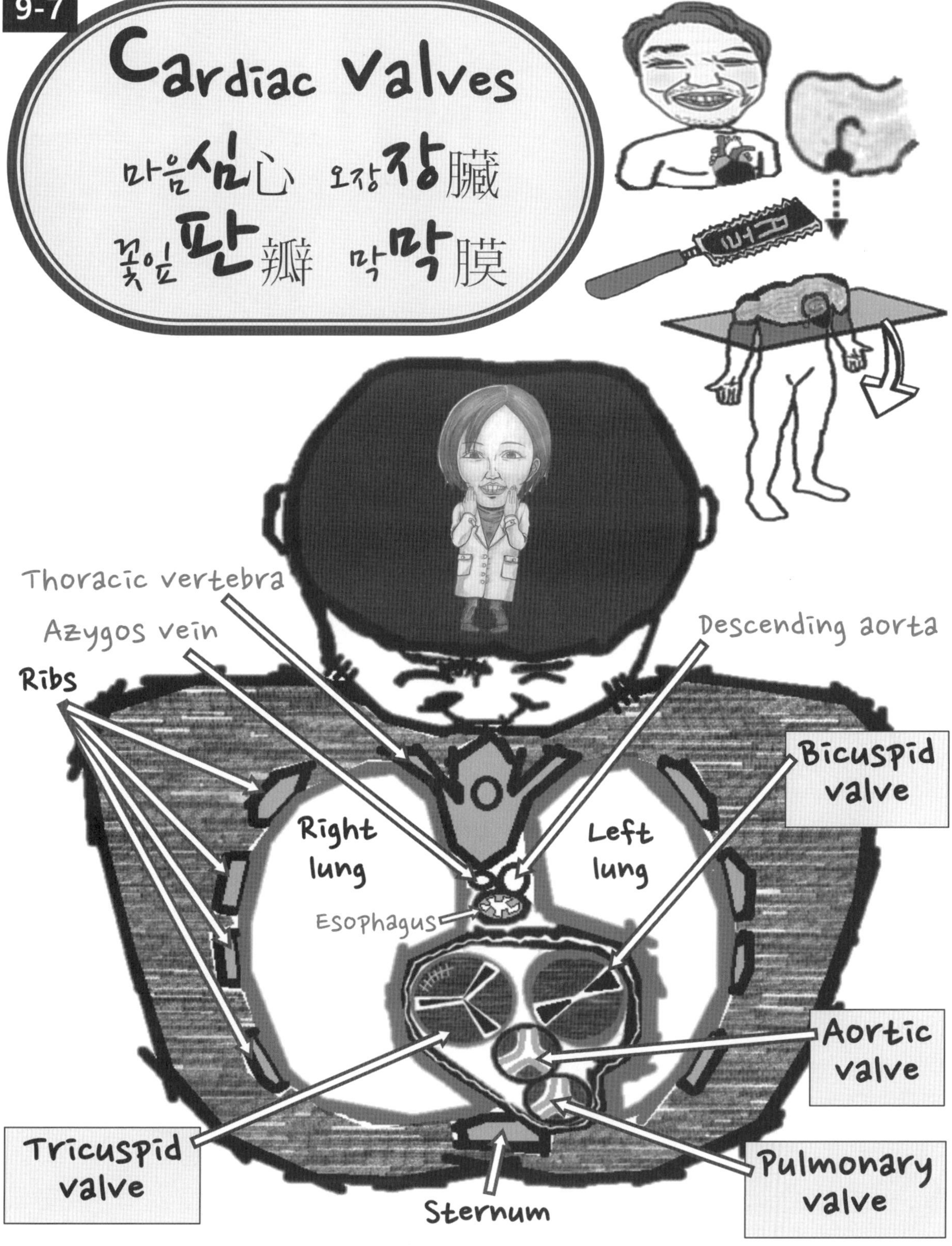

9-8 Cardiac valves

마음심心 오장장臟 꽃잎판瓣 막막膜

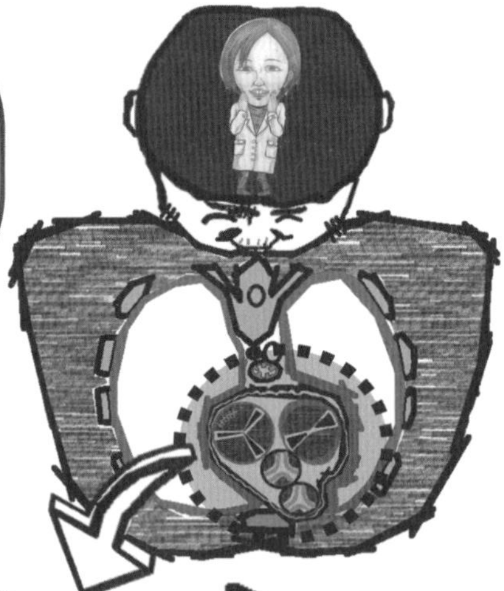

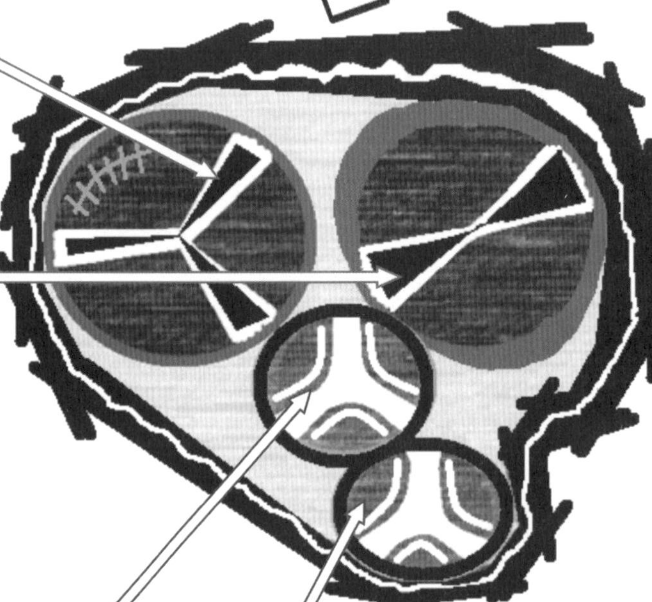

Tricuspid Valve
석삼三 뾰족할첨尖 판瓣

Bicuspid valve
두이二 첨尖 판瓣

Atrioventricular Valve
방방房 집실室 꽃잎판瓣

Aortic valve
큰대大 움직일동動 맥맥脈 꽃잎판瓣

Pulmonary valve
허파폐肺 움직일동動 맥맥脈 꽃잎판瓣

Semilunar Valve
절반반半
달월月
꽃잎판瓣

9-9

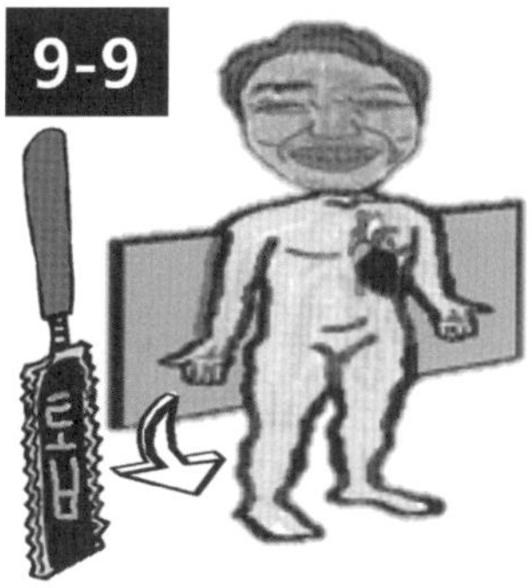

Cardiac Valves

마음심心 오장장臟 꽃잎판瓣 막막膜

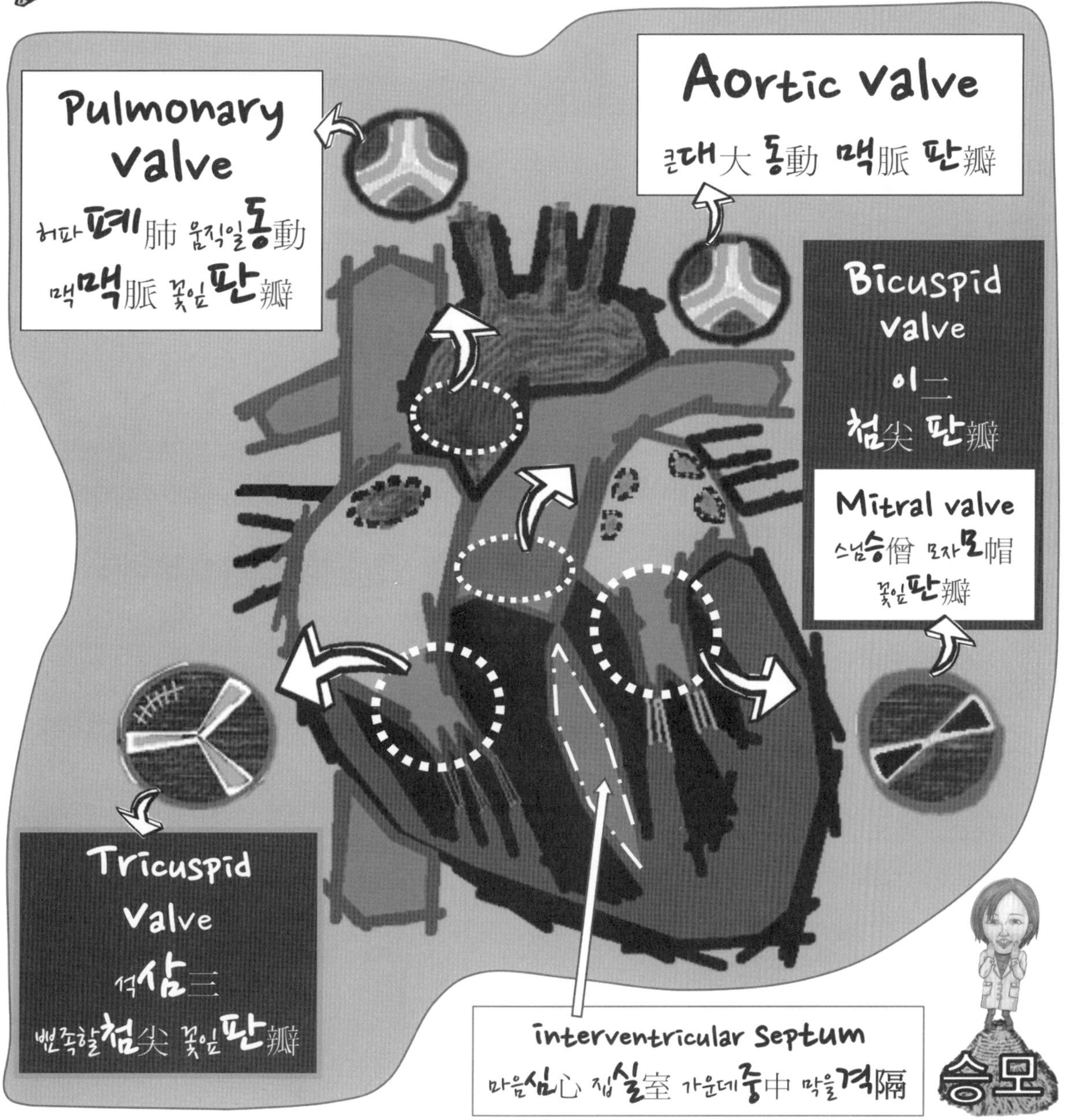

9-10

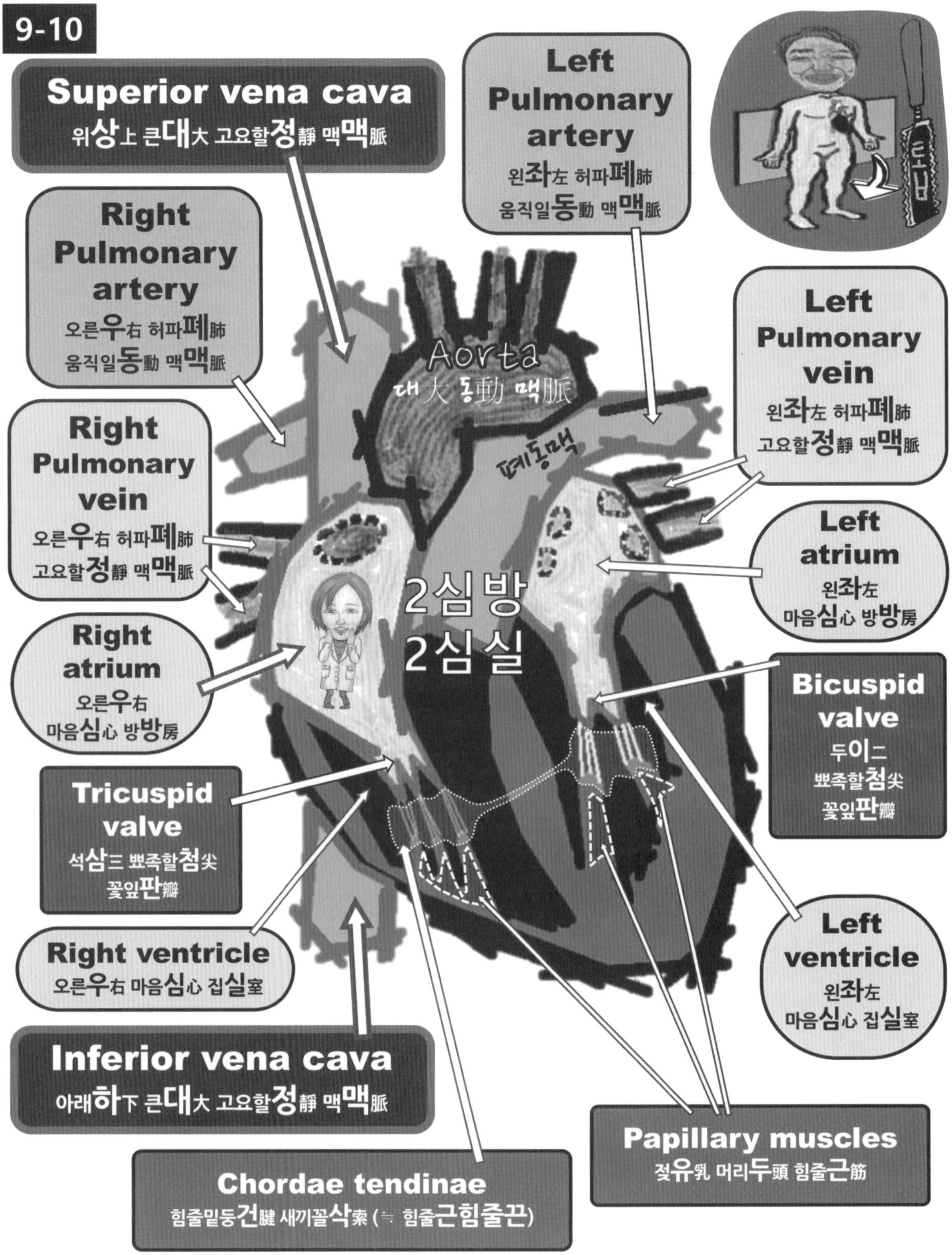
Superior vena cava
위상上 큰대大 고요할정靜 맥맥脈
Left Pulmonary artery
왼좌左 허파폐肺
움직일동動 맥맥脈
Right Pulmonary artery
오른우右 허파폐肺
움직일동動 맥맥脈
Aorta
대大 동動 맥脈
폐동맥
Left Pulmonary vein
왼좌左 허파폐肺
고요할정靜 맥맥脈
Right Pulmonary vein
오른우右 허파폐肺
고요할정靜 맥맥脈
Left atrium
왼좌左
마음심心 방방房
2심방
2심실
Right atrium
오른우右
마음심心 방방房
Bicuspid valve
두이二
뾰족할첨尖
꽃잎판瓣
Tricuspid valve
석삼三 뾰족할첨尖
꽃잎판瓣
Right ventricle
오른우右 마음심心 집실室
Left ventricle
왼좌左
마음심心 집실室
Inferior vena cava
아래하下 큰대大 고요할정靜 맥맥脈
Papillary muscles
젖유乳 머리두頭 힘줄근筋
Chordae tendinae
힘줄밑둥건腱 새끼꼴삭索 (≒ 힘줄근힘줄끈)

9-11 Specialized myocardial cell

특별할**특**特 빼어날**수**秀 마음**심**心 힘줄**근**筋 가늘**세**細 태보**포**胞

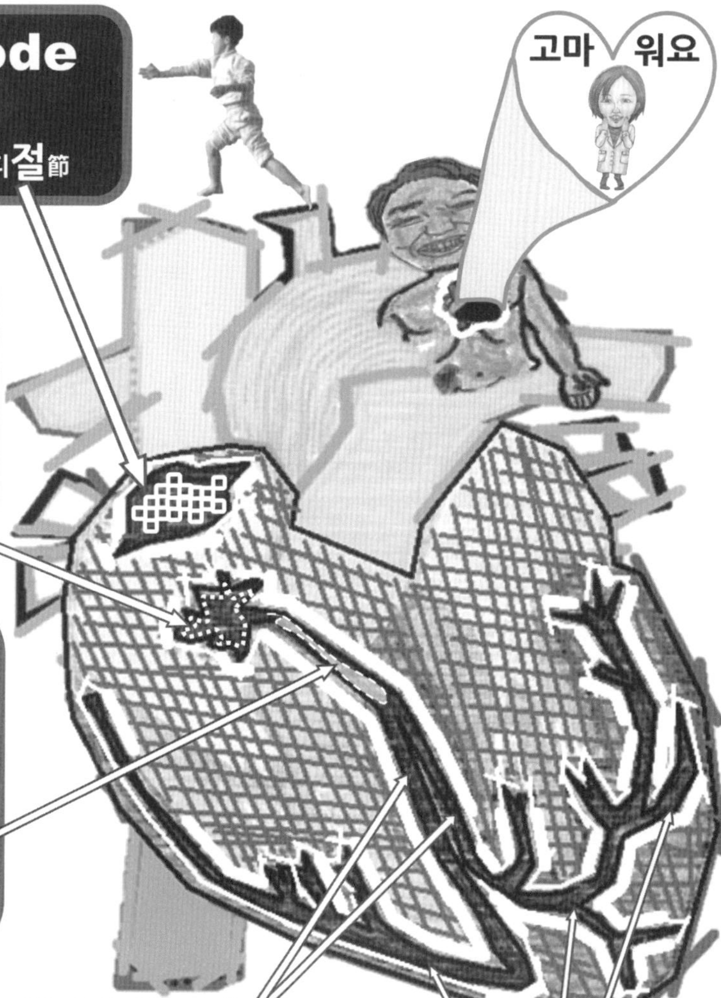

Sinoatrial node
(► SA node)
구멍**동**洞 방**방**房 맺을**결**結 마디**절**節

Atrioventricular node
(► AV node)
방**방**房 집**실**室
맺을**결**結 마디**절**節

Atrioventricular bundle
(► AV bundle)
방**방**房 집**실**室 묶을**속**束
(≒ His bundle)
(≒ 히스 묶을**속**束)

Right & Left bundle branches
왼**좌**左/오른**우**右 방**방**房 집**실**室 묶을**속**束 가지**지**枝

Purkinje fibers
퍼킨지 (≒ 푸르키녜, 푸르키니에) 가늘**섬**纖 밧줄**유**維

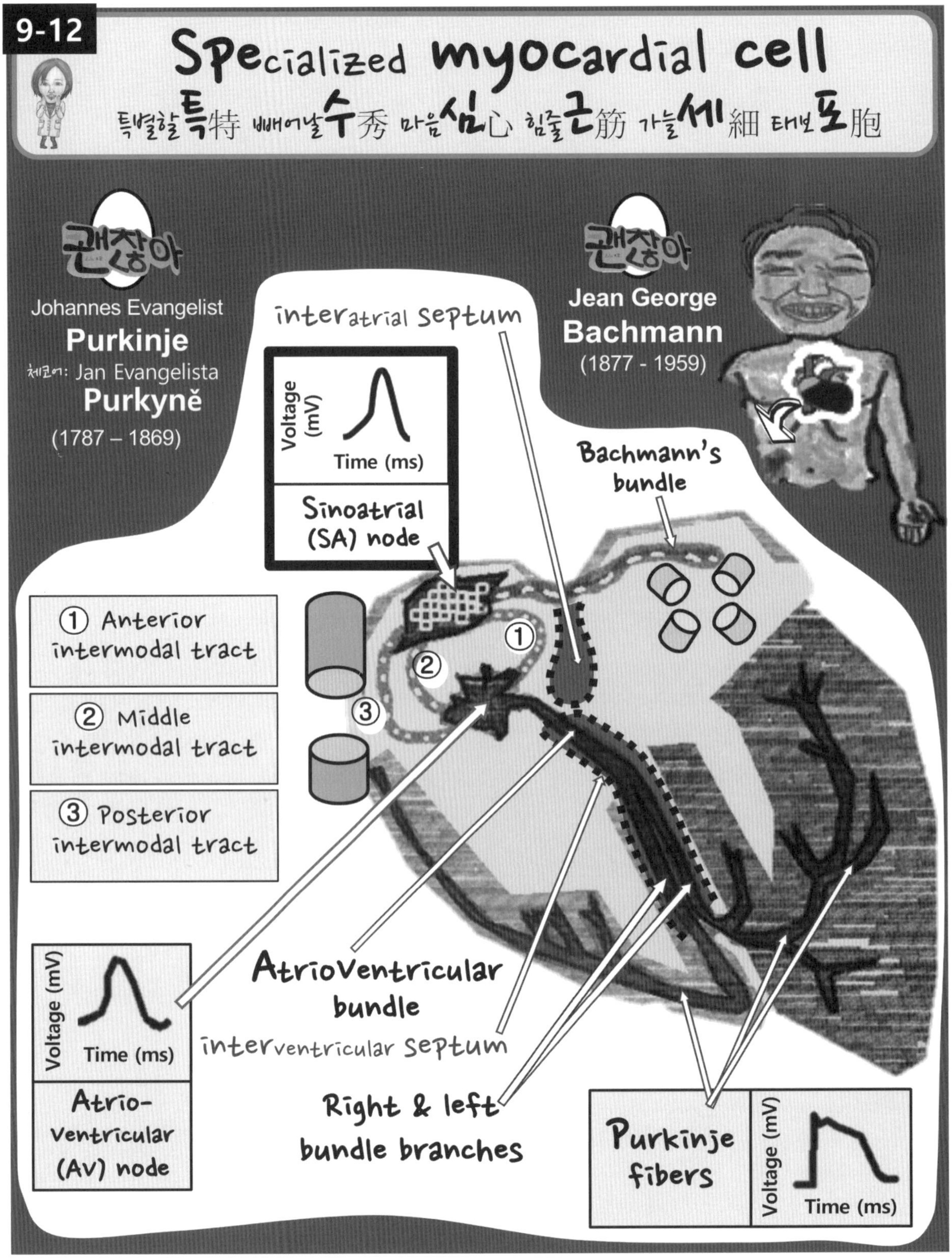
9-12
Specialized myocardial cell
특별할 특特 빼어날 수秀 마음 심心 힘줄 근筋 가늘 세細 태보 포胞
괜찮아
Johannes Evangelist
Purkinje
체코어: Jan Evangelista
Purkyně
(1787 – 1869)
괜찮아
Jean George
Bachmann
(1877 - 1959)
interatrial septum
Voltage (mV)
Time (ms)
Sinoatrial (SA) node
Bachmann's bundle
① Anterior intermodal tract
② Middle intermodal tract
③ Posterior intermodal tract
①
②
③
Voltage (mV)
Time (ms)
Atrio-ventricular (AV) node
AtrioVentricular bundle
interventricular septum
Right & left bundle branches
Purkinje fibers
Voltage (mV)
Time (ms)

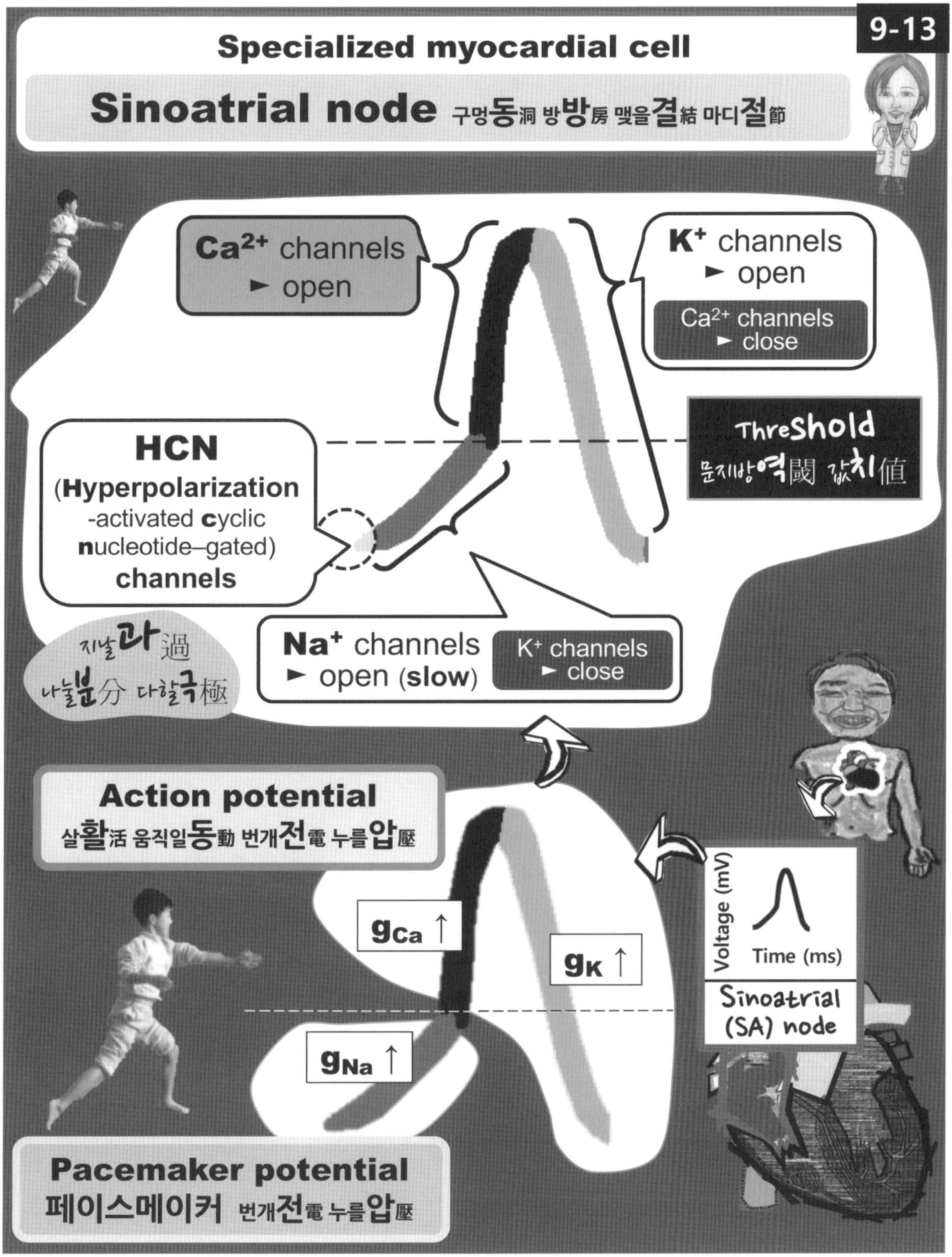
9-13
Specialized myocardial cell
Sinoatrial node 구멍동洞 방방房 맺을결結 마디절節
Ca2+ channels ► open
K+ channels ► open
Ca2+ channels ► close
ThreShold 문지방역閾 값치値
HCN (Hyperpolarization -activated cyclic nucleotide–gated) channels
지날과過 나눌분分 다할극極
Na+ channels ► open (slow)
K+ channels ► close
Action potential 살활活 움직일동動 번개전電 누를압壓
gCa ↑
gK ↑
gNa ↑
Voltage (mV)
Time (ms)
Sinoatrial (SA) node
Pacemaker potential 페이스메이커 번개전電 누를압壓

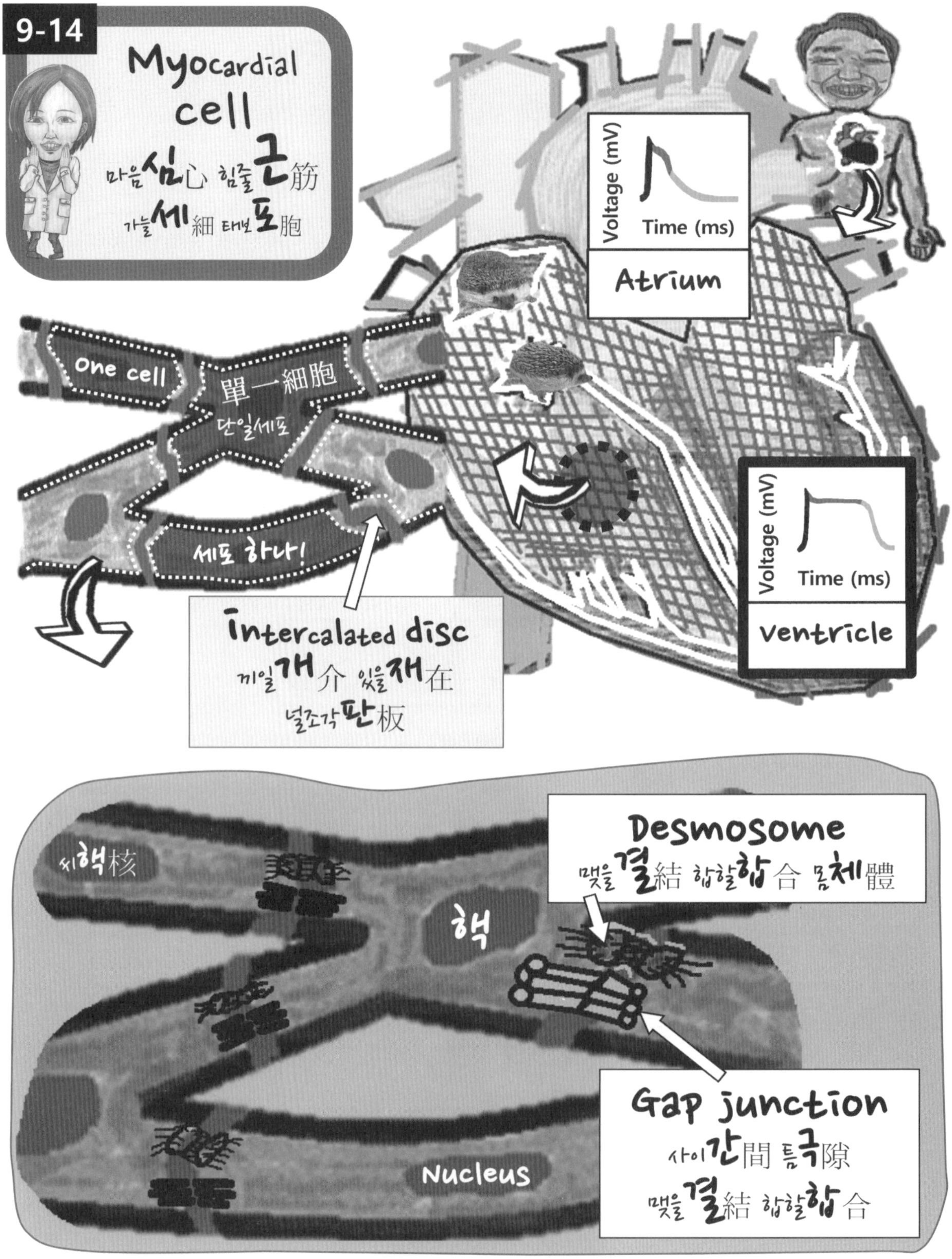
9-14
Myocardial cell
마음심心 힘줄근筋
가늘세細 태보포胞
Voltage (mV)
Time (ms)
Atrium
One cell
單一細胞
단일세포
세포 하나!
Voltage (mV)
Time (ms)
Ventricle
Intercalated disc
끼일개介 있을재在
널조각판板
씨핵核
핵
Desmosome
맺을결結 합할합合 몸체體
Nucleus
Gap junction
사이간間 틈극隙
맺을결結 합할합合

9-15

Specialized myocardial cell

Atrium 마음**심**心 방**방**房 & **Ventricle** 마음**심**心 집**실**室

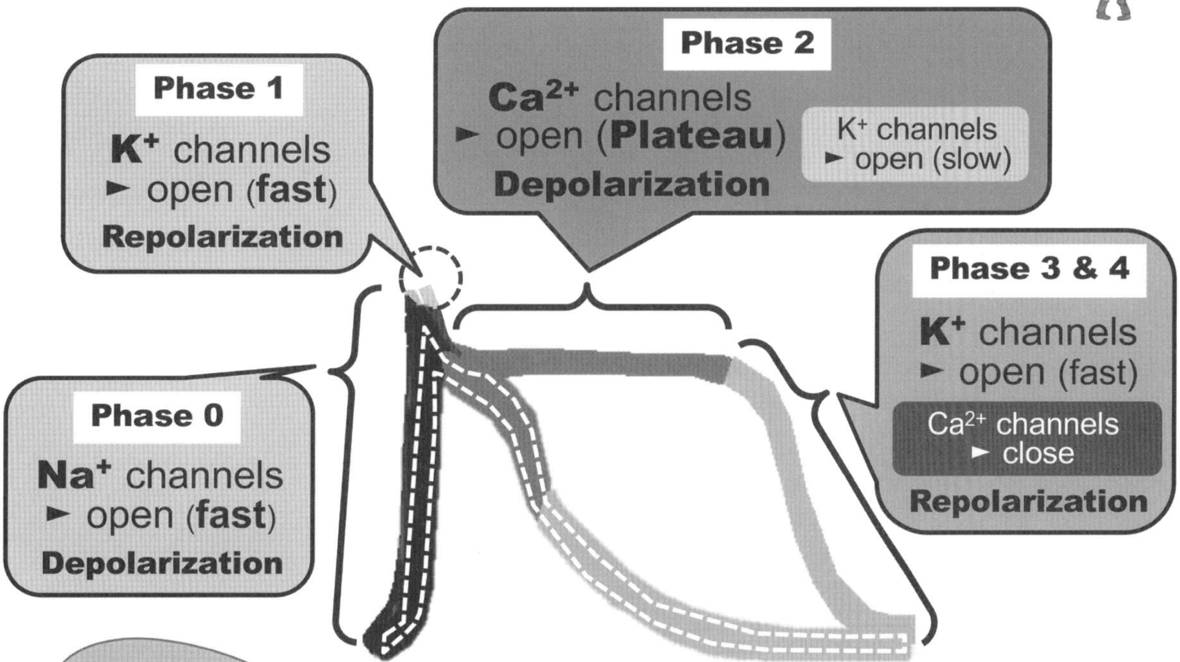

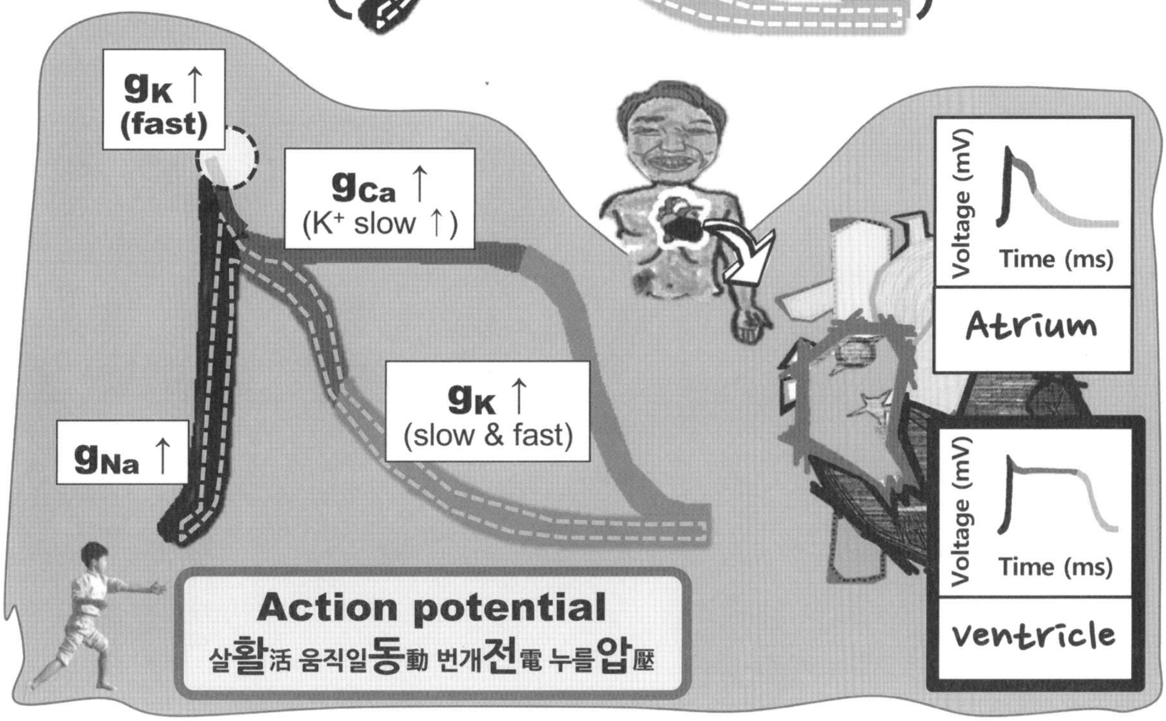

Action potential
살**활**活 움직일**동**動 번개**전**電 누를**압**壓

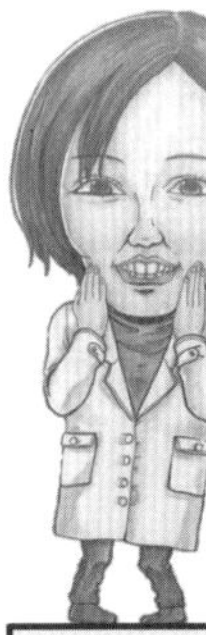

9-16

Conduction speed
of HEART

괜찮아

Wilhelm His (1863 - 1934)

① **SA node:** 상대-속도 약 1

② **Atrial muscle:** 상대-속도 약 20

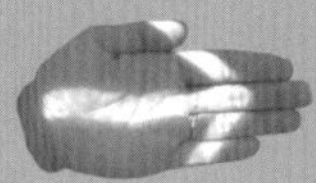

심방 근-수축

③ **AV node:** 상대-속도 약 1

④ **His bundle:** 상대적 속도 약 1

⑤ **Purkinje fiber:** 상대-속도 약 80

⑥ **Ventricular muscle:** 상대-속도 약 20

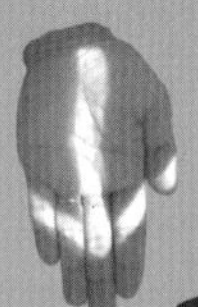

심실 힘줄 근筋 거둘 수收 오그라들 축縮

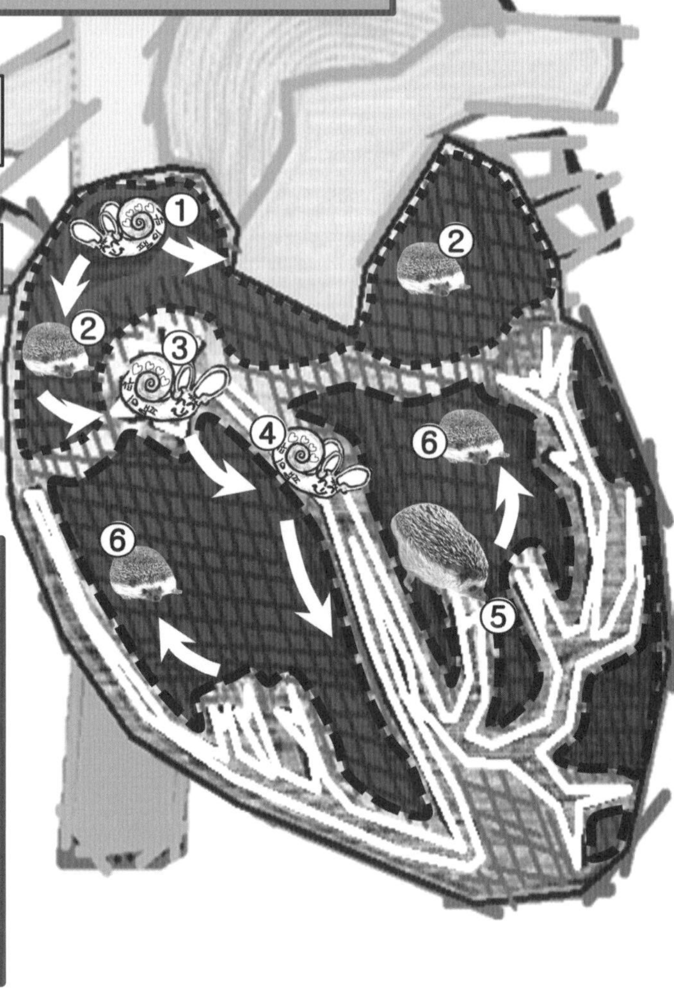

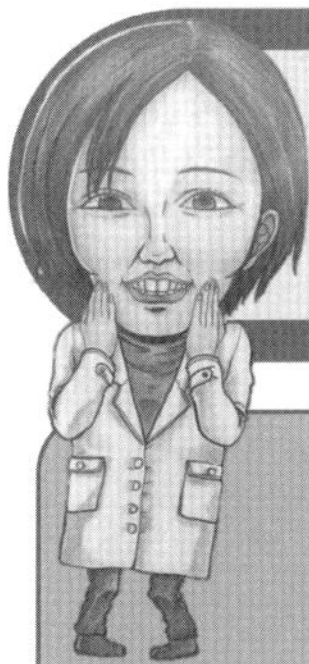

Cardiac cycle

9-17

마음심心 돌주週 기약할기期

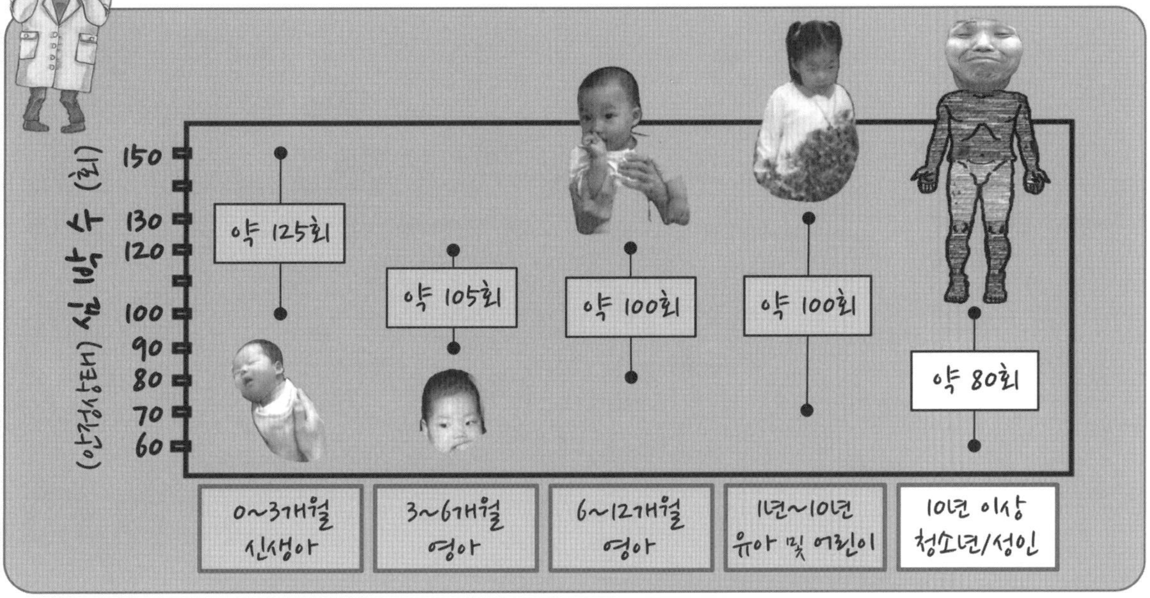

Atrial systole 심방 수축 + ventricular diastole 심실 이완

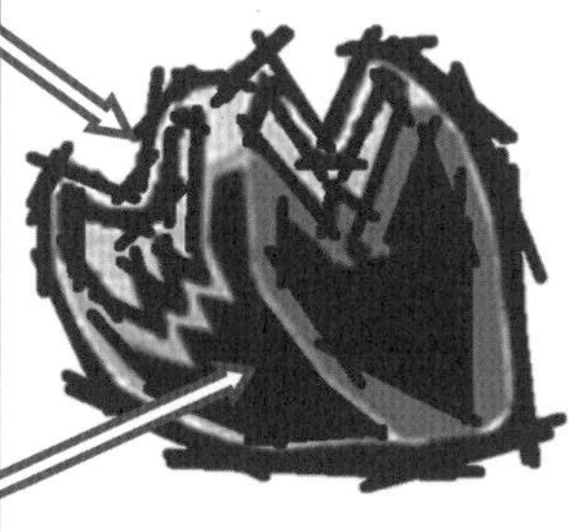

Atrial diastole 심방 이완 + ventricular systole 심실 수축

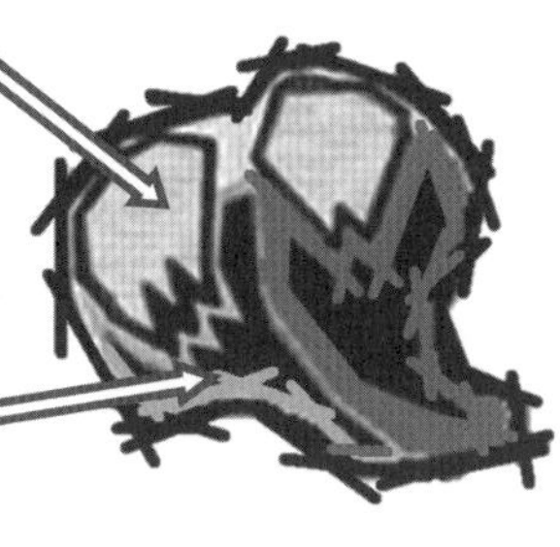

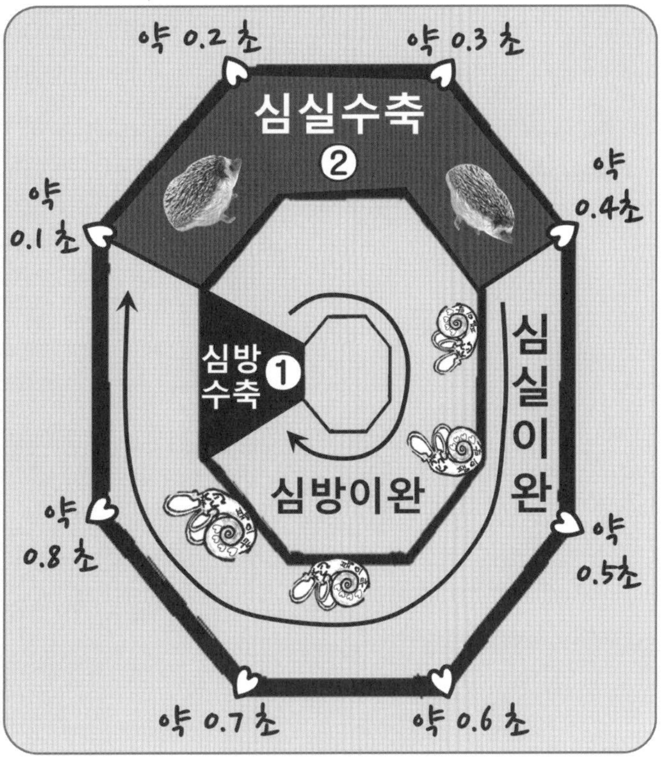

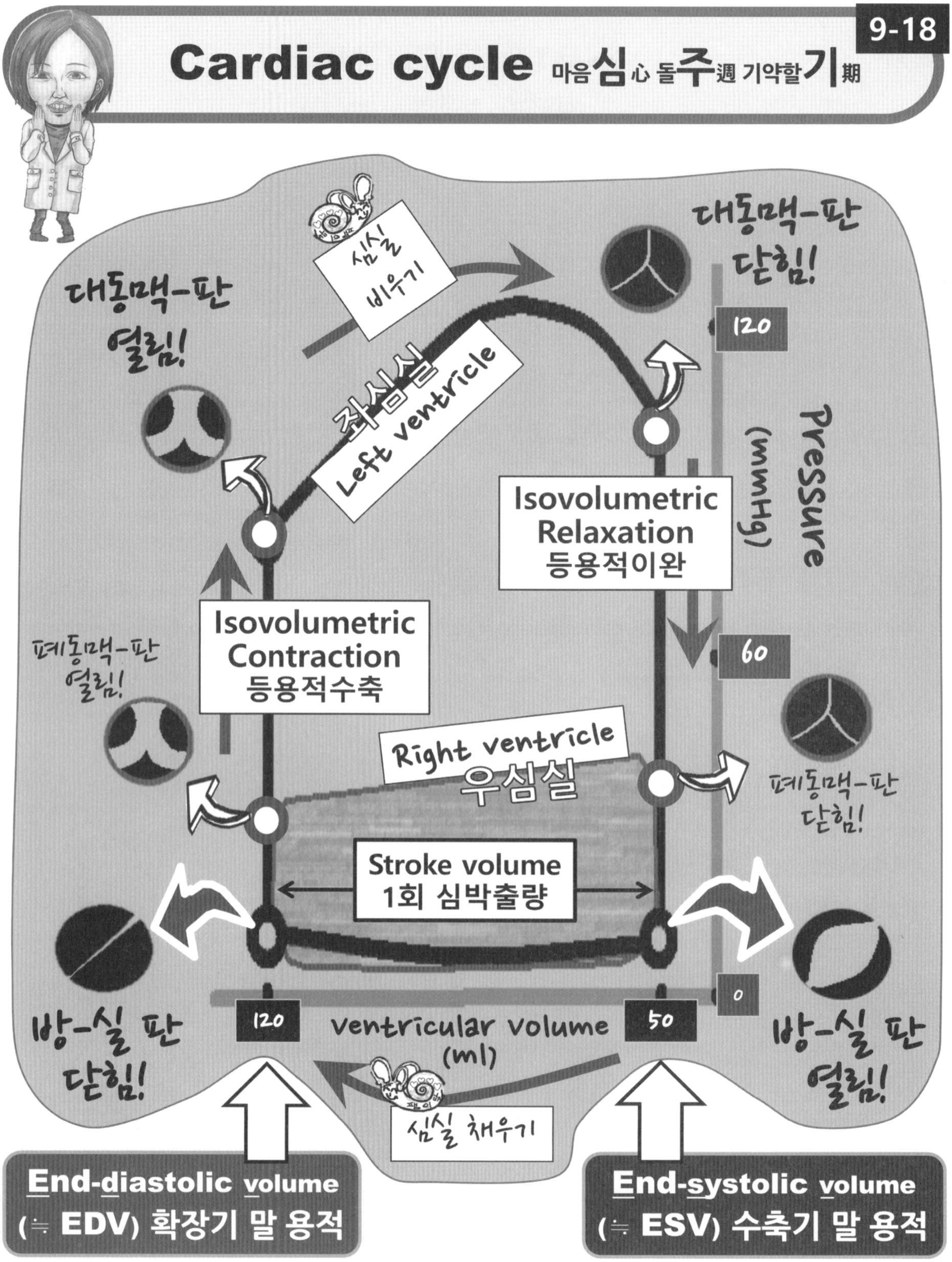
9-18
Cardiac cycle 마음심心 돌주週 기약할기期
대동맥-판 열림!
심실 비우기
대동맥-판 닫힘!
120
좌심실
Left ventricle
Isovolumetric
Relaxation
등용적이완
Pressure
(mmHg)
Isovolumetric
Contraction
등용적수축
폐동맥-판 열림!
60
Right ventricle
우심실
폐동맥-판 닫힘!
Stroke volume
1회 심박출량
0
120
ventricular volume
(ml)
50
방-실 판 닫힘!
방-실 판 열림!
심실 채우기
End-diastolic volume
(≒ EDV) 확장기 말 용적
End-systolic volume
(≒ ESV) 수축기 말 용적

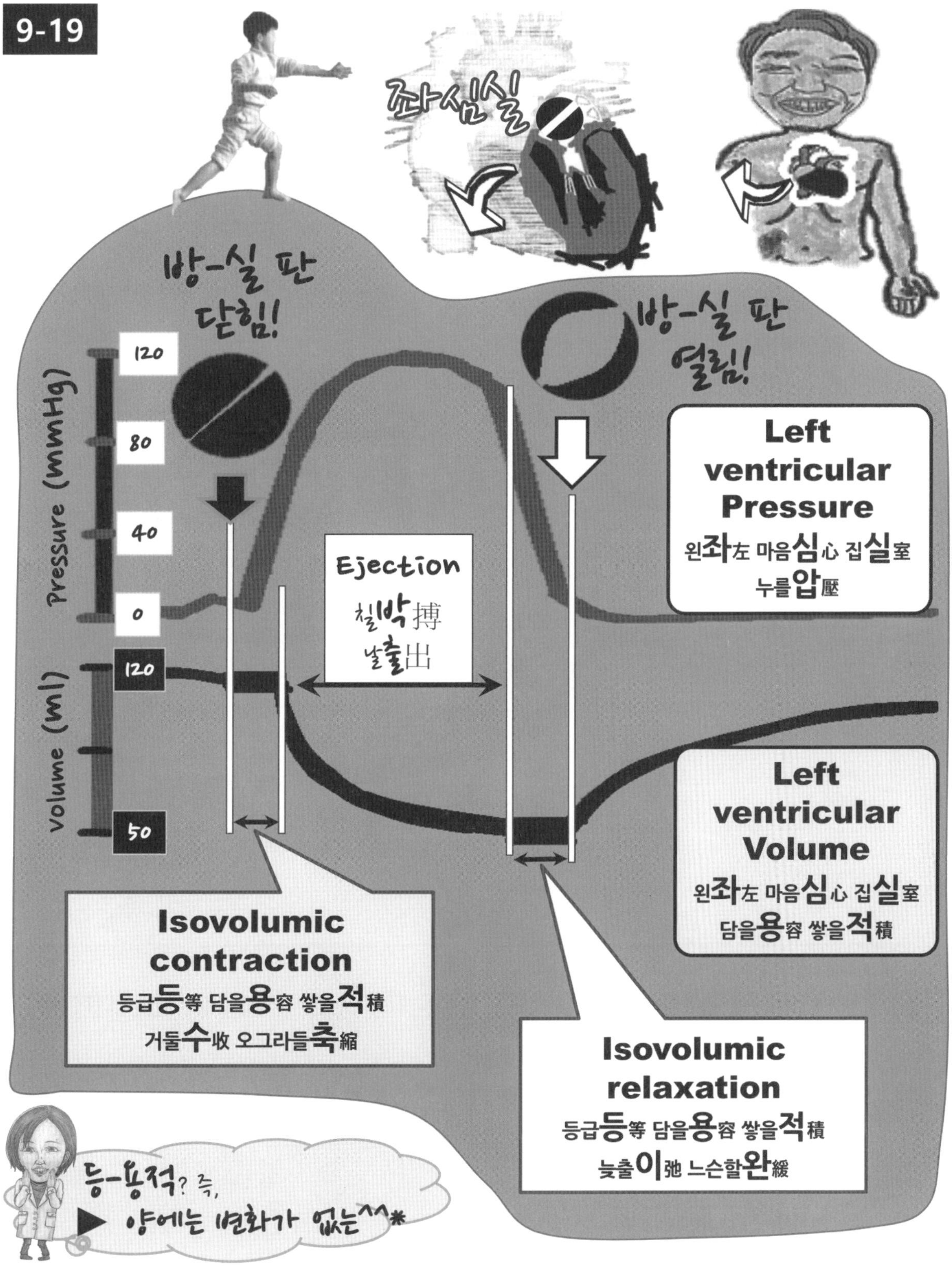
9-19
좌심실
방-실 판 닫힘!
방-실 판 열림!
Pressure (mmHg)
120
80
40
0
Volume (ml)
120
50
Ejection
칠박搏
날출出
Left ventricular Pressure
왼좌左 마음심心 집실室
누를압壓
Left ventricular Volume
왼좌左 마음심心 집실室
담을용容 쌓을적積
Isovolumic contraction
등급등等 담을용容 쌓을적積
거둘수收 오그라들축縮
Isovolumic relaxation
등급등等 담을용容 쌓을적積
늦출이弛 느슨할완緩
등-용적? 즉,
▶ 양에는 변화가 없는^^*

9-20

Left ventricular volume

왼**좌**左 마음**심**心 집**실**室 담을**용**容 쌓을**적**積

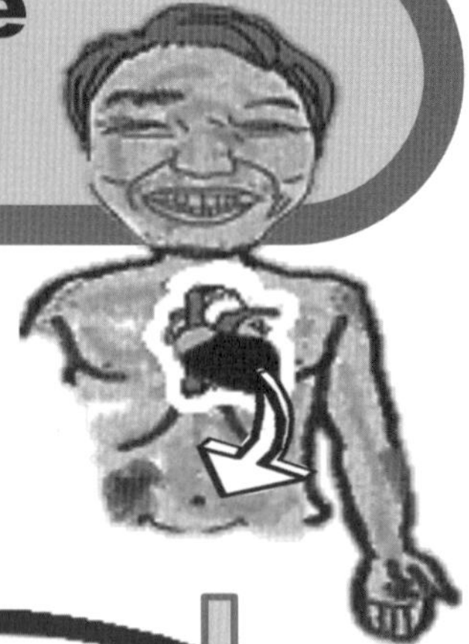

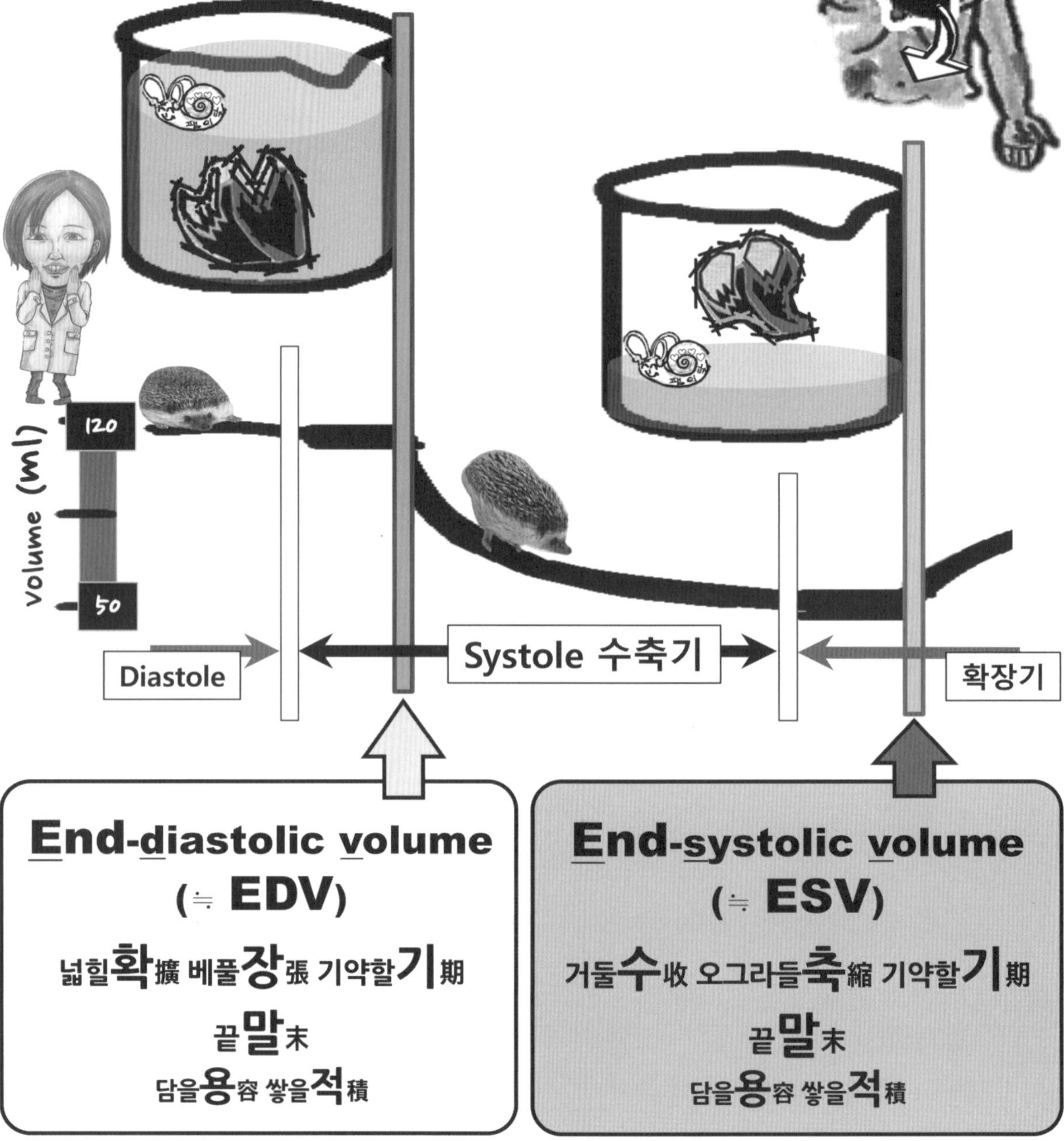

End-diastolic volume (≒ EDV)

넓힐**확**擴 베풀**장**張 기약할**기**期

끝**말**末

담을**용**容 쌓을**적**積

End-systolic volume (≒ ESV)

거둘**수**收 오그라들**축**縮 기약할**기**期

끝**말**末

담을**용**容 쌓을**적**積

9-21

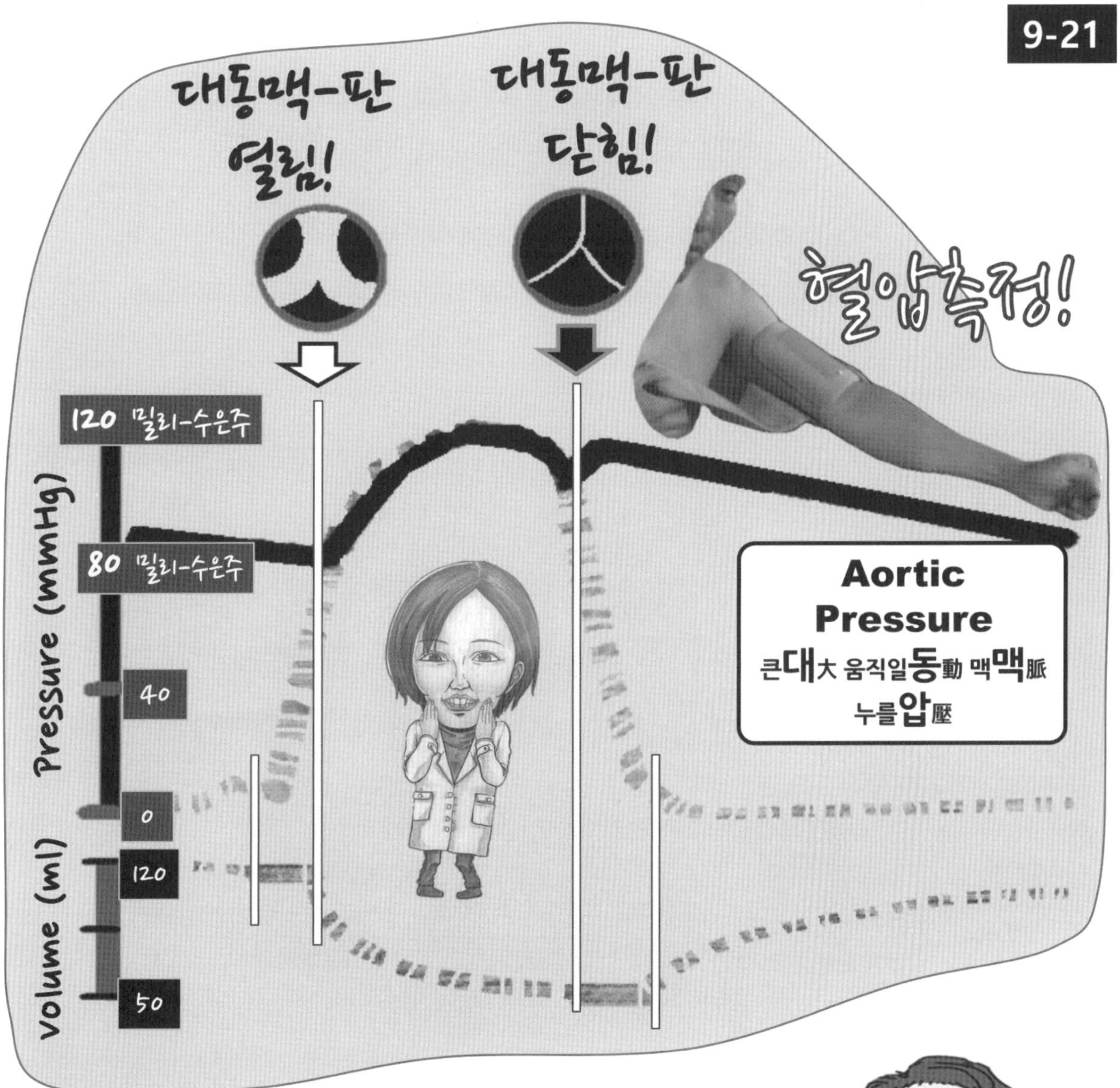

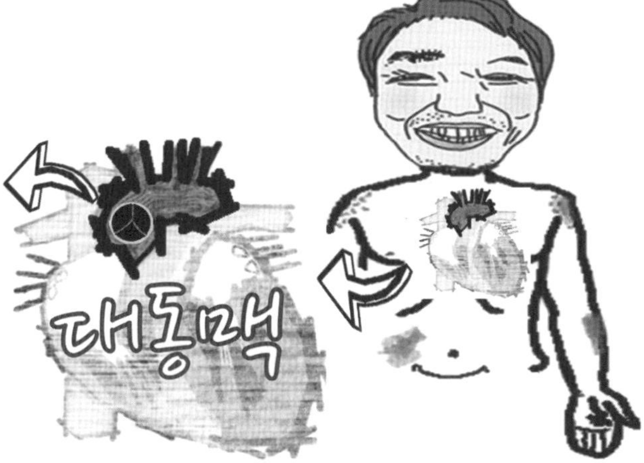

절반반半 달월月 꽃잎판瓣
Semilunar valve

Aortic valve
큰대大 움직일동動 맥맥脈 꽃잎판瓣

9-22

Right atrium reflex

오른우右 마음심心 방방房 되돌릴반反 쏠사射

- ≒ Bainbridge reflex 베인브릿지 반사 -

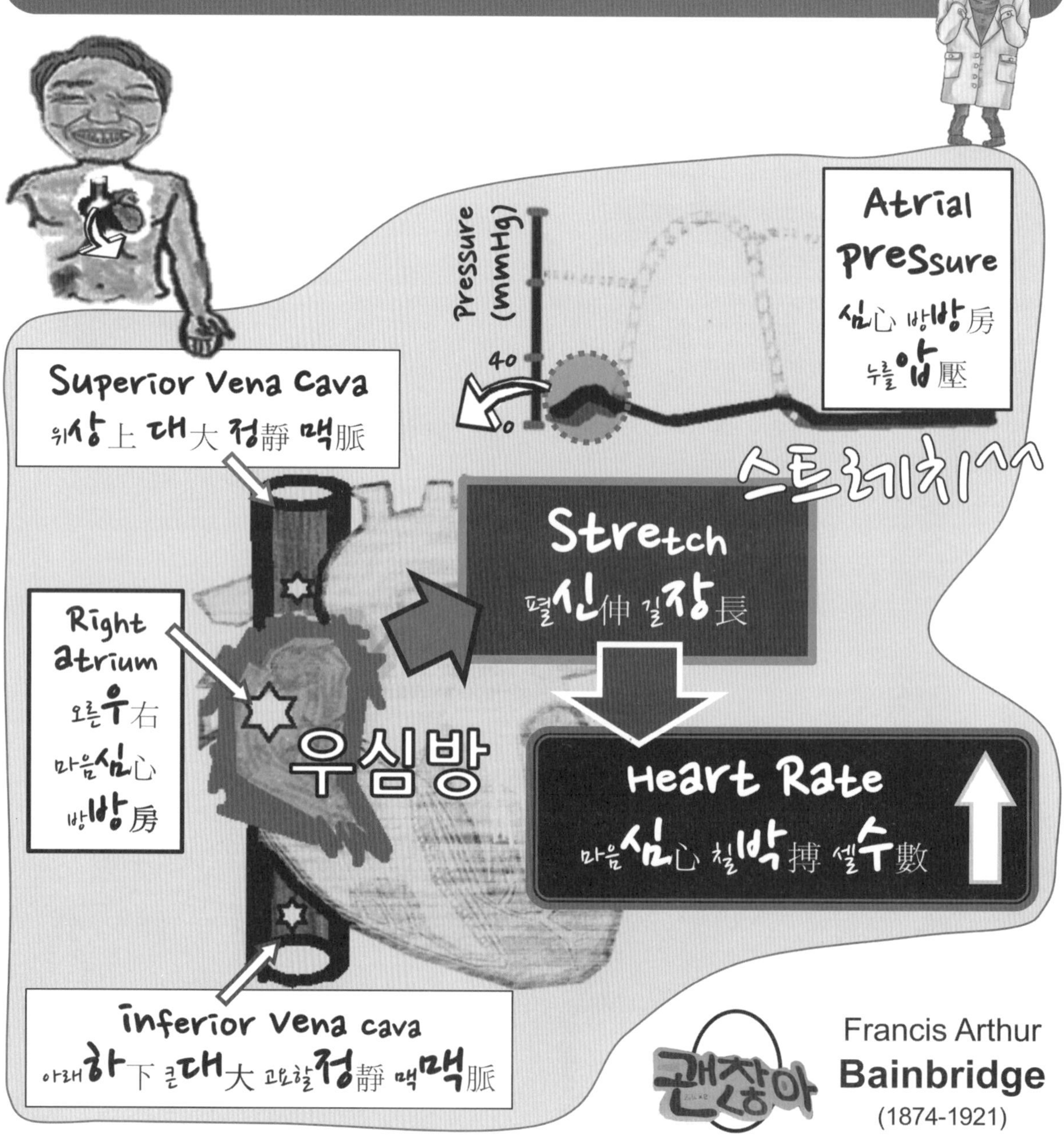

Francis Arthur
Bainbridge
(1874-1921)

9-23

Reflex of inhibitory heart rate

마음심心 칠박搏 셀수數 - 누를억抑 억제할제制 되돌릴반反 쏠사射

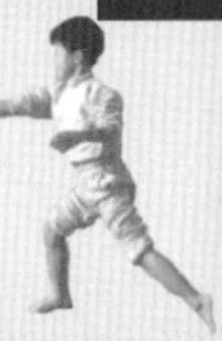

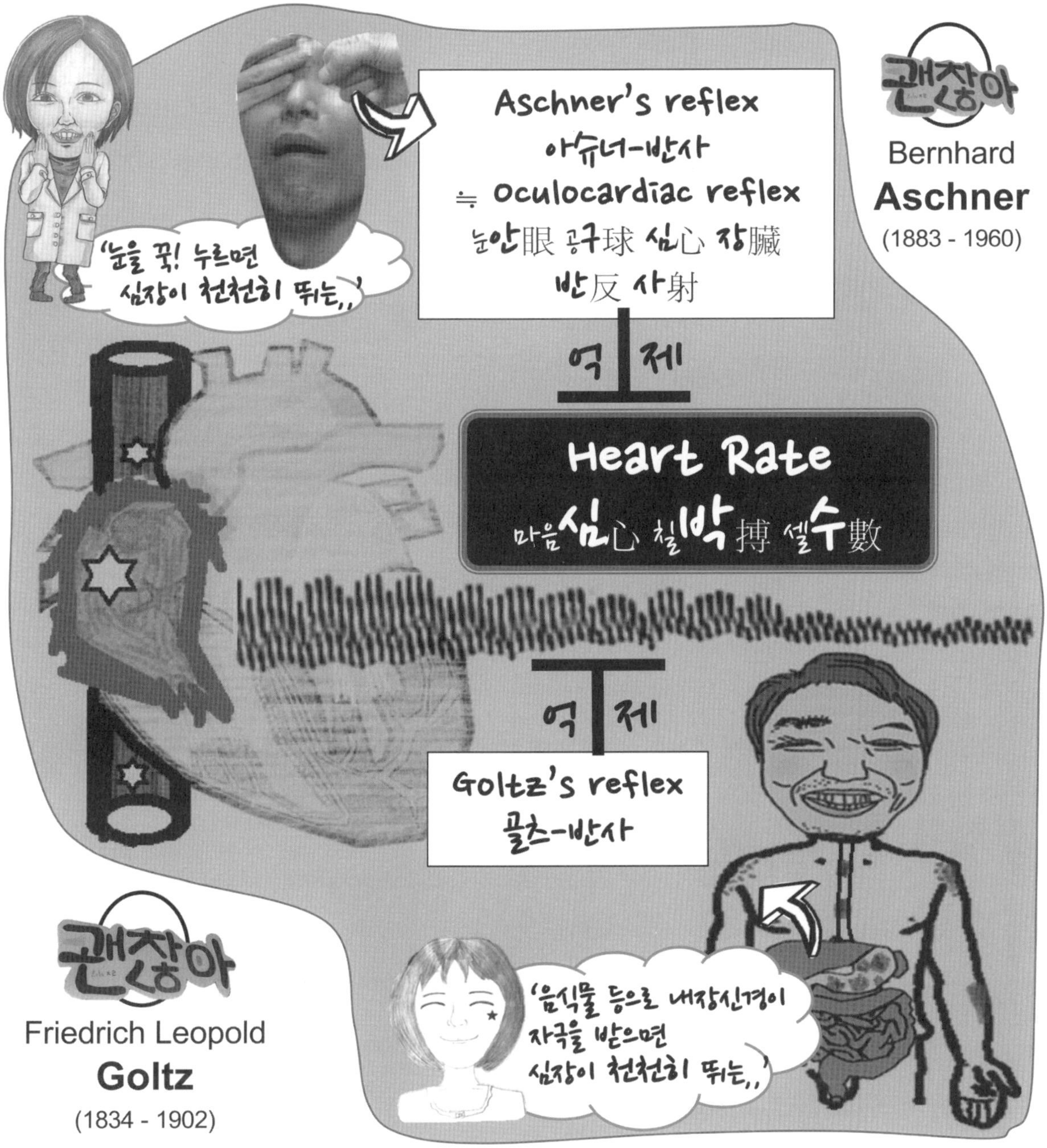

9-24

Length/Tension (Frank-Starling) relation
펼신伸 길장長/베풀장張 힘력力 (프랑크-스탈링) 관계

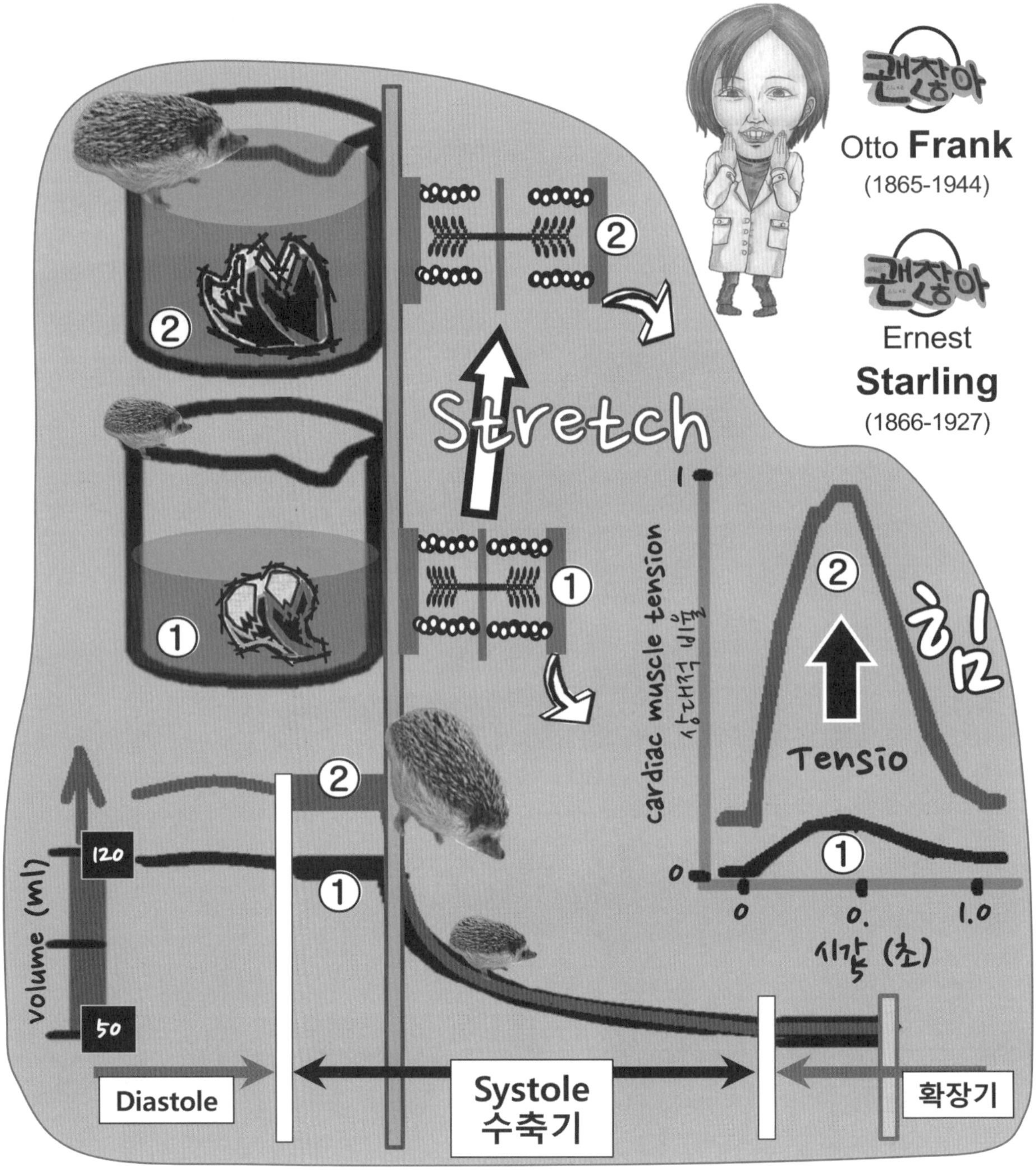

9-25

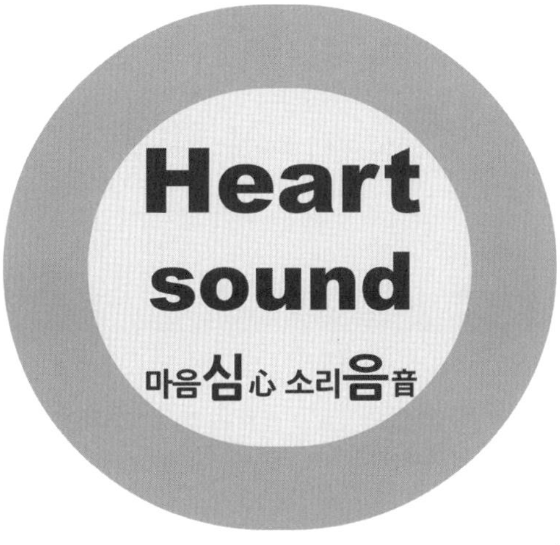
Heart
sound
마음심心 소리음音

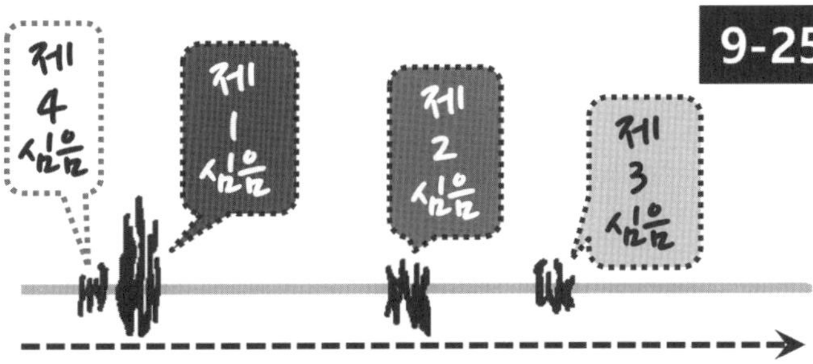
제 4 심음
제 1 심음
제 2 심음
제 3 심음

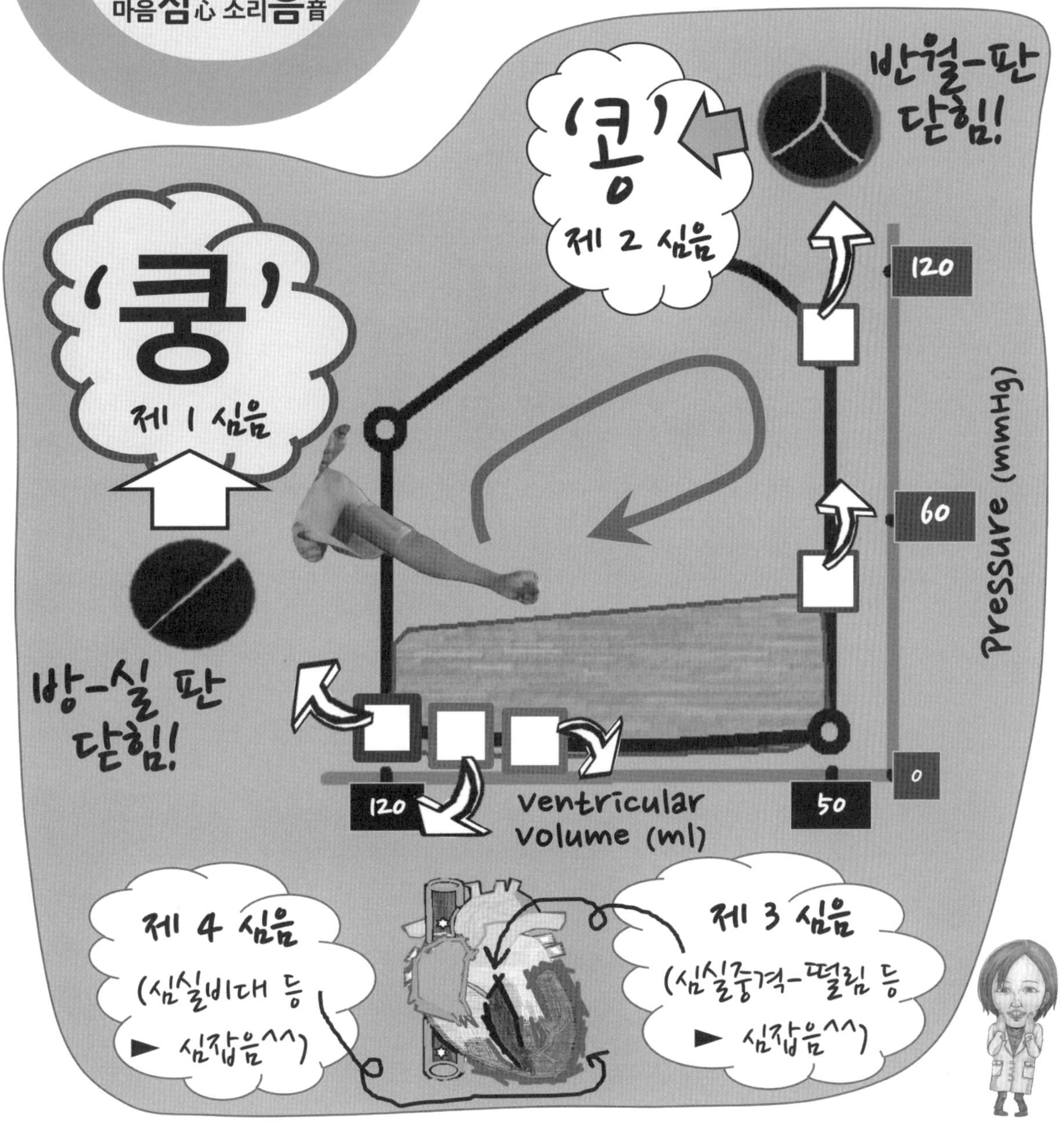
'쿵'
제 1 심음
방-실 판
닫힘!
'콩'
제 2 심음
반월-판
닫힘!
120
60
0
Pressure (mmHg)
120
50
ventricular
volume (ml)
제 4 심음
(심실비대 등
► 심잡음ㅅㅅ)
제 3 심음
(심실중격-떨림 등
► 심잡음ㅅㅅ)

9-26

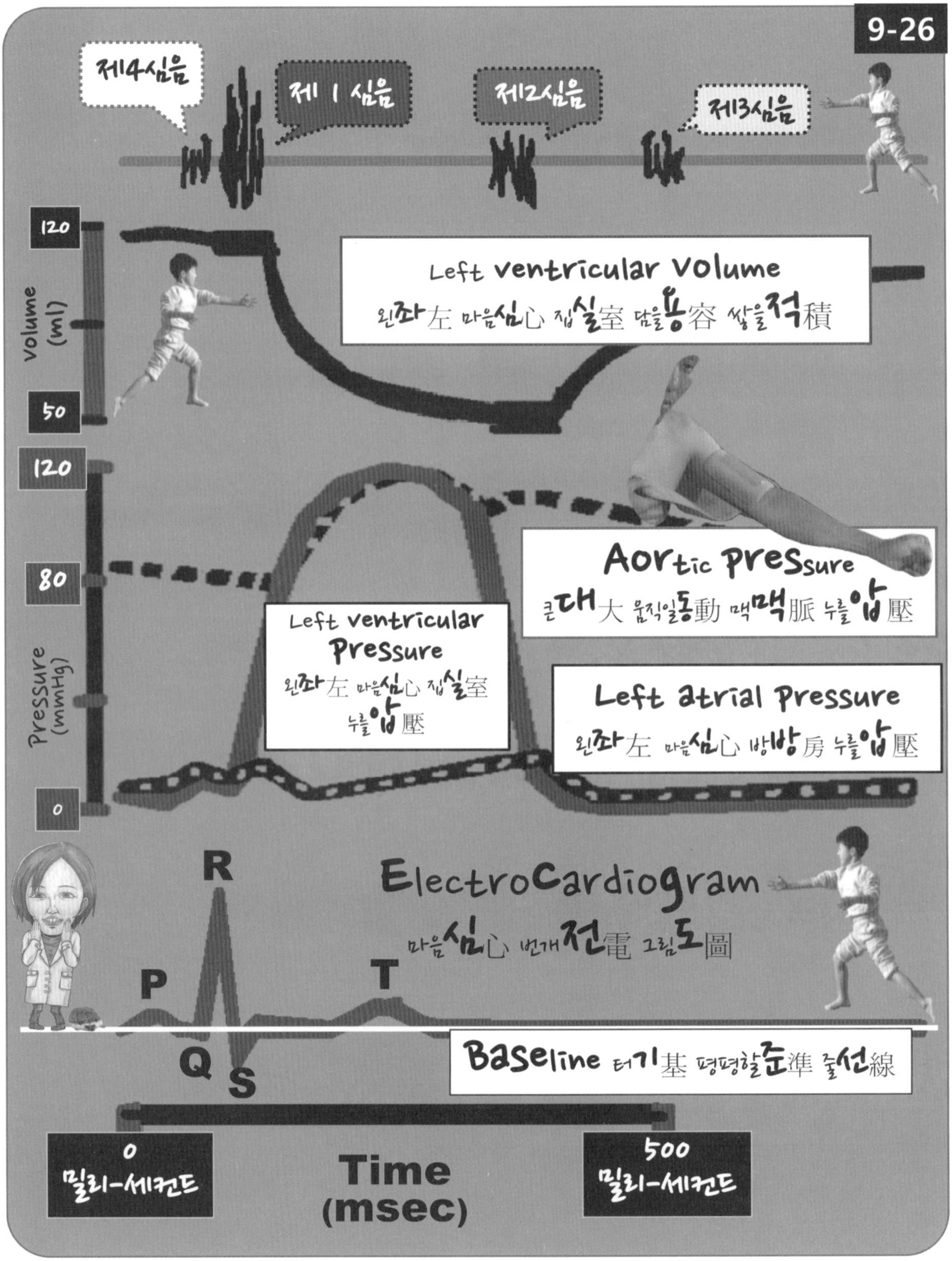
제4심음
제 1 심음
제2심음
제3심음
120
50
Volume (ml)
Left ventricular Volume
왼좌左 마음심心 집실室 담을용容 쌓을적積
120
80
0
Pressure (mmHg)
Aortic pressure
큰대大 움직일동動 맥맥脈 누를압壓
Left ventricular Pressure
왼좌左 마음심心 집실室 누를압壓
Left atrial pressure
왼좌左 마음심心 방방房 누를압壓
R
P
T
Q
S
ElectroCardiogram
마음심心 번개전電 그림도圖
Baseline 터기基 평평할준準 줄선線
0 밀리-세컨드
Time (msec)
500 밀리-세컨드

9-27

Electrocardiogram 마음심心 번개전電 그림도圖

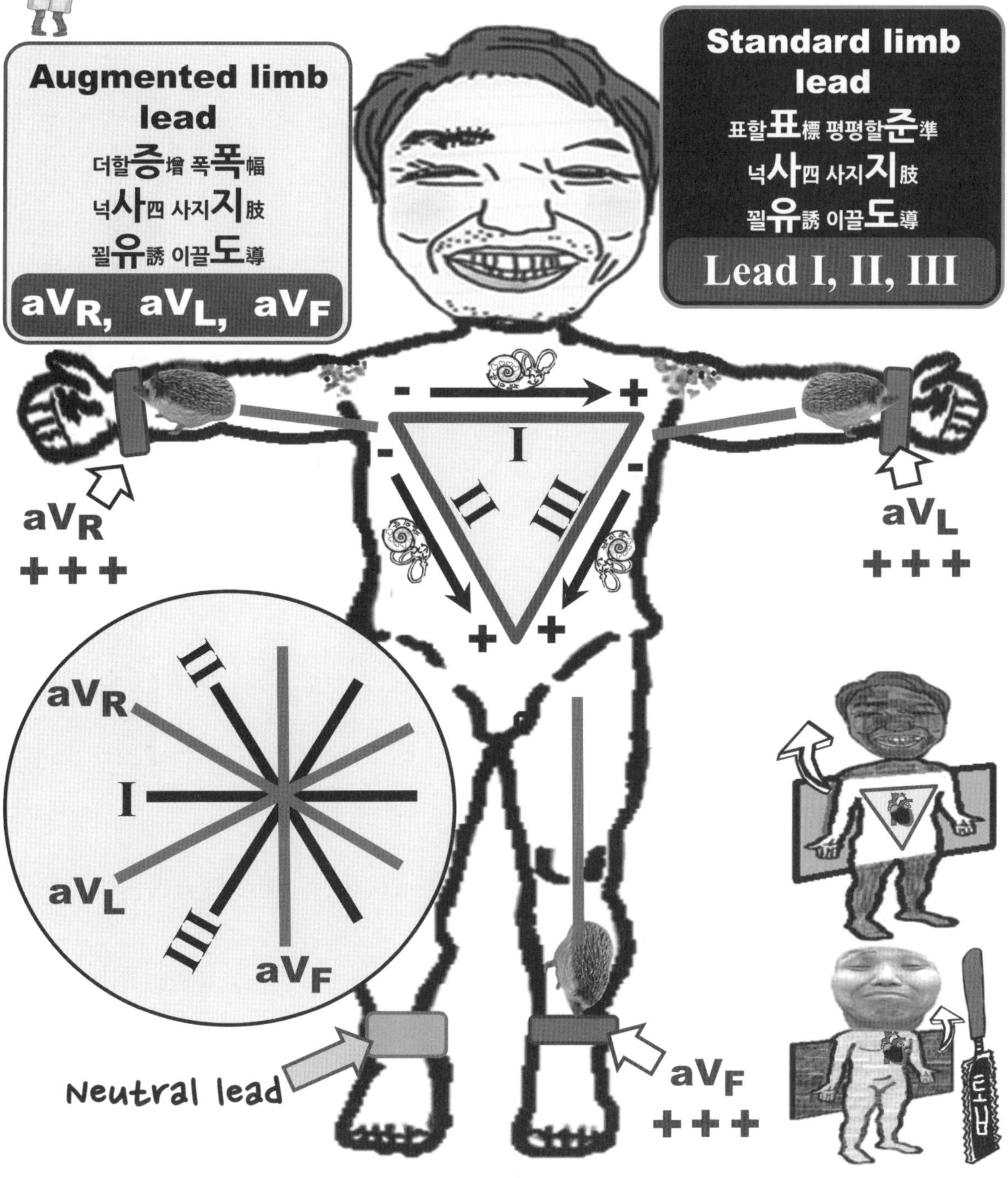

9-28 Electrocardiogram 마음심心 번개전電 그림도圖

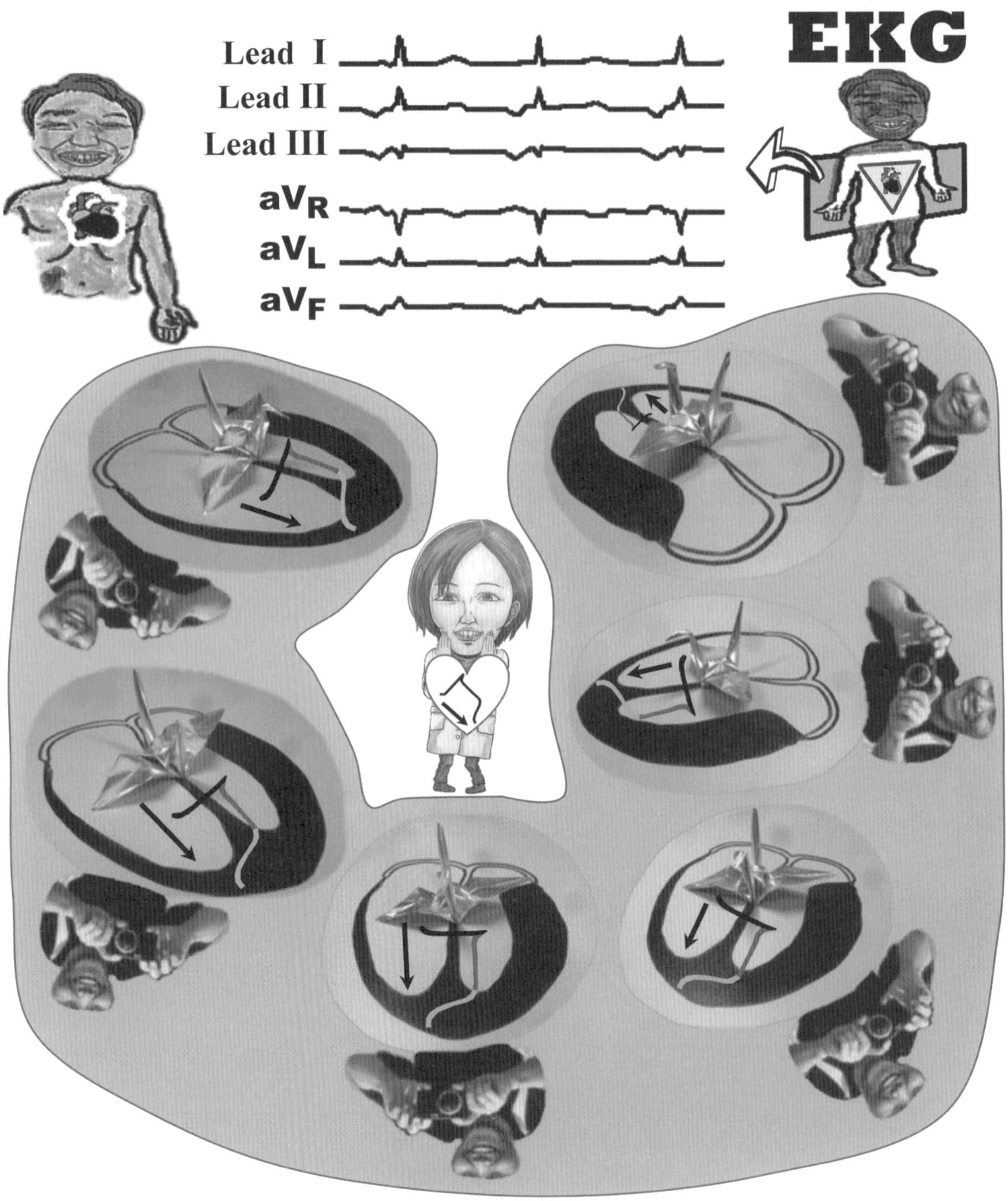

9-29 Electrocardiogram 마음심心 번개전電 그림도圖

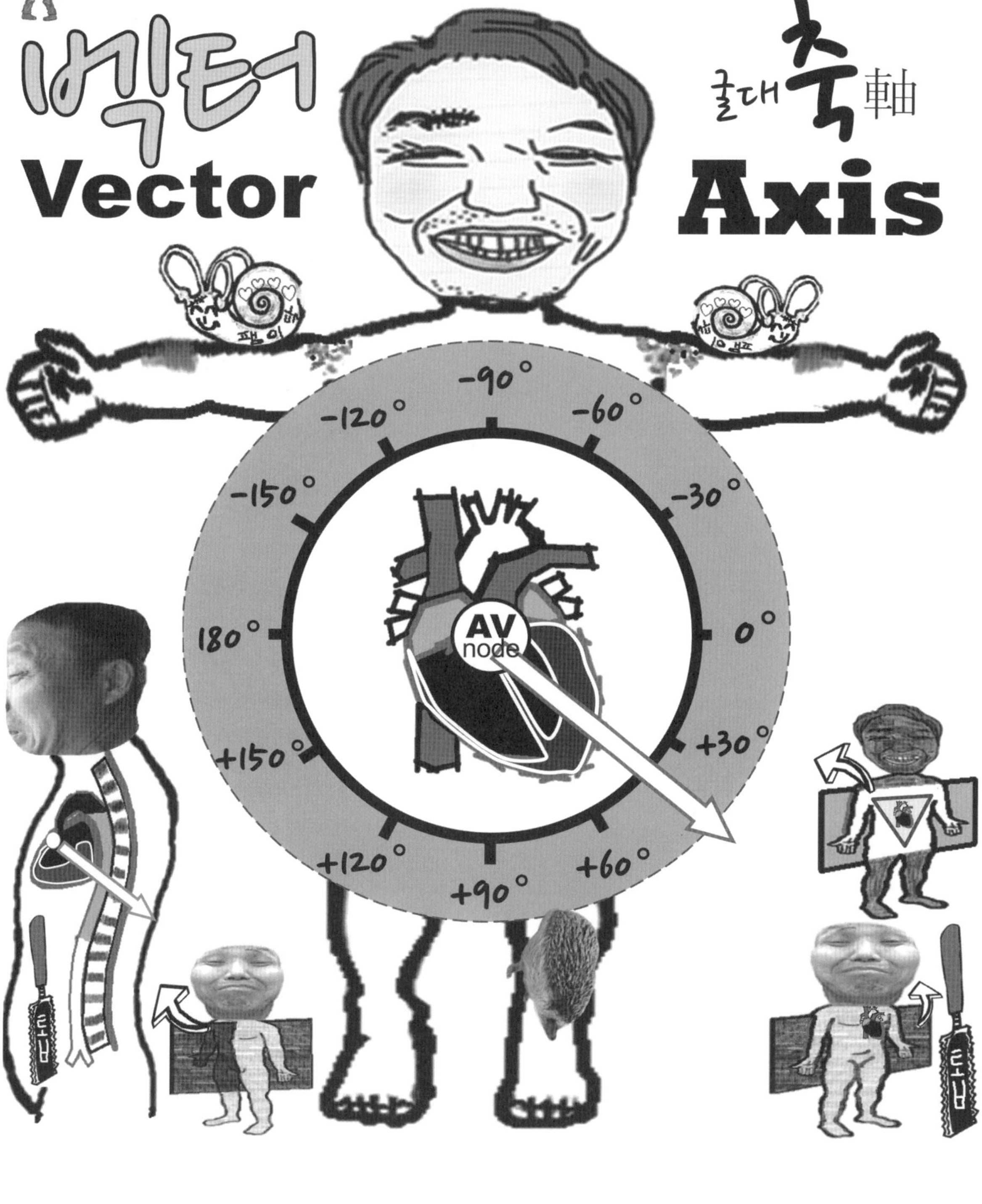

9-30 Electrocardiogram 마음심心 번개전電 그림도圖

Unipolar chest lead

홑단單 다할극極

가슴흉胸 떼부部 꾈유誘 이끌도導

V1, V2, V3, V4, V5, V6

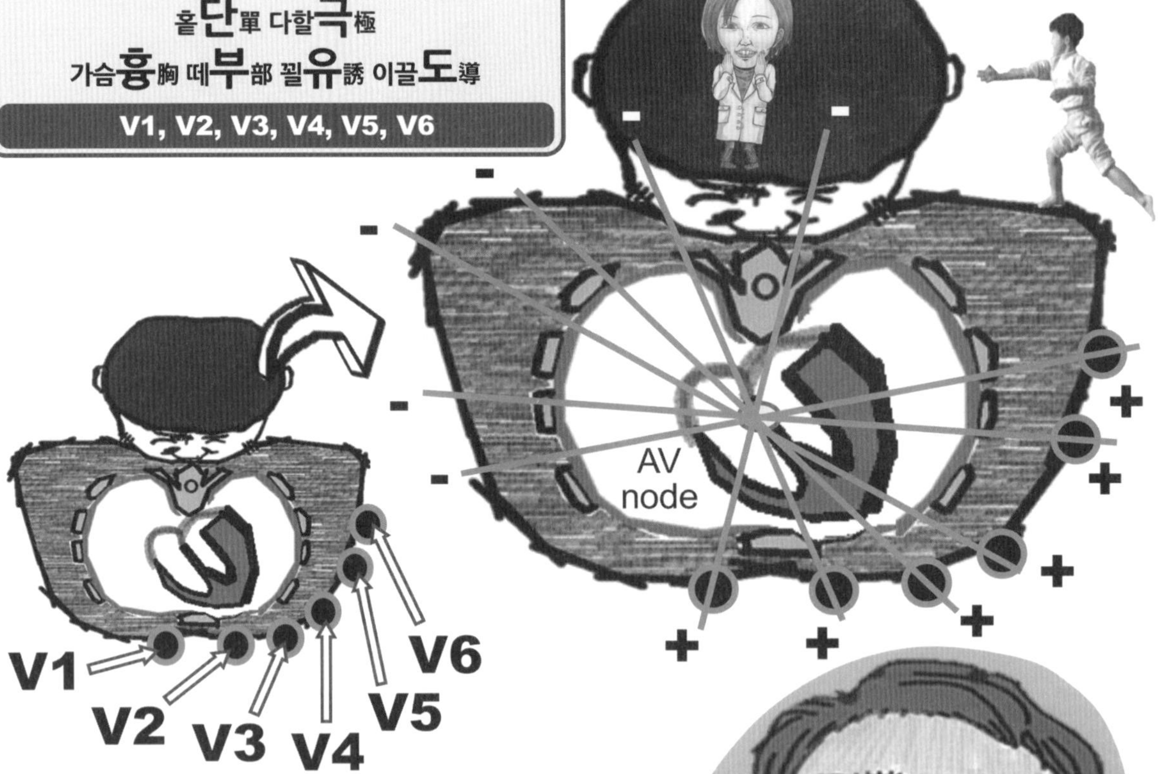

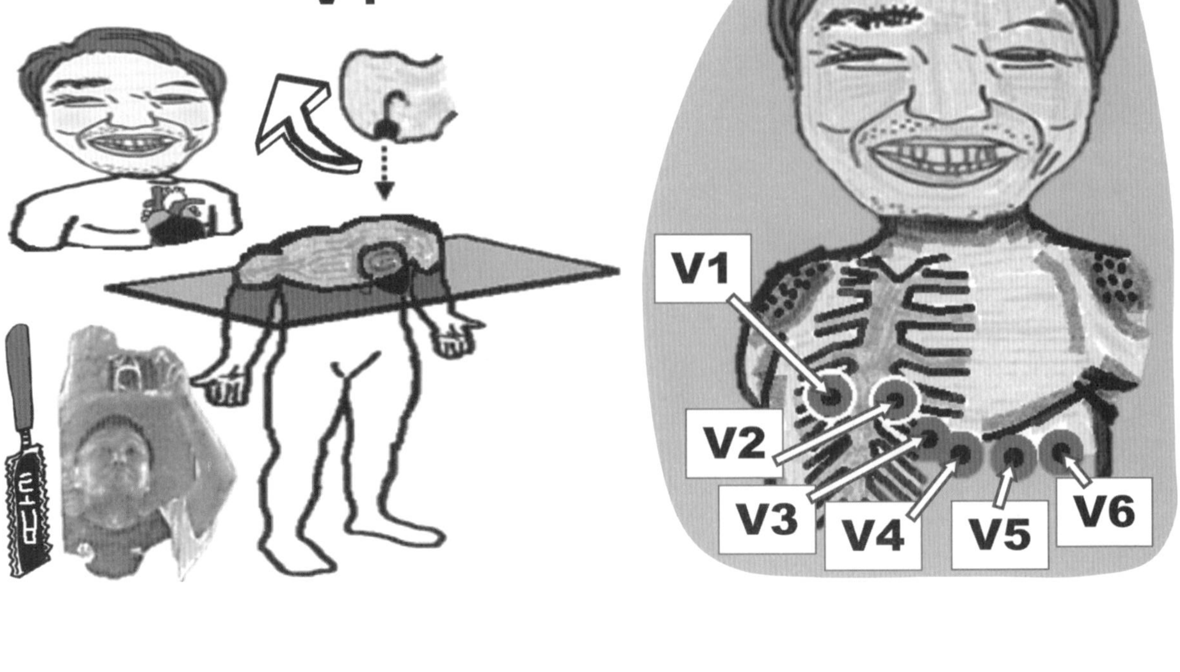

9-31 ElectroCardiogram 마음심心 번개전電 그림도圖

Unipolar chest lead 홑단單 다할극極 가슴흉胸 떼부部 꾈유誘 이끌도導

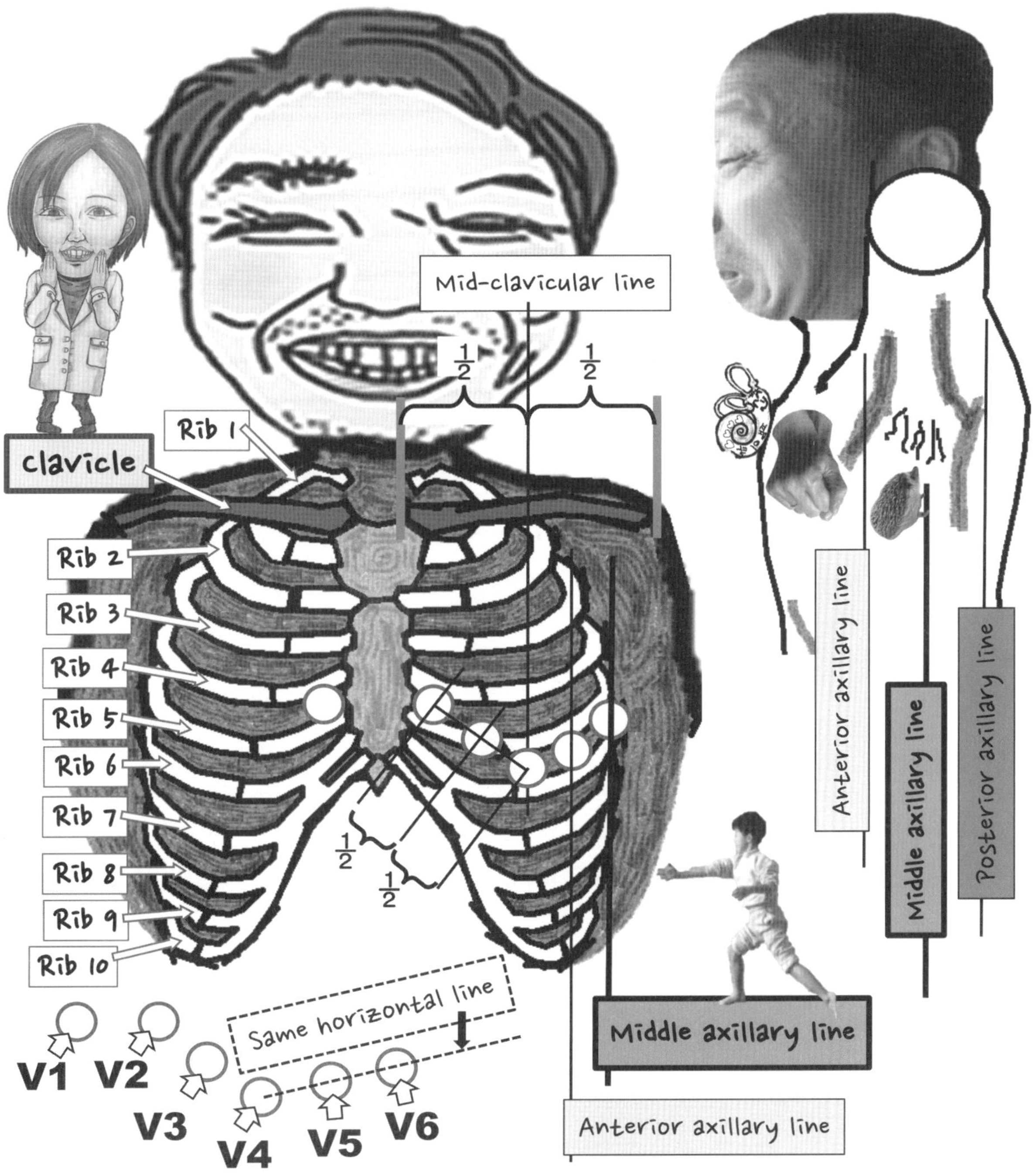

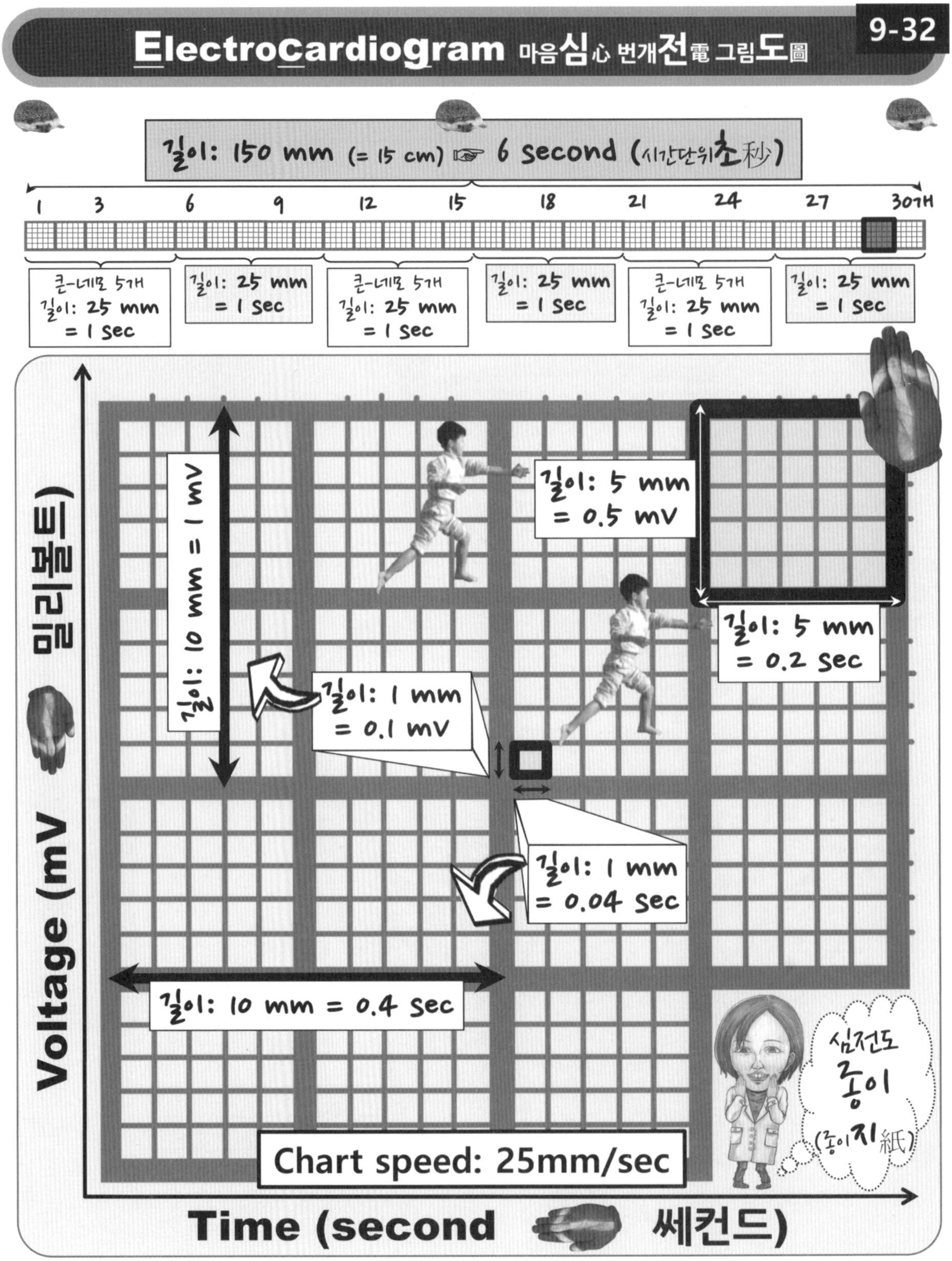
9-32
Electrocardiogram 마음심心 번개전電 그림도圖
길이: 150 mm (= 15 cm) ☞ 6 second (시간단위초秒)
1 3 6 9 12 15 18 21 24 27 30개
큰-네모 5개 길이: 25 mm = 1 sec
길이: 25 mm = 1 sec
큰-네모 5개 길이: 25 mm = 1 sec
길이: 25 mm = 1 sec
큰-네모 5개 길이: 25 mm = 1 sec
길이: 25 mm = 1 sec
길이: 10 mm = 1 mV
길이: 5 mm = 0.5 mV
길이: 5 mm = 0.2 sec
길이: 1 mm = 0.1 mV
길이: 1 mm = 0.04 sec
길이: 10 mm = 0.4 sec
Chart speed: 25mm/sec
심전도 종이 (종이지紙)
Voltage (mV 밀리볼트)
Time (second 쎄컨드)

9-33

Electrocardiogram

마음심心 번개전電 그림도圖

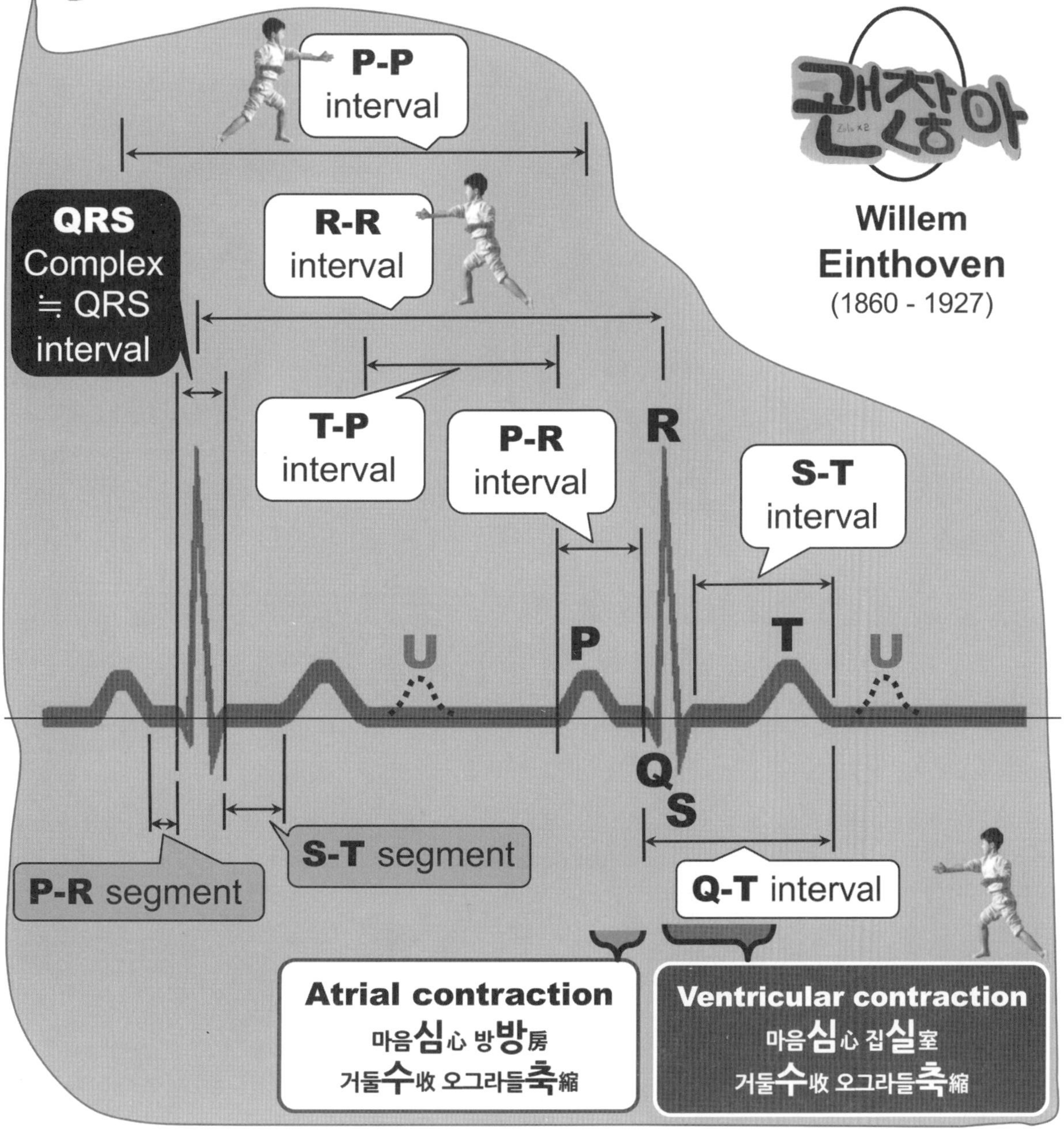

9-34

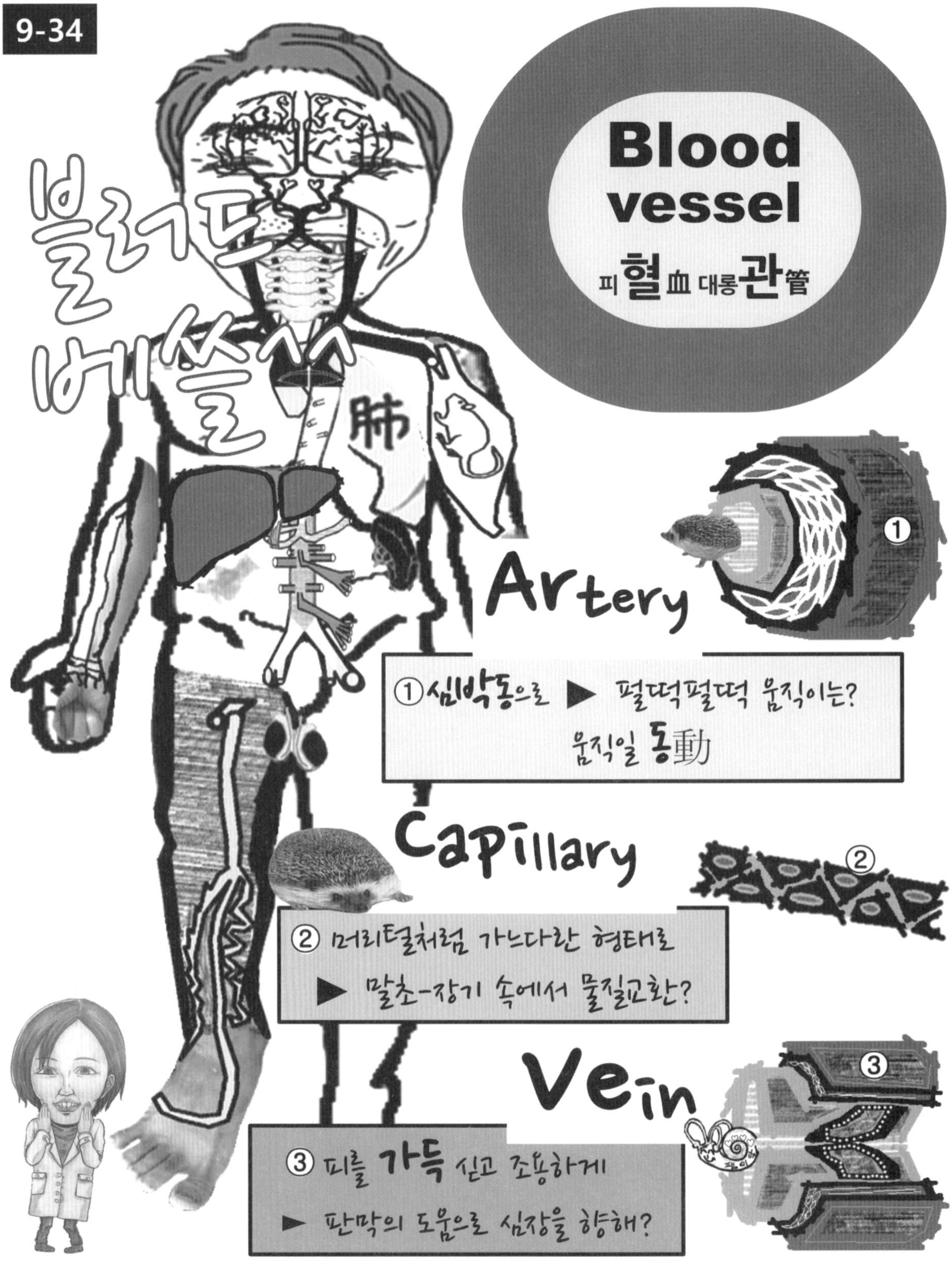
블러드 베쓸
Blood vessel
피 혈血 대롱 관管
肺
Artery
①
① 심박동으로 ▶ 펄떡펄떡 움직이는?
움직일 동動
Capillary
②
② 머리털처럼 가느다란 형태로
▶ 말초-장기 속에서 물질교환?
Vein
③
③ 피를 가득 싣고 조용하게
▶ 판막의 도움으로 심장을 향해?

9-35

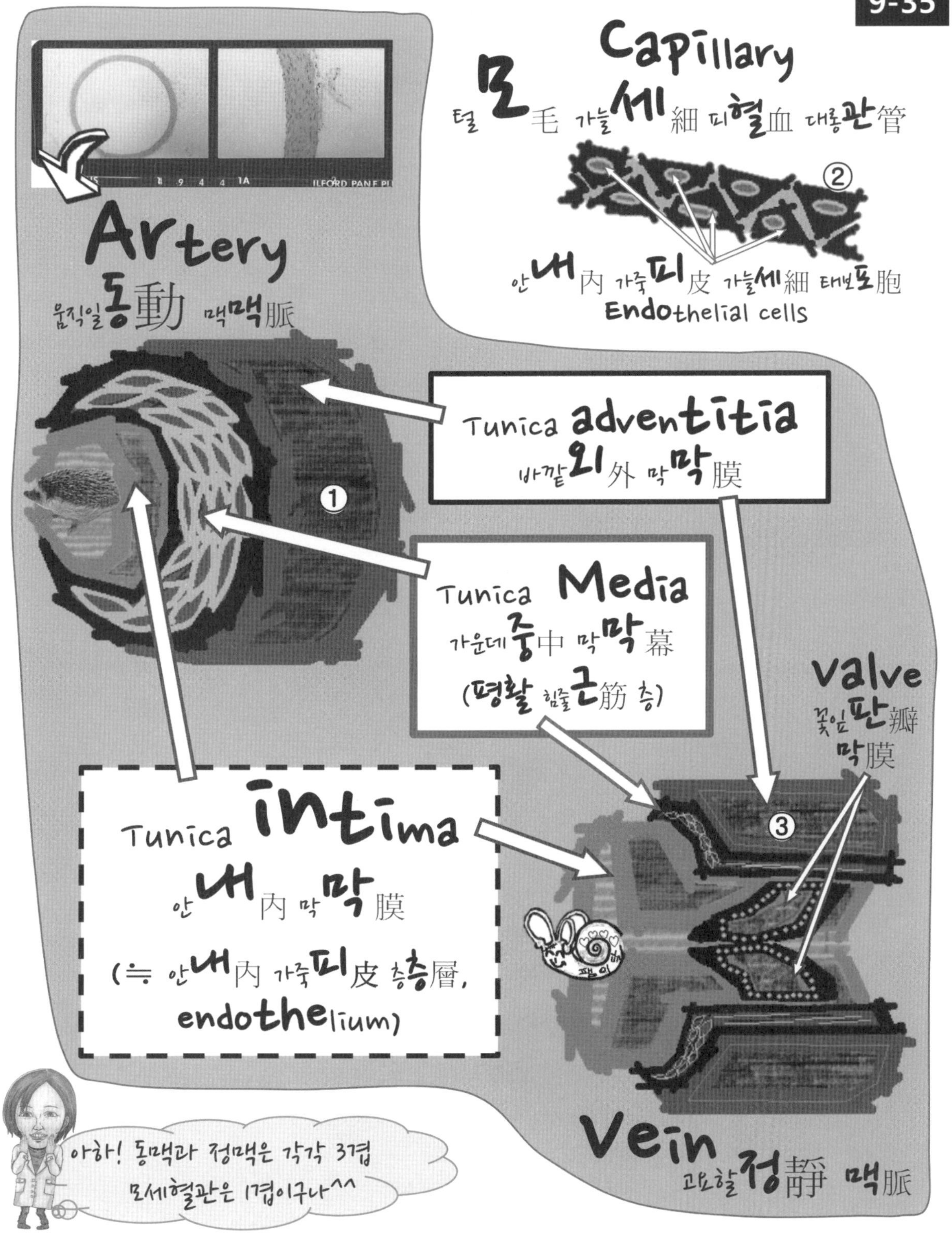
Capillary
털모毛 가늘세細 피혈血 대롱관管
②
안내內 가죽피皮 가늘세細 태보포胞
Endothelial cells
Artery
움직일동動 맥맥脈
①
Tunica adventitia
바깥외外 막막膜
Tunica Media
가운데중中 막막幕
(평활 힘줄근筋 층)
Valve
꽃잎판瓣
막膜
Tunica intima
안내內 막막膜
(≒ 안내內 가죽피皮 층층層,
endothelium)
③
Vein
고요할정靜 맥脈
아하! 동맥과 정맥은 각각 3겹
모세혈관은 1겹이구나^^

9-36

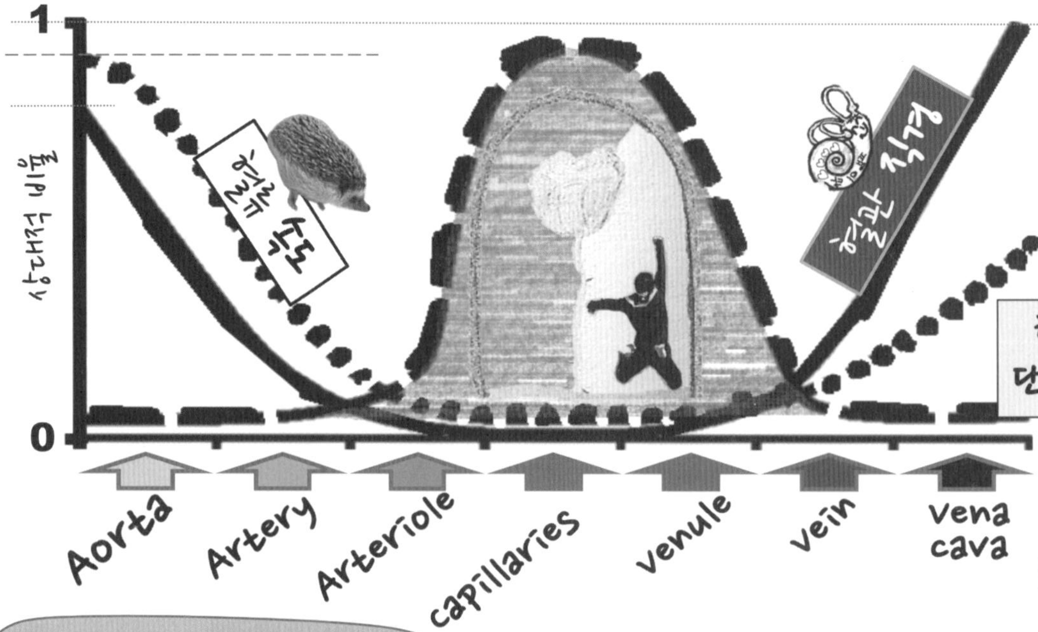
1
0
상대적 비율
혈류 속도
혈관 직경
혈관 단면적
Aorta
Artery
Arteriole
capillaries
venule
vein
vena cava

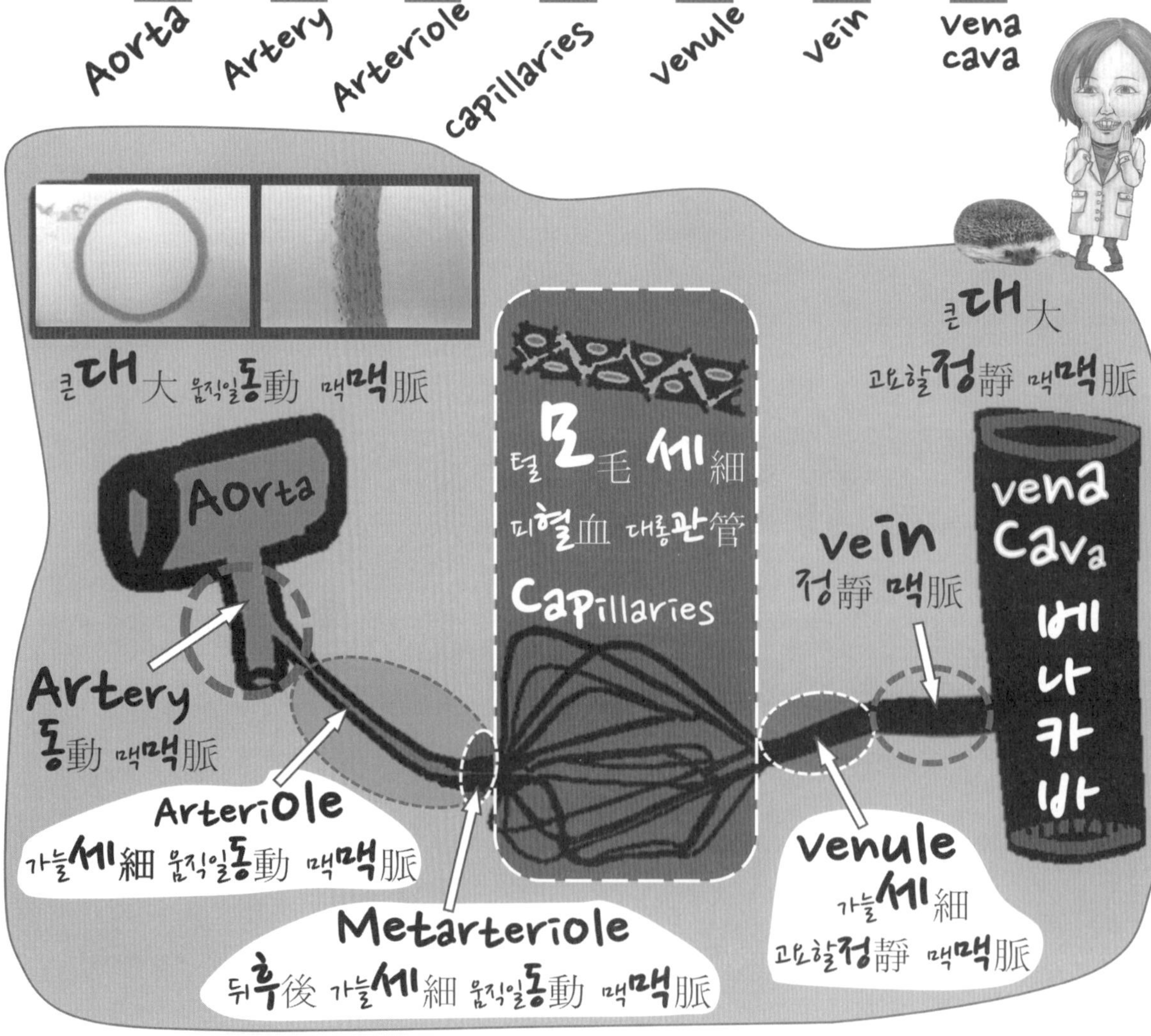
큰대大 움직일동動 맥맥脈
Aorta
Artery
동動 맥맥脈
Arteriole
가늘세細 움직일동動 맥맥脈
Metarteriole
뒤후後 가늘세細 움직일동動 맥맥脈
털모毛 세細
피혈血 대롱관管
Capillaries
큰대大
고요할정靜 맥맥脈
vein
정靜 맥脈
vena cava
베나카바
Venule
가늘세細
고요할정靜 맥맥脈

9-37

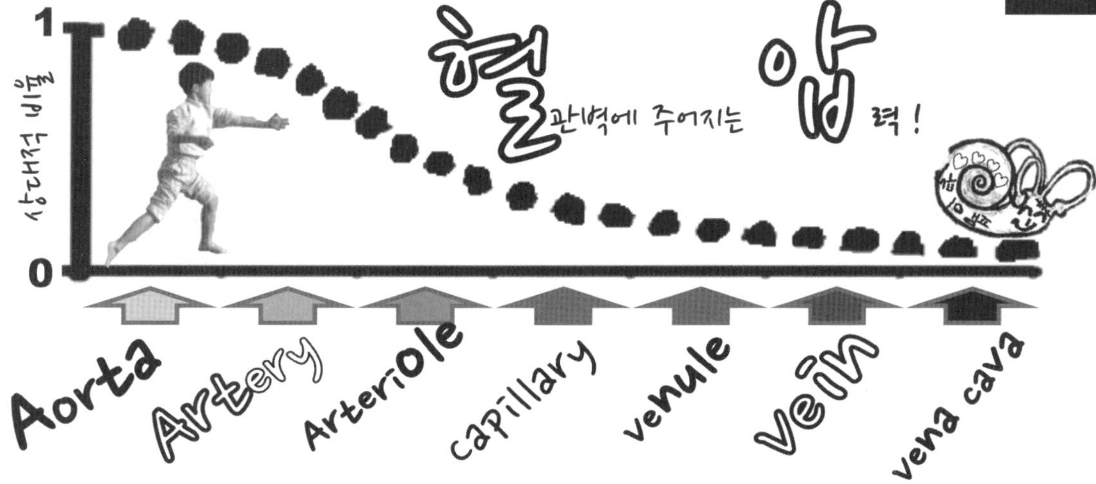
1
0
상대적 비율
혈관벽에 주어지는 압력!
Aorta
Artery
Arteriole
capillary
venule
vein
vena cava

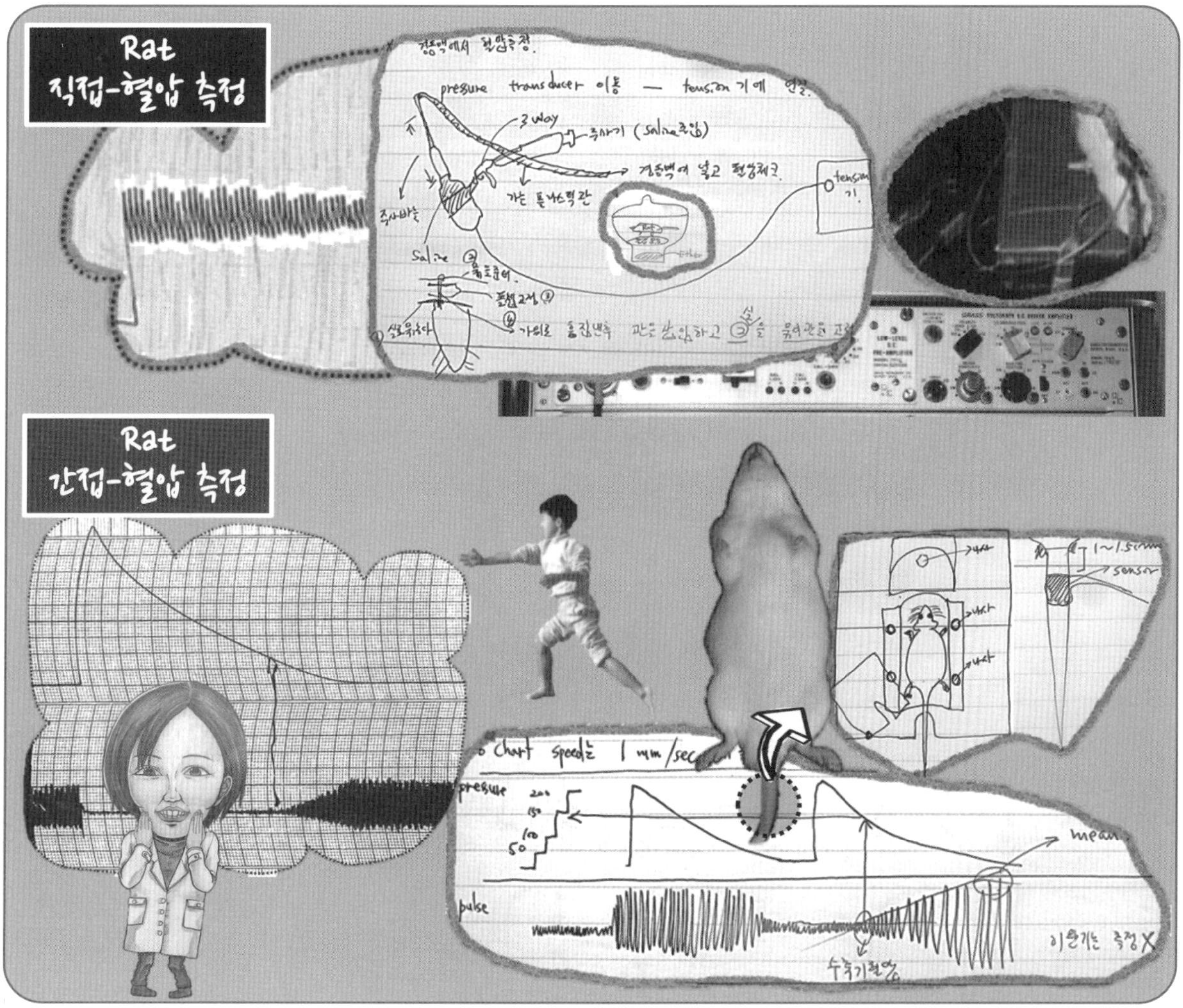
Rat
직접-혈압 측정
Rat
간접-혈압 측정

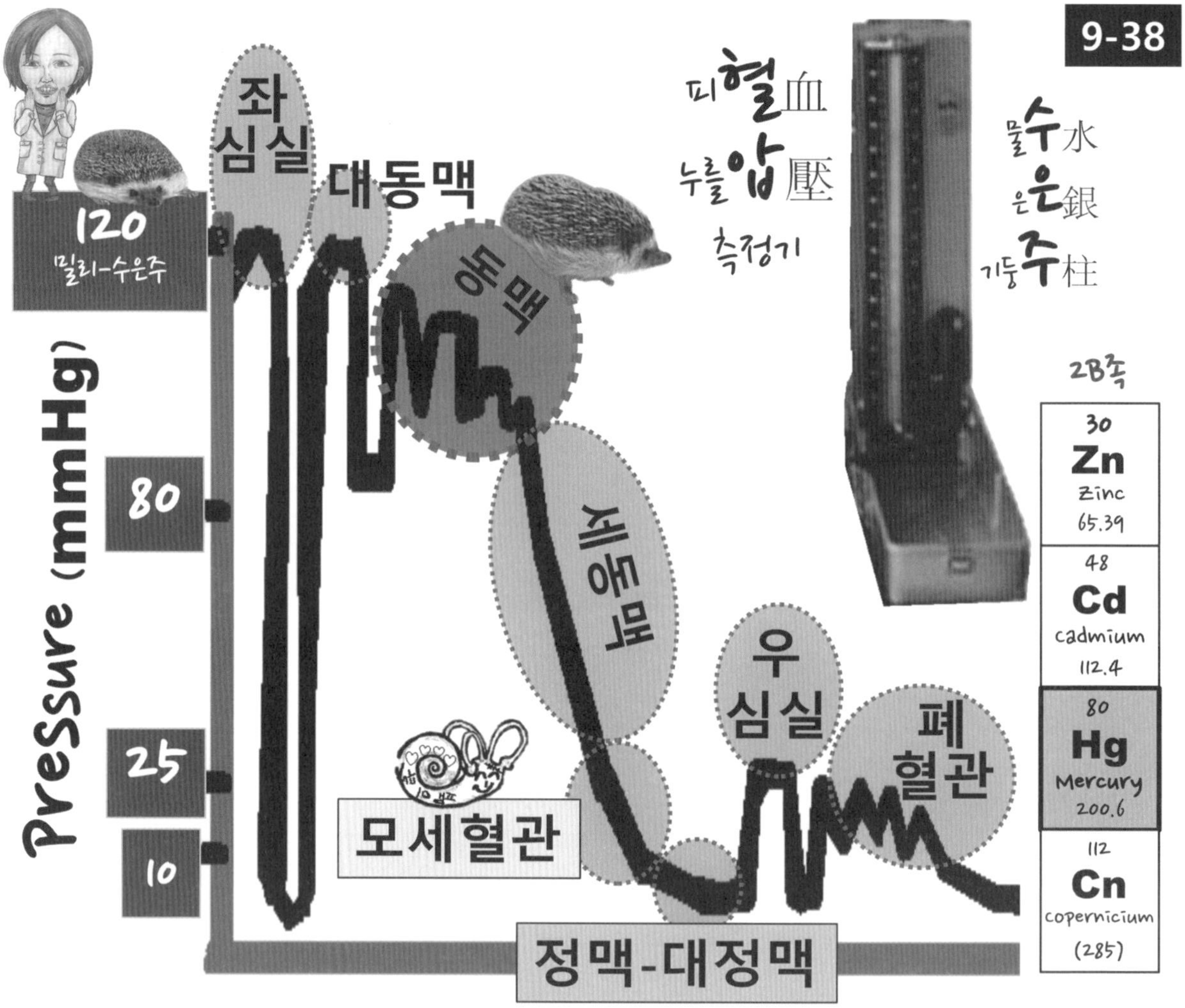
9-38
좌
심실
대동맥
동맥
세동맥
모세혈관
우
심실
폐
혈관
정맥-대정맥
120
밀리-수은주
80
25
10
Pressure (mmHg)
피혈血
누를압壓
측정기
물수水
은은銀
기둥주柱
2B족
30
Zn
Zinc
65.39
48
Cd
cadmium
112.4
80
Hg
Mercury
200.6
112
Cn
copernicium
(285)

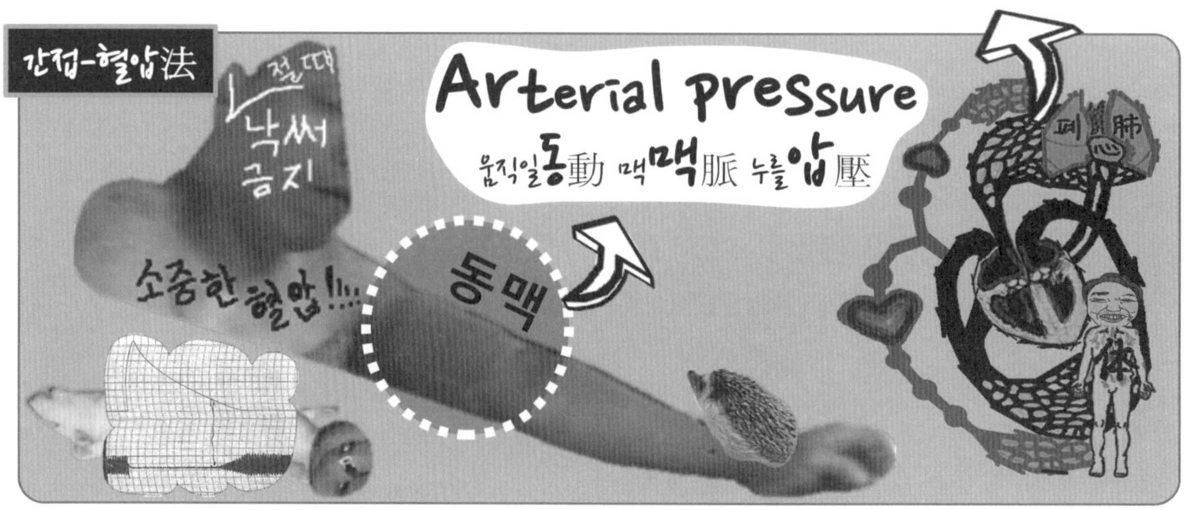
간접-혈압法
절대
낙서
금지
Arterial pressure
움직일동動 맥맥脈 누를압壓
소중한 혈압!!!
동맥
폐肺
심心

9-39

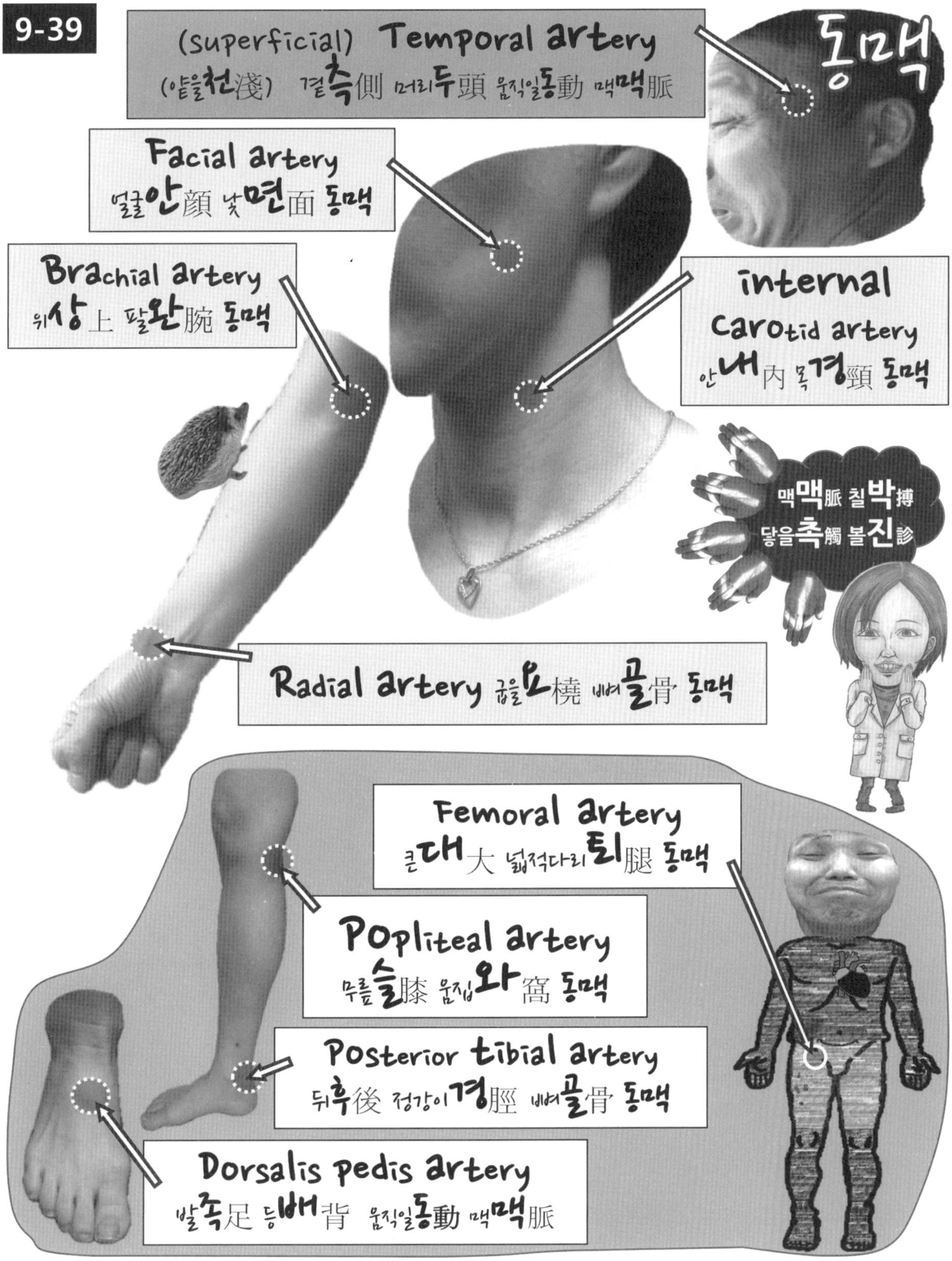

(superficial) Temporal artery
(얕을천淺) 곁측側 머리두頭 움직일동動 맥맥脈
동맥
Facial artery
얼굴안顔 낯면面 동맥
Brachial artery
위상上 팔완腕 동맥
internal carotid artery
안내內 목경頸 동맥
맥맥脈 칠박搏
닿을촉觸 볼진診
Radial artery 굽을요橈 뼈골骨 동맥
Femoral artery
큰대大 넓적다리퇴腿 동맥
Popliteal artery
무릎슬膝 움집와窩 동맥
Posterior tibial artery
뒤후後 정강이경脛 뼈골骨 동맥
Dorsalis pedis artery
발족足 등배背 움직일동動 맥맥脈

9-40

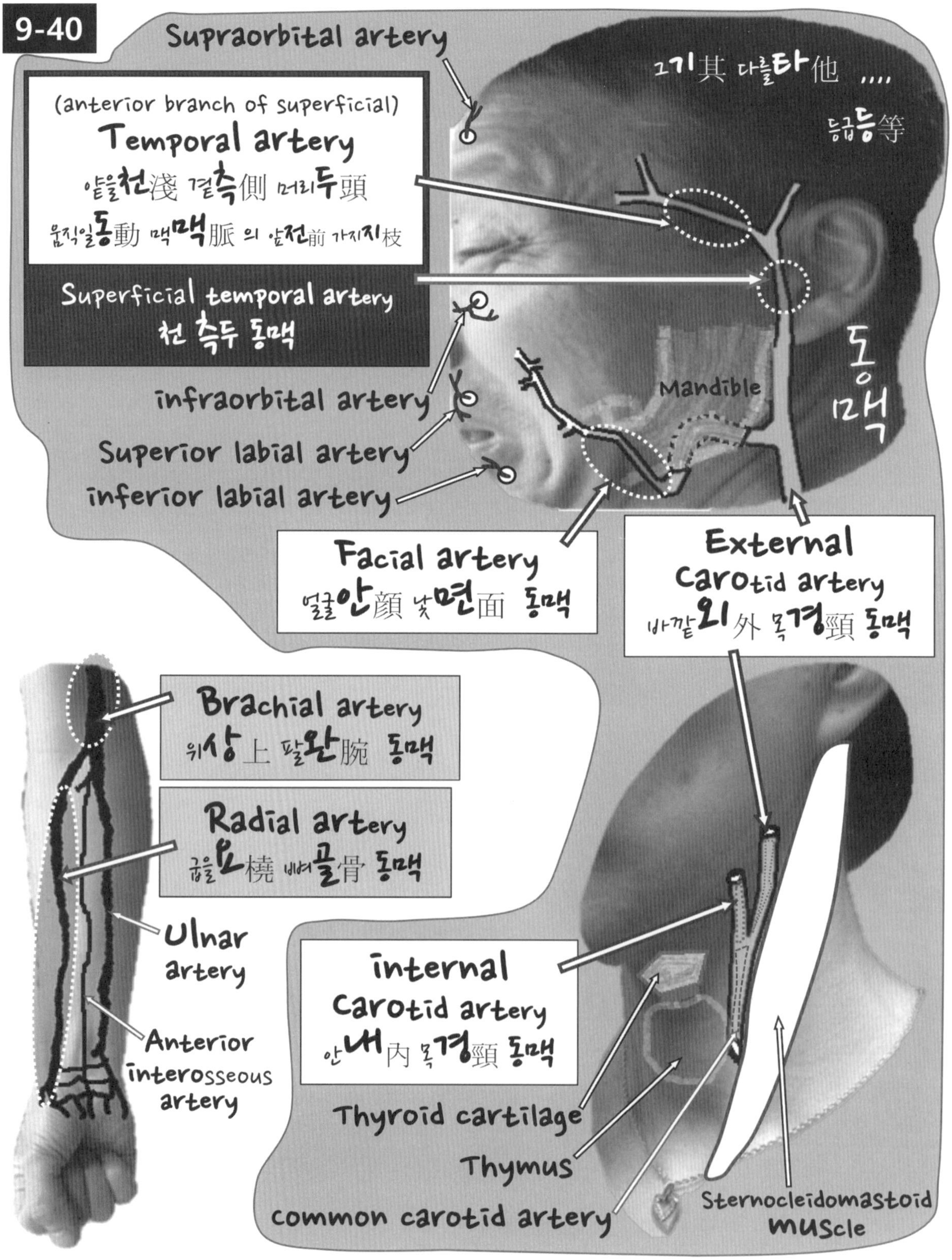
Supraorbital artery
(anterior branch of superficial)
Temporal artery
얕을천淺 곁측側 머리두頭
움직일동動 맥맥脈 의 앞전前 가지지枝
Superficial temporal artery
천 측두 동맥
그기其 다를타他 ....
등급등等
Mandible
동맥
infraorbital artery
Superior labial artery
inferior labial artery
Facial artery
얼굴안顏 낯면面 동맥
External
carotid artery
바깥외外 목경頸 동맥
Brachial artery
위상上 팔완腕 동맥
Radial artery
굽을요橈 뼈골骨 동맥
Ulnar
artery
Anterior
interosseous
artery
internal
carotid artery
안내內 목경頸 동맥
Thyroid cartilage
Thymus
common carotid artery
Sternocleidomastoid
muscle

9-41

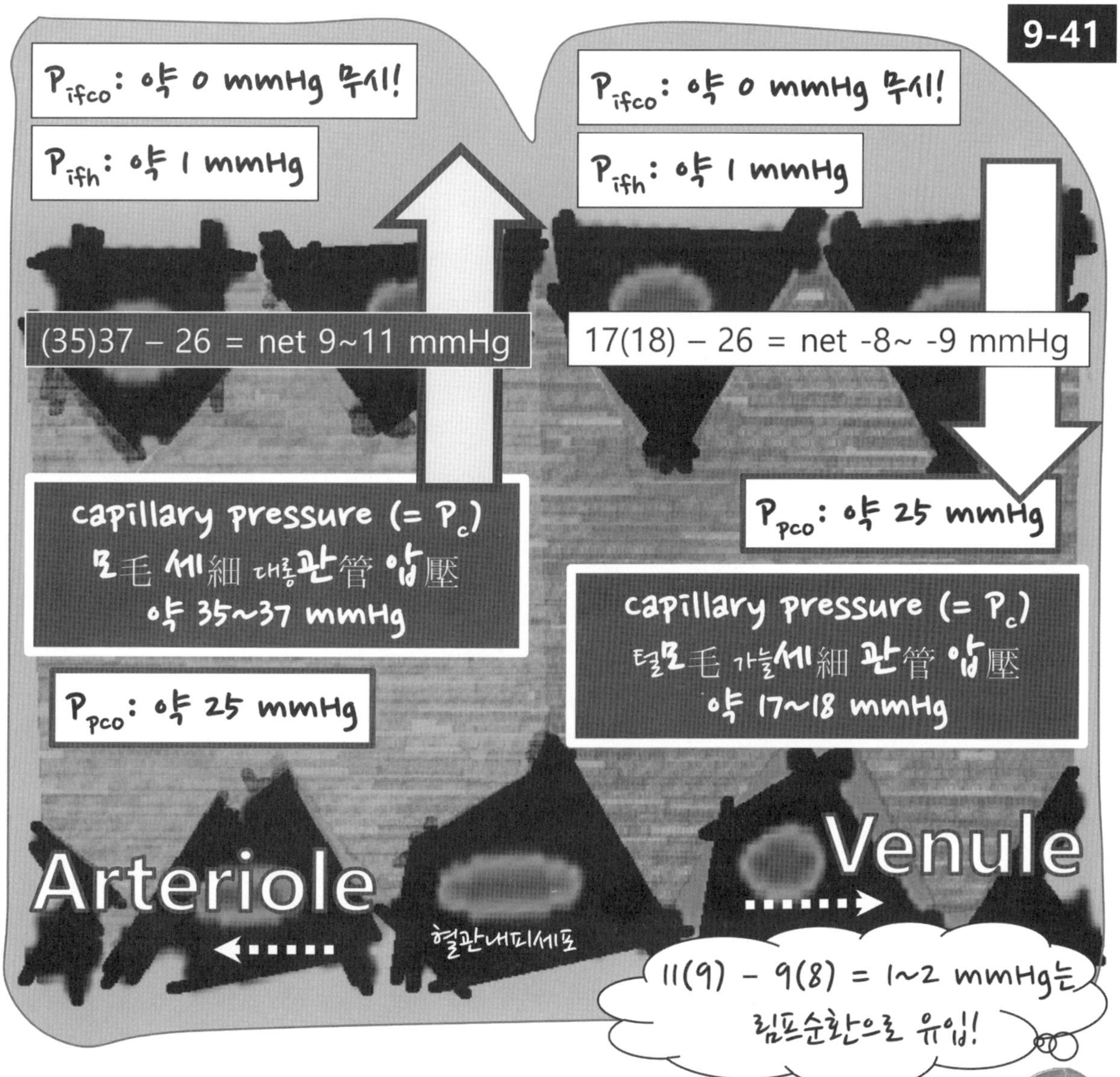

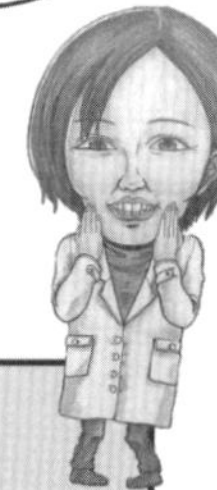

<u>I</u>nterstitial <u>f</u>luid <u>h</u>ydrostatic pressure (≒ P_{ifh})
사이간間 바탕질質 진액액液 고요할정靜 물수水 누를압壓

<u>P</u>lasma <u>c</u>olloid <u>o</u>smotic pressure (≒ P_{pco})
피혈血 미음장漿 아교교膠 바탕질質 스밀삼滲 통할투透 누를압壓 (◄ 혈장단백질에 의한)

<u>I</u>nterstitial <u>f</u>luid <u>c</u>olloid <u>o</u>smotic pressure (≒ P_{ifco})
사이간間 바탕질質 진액액液 아교교膠 바탕질質 스밀삼滲 통할투透 누를압壓

9-42

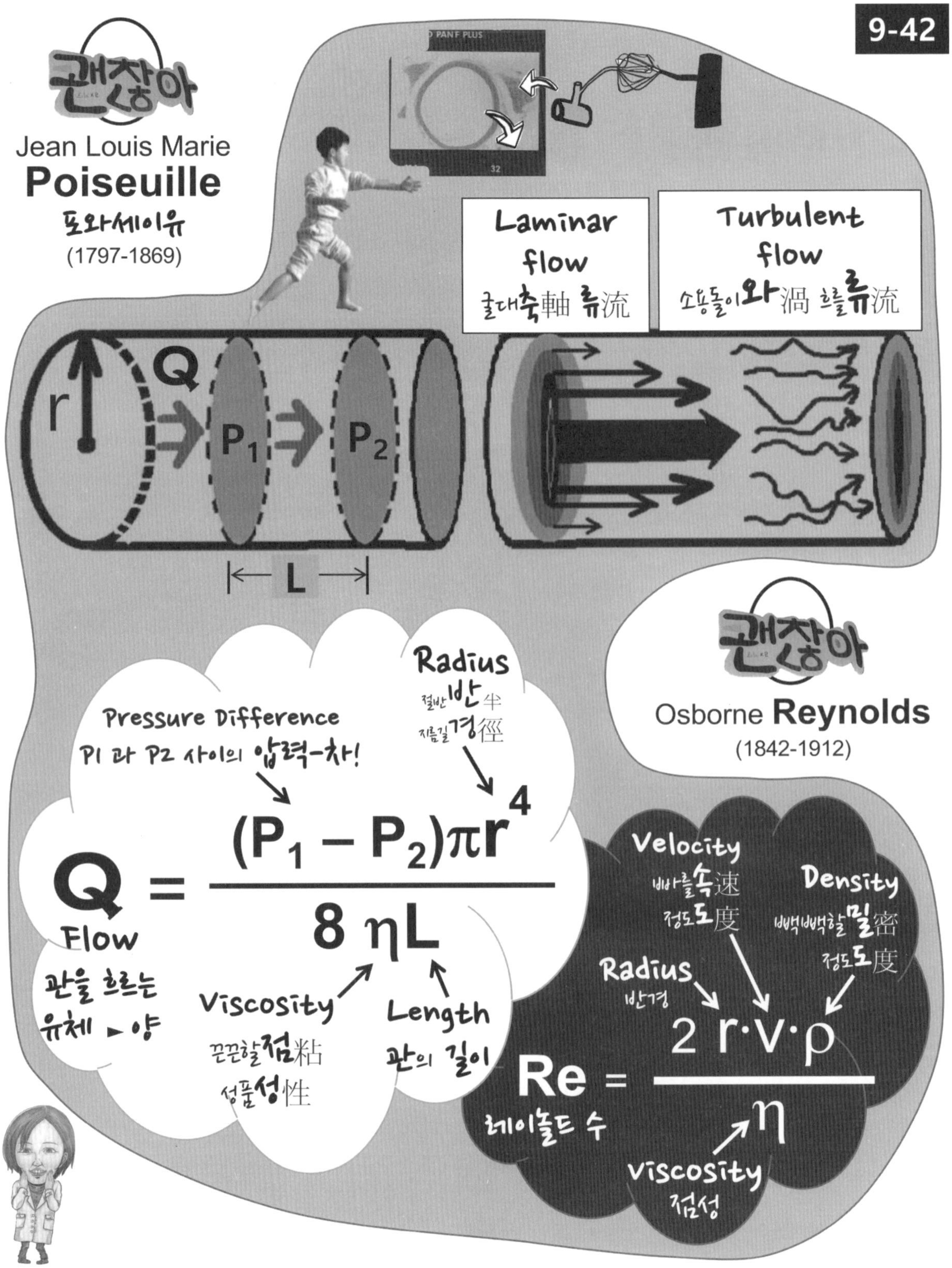

괜찮아
Jean Louis Marie
Poiseuille
포와세이유
(1797-1869)
Laminar flow
굴대축軸 류流
Turbulent flow
소용돌이와渦 흐를류流
r
Q
P_1
P_2
L
괜찮아
Osborne Reynolds
(1842-1912)
Pressure Difference
P1 과 P2 사이의 압력-차!
Radius
절반반半
지름길경徑
$Q = \frac{(P_1 - P_2)\pi r^4}{8\,\eta L}$
Flow
관을 흐르는 유체 양
Viscosity
끈끈할점粘
성품성性
Length
관의 길이
Velocity
빠를속速
정도도度
Density
빽빽할밀密
정도도度
Radius
반경
$Re = \frac{2\,r \cdot v \cdot \rho}{\eta}$
레이놀드 수
Viscosity
점성

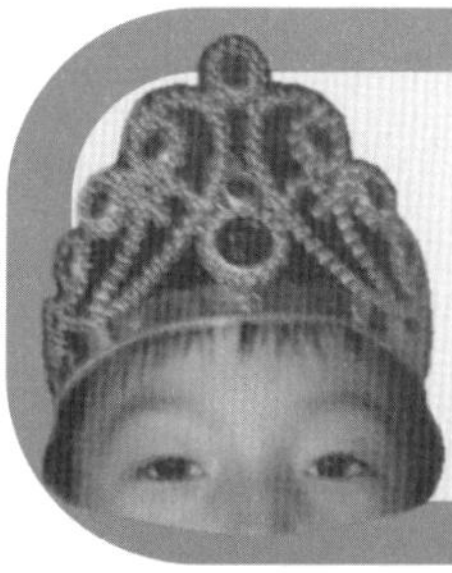

9-43

Coronary Circulation

갓**관**冠 형상**상**狀 움직일**동**動 맥**맥**脈 돌**순**循 고리**환**環

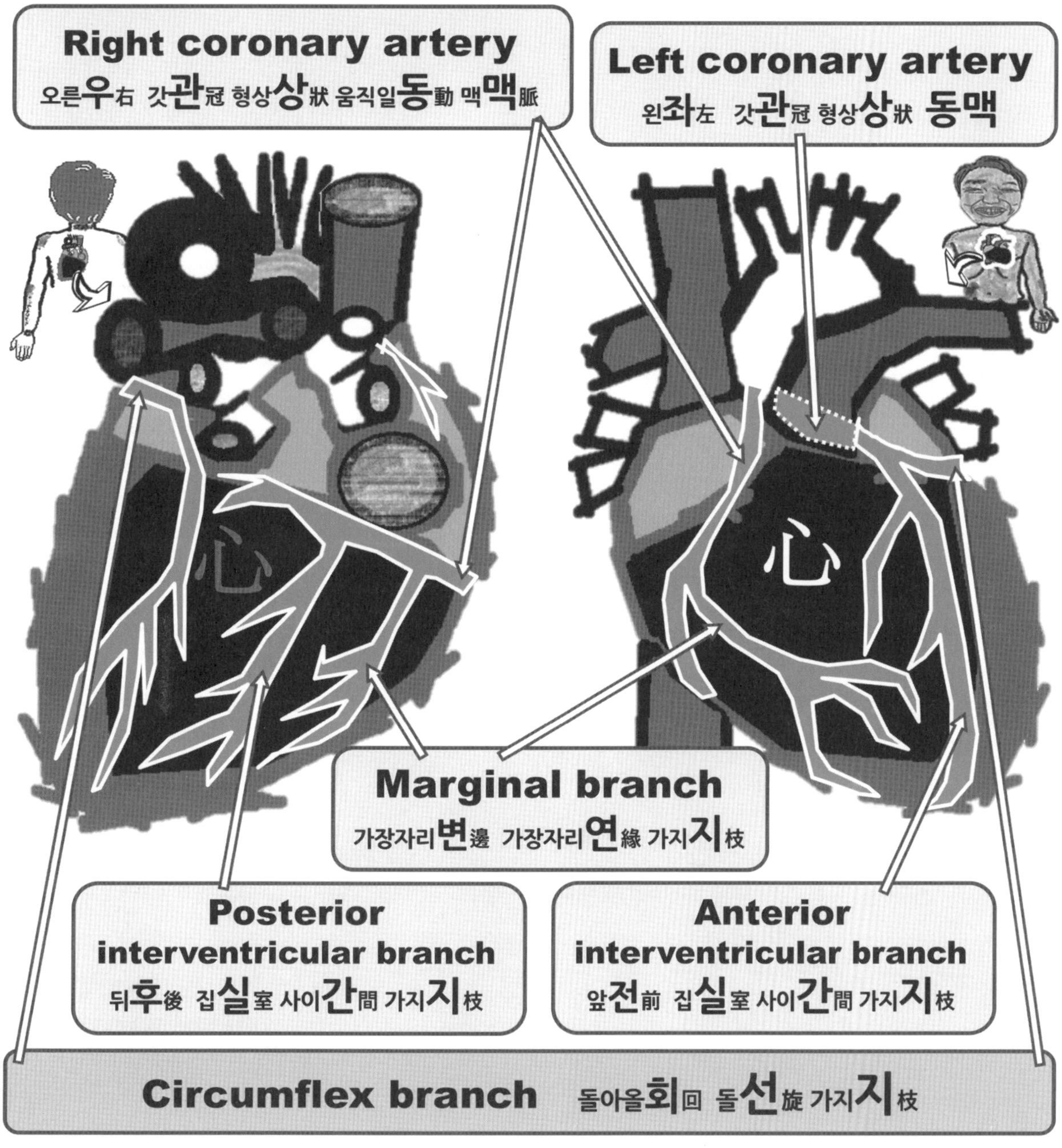

9-44

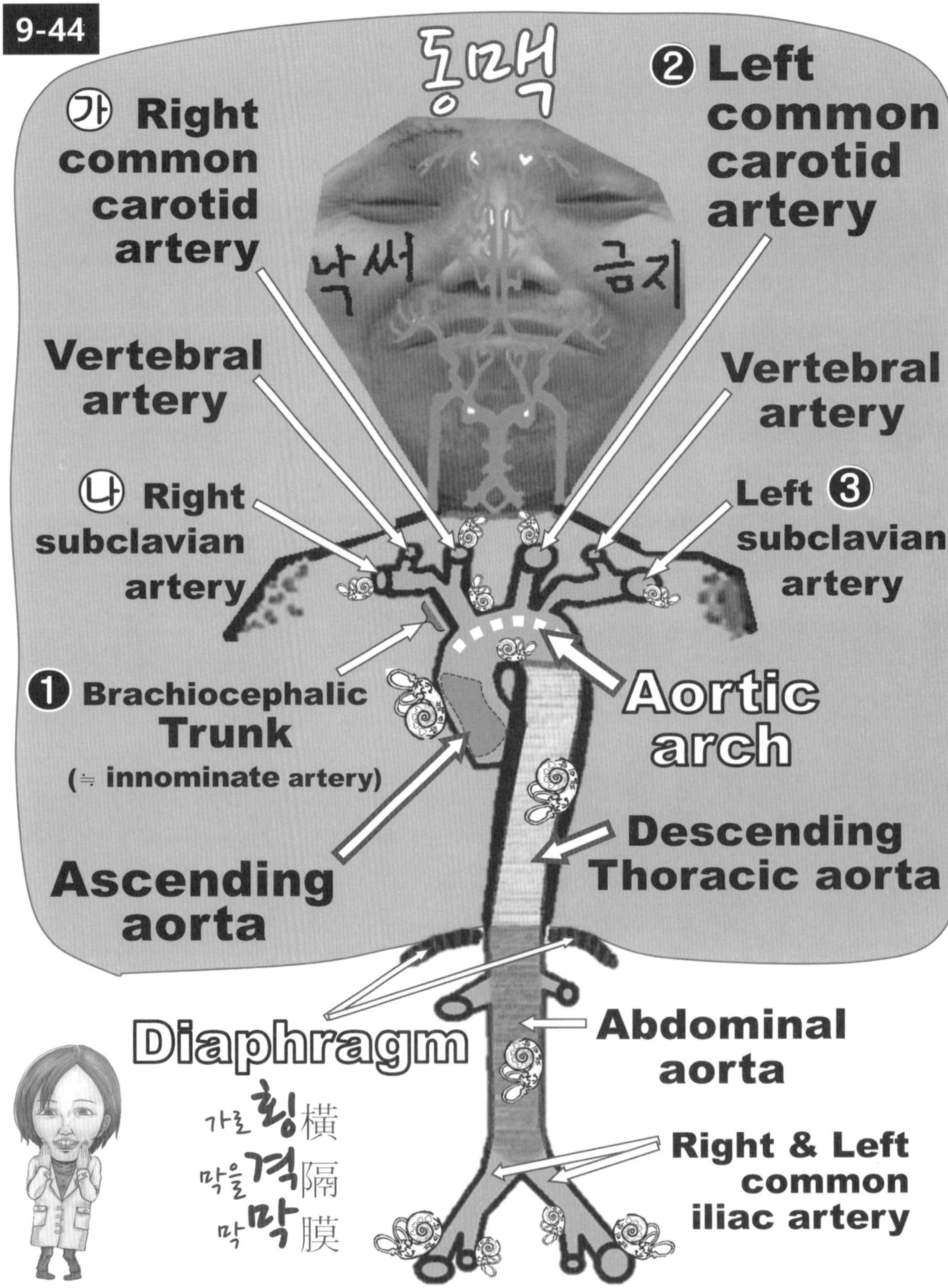
동맥
가 Right common carotid artery
2 Left common carotid artery
낙써
금지
Vertebral artery
Vertebral artery
나 Right subclavian artery
Left 3 subclavian artery
1 Brachiocephalic Trunk (≒ innominate artery)
Aortic arch
Descending Thoracic aorta
Ascending aorta
Diaphragm
Abdominal aorta
가로 횡 横
막을 격 隔
막 막 膜
Right & Left common iliac artery

9-45

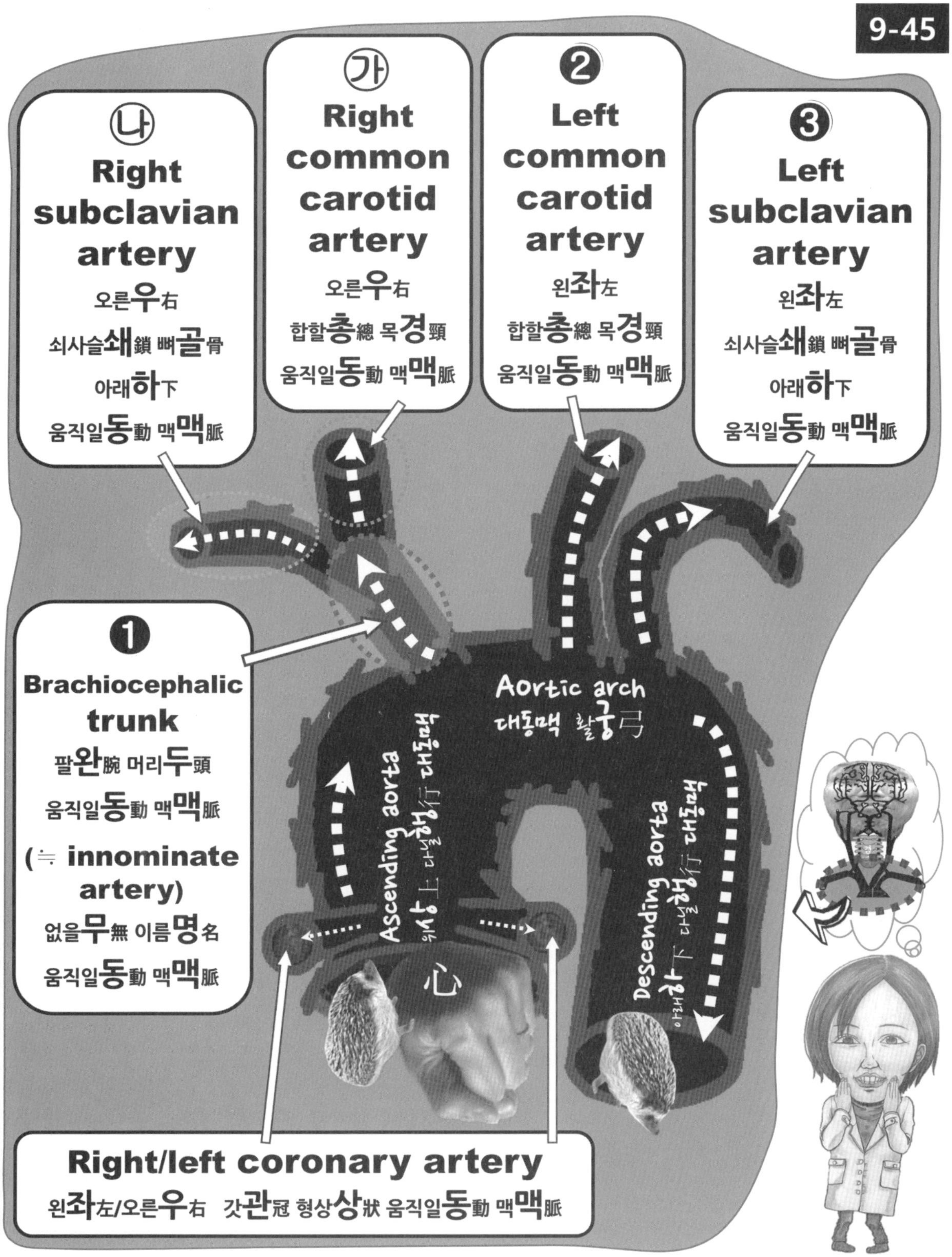

㉯ Right subclavian artery
오른우右 쇠사슬쇄鎖 뼈골骨 아래하下 움직일동動 맥맥脈
㉮ Right common carotid artery
오른우右 합할총總 목경頸 움직일동動 맥맥脈
❷ Left common carotid artery
왼좌左 합할총總 목경頸 움직일동動 맥맥脈
❸ Left subclavian artery
왼좌左 쇠사슬쇄鎖 뼈골骨 아래하下 움직일동動 맥맥脈
❶ Brachiocephalic trunk
팔완腕 머리두頭 움직일동動 맥맥脈
(≒ innominate artery)
없을무無 이름명名 움직일동動 맥맥脈
Aortic arch
대동맥 활궁弓
Ascending aorta
위상上 다닐행行 대동맥
Descending aorta
아래하下 다닐행行 대동맥
心
Right/left coronary artery
왼좌左/오른우右 갓관冠 형상상狀 움직일동動 맥맥脈

9-46

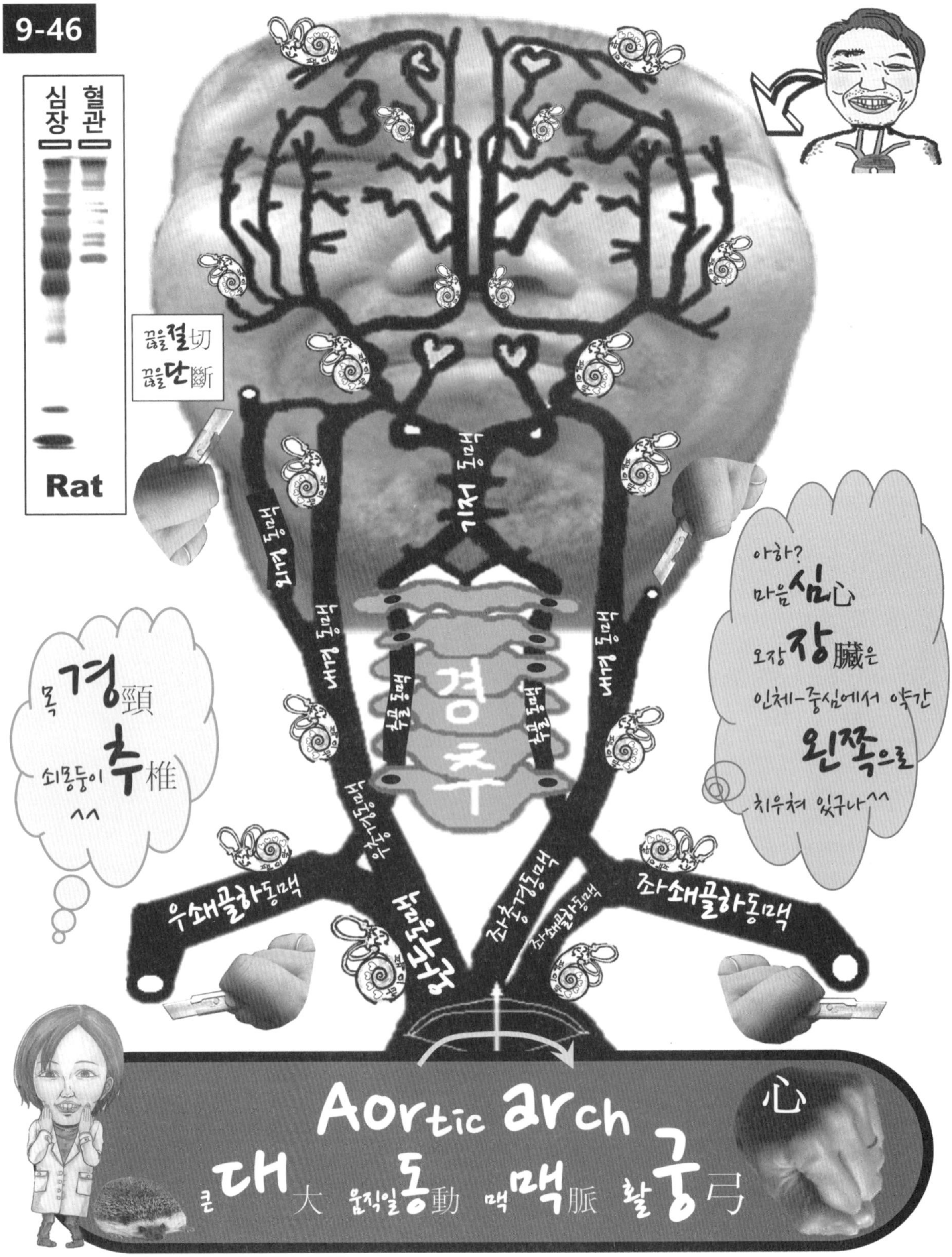
심장 혈관
Rat
끊을 절 切
끊을 단 斷
기저 동맥
외경 동맥
내경 동맥
내경 동맥
추골 동맥
추골 동맥
경추
목 경 頸
쇠몽둥이 추 椎
^^
아하?
마음 심 心
오장 장 臟은
인체-중심에서 약간
왼쪽으로
치우쳐 있구나^^
우총경동맥
좌총경동맥
좌쇄골하동맥
우쇄골하동맥
좌쇄골하동맥
완두동맥
Aortic arch
心
큰 대 大 움직일 동 動 맥 맥 脈 활 궁 弓

External carotid branches 9-47

바깥외外 목경頸 움직일동動 맥맥脈 가지지枝 들,,,,

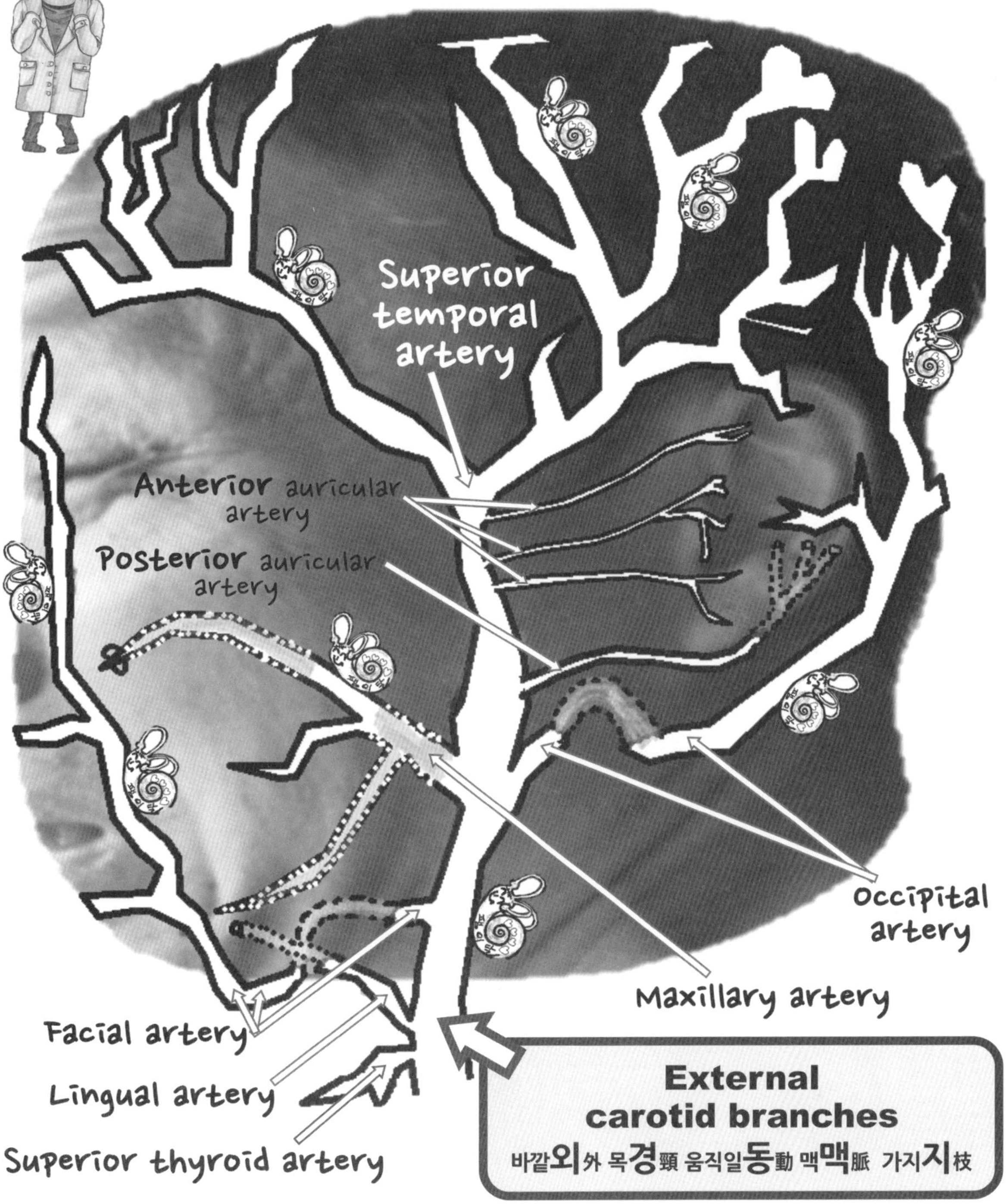

9-48

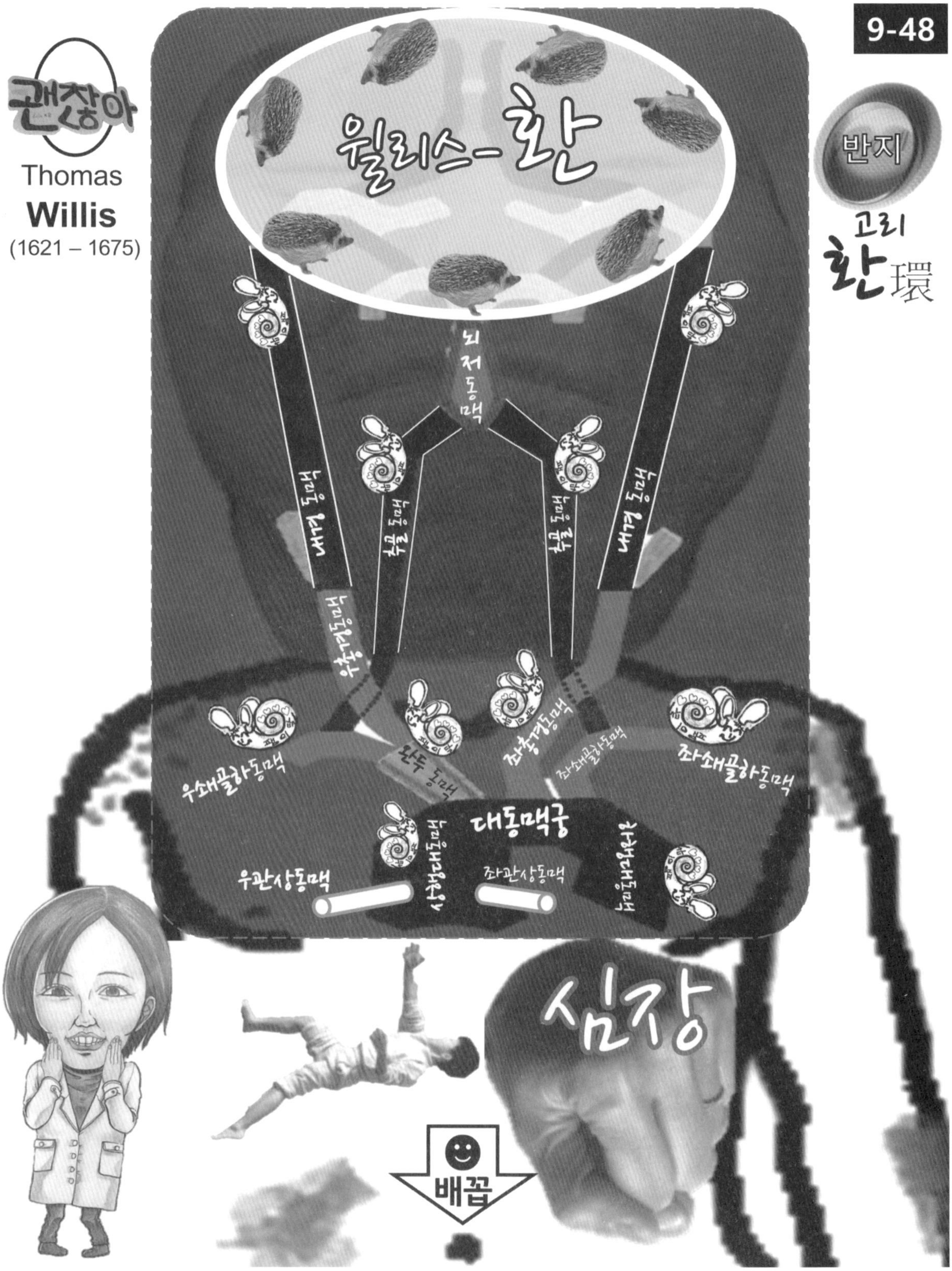
괜찮아
Thomas
Willis
(1621 – 1675)
윌리스-환
반지
고리
환環
뇌저동맥
내경동맥
추골동맥
우총경동맥
좌총경동맥
우쇄골하동맥
좌쇄골하동맥
완두동맥
대동맥궁
우관상동맥
좌관상동맥
상행대동맥
하행대동맥
심장
배꼽

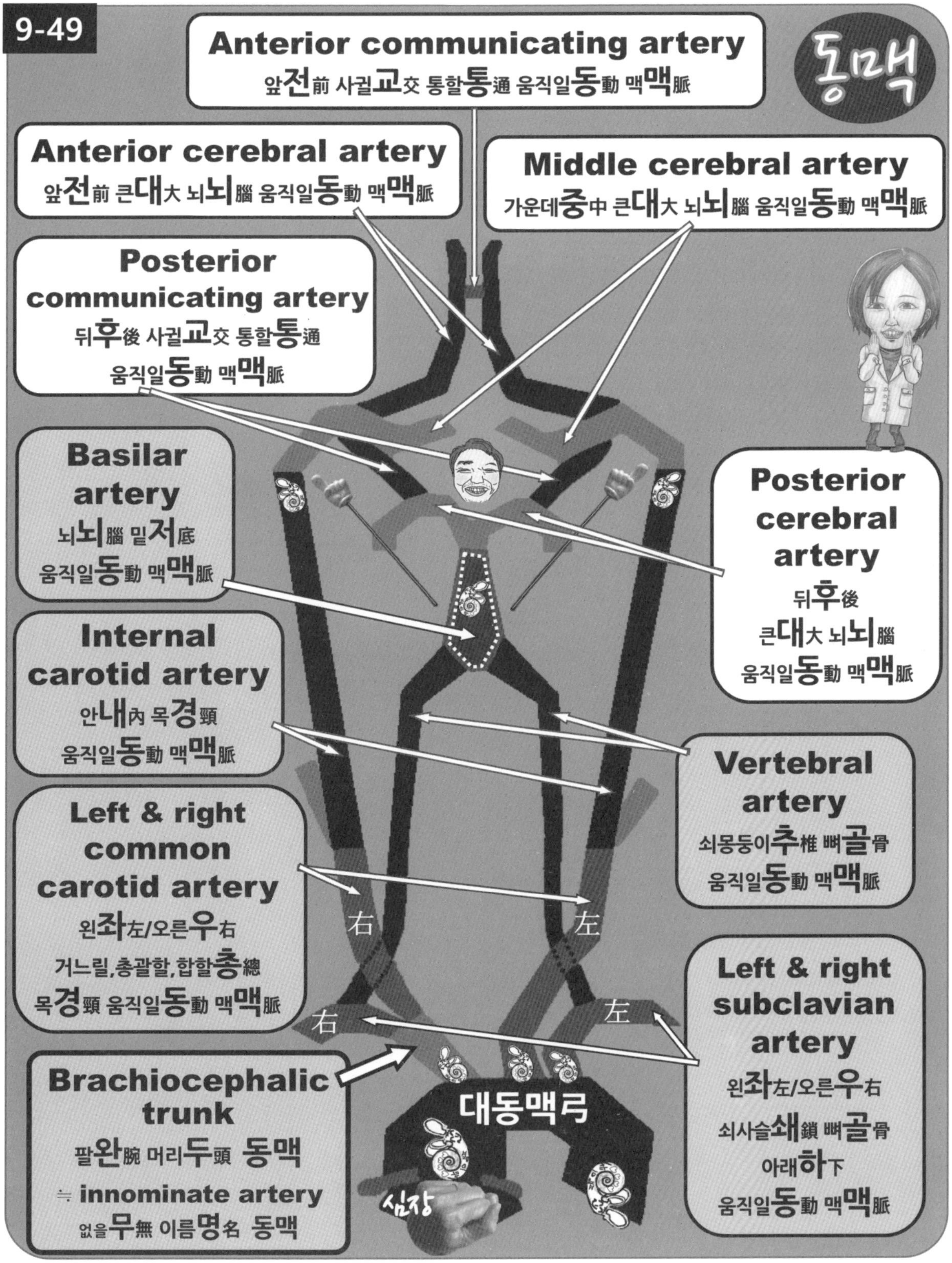
9-49
동맥
Anterior communicating artery
앞전前 사귈교交 통할통通 움직일동動 맥맥脈
Anterior cerebral artery
앞전前 큰대大 뇌뇌腦 움직일동動 맥맥脈
Middle cerebral artery
가운데중中 큰대大 뇌뇌腦 움직일동動 맥맥脈
Posterior communicating artery
뒤후後 사귈교交 통할통通 움직일동動 맥맥脈
Basilar artery
뇌뇌腦 밑저底 움직일동動 맥맥脈
Posterior cerebral artery
뒤후後 큰대大 뇌뇌腦 움직일동動 맥맥脈
Internal carotid artery
안내內 목경頸 움직일동動 맥맥脈
Vertebral artery
쇠몽둥이추椎 뼈골骨 움직일동動 맥맥脈
Left & right common carotid artery
왼좌左/오른우右 거느릴,총괄할,합할총總 목경頸 움직일동動 맥맥脈
右
左
右
左
Left & right subclavian artery
왼좌左/오른우右 쇠사슬쇄鎖 뼈골骨 아래하下 움직일동動 맥맥脈
Brachiocephalic trunk
팔완腕 머리두頭 동맥
≒ innominate artery
없을무無 이름명名 동맥
대동맥弓
심장

9-50 Circle of Willis 윌리스 고리환環

가락지

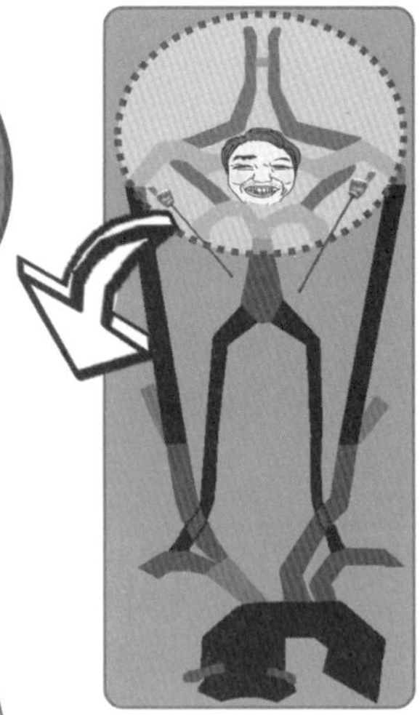

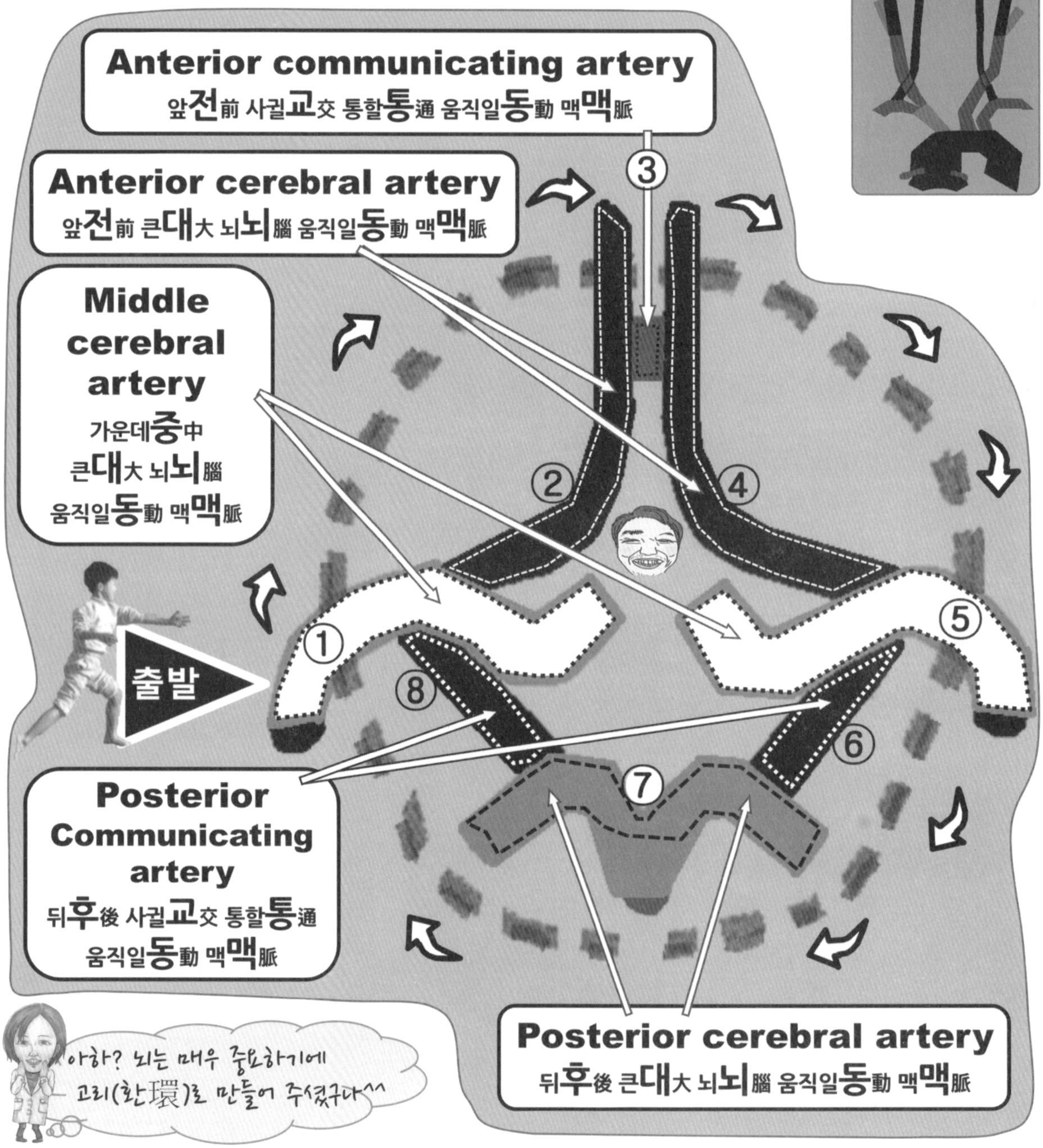

9-51 Circle of Willis 윌리스 고리환環

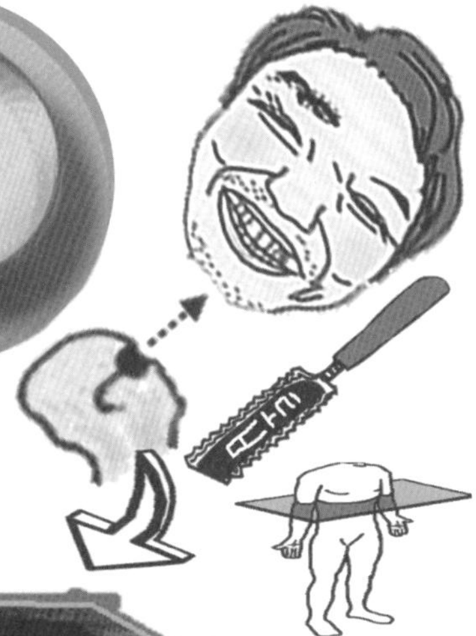

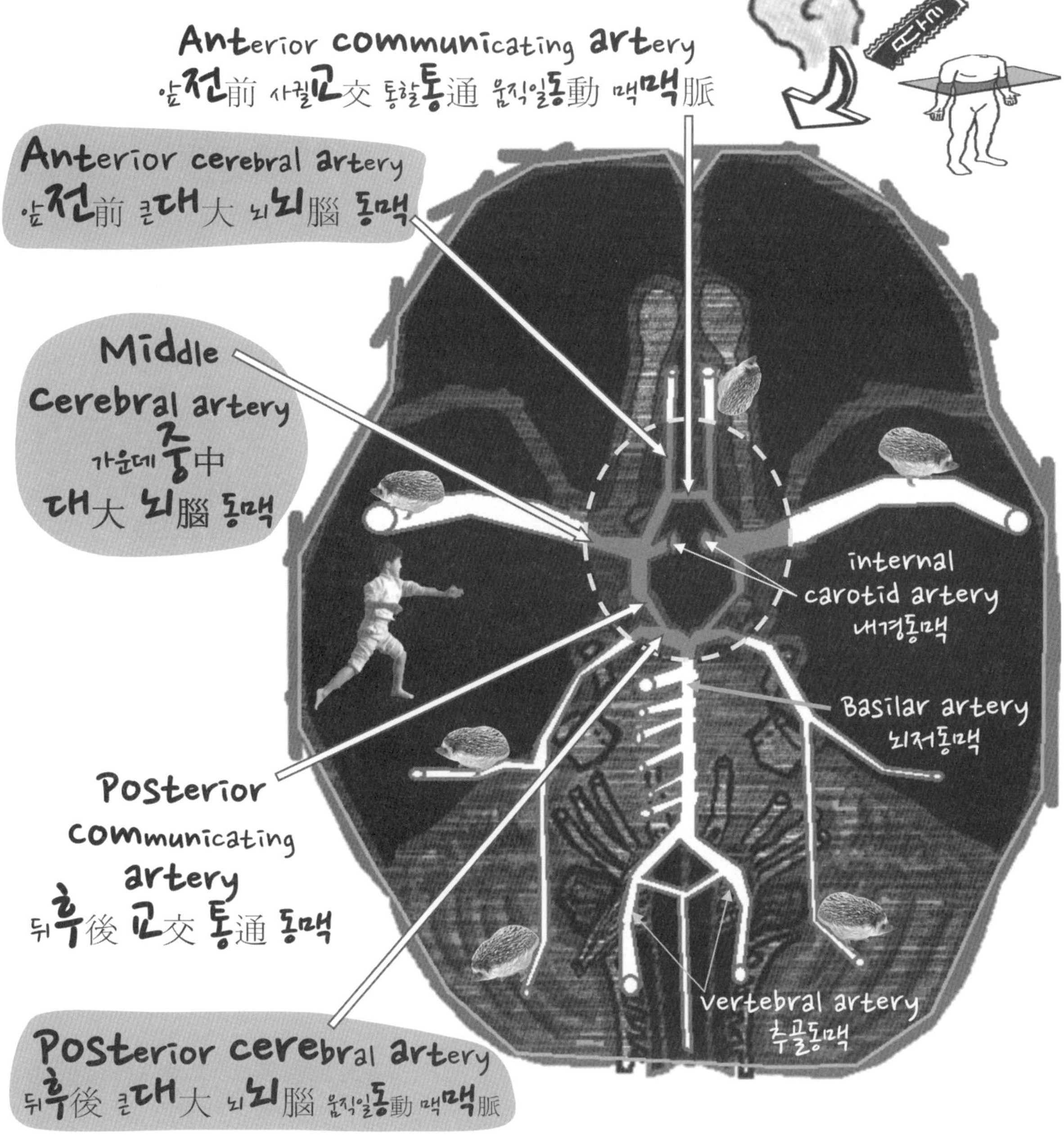

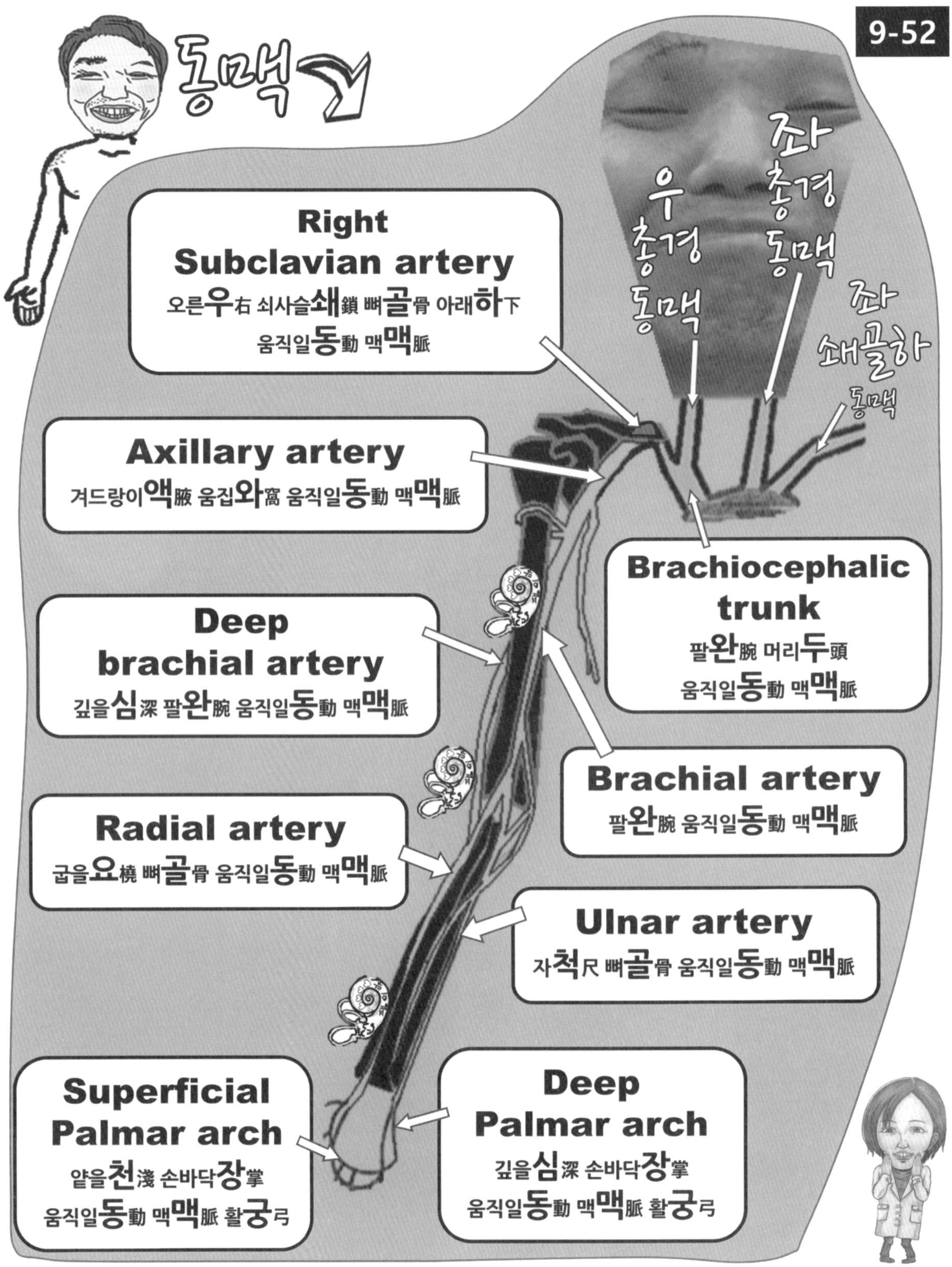
9-52
동맥
Right Subclavian artery
오른우右 쇠사슬쇄鎖 뼈골骨 아래하下 움직일동動 맥맥脈
Axillary artery
겨드랑이액腋 움집와窩 움직일동動 맥맥脈
Deep brachial artery
깊을심深 팔완腕 움직일동動 맥맥脈
Radial artery
굽을요橈 뼈골骨 움직일동動 맥맥脈
Superficial Palmar arch
얕을천淺 손바닥장掌 움직일동動 맥맥脈 활궁弓
우 총경 동맥
좌 총경 동맥
좌 쇄골하 동맥
Brachiocephalic trunk
팔완腕 머리두頭 움직일동動 맥맥脈
Brachial artery
팔완腕 움직일동動 맥맥脈
Ulnar artery
자척尺 뼈골骨 움직일동動 맥맥脈
Deep Palmar arch
깊을심深 손바닥장掌 움직일동動 맥맥脈 활궁弓

9-53

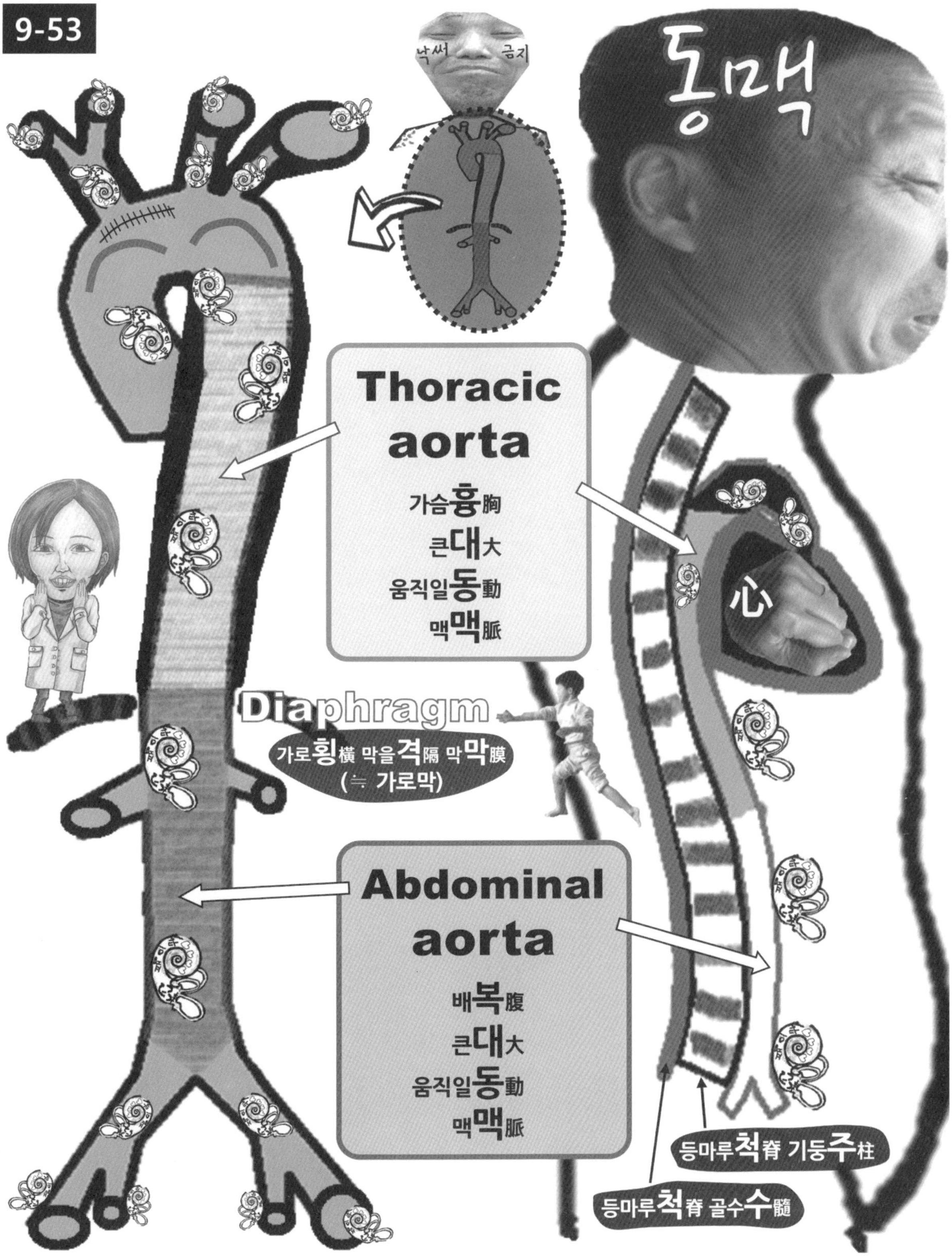
동맥
Thoracic aorta
가슴흉胸
큰대大
움직일동動
맥맥脈
心
Diaphragm
가로횡橫 막을격隔 막막膜
(≒ 가로막)
Abdominal aorta
배복腹
큰대大
움직일동動
맥맥脈
등마루척脊 기둥주柱
등마루척脊 골수수髓

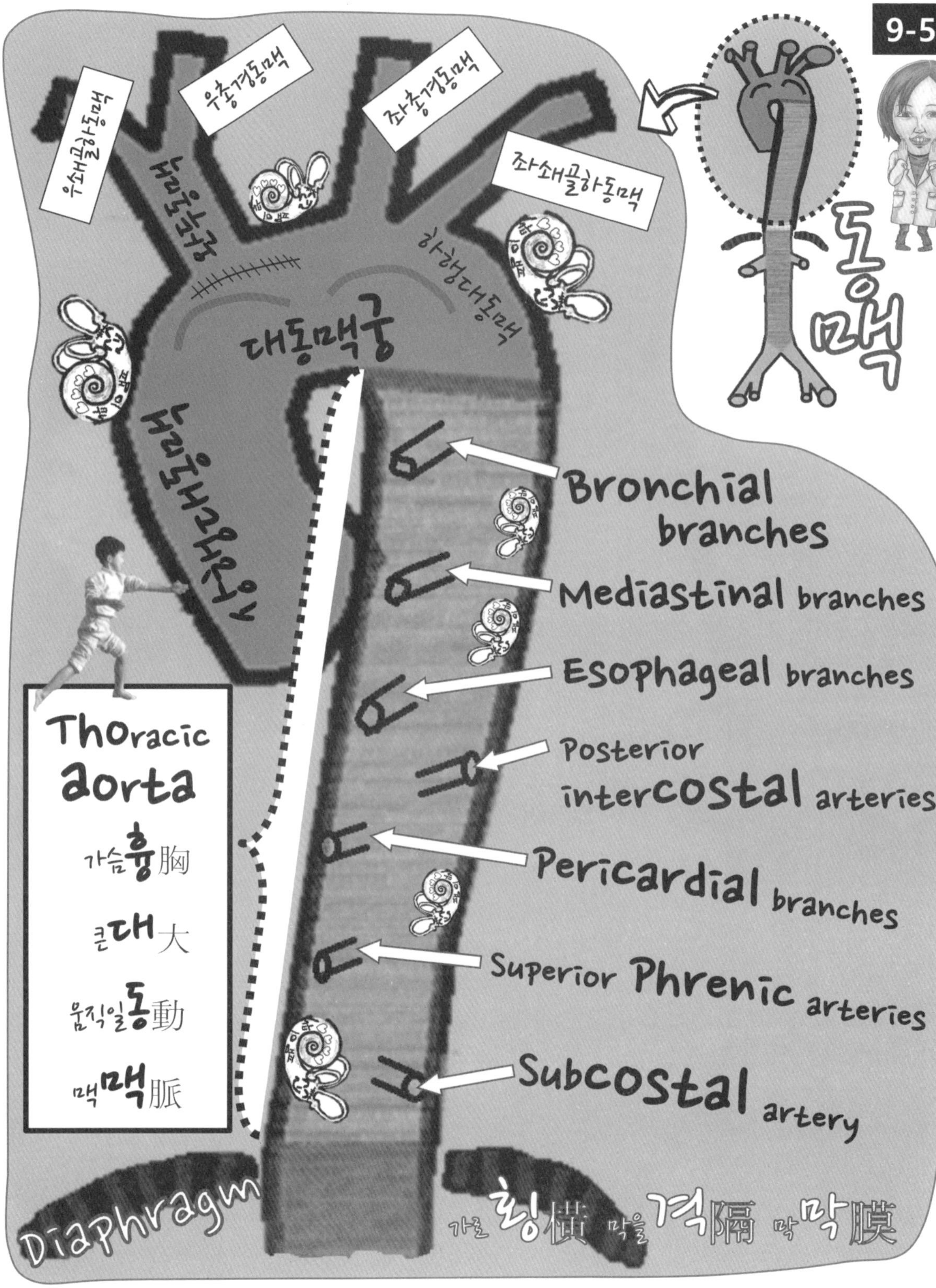
9-54
우쇄골하동맥
우총경동맥
좌총경동맥
좌쇄골하동맥
완두동맥
하행대동맥
대동맥궁
상행대동맥
동맥
Bronchial branches
Mediastinal branches
Esophageal branches
Posterior intercostal arteries
Pericardial branches
Superior Phrenic arteries
Subcostal artery
Thoracic aorta
가슴흉胸
클대大
움직일동動
맥맥脈
Diaphragm
가로횡橫 막을격隔 막막膜

9-55

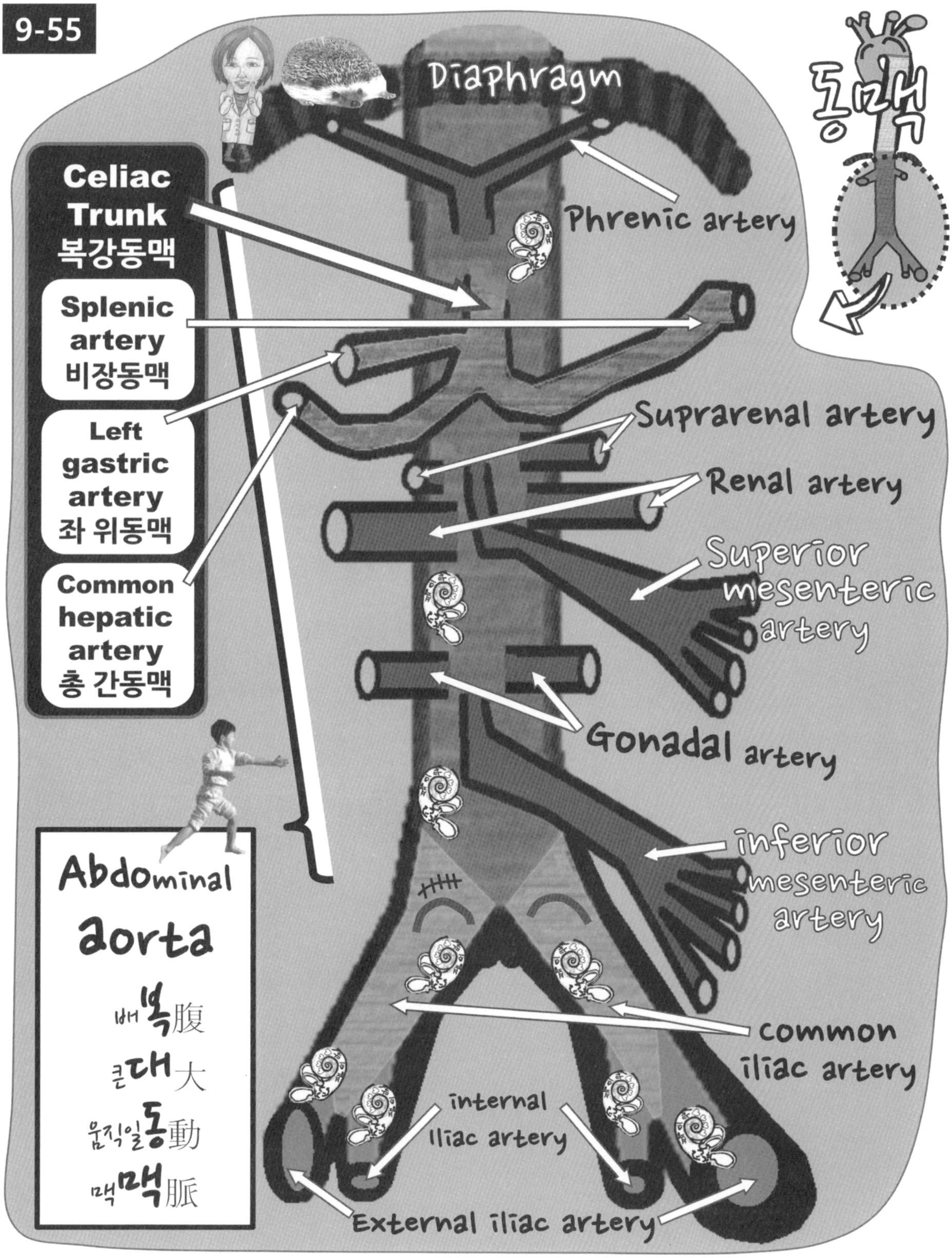
동맥
Diaphragm
Phrenic artery
Celiac Trunk
복강동맥
Splenic artery
비장동맥
Left gastric artery
좌 위동맥
Common hepatic artery
총 간동맥
Suprarenal artery
Renal artery
Superior mesenteric artery
Gonadal artery
inferior mesenteric artery
common iliac artery
internal iliac artery
External iliac artery
Abdominal aorta
배복腹
큰대大
움직일동動
맥맥脈

9-56

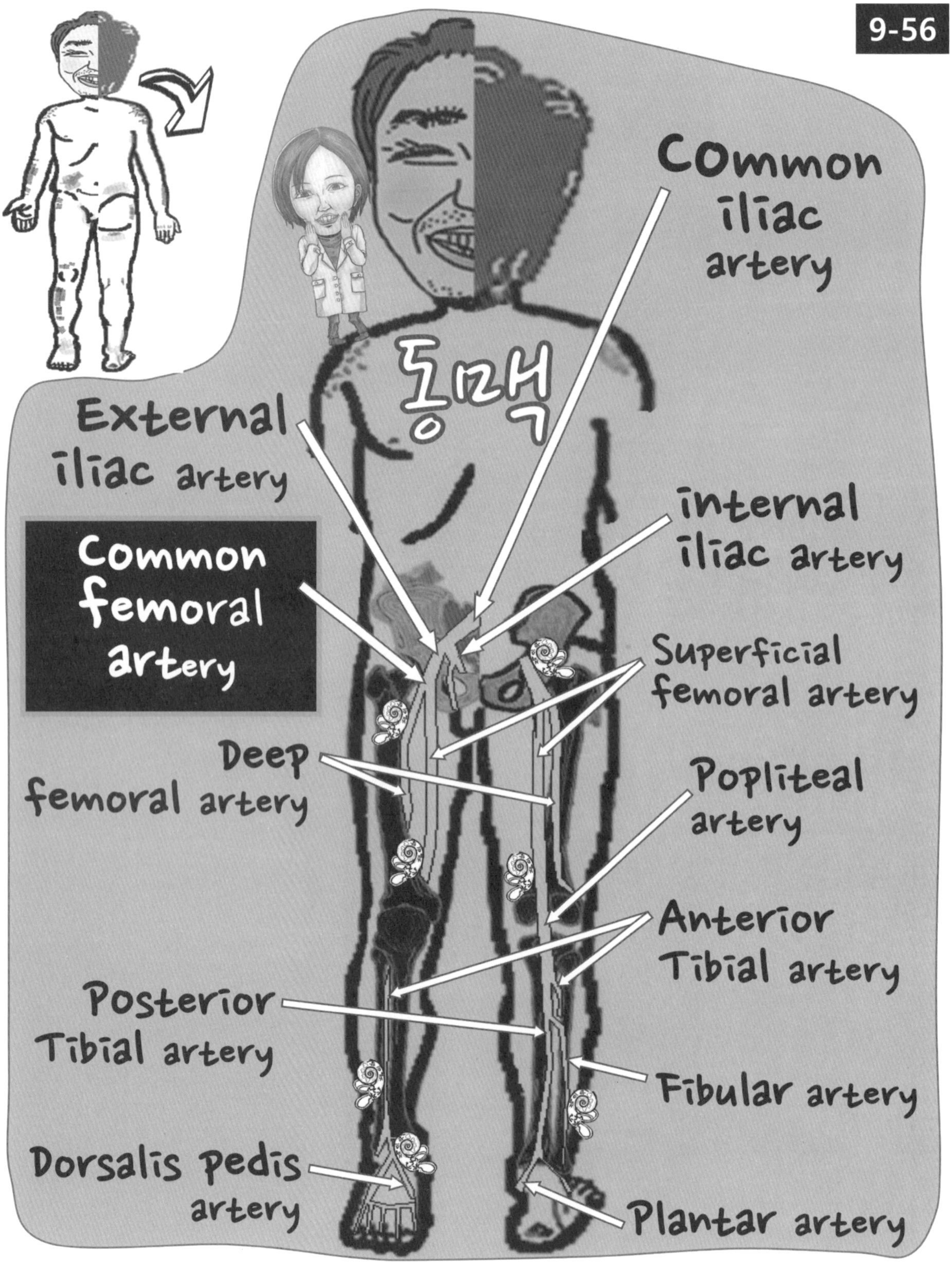
동맥
Common iliac artery
External iliac artery
internal iliac artery
Common femoral artery
Superficial femoral artery
Deep femoral artery
Popliteal artery
Anterior Tibial artery
Posterior Tibial artery
Fibular artery
Dorsalis pedis artery
Plantar artery

9-57

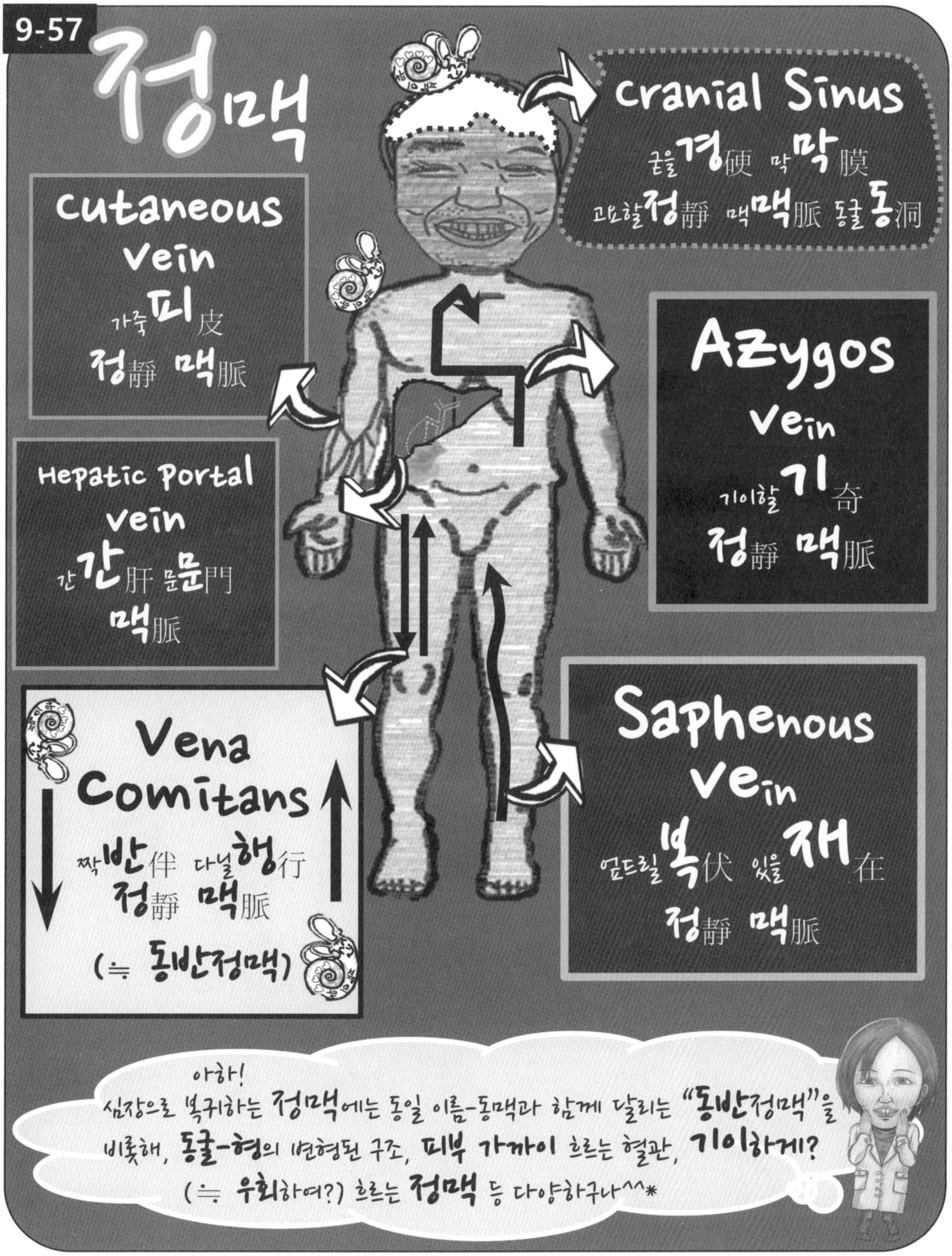

정맥
cutaneous vein
가죽 피 皮
정 靜 맥 脈
Hepatic Portal vein
간 간 肝 문 문 門
맥 脈
Vena Comitans
짝 반 伴 다닐 행 行
정 靜 맥 脈
(≒ 동반정맥)
cranial Sinus
굳을 경 硬 막 막 膜
고요할 정 靜 맥 맥 脈 동굴 동 洞
Azygos vein
기이할 기 奇
정 靜 맥 脈
Saphenous vein
엎드릴 복 伏 있을 재 在
정 靜 맥 脈
아하!
심장으로 복귀하는 정맥에는 동일 이름-동맥과 함께 달리는 "동반정맥"을
비롯해, 동굴-형의 변형된 구조, 피부 가까이 흐르는 혈관, 기이하게?
(≒ 우회하여?) 흐르는 정맥 등 다양하구나^^*

9-58

Cranial Sinus

굳을경硬 막막膜 고요할정靜 맥맥脈 동굴,구멍동洞

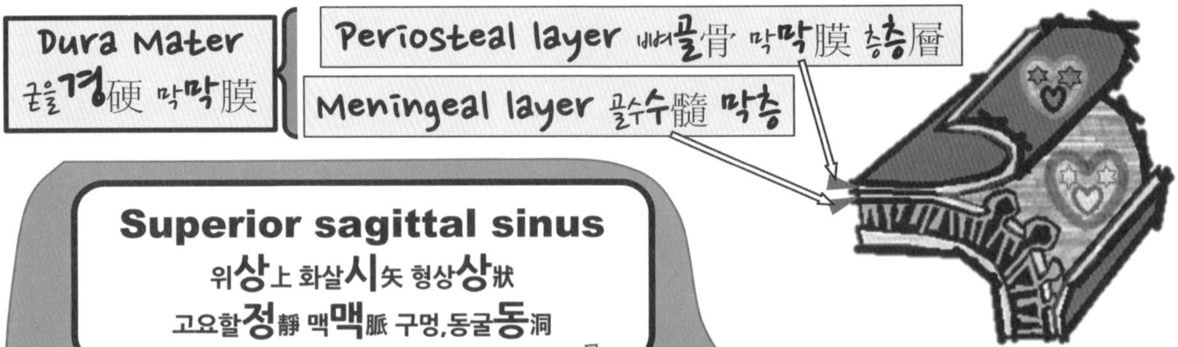

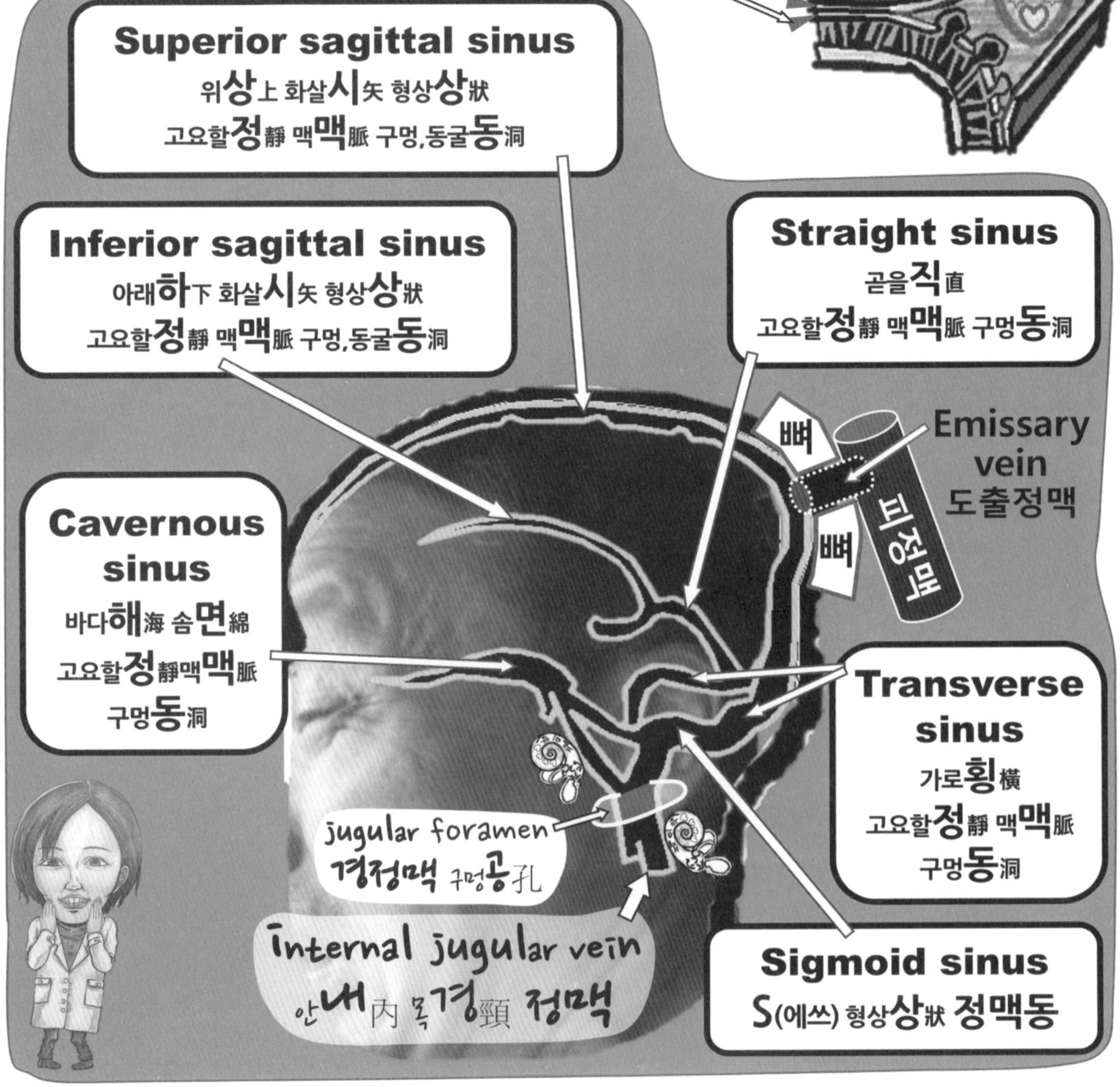

9-59

Cutaneous Vein

가죽 피 皮 고요할 정 靜 맥 맥 脈

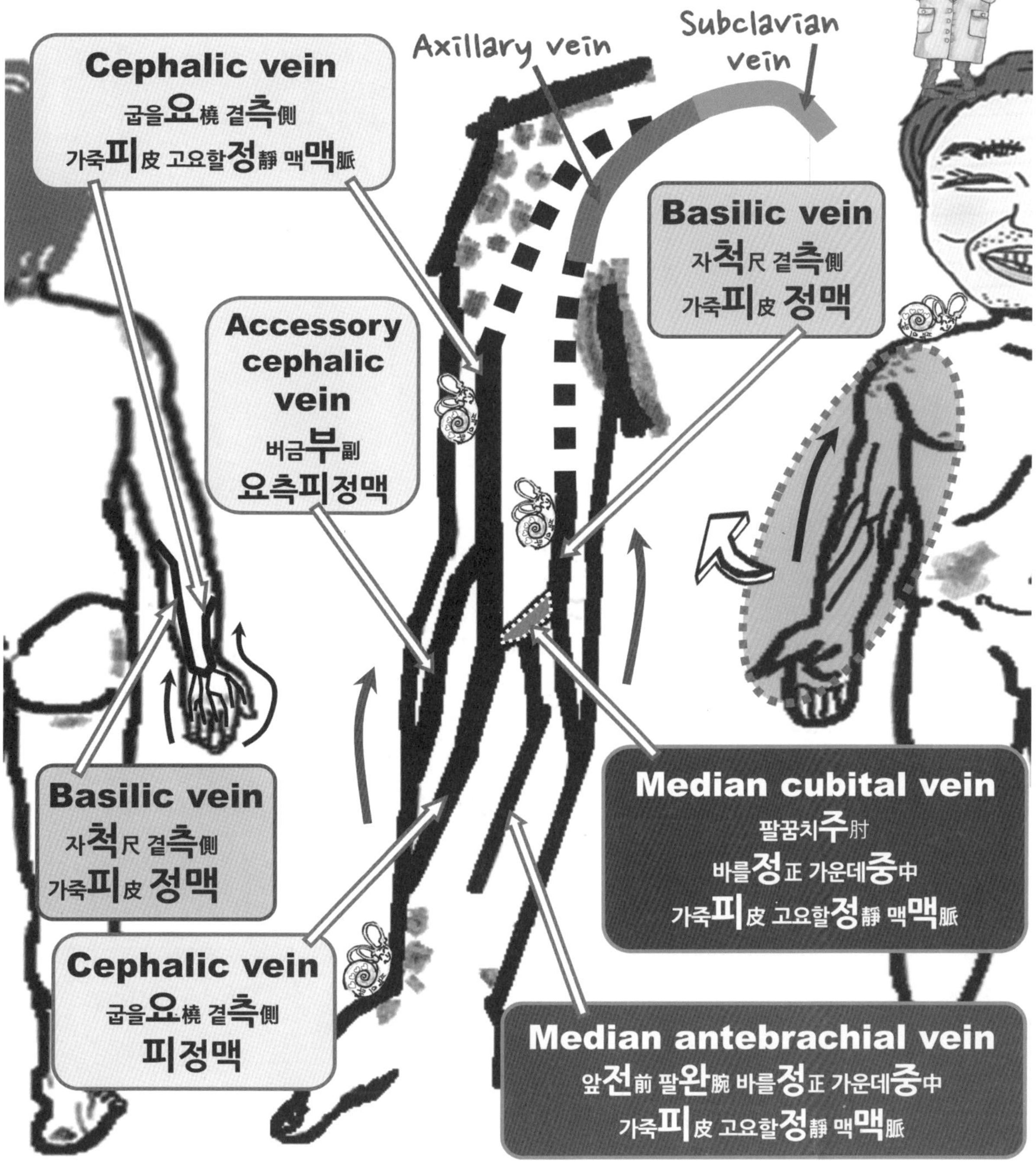

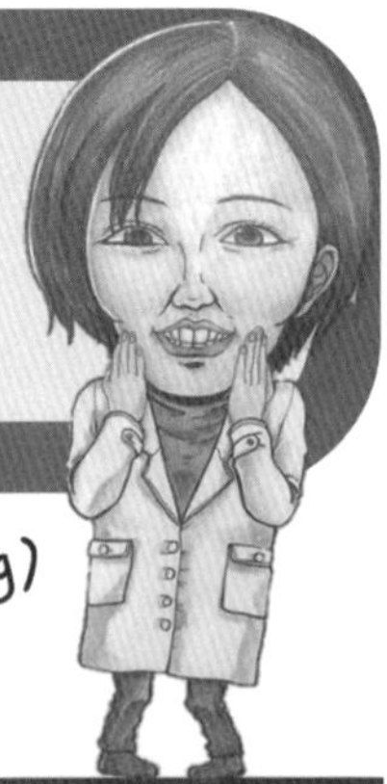

9-60 Saphenous Vein

엎드릴 복 伏 있을 재 在 고요할 정 靜 맥 맥 脈

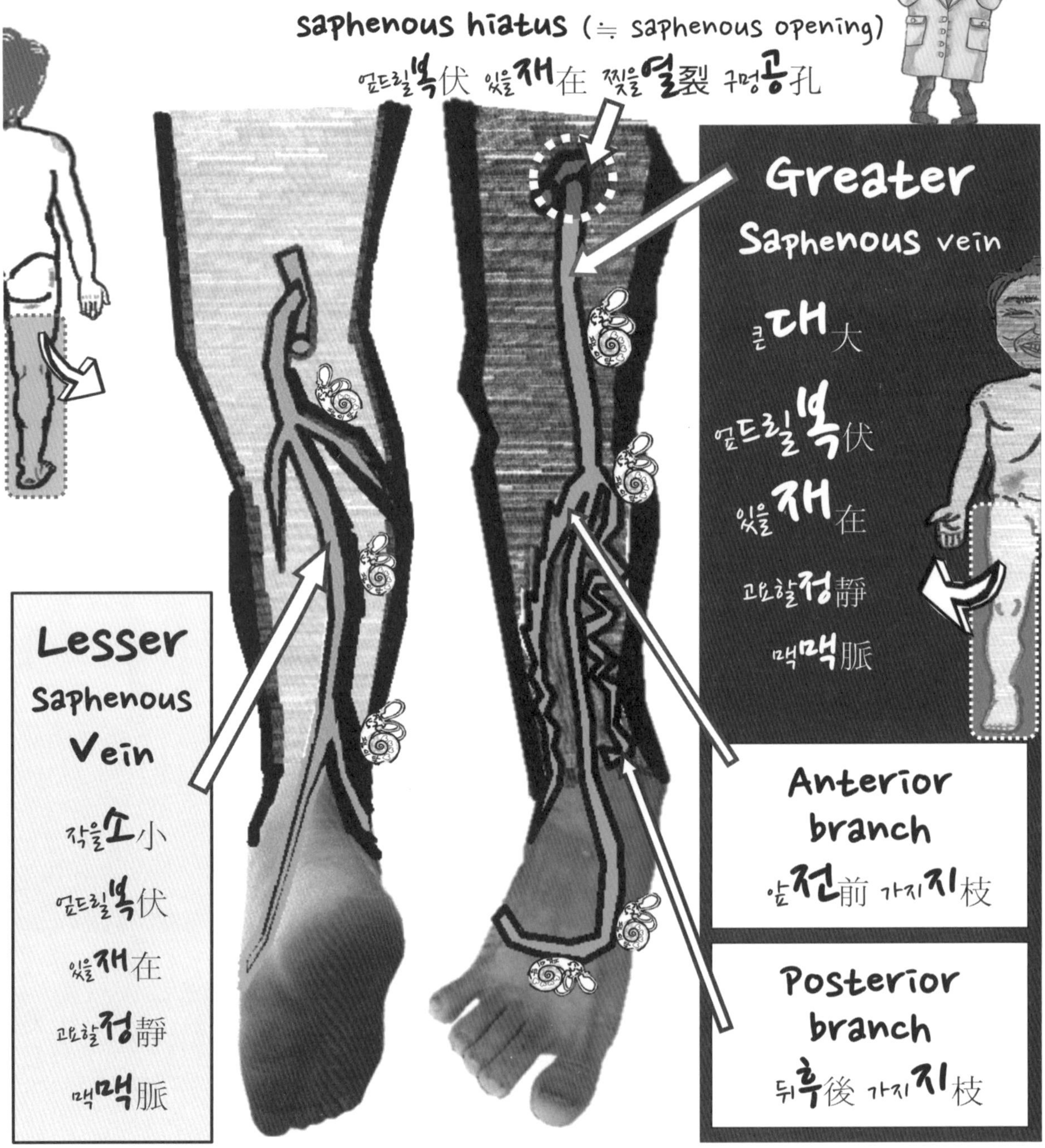

9-61 Portal Vein

문 문門 고요할 정靜 맥 맥脈

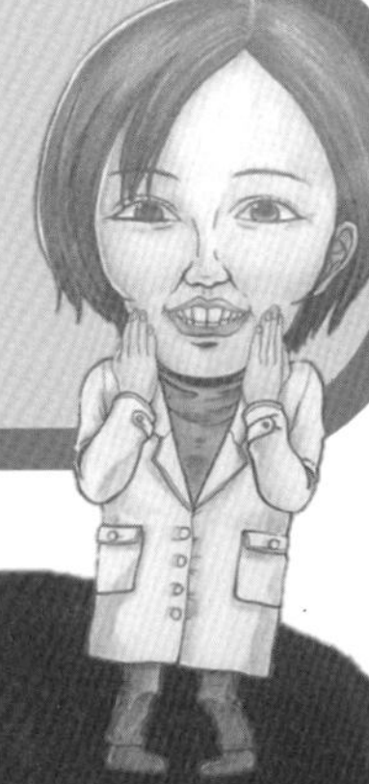

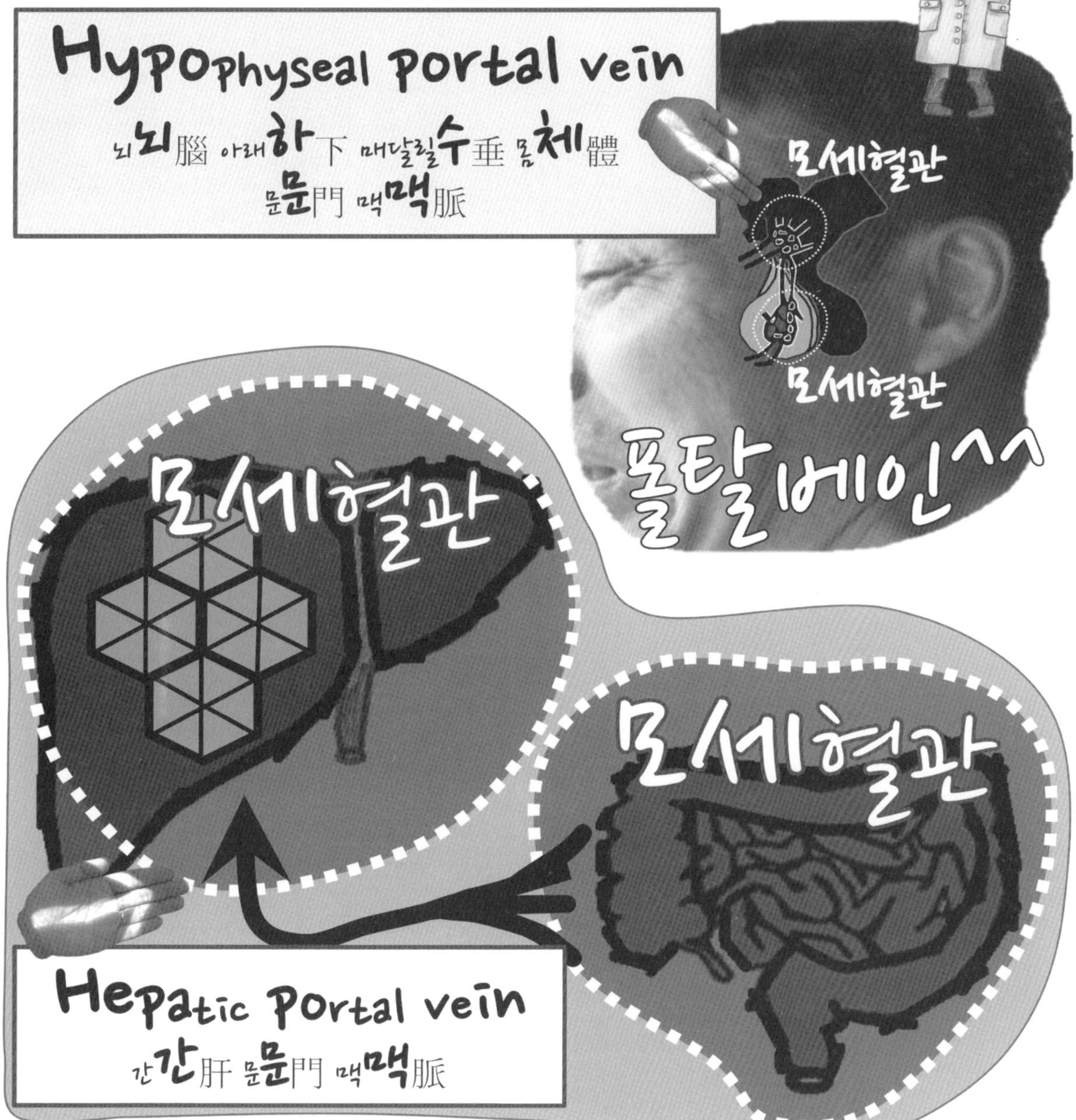

9-62

Azygos Vein pathway

기이할 기 奇 고요할 정 靜 맥 맥 脈 지름길 경 徑 길 로 路

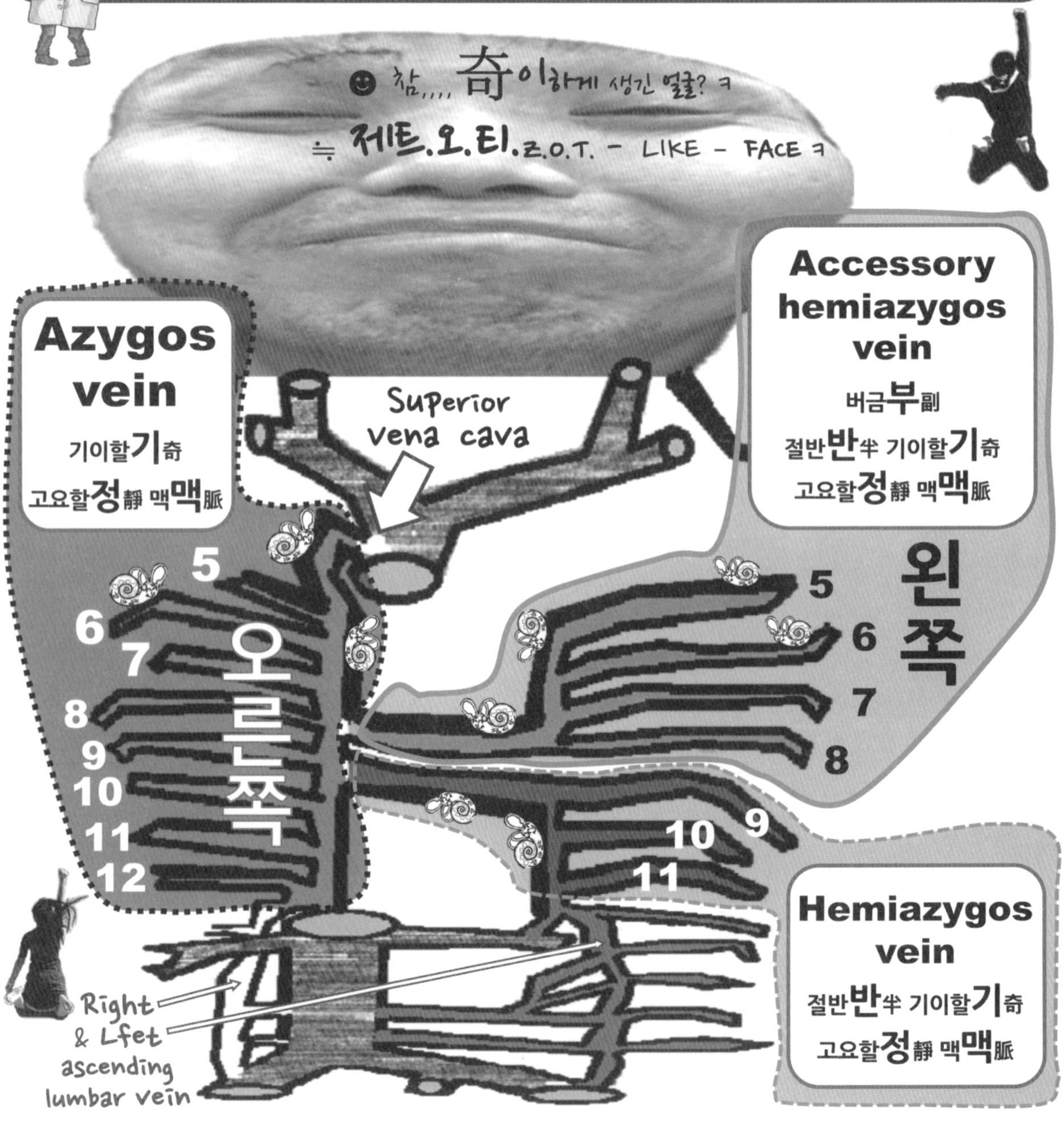

9-63

Fetal (≒ placental) circulation

아이밸태胎 아이아兒 (≒ 아이밸태胎 소반반盤) 돌순循 고리환環

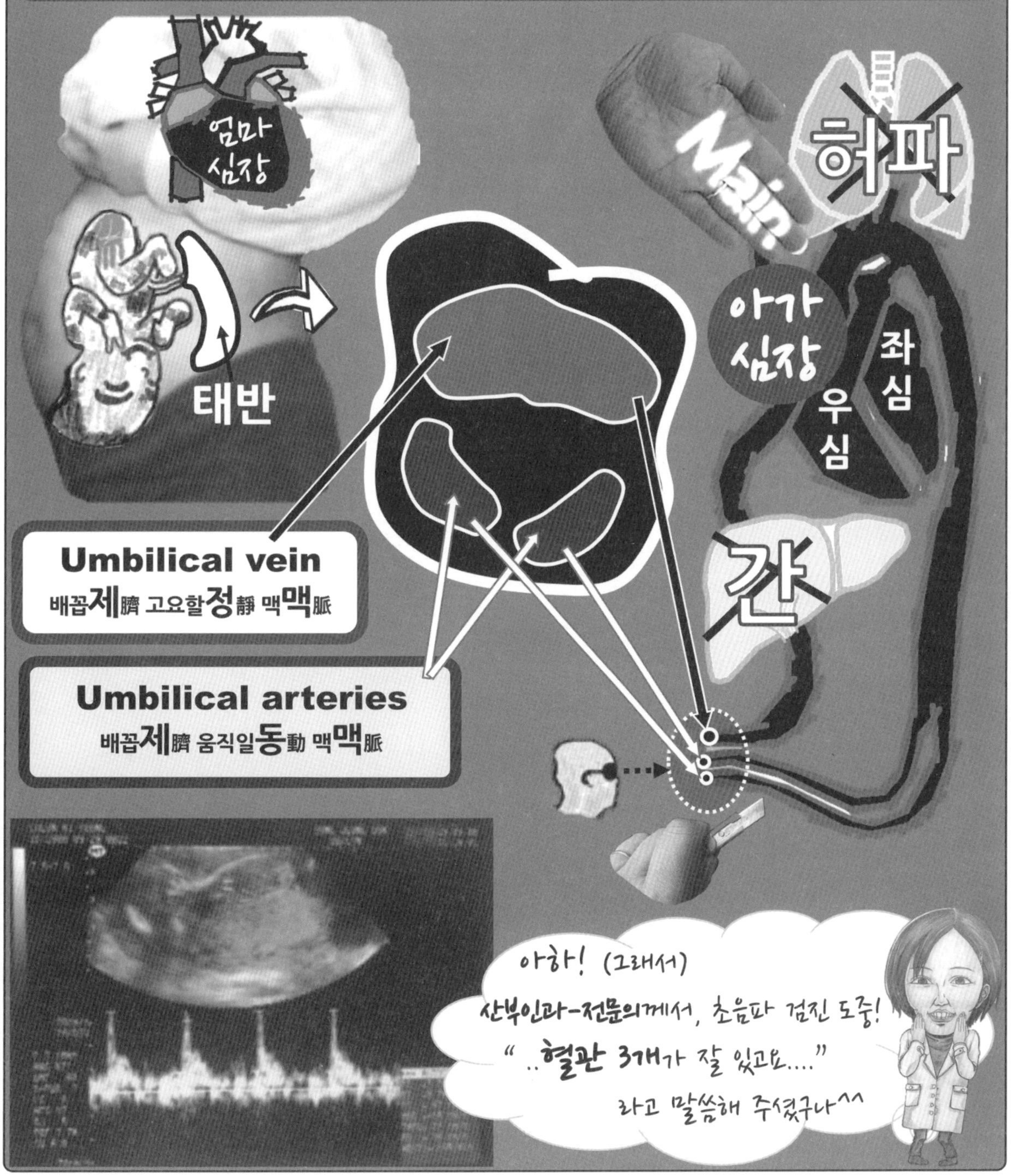

9-64

Fetal (≒ placental) circulation

아이밸태胎 아이아兒 (≒ 아이밸태胎 소반반盤) 돌순循 고리환環

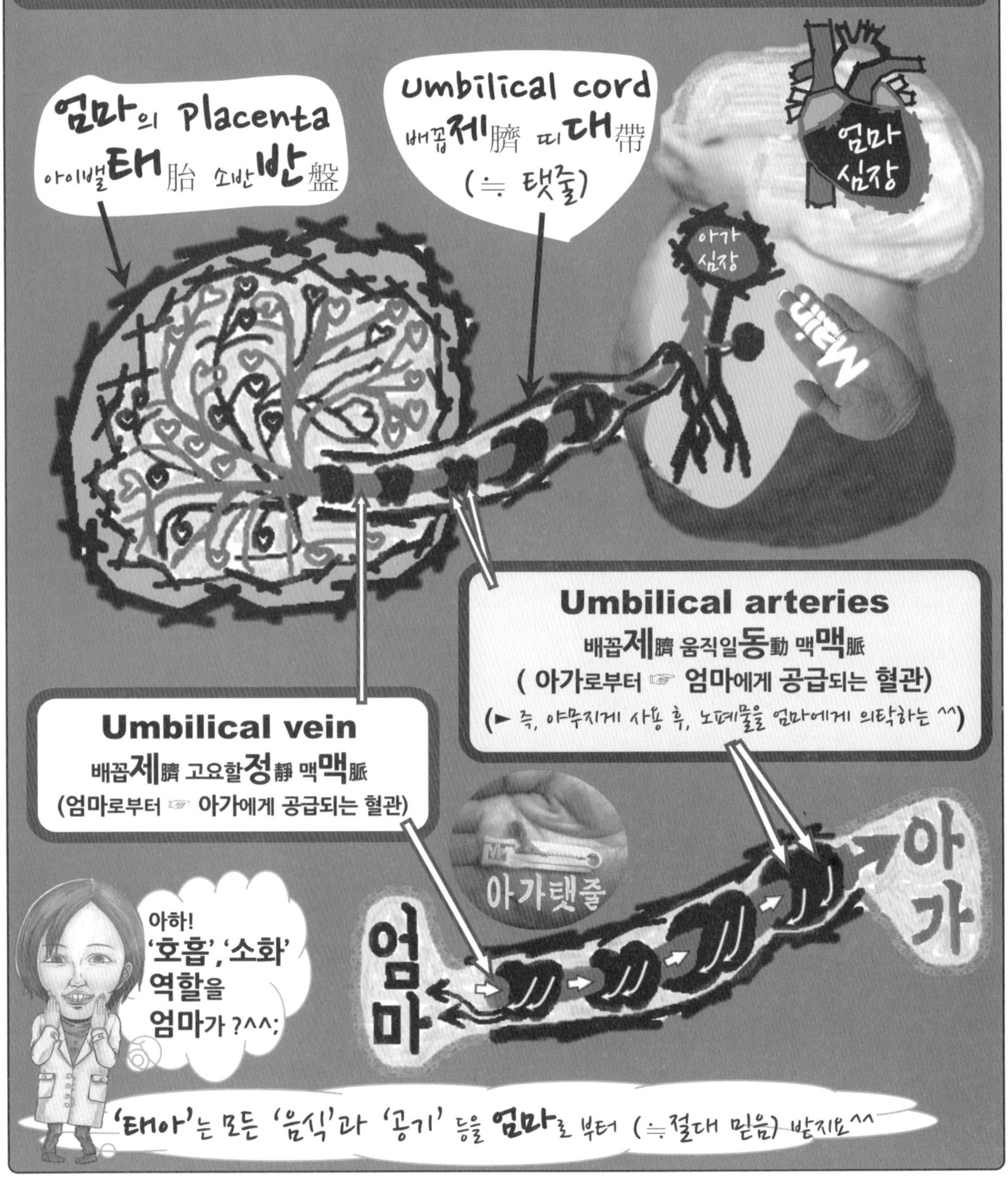

9-65

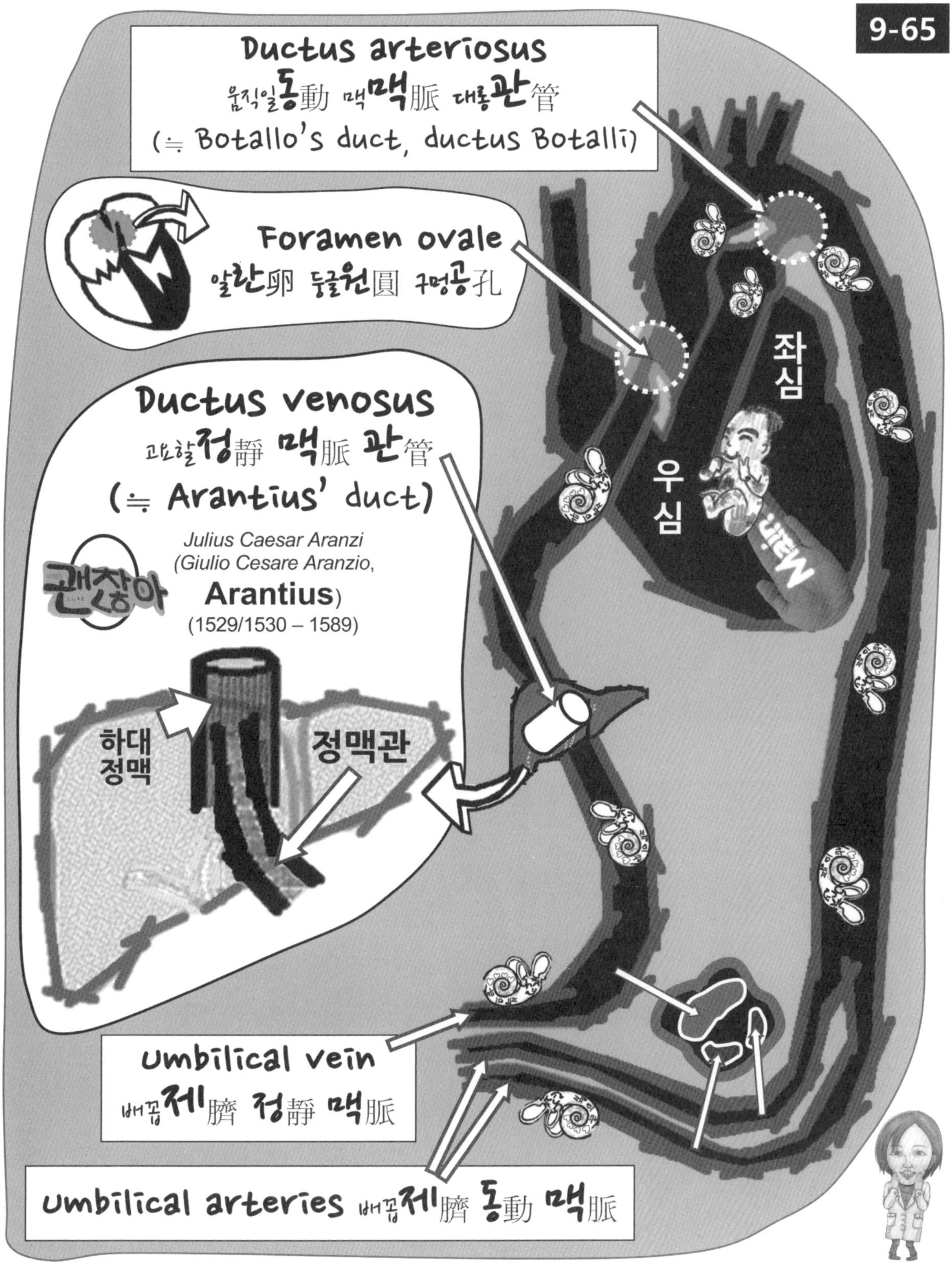
Ductus arteriosus
움직일동動 맥맥脈 대롱관管
(≒ Botallo's duct, ductus Botallī)
Foramen ovale
알란卵 둥글원圓 구멍공孔
Ductus venosus
고요할정靜 맥脈 관管
(≒ Arantīus' duct)
Julius Caesar Aranzi
(Giulio Cesare Aranzio,
Arantius)
(1529/1530 – 1589)
괜찮아
하대
정맥
정맥관
좌심
우심
Umbīlical vein
배꼽제臍 정靜 맥脈
Umbīlical arteries 배꼽제臍 동動 맥脈

9-66 Fetal (≒ placental) circulation

아이밸태胎 아이아兒 (≒ 아이밸태胎 소반반盤) 돌순循 고리환環

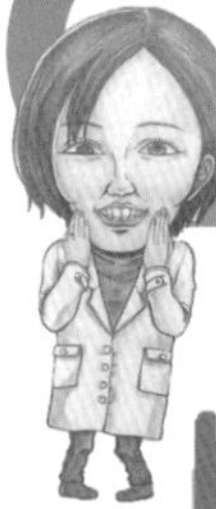

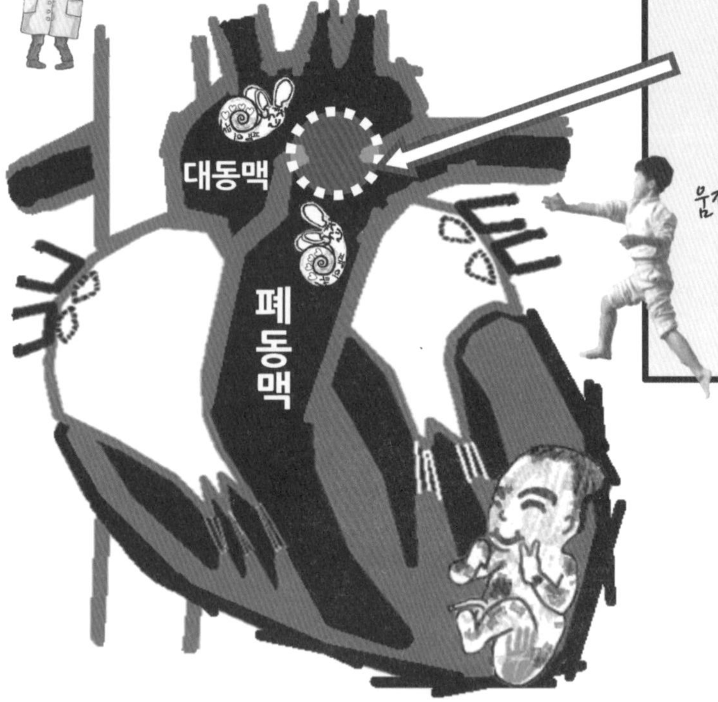

Ductus arteriosus

움직일동動 맥맥脈 대롱관管

(≒ Botallo's duct

≒ ductus Botalli)

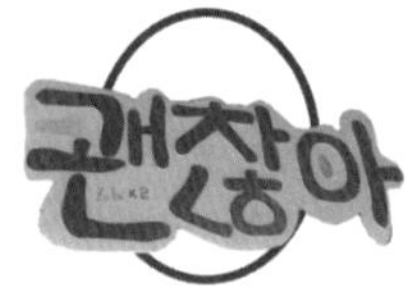

Leonardo
Botallo
(1530 – 1571)

Foramen ovale

알난卵 둥글원圓 구멍공孔

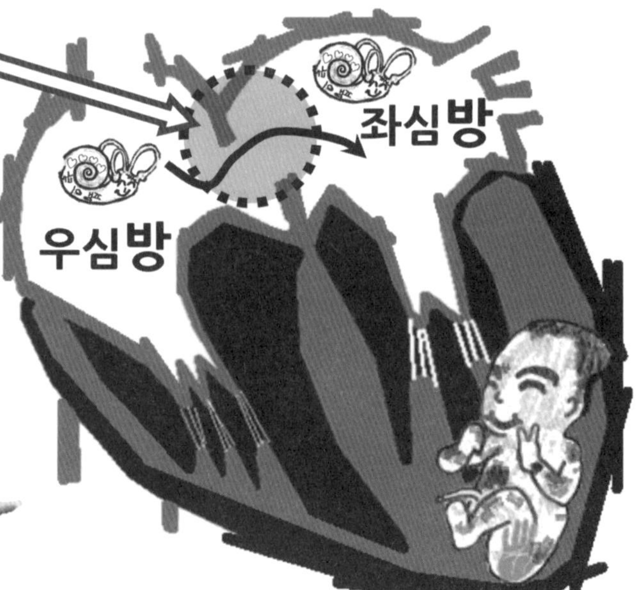

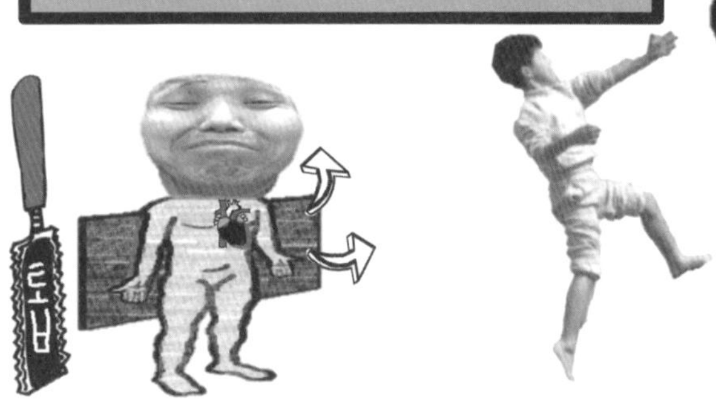

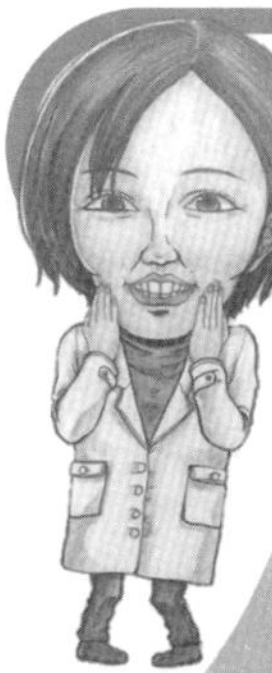

Fetal (≒ placental) circulation

9-67

아이밸태胎 아이아兒 (≒ 아이밸태胎 소반반盤) 돌순循 고리환環

Ductus arteriosus
움직일동動 맥맥脈 대롱관管

⇩

Ligamentum arteriosum
동動 맥脈 관管 새끼꼴삭索

Foramen ovale
난원 구멍공孔

⇩

Fossa ovalis
알난卵 둥글원圓 움집와窩

Ductus venosus
고요할정靜 맥맥 脈대롱관管

⇩

Ligamentum venosum
정靜 맥脈 관管 삭索

Umbilical vein
배꼽제臍 정맥

⇦

Round ligament of the liver
간간肝 원圓 삭索

Umbilical arteries
배꼽제臍 동맥

⇩

Umbilical ligament
배꼽제臍 질길인靭 띠대帶

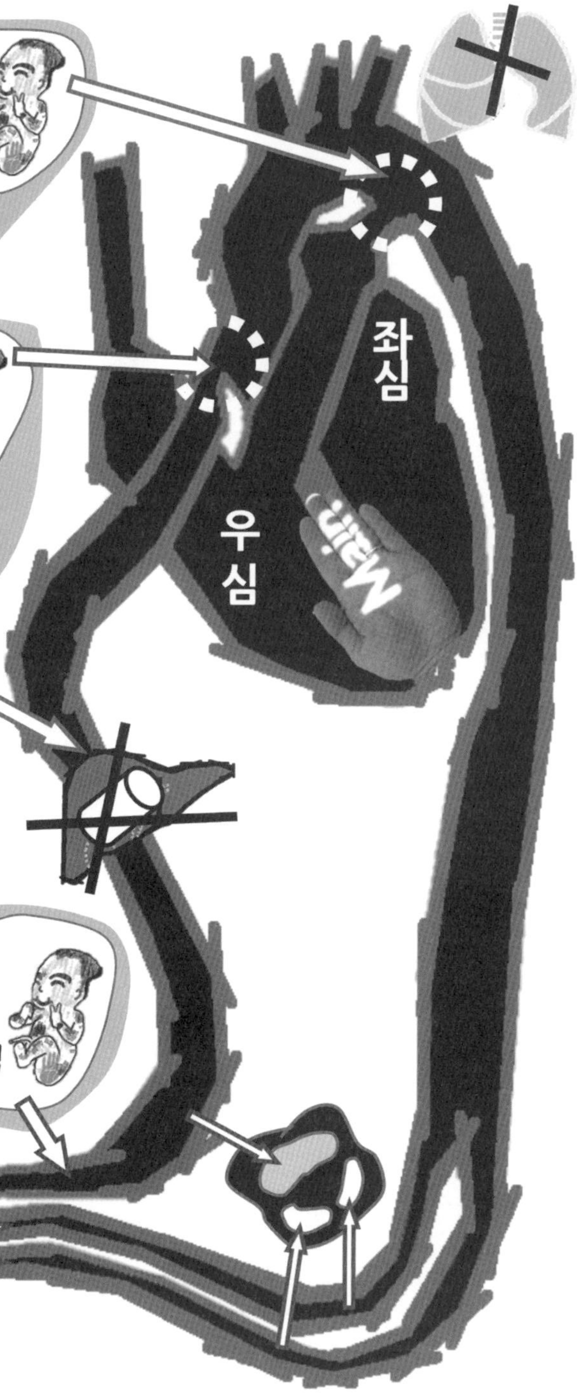

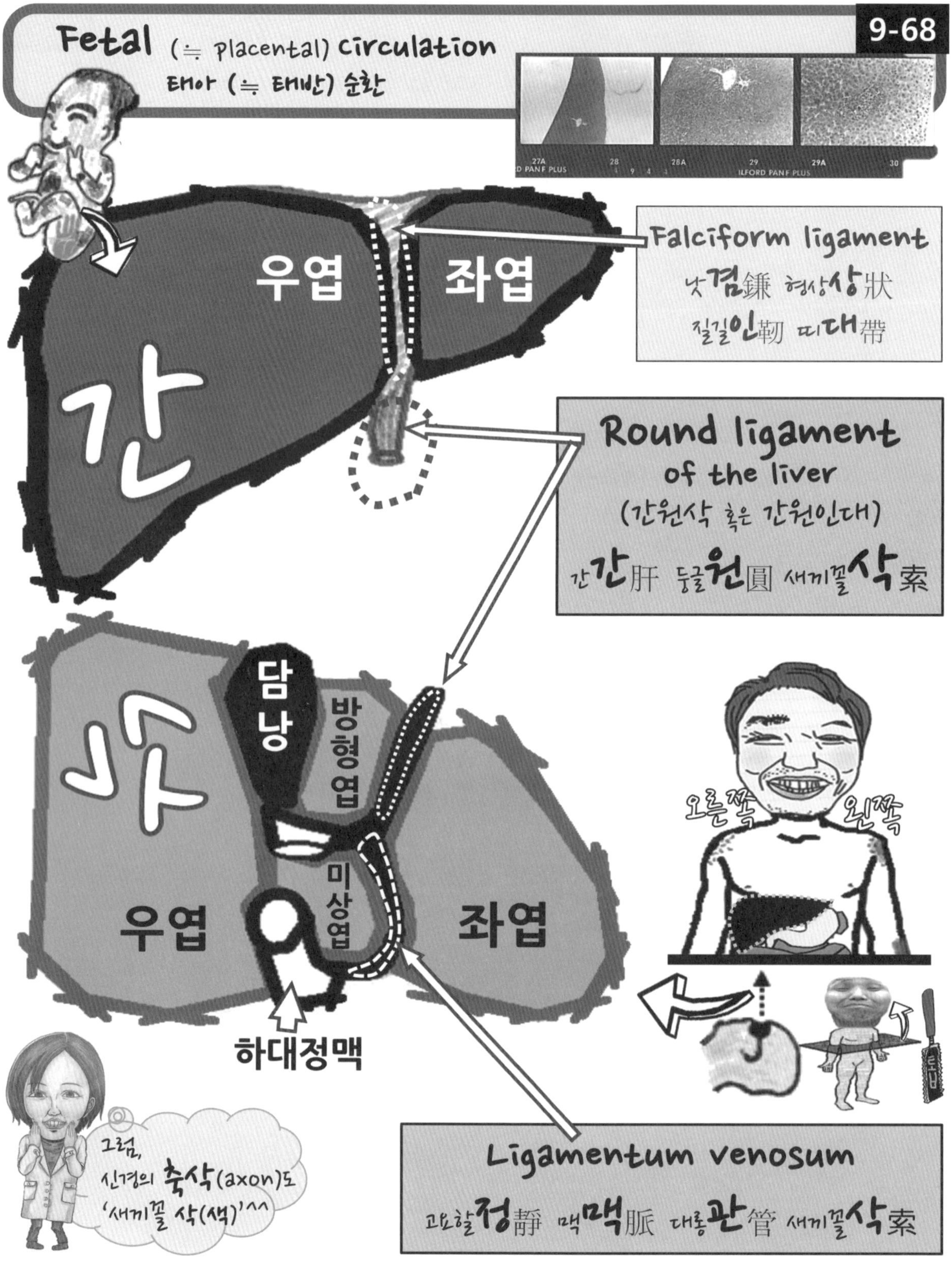
9-68
Fetal (≒ placental) circulation
태아 (≒ 태반) 순환
우엽
좌엽
간
Falciform ligament
낫겸鎌 형상상狀
질길인靭 띠대帶
Round ligament of the liver
(간원삭 혹은 간원인대)
간간肝 둥글원圓 새끼꼴삭索
담낭
방형엽
미상엽
간
우엽
좌엽
하대정맥
오른쪽
왼쪽
그럼,
신경의 축삭(axon)도
'새끼꼴 삭(색)'^^
Ligamentum venosum
고요할정靜 맥맥脈 대롱관管 새끼꼴삭索

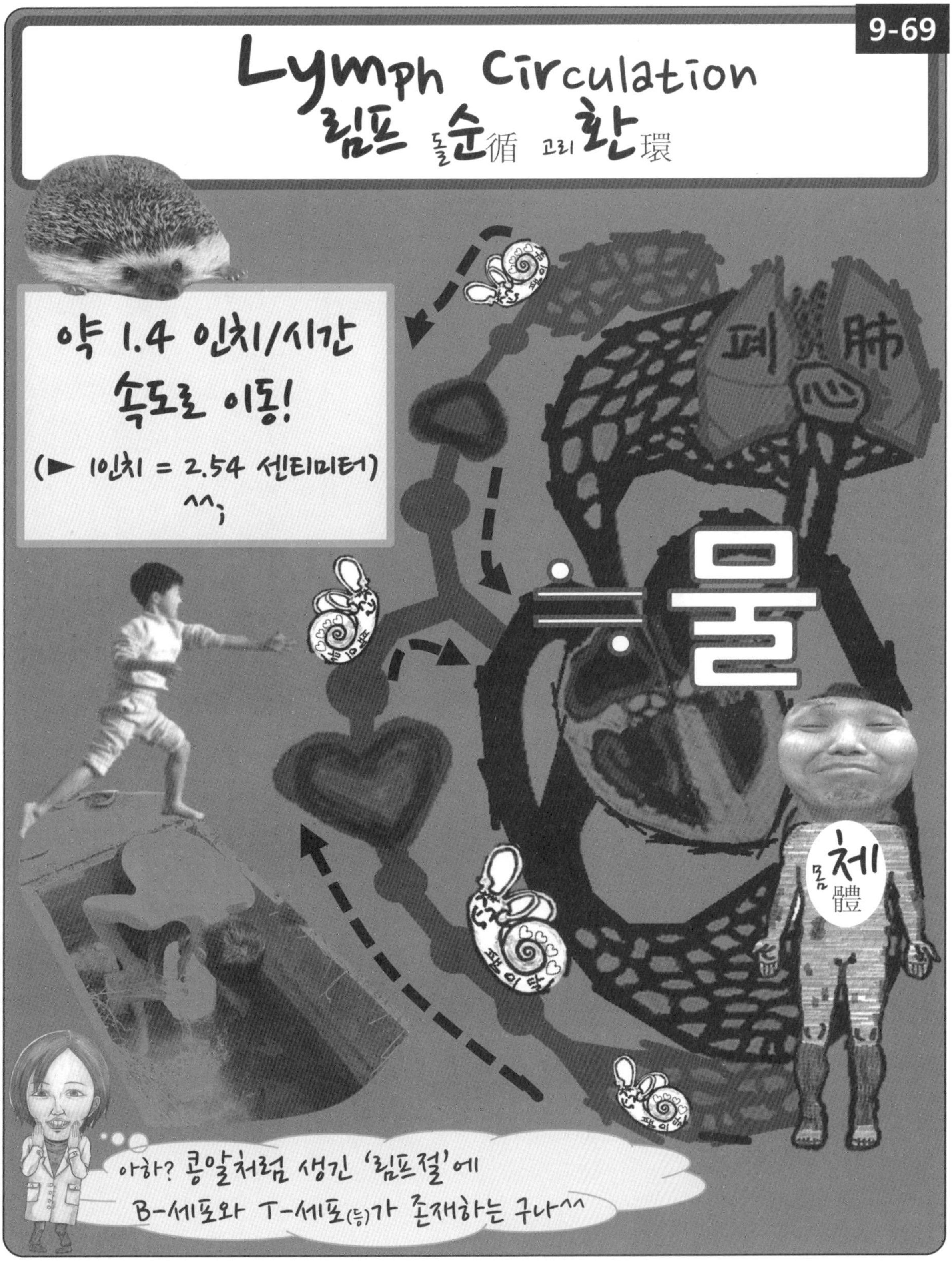
9-69
Lymph Circulation
림프 돌순循 고리환環
약 1.4 인치/시간
속도로 이동!
(► 1인치 = 2.54 센티미터)
^^;
폐肺
心
물
몸체體
아하? 콩알처럼 생긴 '림프절'에
B-세포와 T-세포(등)가 존재하는 구나^^

9-70 Lymph Circulation 림프순환

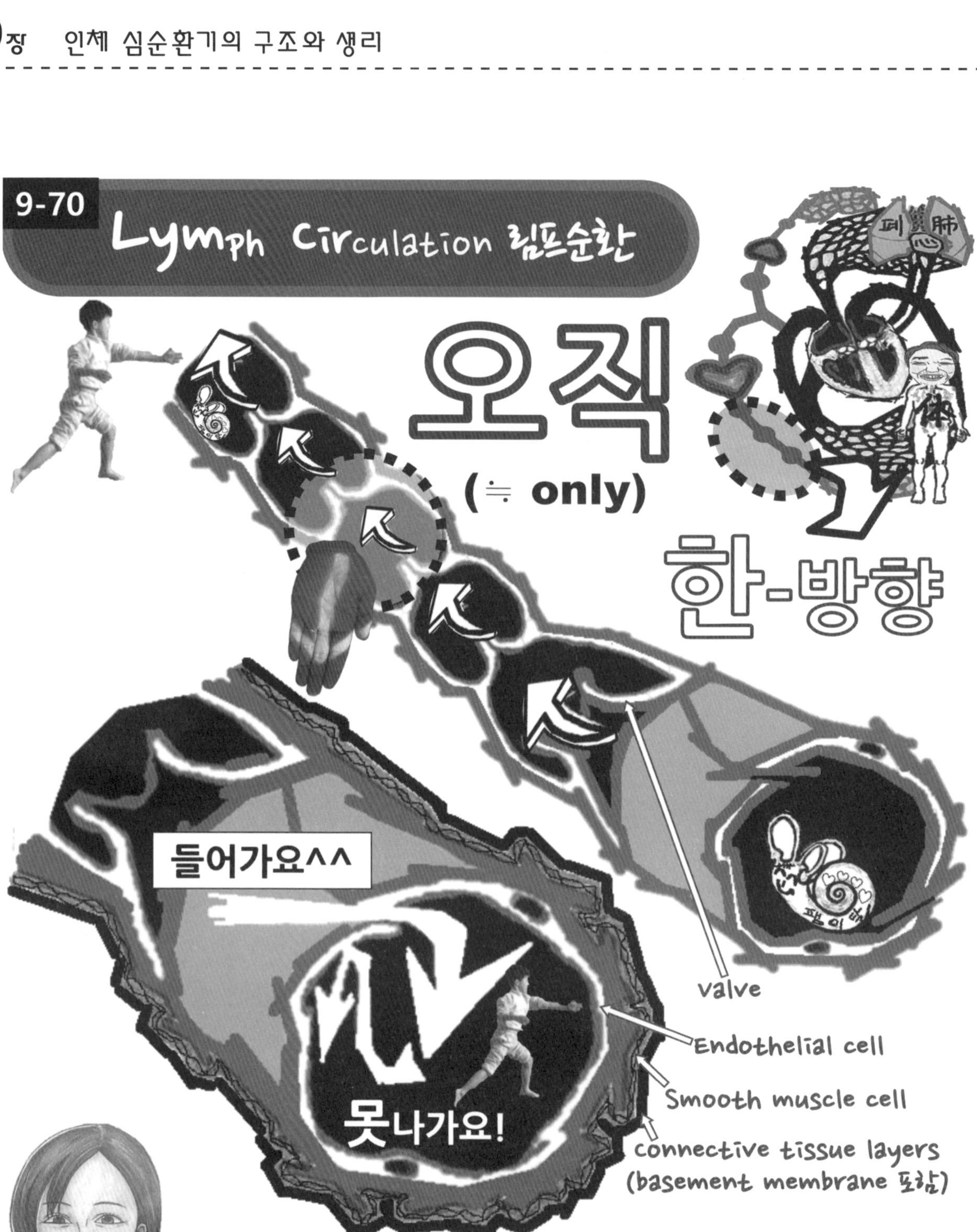

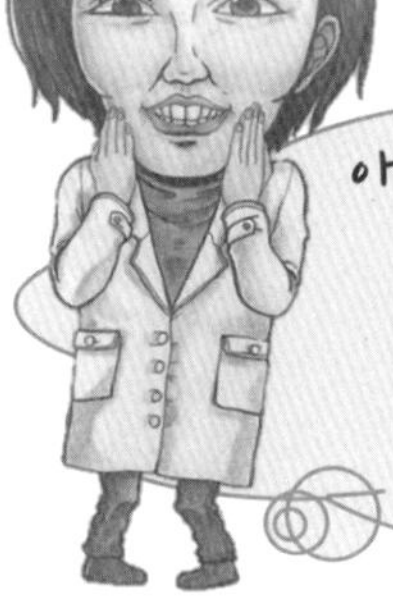

아하? 림프(lymph)라는 단어가 라틴어 "lympha" 즉, "물"처럼 맑은 체액이 '판막(valve: 꽃잎 혹은 과일조각 판瓣)'에 의해 한 방향(one way-valve)으로 하루 약 3 리터(정도)가 '정맥계'로 합류한다는 의미 ^^

9-71

Lymph Circulation
림프 돌순循 고리환環

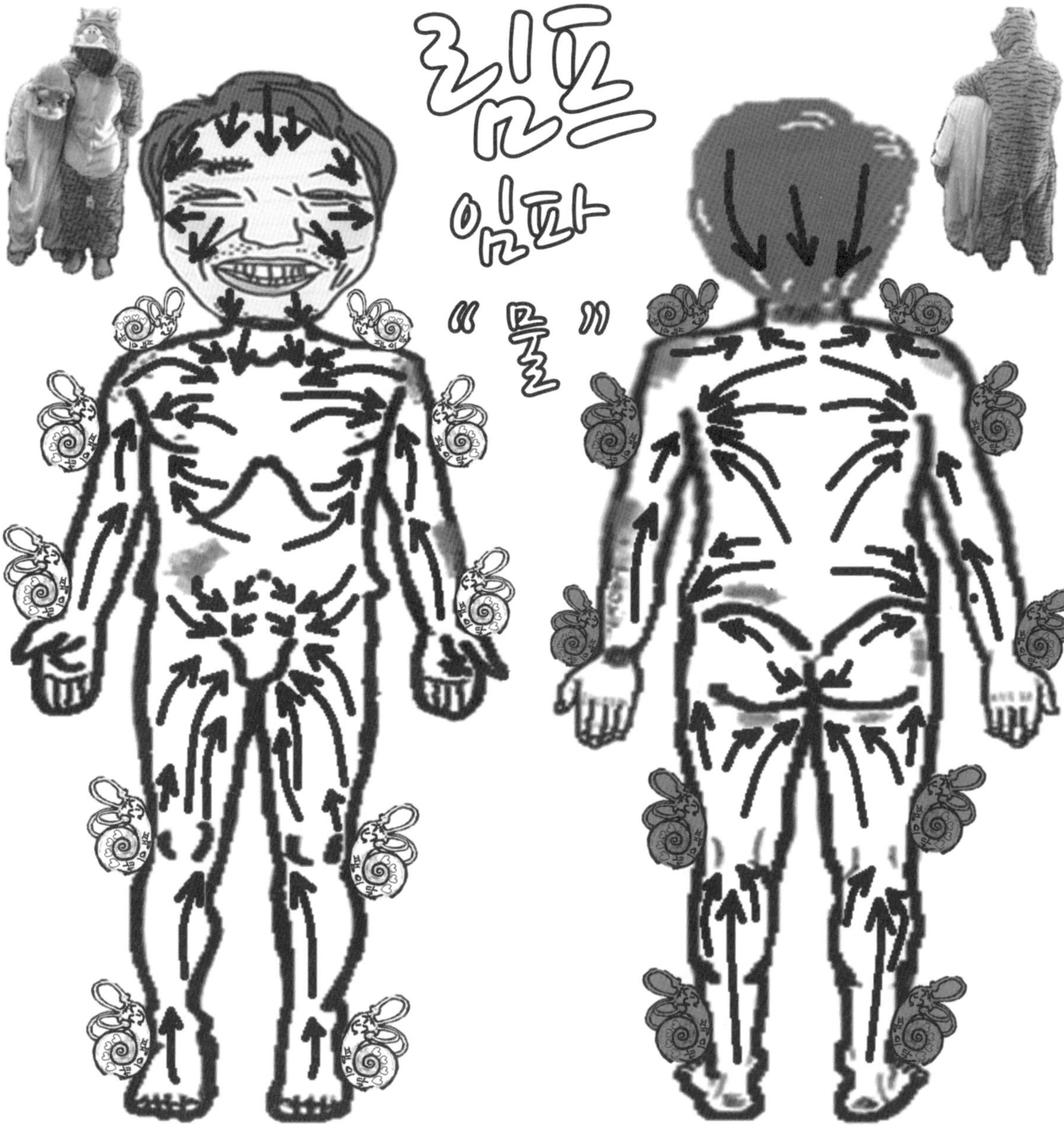

9-72 Lymph Circulation 림프 돌순循 고리환環

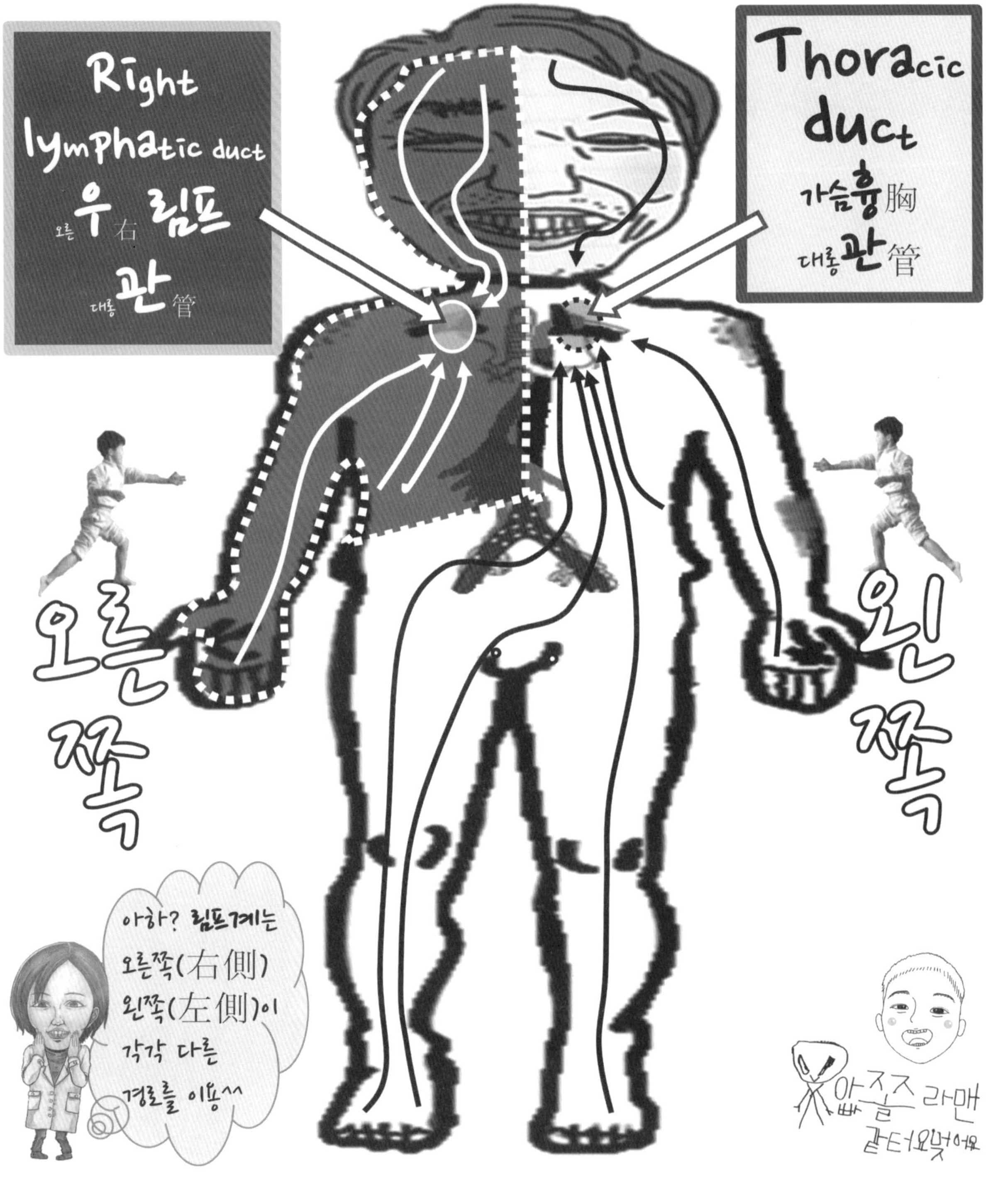

9-73 Lymph Circulation 림프 돌순循 고리환環

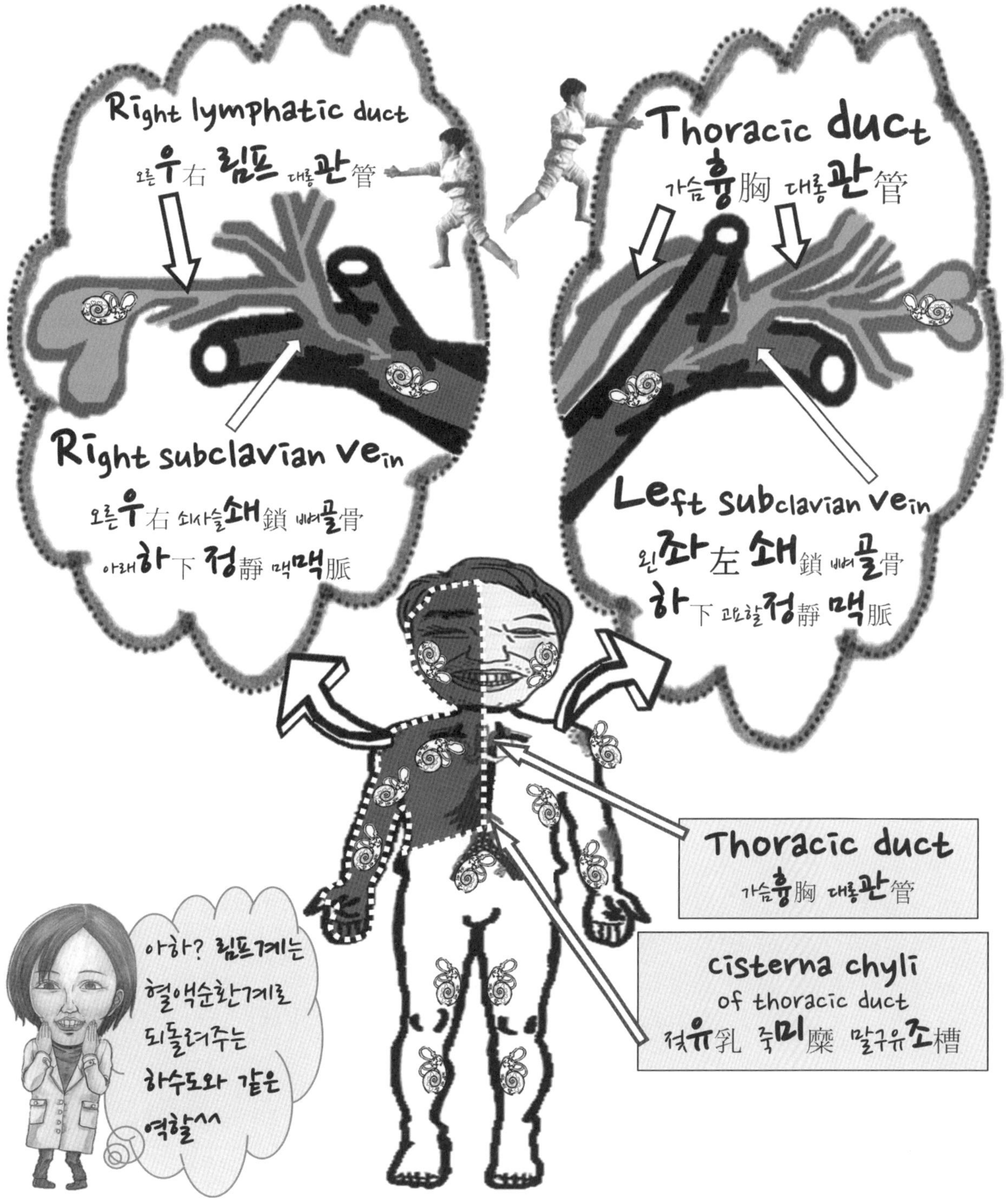

제 9장 인체 심순환기의 구조와 생리

" Rəbb xalqlar üzərində hakimlik edir; Məni mühakimə et, ya Rəbb, Salehliyimə, kamilliyimə görə mənə haqq qazandır! Pislərin pisliyi sona yetsin, Salehlərsə möhkəmlənsin! Ey adil Allah, çünki Sən düşüncələri, hissləri bilirsən. Allah mənim sipərimdir, Ürəyidüz olanları xilas edir. Allah adil hakimdir, Hər gün haqsızlığa görə hökm verir. Pislər yolundan dönməzsə, O, qılıncını itilər, Ox-kamanını qurar. "

" 여호와께서 만민에게 심판을 행하시오니 여호와여 나의 의와 내게 있는 성실함을 따라 나를 판단하소서. 악인의 악을 끊고 의인을 세우소서 의로우신 하나님이 사람의 **심장**을 감찰하시나이다. 나의 방패는 마음이 정직한 자를 구원하시는 하나님께 있도다. 하나님은 의로우신 재판장이심이여 매일 분노하시는 하나님이시로다. 사람이 회개치 아니하면 저가 그 칼을 갈으심이여 그 활을 이미 당기어 예비하셨도다. "

(시편 7편 8절 ~ 12절)

" 심순환계(Cardiocirculatory system) "의 구조 및 그 특성의 이해

용어!

☞ "**심순환계**(마음**심**心 돌**순**循 고리**환**環 이을**계**系, Cardiocirculatory system)"는

✓그리스어 καρδία /kardía/ "heart, 심장 등의 의미"와

✓라틴어 Circulatorius, 즉 "itinerant, 헤매어 돌아다니다 등의 의미"로부터 어원을 둔 개념에 ↴

✓"조직화 된 신체, organized body"라는 의미의 **그리스어** σύστημα /sústēma/(등)의 어원으로부터 형성된 "SYSTEM"이라는 단어와 연결되어,

▷ '심장을 돌아다니는 조직화 된 무엇! CARDIOcirculatory SYSTEM'이라는 이해 가능한 용어의 함축된 의미를 확인·납득할 수 있습니다(그림 9-1, 9-2).

이러한 심순환계는 온몸을 도는 **❶대순환(=체순환)**과 폐를 도는 **❷소순환(폐순환)**으로 구성됨을 확인·이해할 수 있습니다(그림 9-2).

즉,

❶ ❝대순환(큰대大 돌순循 고리환環, 대순환, Greater circulation 혹은
몸체體 돌순循고리환環, 몸순환, 및
온전할전全 몸신身 돌순循 고리환環, 온몸순환, Systemic circulation)❞

⇒ 좌심실(왼좌左 마음심心 집실室, 왼심실, left ventricle, LV)에서 시작하여

→ ㉠ 대동맥(큰대大 움직일동動 맥맥脈, 대동맥, aorta)

→ ㉡ 동맥(움직일동動 맥맥脈, 동맥, artery)

(심장을 기준으로 위·아래-위치 목표-장기의 ↴)

→ ㉢ 모세혈관(털모毛 가늘세細 피혈血 대롱관管, 모세혈관, capillary)

→ ㉣ 정맥(고요할정靜 맥맥脈, 정맥, vein)

→ ㉤ 상·하 대정맥(위상上 큰대大 고요할정靜 맥맥脈, 아래하下 큰대大 고요할정靜 맥맥脈,
위대정맥, 아래대정맥, superior & inferior vena cava)

→ ㉥ 우심방(오른우右 마음심心 방방房, 오른심방, right atrium, RA)으로 긴 여정을 이루는 혈관-고리로써 산소(O_2)와 영양소(nutrient)를 공급해주는 역할로 확인·이해할 수 있습니다(그림 9-2~ 9-4).

반면,

❷ ❝소순환(작을소小 돌순循 고리환環, 소순환, Lesser circulation 혹은
허파폐肺 돌순循고리환環, 허파순환, Pulmonary circulation)❞

⇒ 우심실(오른우右 마음심心 집실室, 오른심실, right ventricle, RV)에서 시작하여

→ ㉮ 우폐동맥(오른우右 허파폐肺 움직일동動 맥맥脈, 오른허파동맥,
right pulmonary artery) 1개와
좌폐동맥(왼좌左 허파폐肺 움직일동動 맥맥脈, 왼허파동맥,
left pulmonary artery) 1개를 경유!

→ ㉯ 우폐(오른우右 허파폐肺, 오른허파, right lung)와
좌폐(왼좌左 허파폐肺, 왼허파, left lung)로 들어가 기체교환을 이룬 후,

→ ㉰ 우폐정맥(오른우右 허파폐肺 고요할정靜 맥맥脈, 오른허파정맥,
right pulmonary vein) 2개와
좌폐정맥(왼좌左 허파폐肺 고요할정靜 맥맥脈, 왼허파정맥, left pulmonary vein)
2개로 각각 이어져,

→ ㉱ 좌심방(왼좌左 마음심心 방방房, 왼심방, Left atrium, LA)에 이르는 여정에서 이산화탄소(CO_2)를 기체교환(gas exchange)을 통해 대기 중으로 되돌려주는 역할을 확인·이해할 수 있습니다(그림 9-2~ 9-4).

❝ 심장(Heart)과 심장판막(Cardiac valves) ❞의 구조 및 특성

☞ ❝심장(마음심心 오장장臟, 염통, Heart)❞은 분당 약 70회에서 80회가량 뛴다고 하며,

▷ 시간으로 계산해 보면, (× 60분 = →) 약 4,200회~ 4,800회

▷ 하루로 계산해 보면, (× 24시간 = →) 약 100,800회~ 115,200회

▷ 1년으로 계산해 보면, (× 365일 = →) 약 36,792,000회~ 42,048,000회

▷ 80년으로 계산해 보면, (× 80년 = →) 약 2,943,360,000회~ 3,363,840,000회

즉, 약 29억에서 34억 회로 심장이 멈출 때까지, 쉼 없이 펌프(pump)-역할(WORK)을 묵묵히 수행하는 '소우牛 걸음보步 일천천千 마을리里'의 우직함이 느껴지는 장기임을 생각해 볼 수 있습니다(그림 9-3, 9-4).

(잠시 눈을 감고 생각에 잠겨봅니다. 이처럼 생을 다 하는 그날까지 쉼 없이 일하는 심장-HEART-! 열심히 일하는 장기를 보호해주기 위해 약 30mℓ~ 약 50mℓ(☜ 성인기준)의 맑은 장액성(serous)

→ ❛심낭막액(마음심心 주머니낭囊 막막膜 진액액液, 심장막액, pericardial fluid)❜ 이 채워져 있는 '물주머니(물수水 주머니낭囊)' 속에 넣어 마찰 (등)을 최소화해주시려는 배려! 감동으로 다가옵니다-그림 9-5)

이를 좀 더 살펴보면요↓.

☞ "심낭막(마음심心주머니낭囊 막막膜, 심장막, Pericardium)"은 심장을 감싸주는 섬유성 결합조직으로 장액을 분비하는 독특한 성질을 지닌 구조로써, 흡사 물이 차 있는 물풍선(등)에 비유할 수 있다·생각됩니다(그림 9-5).

따라서,

▷ 장측심낭막(오장장臟 곁측側 마음심心 주머니낭囊 막막膜, 내장쪽심장막, Visceral pericardium): 심장(→ 장기)과 접촉을 이루는 심낭막의 측면을 가리키는 것으로 약속하며,

▷ 벽측심낭막(장벽,울타리벽壁 곁측側 마음심心 주머니낭囊 막막膜, 벽쪽심장막, Parietal pericardium): 심장(→ 장기)을 둘러싸 주어 다른 장기 혹은 구조물과 접촉하는 측면을 의미하는 것으로 약속 및

▷ 심낭막강(마음심心 주머니낭囊 막막膜 빈속강腔, 심장막안, Pericardial cavity): 이라는 공간이 자연스레 생성되어 두 겹의 막 사이에 '심낭막액(pericardial fluid)'이라는 체액의 존재로 구조적 구분과 함께 장기-보호 (등)의 역할을 확인·이해할 수 있습니다(그림 9-5).

반면(심장벽-구조물을 좀 더 자세히 보면요-그림 9-6-),

☞ "**심벽**(마음**심**心 장벽**벽**壁, **심장벽**, Cardiac wall)"은 3겹으로 구성되어 → 전체적으로 하나의 ❛**심장**(HEART)❜ 을 구성(그림 9-6)!

즉,

▶ **심외막**(마음**심**心 바깥**외**外 막**막**膜, **심장바깥막**, Epicardium): 심장의 가장 바깥쪽 표면에 존재하는 구조,

▶ **심근막**(마음**심**心 힘줄**근**筋 막**막**膜, **심장근육막**, Myocardium 혹은 cardiac MUSCLE):

즉, 심근에 해당하는 -특수하게 분화된 근육세포, specialized muscle cell)- 구조로써, 자율신경의 지배 및 이러한 지배 없이도 스스로 일을 하는 ❛**자동능**(스스로**자**自 움직일**동**動 능할**능**能, automaticity) 혹은 **자동조율성**(스스로**자**自 움직일**동**動 조절할**조**調 법률**율**律 성품**성**性, autorhythmicity)❜ 을 지니는 것으로 확인·이해됩니다 (그림 9-6).

동시에⤵,

▶ **심내막**(마음**심**心 안**내**內 막**막**膜, **심장속막**, Endocardium): 심장의 가장 안쪽에 위치! 흡사 혈관(blood vessel)의 내피세포(endothelial cell)와 유사한 형태를 보이며, 세포의 집단-모둠이 "**판막**(꽃잎**판**瓣 막**막**膜, **판막**, Valve)"이라는 구조를 형성하여(엄마 뱃속에서) 혈액-역류를 방지해줌을 확인·이해할 수 있습니다(그림 9-7~ 9-10).

(이 구조를 좀 더 살펴보면요⤵)

➽ **방실판**(방**방**房 집**실**室 꽃잎**판**瓣, **방실판막**, atrioventricular valve, AV valve)이 좌·우 심방(left & right atrium)과 좌·우 심실(left & right ventricle) 사이에 각각 존재,

즉,

㊨ **우방실판**(오른**우**右 방**방**房 집**실**室 꽃잎**판**瓣, **오른방실판막**, right atrioventricular valve, Rt AV valve 혹은 **삼첨판**, 석**삼**三 뾰족할**첨**尖 꽃잎**판**瓣, **삼첨판막**, tricuspid valve)이 오른쪽 심방과 → 오른쪽 심실 사이에서 확인되고,

㊧ **좌방실판**(왼**좌**左 방**방**房 집**실**室 꽃잎**판**瓣, **왼방실판막**, left atrioventricular valve, Lt AV valve 혹은 두**이**二 뾰족할**첨**尖 꽃잎**판**瓣, **이첨판**, **이첨판막**, bicuspid valve, 및 **승모판**, 스님**승**僧 모자**모**帽 꽃잎**판**瓣, **승모판막**, mitral valve)은 왼쪽 심방과 → 왼쪽 심실 사이에서 확인됩니다(그림 9-9).

또한,

♨ 좌·우 방실판의 끝부분이 좌·우 심실(ventricle)에 존재하는 **"유두근(**젖**유**乳 머리**두**頭 힘줄**근**筋, **꼭지근, papillary muscles)"**에 단단히 고정되어 있음을 확인·이해할 수 있습니다 (그림 9-7~ 9-10).

한편,

➽ **반월판(**절반**반**半 달**월**月 꽃잎**판**瓣, **반달판막, semilunar valves)**은 각각 좌·우 심실(left & right ventricle)과 대동맥(aorta) 및 폐동맥(pulmonary artery) 사이에 존재.

즉,

◑ **대동맥판(**큰**대**大 움직일**동**動 맥**맥**脈 꽃잎**판**瓣, **대동맥판막, aortic valve)**은 좌심실(left ventricle)과 → 대동맥(aorta) 사이에서 확인되고,

◐ **폐동맥판(**허파**폐**肺 움직일**동**動 맥**맥**脈 꽃잎**판**瓣, **허파동맥판막, pulmonary valve)**은 우심실(right ventricle)과 → 폐동맥(pulmonary artery) 사이에서 확인되며,

♨ 각각 심실의 수축으로 대동맥과 폐동맥으로 밀려 나간 혈액이 심실로 되돌아오지 못하도록 일하는 내용을 확인·이해할 수 있습니다(그림 9-9, 9-10).

'특수심근세포(Specialized myocardial cell)'의 구조 및 특성

✍ **사람의 심장(HEART)은 2심방(atrium)-2심실(ventricle) 구조**로 이루어졌기에 척추동물 구분에서 조류와 포유류의 특징으로 분류·약속하는 내용에 익숙해 있습니다(그림 9-10).

✍ 동시에 **'방'**과 **'실'**이라는 **'두 개의 근육-덩어리'**는 엄연히 개별적 존재이지만 질서 정연하게 좌/우-심방의 수축 후 좌/우-심실의 수축 및 이완이 율동적으로 앞서거니 뒤서거니 (서로 맞물리듯이) 하면서 평생을 일(≒ 뜁니다)합니다.

따라서,

✍ 끊기지 않는 근수축/이완을 가능케 하도록(≒ 흥분의 특성이 끊기지 않고 전달되도록 하는) **'특수 분화된'** (→ 심근수축-이완을 조절해 주는) 특이한 **심근세포 모둠**이 존재해야 하는 (어쩌면 너무도) 당연한 생각에 잠겨봅니다

(나 여호와는 심장을 살피며 폐부를 시험하고 각각 그 행위와 그 행실대로 보응하나니 -예레미야 17장 10절-).

(이러한 생각-내용-을 근거로 좀 더 살펴보면요^^)

☞ ❛특수심근세포(수컷특特 빼어날수秀 마음심心 힘줄근筋 가늘세細 태보포胞, specialized myocardial cell)의 모둠❜

즉,

♨ 동방결절(동굴동洞 방방房 맺을결結 마디절節, 굴심방결절, Sinoatrial node, SA node) 이라는 (⇦ 우심방의 상대정맥-superior vena cava- 근처에 존재하는 것으로 확인되는) 심근세포보다 작은 크기 (등)의 특징을 지닌 특수-근세포 집단에서 시작된 자발성 흥분파가

(→ 여러 경로를 통해 ↴)

➥㉮ 방실결절(방방房 집실室 맺을결結 마디절節, 방실결절, Atrioventricular node, AV node)이라는 (⇦ 삼첨판-tricuspid valve-과 심방중격-interatrial septum- 근처에 존재하는 것으로 확인되는) 특수-심근세포 집단으로 이어지고(그림 9-12),

➥㉯ 방실속(방방房 집실室 다발속束, 방실다발, Atrioventricular bundle, AV bundle 혹은 히스 다발속束, 히스다발, His bundle)을 경유하여,

➥㉰ 좌/우 방실속-지(왼좌左/오른우右 방방房 집실室 다발속束-가지지枝, 오른/왼 방실다발갈래, right & left bundle branches) 및

➥㉱ 퍼킨지섬유(퍼킨지 가늘섬纖 밧줄유維, 퍼킨지섬유, Purkinje fibers 혹은 푸르키녜섬유 및 푸르키니에섬유) (등)으로 연결·약속되는 전기신호-전달체계!

즉,

❛특수-분화된 심근세포의 모둠❜을 확인·이해할 수 있습니다 (그림 9-11, 9-12).

(여기서) 특히,

➽ 동방결절(sinoatrial node, SA node)이라는 특수화된 심근조직에는 독특한 수용체 즉, 이온 통로-연결 수용체가 확인·관찰됩니다(그림 9-13).

(여기서 통로의 활성 및 작용 등을 좀 더 살펴보면요^^)

㉠ 활동 전압(action potential)이 마무리되는 심근-세포막의 상태는 K^+ 이온의 외향전류-전도도가 증가 된 상태(g_K↑)인 ❛과분극(지날과過 나눌분分 다할극極, 과다분극, hyperpolarization)❜을 형성하며,

㉡ 이를 감지하는 수용체인 ❛과분극-활성 싸이클릭 뉴클레오티드 이온 통로

(hyperpolarization-activated cyclic nucleotide-gated channel, HCN channel)' 가 자극을 받아 통로가 개방되며,

㉢ 세포막 안/밖에 존재하는 양이온(cation)의 흐름이 가능하도록 흐름을

허락해 준 결과,

㉣ 심근-세포막 밖에 존재하는 Na^+ 이온의 세포 내 **유입(influx)**이 유도되어 (☞ g_{Na}↑),

㉤ 심근세포에 누적되고, 새로운(NEW) 활동-전압을 형성하게끔 해주는 "**역치**(문지방**역**閾 값**치**値, **문턱값**, threshold)"에 다다르는 여정!

즉,

⇒ " **페이스메이커전위** 혹은 **심박조율기전위**

(마음**심**心 칠**박**博 고를**조**調 법률**율**律 그릇**기**器 번개**전**電 자리**위**位, **향도잡이전위**, pacemaker potential"를 확인·관찰할 수 있습니다(그림 9-13).

이렇게 생성된,

㉥ "**심박조율기전위**"는 역치를 넘어서는 순간!

▷ "**전압-의존성 칼슘통로**(voltage-dependent Ca^{2+} channel)"가 열려

(☞ g_{Ca}↑) ⇒ 세포 외 칼슘이온의 심근세포 내 유입과

⇒ 곧이어 유도되는 칼슘-통로의 폐쇄 및

㉦ "**칼륨-통로**(K^+ channel)"의 완만한 '**개방**(open)'은

▷ 심근세포 내 칼륨이온의 세포 밖 유리(release: g_K↑)로 형성되는 '**재-분극**(다시**재**再 나눌**분**分 다할**극**極, **재분극**, repolarization)'과

(더 나아가 ㄱ)

㉧ '**과분극**(지날**과**過 나눌**분**分 다할**극**極, **과다분극**, hyperpolarization)'으로 마무리되는 즉, **동방결절**에서 일어나는 페이스메이커전위에 이어지는 일련의 과정→)

" **활동전압**(살**활**活 움직일**동**動 번개**전**電 누를**압**壓, **활동전위**, action potential)"의 여정이 심장-근육의 이완 시기인 '**확장기**(넓힐**확**擴 베풀**장**張 기약할**기**期, diastolic phase)'에 출현함을 확인·이해할 수 있습니다(그림 9-13).

특히,

▷ 이 여정은 '**느리고**(slow)', '**자발적**(spontaneous)'으로 반복하여 일어나며, → ' **디아스톨릭 디-폴라리제이션** '

즉,

❛ 심장-확장기-탈분극(마음심心 오장장臟 넓힐확擴 베풀장張 기약할기期 벗을탈脫 나눌분分 다할극極, diastolic depolarization) ❜ 이라는 용어로 약속함을 재차 확인·납득할 수 있습니다 (그림 9-13).

❛ 심근세포(Myocardial cell) ❜의 구조 및 특성

✍ "우리의 년수가 칠십이요 강건하면 팔십이라도 그 년수의 자랑은 수고와 슬픔뿐이요 신속히 가니 우리가 날아가나이다 -시편 90편 10절-" ⇨ 주어진 삶!, (의학적으로 '죽었다' 판정 때까지?) 쉼 없이 일하는 심장근육!

✍ • 어류(물고기어魚 무리류類, 물고기, Fish): 1심방 1심실,
• 양서류(두양兩 살서棲 무리류類, 수륙양서동물, Amphibia): 2심방 1심실,
• 파충류(기어다닐파爬 벌레충蟲 무리류類, 파행동물, Reptile): 2심방 불완전2심실,
• 조류(새조鳥 무리류類: 새, Bird): 2심방 2심실,
• 포유류(먹을포哺 젖유乳 무리류類, 젖먹이동물, Mammalia): 2심방 2심실 이라는 익히 숙지 된 내용을 살펴보면서요,

✍ '살아있는 것'(등)의 의미를 지닌 우리나라 옛말 → '사룸'을 확장·살펴보면서요, 묵묵히 일하는 ❝심장(HEART)❞에 고마움을 느끼게 됩니다(그림 9-14~ 9-16). 이러한

✍ 심장은 심장을 지닌 사람의 양손을 주먹-형으로 만들어 서로 맞대어 포갠 크기에 견줄 수 있는 크기를 보이며,

✍ 자율신경(Autonomic nerve)의 지배 및 특수심근세포-모둠(☞ 바로 위에서 설명드린^^)의 자발적 활성(등)으로 최종 → 근육의 수축과 이완을 이루는 주체인 ❛ 심근(마음심心 힘줄근筋) ❜ 은
• '평활근(평평할평平 미끄러울활滑 힘줄근筋, smooth muscle)'이나
• '골격근(뼈골骨 격식격格 힘줄근筋, skeletal muscle)'과는 차이나는 특징을 확인·이해할 수 있습니다(그림 9-14).

특히,

☞ (특수심근세포를 제외한 →) 심근(Cardiac muscle)은 골격근과 유사한 무늬를 지닌

➔ "스트리에이티드머슬, striated muscle, 가로횡橫 무늬문紋 힘줄근筋"의 특징을 띄지만(요),

➔ "개재판(끼일개介 있을재在 널조각판板, 사이원반, intercalated disc)"으로 조각조각의 심근세포가 서로 연결되어 흡사

➔ ❛ 융합체(화할융融 합할합合 몸체體, 혹은 합할합合 태보포胞 몸체體, syncytium)와

같은 역할'을 하는 것이 확인·이해됩니다. 더욱이, 이 부분에는

➜ '갭정션(사이간間 틈극隙 맺을결結 합할합合, 틈새이음, gap junction)' 및

➜ '데쓰모좀(맺을결結 합할합合 몸체體, 부착반점, desmosome)' (등) 같은

세포-세포 접합물질(cell-cell adhesive substance)(등)이 존재하여, 조각조각 나누어진 심근세포(myocardial cell)를 한 몸처럼 움직이게끔 해주는 내용(등)을 확인·이해할 수 있습니다(그림 9-14).

또한,

심방수축과 심실수축을 유발하는 '**심근세포(myocardial cell)**'에서 유도되는 활동전압의 여정을 살펴보면요(그림 9-14~ 9-16),

➽ " 심장활동전압(마음심心 오장장臟 살활活 움직일동動 번개전電 누를압壓, 심장활동전위, Cardiac action potential) "

㉮ **위상 0**(자리위位 서로상相 0, Phase 0): 심근의 세포막이 자극을 받아 전기적 '**안정상태**(편안할안安 고요할정靜 형상상狀 모양태態, **resting state**)'가 깨져 "**탈분극**(벗을탈脫 나눌분分 다할극極, **depolarization**)"이 매우 신속하고 진행되는 시기! 즉,

→ 나트륨-이온 통로의 '**활성(ACTIVATION of Na^+ channel)**' 및 '**개방**(열개開 놓을방放, **열림, open**)'으로

→ '**Na^+의 전도도**(전할전傳 이끌도導 정도도度, **conductance**)'가 급격히 증가(☞ fast g_{Na}↑)된 결과로

→ 심근-세포 밖 Na^+ 이온의 세포 내 유입(influx)이 신속하게 일어난 상태임을 확인·이해할 수 있습니다(그림 9-15).

(바로 이어서 ↘)

㉯ **위상 1**(자리위位 서로상相 1, Phase 1): 전압-의존성 **나트륨**- 혹은 **소듐-통**로 (voltage-dependenrt Na^+ channel)의 '**비활성(INACTIVATION)**'이 '**신속히**(빠를신迅 빠를속速 **히**)' 진행됨과 함께(≒같을동同 때시時 **에**),

→ 신속히 열리고 닫히는 칼륨이온-통로(K^+ channel)의 작용으로 짧은 기간의 '**외향전류**(outward current)' 발생이 더해져

→ 짧은 재분극(repolarization)의 형태를 관찰할 수 있는 것으로 이해됩니다(그림 9-15)

㉰ **위상 2**(자리위位 서로상相 2, Phase 2): '**L-형 칼슘-통로**(L-type Ca^{2+} channel)'가 개방되어(≒열려서) 세포 외 Ca^{2+}의 내향 전류(inward current)가

유도되고, ▷ 이렇게 심근세포 안으로 유입된 칼슘이온은 근형질세망 (근육세포질그물, sarcoplasmic reticulum, SR, ☞ '힘줄**근**筋 마당**장**場 **그물**'로도 명명되어 잘 알려진 구조!)에 존재하는 칼슘-통로인 **"라이아노딘 수용체(ryanodine receptor, RyR)"**를 자극하여 SR 속에 내장되어 있던 칼슘이온을 심근세포-바탕인 **"근형질(**힘줄**근**筋 형상**형**形 바탕**질**質, **근육세포질, myoplasm)"**로 유리(release)시켜, 궁극적으로 심근세포 안의 칼슘-이온 농도(즉, 세포질 칼슘농도, concentration of cytosolic calcium ion, $[Ca^{2+}]_{cyt}$)를 증가시켜주는 것으로 확인·이해됩니다 (그림 9-15).

이와 함께,

→ **"딜레이드-렉티파이어 포타슘-체널, 지연성 정류 칼륨-통로 (**더딜**지**遲 끌**연**延 성품**성**性 - 정돈할**정**整 흐를**류**流 - **칼륨** - 통할**통**通 길**로**路, **delayed rectifier potassium channels)"**가 활성-개방되어 K^+ 이온의 외향전류(outward current)가 형성 됩니다.

그렇지만,

▶ 유입 및 유리된 칼슘이온의 세포 내 증가가 칼륨이온의 유출작용(efflux)을 상쇄(혹은 그 우위를? 점하는 등의 결과로 ➜ 물론, 향후, 보다 정확-타당한 결과물·정립 등 제시를 확인하면요, 반드시 수정-보완하여 올려드릴 것을 다짐해 봅니다^^;)하여 전체적 활동전압(action potential)은 평평한 듯이 보이는 **"플라튜, 고평부(**높을**고**高 평평할**평**平 떼**부**部, **편평부, plateau)"**를 보여주는 위상-기간을 관찰·확인·이해할 수 있습니다(그림 9-15).

㉣ **위상 3과 4(**자리**위**位 서로**상**相 **3과 4, Phase 3 & 4):** L-형 칼슘-통로의 폐쇄로 Ca^{2+}의 내향전류가 억제되는 현상과 (상대적으로) 빠르게(fast) 열리는 K^+ 통로(등)의 영향으로 막전압의 **"재분극(**다시**재**再 나눌**분**分 다할**극**極, **재분극, repolarization)"**이 급격히 일어나며(☞활동전압 곡선이 급격히 감소되는 경향을 보이는), 동시에, 기존에 열려 있던 K^+ 통로가 꾸준히 활성-개방되어 심근세포의 **"안정막전위(**편안**안**安 고요할**정**靜 막**막**膜 번개**전**電 자리**위**位, **정지막전위, resting membrane potential, RMP,** ☞ **약 -90 mV** ☞약간의 차이를 보여주는 데이터도 있지만요)"에 이르기

까지 그 역할을 담당하는 것이 확인·이해됩니다(그림 9-15).

‘ 심장주기(Cardiac cycle) ’의 이해 및 그 특성

☞ **“심장(마음심心 오장장臟)”**은 **‘ 피를 짜내는 근육-주머니 ’**로써,

♡폐를 돌고 좌심방으로 복귀하는 피와 ♡머리에서~ 발끝 즉 온몸을 돌고 되돌아 오는 피를 우심방에서 받아들이고 다시

♥폐를 향해 우심실에서 피를 밀어내고 ♥머리에서~ 발끝 즉 온몸을 향해 좌심실에서 밀어내는 역할!,

즉

(매우 짧은 시간 간격 -약 0.1~0.2초간격- 을 두고 이루어지는)

✓ 심방-수축과 심실-수축을 시작으로 (☞ **수축기**, SYSTOLE) 출발하여 ~

✓ 다음번, 심방-심실의 수축 전까지 이루어지는 심방-심실의 이완기 (☞ **확장기**, DIASTOLE)를 거쳐,

✓ ~ 다음번 심방-심실의 수축기(SYSTOLE)로 이어지는 여정이 반복되는

➔ **‘ 심주기(마음심心 돌주週 기약할기期, 심장주기**, Cardiac cycle**) ’**를 확인·이해할 수 있습니다(그림 9-17).

☞ 이러한 심주기가 1회 반복되는 시간은 약 0.8초 정도가 소요되는 것이 이해됩니다.

(왜냐하면요)

엄마 배 속에 있다가 세상에 나오는 순간인 신생아(newborn infant)부터 성인(adult)에 이르기까지 (안정 시 분당 →) **‘심박수(마음심心 칠박搏 셀수數, 심장박동수, heart rate)’**는 그 수가 점점 줄어드는 양상을 확인·이해할 수 있습니다(그림 9-17).

특히,

성인은 분당 약 80회 정도이므로(☞ 물론 남녀의 차이 등이 있을 수 있으나 성인으로 묶어보면요^^;)

▶ **‘ 심주기 ’**는 **60초** ÷ **80(회 박동)** = **0.7500 (초)**를 유효 숫자 하나로 제한하면, 반올림하여 **약 0.8초**임을 이해할 수 있습니다.

또한,

☞ 심주기 전체 시간의 약 절반이 심방-심실의 수축기(심방수축 + 심실수축 = 약 0.4초)이고, 나머지 절반에 해당하는 시간이 심방-심실의 확장기임을 이해할 수 있습니다 (그림 9-17). (여기서 그림 9-17을 좀 더 살펴보시면요 ┐.)

▷ ① 심방의 수축은 심실의 이완(확장)기 마지막과 맞물려 있고,
▷ ② 심실의 수축은 심방의 이완(확장)기와 맞물려 있음과
동시에,
▷ 심방수축(약 0.1초)의 시간이 심실수축(약 0.3초)의 소요시간보다 짧음에 비해
▷ 심방이완(약 0.7초)에 소비되는 시간은 심실이완(약 0.5초)의 시간에 견주어 상대적으로 많은 시간을 사용함을 확인·이해할 수 있습니다(그림 9-17).

(여기서 그림 9-18~ 9-21을 사용하여 제시해드린 심주기-표현을 좀 더 살펴보시면요↴.)
(➜ 각각 좌/우 심방으로 들어온 같은 양의 피가 심방의 수축으로 → 좌/우 심실로 이어진 후,
➜ 각 심실로부터 피가 폐와 온몸으로 뿜어져 나가는 여정이기에,
➜ 좌/우 심실이 채워지고 '박출(칠박搏 날출出, ejection)'로 비워지는 주기로 표현할 수 있음을 이해·납득할 수 있다고 생각됩니다↴)

☞ **엑스(X)-축**(을 자세히 들여다보면요): 심실(心室, ventricle) 속 피의 양을 밀리리터(mℓ) 단위로 표현한 내용(을 확인하실 수 있구요),

▶ "**수축기말용적**(거둘**수**收 오그라들**축**縮 기약할**기**期 끝**말**末 담을**용**容 쌓을**적**積, **수축기말용적, End-systolic volume, ESV)**"에 해당하는 용량
즉(x-축에 표현된↴),
➜ (약) 50mℓ은 좌/우 심실의 박출(ejection)로 혈액을 대동맥과 폐동맥을 통해 폐와 온몸으로 최대한 내보내고 남은 잔량을 의미함을 확인·이해할 수 있습니다(그림 9-18, 9-20).

이러한 용량! → "수축기말용적(→50mℓ)"에 다다르면↴,

▶ "**등용적이완**(등급**등**等 담을**용**容 쌓을**적**積 늦출**이**弛 느슨할**완**緩, **등용적성이완**, **isovolumetric relaxation)**"이라는 독특한 **심근이완-반응**
즉,
➜ 심실-용적(volume) 변동 없이 일어나는 심근-이완의 진행으로
(☞ 심실-근의 이완=확장이 시작되는 '스타트-START'라 할 수 있는^^)
심실-속 압력이 대동맥압과 폐동맥압보다 작아져 대동맥판(aortic valve)과 폐동맥판(pulmonary valve)이 닫히고,
(바로 이어서↴)
➜ 심방-심실 사이의 판막인 방실판(Atrioventricular valve)이 열려 심방(atrium)에 유입된 피가 심실(ventricle)로 이동! ↴
➜ 심실-용적이 증가하여 (x-축의 왼쪽으로 이동 ☞) 약 120mℓ의 용적!
즉,

심실근 이완(확장기)의 마지막에 이르러 근-이완이 멈추게 되는 여정을 확인·이해할 수 있습니다(그림 9-18, 9-19).

이처럼 좌/우 심실이 약 120㎖의 용적에 다다르면 ↘,

이 용적(volume)을 ↘

▶ **"확장기말용적(넓힐확擴 베풀장張 기약할기期 끝말末 담을용容 쌓을적積, 확장기말용적, End-diastolic volume, EDV)"**이라 하는 용어로 제시·약속하며, 이 과정에는

➜ 좌/우 심방의 수축이 심실-이완-막바지에 이루어져(그림 9-17), 심방 속 피가 심실로 이동하여 가득 차게 되는(→ 약 120㎖) 결과의 여정을 확인·이해할 수 있습니다(그림 9-18, 9-20).

이러한 용량! → "확장기말용적(→120㎖)"에 다다르면↘,

▶ **"등용적수축(등급등等 담을용容 쌓을적積 거둘수收 오그라들축縮, 등용적성수축, isovolumetric contraction)"**이라는 독특한 **심근수축-반응**

즉,

➜ 심실-용적(volume) 변동 없이 일어나는 심근-수축의 진행으로

(☞ 심실-근의 수축이 시작되는 '스타트-START'라 할 수 있는^^)

방실판(Atrioventricular valve)과 대동맥판(aortic valve) 및 폐동맥판(pulmonary valve)이 모두 닫히고,

(바로 이어서↘)

➜ 심실-근수축 힘이 증가하여 각각 폐동맥압과 대동맥압을 거스르는 임계에 도달하면, 폐동맥판(pulmonary valve)과 대동맥판(aortic valve)이 개방되어 피가 좌/우 폐와 온몸으로 박출(ejection)되어 실심의 용적이 비워지는 여정을 확인·이해할 수 있습니다(그림 9-18, 9-19).

♨ 이렇게 1회 박출되어 분출되는 피의 양은 약 70mmHg로써

(☞ 120mmHg - 50mmHg = 70mmHg)

"1회 심박출량(stroke volume)"이라고 약속하고(그림 9-18),

특히, 심실 속 압력은 약 0mmHg에서 ~ 120mmHg 사이의 압력-변화를 보이지만요, 대동맥압(aortic pressure)은 동맥-근층의 **"탄성(탄알탄彈 성품성性, 탄력성, elasticity)"**에 힘입어 약 80mmHg~ 120mmHg의 압력-변화를 인지·이해할 수 있습니다(그림 9-21).

❛ 심박출량(Cardiac output) ❜의 이해 및 그 조절 특성

☞ "**심박출량**(마음**심**心 칠**박**搏 날**출**出 헤아릴**량**量, **심박출량**, Cardiac output)"은 1분 동안 뛰는 '**심박수**(마음**심**心 칠**박**搏 셀**수**數, **심장박동수**, heart rate)'를 합산한 피의 양!, 즉 대동맥과 폐동맥을 통해 → 좌/우 폐와 온몸으로 내보내는 혈액의 양으로, (건강에 이상이 없는, 휴식-안정 시) 성인의 분당 심박수(heart rate)를 약 70회~ 80회라고 가정(= *if*)해 볼 때,

➜ 심박출량 = 1회 심박출량 (약 70㎖~ 80㎖) × 심박수 (약 70회~ 80회)

= 약 4,900㎖ (= 약 4.9 ℓ) ~ 약 5,600㎖ (= 약 5.6 ℓ) - (70회 기준)

혹은

= 약 5,600㎖ (= 약 5.6 ℓ) ~ 6,400㎖ (= 약 6.4 ℓ) - (80회 기준)

임을 확인·이해할 수 있습니다(그림 9-18).

(그러나,
삶을 영위하다 보면요, 안정을 벗어난 상태는 늘 함께하는 만큼,
그에 대비하여 준비해주신 배려에 깊은 감사의 마음을 가져봅니다)

☞ "**베인브릿지-반사**(**베인브릿지** 되돌릴**반**反 쏠**사**射, **Bainbridge reflex**)"! 익히 "**우심방반사**(오른**우**右 마음**심**心 방**방**房 되돌릴**반**反 쏠**사**射, **right atrium reflex**)"로 잘 소개되어있는 반사는 상/하대정맥(superior & inferior vena cava)을 통해 우심방(right atrium)으로 복귀하는 혈액의 양이 증가하게 되면, 대정맥과 심방의 벽이 신장(stretch)되고 → '**연수**(이끌**연**延 골수**수**髓, **숨뇌**, **medulla oblongata**)'에 존재하는 심장수-촉진-중추의 활성화 → (이어지는) 교감신경-활성(등)을 통하여 **심박수(heart rate)가 증가**하는 결과를 가져와 상황에 대처하게끔 해주는 배려를 확인·이해할 수 있습니다(그림 9-22).

이에 반하여,

☞ "**아슈너-반사**(**아슈너 반사**, **Aschner reflex**)"! 익히 "**안구심장반사**(눈**안**眼 공**구**球 마음**심**心 오장**장**臟 되롤릴**반**反 쏠**사**射, **oculocardiac reflex**)"로 잘 소개되어있는 반사는 '**안구**(눈**안**眼 공**구**球, **눈알**, **eyeball**)'를 손으로 꾸욱! 눌러주면, → '**삼차신경**(석**삼**三 깍지낄**차**叉 영혼**신**神 지날**경**經, **삼차신경**, **trigeminal nerve**)' → 연수(medulla obnlongata)의 심장-억제-중추 → '**부교감신경**(버금**부**副 사귈**교**交 느낄**감**感 영혼**신**神 지날**경**經, **parasympathetic nerve**)' 활성(등)으로 이어지는 반사-여정을 거쳐 **심박수(heart rate)**(등)**가 감소**하는

결과를 확인 및 이해(그림 9-23)!

동시에,

☞ "**골츠-반사**(**골츠** 되돌릴**반**反 쏠**사**射, Goltz's reflex)"는 '**식사**(밥**식**食 일**사**事)' 등의 일상생활 (등)을 통해 음식이 위·장관에 들어와 신장-팽창(등)의 자극으로 내장신경 (visceral nerve)이 흥분되면 결과적으로 **심박수**(heart rate)(등)**가 감소**하는 반사를 확인·이해할 수 있습니다(그림 9-23).

한편,

심실근의 "**수축력**(거둘**수**收 오그라들**축**縮 힘**력**力, contractive FORCE)" 조절에 관여하는

☞ "**프랑크-스탈링 관계**(Frank-Starling relation)" 즉,

→ "**신장-장력 관계**(펼**신**伸 길**장**長-베풀**장**張 힘**력**力 빗장**관**關 걸릴**계**係, **길이-힘 관계**, length-tension relation)"라고도 잘 알려진 개념은

→ 심실-수축력이 심실의 확장기 말 용적(end-diastolic volume, EDV), 즉 심근의 길이(☞ 가장 작은 근-수축의 단위인 '근절-sarcomere-'에서도 동일한 개념을 적용할 수 있는)가 길어질수록 '수축력-증가'라는 비례관계가 완성되어,

→ 궁극적으로 1회 심박출량이 많아지는 개념을 확인·이해할 수 있습니다 (그림 9-24).

' 심음(Heart sound) '의 이해와 그 특성

☞ "**심음**(마음**심**心 소리**음**音, **심장소리**, Heart sound)"! (...가만히 내-가슴에 귀를 대고 '자기야, 괜찮케 뛰는데!' 하던 기억이 스치는 듯 합니다 v _ v) → 심-수축 및 이완에 따라 '**청진기**(들을**청**聽 진찰할**진**診 그릇**기**器, **청진기**, stethoscope)'를 통해, '**귀**(귀**이**耳, **귀**, EAR)'로 들을 수 있는↘

❶ "**제1심음**(차례**제**第 한**일**一 마음**심**心 소리**음**音, First heart sound)"은 좌/우 심방 (atrium)과 심실(ventricle)사이에 존재하는 '**방실판**(**atrioventricular valve**)'이 닫히면서 형성된 진동음으로 심실수축-시작을 확인·이해할 수 있습니다(그림 9-25, 9-26).

❷ "**제2심음**(차례**제**第 두**이**二 마음**심**心 소리**음**音, Second heart sound)"은 대동맥(aorta)과 폐동맥(pulmonary artery)을 통해 밀려 나간 피가 심실로 되돌아 옮을 방지하는 역할의 '**반월판**(절반**반**半 달**월**月 꽃잎**판**瓣, **반달판**, **semilunar** valve)'이 닫히면서 들리는 진동음으로 심실-이완이 진행됨을 확인·납득할 수 있습니다(그림 9-25, 9-26).

그러나,

귀로는 들을 수 없지만요. "심음기록기(마음심心 소리음音 기록할기記 기록할록錄 틀기機, cardiophone)"를 사용하면, 제2심음 뒤에 이어지는 제3, 제4심음을 기록할 수 있습니다↘

❸ "**제3심음**(차례**제**第 석**삼**三 마음**심**心 소리**음**音, Third heart sound)"은 심방(atrium)에서 심실(ventricle)로 이동·유입되는 피가 "**심실중격**(마음**심**心 집**실**室 가운데**중**中 막을**격**隔, **심실사이막**, interventricular septum)"을 진동시키면서 나는 소리로써, '심잡음'(등)으로 보는 경향도 있음을 확인·이해할 수 있습니다 (그림 9-25).

이어지는 심음기록기를 통한 기록! ↘

❹ "**제4심음**(차례**제**第 넉**사**四 마음**심**心 소리**음**音, Forth heart sound)"은 좌/우 심방(atrium)의 수축 '**전**(앞**전**前)', 열려 있는 방실판(atrioventricular valve)을 지나 피가 심실(ventricle)로 유입될 때 기록되는 소리로 (특히)
→ '**심실비대**(마음**심**心 집**실**室 살찔**비**肥 큰**대**大, ventricular hypertrophy)'가 있을 시, 잘 기록되는 '심잡음'(등)으로 확인·납득할 수 있습니다 (그림 9-25).

'심전도(Electrocardiogram)'의 이해와 그 특성

☞ "**심전도**(마음**심**心 번개**전**電 그림**도**圖, **심전도**, Electrocardiogram, ECG 혹은 독일어 Elektrokardiogramm, EKG)"는 (물론, ECG와 EEG-뇌전도-의 구별을 위해 EKG로 임상에서 흔히 쓰여진 용어이지만요, 사전을 찾아보니 독일어로 제시된 용어를 보면서 함께 올려드렸음을 조심스레 말씀드립니다^^;)

✓ 그리스어 ἤλεκτρον /élektron/ "amber 호박 등의 의미" 와
✓ 그리스어 καρδία /kardía/ "heart 심장 등의 의미" 및
✓ 그리스어 γράμμα /grámma/ "written character 특징을 문자로 표현한 등의 의미" 로 구성·합성된 용어가 표현하듯,

"심전도(ECG/EKG)"는↘

→ **심장의** (자발적이고, 숨이 멎는 순간까지 -near my God to thee- 멈추지 않는 ☞) **흥분·활성**에 **따라 변동되는 세포막 전위**를 신체의 표면 -**피부**(SKIN)- 에서 '**검출**(단속할**검**檢

날출出, detection)'하여 '기록(기록할기記 기록할록錄, record)'된 내용을 여러
'각도(≒ angle, 볼관觀 점점點)'에서 분석하여 알려주는,

→ 즉 자발적으로 (평생을 두고) 만들어내는 전기-힘의 변동을 여러 각도에서 사진 찍어 보여주는 듯한 그림(등)임을 확인·이해할 수 있습니다(그림 9-26~ 9-31).

또한,

☎ 심전도를 기록하기 위해 인체에 적용하는 전극-배치를

➜ "심전도유도(마음심心 번개전電 그림도圖 꾈유誘 이끌도導, electrocardiogram lead)"라는 개념으로 약속·제시되며 아래와 같습니다(그림 9-27~ 9-31).

즉,

▷ '양극유도(두양兩 다할극極 꾈유誘 이끌도導, 쌍극유도, Bipolar lead)'

➞ '표준사지유도(표할표標 평평할준準 넉사四 사지지肢 꾈유誘 이끌도導, 표준팔다리유도, standard limb lead)'

↳ Lead I 과 Lead II 및 Lead III 으로 구성!

(그림 9-27, 9-28)

▷ '단극유도(홀단單 다할극極 꾈유誘 이끌도導, 홀극유도, Unipolar lead)'

➞ '증폭사지유도(더할증增 폭폭幅 넉사四 사지지肢 꾈유誘 이끌도導, 증폭사지유도, augmented limb lead)'

↳ aVR, aVL, aVF로 구성!

(그림 9-27, 9-28)

➞ '단극흉부유도(홀단單 다할극極 가슴흉胸 떼부部 꾈유誘 이끌도導, 홀극가슴유도, Unipolar chest lead)'

↳ V1, V2, V3, V4, V5, V6 로 구성됨을 확인·이해 및 받아들 수 있습니다.

(그림 9-30, 9-31)

이러한,

☞ 심전도-기록은 (일반적으로) 기록지를 엑스-와이축으로 눈을 돌려 살펴볼 수 있습니다 (그림 9-32).

♡ "x-축(때시時 사이간間, 시간, Time, 단위: 세컨드, second, sec)"

➪ 1초에 25㎜(=2.5㎝) 이동하는 '기록지 '속도(기록할기記 기록할록錄 종이지紙 빠를속速 정도도度, chart SPEED)'로 진행!

➪ 1밀리미터(=1㎜) 크기의 '작은 네모' 한 칸은 0.04초로 지정(=약속)!

➪ 작은 네모 5개마다 (☞ 오른쪽 혹은 왼쪽으로) '굵은 선'으로 표시하여,

➜ '정사각형의 큰 네모'로 구분하여 약속! (그림 9-32)

(이러한 약속 등을 바탕으로 점검해 보는 견지에서 차근히 보면요↴)

예 1) 작은 네모-칸(=눈금) 10개의 가로-길이는 몇 초일까요?

(참조☞ 1mm × 10 = 10mm = 1cm)

⇒답: **0.4초**

(∵ **한 칸의 가로길이 시간을 0.04로 약속 × 10개 = 0.4초)**가 됨을 셈하여 확인·이해할 수 있습니다(그림 9-32).

예 2) 만약-iF- 에요,

6초 동안 QRS-복합체가 8개 확인되었다면,

1분 동안 뛰는 **심박수(heart rate)**는 얼마가 될까요?

⇒답: **약 80회**

(∵ **초당 25㎜ 이동속도로 진행하므로, 25㎜ × 6초 = 150㎜)**

(또한, 6초는 작은 네모 칸 1㎜가 다섯 개 모여

→ 굵고 진한 큰 네모로 이루어져 있는 칸이 30칸!

→ 큰 네모 30칸 = 150㎜ → = 15㎝로 쉽게 확인 가능!)

이러한 내용이 숙달-각인되면요 → 6초: 8개의 QRS-복합체는

1분을 60초로 환산하기 위해 곱하기 10(= ×10)을

적용하실 수 있습니다! (그림 9-32).

∴ **(6초: 8개 QRS) × 10 = 80회/분의 심박수** 확인-가능!

(☎ 위의 설명은 이해를 돕는다는 마음으로 장황하다 싶지만요,

6초를 재서 몇 개의 큰-스파이크 있는지 수를 세어,

곱하기 10을 하시면 보다 쉬울 수 있습니다^^;)

반면,

♥ "y-축(번개**전**電 누를**압**壓, **전위**, Voltage, 단위: **밀리볼트**, ㎷)"

➪ **1밀리미터(=1㎜) 크기의 작은 눈금 한 칸을 0.1㎷ (= 100㎶)로 약속!**

➪ **5칸마다** (☞ 아래/위로) **'굵은 선'으로 표시하여 약속!**

따라서, 작은 눈금 10칸(= 즉 굵은 네모 칸 2개)은

↳ 1㎷ (= 0.001V, = 1,000㎶)임을 확인·이해할 수 있습니다

(그림 9-32).

이러한,

심전도의 ❛**파(물결파**波**, 파, wave)**❜를 좀 더 살펴보면요,

(참조 ⇨ 파-WAVE-에는 ✓'간격, interval: 파가 나타내는 물결 모양의 확인 가능!'과

✓'분절, segment: 물결 모양의 파가 보이지 않는 부분!'이라는

약속의 내용을 '용어'로 확인하면서, 심전도-분석, 이해에 도움을 얻는 것 같습니다(그림 9-33).

▶ '**P파**(P 물결**파**波, P wave)'는 **동방결절**(sinoatrial node, SA node)로부터 출발한 전기-임펄스가 좌/우 심방(atrium)으로 확장되어 심방-근육의 탈분극(depolarization) ⇒ 결과적으로 좌/우 심방(근)의 **수축(CONTRACTION)**을 유발하는 **파(WAVE)**로 확인·이해됩니다(그림 9-33).

▶ '**P-R 간격**(P-R 사이**간**間 막을**격**隔, P-R interval)'은 P파(P-wave)의 시작에서부터 (☞P파를 포함하여) QRS 복합체(QRS complex)가 형성되기 전까지의 경과 시간, 즉 **방실결절**(atrioventricular, AV, node)까지 도달하는 (흥분전도) 시간을 의미하는 것으로 → 약 0.1초(= 100㎳) 정도의 시간이 소요되며,

* 특히, 이 시간(☜ 약 100㎳)을 이용하여 좌/우 심방의 피가 좌/우 심실로 유입되는데 방실판(atrioventricular valve)이 관여함을 확인·이해할 수 있습니다(그림 9-33).

▶ '**QRS 복합체**(QRS 겹옷**복**複 합할**합**合 몸**체**體, QRS complex)'는

✓ (아래로 내려가는 →) '**Q파**'와
✓ (위로 올라가는 →) '**R파**', 그리고
✓ (다시 아래로 내달리는 →) '**S파**'를 합하여 표현한 용어로,

방실결절(AV node)에서 생성된 탈분극(depolarization)의 흥분이
→ 히스속(His bundle)을 거쳐
→ 좌/우 심실(근)에 이르러
→ "좌/우 **심실**(left & right ventricle)을 **수축(CONTRACTION)**시키는 **파(WAVE)**"로 확인·이해됩니다(그림 9-33).

(흔히, 임상에서는 1분 동안 표현되거나 될 수 있는 QRS 복합체의 수를 '심박수'로 헤아림을 종종 엿볼 수 있습니다)

▶ '**S-T 분절**(Segment)'은 QRS-복합체의 끝부분에서 시작하여 T-파의 시작점까지 이어지는 기간으로, 좌/우 심실(ventricle)이 모두 탈분극(≒흥분상태)된 상태로 기준선(baseline)에 존재함을 확인·이해할 수 있다(그림 9-26, 9-33).

▶ 'T파(T wave)'는 "**심실**(ventricle)**의 재분극**(<u>RE</u>polarization)"을 보여주는 파로서,

좌/우 심방(atrium)에서도 탈분극(→심방수축) 이후, 재분극이 진행되지만, QRS-복합체에 비(교)하여 매우 미약하고 (흔히) QRS-복합체에 가려지는 (등의) 이유로 잘 보이지 않는 것으로 이해됩니다(그림 9-33).

▶ **'Q-T 간격(Q-T interval)'** 은 QRS-복합체(QRS complex)에서부터 S-T 분절(S-T segment) 및 T파(T-wave) 까지 진행-기간을 묶어 약속한 부분!, 즉 심실의 탈분극에서 심실-재분극을 가리키는 부위라 확인·납득할 수 있습니다 (그림 9-33).

▶ **'U파(U wave)'** 는 (흔히) T파 후에 나타나는, 즉 심실의 재분극(repolarization)! 후반부에 나타나는 파(WAVE)이지만, 보이더라도 그 크기가 매우 작거나, 상황에 따라 보이지 않는 경우(등)를 확인·이해할 수 있습니다(그림 9-33).

'혈관(Blood vessel)' 구조의 이해와 그 특성

☞ **"동맥(움직일동動 맥맥脈, 동맥, Artery)"** 은 **그리스어** **ἀρτηρία** /artēría / "windpipe,

숨통 등의 의미"에서 유래된 단어답게, 심-박출에 힘입어 혈관 속 압력의 증가 (등으)로 '펄떡펄떡' 움직이는 혈관이라는 개념의 '동動'자를 적용함을 확인·이해할 수 있습니다(그림 9-34 ①, 9-35 ①).

▶ **동맥은**

(특히, 대동맥은 적어도 약 80mmHg에서 약 120mmHg 혹은 그 이상/이하의 →)

압력을 견디면서 피를 말초조직으로 구석구석 밀어줘야 하는 이유(등으)로

✓ **외막**(바깥**외**外 막**막**膜, **혈관바깥막**, Tunica adventitia),

✓ **중막**(가운데**중**中 막**막**膜, **혈관중간막**, Tunica media),

✓ **내막**(안**내**內 막**막**膜, **혈관속막**, Tunica intima) 중에서,

'평활근(평평할**평**平 미끄러울**활**滑 힘줄**근**筋, **민무늬근**, smooth muscle)**'** (등)으로 이루어진 '중막'이 특히 발달 된 구조를 확인·이해할 수 있습니다 (그림 9-35 ①).

또한,

▶ **동맥**(특히, 대동맥, aorta)은 정맥(대정맥, vena cava)에 비해,

▷ **"직경**(곧을**직**直 지름길**경**徑, **지름**, Diameter)"은 크지 않지만

(≒ 정맥 다음으로 크지만),

▷ **"혈류속도**(피**혈**血 흐를**류**流 빠를**속**速 정도**도**度,

피흐름속도, Blood flow velocity)"와

▷ **"혈압**(피**혈**血 누를**압**壓, **혈압**, Blood pressure)",

즉 혈관 벽에 미치는 압력은 **동맥**에서 가장 큰 특성을

확인·이해할 수 있습니다(그림 9-36, 9-37).

▷ 일반적으로 잘 알려진,

✓ **수축기압**(거둘**수**收 오그라들**축**縮 기약할**기**期 누를**압**壓, Systolic pressure)과

✓ **확장기압**(넓힐**확**擴 베풀**장**張 기약할**기**期 누를**압**壓, 혹은

늦출**이**弛 느릴**완**緩 기약할**기**期 누를**압**壓, Diastolic pressure) 및

✓ **맥압**(맥**맥**脈 누를**압**壓, Pulse pressure: **수축기압 - 확장기압 = 맥압**)으로

구분하고 임상 및 일상에 적용하는 ↴

☞ **❝혈압**(Blood pressure)**❞**은 **"동맥압**(움직일**동**動 맥**맥**脈 누를**압**壓,

동맥혈압, arterial pressure)"임을

확인·납득할 수 있습니다(그림 9-38).

동시에,

동맥에서는 ↴

▷ 심실(ventricle)의 강한 **박출**(칠**박**搏 날**출**出, ejection)의 **힘**으로 생성되는,

→ 동맥벽 **신장**(펼**신**伸 길**장**長, stretch)이

↳ **'파동**(물결**파**波 움직일**동**動, WAVE)'을 유발하여 말초로 전도되는,

↳ 즉 **'맥파**(맥**맥**脈 물결**파**波, pulse WAVE)**'**라 약속하는

현상을 확인할 수 있으며,

⊷ 이를 인체의 여러 곳에서 찾아볼 수 있습니다(그림 9-39, 9-40).

한편,

(동맥에서 모세혈관으로 이어지는↴)

▶ **❝세동맥**(가늘**세**細 움직일**동**動 맥**맥**脈, Arteriole)**❞**은 **혈관-저항**(☜ 혈액이 흐를 때

흐름의 반대 방향으로 작용하는 힘)**이 가장 큰 혈관으로 이해**되며,

특히,

→ 모세혈관(capillary)과 이어지는 부위의 세동맥(arteriole)을

"후세동맥(뒤**후**後 **세**細 **동**動 **맥**脈, **메타테리올**, <u>meta</u>rteriole)"이라

제시·약속하여 그 중요성을 강조함을 관찰할 수 있습니다.

이러한 근거에는 이 혈관-구조에 **'괄약근(**묶을**괄**括 묶을**약**約 힘줄**근**筋, **조임근**, **sphincter)'**(유사조직)의 발달과 함께 수축/이완-유도

✓ 혈압의 조절 및

✓ 모세혈관의 혈류량 조절 역할의 인지 등이 관여함을 아울러 확인·이해할 수 있습니다(그림 9-36).

반면,

☞ **"모세혈관(**털**모**毛 가늘**세**細 피**혈**血 대롱**관**管, **실핏줄**, **Capillary)"** 은 **'한 층**(≒겹)**으로 구성된 내피세포(**안**내**內 가죽**피**皮 가늘**세**細 태보**포**胞, **내피세포**, **endothelial cells)'**(등으)로만 조성되어 있으며, 여기에 **"기저막(**터**기**基 밑**저**底 막**막**膜, **바닥막**, **basal lamina)"**이라고 하는 얇은 결합조직(connective tissue)(등)으로 감-싸여있음을 확인할 수 있습니다(그림 9-34 ②, 9-35 ②).

또한,

▶ **모세혈관**(Capillary)은 작은-구조 사이사이를 나들며 주고-받음을 보다 효율적으로 담당하게끔 혈관의 **'직경(diameter)'**과 **'혈류속도(blood flow velocity)'**는 가장 작고, 느리게 흐르는 것과 달리,

▷ 혈관을 펼쳐 드러나는 **"혈관 단면적(**피**혈**血 대롱**관**管 끊을**단**斷 낯**면**面 쌓을**적**積, **cross-section area of blood vessel)"**은 다른 혈관에 비해 가장 넓은 특징을 확인·이해할 수 있습니다(그림 9-36).

따라서

▷ **모세혈관**에 유입된 혈액은 모세혈관의 틈새를 통해 궁극적으로 목표 세포(target cell)에 산소와 영양분(등)을 전해주고 ↔ 목표 세포로부터 노폐물과 이산화탄소(등)를 주고받는, 즉 물질교환이 이루어지는

➜ **"교환혈관(**사귈**교**交 바꿀**환**換 피**혈**血 대롱**관**管, **exchange vessel)"**의 역할을 확인·납득할 수 있습니다(그림 9-34, 9-41).

특히,

▷ **모세혈관**(Capillary)에서의 물질교환은(궁극적으로¬)

✓ **' 여과(**거를**여**濾 지날**과**過, **거르기**, **Filtration) '** 와

✓ **' 삼투(**스밀**삼**滲 통할**투**透, **스며들기**, **Osmosis) '**(등)이 주로 관여하는데(요), 여기에는

➜ **모세관압(**털**모**毛 가늘**세**細 대롱**관**管 누를**압**壓, **모세혈관압**, Capillary pressure, P_c ☞ 즉, 모세혈관 내의 압력!)과

→ **혈장교질삼투압**(피**혈**血 미음**장**漿 아교**교**膠 바탕**질**質 스밀**삼**滲 통할**투**透 누를**압**壓, **혈장콜로이드삼투압**, Plasma colloid osmotic pressure, 혹은 plasma colloid oncotic pressure, P_{pco})이 핵심을 이루어 물질이동 및 미세순환(microcirculation)이 가능하게 하며,

여기에,

→ **간질액정수압**(사이**간**間 바탕**질**質 진액**액**液 고요할**정**靜 물**수**水 누를**압**壓, **사이질액정수압**, Interstitial fluid hydrostatic pressure, P_{ifh})과

→ **간질액교질삼투압**(사이**간**間 바탕**질**質 진액**액**液 아교**교**膠 바탕**질**質 스밀**삼**滲 통할**투**透 누를**압**壓, **사이질액아교질삼투압**, Interstitial fluid colloid osmotic pressure **혹은** interstitial fluid colloid oncotic pressure, P_{ifco})(☞ 긴질액에는 혈장단백질이 존재하지 않는 등의 이유로 거의 무시해도 될법한 압력!)의 개념이 부분적 동참하는 것으로 확인·이해됩니다(그림 9-41).

한편,

☞ **“정맥(고요할정靜 맥맥脈, 정맥, Vein)”** 은 동맥(artery)과 유사하게 **외막-중막-내막 모두 존재**하지만, 동맥과는 달리 중막이 매우 얇고 잘 늘어나는 특징을 지니며, 말초조직으로부터 유입된 혈액을 ‘**수용**(받을**수**受 담을**용**容, accept)’ 하여(☞ 용량, 담을**용**容 헤아릴**량**量, capacity의 개념!), 심장으로 되돌려주는 (☞ 하수도관의 역할에 견줄 수 있는) 혈관이기에(그림 9-34 ③, 9-35 ③),

▷ ‘**용량혈관**(담을**용**容 헤아릴**량**量 피**혈**血 대롱**관**管, capacitance vessel 혹은 쌓을**저**貯 감출**장**藏 피**혈**血 대롱**관**管, storage vessel)’라는 별칭이 붙는 것 같습니다.

동시에,

▷ 긴 여정을 거쳐 심장으로 복귀해야 하는 구조, 특히 팔/다리처럼 비교적 긴 구조(등)에는 “**판막** 혹은 **밸브**(꽃잎**판**瓣 막**막**膜, **판막**, valve)”이 형성되어 피의 ‘**역류**(거스를**역**逆 흐를**류**流, regurgitation)’를 저지해줌을 확인·이해할 수 있습니다(그림 9-35 ③).

특히,

▷ **대정맥**(큰**대**大 고요할**정**靜 맥**맥**脈, **대정맥**, Vena cava)의

✓‘**직경**(diameter ☞ 절반**반**半 지름길**경**徑, **반지름**, radius 포함)’은 다른 혈관에 비해 가장 크고,

✓가장 낮은 **혈압**(blood pressure)으로 심방에 피를 되돌려주는 심장의 종착점-혈관을 보면서, **포와세이유**선생님의 업적을 떠올려 봅니다 (그림 9-38~ 9-38, 9-42).

즉,→ **"점성(viscosity)의 유체가 관을 지날 때 단위시간에 이동하는 유체는 압력-차**(≒ 압력경사, pressure gradient: ☞ 혈압이 높은 곳에서 낮은 곳으로 혈액이 흐름)**에 비례하고, 혈관 반경(radius)의 4제곱에 비례하며, 관의 길이(length)에 반비례 및 점성(viscosity)에 반비례 한다**"라는 정리-내용을 음미해 볼 때,

✓ **혈압**과 **혈관의 길이** 및 **혈액-점성**이 한 개체의 사람에서 거의 일정값을 보이는 이유(등으)로(☞ 물론 병적 상태 등 변수가 존재할 수 있지만요^^) **혈관의 반경**(☜ 지름포함) 크기가 매우 중요한 요소임을 재차 확인·납득할 수 있습니다(그림 9-42).

물론,

✓ 혈관의 저항-성분 중에서 '**혈액의 점성(viscosity)**'으로 인하여 피가 혈관을 지날 때 혈관-벽(vessel wall) 가까운 곳에 흐르는 혈류(blood flow)가 가장 느리고 혈관 중심-축(central axis)으로 갈수록 상대적으로 빠른 "**축류**(굴대**축**軸 흐를**류**流, **축흐름**, Laminal flow 혹은 axial flow: ☜ 정상적 상태에서 보이는)"를 형성하지만,

→ "**레이놀드 수**(레이놀드 셀**수**數, Reynold's number)"에서 유추할 수 있는 것처럼 속도가 가장 느린 **정맥**(vein)의 경우, 이에 대한 영향이 적어 '**와류**(소용돌이**와**渦 흐를**류**流, **소용돌이흐름**, turbulent flow)'로 바뀌는 변동은 (동맥-artery-에 비해→) 상대적으로 적을 것이 예측되기에 "**저장** 혹은 **용량혈관**"으로써의 역할-담당을 재차 확인·이해할 수 있습니다(그림 9-42).

'**관상동맥순환(Coronary circulation)**'의 구조와 이해

☞ "**심장**(마음**심**心 오장**장**臟, **염통**, HEART)!" → 사람이 숨을 거둘 때까지 쉼 없이 일하는 생명-근원 장기! 그래서인지(요) **심장-자신이 뿜어 보내는** 가장 신선-영양 풍부한 피를 가장 먼저 **심장-자신**(스스로**자**自 몸**신**身)**에게** 내보내 주고 ↔ 다시 심장으로

복귀하는 순환?

➜ ❛관상동맥순환(갓관冠 형상상狀 움직일동動 맥맥脈 좇을순循 고리환環, 심장동맥순환, coronary circulation)❜ 임을 확인·이해할 수 있습니다 (그림 9-43).

동시에,

▷ 사람의 심장? → 2심방과 2심실 구조이기에 크게 대동맥에서 두 가닥으로 나뉘어 심장을 에워싸는 형태가 마치 왕이 '왕관'을 쓴 듯한 용어 **'갓冠 형상狀'** 으로 번역한 'coronary'의 어원이 **그리스어 κορώνη** /korṓnē/ "**crown, 왕관** 등의 의미"로부터 유래됨을 확인·이해하면서,

시대(그리스 시대: 약 2,160년전 ☜ 2021년 기준)를 초월하여 사람이 보는 시각은 서로 비슷하구나! 하는 영적-소통의 동질감을 느끼게 됩니다(그림 9-43).

한편,

☞ ❛**관상동맥순환**❜은 심장(좌심실)에서 출발하는

▷ "**상행대동맥**(위상上 갈행行 큰대大 움직일동動 맥맥脈, **오름대동맥**, Ascending aorta)"의 첫 분지인 ↴

▷ "**좌/우 관상동맥**(왼좌左 오른우右 갓관冠 형상상狀 움직일동動 맥맥脈, **왼/오른 심장동맥**, left & right coronary artery)"으로 가지를 내는 것으로 시작됨을 관찰할 수 있습니다(그림 9-43).

여기서,

➜ "**좌관상동맥**(좌左 관冠 상狀 동動 맥脈, **왼심장동맥**, Left coronary artery)"은

→ "**전실간지**(앞전前 집실室 사이간間 가지지枝, **앞심실사이가지**, Anterior interventricular branch)"와

→ "**회선지**(돌선廻 돌회旋 가지지枝, **휘돌이가지**, Circumflex branch)"(등으)로 갈라짐을 관찰할 수 있으며(그림 9-43),

➜ "**우관상동맥**(우右 관冠 상狀 동動 맥脈, **오른심장동맥**, Right coronary artery)"은

→ "**변연지**(가장자리변邊 가장자리연緣 가지지枝, **모서리가지**, Marginal branch)"와

→ "**후실간지**(뒤후後 집실室 사이간間 가지지枝, **뒤심실사이가지**, posterior interventricular brache)"(등으)로 분지됨을 확인·이해할 수 있습니다(그림 9-43).

➜ 이렇게 갈라져 모세혈관-망

(☞ 문합-입술문吻 합할합合, anastomosis-을 이루는 곳도 확인됩니다)을

이루어 심장에 산소 및 영양분 공급 후, 정맥(vein), 특히, "**관상정맥동**(갓**관**冠 형상**상**狀 고요할**정**靜 맥**맥**脈 동굴**동**洞, **심장정맥굴**, coronary sinus)"(등)을 통해 우심방(right atrium)으로 복귀하는 여정을 확인·이해할 수 있습니다(9-43).

' 대동맥궁(Aortic arch) '의 구조와 이해

☞ 심장(좌심실)으로부터 산소/영양분을 **온몸(total body)에 공급**하기 위해 박출된 피는

✓심장-자신에 제일 먼저 공급함과 동시에 머리를 향해 위로 솟구쳐↘,

▶ "**상행대동맥**(Ascending aorta)"으로 약속한 혈관을 이용하여 위로 (짧고 강하게)

올라가 (바로) **좌측 상지**(위상上 사지지肢, ≒왼팔)**를 향해**(≒ 왼쪽으로 머리를 돌려) 이동하여,

그 모양이 흡사, **활**(활**궁**弓) 모양(☞ 고구려를 건국한 고주몽의 활弓이 연상되는?ㅋ)으로

흐르는,

즉↘

▶ "**대동맥궁**(큰**대**大 움직일**동**動 맥**맥**脈 활**궁**弓, **대동맥활**, Aortic arch)"을 지나게 됩니다 (그림 9-45, 9-46).

이 구조는 다시 → 3개의 굵은 가지가 나오듯 갈라져 → **분지**(나눌**분**分 가지**지**枝)되고,

오른쪽부터 왼쪽-방향으로(눈을 이동하면서 보면요^^),

제일 먼저 만나는 ↘

▷❶ "**완두동맥**(팔**완**腕 머리**두**頭 움직일**동**動 맥**맥**脈, **브라키오-쎄팔릭-아트리**, **팔머리동맥**, Brachiocephalic artery,

혹은 없을**무**無 이름**명**名 움직일**동**動 맥**맥**脈, innominate artery)"이

눈에 띄며, 이 동맥을 따라 (오른쪽 상지를 향해) 더듬어 가면요,

다시,

→㉮ "**우총경동맥**(오른**우**右 거느릴,모아서묶을,합칠**총**總 목**경**頸 움직일**동**動 맥**맥**脈, **오른온목동맥**, Right common carotid artery)"과

→㉯ "**우쇄골하동맥**(오른**우**右 쇠사슬**쇄**鎖 뼈**골**骨 아래**하**下 움직일**동**動 맥**맥**脈, **오른빗장밑동맥**, Right subclavian artery)"을 차례로 확인할 수 있습니다(그림 9-45).

(다시 대동맥궁의 완두동맥으로 눈을 돌려 ↘)

완두동맥의 (바로 옆→) 왼쪽으로 대동맥궁(aortic arch)을 따라가면 만나는 ↘

▷❷ "좌총경동맥(왼좌左 거느릴,모아서묶을,합칠총總 목경頸 움직일동動 맥맥脈, 왼온목동맥, Left common carotid artery)"과

▷❸ "좌쇄골하동맥(왼좌左 쇠사슬쇄鎖 뼈골骨 아래하下 움직일동動 맥맥脈, 왼빗장밑동맥, Left subclavian artery)"을 관찰·확인할 수 있습니다 (그림 9-44~ 9-46, 9-48).

'뇌 순환(Cerebral circulation)' 및 동맥순환의 구조와 이해

☞ " 뇌 순환(뇌뇌腦 좇을순循 고리환環, 뇌순환, Cerebral circulation) "은 (어쩌면 우리 몸에서 가장 중요한 장기라 그런지요) 서로 힘을 분리하여 균형을 맞추듯 (≒ 마치, 한쪽이 힘들어하면 다른 한쪽이 힘을 보태어 줄 수 있는? ㅋ),

✓ 내경동맥(안내內 목경頸 움직일동動 맥맥脈, 속목동맥, Internal carotid artery)과 (☞ 주로 머리의 표면을 흐르는 외경동맥-바깥외外 목경頸 움직일동動 맥맥脈, 바깥목동맥, external carotid artery-과는 달리, 그림 9-47)

✓ 뇌저동맥(뇌뇌腦 밑저底 움직일동動 맥맥脈, 뇌바닥동맥, Basilar artery)의 큰 두 줄기 핏줄로부터 공급받는 핵심구조임을 관찰·확인할 수 있습니다 (그림 9-46, 9-48).

동시에,

뇌 속으로 들어가기 전(앞전前)까지 → 동맥의 근원을 (차근히) 따져보면요,

☎ 좌측 내경동맥 ⇐ 좌총경동맥 ⇐ 대동맥궁
우측 내경동맥 ⇐ 우총경동맥 ⇐ 완두동맥 ⇐ 대동맥궁
그리고,

☎ 기저동맥 ⇐ 좌측 추골동맥 ⇐ 좌쇄골하동맥 ⇐ 대동맥궁
기저동맥 ⇐ 우측 추골동맥 ⇐ 우쇄골하동맥 ⇐ 완두동맥 ⇐ 대동맥궁의 여정을 확인·이해할 수 있습니다(그림 9-48).

특히,

※ 추골동맥(쇠몽둥이추椎 뼈골骨 움직일동動 맥맥脈, 척추동맥, Vertebral artery)은 '경추(목경頸 쇠몽둥이추椎, 목뼈, cervical vertebra)'의 '횡돌기공 (가로횡橫 부딪칠돌突 일어날기起 구멍공孔, 가로구멍, transverse foramen)'을 통해(즉, 뼈의 보호받으며→) 머리로 올라가 궁극적으로 뇌실질에 산소와 영양분을 공급함을 재차 확인할 수 있습니다

(그림 9-46).

⇓⇓⇓

"내경동맥"과 "추골동맥"? → 뇌-밑바닥에서 뇌의 실질로 들어가는 관문의 핏줄!

(여기서 구조를 차근히 보면서 깨닫는 경외심! ☞) 마치 차선의 '로터리(ROTARY)'처럼 서로 연결고리(☞ '대뇌동맥륜 혹은 윌리스-고리환環')를 이루어 이쪽-저쪽에서 피가 공급되도록 하여 뇌(brain)에 산소와 영양분을 공급하고자 하는 멋진 구조를 음미하게 됩니다 v _ V (그림 9-48~ 9-51).

여기서,

☎ '**대뇌동맥륜**(큰**대**大 뇌**뇌**腦 움직일**동**動맥 **맥**脈 바퀴**륜**輪, **대뇌동맥고리**, cerebral arterial CIRCLE, 혹은 **윌리스**-고리**환**環, **윌리스고리**, Willis' circle)'의 연결고리 구조를 좀 더 살펴보면(요),

그림 9-50에서 보듯이,

21시 방향을 "**출발**" 지점으로 **시계 방향으로** 눈을 돌리면서 확인해보면요.

❶ "**중대뇌동맥**(가운데**중**中 큰**대**大 뇌**뇌**腦 움직일**동**動 맥**맥**脈, **중간대뇌동맥**, Middle cerebral artery)"을 시작으로,

② "**전대뇌동맥**(앞**전**前 큰**대**大 뇌**뇌**腦 움직일**동**動 맥**맥**脈, **앞대뇌동맥**, Anterior cerebral artery)",

③ "**전교통동맥**(앞**전**前 사귈**교**交 통할**통**通 움직일**동**動 맥**맥**脈, **앞교통동맥**, Anterior communicating artery)", 다시,

④ "**전대뇌동맥**(Anterior cerebral artery)"과

⑤ "**중대뇌동맥**(Middle cerebral artery)"으로 연결되고, 그 아래, → 다섯시 방향으로 내려가,

⑥ "**후교통동맥**(뒤**후**後 사귈**교**交 통할**통**通 움직일**동**動 맥**맥**脈, **뒤교통동맥**, Posterior communicating artery)", 그 아래,

⑦ "**후대뇌동맥**(뒤**후**後 큰**대**大 뇌**뇌**腦 움직일**동**動 맥**맥**脈, **뒤대뇌동맥**, Posterior cerebral artery)", 그리고 다시,

⑧ "**후교통동맥**(뒤**후**後 사귈**교**交 통할**통**通 움직일**동**動 맥**맥**脈, **뒤교통동맥**, Posterior communicating artery)"과 처음 출발했던 아홉 시 방향의

❶ "**중대뇌동맥**(Middle cerebral artery)"으로 이어지는 고리구조를 확인·이해할 수 있습니다(그림 9-50, 9-51).

한편,

☞ 좌/우 쇄골하동맥(Left & right subclavian artery)으로부터 시작·이어져 상지(upper limb)로 공급되는 동맥-순환(그림 9-52)과

☞ "흉대동맥(가슴흉胸 큰대大 움직일동動 맥맥脈, 가슴대동맥, Thoracic aorta)",
"복대동맥(배복腹 큰대大 움직일동動 맥맥脈, 배대동맥, Abdominal aorta)"으로 이어져

✓ '흉강(가슴흉胸 빈속강腔, 가슴안, Thoracic cavity)'과

✓ '복강(배복腹 빈속강腔, 배안, Abdominal cavity)'을 여행하며 각 조직에 피를 공급해주는 동맥의 순환(그림 9-53~ 9-55) 및

☞ 양-하지(Lower limb)로 내달려 피를 공급해는 동맥-순환을 확인·관찰·이해할 수 있습니다(그림 9-56).

'정맥순환(Venous circulation)'의 구조와 이해

☞ "정맥(고요할정靜 맥맥脈)"의 여정!,

↳ 심장(HEART)의 심방(atrium)을 향해 복귀하는 길에는 ①상대정맥과 ②하대정맥 및 ③폐정맥이 관여하며 아래와 같습니다.

즉,

❶ "상대정맥(위상上 큰대大 고요할정靜 맥맥脈, 위대정맥, Superior vena cava)"

→ 신체의 윗부분, 즉 (눈-eyes-과 귀-ears- 및 목-neck-을 포함한 →)
'두경부(머리두頭 목경頸 떼부部)'와 '상지(위상上 사지지肢)' 및
'흉곽(가슴흉胸 둘레곽廓, 가슴thorax)' (등으) 로부터
이어지는 ↴

▶ "좌/우 완두정맥(왼좌左/오른우右 팔완腕 머리두頭 고요할정靜 맥맥脈, 왼/오른팔머리정맥, left & right brachiocephalic vein)"과

▶ "기정맥(기이할기奇 고요할정靜 맥맥脈, 홀정맥 Azygos vein)"을 연결·받아들여

→ '우심방(right atrium)'으로 피를 되돌려주는 정맥!

그리고,

❷ "하대정맥(아래하下 큰대大 고요할정靜 맥맥脈, 아래대정맥, Inferior vena cava)"

→ 신체의 아랫부분, 즉 양-하지와 골반, 복부(등으)부터 유입되는

▶ "좌/우 총장골정맥(왼좌左 오른우/右 모을총總 창자장腸 뼈골骨

고요할정靜 맥맥脈, 왼/오른 온엉덩정맥,
Left & right common iliac vein)"

▶ "성선정맥(성품성性 샘선腺 고요할정靜 맥맥脈, 생식샘정맥,
Gonadal vein)",

▶ "요정맥(허리요腰 고요할정靜 맥맥脈, 허리정맥, Lumbar veins)",

▶ "신정맥(콩팥신腎 고요할정靜 맥맥脈, 콩팥정맥, Renal veins)"과
"부신정맥(버금부副 콩팥신腎 고요할정靜 맥맥脈, 부신정맥,
adrenal veins 혹은 suprarenal veins)",

▶ "간정맥(간간肝 고요할정靜 맥맥脈, 간정맥, Hepatic vins)" 및

▶ "하횡격정맥(아래하下 가로횡橫 막을격隔 고요할정靜 맥맥脈,
아래가로막정맥, Inferior phrenic vein)"(등)을 받아들여

→ 우심방(right atrium)으로 피를 실어주는 정맥유통!

및,

❸ "폐정맥(허파폐肺 고요할정靜 맥맥脈, 허파정맥, Pulmonary vein)"

→ 좌/우의 폐(LUNG)로부터 각각 2개의 좌/우 폐정맥이 나와
(☜ 즉, 좌폐에서 2개, 우폐에서 2개가 나와)

→ '좌심방(Left atrium)'으로 유입되는,

➜ '정도(바를정正 길도道)'의 정맥-여정을 확인·이해할 수 있습니다.

한편,

'정맥의 여정'은 동맥(☜ 산소+영양분의 신선하 피 공급)과
모세혈관(☜ 실제 교환을 담당하는 장소의 역할)과는 달리,
(어찌 보면 일을 마치고 재충전을 위해 되돌아오는 정맥-여정!이라 그런지 혹은
부풀어버린 혈관을 대처하라고 여분으로 준비해주시는 배려와 은혜?^^; ....
이러 저러한 이유? 등으로 ↘)

"상/하 대정맥"으로 들어오는 '정맥의 복귀체계'에는

➜ 반행정맥 - 경막정맥동 - 피정맥 - 복재정맥 - 문정맥 -기정맥(등)이 관여!

즉,

☎ '우회도로(멀우迂 돌회廻 길도道 길로路)'!? 혹은

☎ 기능에 맞게끔 '동굴(구멍동洞 움굴窟)'과 같은 구조, 및

☎ 피부-표면(등)을 이용하여,

'베나카바, Vena Cava', 즉 라틴어 vēna ("vein, 정맥 등의 의미")와
라틴어 cavus ("hollow, 속이 빈 등의 의미")로

구성된 용어가 의미하듯 ❛커다란 정맥❜에
합류하는 여정 또한 확인·관찰할 수 있습니다
(그림 9-57~ 9-61).

이러한 ❛정맥의 복귀체계❜를 좀 더 -차근히- 살펴보면(요) ↴

☎ ❛**반행정맥**(짝반伴 다닐행行 고요할정靜 맥맥脈 Vena comitans,
복수: venae comitantes 혹은
한가지동同 짝반伴 고요할정靜 맥맥脈, accompanying vein)❜이라
흔히, 잘 알려있는 용어로 동맥의 가까이에 위치하여(≒ 평행하게)
동맥혈의 달리는 방향과 반대 반향(≒ 심장으로 복귀하는 방향)
의 정맥(등)을 의미하는 것으로 이해됩니다(그림 9-57).

☎ ❛**경막정맥동**(굳을경硬 막막膜 고요할정靜 맥맥脈 구멍동洞, **경질막정맥동굴**,
Cranial sinus 혹은 dural venous sinus)❜은 뇌-조직의
가장 바깥을 감싸주는
→ '**경막**(굳을경硬 막막膜, **경질막**, dura mater)' 사이-공간!,
즉, 경막(dura mater)의 ↴
✓ ❛**골막층**(뼈골骨 막막膜 층층層, **뼈막층**, Periosteal layer)❜과
✓ ❛**수막층**(골수수髓 막막膜 층층層, **뇌막층**, Meningeal layer)❜
사이에 (대부분이) 형성되는 동굴-모양의 정맥으로써,
→ 뇌의 정맥혈을 모두 모아
▷ "**경정맥공**(목경頸 고요할정靜 맥맥脈 구멍공孔, **목정맥구멍**,
jugular foramen ☜ 측두골-temporal bone-과
후두골-occipital bone-사이에 형성되는 구멍!)"을
통하여,
▷ "**내경정맥**(안내內 목경頸 고요할정靜 맥맥脈, **속목정맥**,
internal carotid vein)"을 통하여 심장으로
돌려보내는 역할을 확인·이해할 수 있습니다
(그림 9-57, 9-58).

특히,
✓'**두개강**(머리두頭 덮을개蓋 빈속강腔, **머리안**, Cranial cavity)'
안에 존재하는 정맥이
→ '**두개골**(머리두頭 덮을개蓋 뼈골骨, **머리뼈**, cranial bone)'을

"관통(꿰뚫을관貫 통할통通, perforating)"하여
→ '두피(머리두頭 가죽피皮, 머리덮개, Scalp)'에 존재하는
'피정맥(皮靜脈)'과 연결되는 정맥을
▷ ❝도출정맥(이끌도導 나갈출出 고요할정靜 맥맥脈, 이끌정맥,
Emissary vein)❞으로 명명하여 구분해 주는
것으로 확인·납득할 수 있습니다(그림 9-58).

☎ ❛피정맥(가죽피皮 고요할정靜 맥맥脈, 피부정맥, Cutaneous vein)❜은
인체에서 특히 상지(upper limb)에 발달하는 경향을 보이며,
"수배(손수手 등배背, 손등, dorsum of hand)"에서 정맥이
그물-모양을 이루어 "전완(앞전前 팔완腕, 아래팔, forearm)"의
안내內/바깥외外 곁측側에서 체간-중심부를 향해 이동하여↴
▷ ❛요측피정맥(굽을요橈 곁측側 가죽피皮 고요할정靜 맥맥脈,
노쪽피부정맥, Cephalic vein)❜과
▷ ❛척측피정맥(자척尺 곁측側 가죽피皮 고요할정靜 맥맥脈,
자쪽피부정맥, Basilic vein)❜으로 갈라져
주행!, 그리고
→ 이 두 정맥을 주관절(elbow joint) 위치에서
서로 이어주듯 보이는 ↴
▷ ❛주정중피정맥(팔꿈치주肘 바를정正 가운데중中
가죽피皮 고요할정靜 맥맥脈, 팔오금중간정맥,
Median cubital vein)❜을 관찰할 수 있으며,
(여기서 멈추지 않고 →) 좀 더, 인체 중심부를 향해 이동하면,
(물론 그림 9-59에 잘잘한 정맥을 모두 표시해드리지는 못하였지만요^^;)
▶ "액와정맥(겨드랑이액腋 움집와窩 고요할정靜 맥맥脈, 겨드랑정맥,
Axillary vein)"으로 합쳐진 후,
▶ "쇄골하정맥(쇠사슬쇄鎖 뼈골骨 아래하下 고요할정靜 맥맥脈,
빗장밑정맥, Subclavian vein)"으로 이어지는
여정을 관찰·이해할 수 있습니다
(그림 9-57, 9-59).

☎ ❛복재정맥(엎드릴복伏 있을재在 고요할정靜 맥맥脈, 두렁정맥,
Saphenous vein)❜(☞ '두렁'의 사전적 의미: 논이나 밭 혹은

'허락원'과 같은 장소의 가장자리에 경계를 이루도록 두둑하게 만든 것)은 인체에서 (흔히) 하지(lower limb)에 발달된 경향을 보이며, "족배(발족足 등배背, 발등, dorsum of foot)"에서 정맥이 그물-모양을 이루어 "하퇴(아래하下 정강이퇴腿, 다리, lower leg)"의 안내內/바깥외外 곁측側에서 체간-중심부를 향해 이동하는, 즉 "경골(정강이경脛 뼈골骨, 정강뼈, tibia)"의 "내과(안내內 복사뼈과踝, 안쪽복사, medial malleolus)" 앞을 경유하여 위로 올라가 "대퇴정맥(대퇴정맥, 넙다리정맥, femoral vein)"에 합류하는 ↴

▶ ❝대복재정맥(큰대大 엎드릴복伏 있을재在 고요할정靜 맥맥脈, 큰두렁정맥, Greater saphenous vein)❞과 "비골(장딴지비腓 뼈골骨, 종아리뼈, fibula)"의 "외과(바깥외外 복사뼈과踝, 가쪽복사, lateral malleolus)" 뒤를 경유하여 위로 올라가 "슬와(무릎슬膝 움집와窩, 다리오금, popliteal fossa)"의 "슬와정맥(무릎슬膝 움집와窩 고요할정靜 맥맥脈, 오금정맥, popliteal vein)"에 합류하는 ↴

▶ ❝소복재정맥(작을소小 엎드릴복伏 있을재在 고요할정靜 맥맥脈, 작은두렁정맥, Lesser saphenous vein)❞을 확인·관찰할 수 있습니다(그림 9-57, 9-60).

☎⊃ ‘문정맥(문문門 고요할정靜 맥맥脈, 문정맥, Portal vein)’은 의학용어가 표현하듯 → "폴탈베인"의 "피.오.알.티.에이.엘, PORTAL"이

✓ 라틴어 porta "gate, 출입구 등의 의미"와

✓ 그리스어 πόρτα /pórta/ "door, 문 등의 의미" 를 지닌 언어(등)로부터 유래된 내용임을 확인할 수 있습니다.

특히,

➜ 이 혈관을 통해 이루어지는 "문맥순환(문문門 맥맥脈 좇을순循 고리환環, 문맥순환, Portal circulation)"은 심장에서 출발한 피가 심장으로 복귀하기 전, 모든 일을 마치고 나와 다시 문을 열고 들어가 한 번 더 일하는 개념!, 즉

✓ ‘모세혈관을 두 번 거쳐’ (☞ 보통은 한 번만 거치는 형태를 띄지만요^^*) 이루어지는 순환을 의미하는 것으로 확인·납득됩니다 (그림 9-61).

➜ 이러한 ‘문맥순환’을 ‘사람’에서는 두군 데, 즉

✓ “간문맥(간간肝 문문門 맥맥脈, 간문맥, Hepatic portal vein)”과

✓ “뇌하수체문맥(뇌뇌腦 아래하下 매달릴수垂 몸체體 문문門 맥맥脈, Hypophyseal portal vein)”의 두 곳(등)에 존재함을 관찰할 수 있습니다 (그림 9-57, 9-61).

♨ 여기서 ‘(등)’이라 표현한 것은요, 신장-KIDNEY-의 사구체에서 보이는 구조를 포함하는 견해도 있기에 (등)이라 표현해봅니다. 물론, 좀 더 정확한 정립이 확인 될 경우, 바로 수정-보완하여, 올려드릴 것을 -조심스레- 다짐-드립니다.

☎➲ ‘기정맥(기이할기奇 고요할정靜 맥맥脈, 홀정맥, Azygos vein)’은 ‘용어’의 어원이 그리스어 ἄζυγος /ázugos/ “unpaired, 짝을 이루지 않은 등의 의미” 의 단어를,

✓대한민국의 정서에 맞게 ‘참! 기이하게 왼쪽/오른쪽으로 홀로 달려가는 듯한?’ 형태 등을 미루어 → “기이할기奇”라는 단어와

✓어릴 적 구슬-놀이 중, ‘홀/짝 → 꿀밤맞기“의 개념 (등)을 끌어와 번역해주신 재치를 엿보게 됩니다(그림 9-62).

♨ 이처럼 “기정맥의 경로”는 복부(abdomen)와 흉부(chest)의 후벽(≒ 척주가 있는 쪽)에(존재하는 구조에)서 피를 모아 상대정맥 (superior vena cava) → 우심방(right atrium)으로 복귀하는 여정을 확인·관찰할 수 있습니다(그림 9-62).

(이러한 기정맥-경로를 좀 더 살펴보면요^^↴)

▶ “기정맥(기이할기奇 고요할정靜 맥맥脈, 홀정맥, Azygos vein)”은 (→ 오른쪽 신장-kidney-높이의) “우측 상행요정맥 (오른우右 곁측側 위상上 다닐행行 허리요腰 고요할정靜 맥맥脈, 오른오름허리정맥, right ascending lumbar vein)”에서 시작하여 횡격막(diaphragm)을 지나 위로 올라가 “상대정맥(superior vena cava)”에 유입되며,

이 여정에서 만나는 혈관들, 즉,

☎ 우측(오른우右 곁측側)에 위치한↴

▷ 약 5번째에서~ 약 12번째 “후늑간정맥(뒤후後 갈비늑肋 사이간間 고요할정靜 맥맥脈, 뒤갈비사이정맥,

posterior intercostal veins)"(그림 9-62)과

▷ "식도정맥(밥식食 길도道 고요할정靜 맥맥脈, 식도정맥, esophageal vein)" 및

▷ "기관지정맥(기운기氣 대롱관管 가를지支 고요할정靜 맥맥脈, 기관지정맥, bronchial veins)" (등)과 만남을 관찰할 수 있습니다(그림 9-62).

반면,

▶ "반기정맥(절반반半 기이할기奇 고요할정靜 맥맥脈, 반홀정맥, Hemiazygos vein)"은 (→ 왼쪽 신장-kidney-높이의) "좌측 상행요정맥(왼좌左 곁측側 위상上 다닐행行 허리요腰 고요할정靜 맥맥脈, 왼오름허리정맥, left ascending lumbar vein)"에서 시작하여 횡격막(diaphragm)을 지나 위로 올라가, 약 제8 혹은 제9 흉추(thoracic vertebra)-높이까지 올라간 후,

☎ 좌측(왼좌左 곁측側)에 위치한↴

▷ 약 9번째에서~ 약 11번째 "후늑간정맥(뒤후後 갈비늑肋 사이간間 고요할정靜 맥맥脈, 뒤갈비사이정맥, posterior intercostal veins)"으로부터 피를 받아, 반대쪽(≒ 오른쪽)으로 넘어 '기정맥'으로 합류됨을 관찰할 수 있습니다(그림 9-62).

동시에,

▶ "부반기정맥(버금부副 절반반半 기이할기奇 고요할정靜 맥맥脈, 덧반홀정맥, Accessory hemiazygos vein)"은

☎ (역시)

좌측(왼좌左 곁측側)에 위치한↴

▷ 약 5번째에서~ 약 8번째 "후늑간정맥(뒤후後 갈비늑肋 사이간間 고요할정靜 맥맥脈, 뒤갈비사이정맥, posterior intercostal veins)"으로부터 피를 받아, 반대쪽(≒ 오른쪽)으로 넘어 '기정맥'으로 합류됨을 관찰할 수 있습니다(그림 9-57, 9-62).

❛ 태아순환(Fetal circulation)❜ 구조의 이해와 그 특성

☞ ❛ **태아순환**(아이밸**태**胎 아이**아**兒 좇을**순**循 고리**환**環, **태아순환**, Fetal circulation 혹은 아이밸**태**胎 소반**반**盤 좇을**순**循 고리**환**環, **태반순환**, placental circulation)❜?

즉,

엄마 뱃속의 보물인 ❝**아가**❞는 산소와 영양분 ↔ 이산화탄소와 찌꺼기 등을 (모두) 엄마로부터 받고 ↔ 엄마에게 전해주는 "**절대-믿음**"의 존재로 그 핵심 장소는 ❛ **태반**(아이밸**태**胎 소반**반**盤, **태반**, placenta)❜"이 담당함을 확인·관찰할 수 있습니다(그림 9-63).

특히,

용어!↴,

✔ ❛ **태반-플라쎈타**-PLACENTA❜는 **그리스어 πλακόεντα** /plakóenta / "flat, 평평한 등의 의미"를 지닌 단어와 함께 **라틴어 placenta** "flat cake 부침개 등의 의미"가 융합·합치된 단어에 어원을 둔 → 마치 '엄마'를 생각나게 하는 (꼭 그렇지 않을 수도 있지만요^^:) 용어임을 확인·이해할 수 있습니다(그림 9-63, 9-64).

♨ 이러한 이유 등으로 엄마-뱃속 아가는

✓ **호흡-역할의 폐**(LUNG)와

✓ **소화장기-역할의 간**(LIVER) 등,

그 역할이 불필요한(≒ 그다지 필요치 않은) 혈액순환을 지니게 되는 것 (어쩌면 당연한?)을 이해할 수 있습니다(그림 9-63~ 9-68).

이러한 특수상황을 '**염두**(생각할**염**念 머리**두**頭)'에 두고 ❛ **태아순환**❜을 살펴보면요^^: ↴,

➜ ① (엄마의) ❛ **태반**❜에서 시작하여 ↴,

➜ ② (아가의) ❛ **제정맥**(배꼽**제**臍 고요할**정**靜 맥**맥**脈, **배꼽정맥**, Umbilical vein)❜을 거쳐,

(♨ 태아순환의 기준은 아가-심장이기에 아가-심장으로 들어가는 → 제정맥으로 명명^^)

➜ ③ (제정맥과 하대정맥-inferior vena cava-을 연결해 주는 ↴)

❛ **정맥관**(고요할**정**靜 맥**맥**脈 대롱**관**管, **정맥관**, Ductus venosus 혹은 **아란티우스관**, Arantius' duct)❜ 경유! ↴

➜ ④ 태아(FETUS)의 ❛ **우심방**(right atrium)❜에 (신선하고 영양 많은 피 →) 도달!

➜ ⑤ (우심방과 좌심방 사이에 열려 있는 →) ❛ **난원공**(알**난**卵 둥글**원**圓 구멍**공**孔, **타원구멍**, Foramen ovale)❜을 통해 직접,

우심방(RIGHT atrium)에서 ☞ 좌심방(LEFT atrium)으로 대부분 흘러 이루어지는 "**체순환**(systemic circulation)"!

↳ 그 일부는 **우심방**(right atrium)에서 → **우심실**(right ventricle)로 유입!

↳ (동시에) 우심실 → 대부분 '**동맥관**(움직일**동**動 맥**맥**脈 대롱**관**管, **동맥관**, Ductus arteriosus 혹은 **보탈로관**, Botallo's duct)'을 통해,

↳ (폐동맥-pulomnary artery-이 아닌) 대동맥(aorta)

↳ ☞ "**체순환**(systemic circulation)"!

➜ ⑥ 한 쌍의 '**제동맥**(배꼽**제**臍 움직일**동**動 맥**맥**脈, **배꼽동맥**, umbilical artery)'을 통하여,

➜ ⑦ (엄마의) '**태반**(placenta)'으로 (아가가 엄마로부터 받아 사용 후 ☞) 피를 되돌려주는 "**순환**(CIRCULATION)"을 완성!

[[그러나,]]

☎ 엄마 뱃속-태아가 "**출생**(날**출**出 살**생**生, **출생**, BIRTH)" 후,

✓ '**폐**'를 통한 '**호흡**(숨내쉴**호**呼 숨들이마실**흡**吸, **호흡**, respiration)'과

✓ '**모유-수유**' 등을 통한 '**소화**(사라질**소**消 될**화**化, **소화**, digestion)'가 가능하므로 태아순환에 이용되었던 편리-구조물들은 신속히 (정상적으로) 모두 이러저러한 형태로 바뀌어 세상-환경에 적응하는 형태를 취하게 됩니다 (그림 9-65~ 9-68).

즉,

✔ '**제정맥**(배꼽**제**臍 고요할**정**靜 맥**맥**脈, **배꼽정맥**, Umbilical vein)'은

☞ '**간원삭**(간**간**肝 둥글**원**圓 새끼꼴**삭**索, **간원인대**, round ligament of the liver)'로,

✔ '**정맥관**(고요할**정**靜 맥**맥**脈 대롱**관**管, **정맥관**, Ductus venosus)'은

☞ '**정맥관삭**(고요할**정**靜 맥**맥**脈 대롱**관**管 새끼꼴**삭**索, **정맥관인대**, ligamentum venosum)'으로,

✔ '**난원공**(알**난**卵 둥글**원**圓 구멍**공**孔, **타원구멍**, Foramen ovale)'은

☞ '**난원와**(알**난**卵 둥글**원**圓 움집**와**窩, **타원오목**, fossa ovalis)'으로,

✔ '**동맥관**(움직일**동**動 맥**맥**脈 대롱**관**管, **동맥관**, Ductus arteriosus)'은

☞ '**동맥관삭**(움직일**동**動 맥**맥**脈 대롱**관**管 새끼꼴**삭**索, **동맥관인대**, ligamentum arteriosum)'으로,

✔ '**제동맥**(배꼽**제**臍 움직일**동**動 맥**맥**脈, **배꼽동맥**, Umbilical arteries)'은

☞ ❛제인대(배꼽제臍 질길인靭 띠대帶, 배꼽인대, umbilical ligaments)❜로 대체되어(≒ 퇴화되어) 그 흔적만 남는 것을 확인·이해할 수 있습니다 (그림 9-65~ 9-68).

❛림프순환(Lymphatic circulation)❜ 구조의 이해와 그 특성

☞ ❛**림프순환(림프-좇을순循 고리환環, 임파순환,** Lymphatic circulation)❜은 '**하수도관을 새어 나온 유체를 모아-모아-모아서 다시 하수도관 본-줄기에 되돌려주는 듯한 구조**'(등이)라 짐작해 볼 수 있습니다(그림 9-69).

즉,

✓ 그 흐르는 속도는 분당 → **약 1.4인치 정도**로 매우 느리지만요(그림 9-69),

✓ 흐름의 동력은 정맥(vein)의 구조 및 흐름과 유사하여,

↳ **림프관-자체 근육층**(smooth muscle layer)**의 수축**과 함께

↳ **림프관-주위 골격근**(skeletal muscle) **수축**의 영향을 받거나,

↳ **호흡** 및 **심박동**(등)의 직/간접적 영향을 받아 흐르는 특성을 확인할 수 있습니다(그림 9-70). 또한,

✓ 구조적 특성으로 체액이 림프관 안에 들어가기는 쉬우나, 관-밖으로 나오기는 어려운 구조!

↳ 이러한 구조 특성으로 "**맹관(**소경**맹**盲 대롱**관**管, blind-pipe)"이라는 별명(?!)(등)이 알려져 있음을 확인할 수 있습니다(그림 9-70).

✓ 이러한 특성 등으로 인하여,

↳ 박테리아와 같은 **덩치 큰 이물질도 관 안으로 들어갈 수 있으며,**

✓ 정맥-혈관처럼 "**판막(**꽃잎**판**瓣 막**막**膜, **밸브, 판막,** valve)"**도** 지니고 있기에 꾸준한 방향의 흐름이 유지됨을 인지할 수 있습니다 (그림 9-70~ 9-72).

동시에,

✓ 소화된 **지방질의 이동-통로**(등)의 역할도 감당할 수 있는 근거의 구조적 이해는 "**유미조(**젖**유**乳 죽**미**糜 여물통**조**槽, **가슴림프관팽대,** cisterna chyli)" 라는 마치 흡수된 지방질이 말-여물통에 담아놓은 먹이처럼 모여 → 고인 듯이 보이는 해부학-관찰에 근간을 둔 듯함을 확인·납득할 수 있습니다

(그림 9-73).

한편,

☞ 이러한 흐름의 이해에는 림프-흐름의 독특한 흐름-여정의 이해!

즉,

✔ 얼굴(FACE)의 오른쪽 반과 오른쪽 상지(upper limb), 오른쪽 체간(trunk)에 분포된 림프관을 통해 모이고 모인 림프가

▷ '**우림프관**(오른**우**右 **림프** 대롱**관**管, **오른림프관**, right lymphatic duct)'을 통해

→ '**우쇄골하정맥**(오른**우**右 쇠사슬**쇄**鎖 뼈**골**骨 아래**하**下 고요할**정**靜 맥**맥**脈, **오른빗장밑정맥**, right subclavian vein)'으로 복귀하는 특성(그림 9-73)!

그리고,

✔ 얼굴의 왼쪽 반과 왼쪽 상지, 왼쪽 체간 및 양-다리와 왼쪽 체간에 분포된 림프관을 통해 모이고 모인 림프가

▶ '**흉관**(가슴**흉**胸 대롱**관**管, **가슴림프관**, thoracic duct)'을 거쳐,

→ '**좌쇄골하정맥**(왼**좌**左 쇠사슬**쇄**鎖 뼈**골**骨 아래**하**下 고요할**정**靜 맥**맥**脈, **왼빗장밑정맥**, left subclavian vein)'을 거쳐,

→→ '**상대정맥**(위**상**上 큰**대**大 고요할**정**靜 맥**맥**脈, **위대정맥**, superior vena cava)'으로 복귀하는 여정은 감탄을 넘어 경외감으로까지 파급되는 제-자신을 확인·인지·납득하게 됩니다(그림 9-73).

감사합니다 v _ v

"인체 심순환기의 구조와 생리" 편에서,
꼭! '숙지-기억' 해 주시면 도움이 되는 (시험준비 등) 핵심어"는요^^

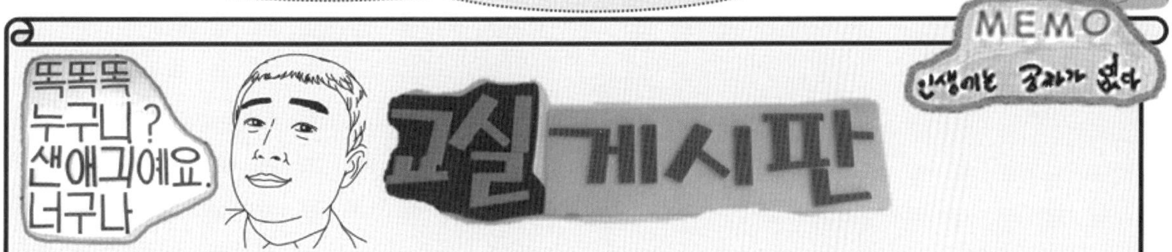

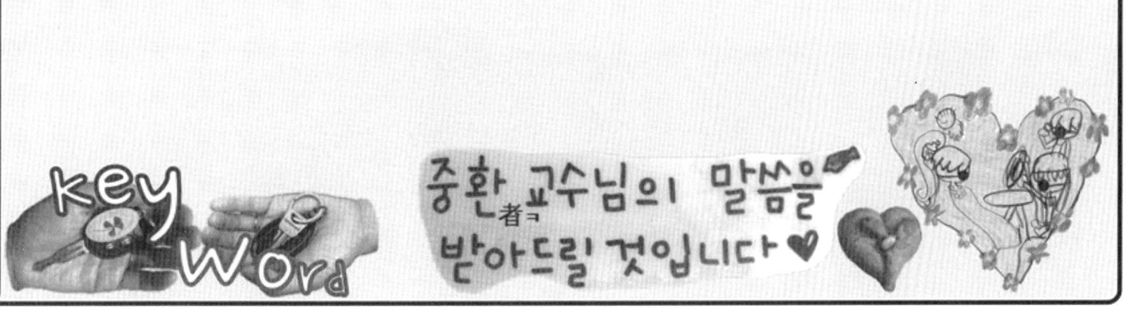

남을 여餘 흰 백白

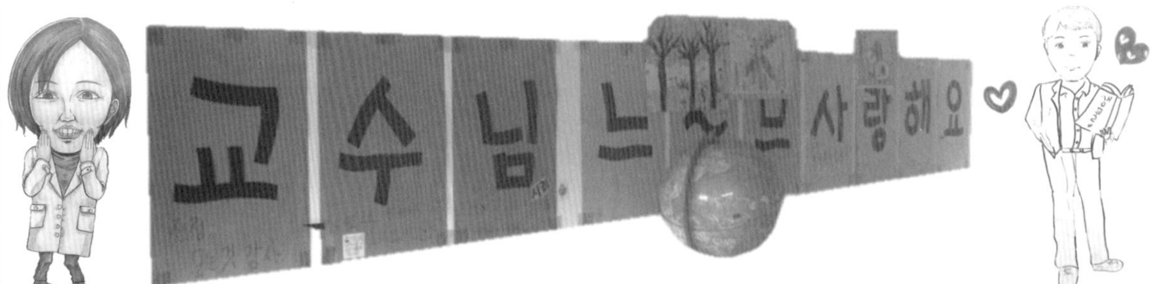

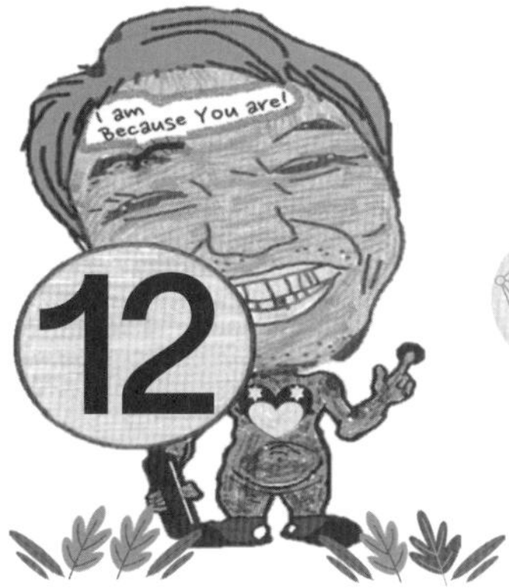

12 인체 소화기의 구조와 생리

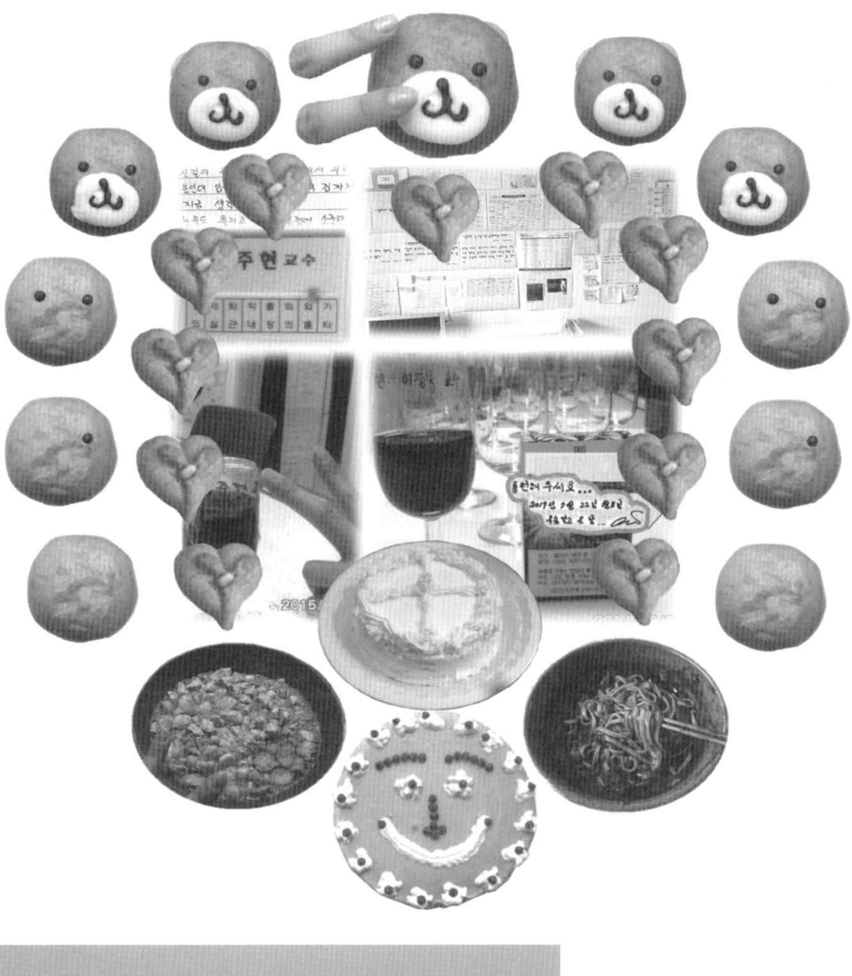

Digestive system

사라질, 꺼질 소 消 될 화 化 이을 계 系

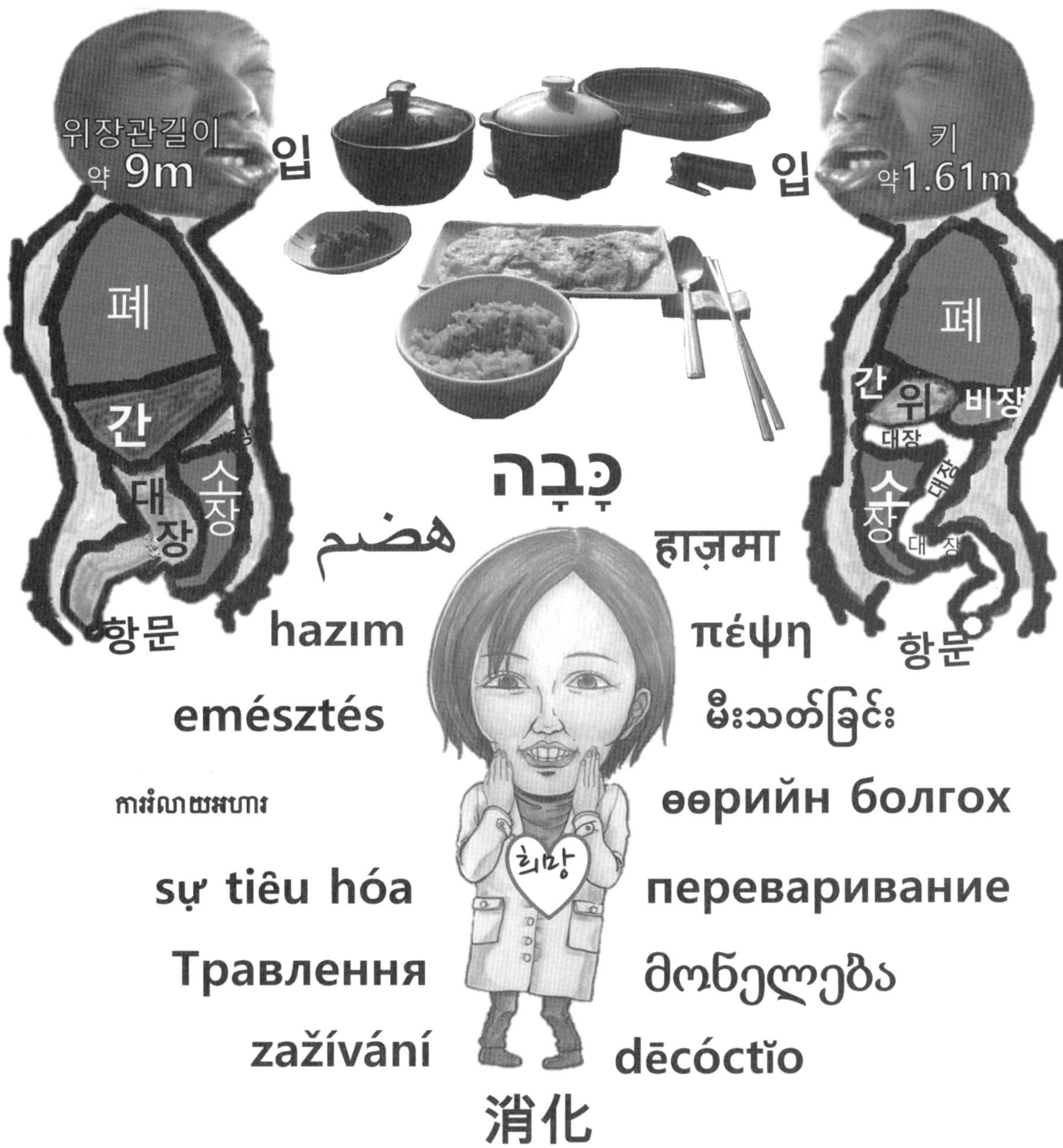

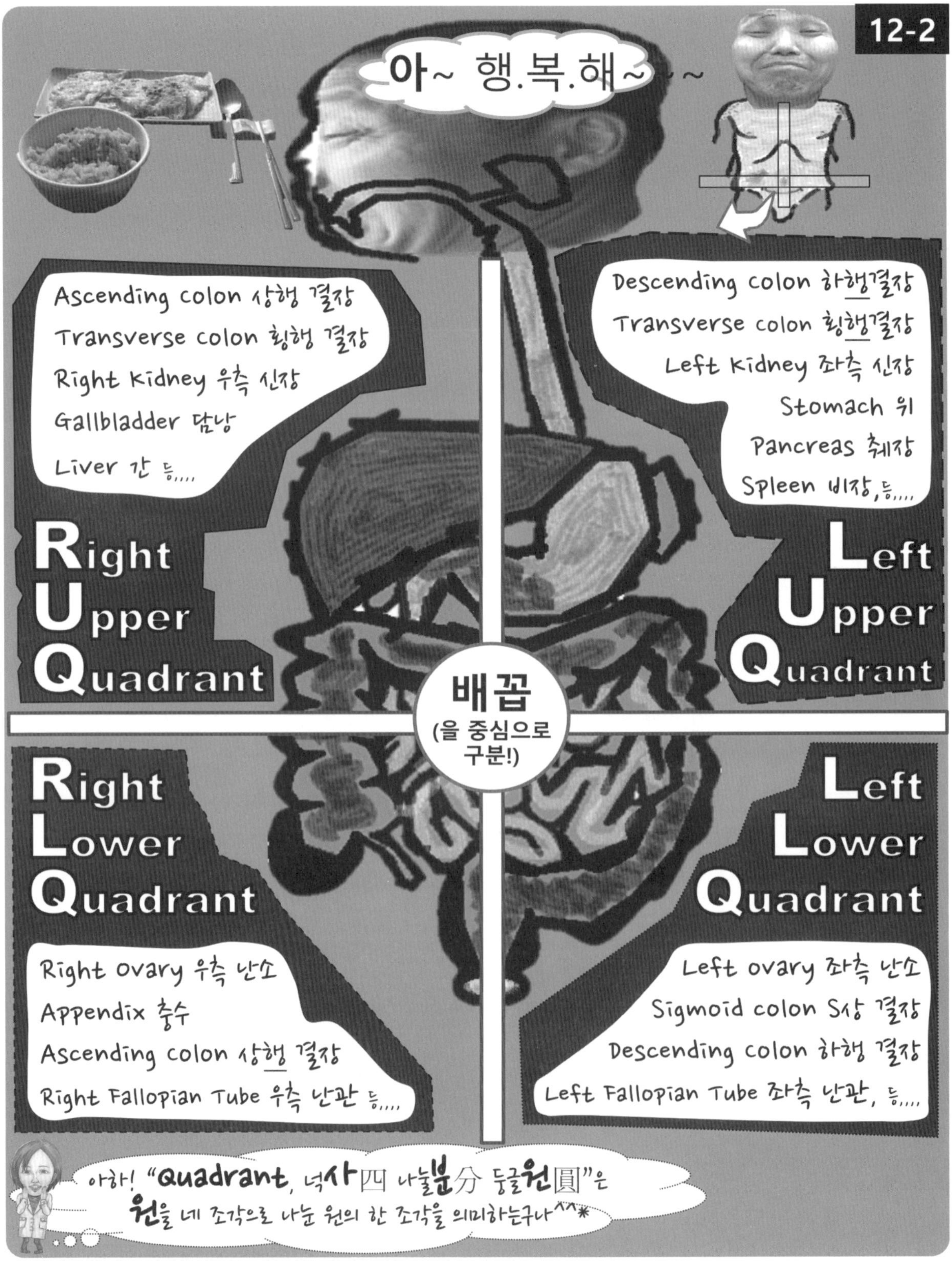
12-2
아~ 행.복.해~ ~ ~
Ascending colon 상행 결장
Transverse colon 횡행 결장
Right Kidney 우측 신장
Gallbladder 담낭
Liver 간 등,,,,
Right Upper Quadrant
Descending colon 하행결장
Transverse colon 횡행결장
Left Kidney 좌측 신장
Stomach 위
Pancreas 췌장
Spleen 비장,등,,,,
Left Upper Quadrant
배꼽 (을 중심으로 구분!)
Right Lower Quadrant
Right ovary 우측 난소
Appendix 충수
Ascending colon 상행 결장
Right Fallopian Tube 우측 난관 등,,,,
Left Lower Quadrant
Left ovary 좌측 난소
Sigmoid colon S상 결장
Descending colon 하행 결장
Left Fallopian Tube 좌측 난관, 등,,,,
아하! "Quadrant, 넉사四 나눌분分 둥글원圓"은 원을 네 조각으로 나눈 원의 한 조각을 의미하는구나^^*

12-3

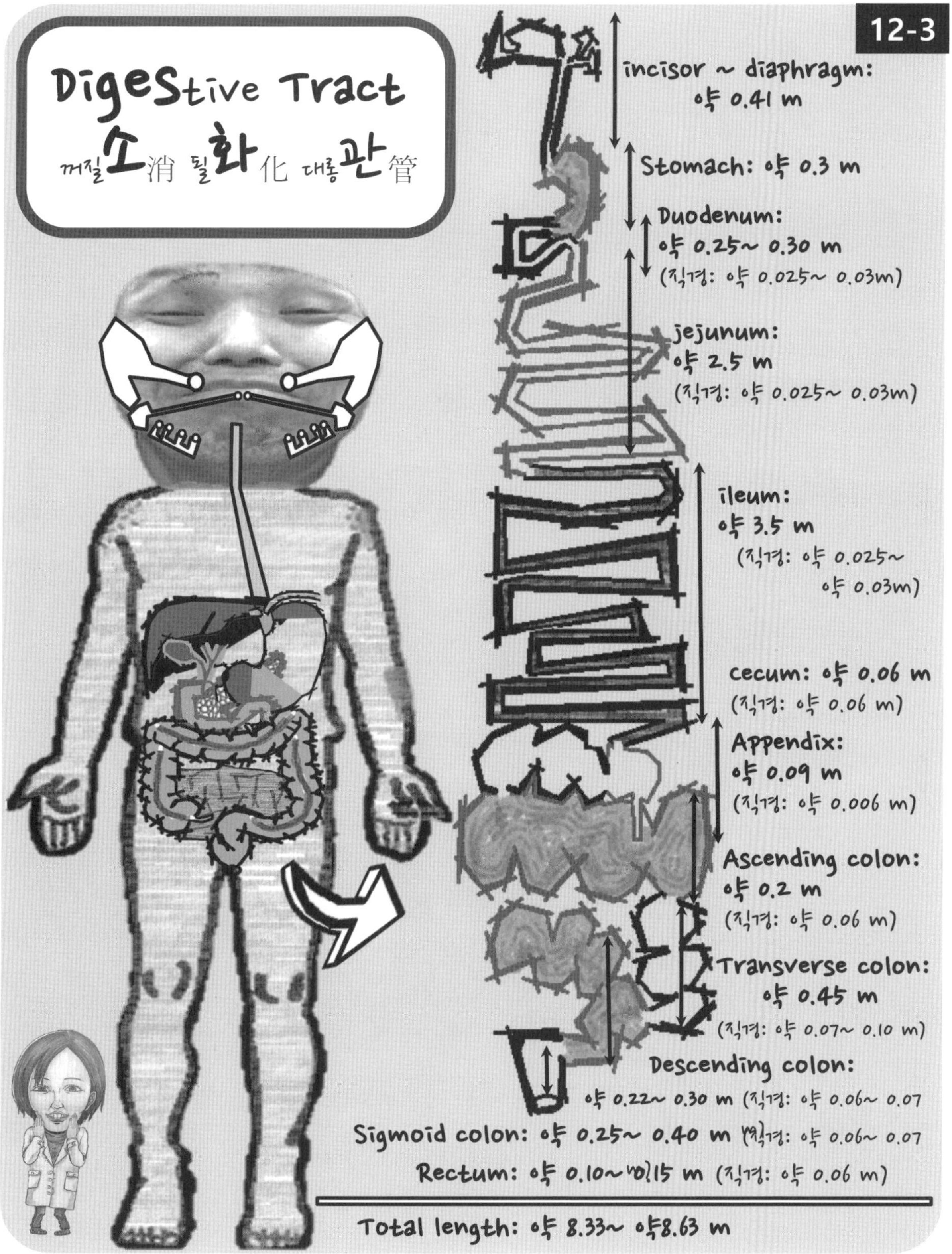
Digestive Tract
꺼질 소 消 될 화 化 대롱 관 管
incisor ~ diaphragm: 약 0.41 m
Stomach: 약 0.3 m
Duodenum: 약 0.25~ 0.30 m (직경: 약 0.025~ 0.03m)
jejunum: 약 2.5 m (직경: 약 0.025~ 0.03m)
ileum: 약 3.5 m (직경: 약 0.025~ 약 0.03m)
cecum: 약 0.06 m (직경: 약 0.06 m)
Appendix: 약 0.09 m (직경: 약 0.006 m)
Ascending colon: 약 0.2 m (직경: 약 0.06 m)
Transverse colon: 약 0.45 m (직경: 약 0.07~ 0.10 m)
Descending colon: 약 0.22~ 0.30 m (직경: 약 0.06~ 0.07
Sigmoid colon: 약 0.25~ 0.40 m (직경: 약 0.06~ 0.07
Rectum: 약 0.10~0.15 m (직경: 약 0.06 m)
Total length: 약 8.33~ 약8.63 m

12-4

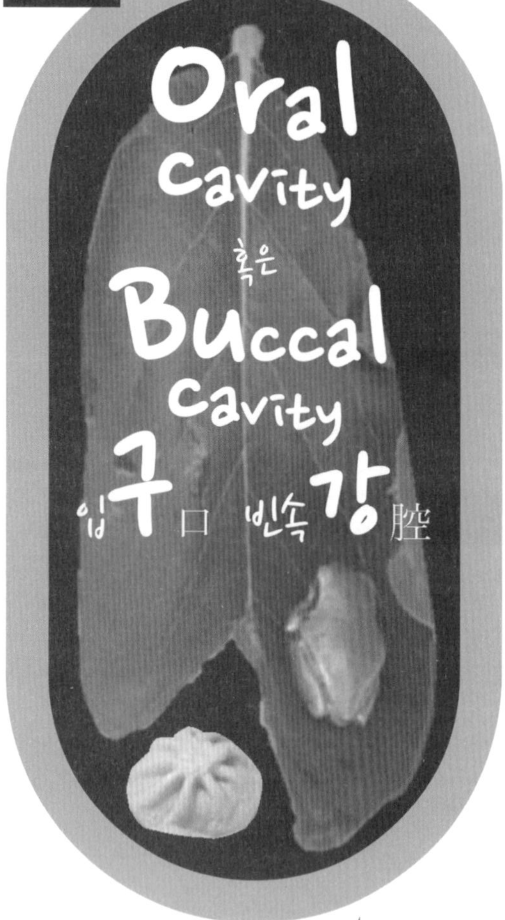

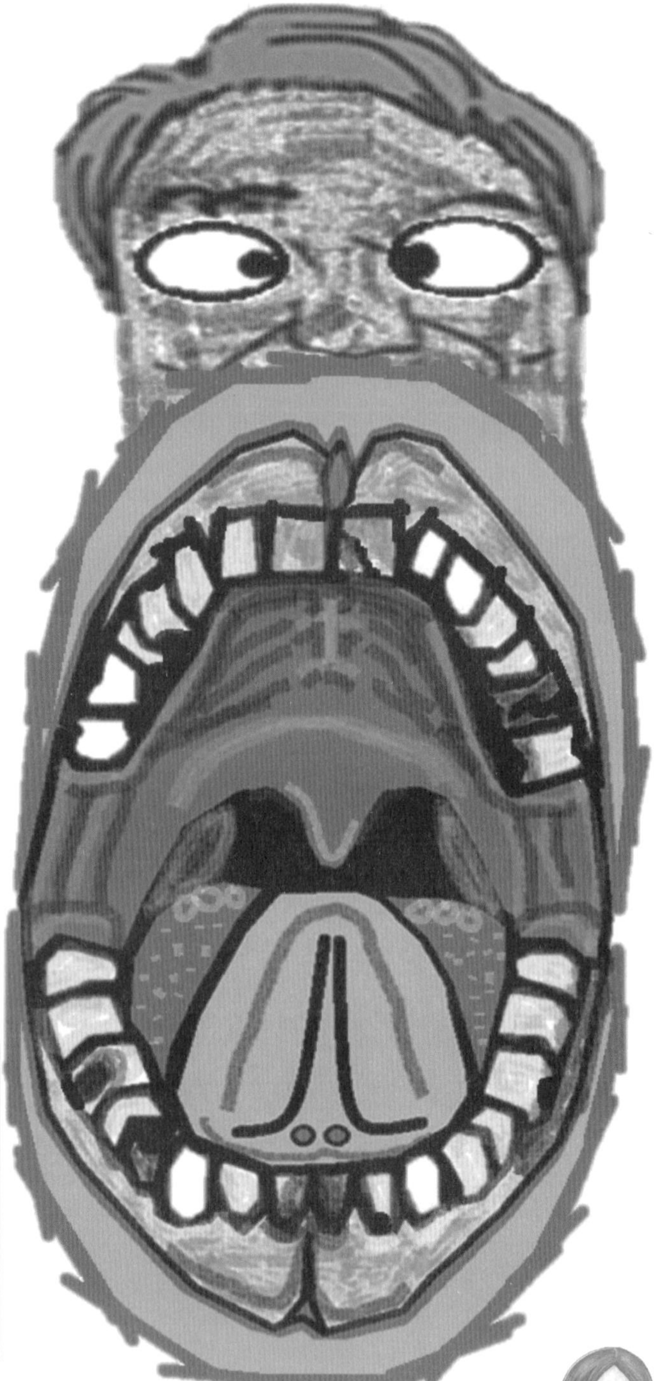

입! 더욱 꾸~욱~ 다물고요…. (입 열면 다쳐요 v_v 특히,,,, 오후 네 시쯤 엔,,,, 입구口 냄새취臭 ^^* ㅋ)

항상(항恒) 따스한(온溫) 체온(體溫) ☞ 약 36.5°C 인큐베이터^^

아하! 라틴어 "Bucca"는 뺨(cheek, 뺨협頰)을 의미하는구나^^*

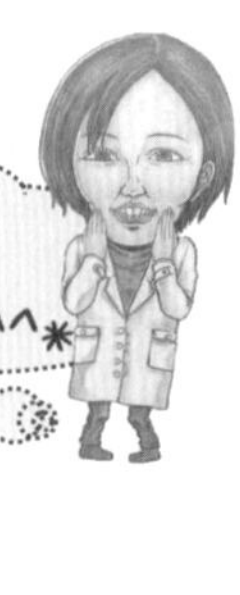

12-5

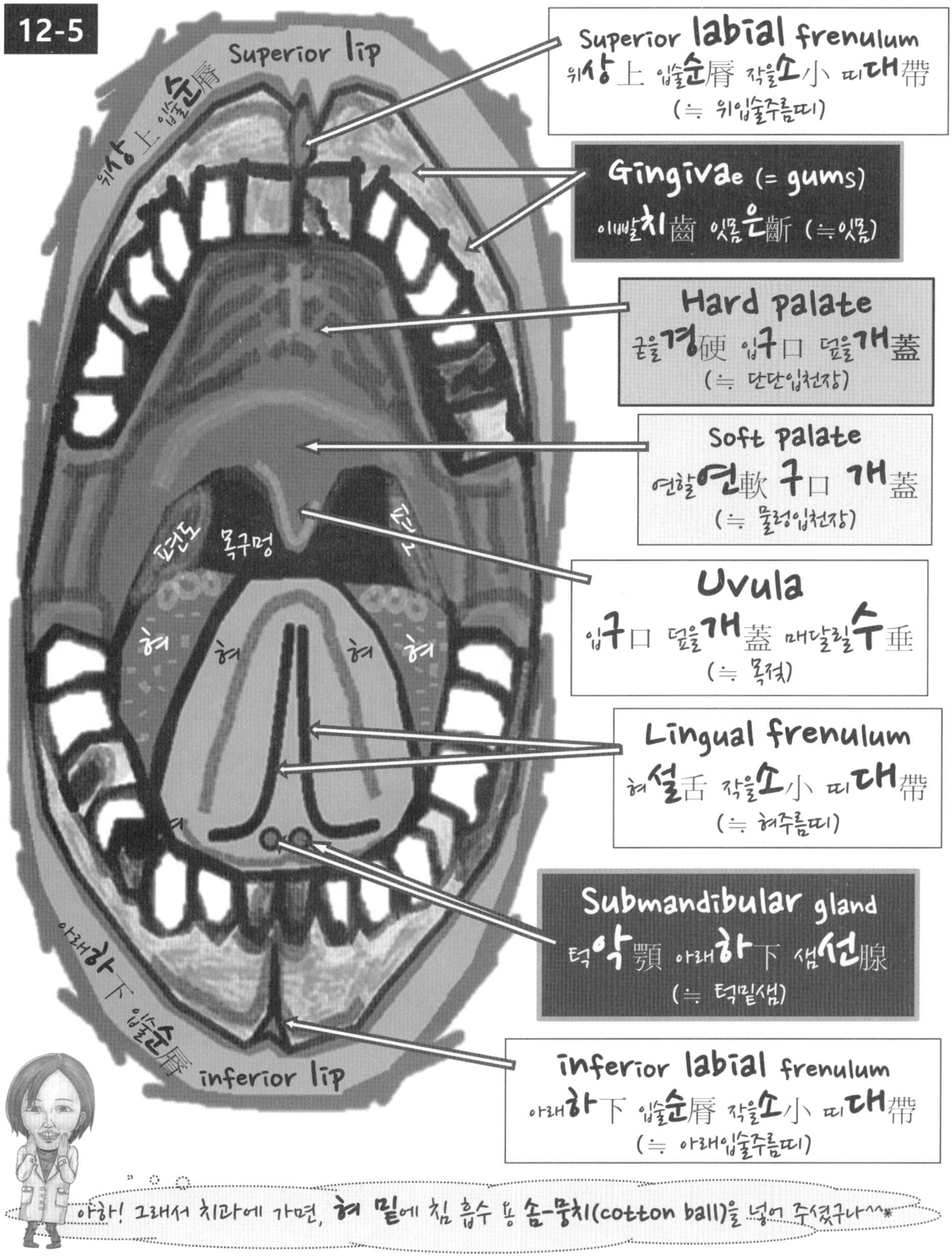
Superior lip
위상上 입술순脣
Superior labial frenulum
위상上 입술순脣 작을소小 띠대帶
(≒ 위입술주름띠)
Gingivae (= gums)
이빨치齒 잇몸은齗 (≒잇몸)
Hard palate
굳을경硬 입구口 덮을개蓋
(≒ 단단입천장)
Soft palate
연할연軟 구口 개蓋
(≒ 물렁입천장)
편도
목구멍
Uvula
입구口 덮을개蓋 매달릴수垂
(≒ 목젖)
혀
혀
혀
혀
Lingual frenulum
혀설舌 작을소小 띠대帶
(≒ 혀주름띠)
Submandibular gland
턱악顎 아래하下 샘선腺
(≒ 턱밑샘)
아래하下 입술순脣
inferior lip
inferior labial frenulum
아래하下 입술순脣 작을소小 띠대帶
(≒ 아래입술주름띠)
아하! 그래서 치과에 가면, 혀 밑에 침 흡수 용 솜-뭉치(cotton ball)을 넣어 주셨구나^^*

12-6 Teeth 이빨 치 齒 어금니 아 牙 들

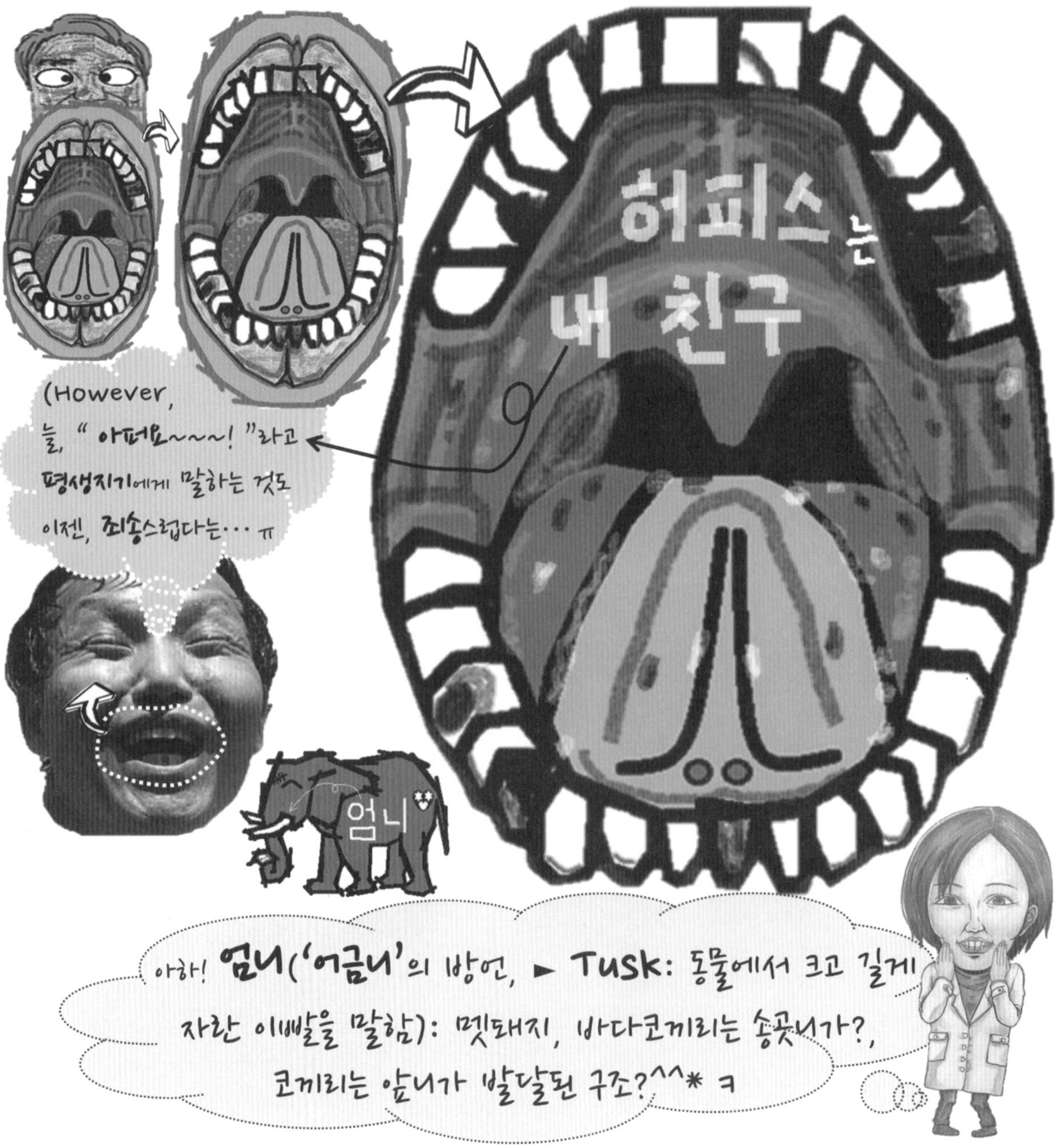

12-7

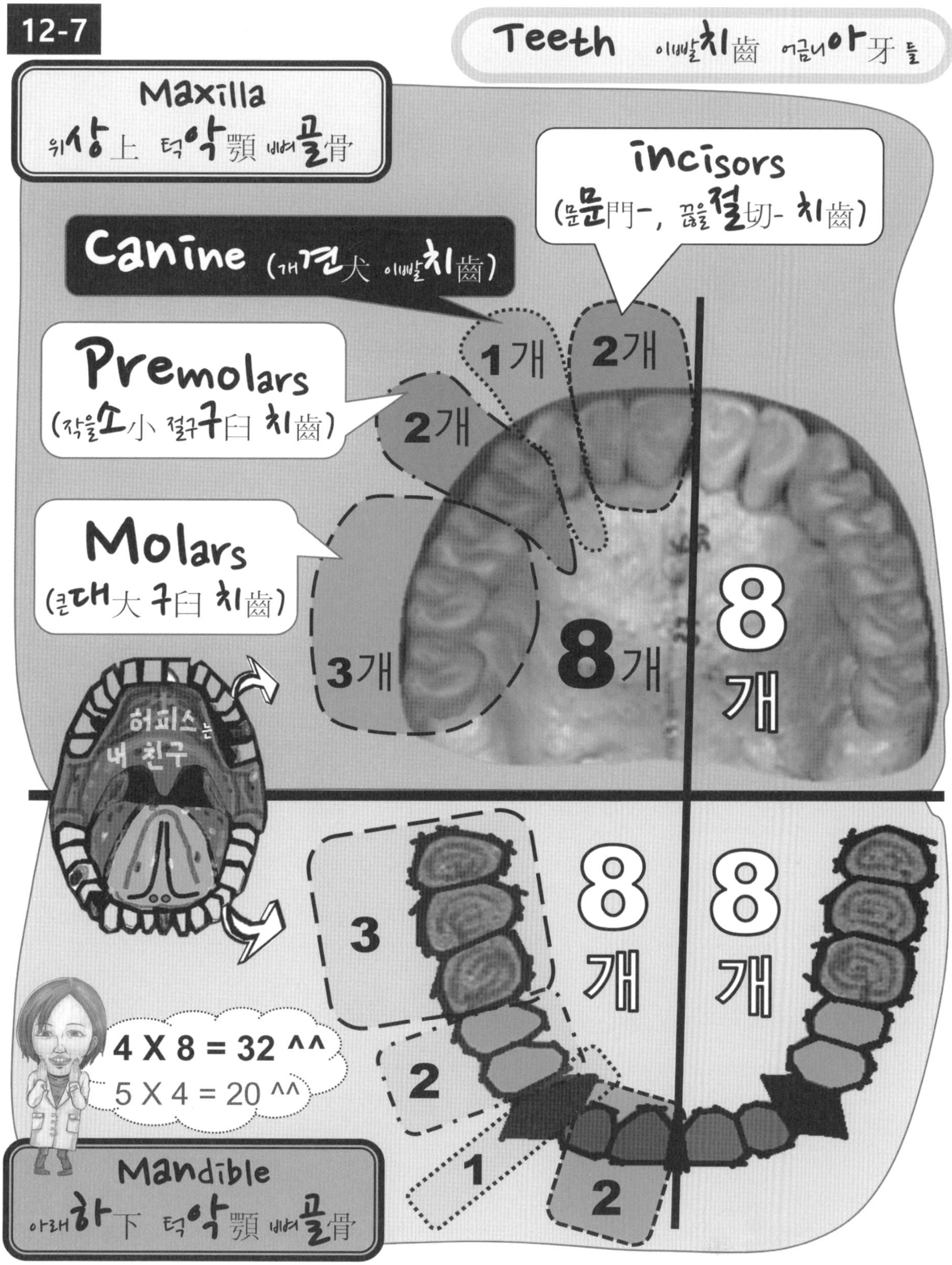
Teeth 이빨치齒 어금니아牙 들
Maxilla
위상上 턱악顎 뼈골骨
Incisors
(문문門-, 끊을절切- 치齒)
Canine (개견犬 이빨치齒)
Premolars
(작을소小 절구구臼 치齒)
Molars
(큰대大 구臼 치齒)
1개
2개
2개
3개
8개
8
개
허피스는
내 친구
3
8
개
8
개
2
1
2
4 X 8 = 32 ^^
5 X 4 = 20 ^^
Mandible
아래하下 턱악顎 뼈골骨

12-8

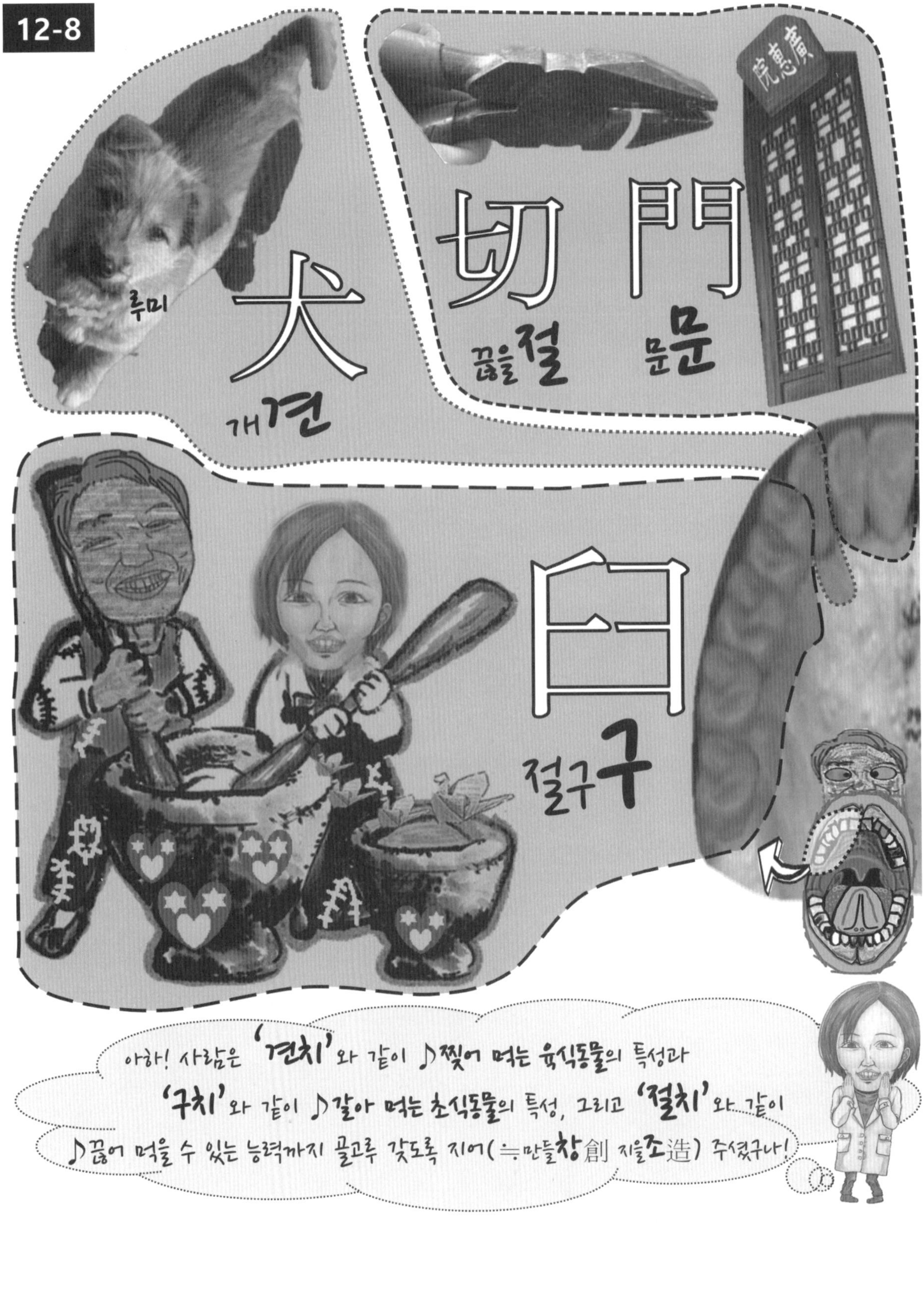
루미
犬
개견
切
끊을절
門
문문
臼
절구구
아하! 사람은 '견치'와 같이 ♪찢어 먹는 육식동물의 특성과
'구치'와 같이 ♪갈아 먹는 초식동물의 특성, 그리고 '절치'와 같이
♪끊어 먹을 수 있는 능력까지 골고루 갖도록 지어(≒만들창創 지을조造) 주셨구나!

12-9

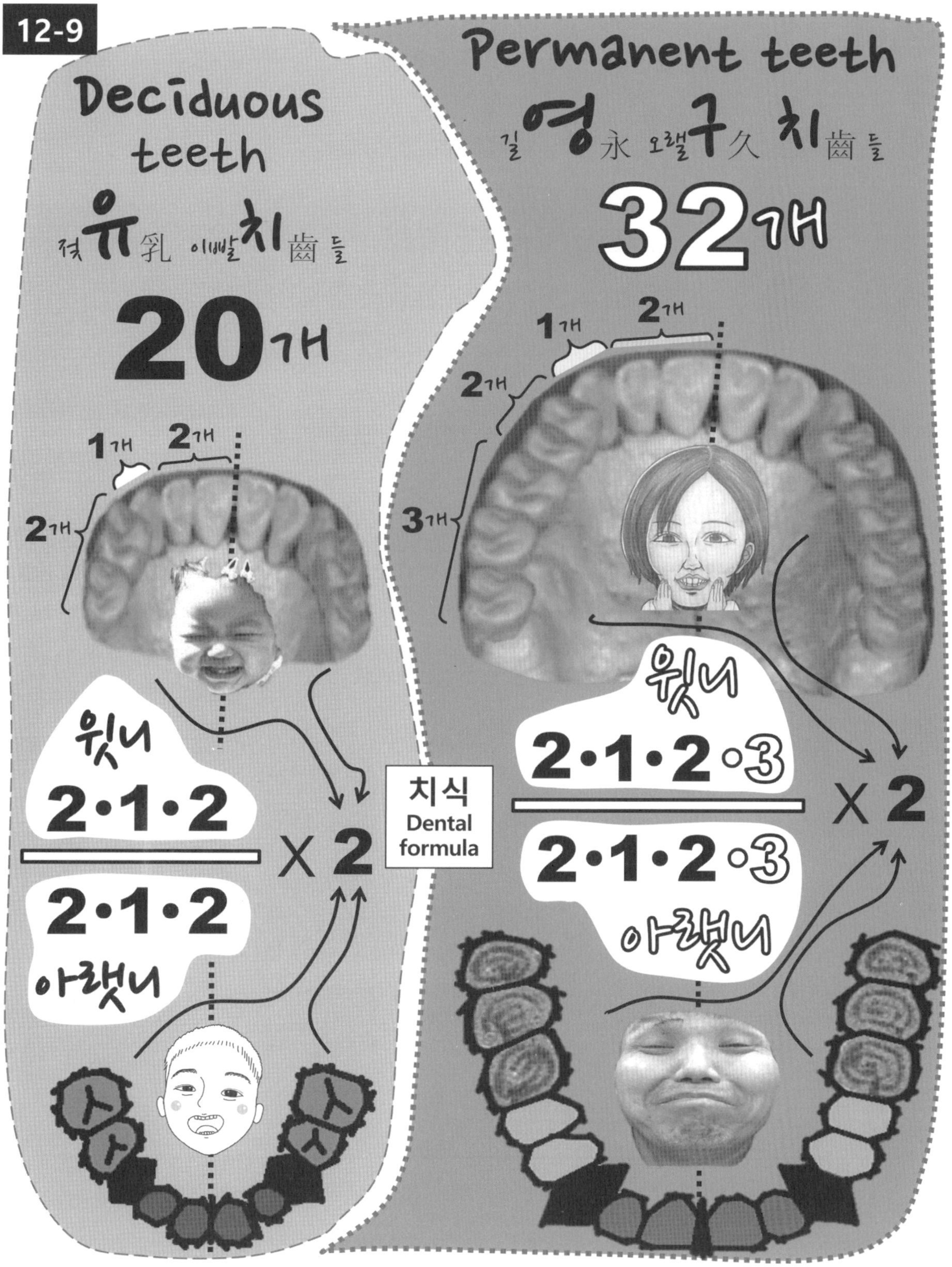
Deciduous teeth
젖유乳 이빨치齒 들
20개
1개
2개
2개
윗니
2·1·2
2·1·2
아랫니
X 2
치식
Dental formula
Permanent teeth
길영永 오랠구久 치齒 들
32개
1개
2개
2개
3개
윗니
2·1·2·3
2·1·2·3
아랫니
X 2

12-10 Deciduous (≒ milk) teeth

젖 유乳 이빨 치齒 들

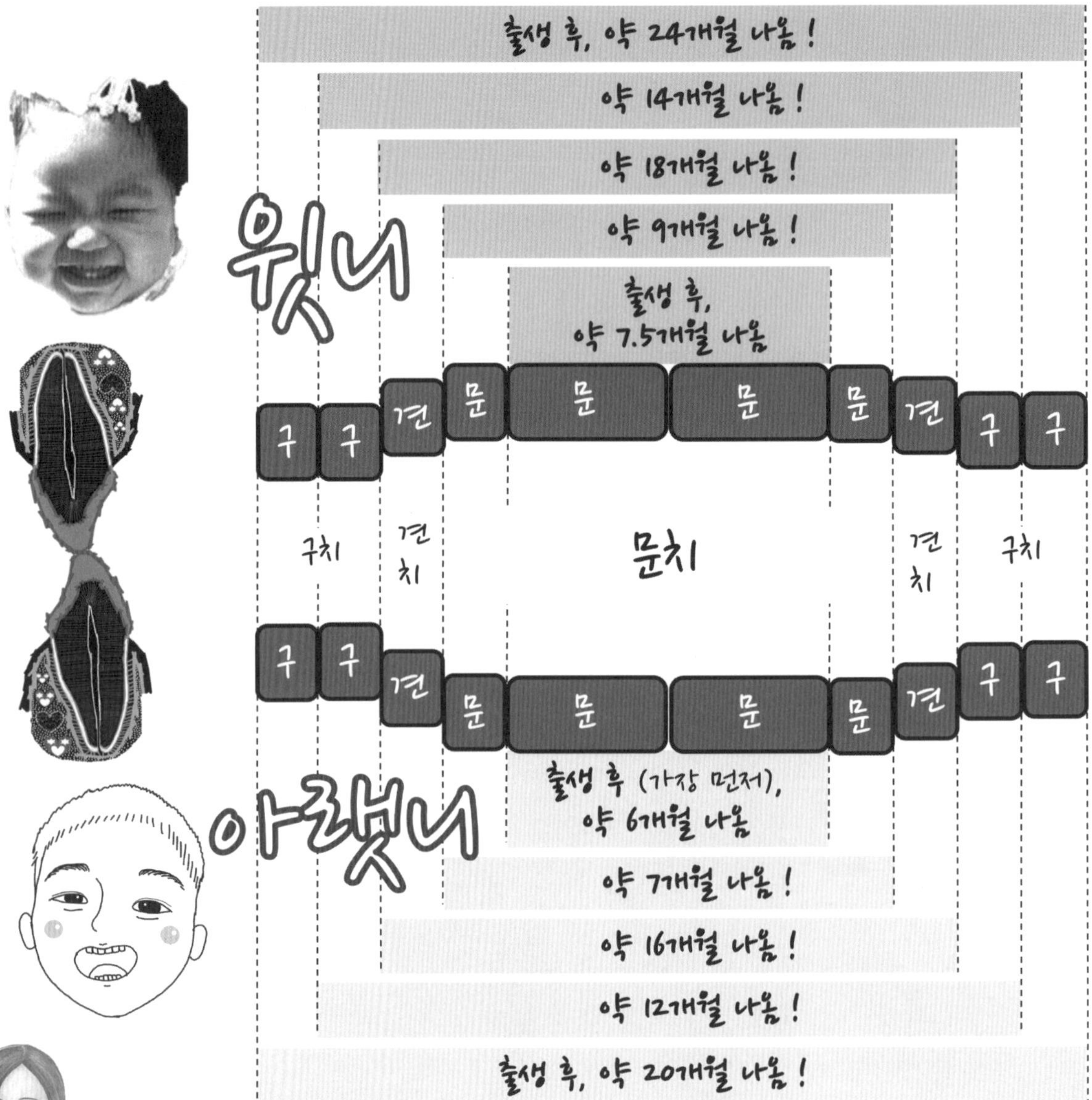

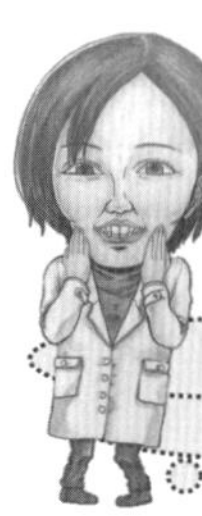

아하! 각각 대조를 이루는 치아에서 모두 아랫니가 먼저 나오는 구나^^
(그렇지만, 아가에 따라 예외도^^)

12-11 permanent teeth 길영永 오랠구久 이빨치齒 들

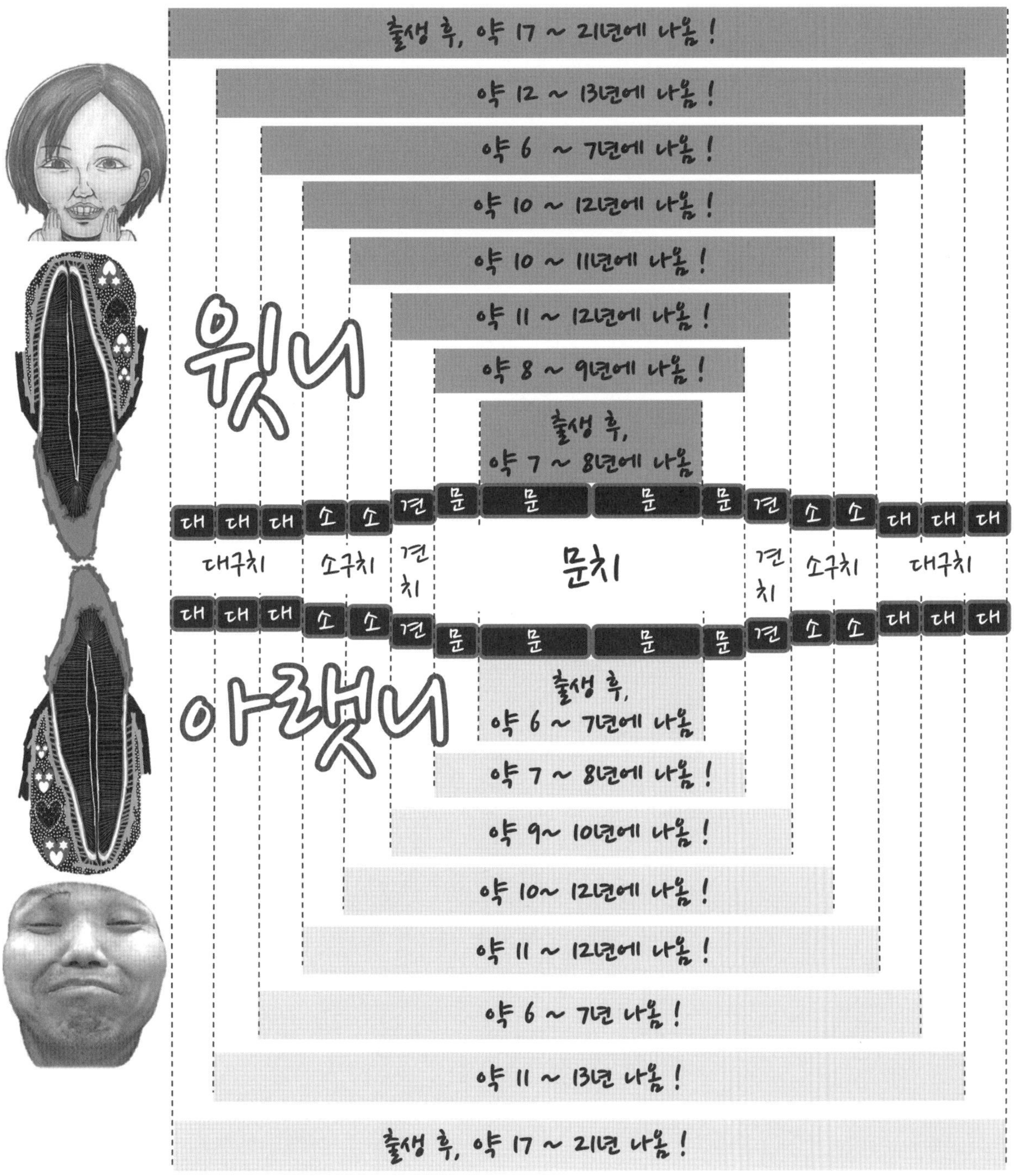

12-12

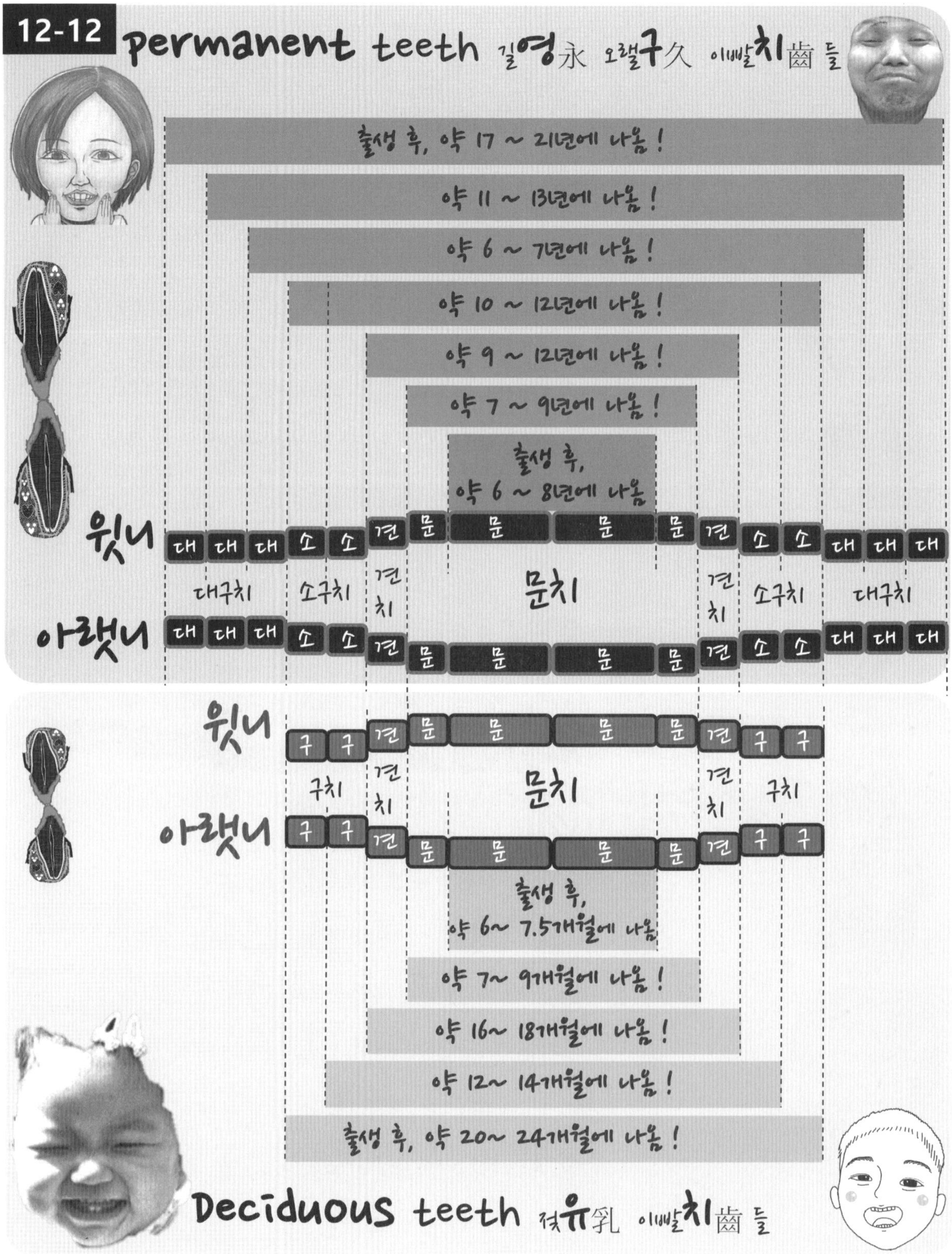
permanent teeth 길영永 오랠구久 이빨치齒 들
출생 후, 약 17 ~ 21년에 나옴!
약 11 ~ 13년에 나옴!
약 6 ~ 7년에 나옴!
약 10 ~ 12년에 나옴!
약 9 ~ 12년에 나옴!
약 7 ~ 9년에 나옴!
출생 후, 약 6 ~ 8년에 나옴
윗니
대 대 대 소 소 견 문 문 문 문 견 소 소 대 대 대
대구치 소구치 견치 문치 견치 소구치 대구치
아랫니
대 대 대 소 소 견 문 문 문 문 견 소 소 대 대 대
윗니
구 구 견 문 문 문 문 견 구 구
구치 견치 문치 견치 구치
아랫니
구 구 견 문 문 문 문 견 구 구
출생 후, 약 6~ 7.5개월에 나옴
약 7~ 9개월에 나옴!
약 16~ 18개월에 나옴!
약 12~ 14개월에 나옴!
출생 후, 약 20~ 24개월에 나옴!
Deciduous teeth 젖유乳 이빨치齒 들

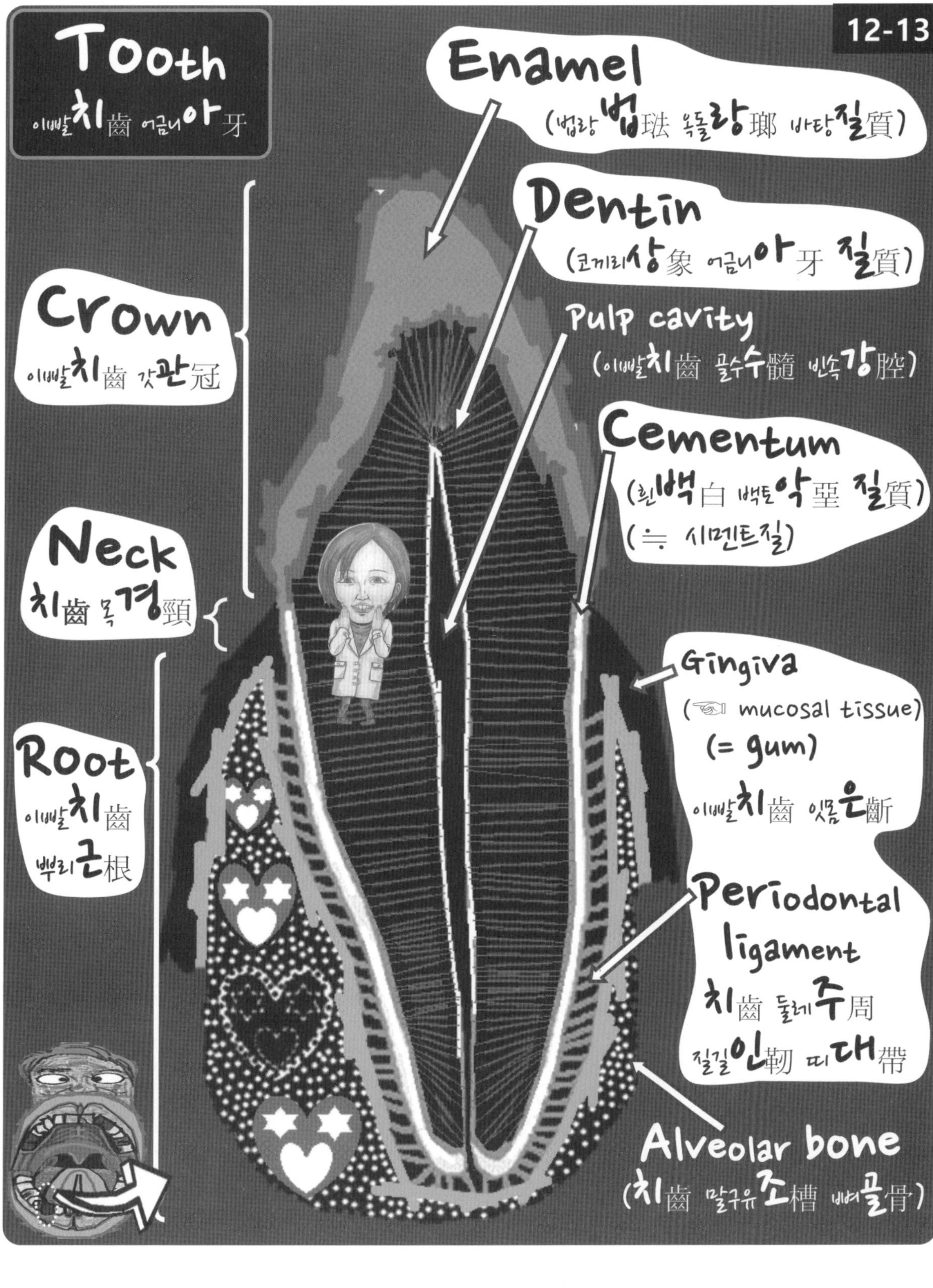
12-13
Tooth
이빨치齒 어금니아牙
Enamel
(법랑법琺 옥돌랑瑯 바탕질質)
Dentin
(코끼리상象 어금니아牙 질質)
Pulp cavity
(이빨치齒 골수수髓 빈속강腔)
Cementum
(흰백白 백토악堊 질質)
(≒ 시멘트질)
Crown
이빨치齒 갓관冠
Neck
치齒 목경頸
Root
이빨치齒
뿌리근根
Gingiva
(☞ mucosal tissue)
(= gum)
이빨치齒 잇몸은齦
Periodontal ligament
치齒 둘레주周
질길인靭 띠대帶
Alveolar bone
(치齒 말구유조槽 뼈골骨)

12-14

Enamel

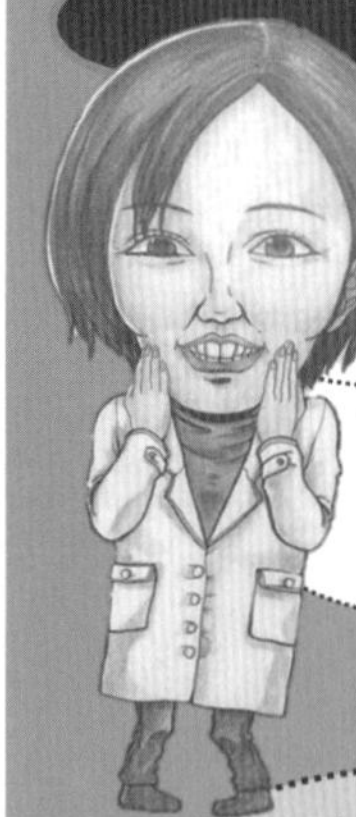

: 법琺 랑瑯 질質, 혹은

모래 사沙 그릇 기器 질質,

유리 유琉 유리 리璃 바탕 질質이라고도 하는

에나멜질: 강도가 암석인 ☞ "석영"에 버금가며,

► 인체에서 가장 강한 조직!, 신경-분포가 없기에

음식을 씹을 수 있구나^^*

강도는 에나멜질 >> 상아질 > 시멘트질 ^^*

법랑: '광석' + '규석(= 석영)' + '석회석' + '고령토'를 섞어 만든

유약을 초벌 도자기에 발라, 불 가마에

구우면 윤기가 나고 물이 스며들지않도록

단단한 자기를 만드는 공법 ?^^*

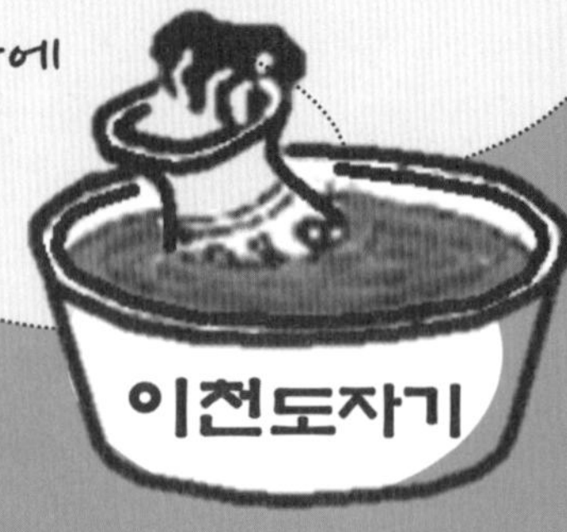

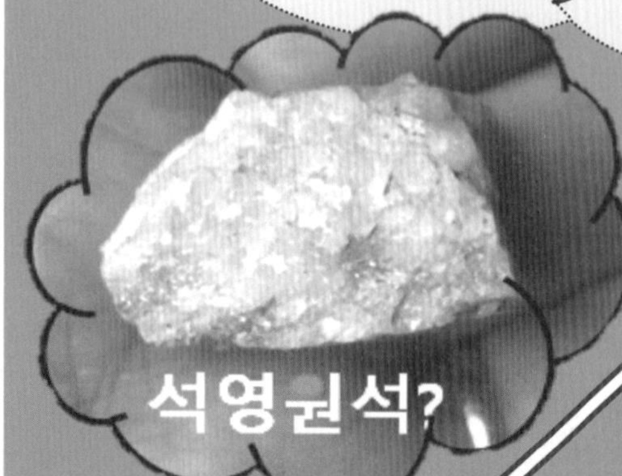

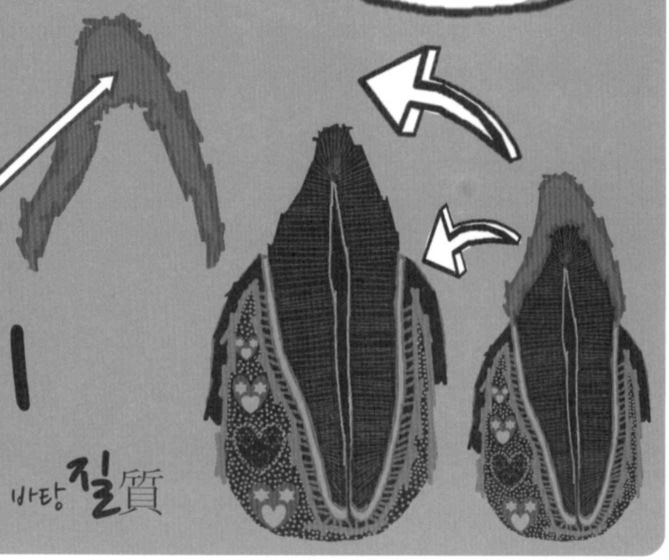

Enamel

법랑 법琺 옥돌 랑瑯 바탕 질質

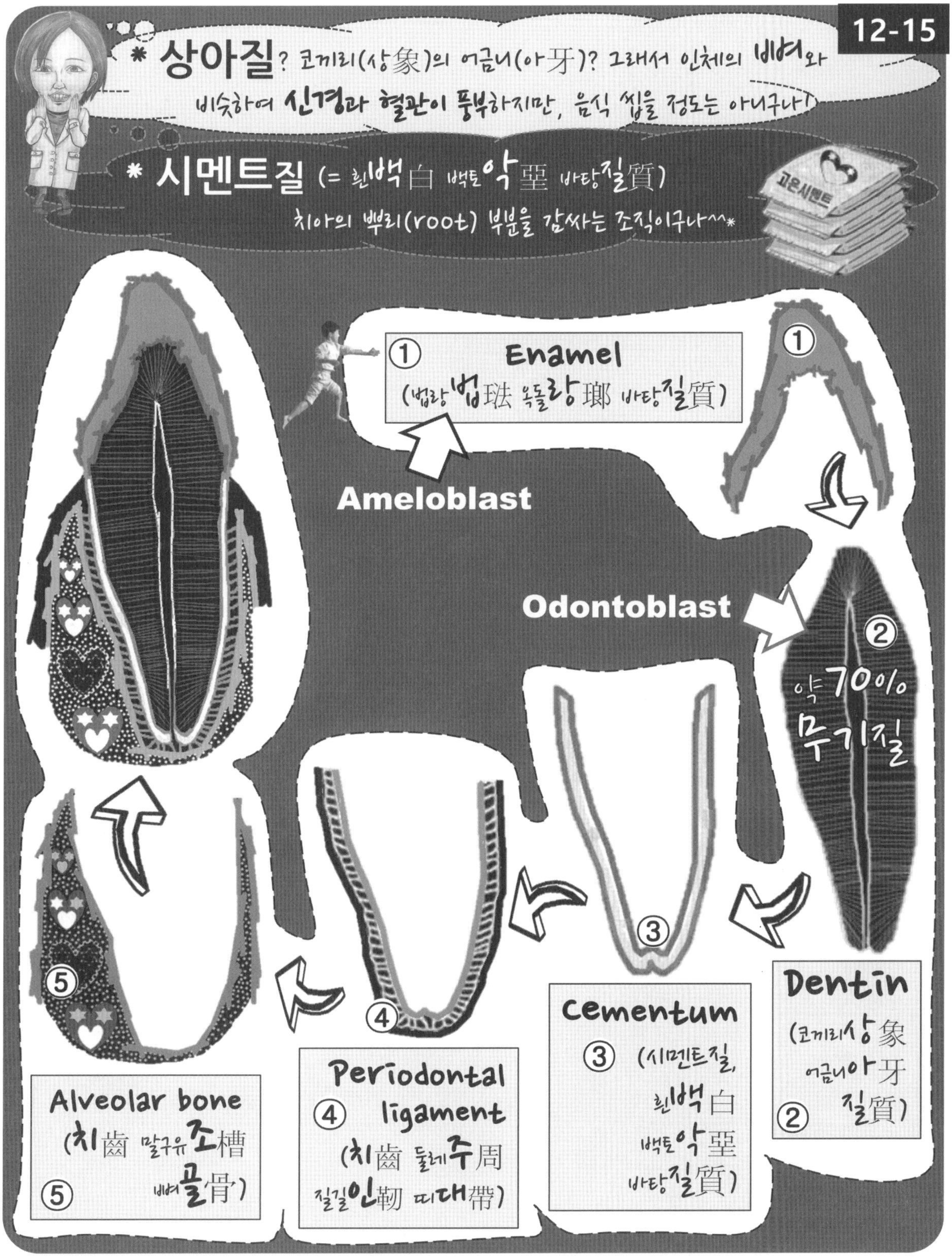
12-15
* 상아질? 코끼리(상象)의 어금니(아牙)? 그래서 인체의 뼈와
비슷하여 신경과 혈관이 풍부하지만, 음식 씹을 정도는 아니구나!
* 시멘트질 (= 흰백白 백토악堊 바탕질質)
치아의 뿌리(root) 부분을 감싸는 조직이구나^^*
고은시멘트
① Enamel
(법랑법琺 옥돌랑瑯 바탕질質)
Ameloblast
①
Odontoblast
②
약 70%
무기질
③
④
⑤
Dentin
(코끼리상象
어금니아牙
② 질質)
Cementum
③ (시멘트질,
흰백白
백토악堊
바탕질質)
Periodontal
④ ligament
(치齒 둘레주周
질길인靭 띠대帶)
Alveolar bone
(치齒 말구유조槽
⑤ 뼈골骨)

12-16

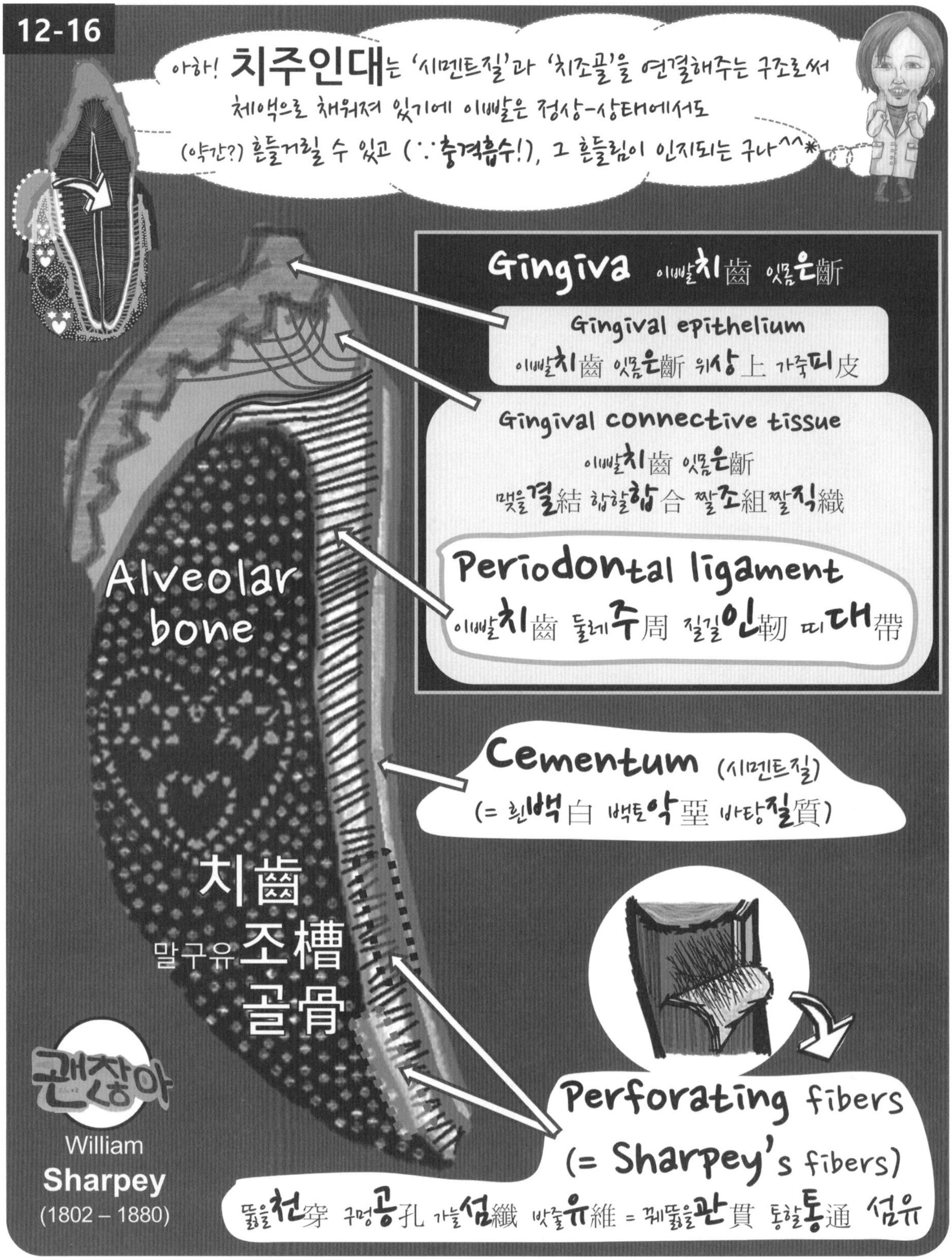
아하! 치주인대는 '시멘트질'과 '치조골'을 연결해주는 구조로써
체액으로 채워져 있기에 이빨은 정상-상태에서도
(약간?) 흔들거릴 수 있고 (∵충격흡수!), 그 흔들림이 인지되는 구나^^*
Gingiva 이빨치齒 잇몸은齗
Gingival epithelium
이빨치齒 잇몸은齗 위상上 가죽피皮
Gingival connective tissue
이빨치齒 잇몸은齗
맺을결結 합할합合 짤조組 짤직織
Periodontal ligament
이빨치齒 둘레주周 질길인靭 띠대帶
Alveolar bone
치齒
말구유조槽
골骨
Cementum (시멘트질)
(= 흰백白 백토악堊 바탕질質)
Perforating fibers
(= Sharpey's fibers)
뚫을천穿 구멍공孔 가늘섬纖 밧줄유維 = 꿰뚫을관貫 통할통通 섬유
괜찮아
William
Sharpey
(1802 – 1880)

12-17 pulp cavity 이빨치齒 골수수髓 빈속강腔

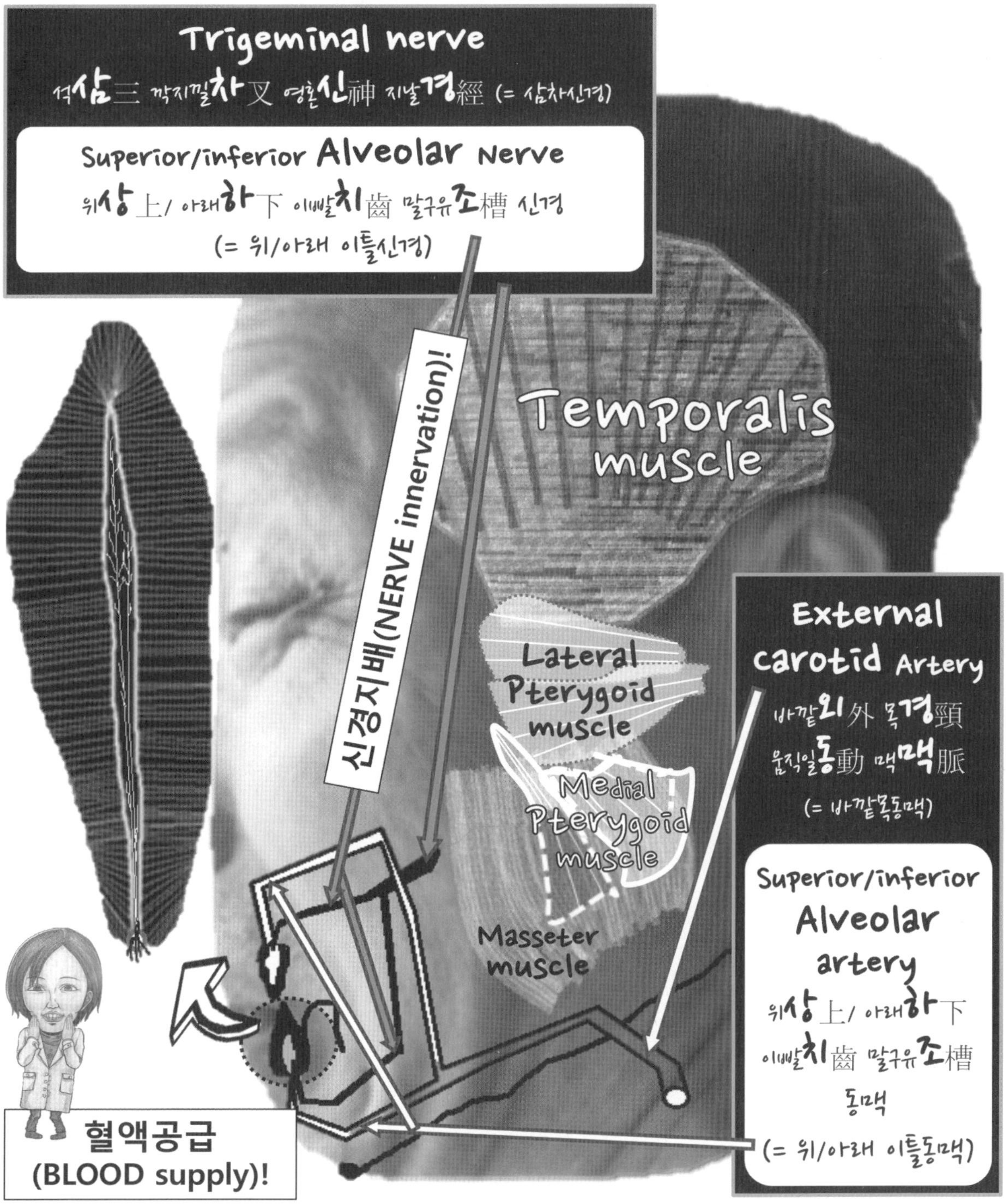

12-18 Lingula / Glossa

혀 설 舌

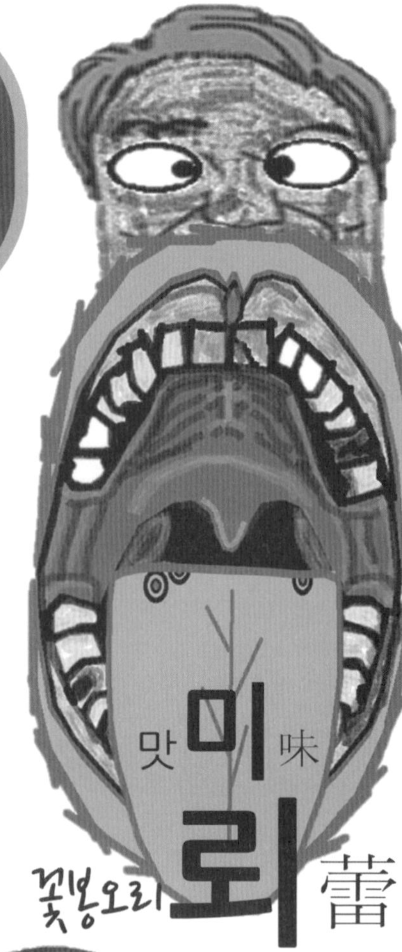

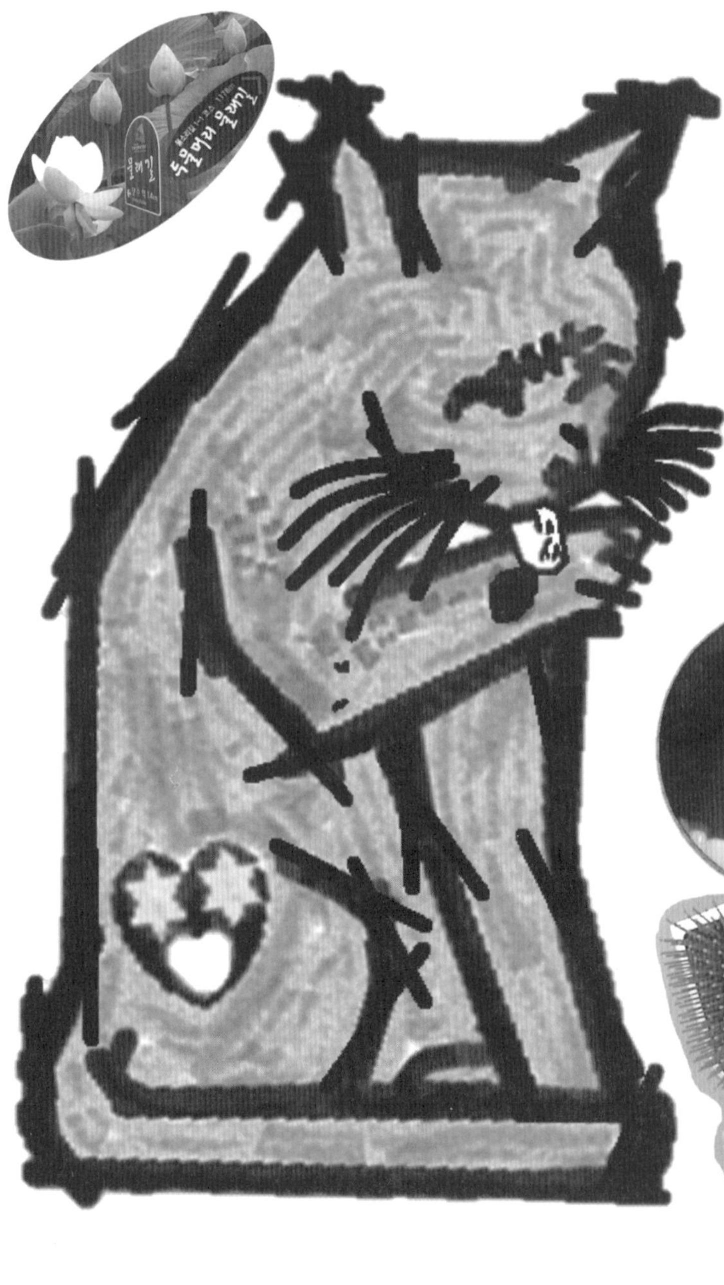

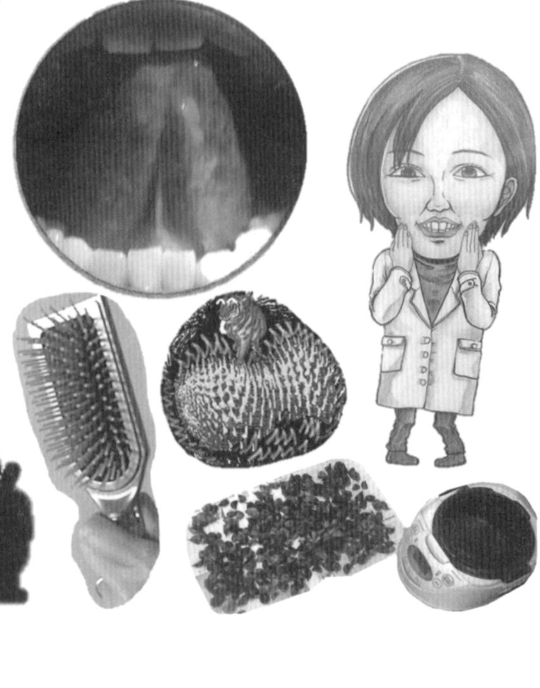

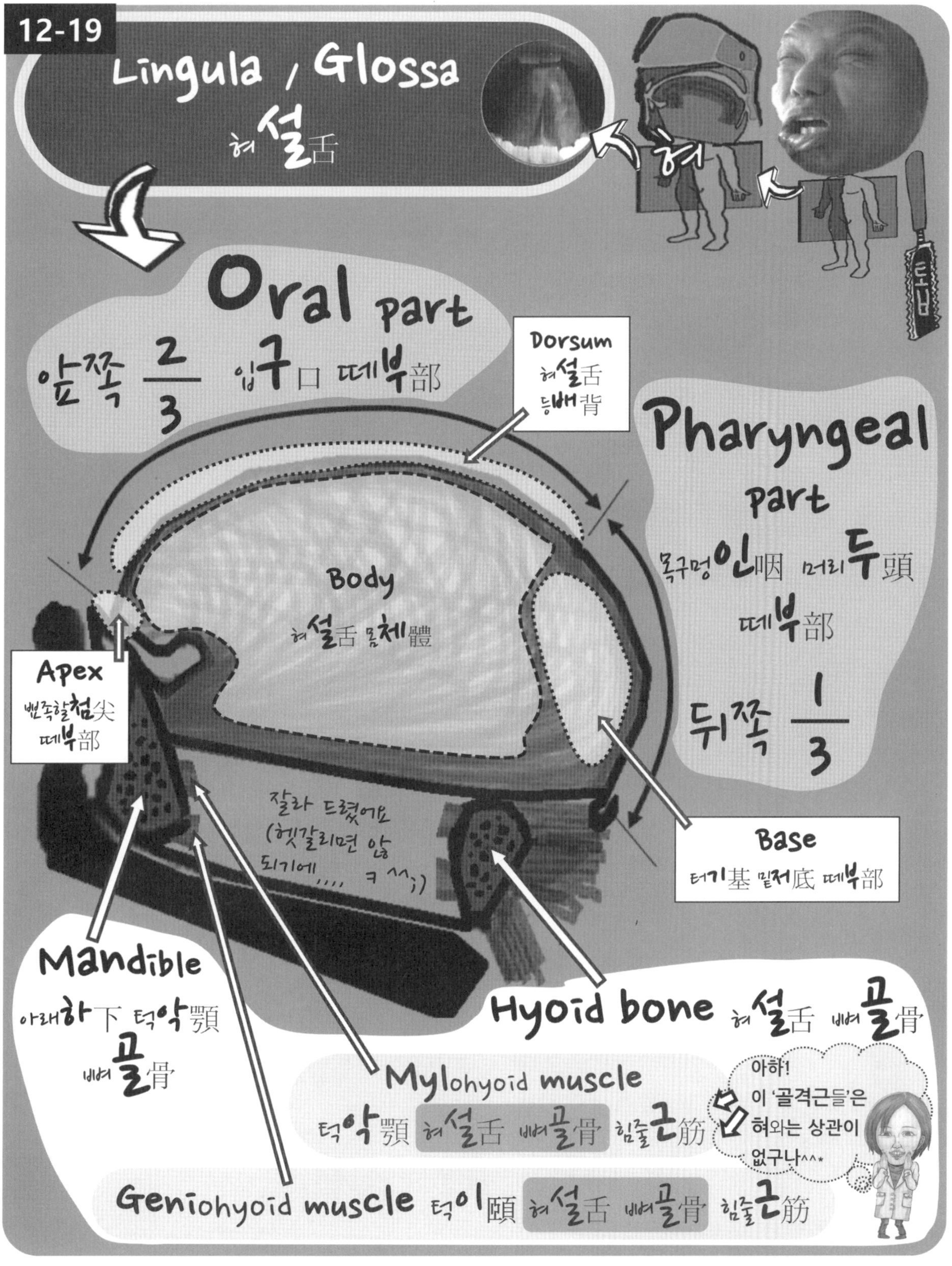
12-19
Lingula / Glossa
혀설舌
혀
Oral part
앞쪽 2/3 입구口 떼부部
Dorsum
혀설舌
등배背
Pharyngeal part
목구멍인咽 머리두頭 떼부部
뒤쪽 1/3
Body
혀설舌 몸체體
Apex
뾰족할첨尖 떼부部
잘라 드렸어요
(헷갈리면 안 되기에,,,, ㅋ ^^;)
Base
터기基 밑저底 떼부部
Mandible
아래하下 턱악顎 뼈골骨
Hyoid bone 혀설舌 뼈골骨
Mylohyoid muscle
턱악顎 혀설舌 뼈골骨 힘줄근筋
Geniohyoid muscle 턱이頤 혀설舌 뼈골骨 힘줄근筋
아하!
이 '골격근들'은
혀와는 상관이
없구나^^*

12-20 Lingual Muscles

혀 설舌 힘줄 근筋

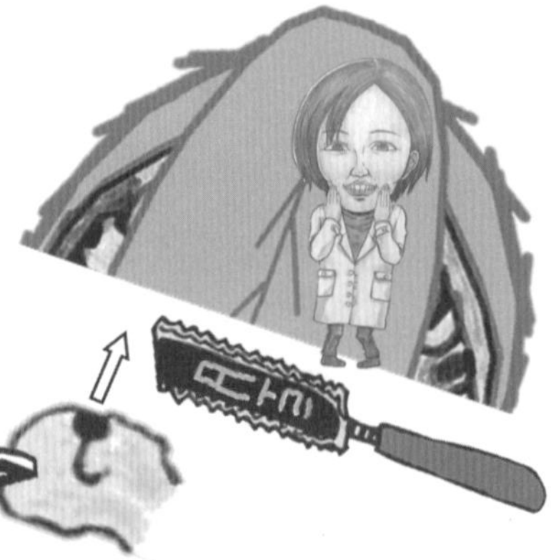

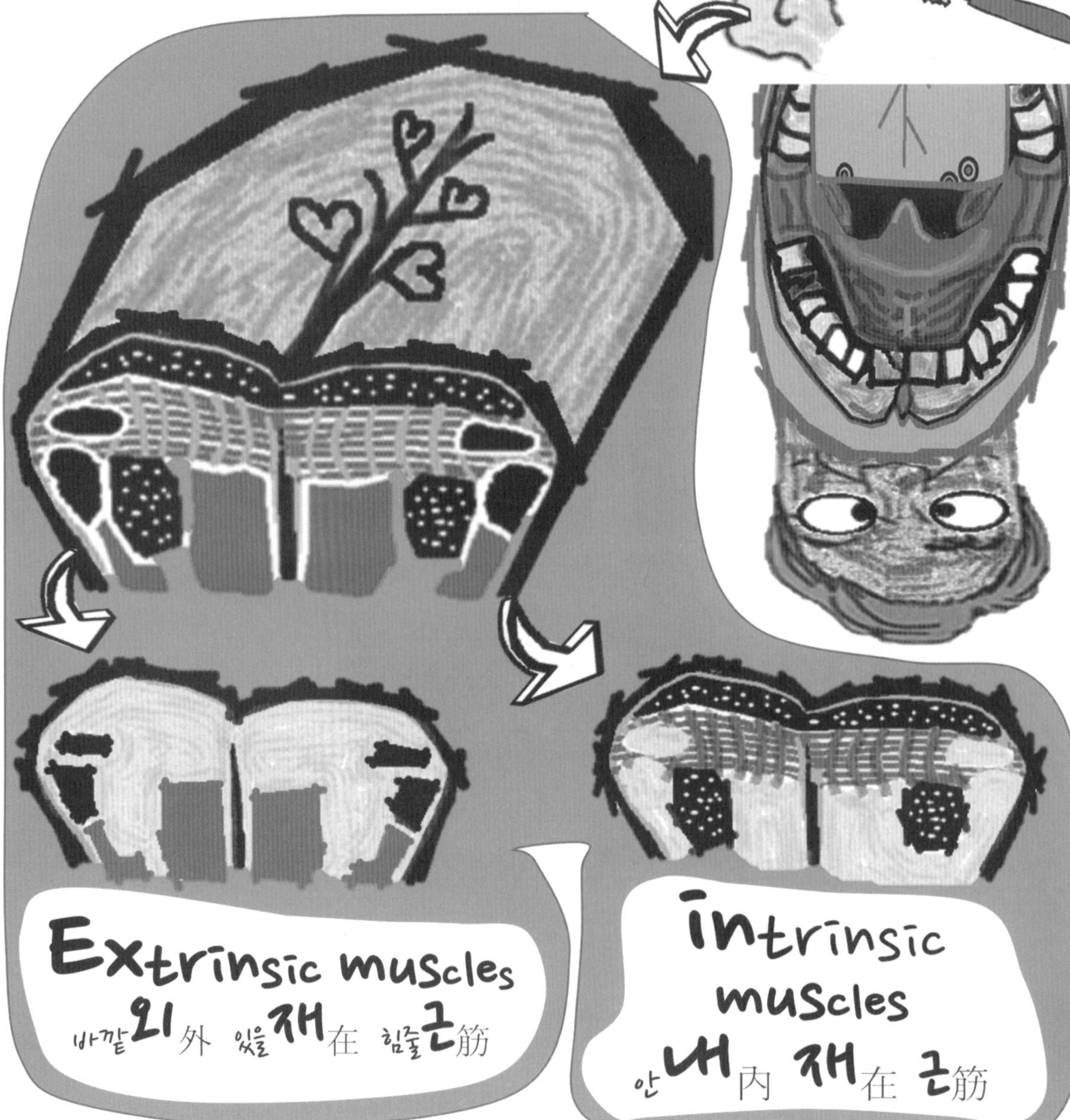

12-21 Lingual muscles 혀설舌 힘줄근筋

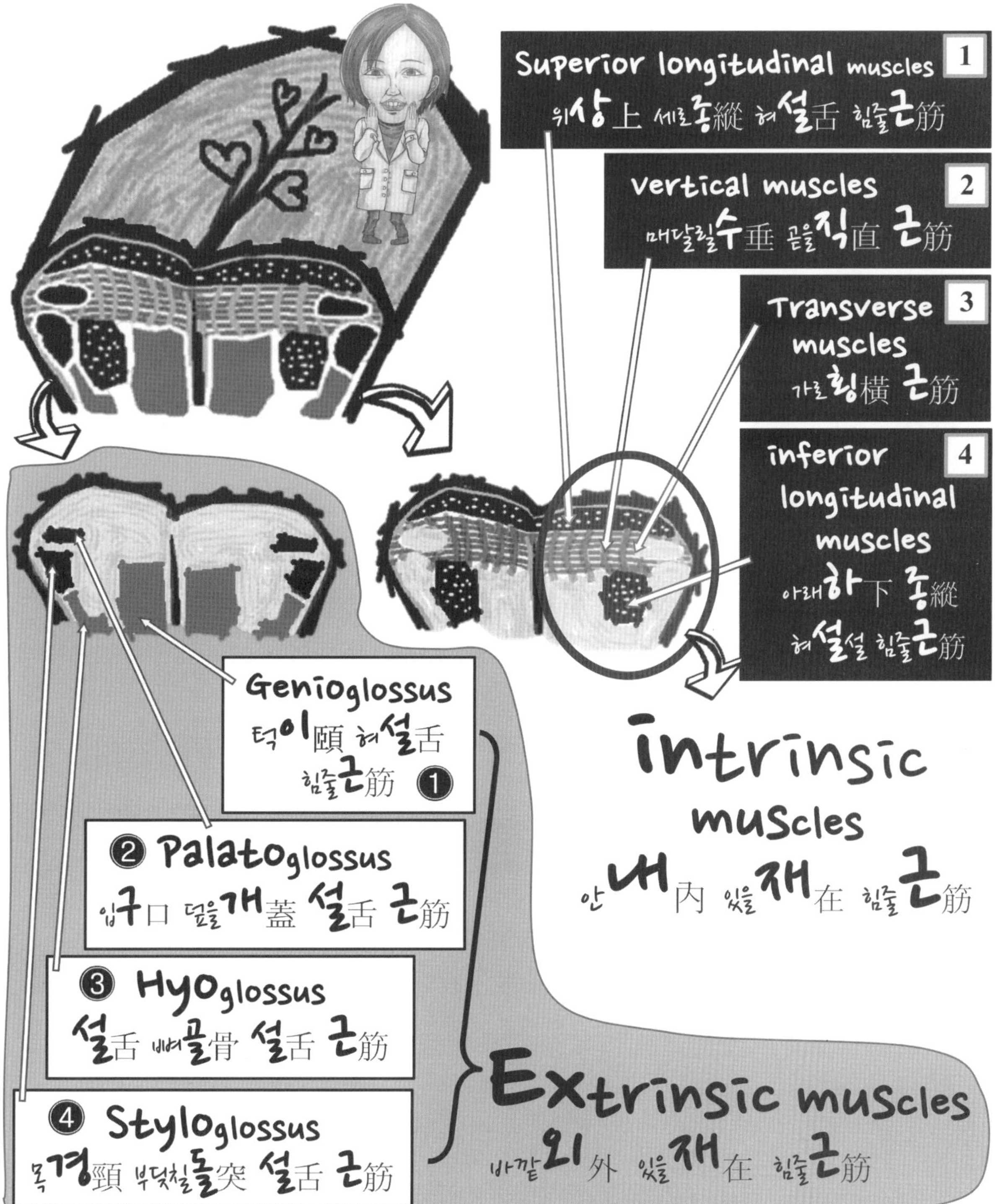

12-22 Extrinsic muscles

바깥외外 있을재在 힘줄근筋

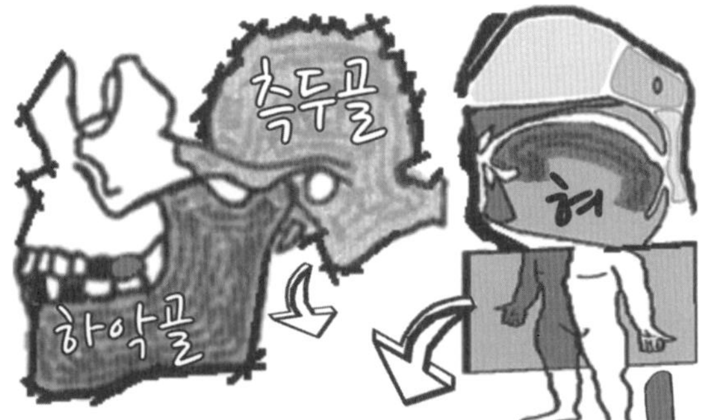

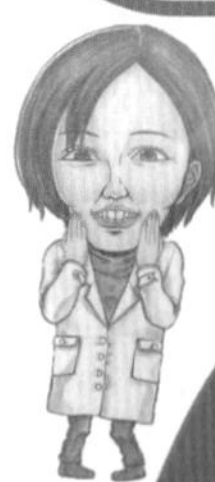

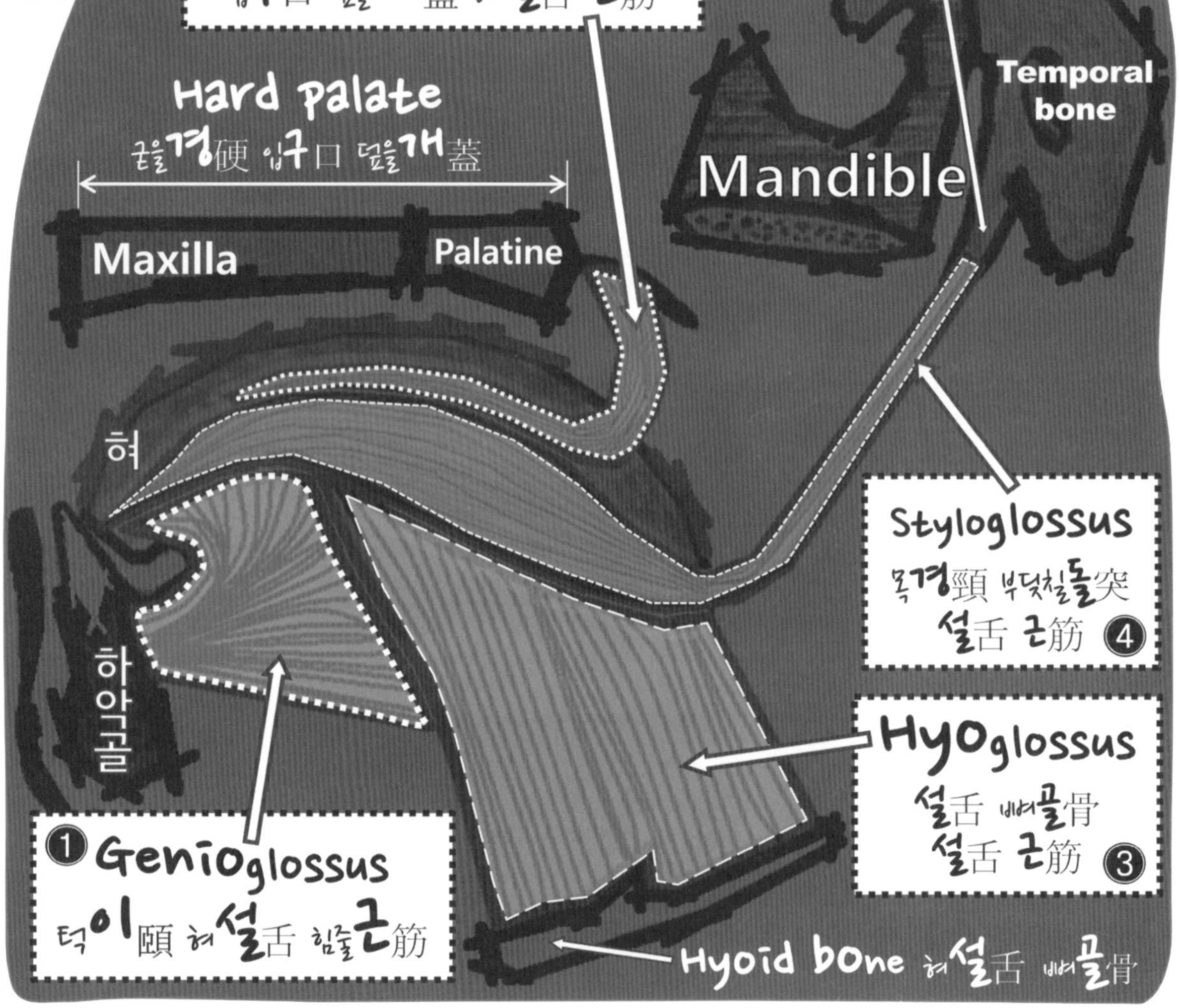

12-23 Intrinsic muscles
안내內 있을재在 힘줄근筋

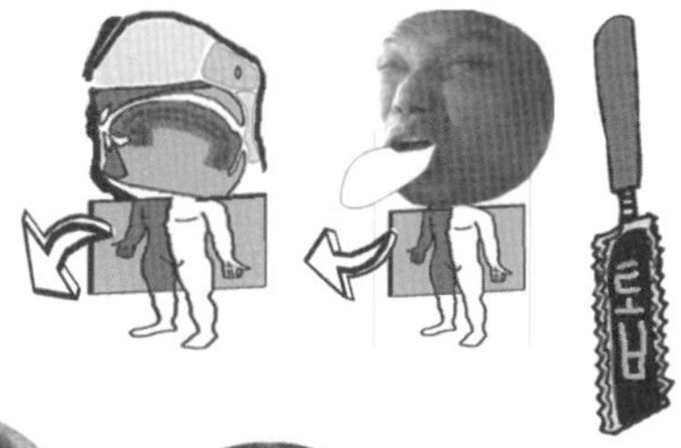

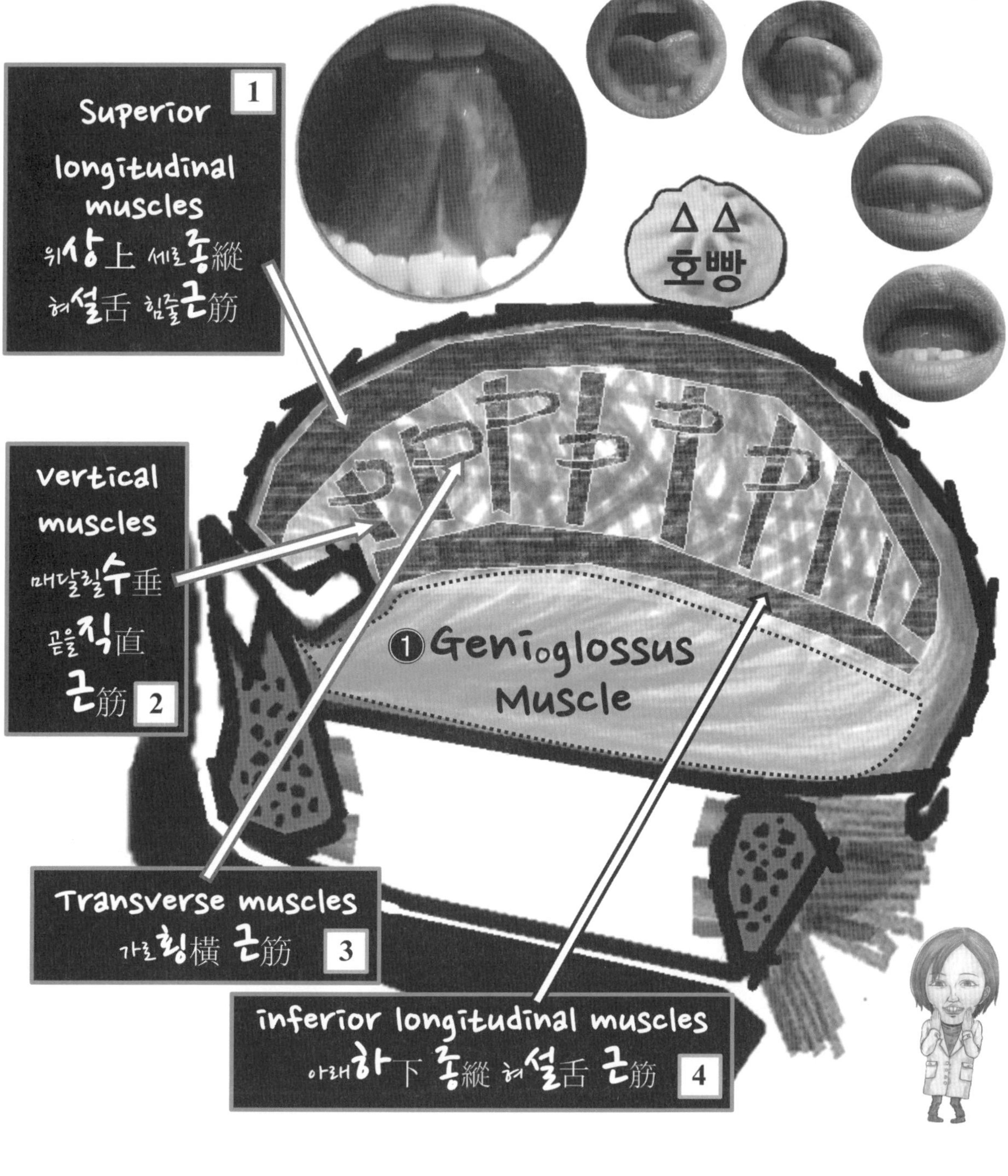

12-24

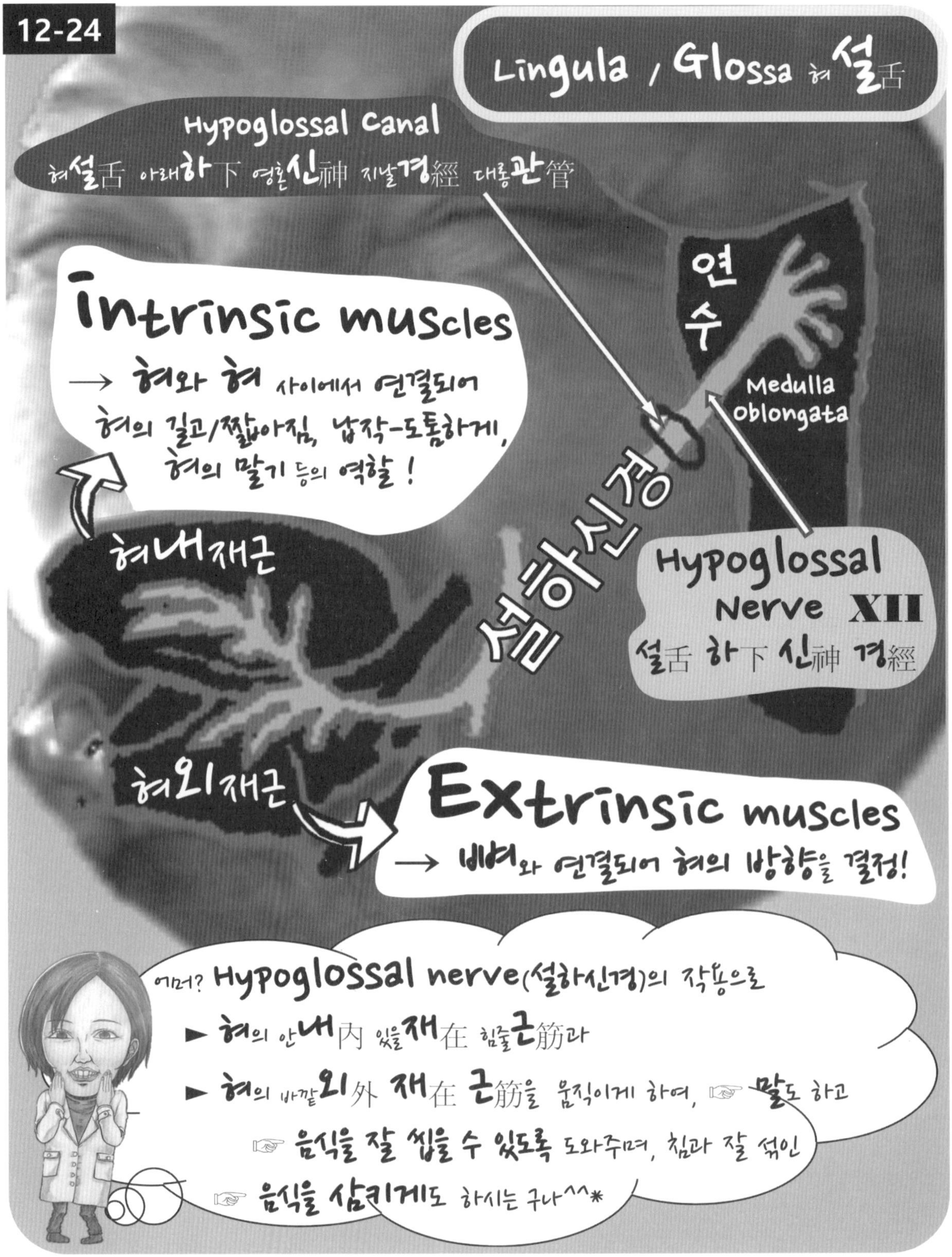
Lingula / Glossa 혀 설舌
Hypoglossal Canal
혀설舌 아래하下 영혼신神 지날경經 대롱관管
연수
Medulla Oblongata
Intrinsic muscles
→ 혀와 혀 사이에서 연결되어
혀의 길고/짧아짐, 납작-도톰하게,
혀의 말기 등의 역할 !
혀내재근
설하신경
Hypoglossal Nerve XII
설舌 하下 신神 경經
혀외재근
Extrinsic muscles
→ 뼈와 연결되어 혀의 방향을 결정!
어머? Hypoglossal nerve(설하신경)의 작용으로
► 혀의 안내內 있을재在 힘줄근筋과
► 혀의 바깥외外 재在 근筋을 움직이게 하여, ☞ 말도 하고
☞ 음식을 잘 씹을 수 있도록 도와주며, 침과 잘 섞인
☞ 음식을 삼키게도 하시는 구나^^*

12-25 Lingual Papillae 혀설舌 젖유乳 머리두頭

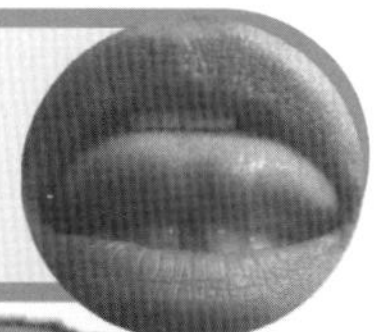

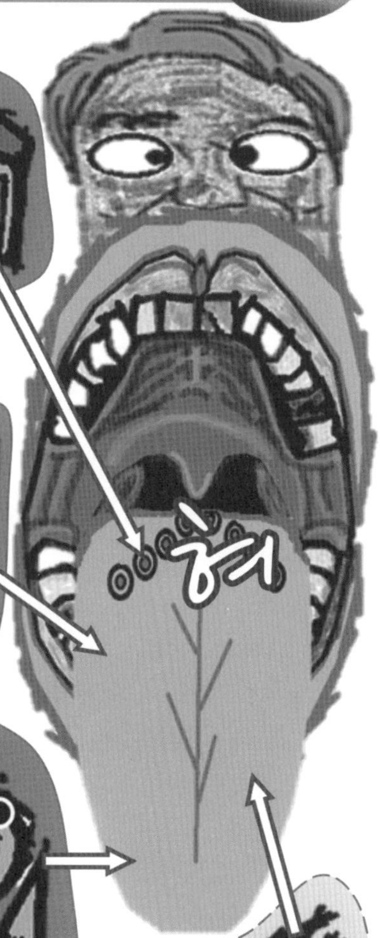

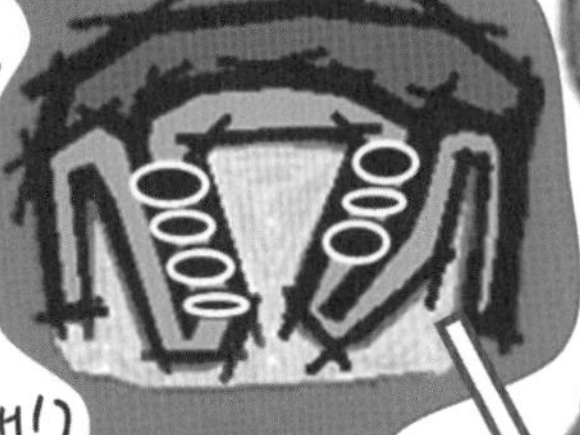

♣ circumvallate papilla
있을유有 성곽곽廓 젖유乳머리두頭
(→ 혀의 맨 뒤 뿌리부분에 분포!)
(→ 맛미味 꽃봉오리뢰蕾, taste bud 존재!)

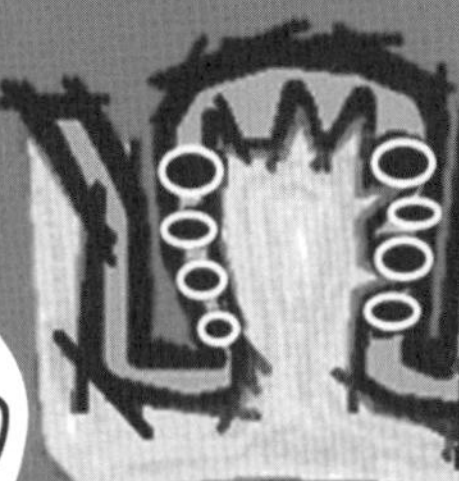

♣ Foliate papilla
입엽葉 형상상狀 유乳 두頭
(→ 혀의 뒷부분과 양 옆에 분포!)
(→ Taste bud 존재!)

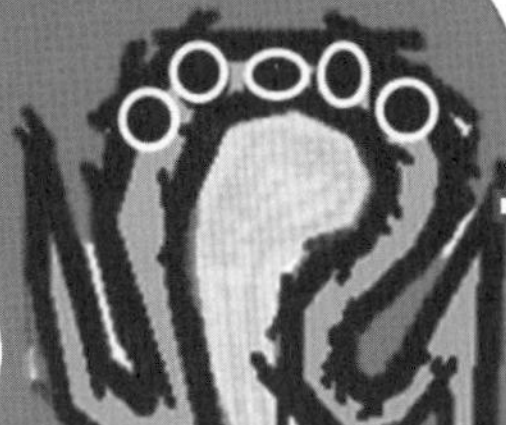

♣ Fungiform papilla
버섯심蕈 상狀 유乳두頭
(→ 혀의 앞 끝과 양 옆에 분포!)
(→ Taste bud 존재!)

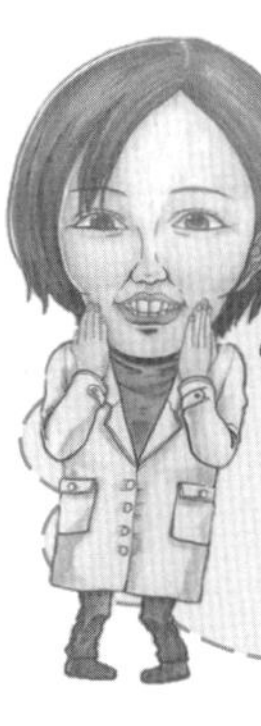

아하! '사상유두'는
'고양이과'에 속하는 동물에
잘 발달해 있구나^^*

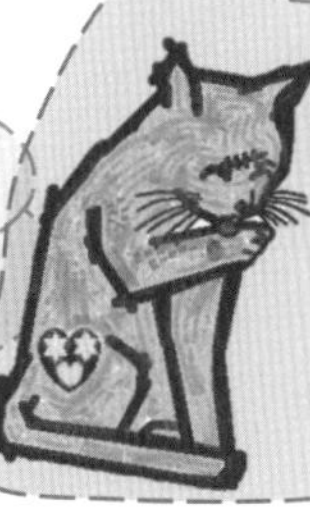

Filiform papilla
실사絲 형상상狀 젖유乳 머리두頭
(→ 혀 전체에 분포!)
(→ Taste bud 없음 !!!!)

12-26

Taste bud
맛미味 꽃봉오리뢰蕾

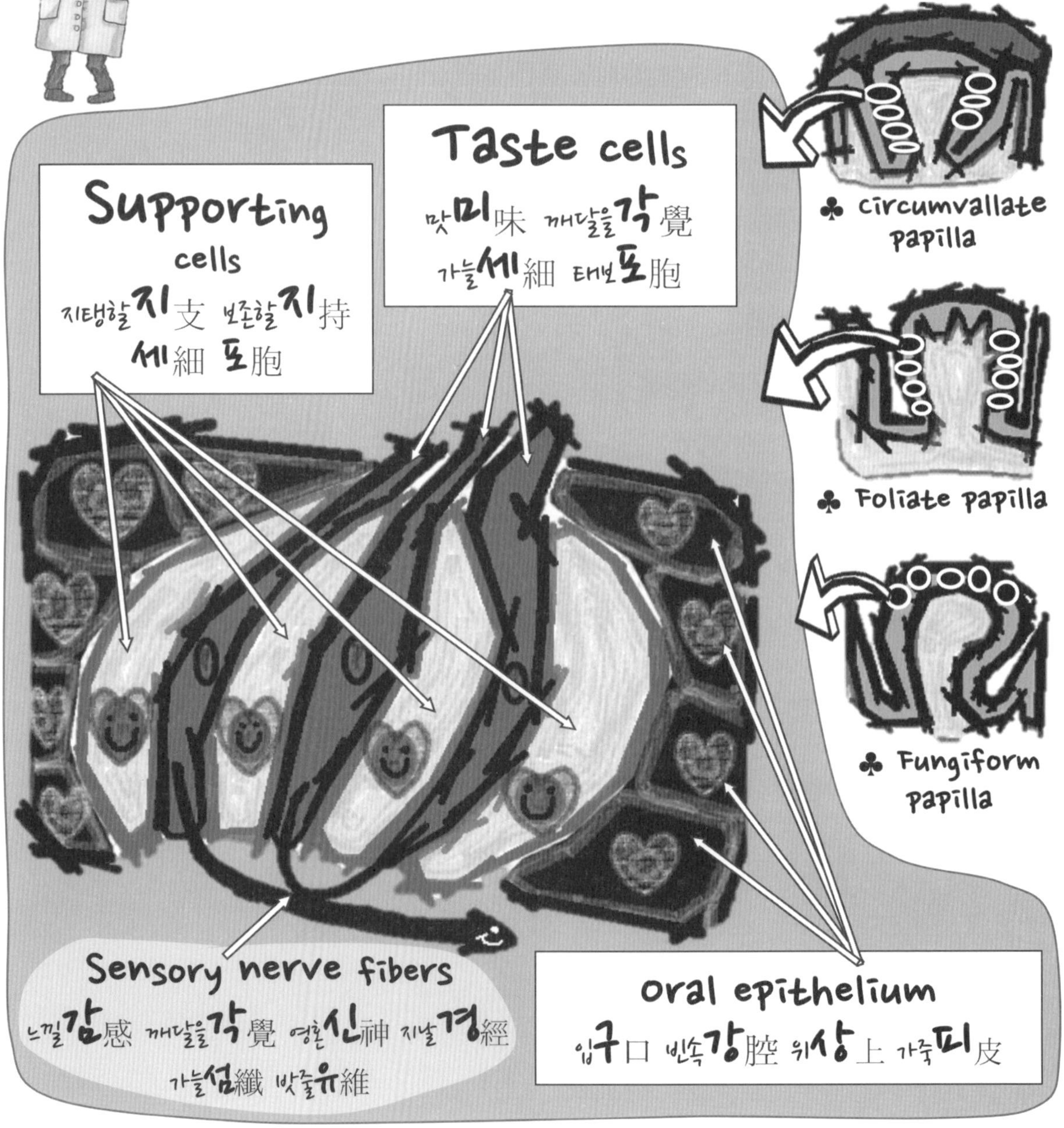

12-27

Taste sense 맛미味 깨달을각覺

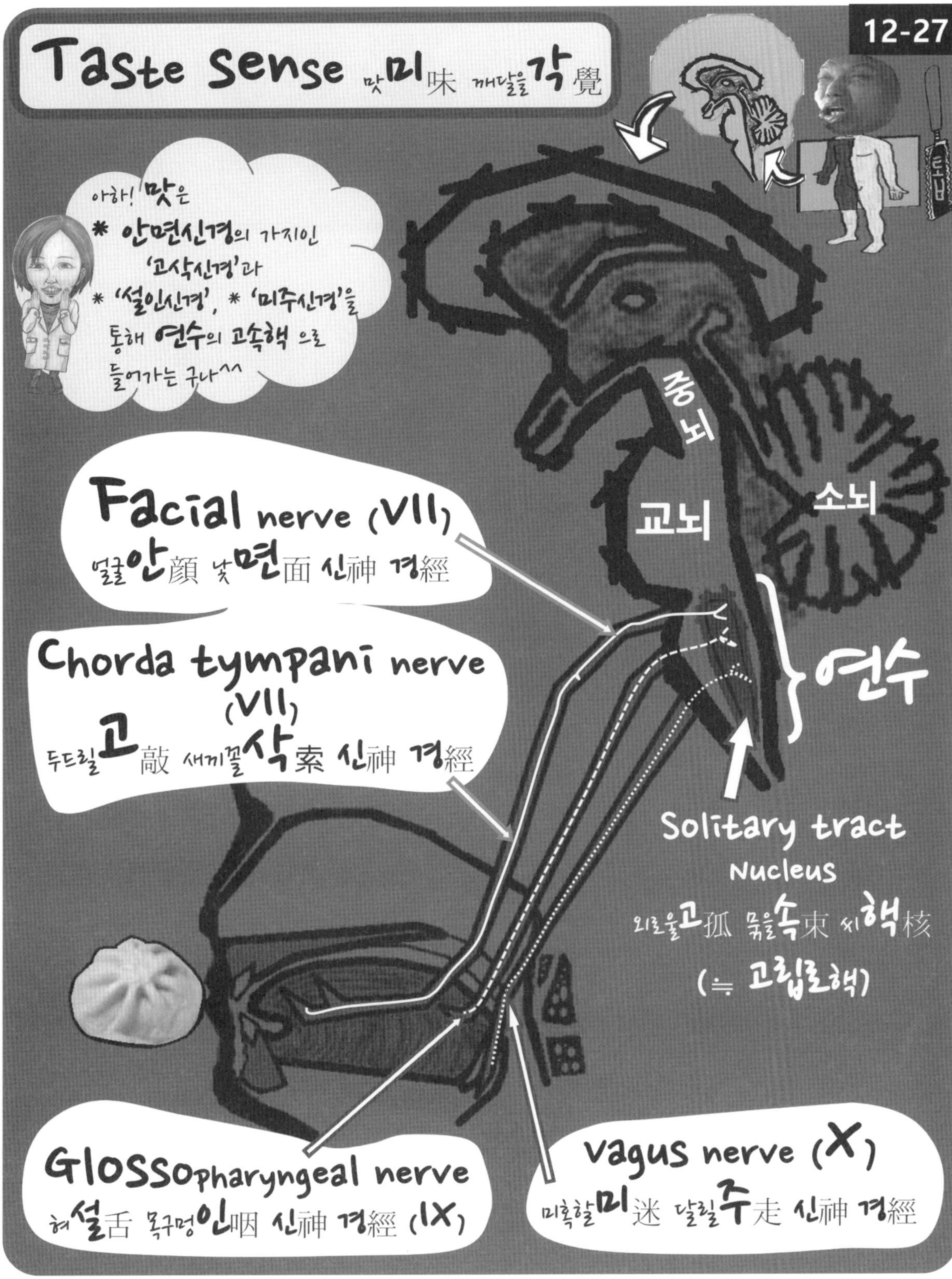

12-28

Digestive liquor 혹은 juice

사라질, 꺼질 소消 될 화化 진액 액液 (☞ 하루 분비량!)

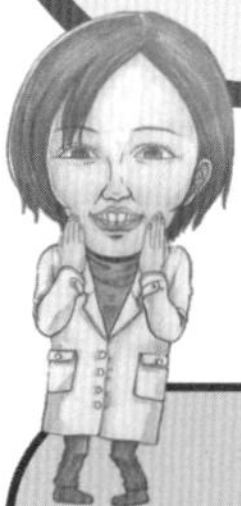

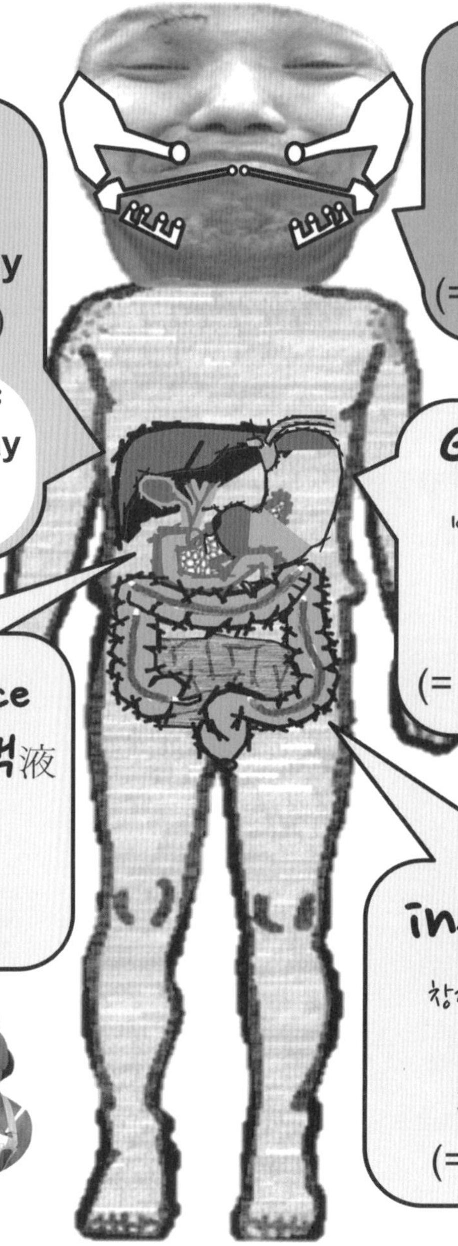

Bile

쓸개 담膽 진액 즙汁

약 400ml~ 800ml/day

(= 약 0.4~ 0.8L/day)

☻농축되기 전 ► 간 생산:

약 800ml~ 1,000ml/day

(= 약 0.8~ 1L/day)

Saliva

침 타唾 진액 액液

약 500ml~ 1,500ml/day

(= 약 0.5~ 1.5L/day)

Gastric juice

밥통 위胃 진액 액液

약 1,200ml~ 2,500ml/day

(= 약 1.2~ 2.5L/day)

Pancreatic juice

췌장 췌膵 오장 장臟 진액 액液

약 1,000ml~ 약 3,000ml/day

(= 약 1~ 3L/day)

Intestinal juice

창자 장腸 진액 액液

약 1,000ml~ 3,000ml/day

(= 약 1~ 3L/day)

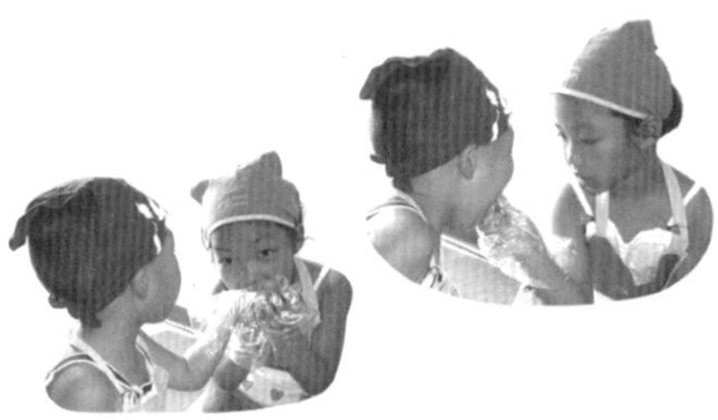

12-29 Salivary Glands

침타唾 진액액液 샘선腺

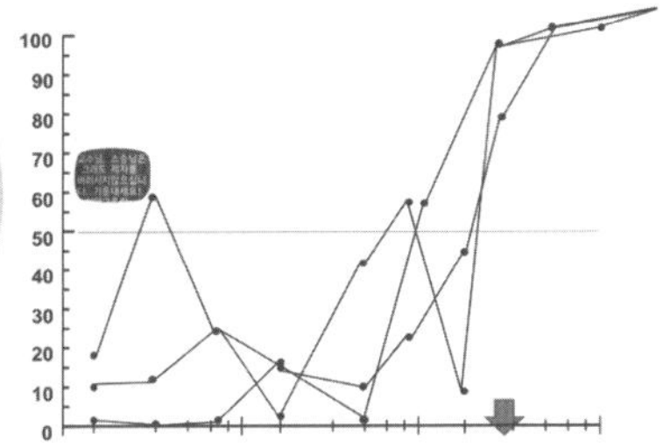

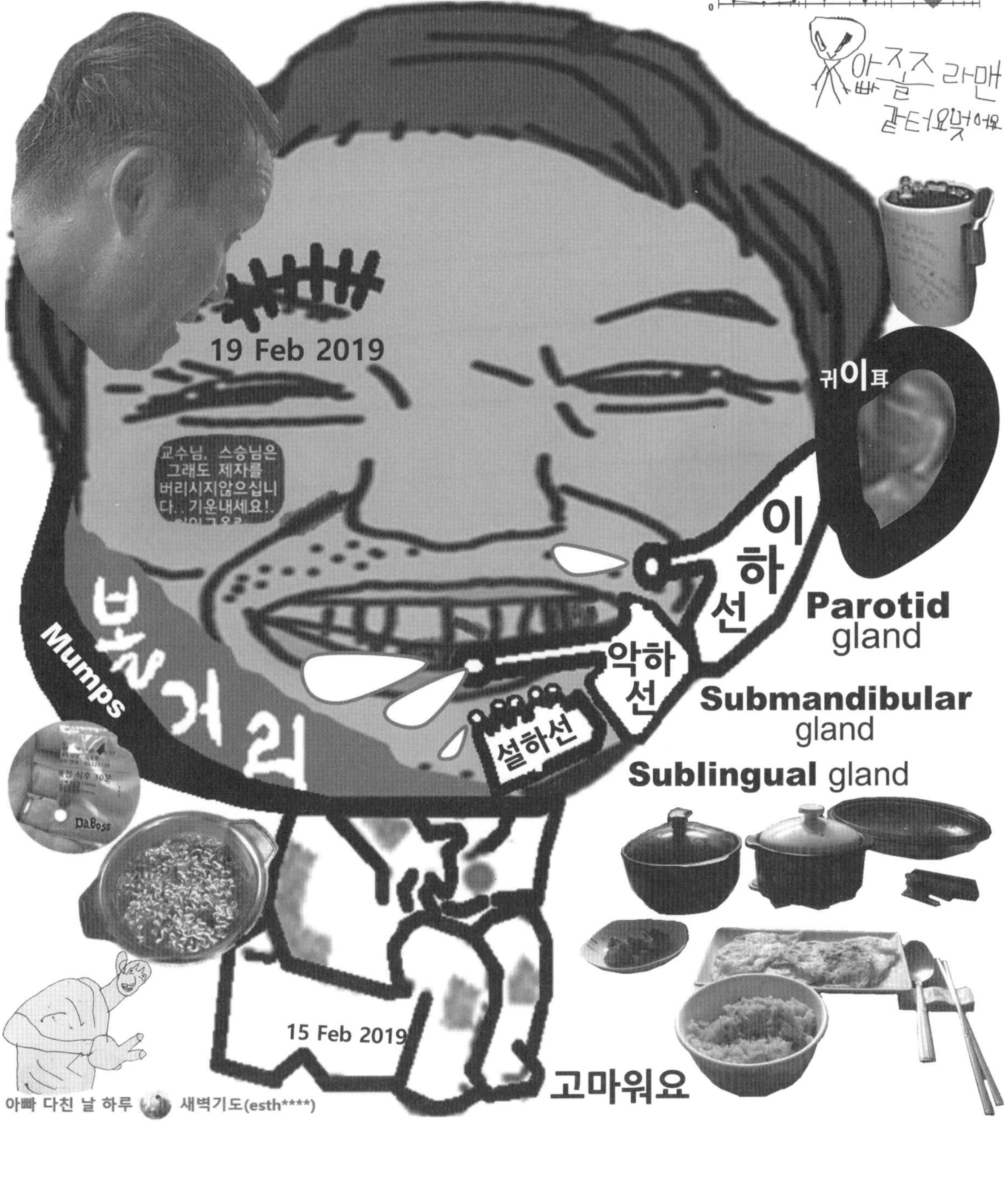

12-30 Salivary Glands

침타唾 진액액液 샘선腺

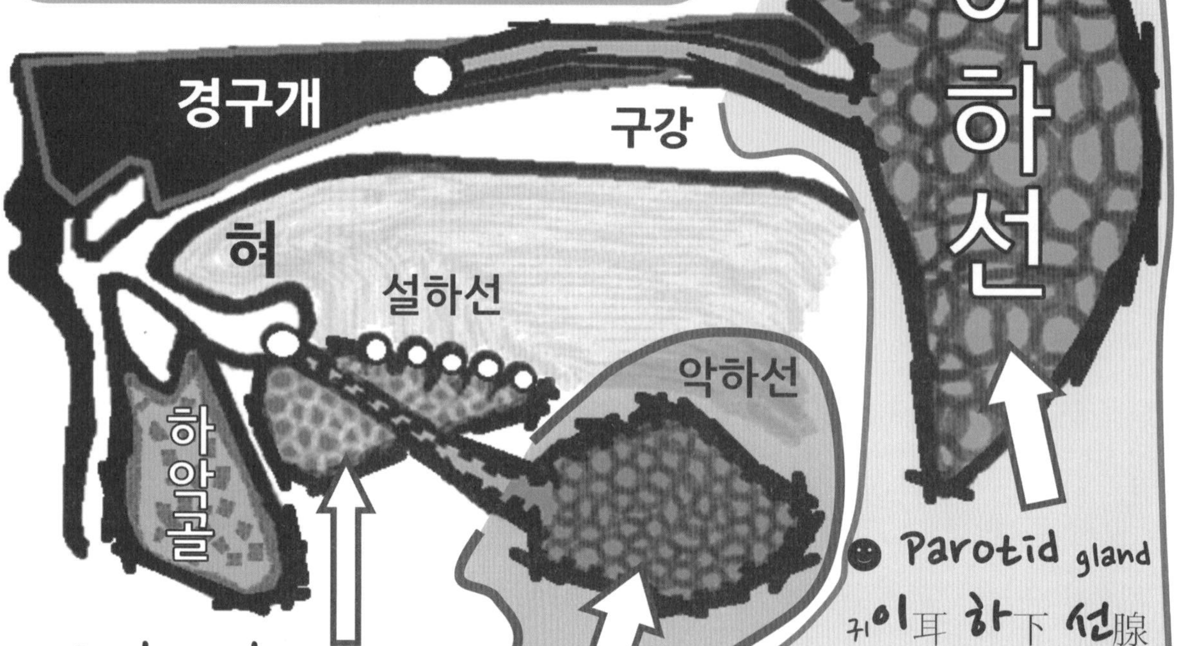

☎ **Sublingual gland**

혀설舌 아래하下 선腺

→ **타액**(양)의 **약 5%** 분비

→ **점액**(mucinous) **선**

(► 단백질 - mucin분비!)

→ **효소는 존재하지 않음**

→ **'하악골(mandibule)'** 아래 **'악하선관'**으로 (submandibular duct = Ducts of **Rivinus**) 침-분비!

♨ **Submandibular gland**

턱악顎 하下 선腺

→ **타액**의 **약 70%** 분비

→ **장액과 점액의 혼합선**

→ **효소는 존재하지 않음**

→ **'설소대(Lingual frenulum)'**의 양 옆 구멍(**Wharton's duct**)으로 분비!

☻ **Parotid gland**

귀이耳 하下 선腺

→ **가장 큰**(늑덩치) **타액선**

→ **장액**(serous) **선**

→ **타액**의 **약 25%** 분비

→ **효소 (amylase) 함유**

→ **윗니-두번째 소구치** 위치: **Stensen's duct** 로 개구 (Buccinator 근육을 통해)

→ **바이러스** 감염: ☞ **'유행성이하선염'** (**Mumps**)

12-31

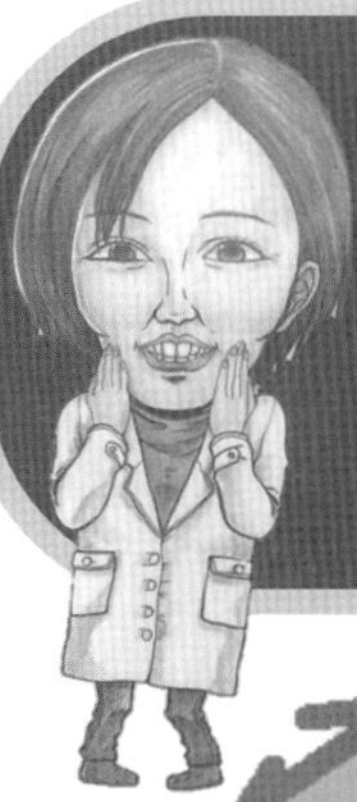

Salivary glands

침타唾 진액액液 샘선腺

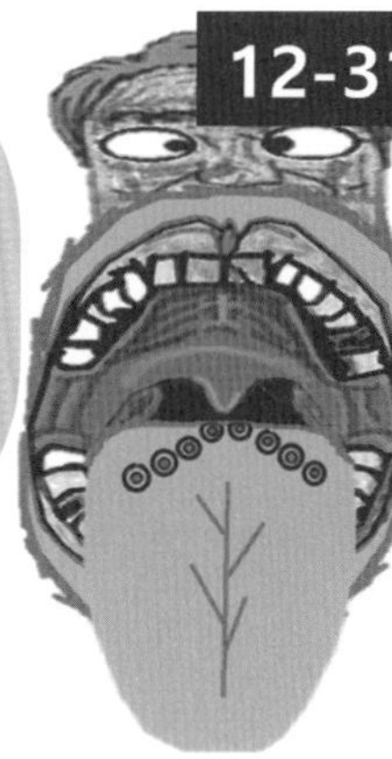

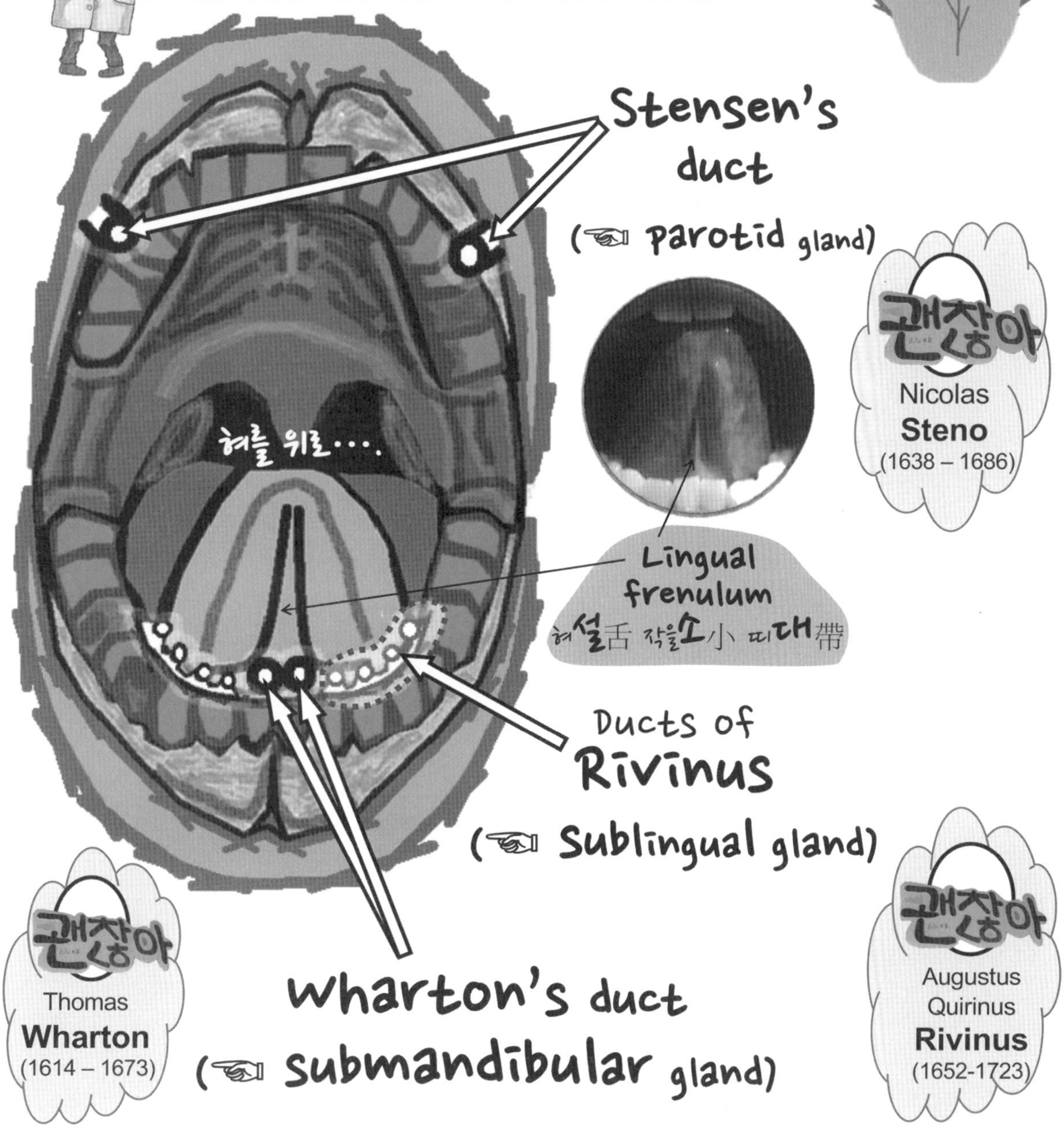

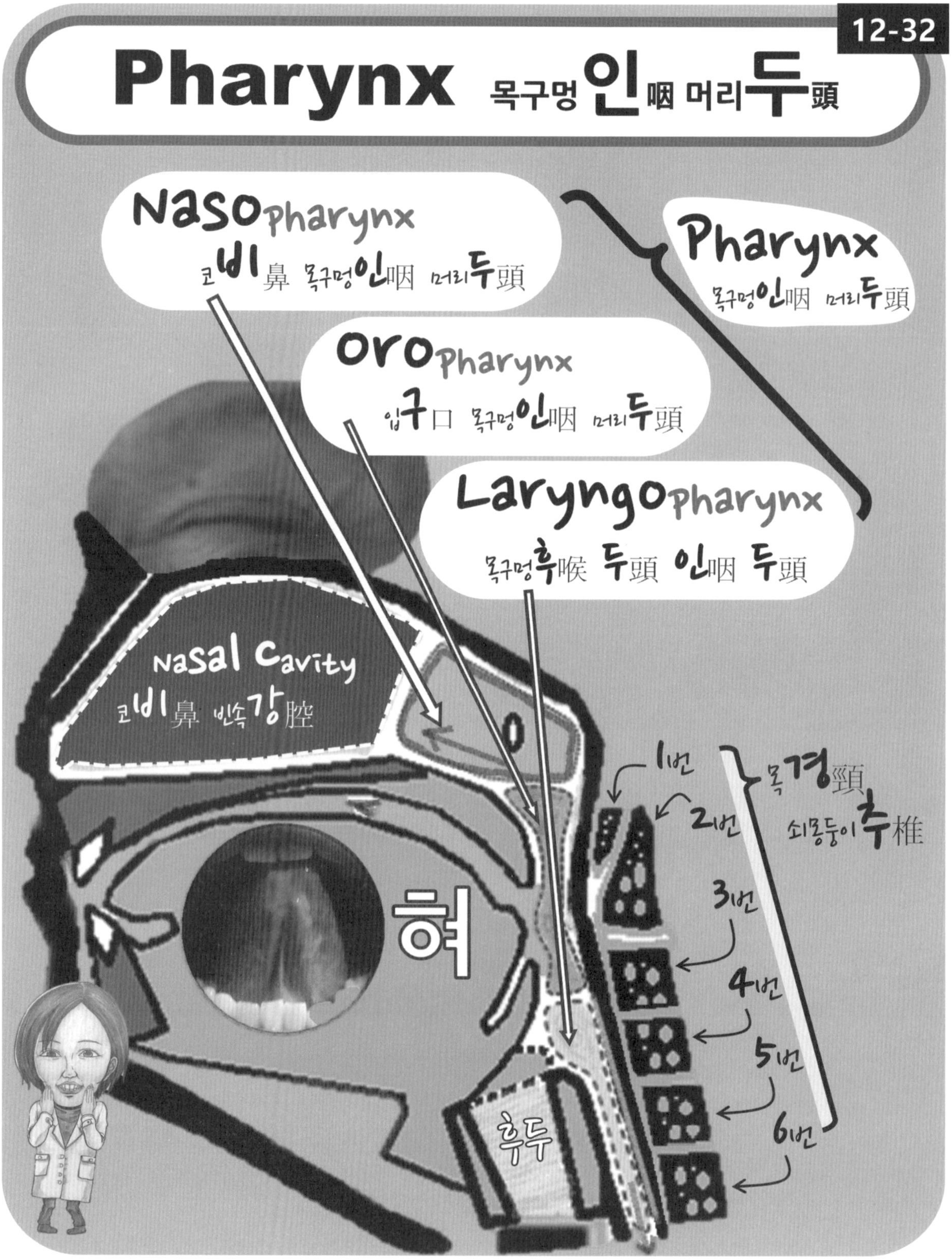
12-32
Pharynx 목구멍인咽 머리두頭
Nasopharynx
코비鼻 목구멍인咽 머리두頭
Oropharynx
입구口 목구멍인咽 머리두頭
Laryngopharynx
목구멍후喉 두頭 인咽 두頭
Pharynx
목구멍인咽 머리두頭
Nasal Cavity
코비鼻 빈속강腔
혀
후두
1번
2번
3번
4번
5번
6번
목경頸
쇠몽둥이추椎

12-33

Pharyngeal constrictors

목구멍인咽 머리두頭 거둘수收 오그라들축縮 힘줄근筋

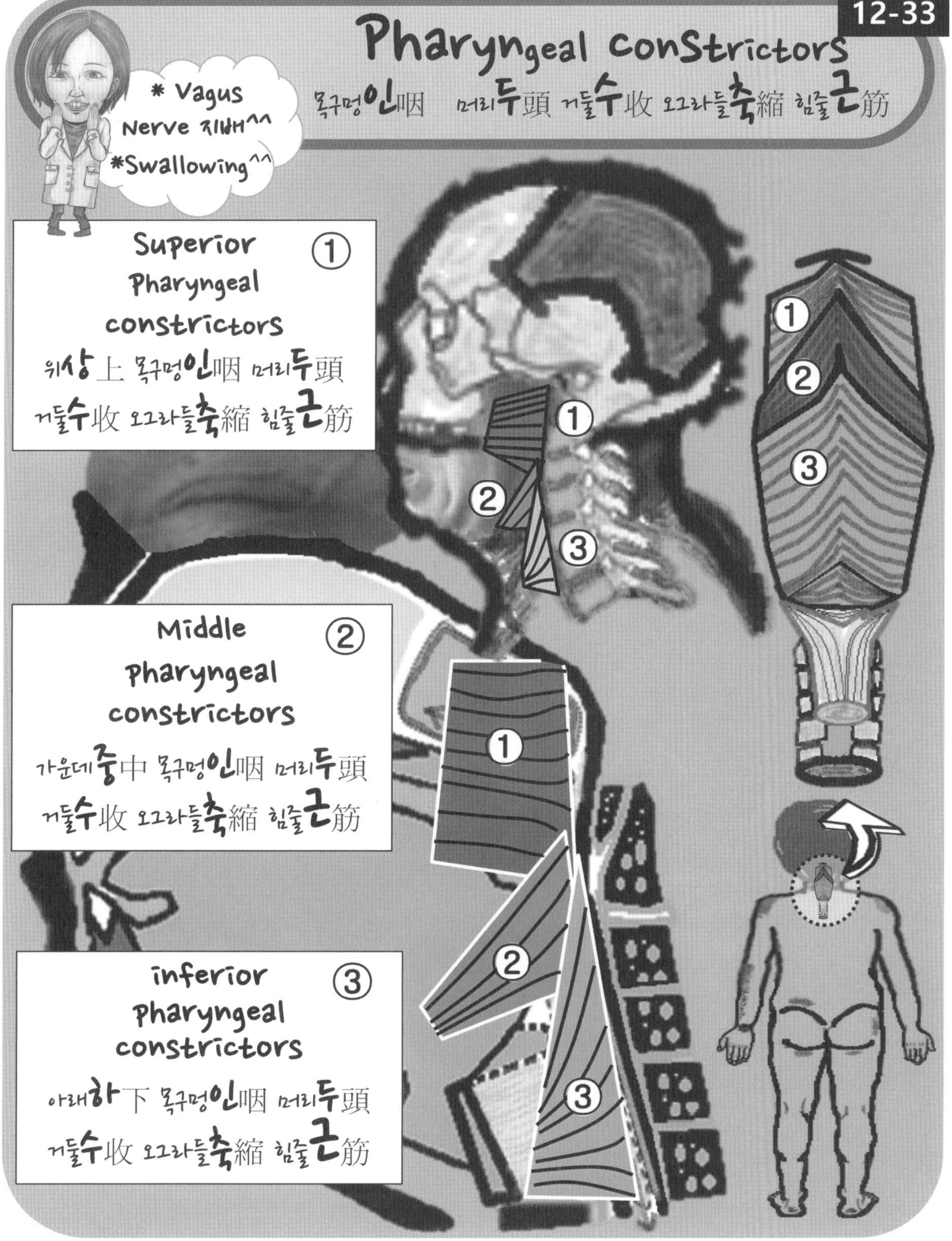

12-34

(O)Esophagus

밥 식食 길 도道

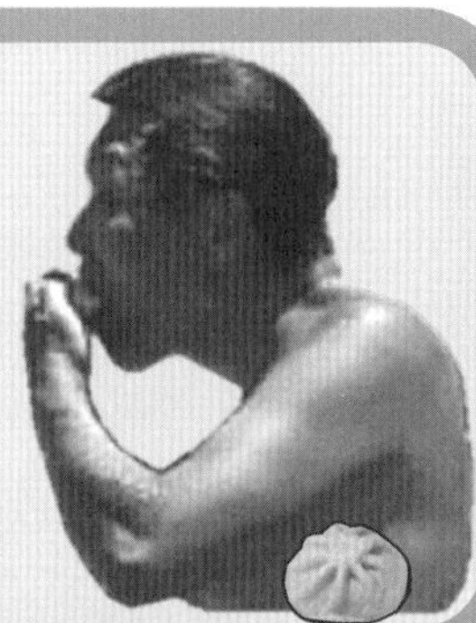

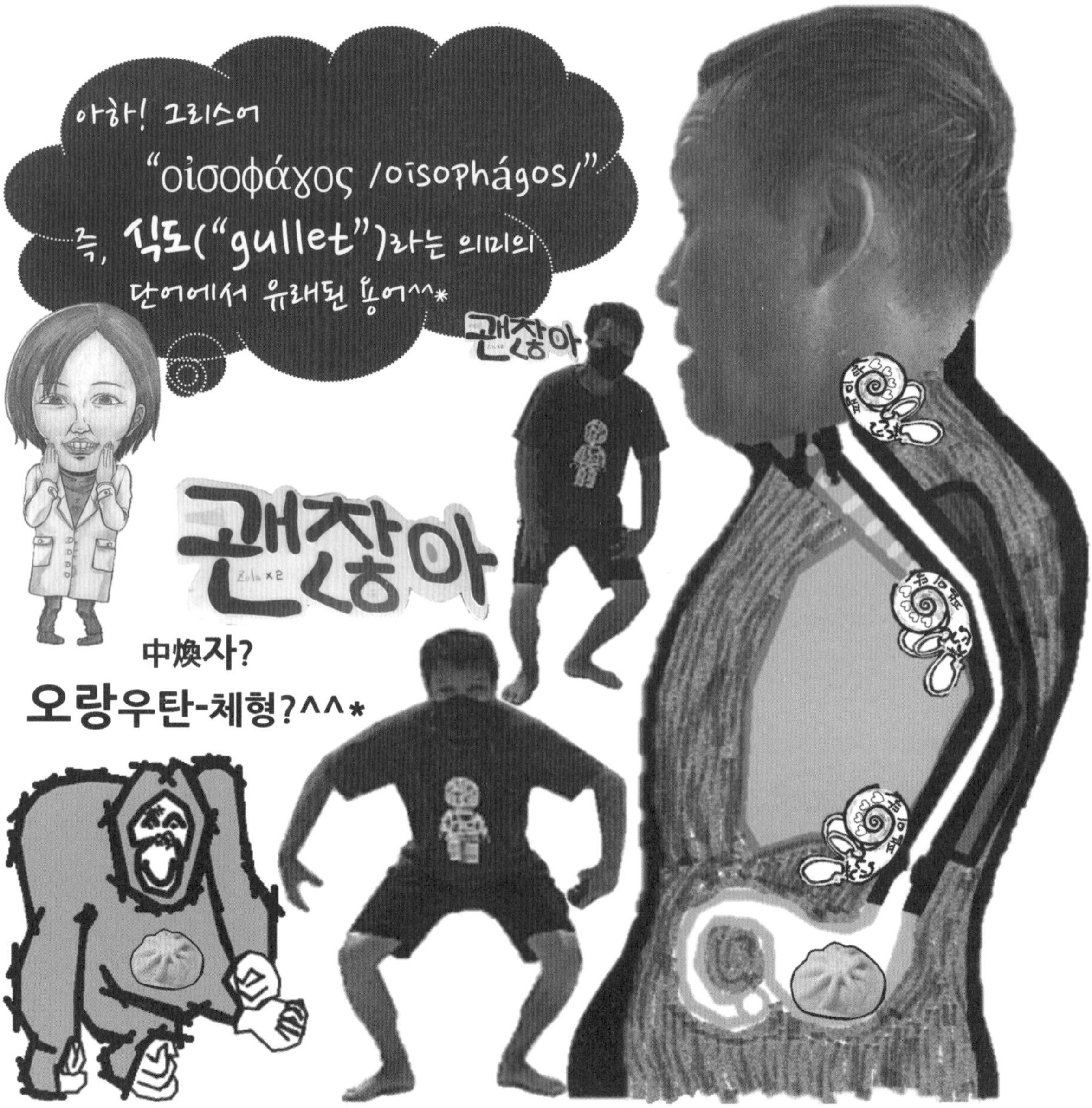

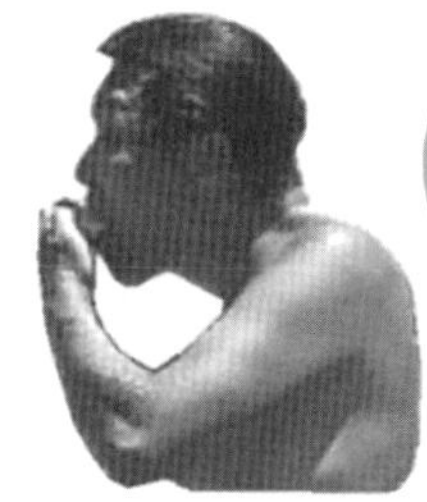

Esophagus 밥식食 길도道 12-35

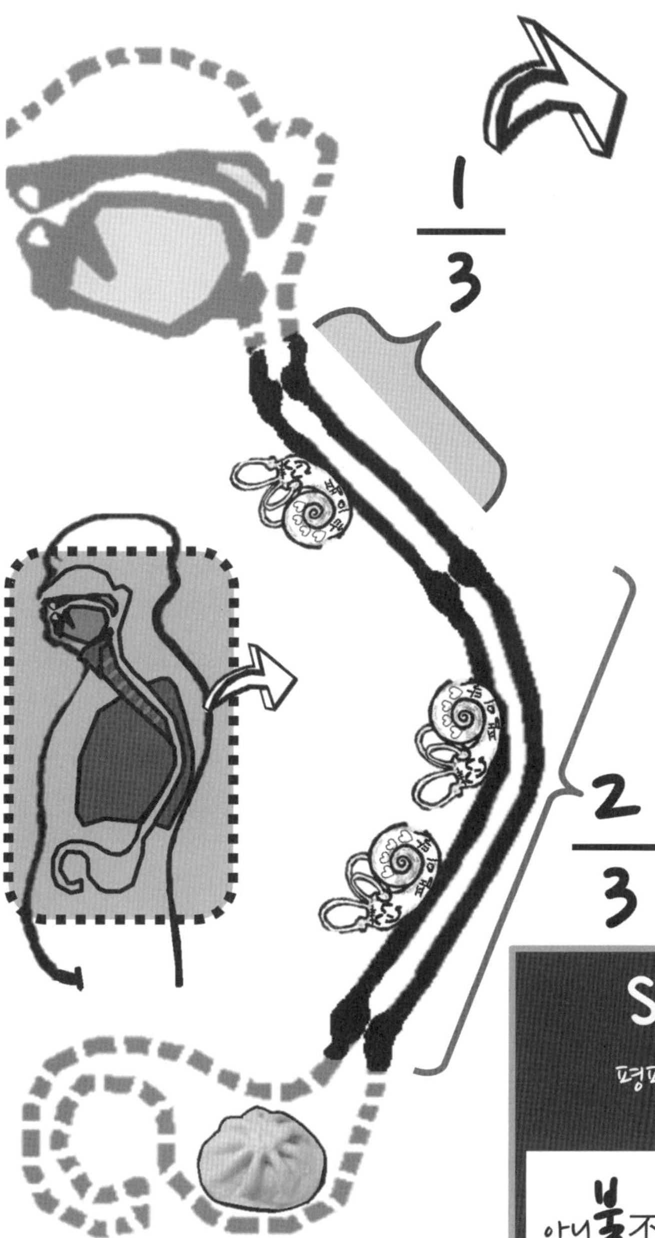

Skeletal muscle

뼈골骨 격식격格 힘줄근筋

따를수隨 뜻의意 과녁적的 조절할조調 마디절節

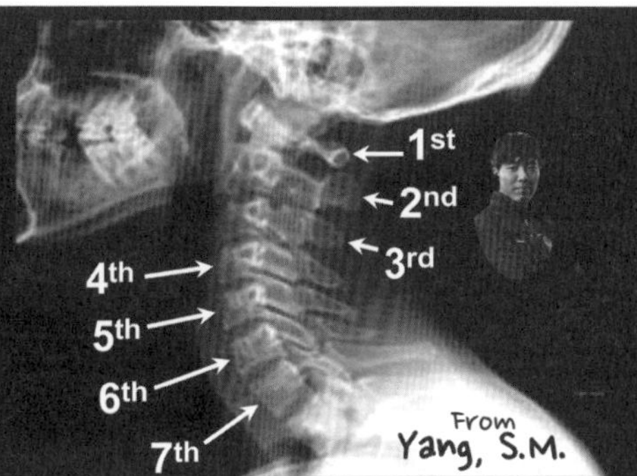

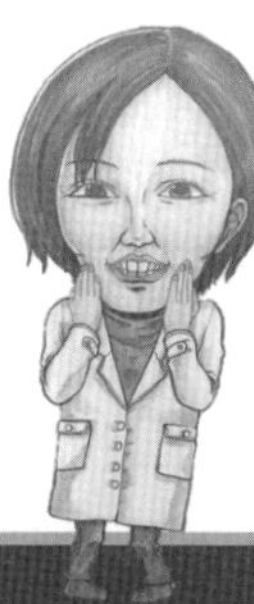

Smooth muscle

평평할평平 미끄러울활滑 근筋

아니불不 수隨 의意 적的 조調 절節

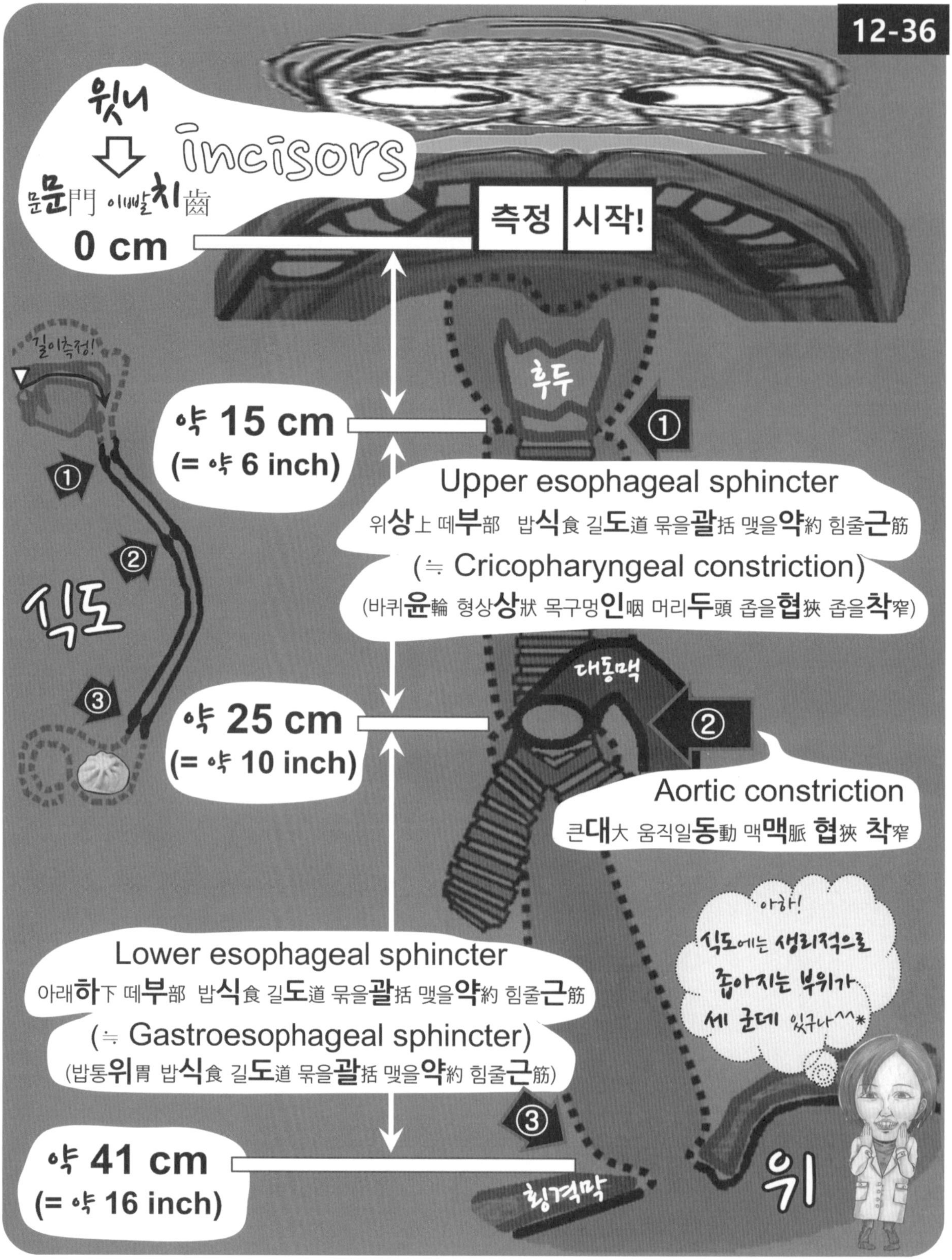
12-36
윗니
incisors
문門 이빨치齒
0 cm
측정 시작!
길이측정!
후두
① 약 15 cm (= 약 6 inch)
Upper esophageal sphincter
위상上 떼부部 밥식食 길도道 묶을괄括 맺을약約 힘줄근筋
(≒ Cricopharyngeal constriction)
(바퀴윤輪 형상상狀 목구멍인咽 머리두頭 좁을협狹 좁을착窄)
식도
대동맥
② 약 25 cm (= 약 10 inch)
Aortic constriction
큰대大 움직일동動 맥맥脈 협狹 착窄
아하! 식도에는 생리적으로 좁아지는 부위가 세 군데 있구나^^*
Lower esophageal sphincter
아래하下 떼부部 밥식食 길도道 묶을괄括 맺을약約 힘줄근筋
(≒ Gastroesophageal sphincter)
(밥통위胃 밥식食 길도道 묶을괄括 맺을약約 힘줄근筋)
③ 약 41 cm (= 약 16 inch)
횡격막
위

12-37 Esophagus 밥식食 길도道

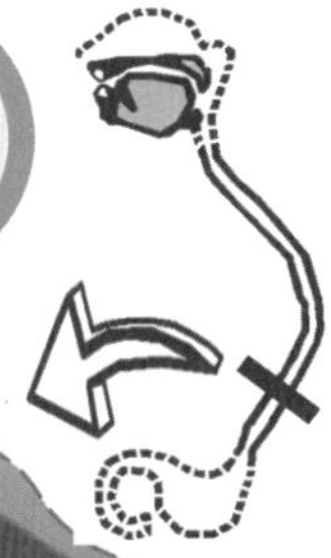

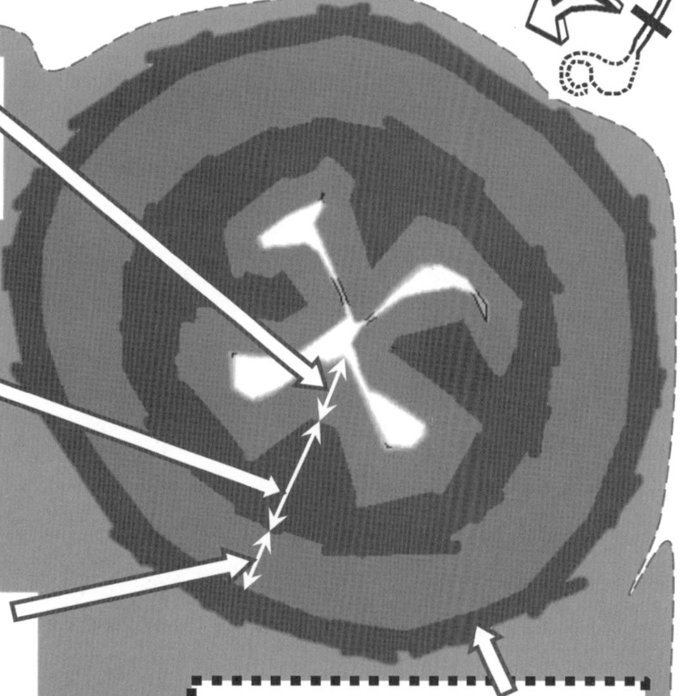

① **Mucosa**
끈끈할점粘 막막膜 층층層

② **Submucosa**
끈끈할점粘 막막膜
아래하下 층층層

③ **muscle layer**
힘줄근筋 층층層

④ **Adventitia**
바깥외外 막막膜
(► loose connective tissue)

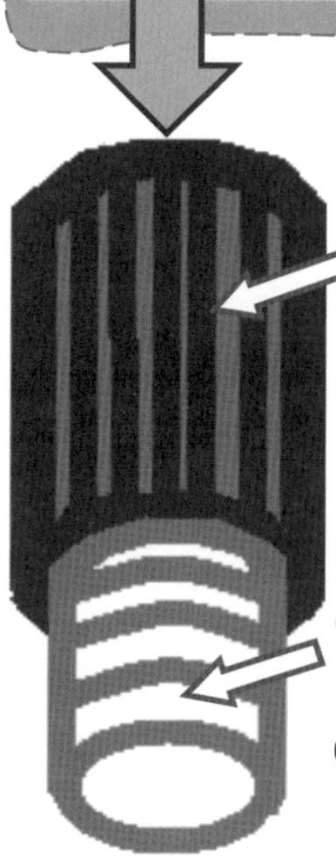

Longitudinal muscle layer
세로종縱 달릴주走 힘줄근筋 층층層

Circular muscle layer
바퀴윤輪 달릴주走 힘줄근筋 층층層

아하!
식도에는 장막
(미음장漿 막膜,
serosa) 층이
없구나^^*

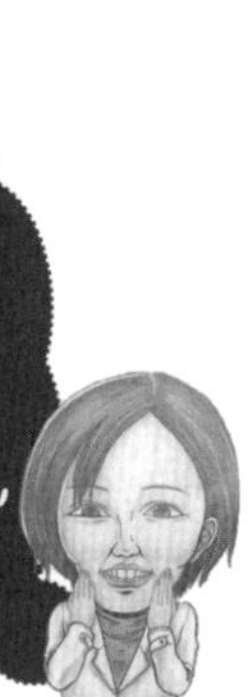

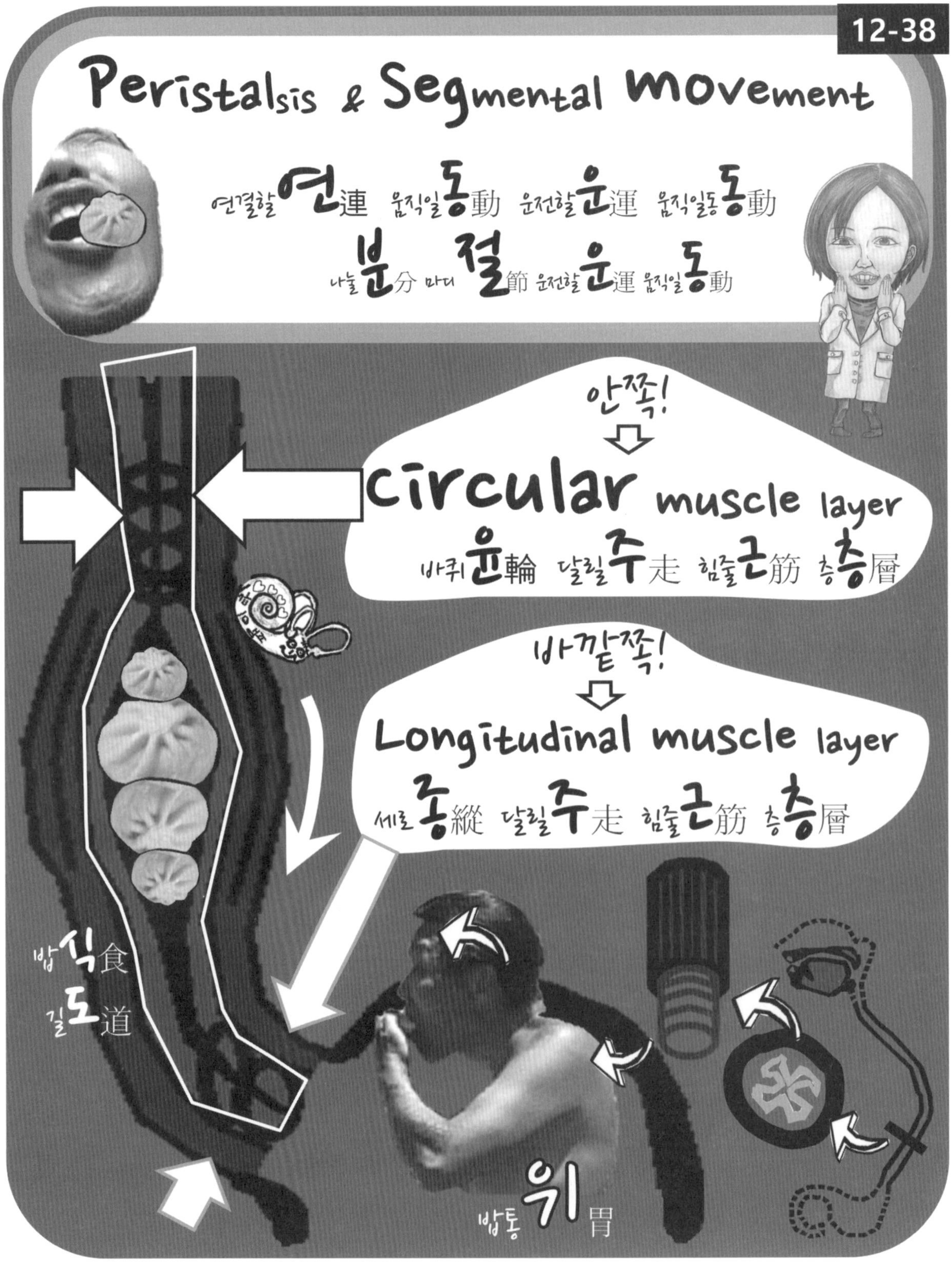
12-38
Peristalsis & Segmental movement
연결할 연連 움직일 동動 운전할 운運 움직일동 동動
나눌 분分 마디 절節 운전할 운運 움직일 동動
안쪽!
circular muscle layer
바퀴 윤輪 달릴 주走 힘줄 근筋 층 층層
바깥쪽!
Longitudinal muscle layer
세로 종縱 달릴 주走 힘줄 근筋 층 층層
밥 식食
길 도道
밥통 위胃

12-39 General layers of gastrointestinal tract

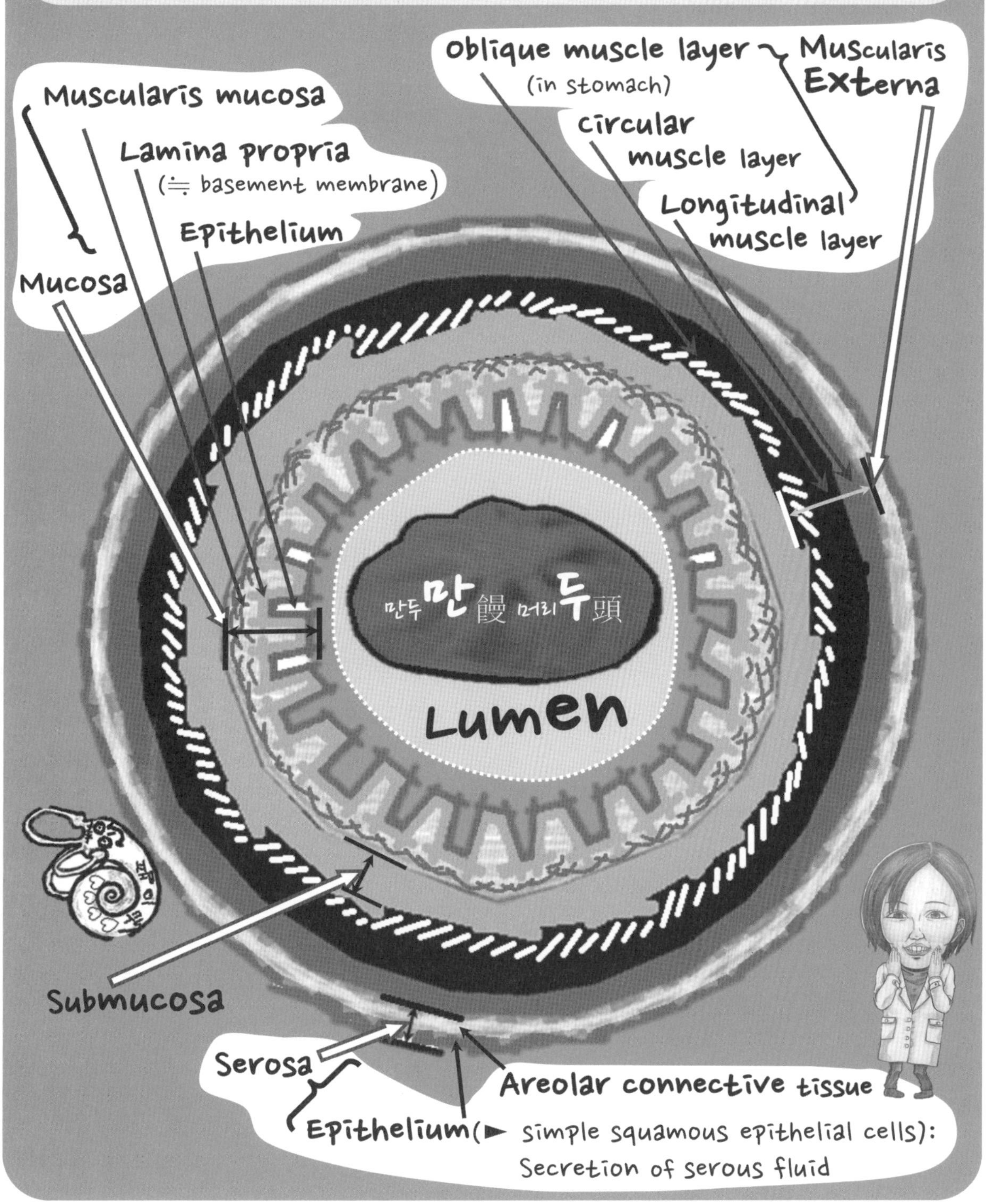

12-40 Peritonium 배복腹 막막膜

☞ 복부-내장장기를 감싸주는 ► 미음장漿 막막膜

"외막, adventitia"과 달리 "장막, serosa"은 장액을 분비하는 구나^^*

Serosa 미음장漿 막막膜

Peritoneum 배복腹 막막膜

Parietal peritoneum
바람벽벽壁 곁측側 복腹 막膜
Mesothelial cell
가운데중中 가죽피皮 가늘세細 태보포胞

Peritoneal cavity
배복腹 막膜 빈속강腔

Visceral peritoneum
오장장臟 곁측側 복腹 막膜
Mesothelial cell
► serous fluid를 생산! → 분비!

Mesentary
창자장腸 사이간間 막막膜

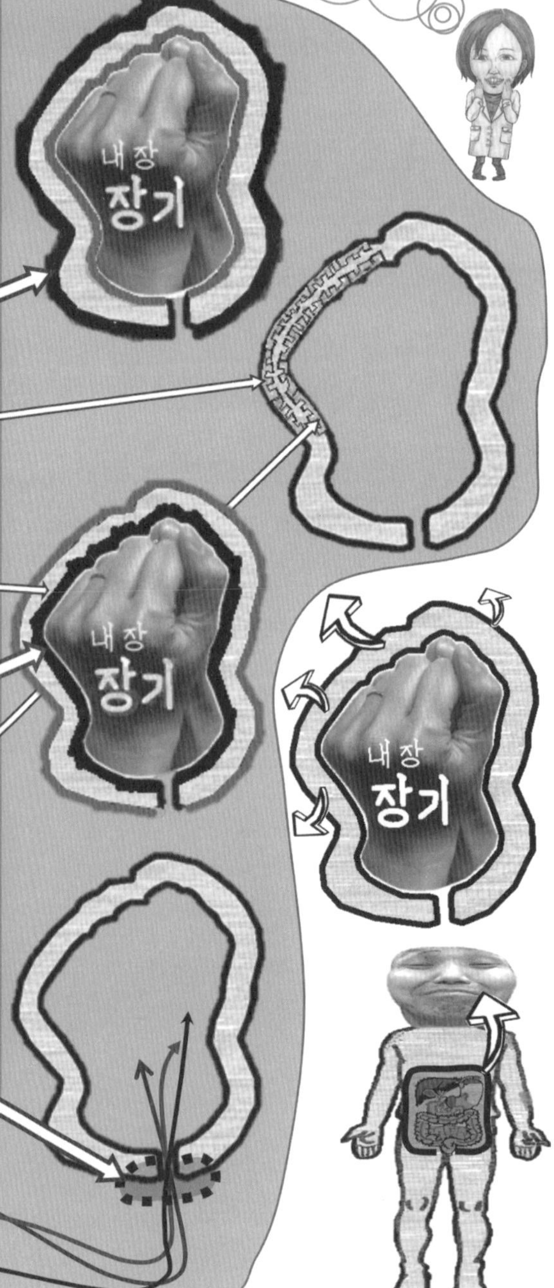

신경, 혈관, 림프관

12-41 Peritonial Organs 배복腹 막막膜 오장장臟 그릇기器 들

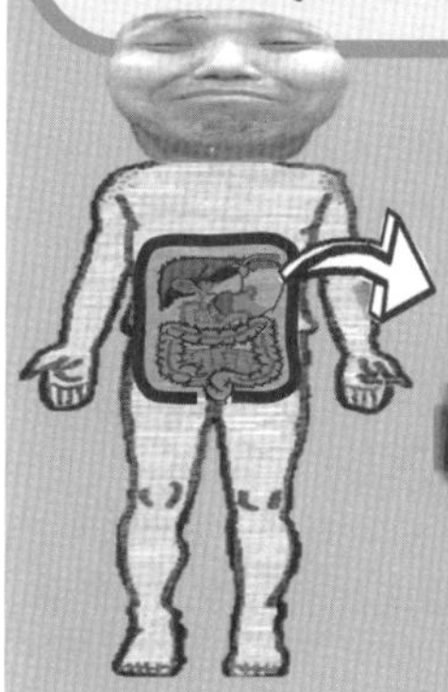

intraperitoneal organs

► **stomach**, superior part of duodenum, jejunum, ileum, cecum, appendix, transverse colon, sigmoid colon, upper 1/3 of rectum, liver, spleen, tail of pancreas, ovary, 등

Retroperitoneal organs

► duodenum (except upper part), ascending & descending colon, rectum(1/3 medium), pancreas (except tail), kidney, adrenal gland, proximal ureter, abdominal aorta, inferior vena cava, thoracic duct, 등

Subperitoneal organs

► Rectum (1/3 lower), urinary bladder, distal ureter, testis, uterus, Fallopian tube, 등

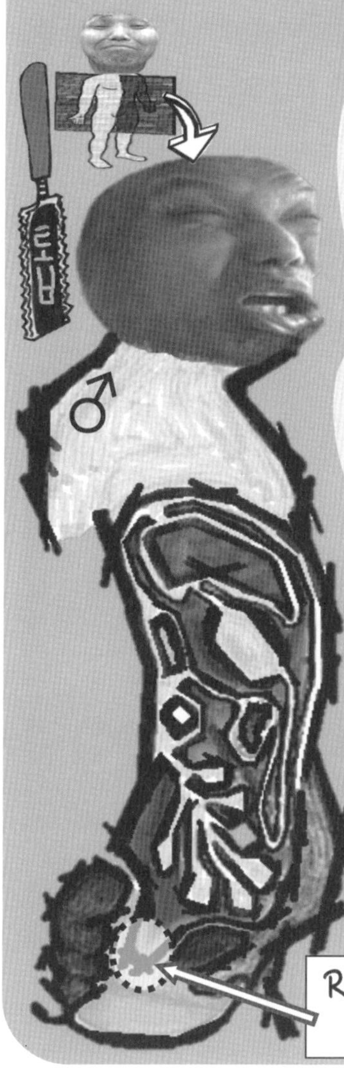

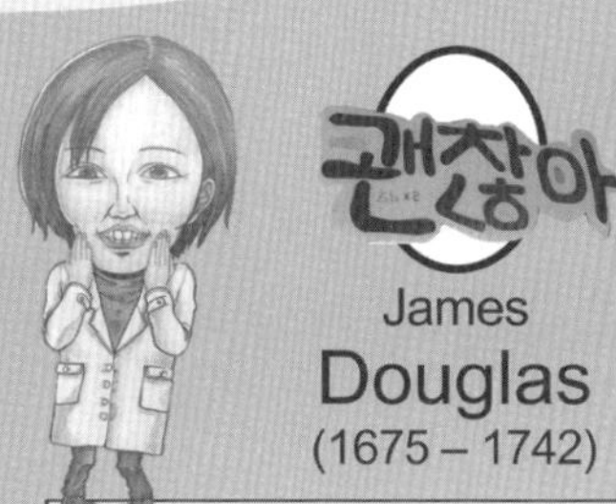

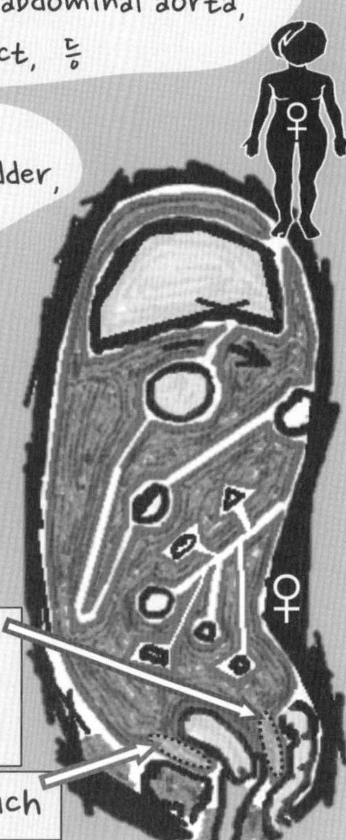

12-42 Deglutition 삼킬연嚥 아래하下

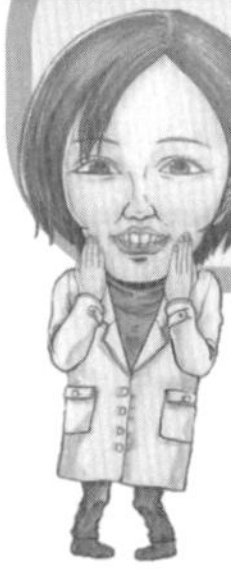

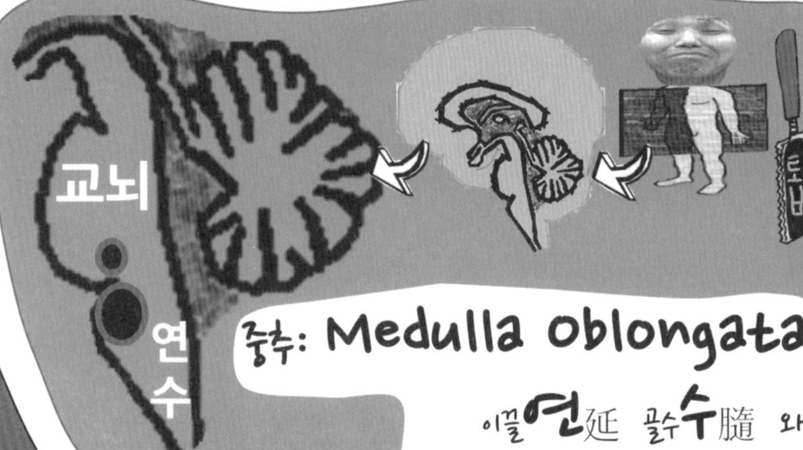

중추: **Medulla oblongata**

이끌연延 골수수髓 와

Pons 다리교橋 뇌뇌腦

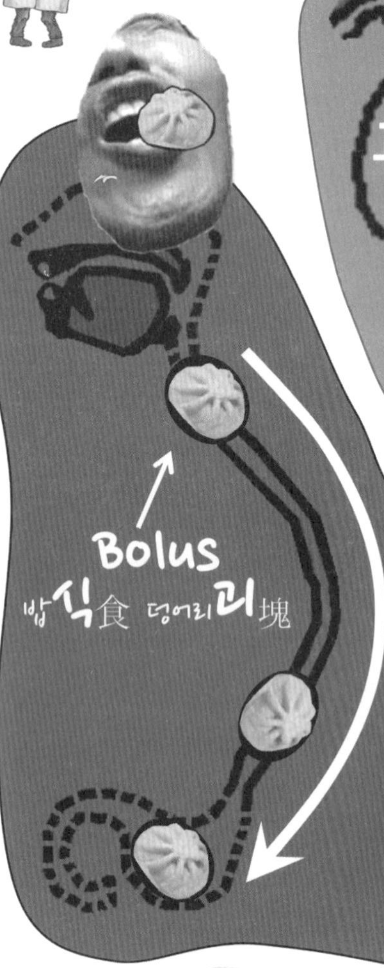

말초: **Trigeminal nerve (V)**

석삼三 깍지낄차叉 영혼신神 지날경經

Glossopharyngeal nerve (IX)

혀설舌 목구멍인咽 신神 경經

Vagus nerve (X)

미혹할미迷 달릴주走 신神 경經

Hypoglossal nerve (XII)

혀설舌 아래하下 신神 경經 등....

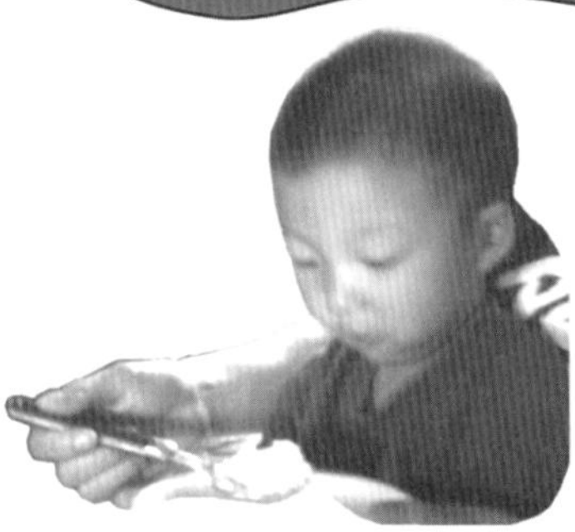

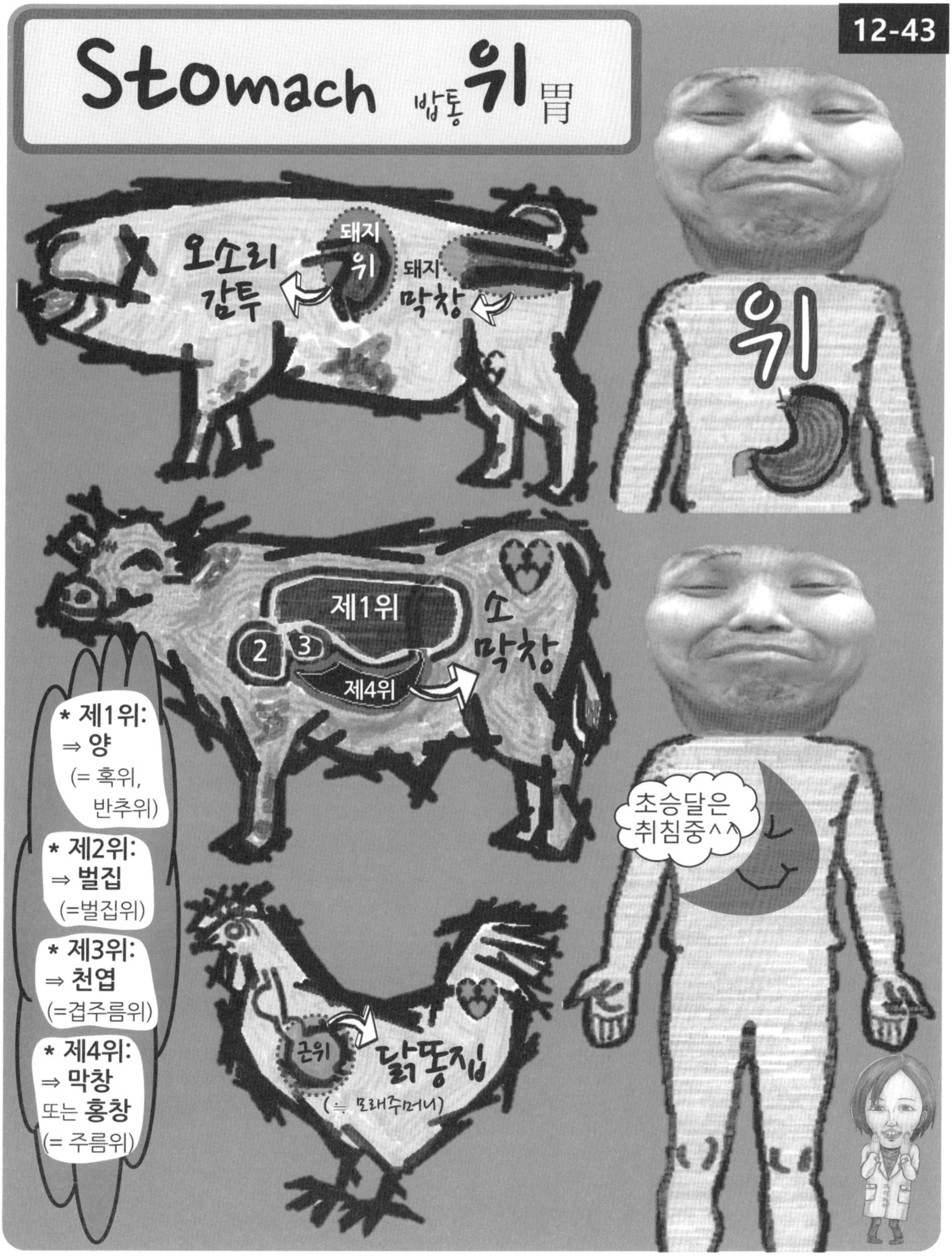
Stomach 밥통 위 胃
12-43
돼지 위
오소리 감투
돼지 막창
위
제1위
2
3
제4위
소 막창
* 제1위:
⇒ 양
(= 혹위, 반추위)
* 제2위:
⇒ 벌집
(=벌집위)
* 제3위:
⇒ 천엽
(=겹주름위)
* 제4위:
⇒ 막창
또는 홍창
(= 주름위)
초승달은 취침중^^
근위
닭똥집
(≒ 모래주머니)

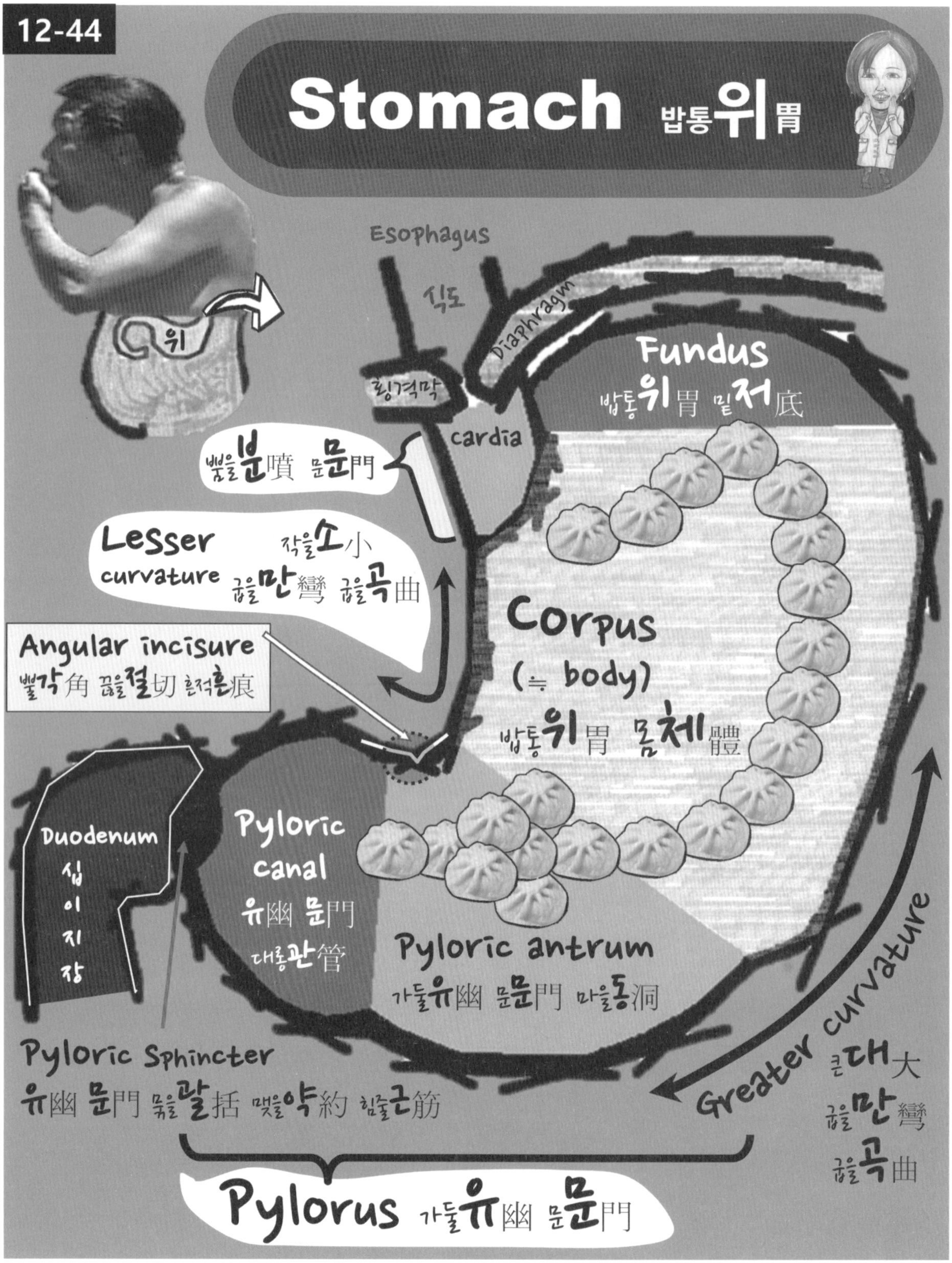
12-44
Stomach 밥통위胃
위
Esophagus
식도
Diaphragm
횡격막
cardia
뿜을분噴 문문門
Fundus
밥통위胃 밑저底
Lesser curvature
작을소小
굽을만彎 굽을곡曲
Angular incisure
뿔각角 끊을절切 흔적흔痕
Corpus
(≒ body)
밥통위胃 몸체體
Duodenum
십
이
지
장
Pyloric canal
유幽 문門
대롱관管
Pyloric antrum
가둘유幽 문문門 마을동洞
Pyloric Sphincter
유幽 문門 묶을괄括 맺을약約 힘줄근筋
Greater curvature
큰대大
굽을만彎
굽을곡曲
Pylorus 가둘유幽 문문門

12-45 Stomach 밥통위胃

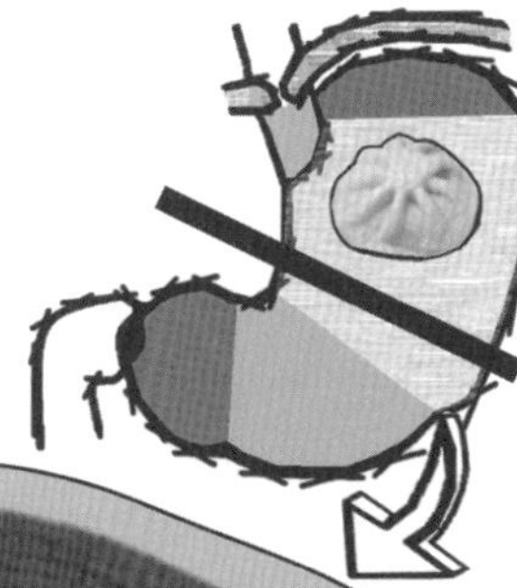

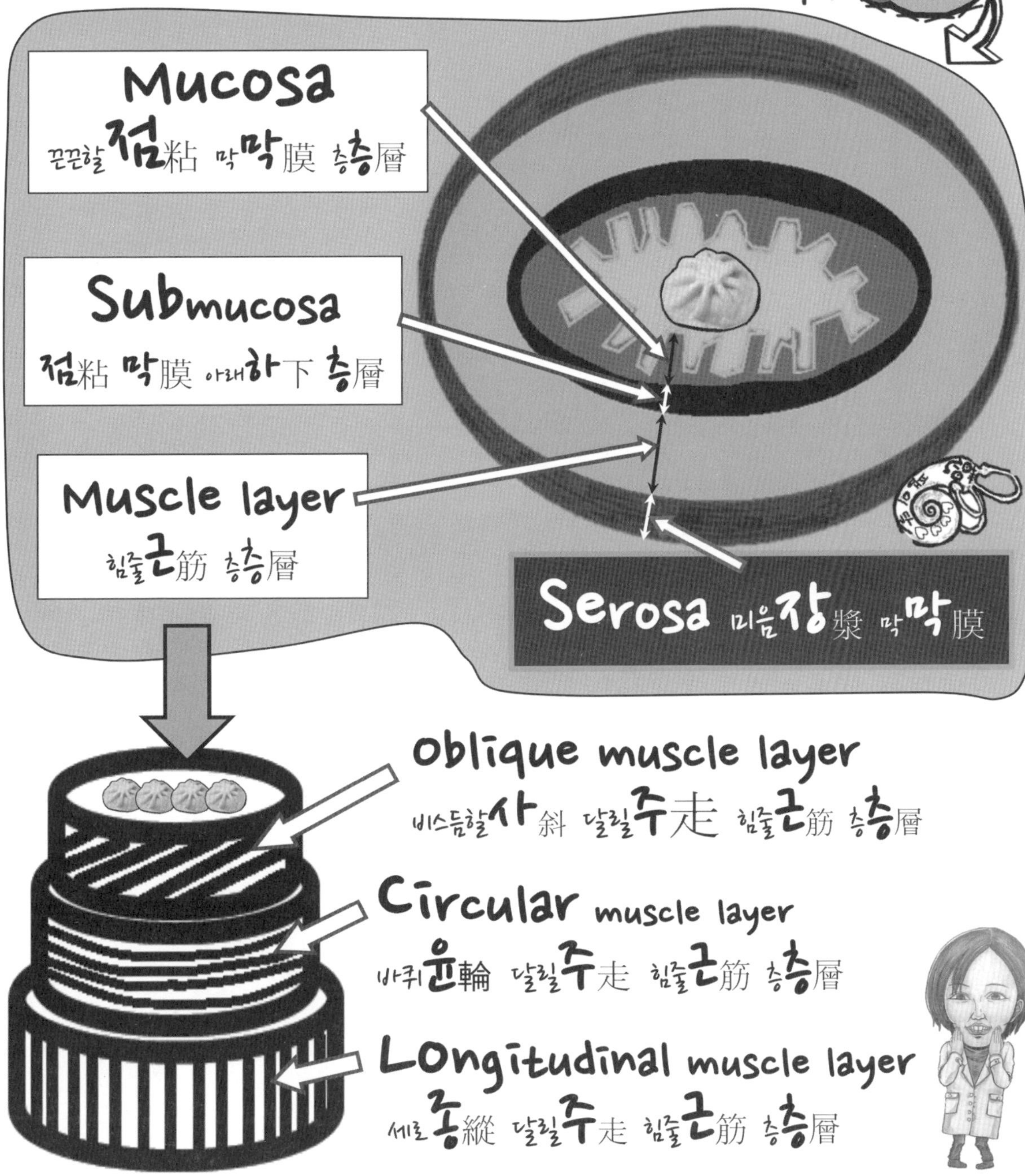

12-46

위-부위별 '근수축'/'세포내 칼슘' 반응(들)이 다르구나!

Stomach 밥통 위 胃

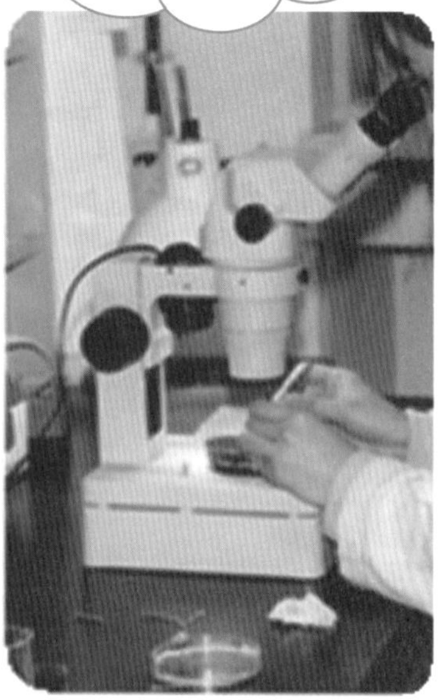

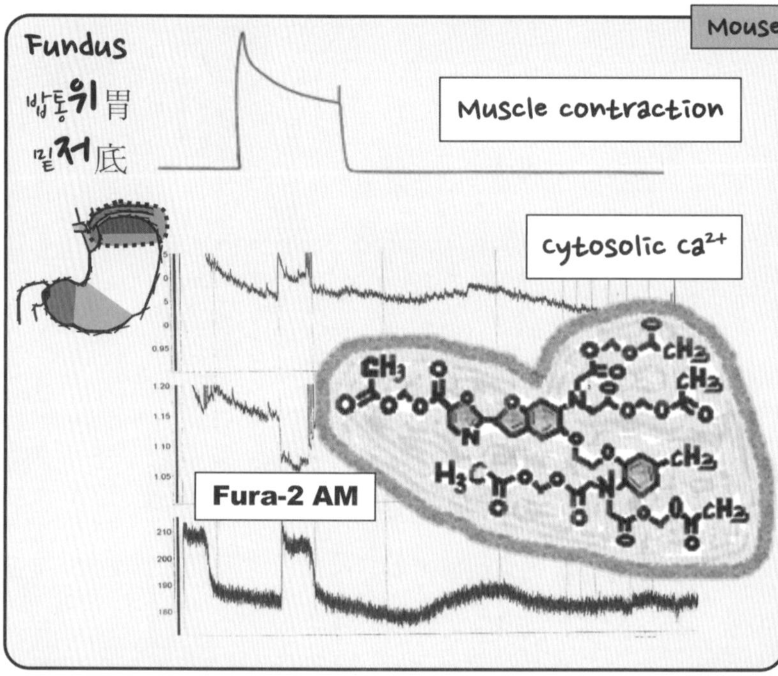

괜찮아

Santiago Ramón y
Cajal
(1852 - 1934)

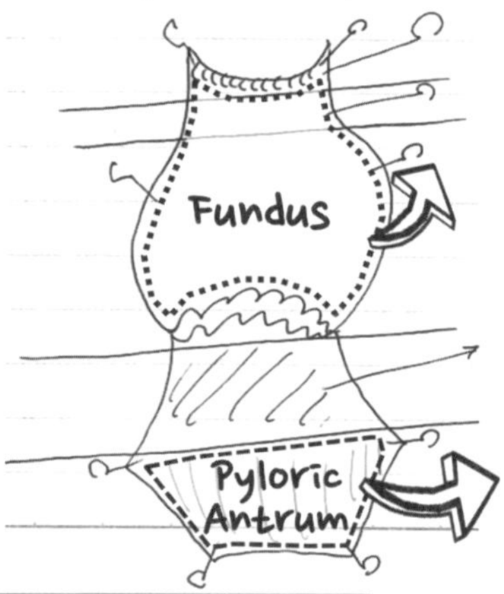

Mouse Stomach

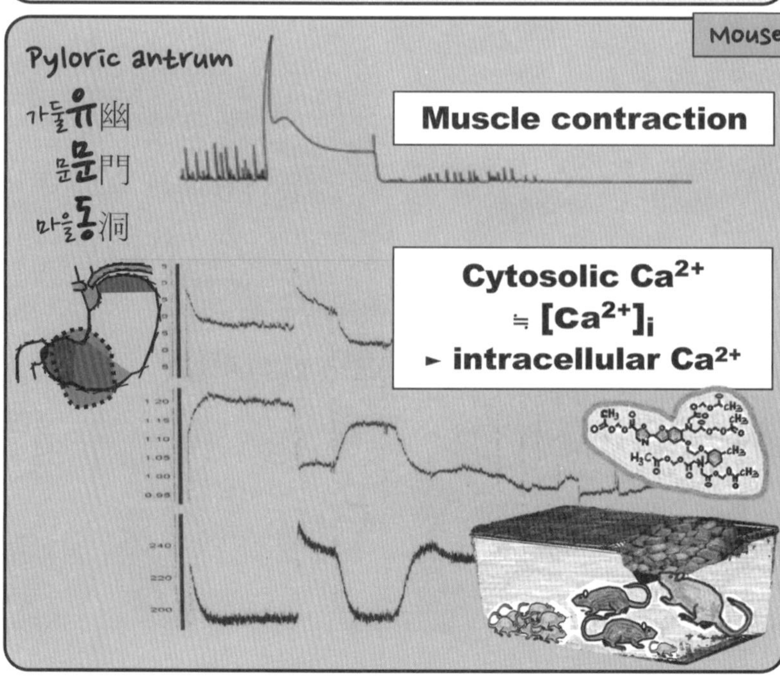

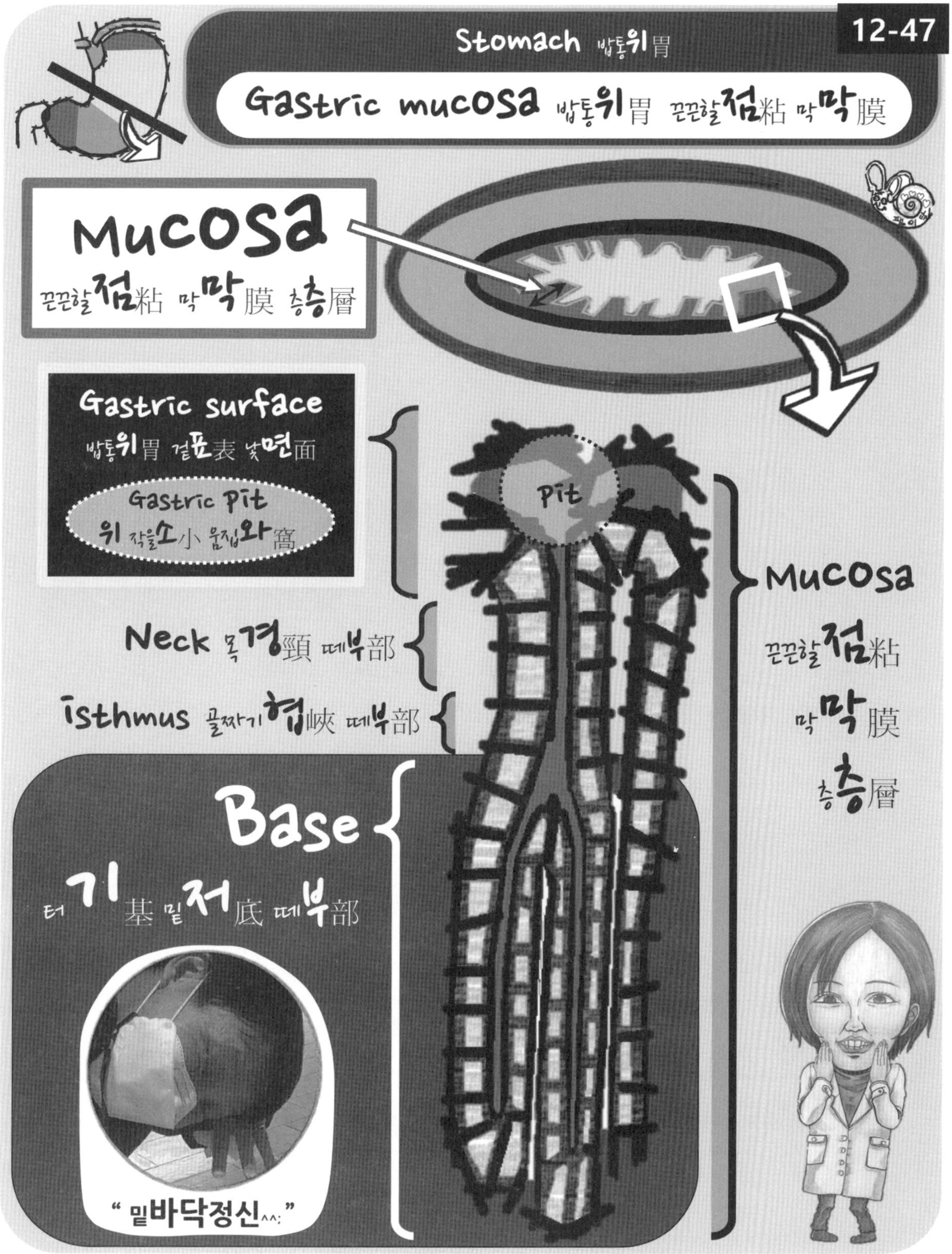
12-47
Stomach 밥통위胃
Gastric mucosa 밥통위胃 끈끈할점粘 막막膜
Mucosa
끈끈할점粘 막막膜 층층層
Gastric surface
밥통위胃 겉표表 낯면面
Gastric pit
위 작을소小 움집와窩
pit
Neck 목경頸 떼부部
Isthmus 골짜기협峽 떼부部
Base
터기基 밑저底 떼부部
" 밑바닥정신^^;"
Mucosa
끈끈할점粘
막막膜
층층層

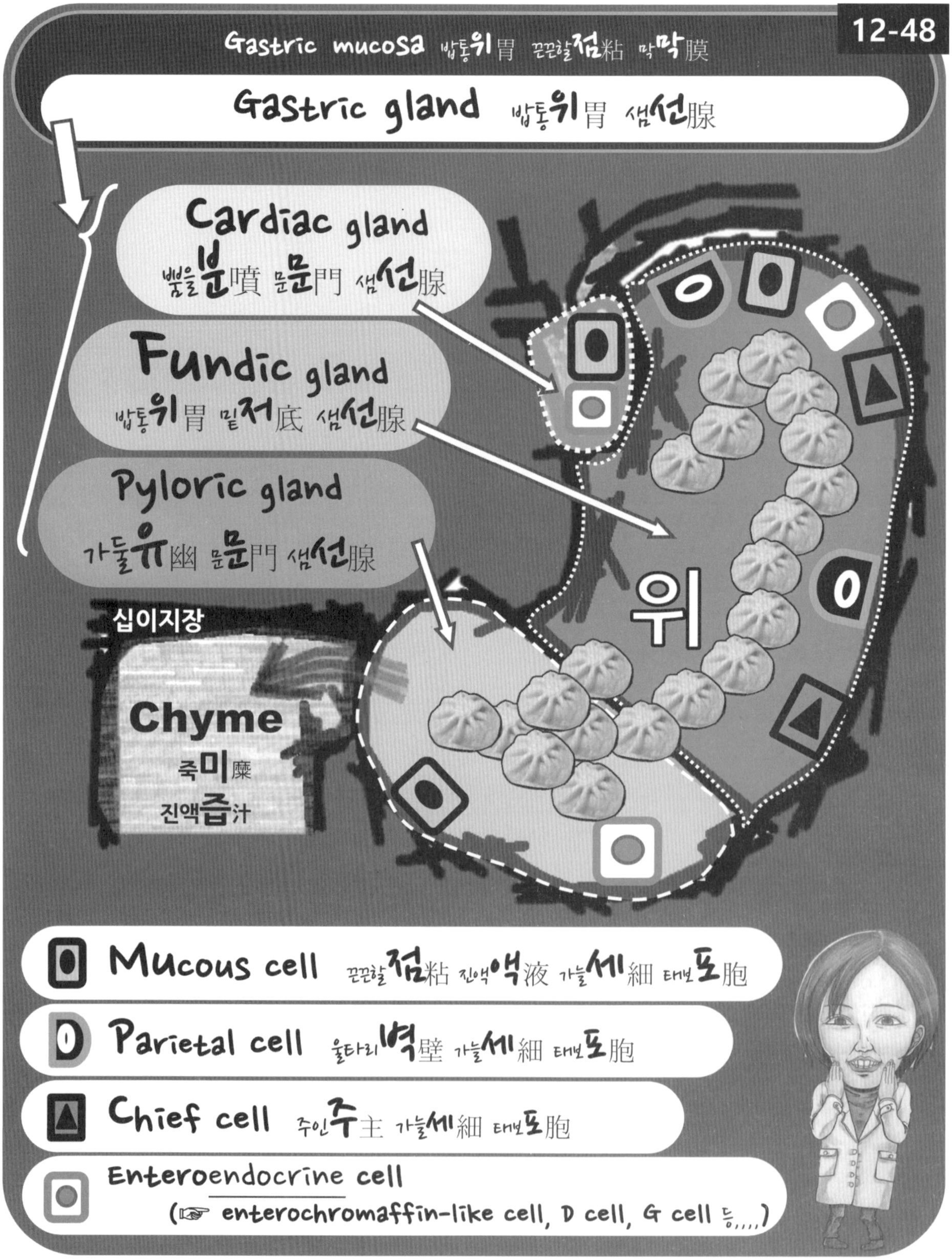
12-48
Gastric mucosa 밥통위胃 끈끈할점粘 막막膜
Gastric gland 밥통위胃 샘선腺
Cardiac gland
뿜을분噴 문문門 샘선腺
Fundic gland
밥통위胃 밑저底 샘선腺
Pyloric gland
가들유幽 문문門 샘선腺
십이지장
Chyme
죽미糜
진액즙汁
위
Mucous cell 끈끈할점粘 진액액液 가늘세細 태보포胞
Parietal cell 울타리벽壁 가늘세細 태보포胞
Chief cell 주인주主 가늘세細 태보포胞
Enteroendocrine cell
(☞ enterochromaffin-like cell, D cell, G cell 등,,,,)

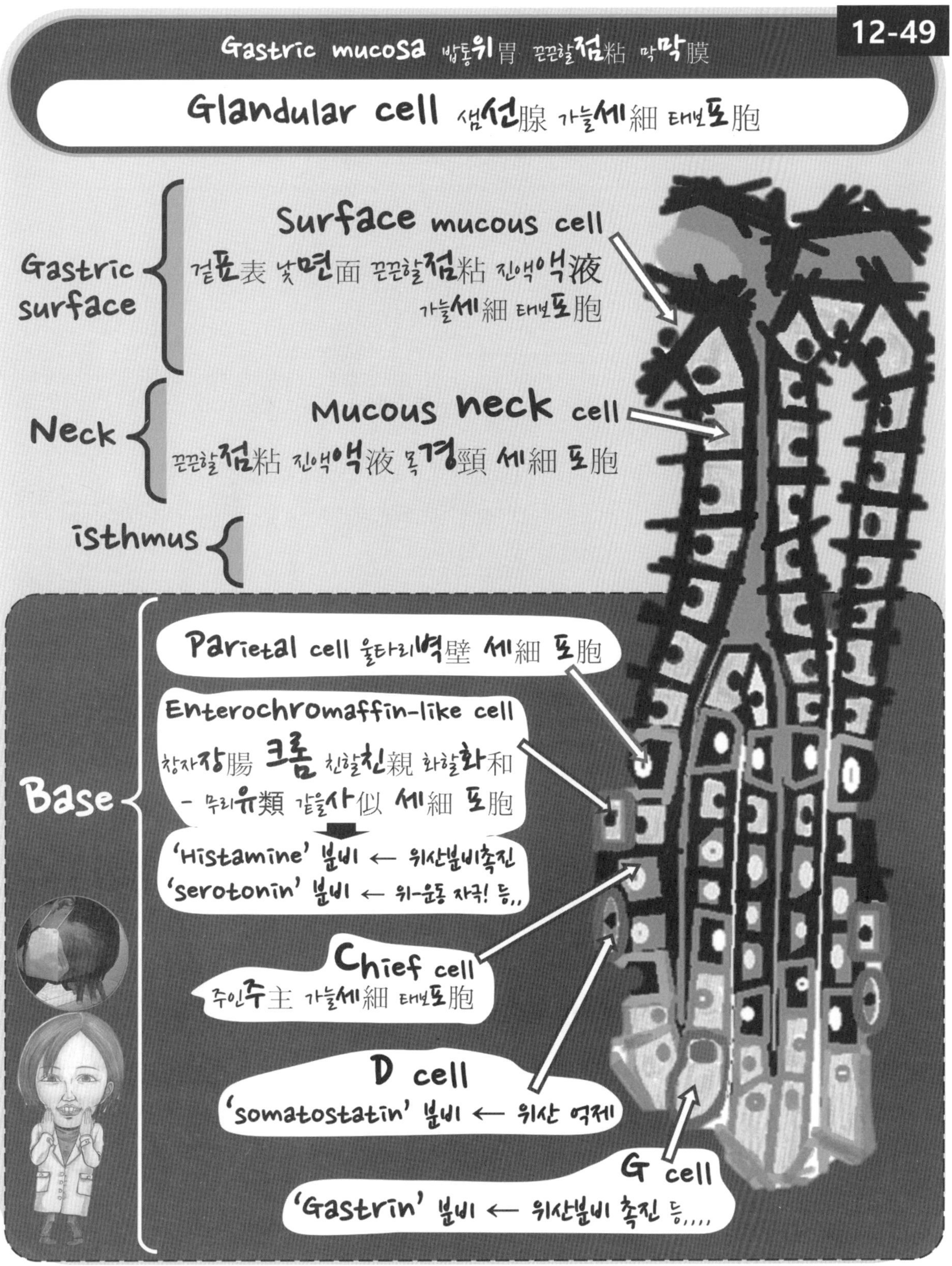
12-49
Gastric mucosa 밥통위胃 끈끈할점粘 막막膜
Glandular cell 샘선腺 가늘세細 태보포胞
Gastric surface
Surface mucous cell
겉표表 낯면面 끈끈할점粘 진액액液 가늘세細 태보포胞
Neck
Mucous neck cell
끈끈할점粘 진액액液 목경頸 세細 포胞
isthmus
Base
Parietal cell 울타리벽壁 세細 포胞
Enterochromaffin-like cell
창자장腸 크롬 친할친親 화할화和 - 무리유類 같을사似 세細 포胞
'Histamine' 분비 ← 위산분비촉진
'serotonin' 분비 ← 위-운동 자극! 등,,
Chief cell
주인주主 가늘세細 태보포胞
D cell
'somatostatin' 분비 ← 위산 억제
G cell
'Gastrin' 분비 ← 위산분비 촉진 등,,,,

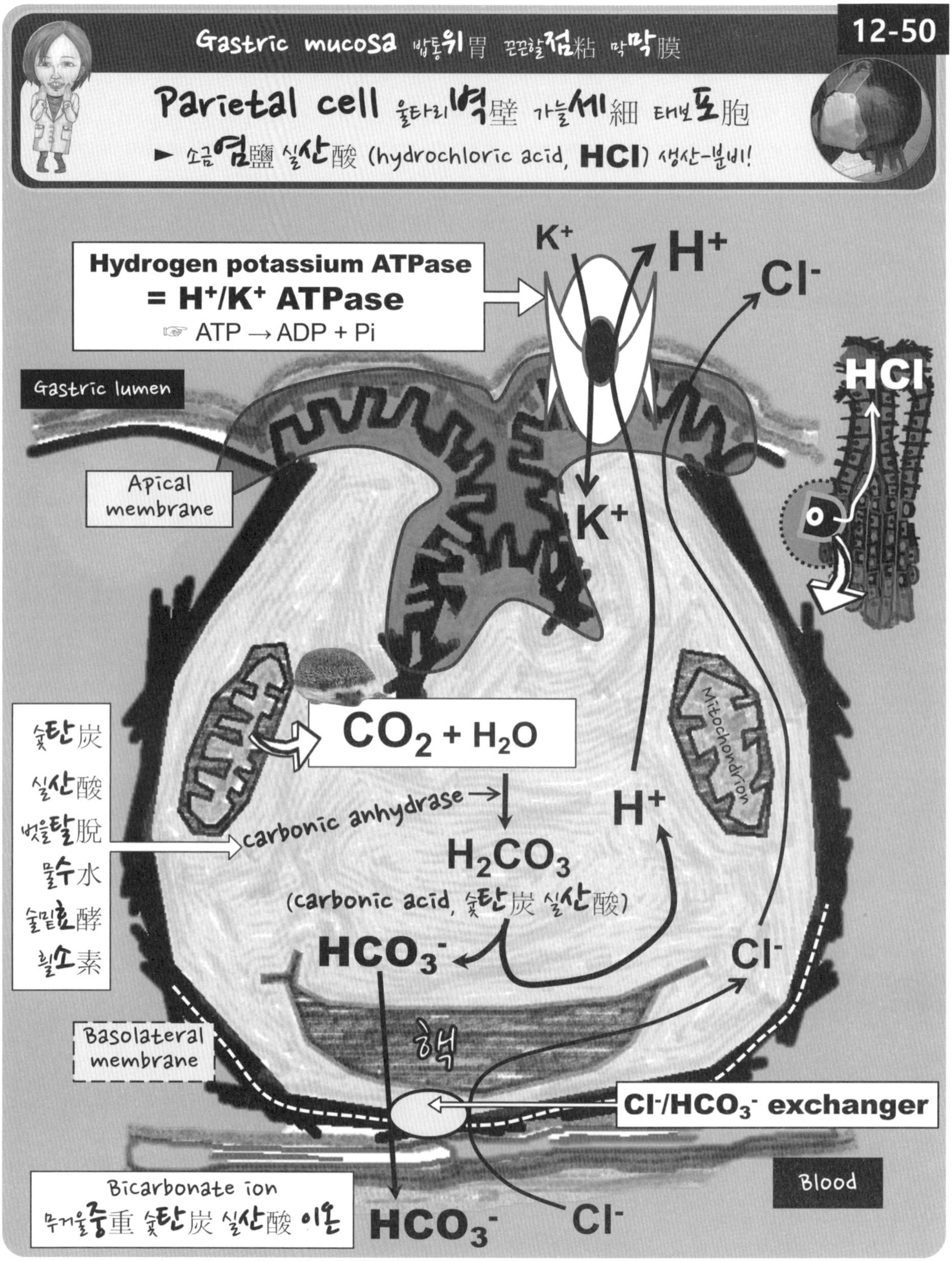
12-50
Gastric mucosa 밥통위胃 끈끈할점粘 막막膜
Parietal cell 울타리벽壁 가늘세細 태보포胞
► 소금염鹽 실산酸 (hydrochloric acid, HCl) 생산-분비!
Hydrogen potassium ATPase
= H+/K+ ATPase
☞ ATP → ADP + Pi
K+
H+
Cl-
HCl
Gastric lumen
Apical membrane
K+
CO2 + H2O
Mitochondrion
숯탄炭
실산酸
벗을탈脫
물수水
술밑효酵
흴소素
carbonic anhydrase
H+
H2CO3
(carbonic acid, 숯탄炭 실산酸)
HCO3-
Cl-
Basolateral membrane
핵
Cl-/HCO3- exchanger
Bicarbonate ion
무거울중重 숯탄炭 실산酸 이온
HCO3-
Cl-
Blood

12-51

Gastric mucosa 밥통**위**胃 끈끈할**점**粘 막**막**膜

Parietal cell 울타리**벽**壁 가늘**세**細 태보**포**胞

► 안**내**內 인할**인**因 자녀**자**子(intrinsic factor) 분비 ☞ 비타민**B12 흡수**에 결정적 역할!

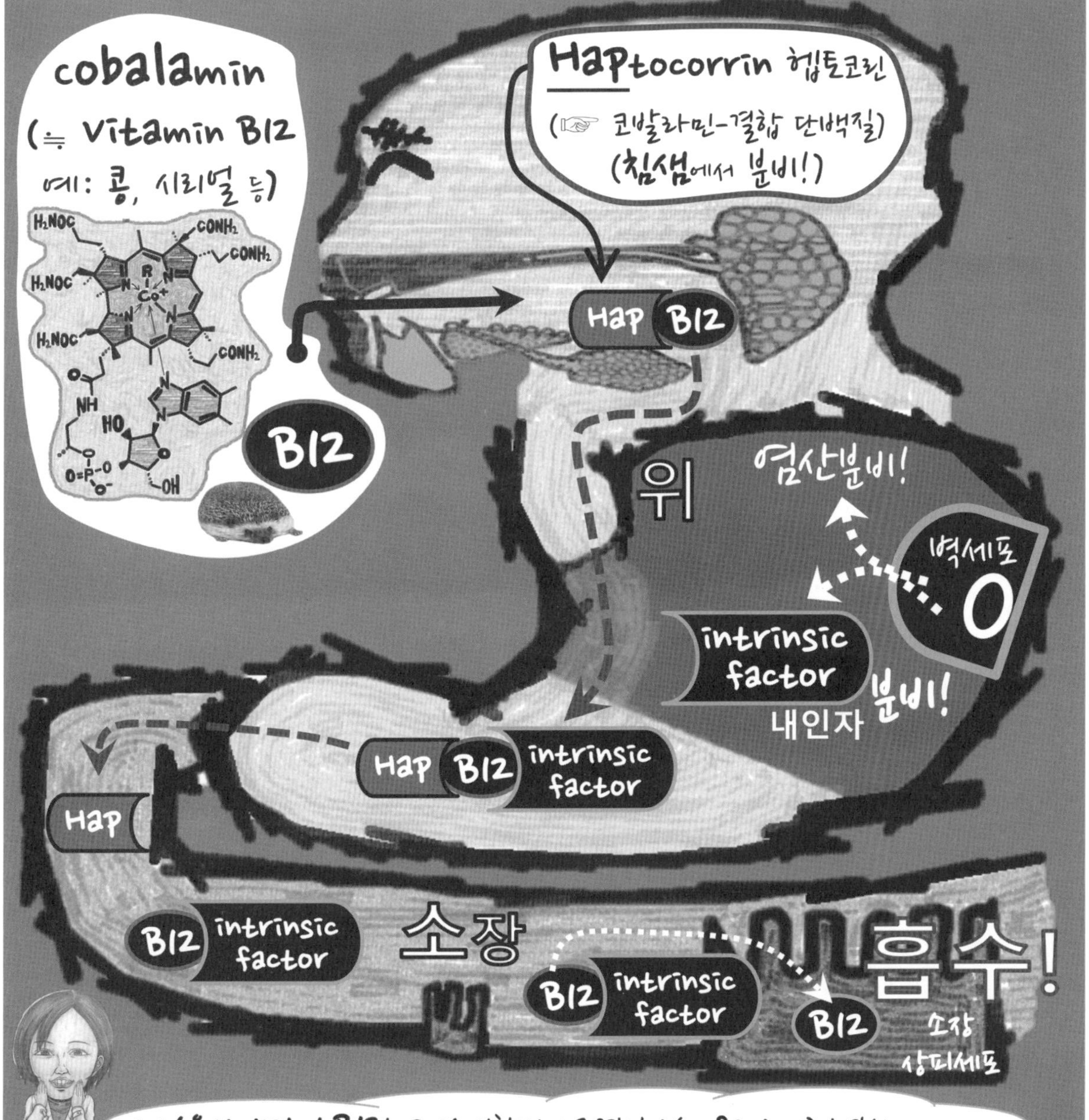

아하! **수용성 비타민 B12**는 DNA생합성의 조력인자(**cofactor**)이면서, 정상 **신경기능의 유지** 및 골수에서 **적혈구의 성장발달**에 매우 중요^^*

12-52

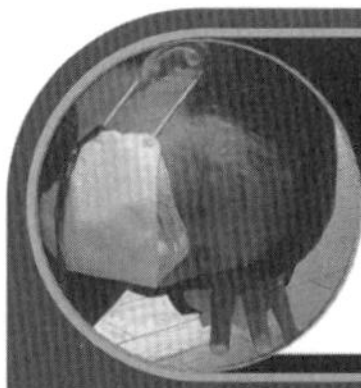

Gastric mucosa 밥통위胃 끈끈할점粘 막막膜

Chief cell 주인주主 가늘세細 태보포胞

* Re<u>nn</u>in :

► 되돌릴반反 꼴추芻 움직일동動 만물물物 의

제 4 위(abomasum, 주름추皺 밥통위胃)와

► 새로울신新 날생生 아이아兒(neonate)의

'주세포(chief cell)'에서 분비되는

☞ '젖유乳 진액즙汁 엉길응凝 굳을고固 술밑효酵 흴소素

(milk-clotting enzyme)'로써 ► 유단백 →

'카제인(casein)'을 응고시켜 '치즈'를

만드는 ,,,,효소,,,,^^*

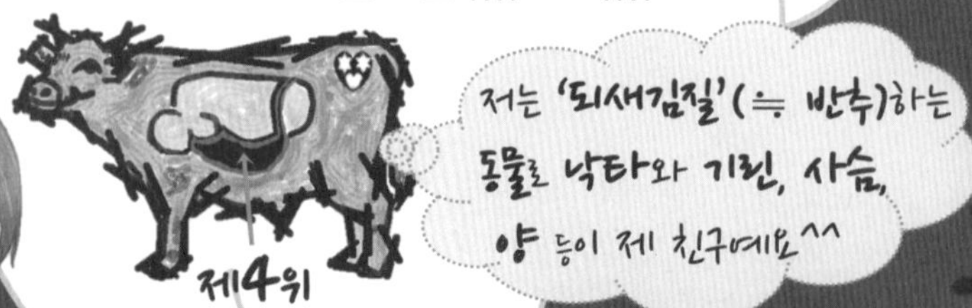
제4위
저는 '되새김질'(≒ 반추)하는
동물로 낙타와 기린, 사슴,
양 등이 제 친구예요^^

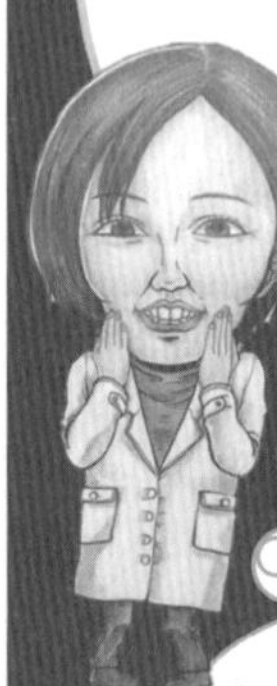

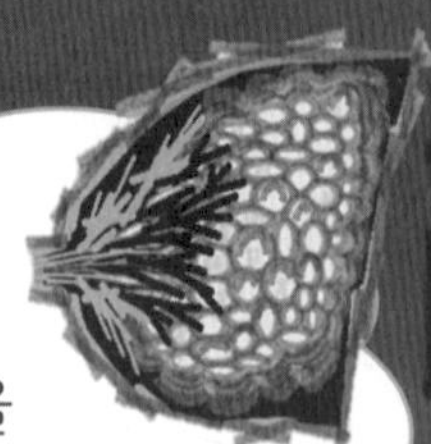

* Gastric Lipase:

신생아에서 유지방(milk fats)을

소화시키는 효소로써

'주세포'에서 분비,,,,^^

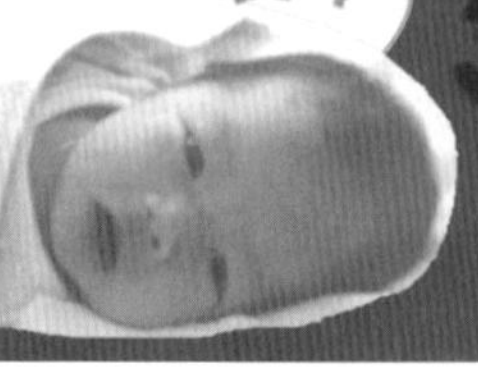

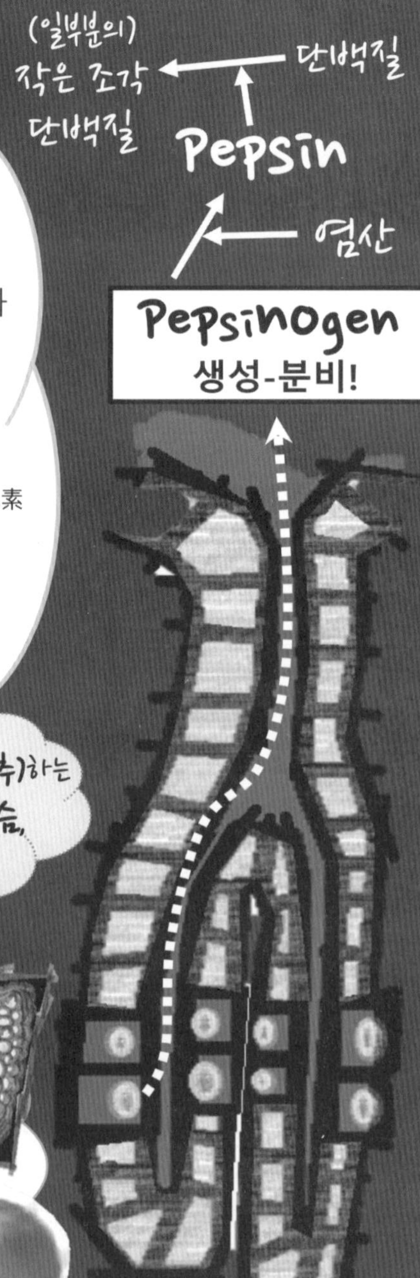

12-53

Gastric acid 혹은 juice 증가! ⇧

밥통위胃 실산酸 혹은 밥통위胃 진액액液

Cephalic phase

뇌뇌腦 바탕상相: 맛있는 음식 상상!

→ 시각, 미각, 후각을 통한 미주신경(vagus nerve, X) 활성(등)으로 위액 분비 증가 ! (약 30%/총-위액)

Gastric phase

밥통위胃 바탕상相: 음식 수용으로 위 팽창!

→ '국소반사(Local reflex)'로 위액 분비 증가!

→ '미주-미주신경반사 (Vagovagal reflex)'로 위액 분비 증가!

→ G 세포 자극 → 'Gastrin 분비'(등으)로 인한 위액 분비의 증가! (약 60%/총-위액)

Intestinal phase

창자장腸 바탕상相: 위 배출 초기, 십이지장으로 넘어 온 산성의 소화 덜된 음식물 감지 시!

→ '소장 호르몬' ☞ intestinal gastrin 의 혈중 분비로 위액 분비 증가! (약 10%/총-위액)

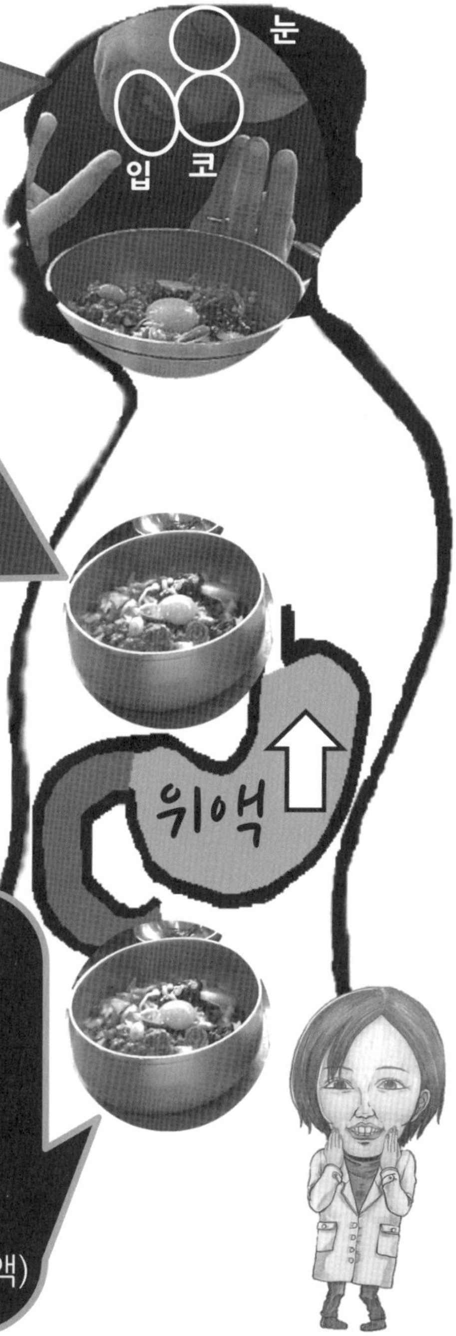

12-54

Gastric acid 혹은 **Gastric juice**

밥통**위**胃 실**산**酸 혹은 밥통**위**胃 진액**액**液

더할**증**增 더할**가**加 ⇧

Vagovagal Reflex

미혹할**미**迷 달릴**주**走 -

미迷 **주**走 영혼**신**神 지날**경**經 **반**反 **사**射

Local Reflex

부서**국**局 자리**소**所 되돌릴**반**反 쏠**사**射

Vagovagal Reflex

아하! 음식이 위에 축적되면 **구심성**(求心性, afferent) 미주신경을 통해 '연수'의 중추로 올라가, **원심성**(遠心性, efferent) 미주신경을 통해 '위(≒밥통)'로 내려와 **위액 분비가 증가**되는구나^^*

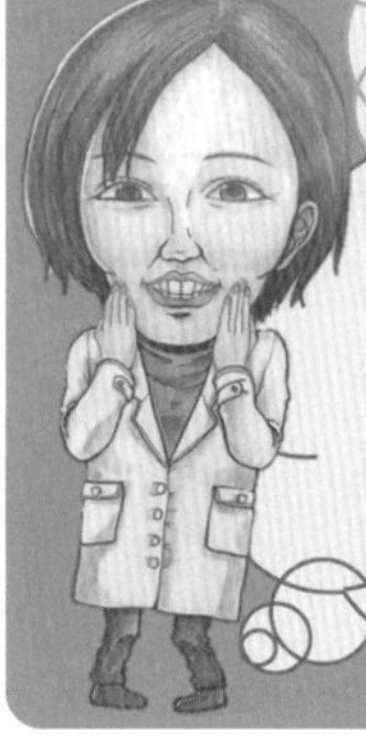

Local Reflex

그리고 **위 자체가 늘어나면** 위 점막에서 위액이 분비되는 **국소반사**가 동반되는구나 ^^*

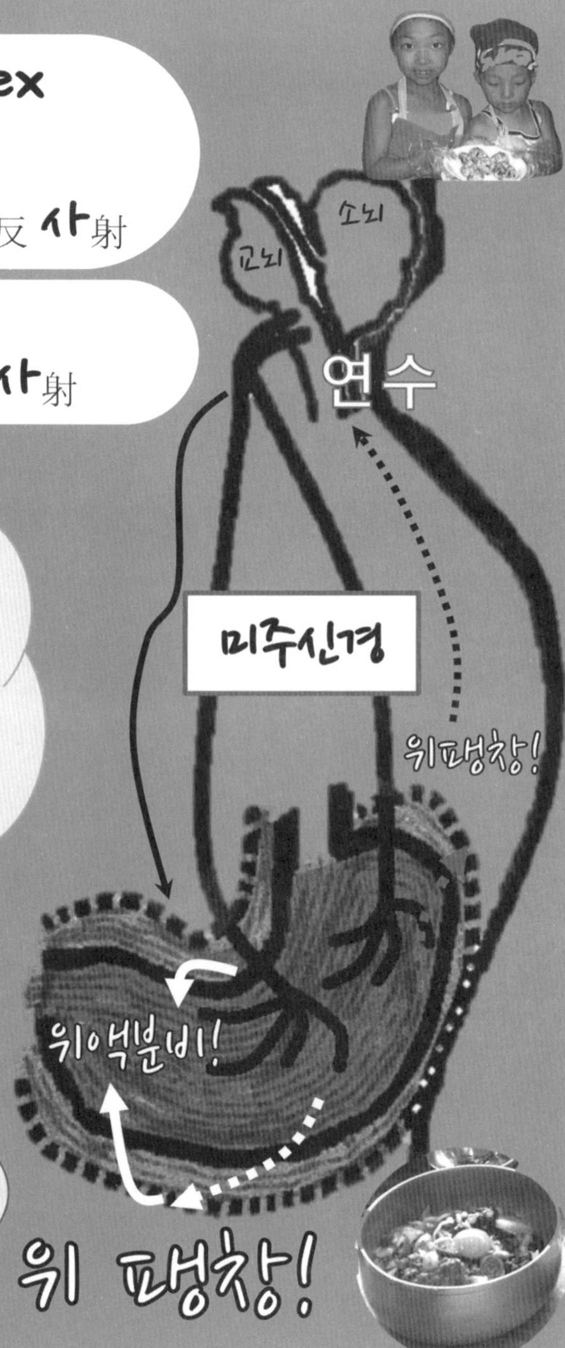

12-55 Gastric acid 혹은 juice 감소! ⇩

밥통위胃 실산酸 혹은 밥통위胃 진액액液

Cephalic phase

뇌뇌腦 바탕상相: 우울 상태!

→ 식욕감퇴 인한 미주신경(vagus nerve, X) 활성의 억제로 위액 분비 감소!

Gastric phase

밥통위胃 바탕상相: 충분한 위산도 pH 2 이하 시!

→ G 세포 억제 ☞ 'Gastrin 분비 억제'로 인한 위액 분비의 감소

* 정서적 혼란(emotional upset)으로 인한 교감신경활성 → 위액 분비 억제

Intestinal phase

창자장腸 바탕상相: 십이지장으로 넘어 온 산성의 죽미糜 진액즙汁, Chyme !

→ "Enterogastric reflex (소장위 반사)" 활성으로 위액 분비 감소!

→ 위 분비 억제 호르몬(enterogastrones: GIP, VIP, Cholecystokinin 등,,,,) 분비로 위액 분비 억제 및 감소 !

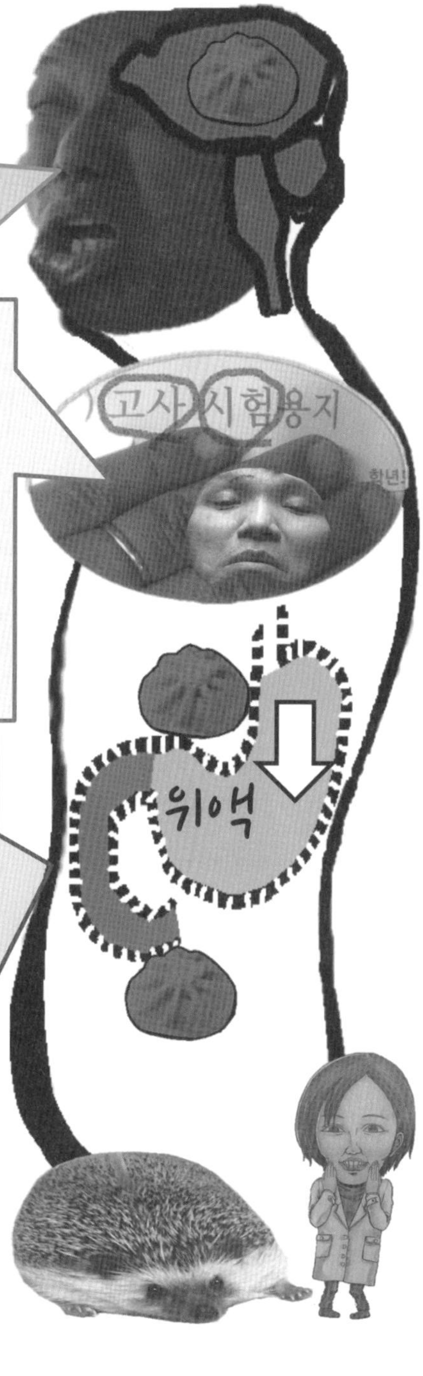

12-56

Enterogastric Reflex

작을소小 창자장腸 밥통위胃 되돌릴반反 쏠사射

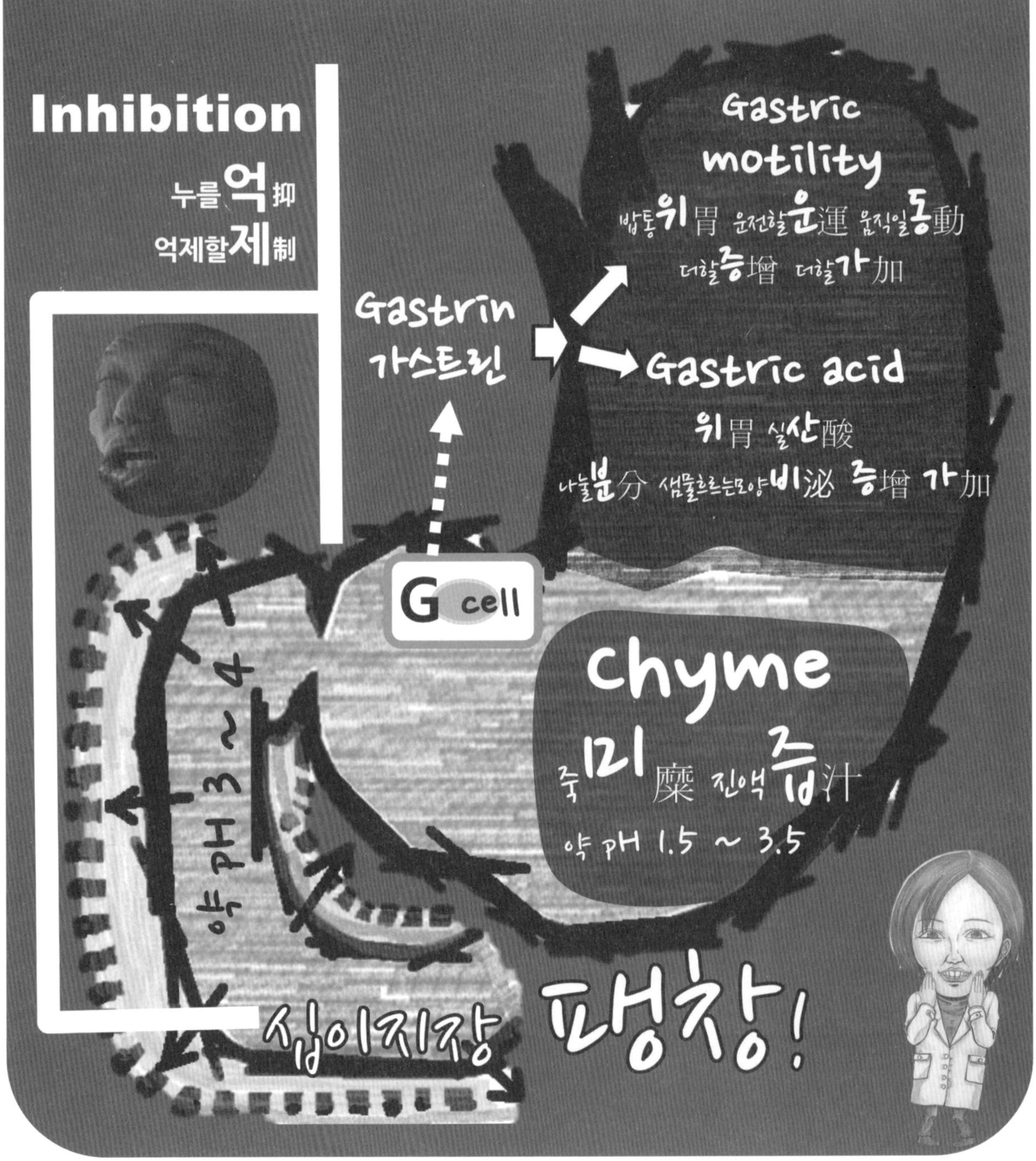

12-57 Enterogastrones

밥통위胃 나눌분分 샘물흐르는모양비泌 누를억抑 억제할제制 호르몬들

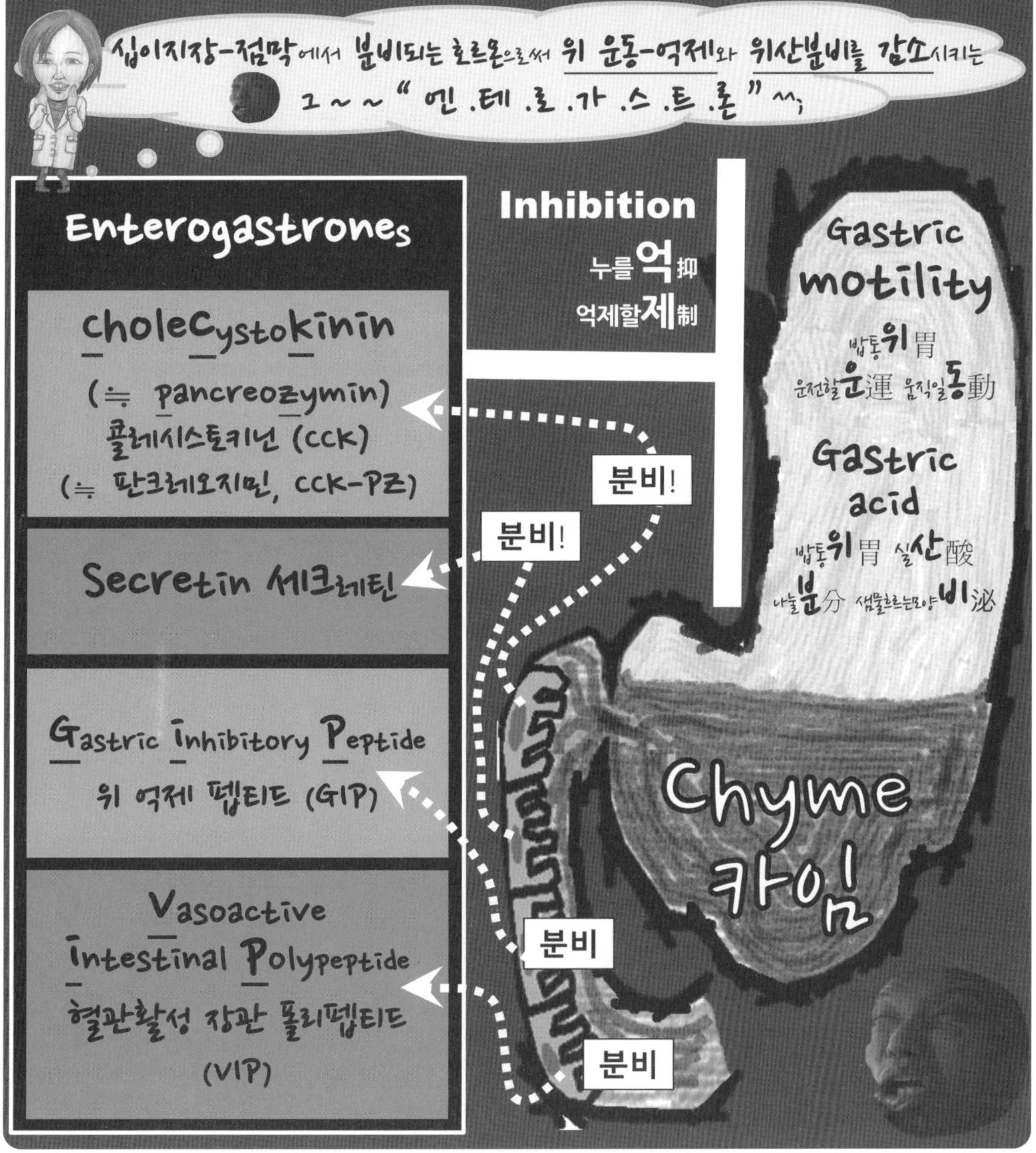

12-58

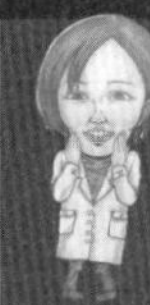

Small intestine

(곧을직直 지름길경徑 이 ☞) 작을소小 창자장腸

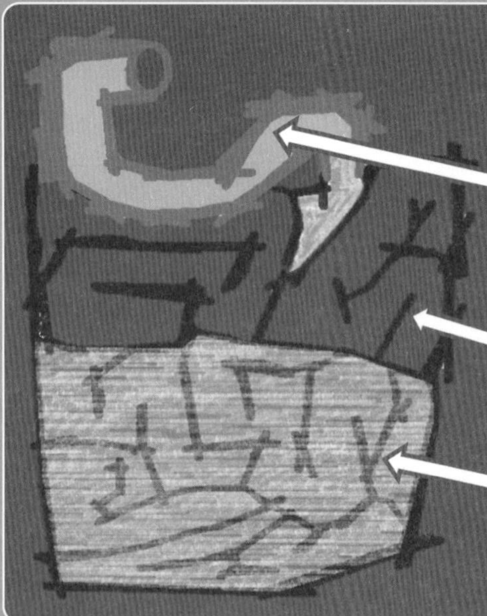

Small intestine

Duodenum
열십十 두이二 손가락지指 창자장腸

jejunum 빌공空 창자장腸

ileum 돌회回 창자장腸

괜찮아

Charles Heber
McBurney
(1845 - 1913)

McBurney's point

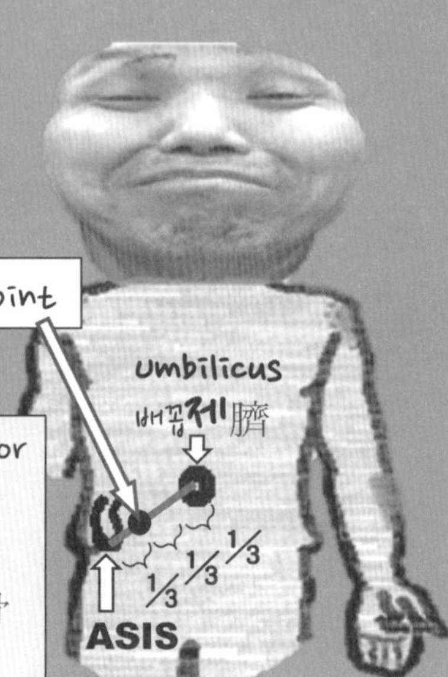

Anterior superior iliac spine
앞전前 위상上
창자장腸 뼈골骨
가시나무극棘

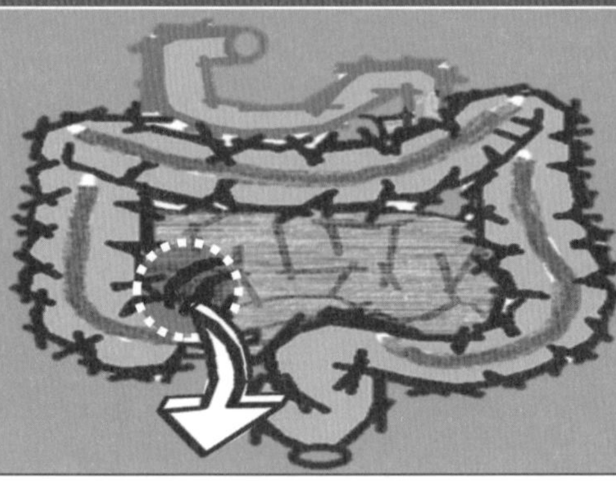

ileocecal valve
돌회回 소경맹盲 꽃잎판瓣

▶ 소장과 대장의 경계부!
▶ ileocecal sphincter
회맹 묶을괄括 맺을약約 힘줄근筋 발달!
▶ McBurney's point

12-59

Small intestine 작을소小 창자장腸

Duodenum

열십十 두이二 손가락지指 창자장腸

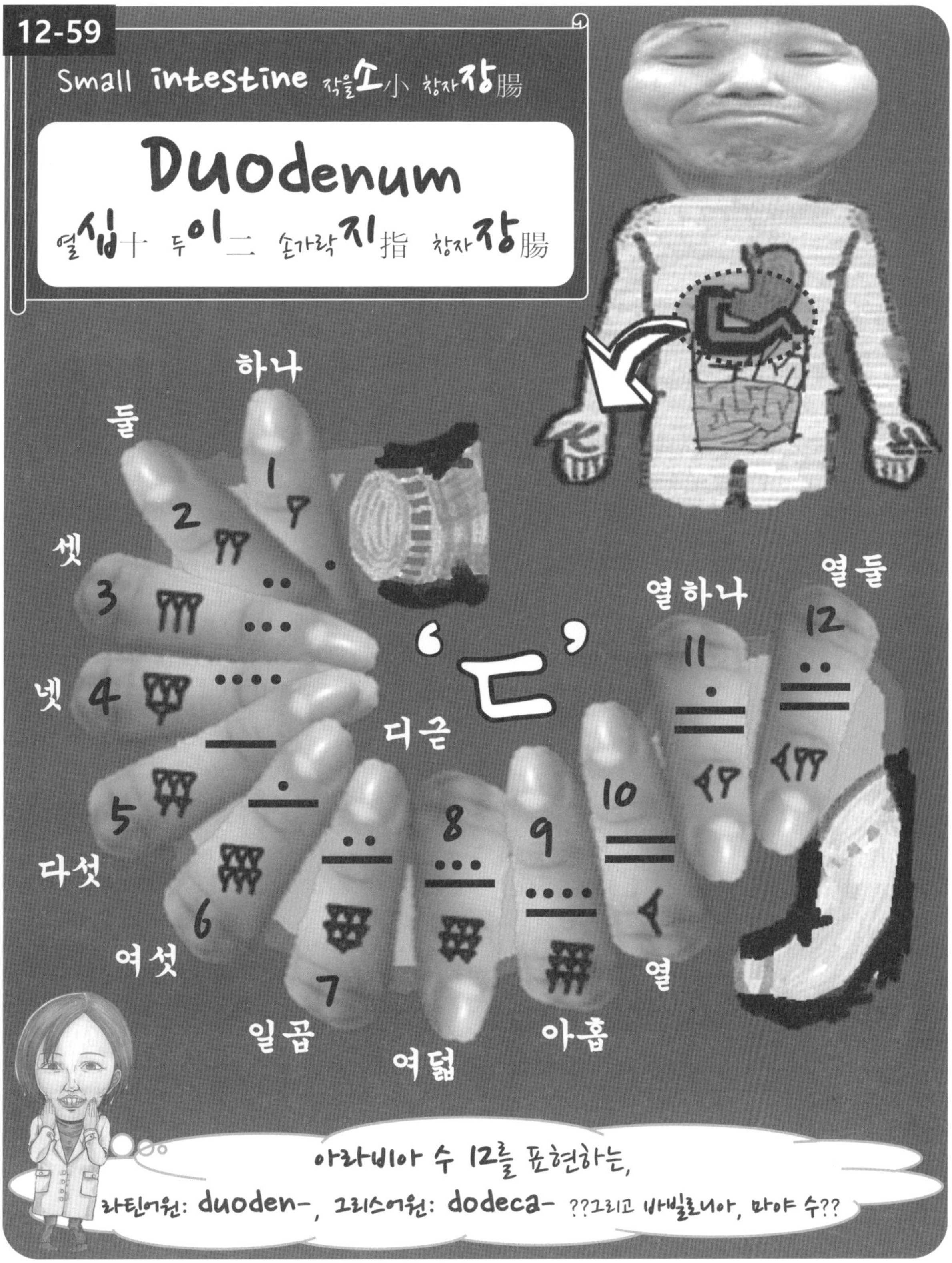

12-60

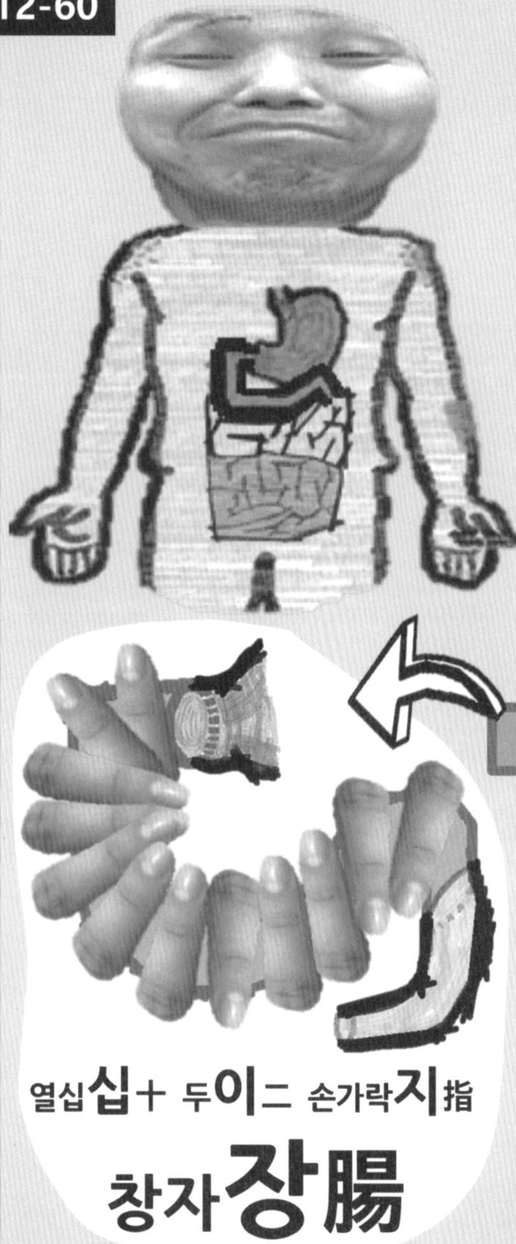

1 mono-

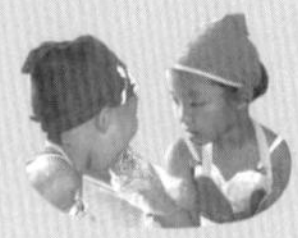

2 di-

3 tri-

4 tetra-

5 penta-

6 hexa-

7 hepta-

8 octa-

9 nona-

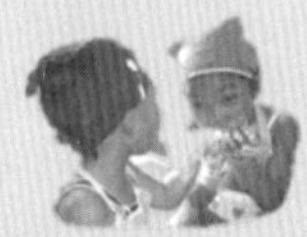

10 deca-

11 undeca-

12 dodeca-

13 trideca-

14 tetradeca-

15 pentadeca-

16 hexadeca-

17 heptadeca-

18 octadeca-

19 nonadeca-

20 eicosa-

30 triaconta-

40 tetraconta-

50 pentaconta-

60 hexaconta-

70 heptaconta-

80 octaconta-

90 nonaconta-

100 hecta-

200 dicta-

300 tricta-

400 tetracta-

500 pentacta-

600 hexacta-

700 heptacta-

800 octacta-

900 nonacta-

1000 kilia-

2000 dilia-

3000 trilia-

4000 tetralia-

5000 pentalia-

6000 hexalia-

7000 heptalia-

8000 octalia-

9000 nonalia-

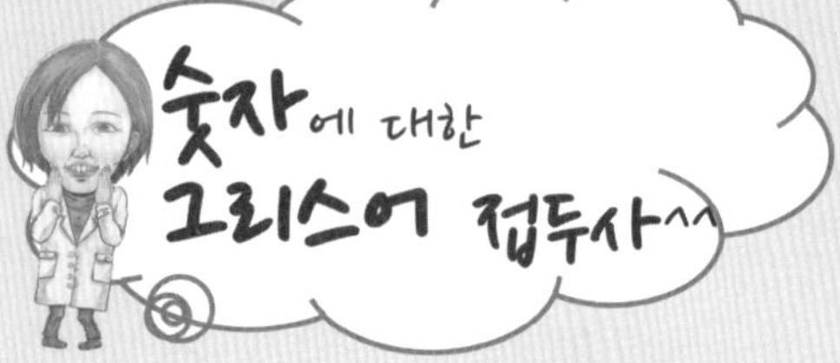

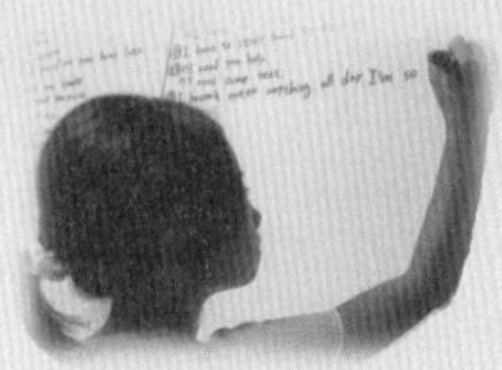

12-61

Small Intestine
작을소小 창자장腸

Duodenum
열십+ 두이이 손가락지指 창자장腸

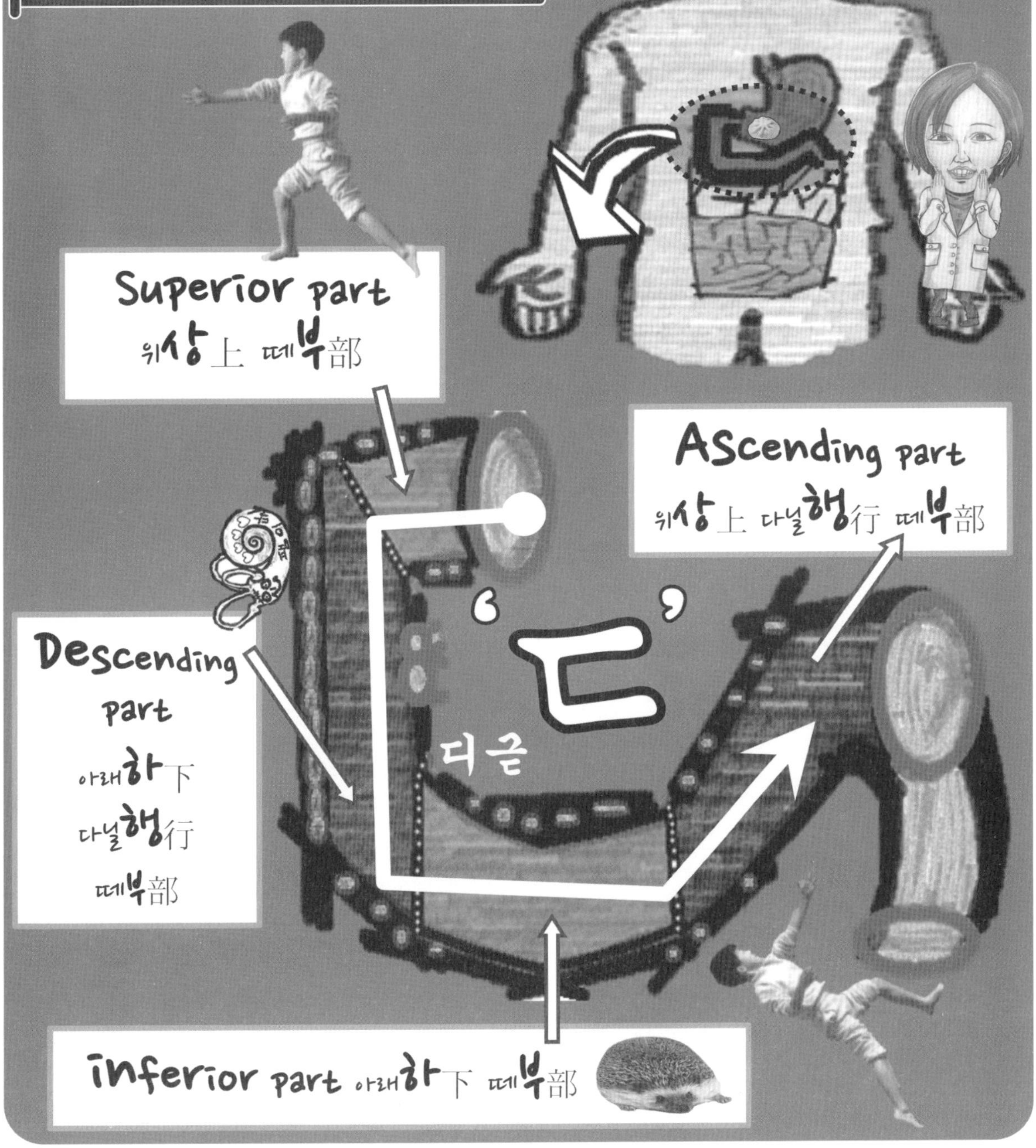

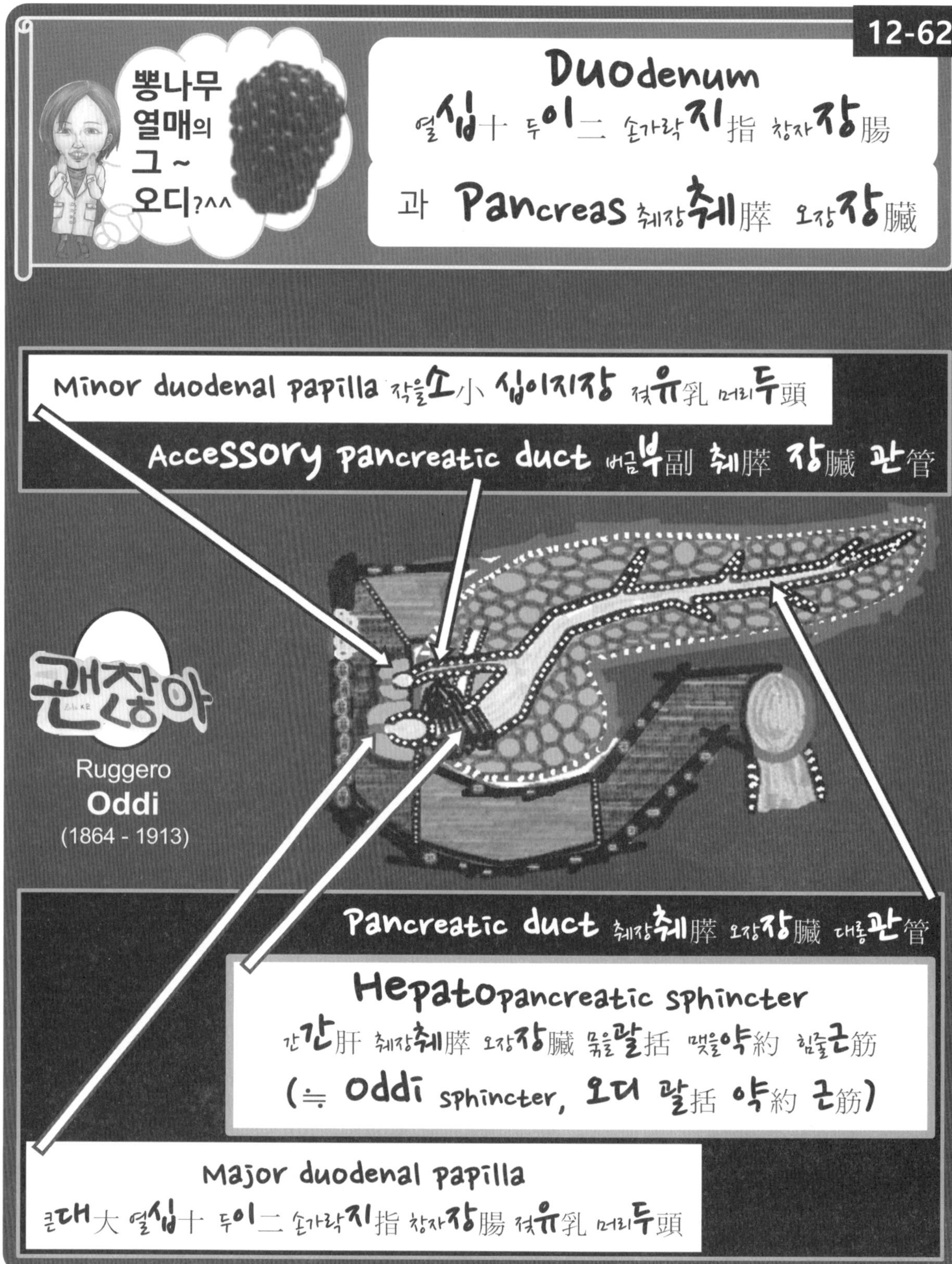
12-62
뽕나무 열매의 그~ 오디?^^
Duodenum
열십十 두이二 손가락지指 창자장腸
과 Pancreas 췌장췌膵 오장장臟
Minor duodenal papilla 작을소小 십이지장 젖유乳 머리두頭
Accessory pancreatic duct 버금부副 췌膵 장臟 관管
괜찮아
Ruggero
Oddi
(1864 - 1913)
Pancreatic duct 췌장췌膵 오장장臟 대롱관管
Hepatopancreatic sphincter
간간肝 췌장췌膵 오장장臟 묶을괄括 맺을약約 힘줄근筋
(≒ Oddi sphincter, 오디 괄括 약約 근筋)
Major duodenal papilla
큰대大 열십十 두이二 손가락지指 창자장腸 젖유乳 머리두頭

12-63

Small intestine 작을소小 창자장腸

Duodenum 열십十 두이二 손가락지指 창자장腸

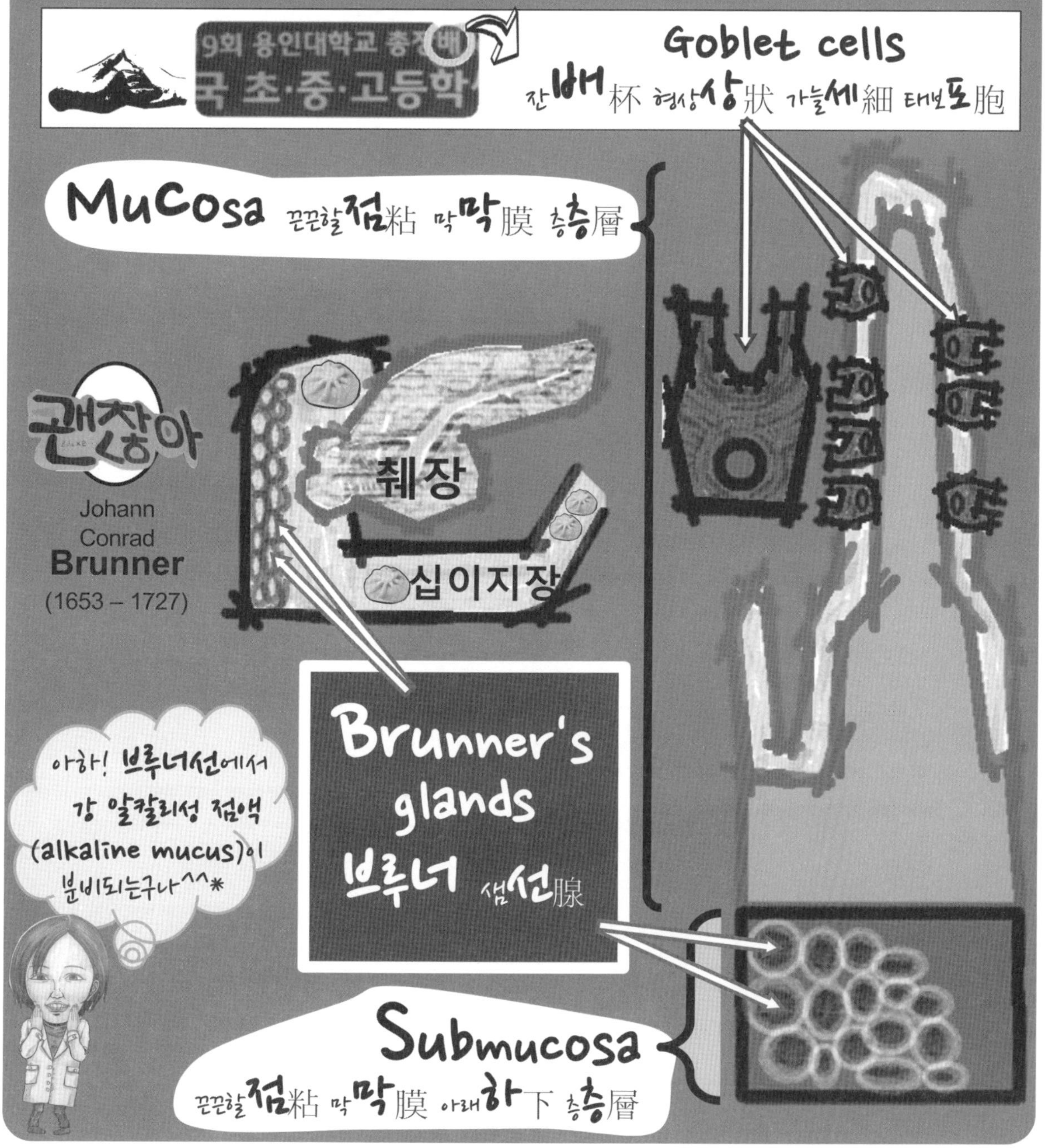

12-64

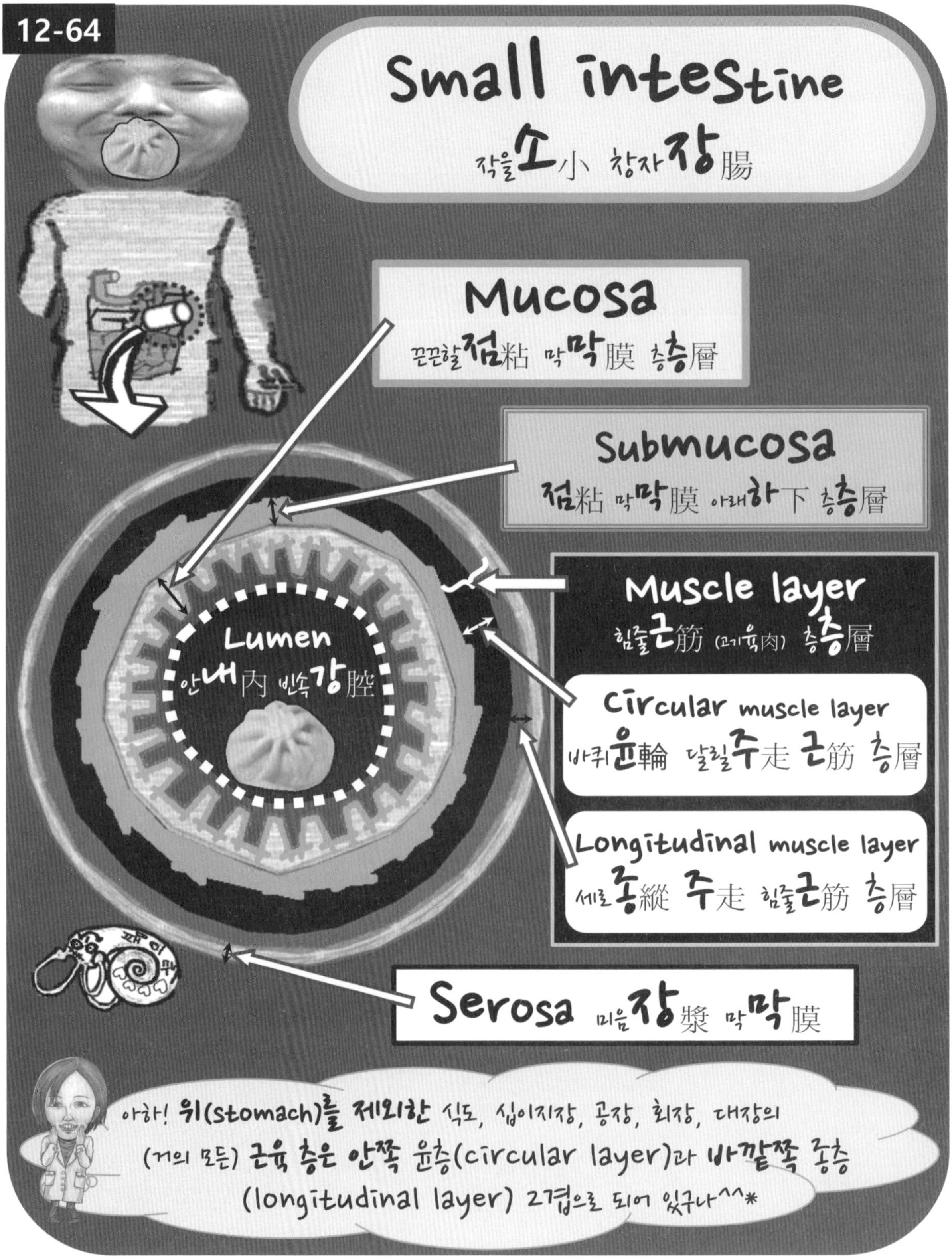
Small intestine
작을소小 창자장腸
Mucosa
끈끈할점粘 막막膜 층층層
Submucosa
점粘 막막膜 아래하下 층층層
Muscle layer
힘줄근筋 (고기육肉) 층층層
Circular muscle layer
바퀴윤輪 달릴주走 근筋 층層
Longitudinal muscle layer
세로종縱 주走 힘줄근筋 층層
Lumen
안내內 빈속강腔
Serosa 미음장漿 막막膜
아하! 위(stomach)를 제외한 식도, 십이지장, 공장, 회장, 대장의
(거의 모든) 근육 층은 안쪽 윤층(circular layer)과 바깥쪽 종층
(longitudinal layer) 2겹으로 되어 있구나^^*

12-65

Pancreas & Gallbladder

췌장 췌 膵 오장 장 臟 과 쓸개 담 膽 주머니 낭 囊

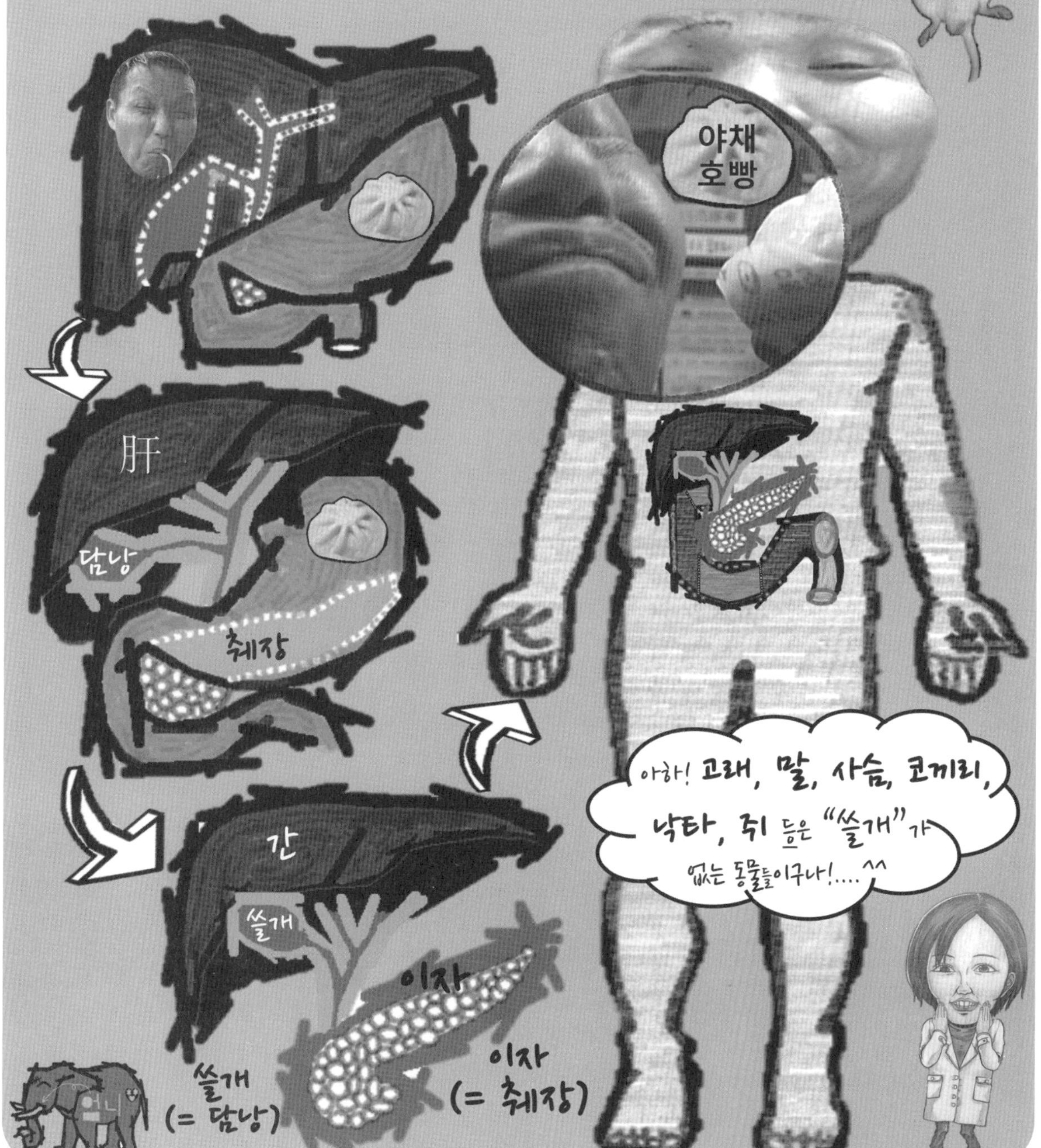

12-66

Pancreas & Gallbladder

췌장췌膵 오장장臟 과 쓸개담膽 주머니낭囊

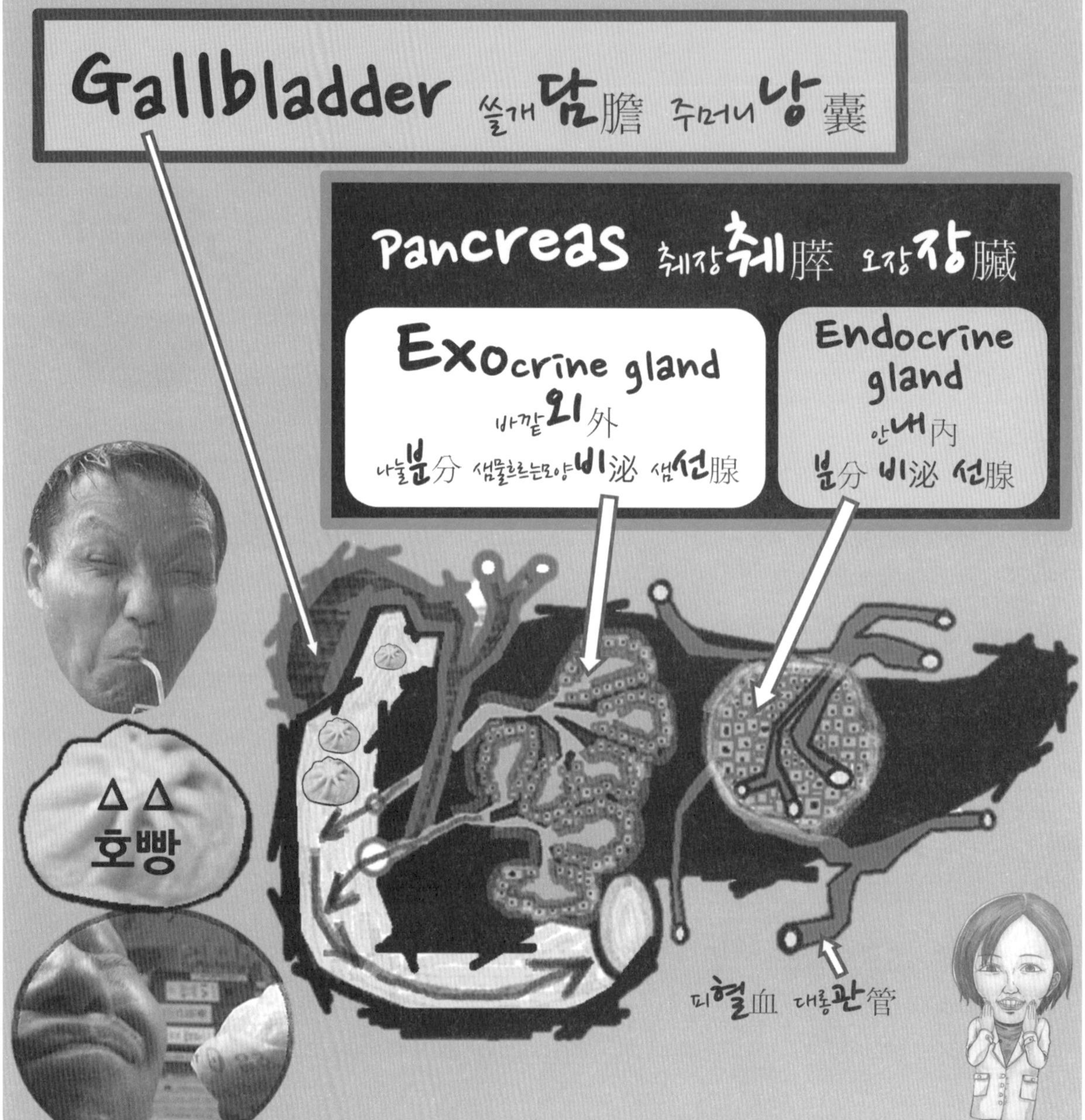

12-67

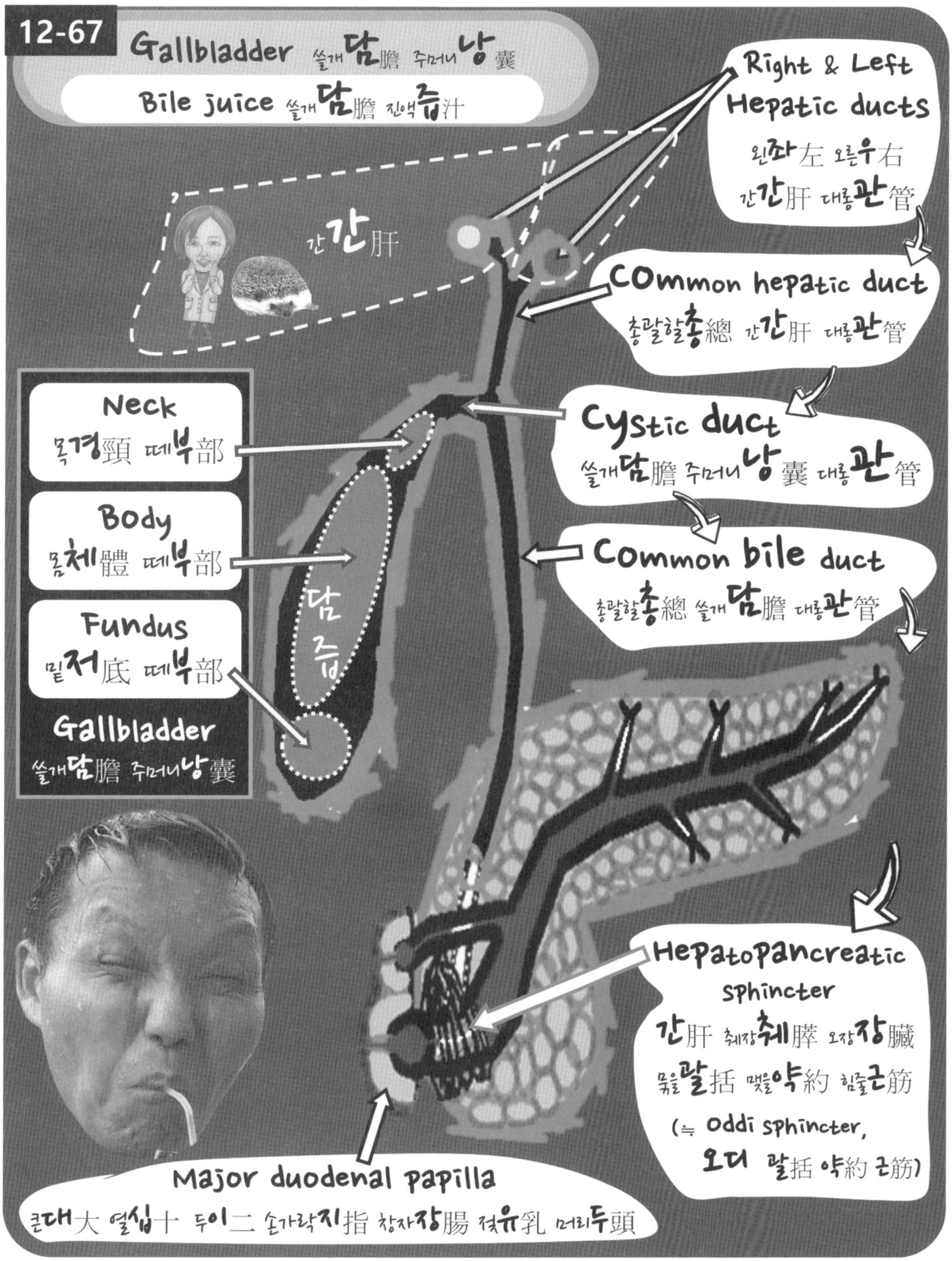
Gallbladder 쓸개담膽 주머니낭囊
Bile juice 쓸개담膽 진액즙汁
Right & Left Hepatic ducts
왼좌左 오른우右
간간肝 대롱관管
간간肝
Common hepatic duct
총괄할총總 간간肝 대롱관管
Neck
목경頸 떼부部
Body
몸체體 떼부部
Fundus
밑저底 떼부部
Gallbladder
쓸개담膽 주머니낭囊
담즙
Cystic duct
쓸개담膽 주머니낭囊 대롱관管
Common bile duct
총괄할총總 쓸개담膽 대롱관管
Hepatopancreatic sphincter
간肝 췌장췌膵 오장장臟
묶을괄括 맺을약約 힘줄근筋
(≒ Oddi sphincter, 오디 괄括 약約 근筋)
Major duodenal papilla
큰대大 열십十 두이二 손가락지指 창자장腸 젖유乳 머리두頭

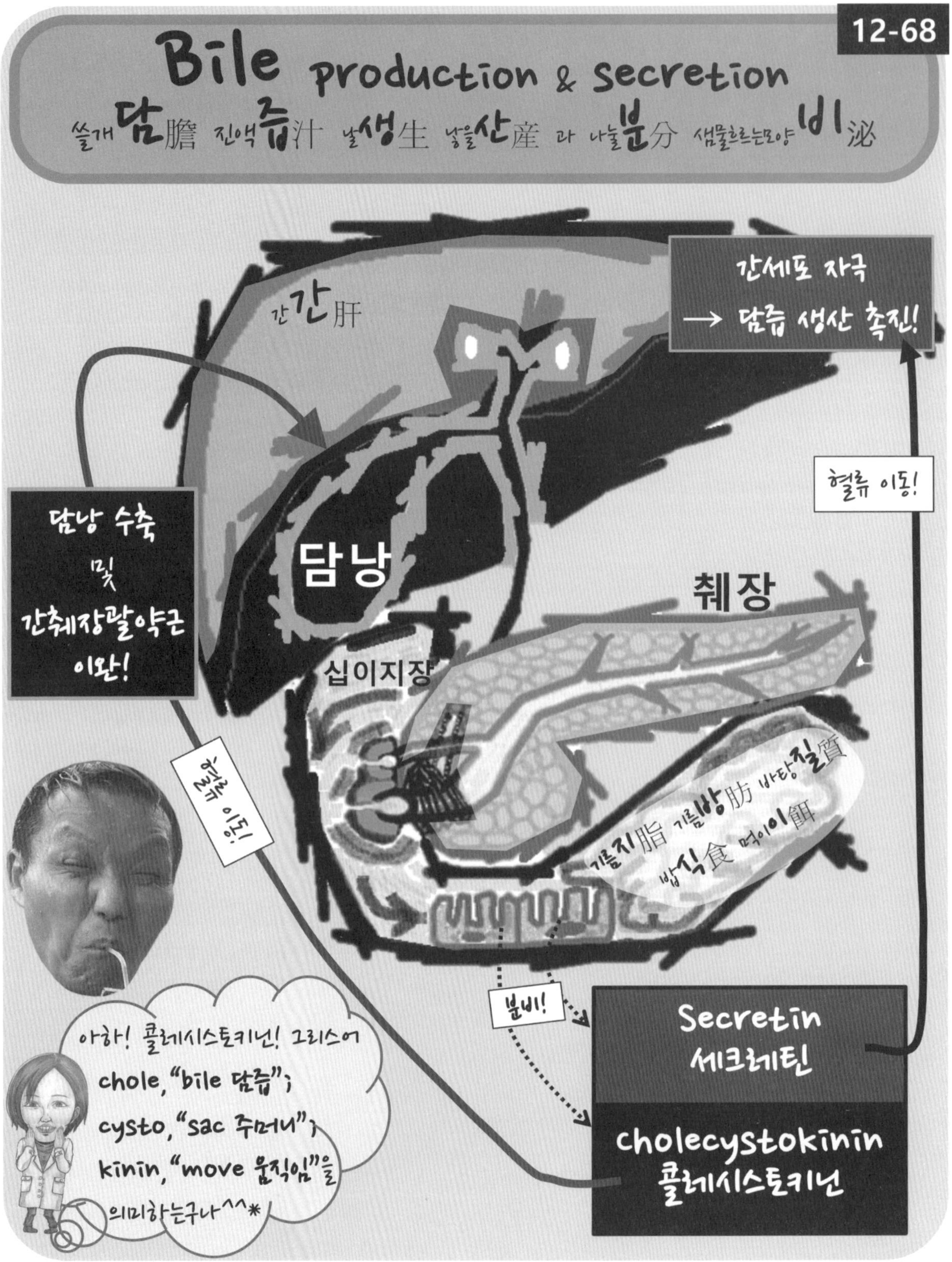
12-68
Bile production & secretion
쓸개담膽 진액즙汁 날생生 낳을산産 과 나눌분分 샘물흐르는모양비泌
간간肝
간세포 자극
→ 담즙 생산 촉진!
혈류 이동!
담낭 수축
및
간췌장팔약근
이완!
담낭
췌장
십이지장
혈류 이동!
기름지脂 기름방肪 바탕질質
밥식食 먹이이餌
분비!
Secretin
세크레틴
cholecystokinin
콜레시스토키닌
아하! 콜레시스토키닌! 그리스어
chole, "bile 담즙";
cysto, "sac 주머니";
kinin, "move 움직임"을
의미하는구나^^*

12-69

Bile acid & Bile salt

쓸개담膽 진액즙汁 실산酸 과 쓸개담膽 진액즙汁 실산酸 소금염鹽

Emulsification 젖유乳 될화化

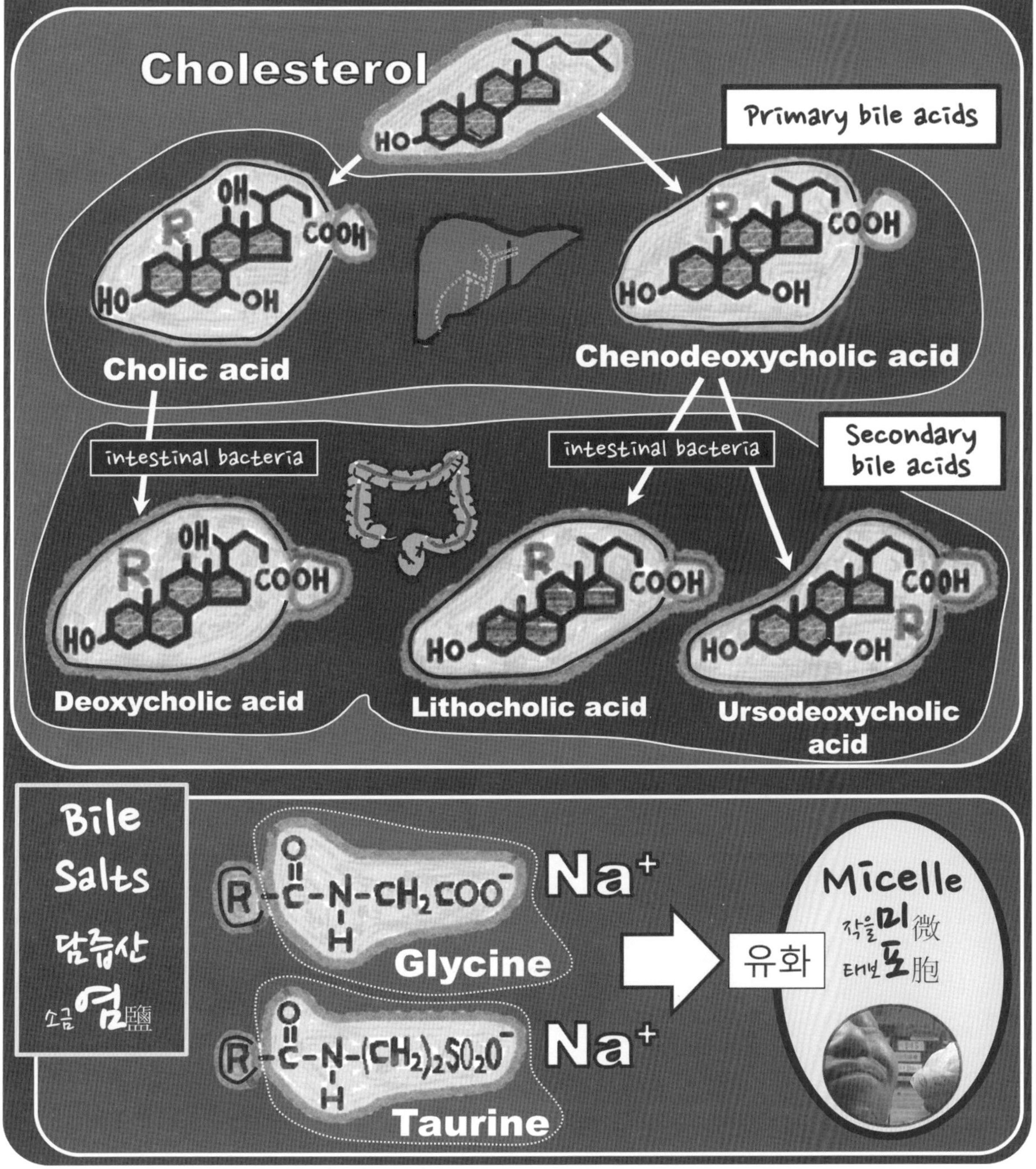

12-70

Pancreas 췌장 췌膵 오장 장臟

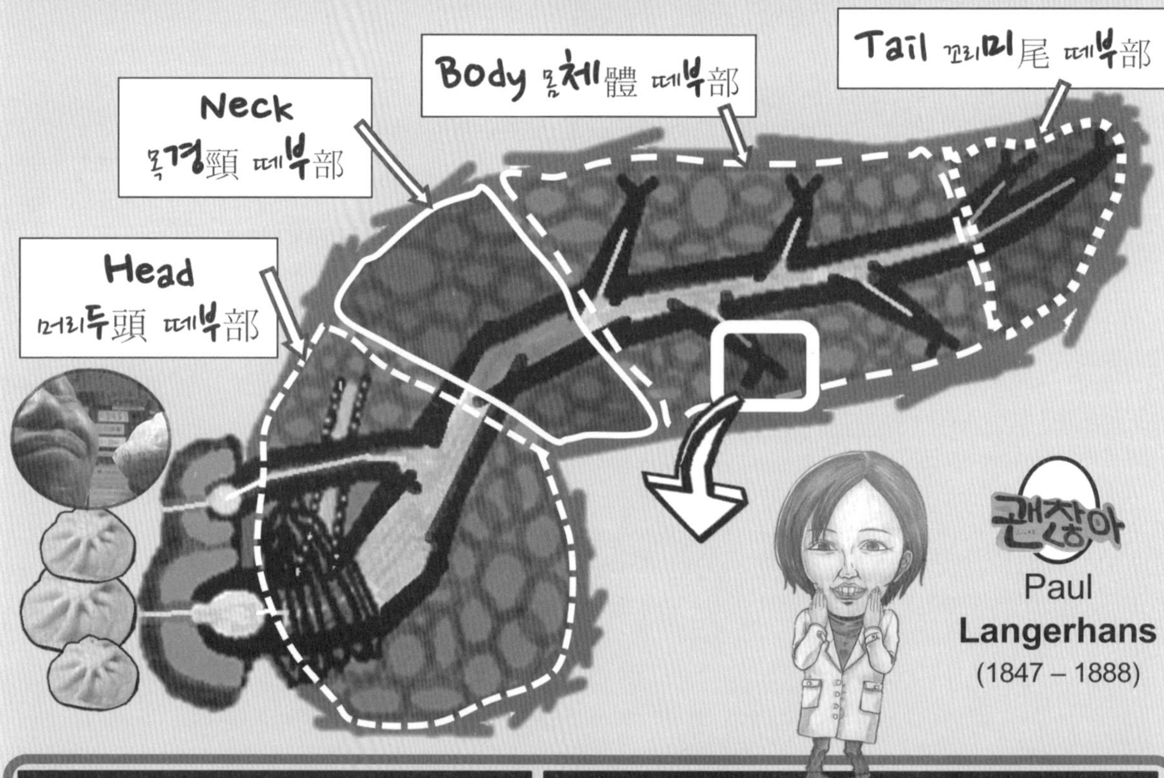

Endocrine gland

안내內 분分 비泌 선腺

islets of Langerhans
랑거한스 섬도島

α - cell: glucagon 분비 !

β - cell: insulin 분비 !

δ - cell: somatostatin 분비 !

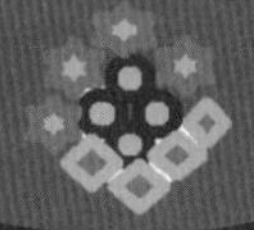

Exocrine gland

바깥외外 나눌분分 샘물흐르는모양비泌 샘선腺

Acinar cells

태보포胞 형상상狀 샘선腺 가늘세細 포胞

(☞ 물질을 분비하는 부분이 주머니처럼 커져 있는 선)

(≒ 샘꽈리세포)

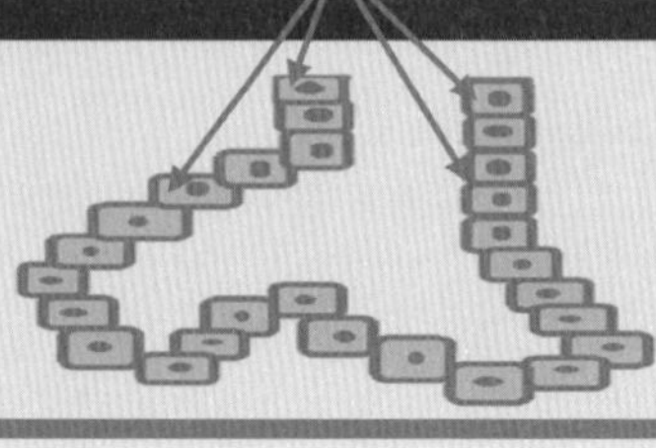

12-71

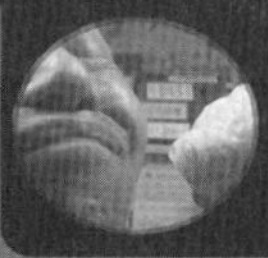

Exocrine-pancreas

바깥**외**外 나눌**분**分 샘물흐르는모양**비**泌 - 췌장**췌**膵 오장**장**臟

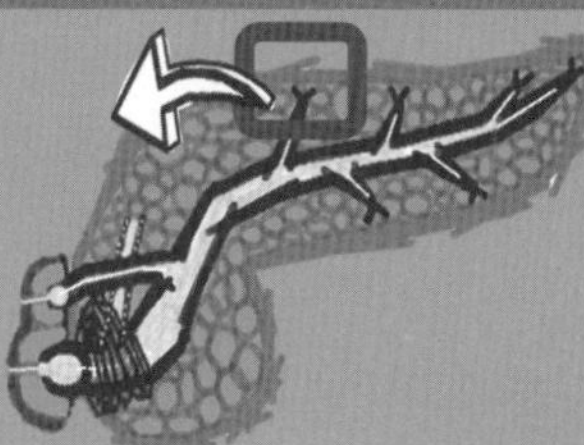

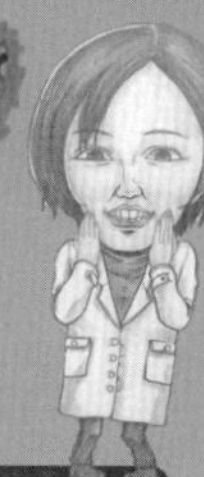

Acinar cells

태보**포**胞 형상**상**状 샘**선**腺 가늘**세**細 태보**포**胞

Small intestine

사탕**당**糖 나눌**분**分 풀**해**解

Pancreatic amylase (등,,,,) 분비!

Starch 앙금**전**澱 가루**분**粉 → Maltose 등,,,, / oligosaccharides

새알**단**蛋 흰**백**白 바탕**질**質 **분**分 **해**解

- Trypsinogen
- chymotrypsinogen
- Procarboxypeptidase
- Proelastase 등,,,,

} (Precursor 형태로) 분비! (앞**전**前 몰·앞잡이**구**驅 몸**체**體)

기름**지**脂 기름**방**肪 **분**分 **해**解

Pancreatic lipase (등,,,,) 분비!

Fats → Glycerol + Fatty acids 등,,,,

Prophospholipase A2 (등,,,,) 분비!

Cholesterol esterase, DNase, RNase, 등,,,,

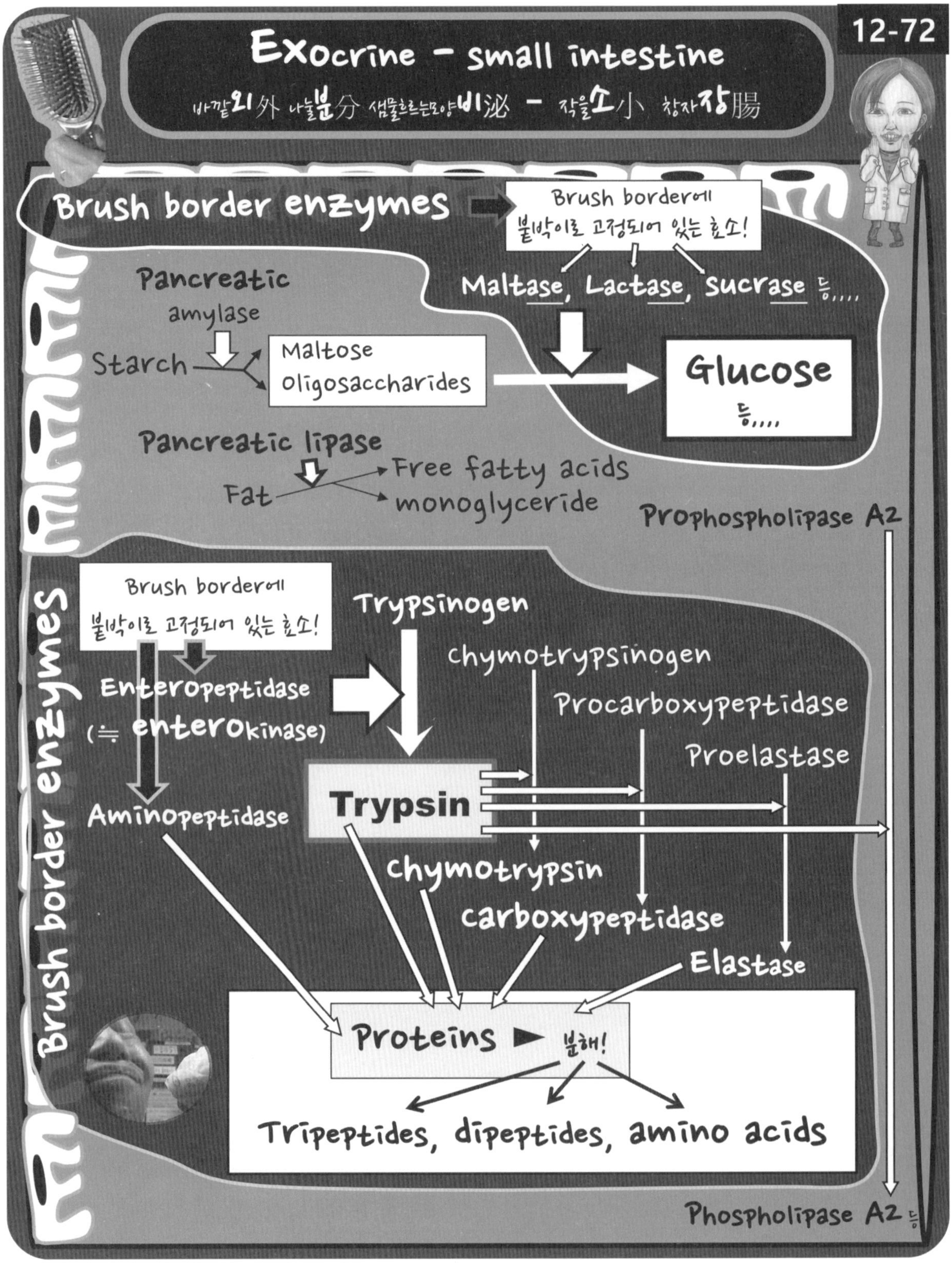
12-72
Exocrine - small intestine
바깥외外 나눌분分 샘물흐르는모양비泌 - 작을소小 창자장腸
Brush border enzymes
Brush border에 붙박이로 고정되어 있는 효소!
Maltase, Lactase, Sucrase 등,,,,
Pancreatic amylase
Starch
Maltose
Oligosaccharides
Glucose 등,,,,
Pancreatic lipase
Fat
Free fatty acids
monoglyceride
Prophospholipase A2
Brush border enzymes
Brush border에 붙박이로 고정되어 있는 효소!
Enteropeptidase
(≒ enterokinase)
Aminopeptidase
Trypsinogen
chymotrypsinogen
Procarboxypeptidase
Proelastase
Trypsin
chymotrypsin
carboxypeptidase
Elastase
Proteins ► 분해!
Tripeptides, dipeptides, amino acids
Phospholipase A2 등

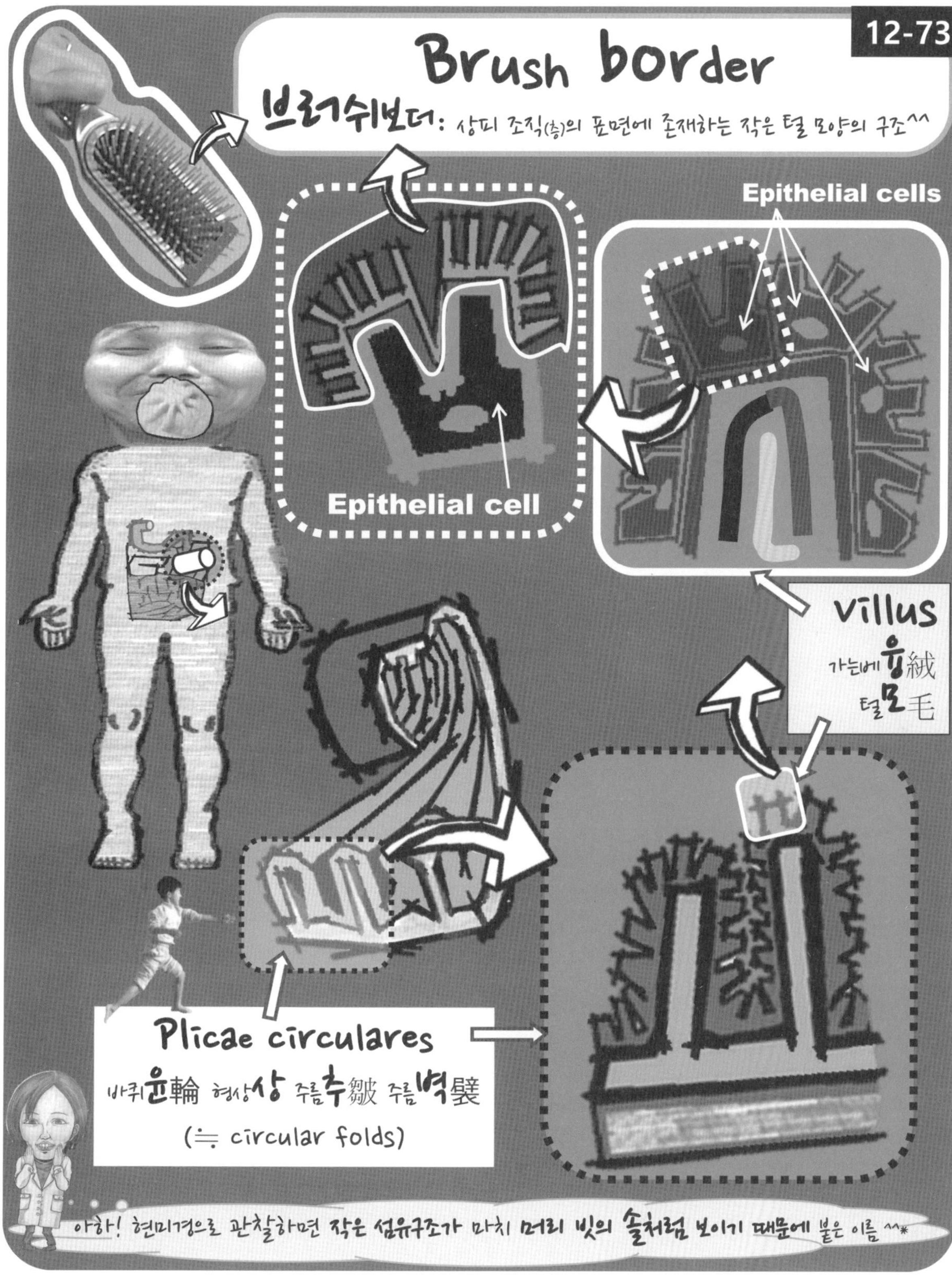
12-73
Brush border
브러쉬보더: 상피 조직(층)의 표면에 존재하는 작은 털 모양의 구조^^
Epithelial cells
Epithelial cell
Villus
가는베 융 絨
털 모 毛
Plicae circulares
바퀴 윤 輪 형상 상 주름 추 皺 주름 벽 襞
(≒ circular folds)
아하! 현미경으로 관찰하면 작은 섬유구조가 마치 머리 빗의 솔처럼 보이기 때문에 붙은 이름 ^^*

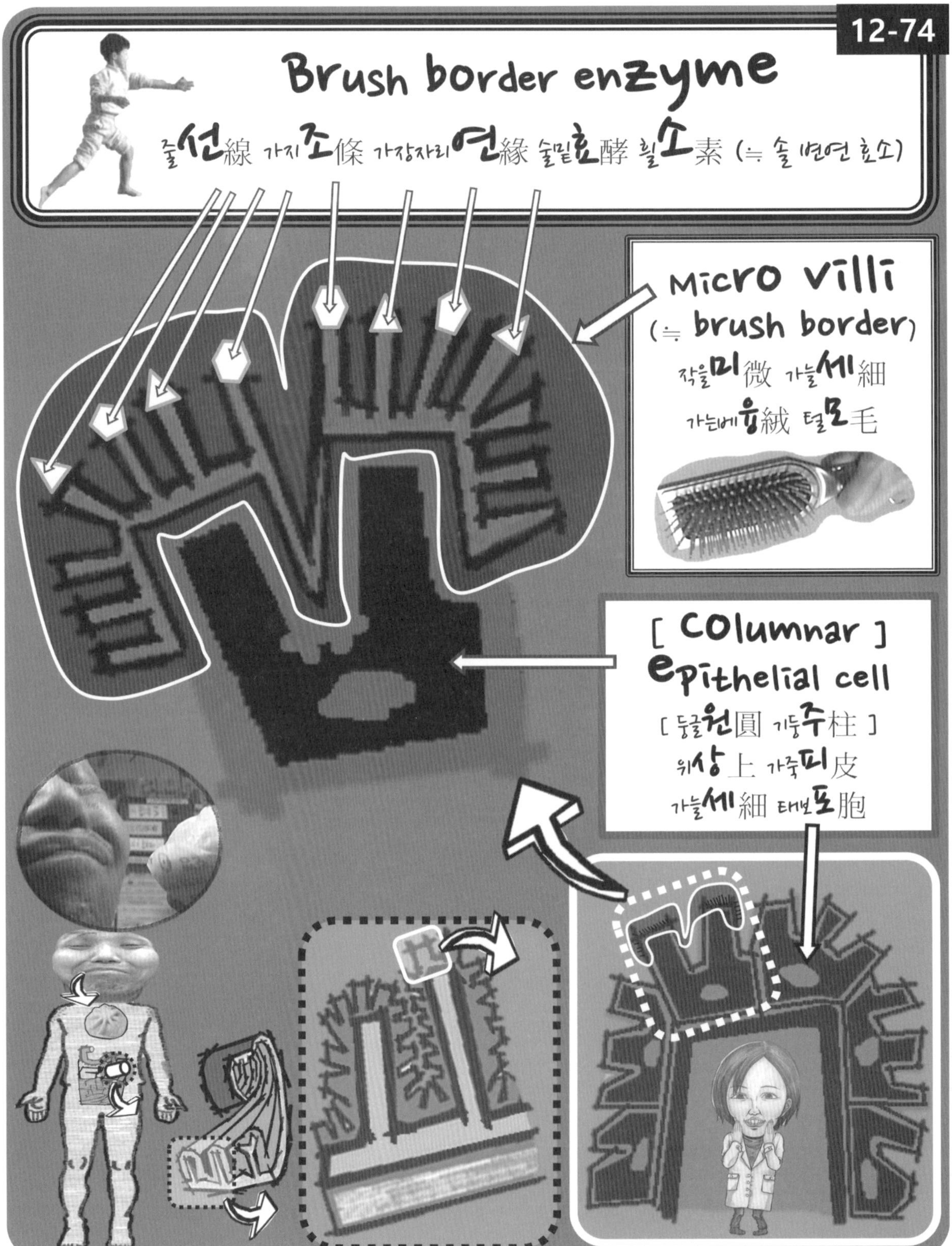
12-74
Brush border enzyme
줄선線 가지조條 가장자리연緣 술밑효酵 흴소素 (≒ 솔 변연 효소)
Micro villi
(≒ brush border)
작을미微 가늘세細
가는베융絨 털모毛
[Columnar]
epithelial cell
[둥글원圓 기둥주柱]
위상上 가죽피皮
가늘세細 태보포胞

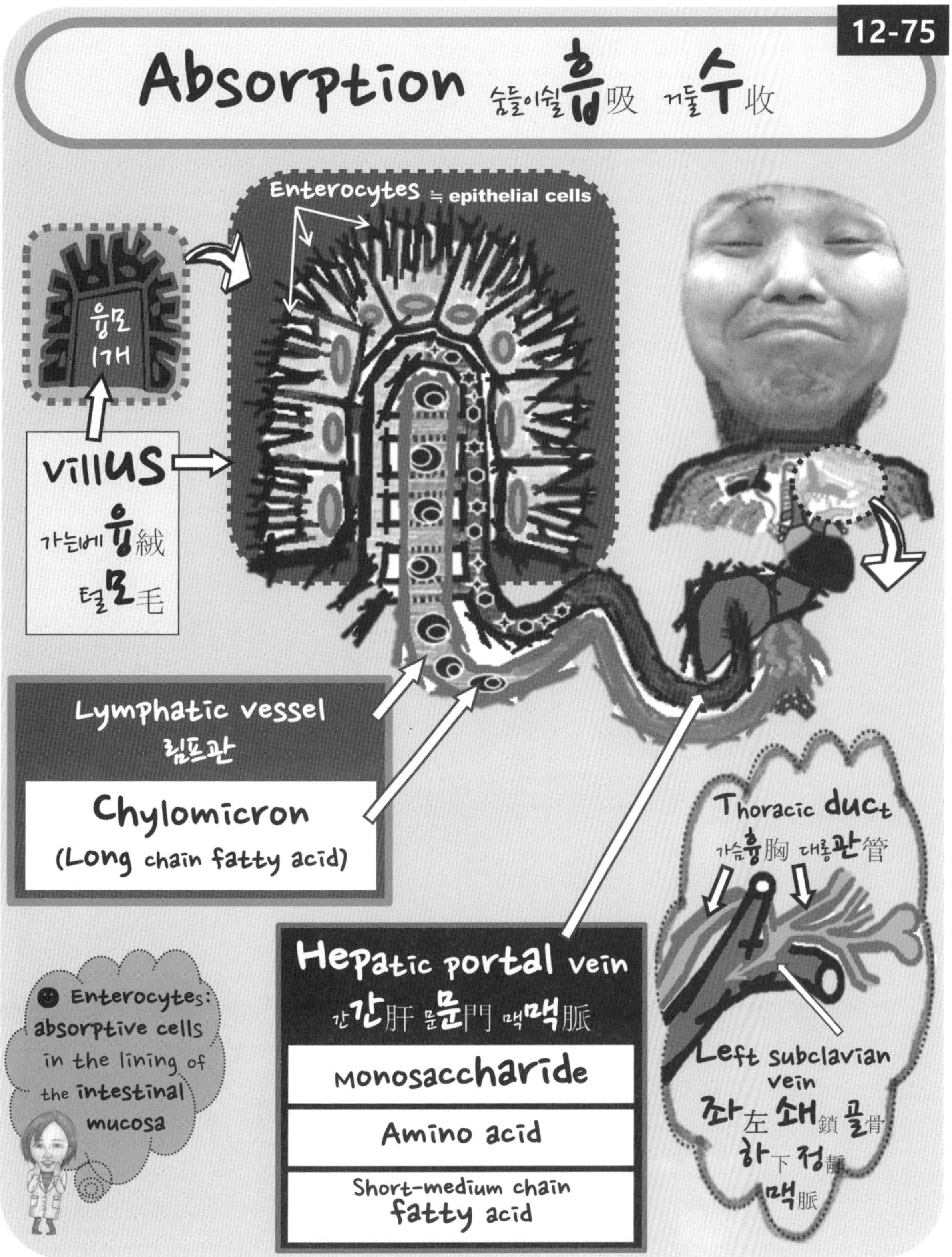
12-75
Absorption 숨들이쉴 흡 吸 거둘 수 收
Enterocytes ≒ epithelial cells
융모 1개
villus
가는베 융 絨
털 모 毛
Lymphatic vessel
림프관
Chylomicron
(Long chain fatty acid)
Hepatic portal vein
간 간 肝 문 문 門 맥 맥 脈
Monosaccharide
Amino acid
Short-medium chain fatty acid
Thoracic duct
가슴 흉 胸 대롱 관 管
Left subclavian vein
좌 左 쇄 鎖 골 骨 하 下 정 靜 맥 脈
Enterocytes: absorptive cells in the lining of the intestinal mucosa

12-76

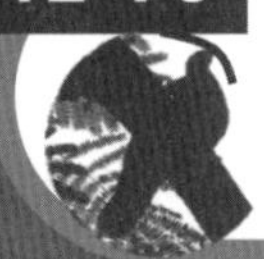

Absorption 숨들이쉴흡吸 거둘수收

Saccarides 사탕당糖 무리류類

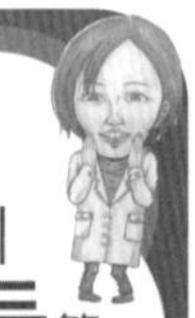

그 외 등급등等,,,,

Monosaccaride
홑단單 사탕당糖 무리류類

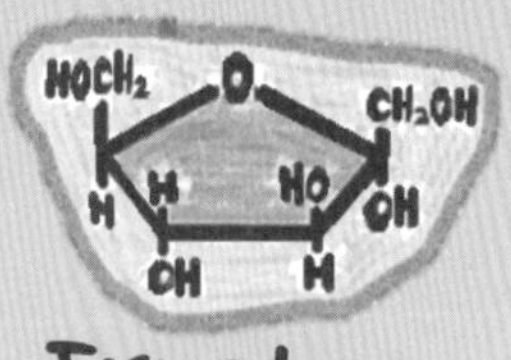

Fructose
열매과果 사탕당糖

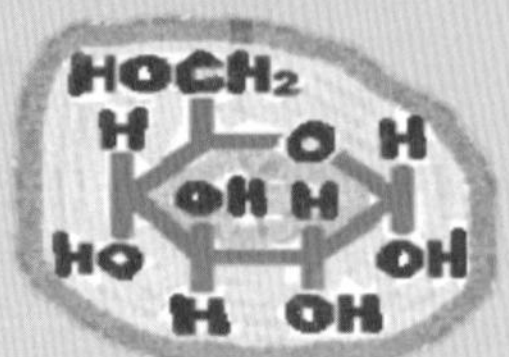

Glucose
포도포葡 포도도萄 사탕당糖

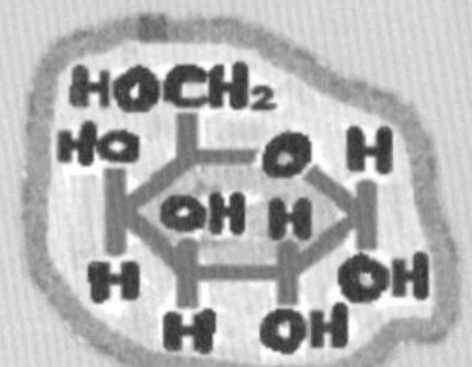

Galactose
갈락토오스

Disaccaride
두이二 당糖 류類

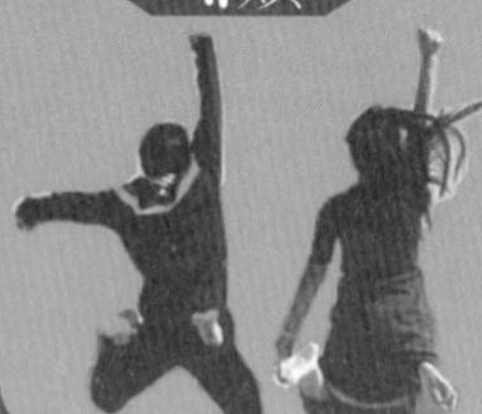

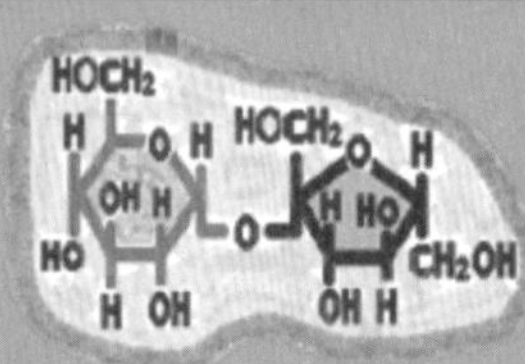

Glucose + Fructose
Sucrose
사탕수수자蔗 설탕당糖
≒ 눈설雪 사탕당糖

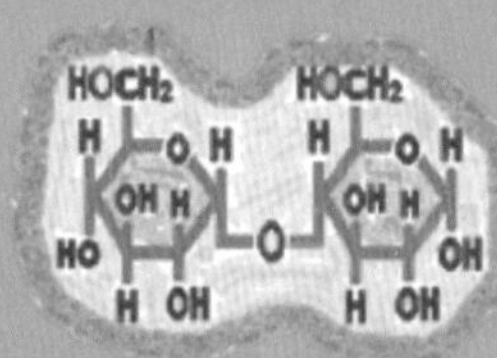

Glucose + Glucose
Maltose
보리맥麥 싹아芽
사탕당糖 ≒ 엿당

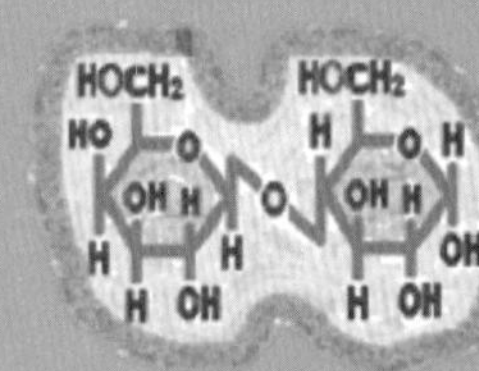

Galactose + Glucose
Lactose
젖유乳 사탕당糖

Oligosaccaride
올리고 사탕당糖

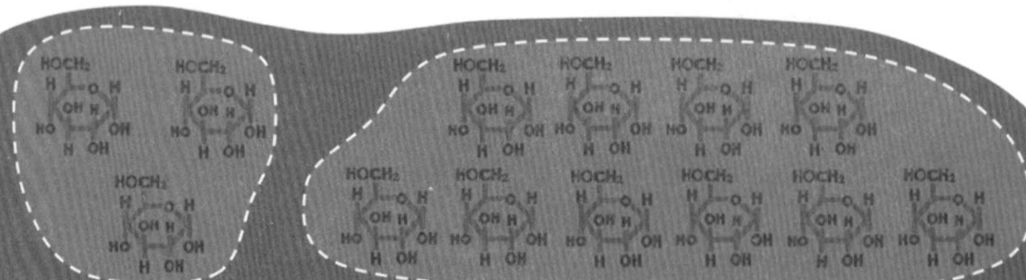

홑단單 사탕당糖 몸체體 약 3개에서 ~ 10개로 구성된 사탕당糖

Polysaccaride
많을다多 당糖 류類

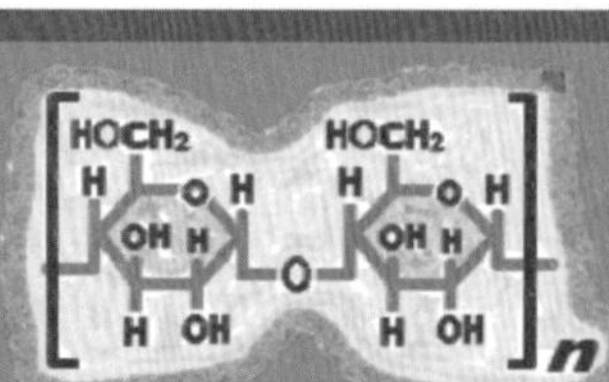

Starch
앙금전澱 가루분粉

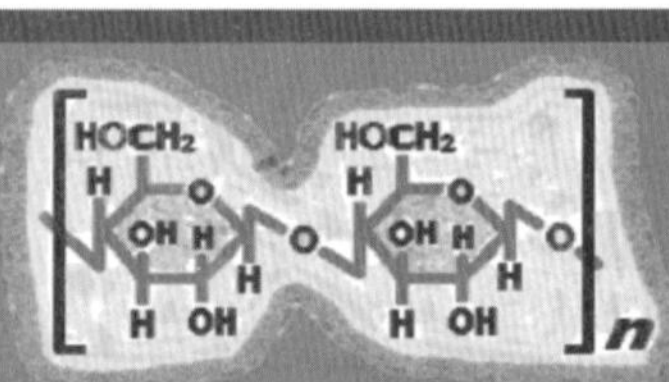

Cellulose
가늘섬纖 밧줄유維 흴소素

12-77

Absorption 숨들이쉴흡吸 거둘수收

Long-, Medium-, & Short-chain Fatty acid

길장長-, 가운데중中-, 짧을단短- 쇠사슬쇄鎖 기름지脂 기름방肪 실산酸

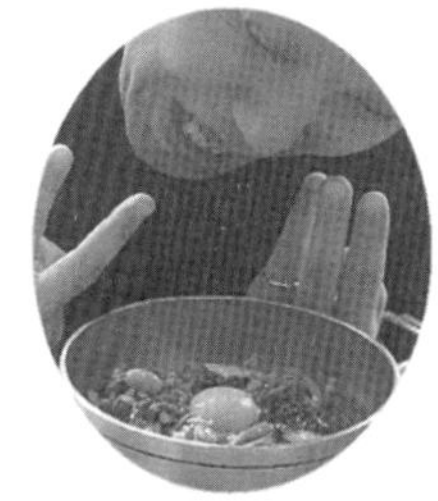

☺ Short-chain fatty acids: 탄소 수 약 5개 내/외의 지방산

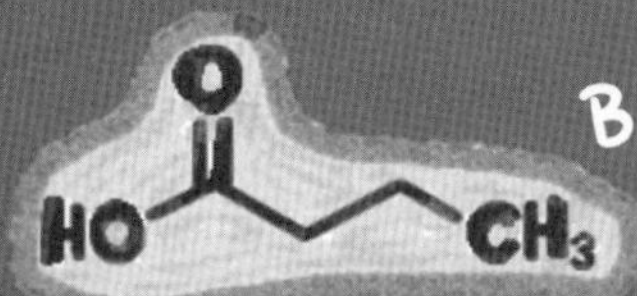

Butyric acid 뷰티르산

≒ 쇠젖낙酪 실산酸

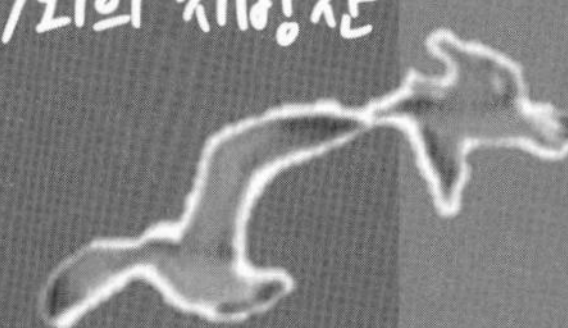

☺ Medium-chain fatty acids: 탄소 수 약 6개~ 약 12개의 지방산

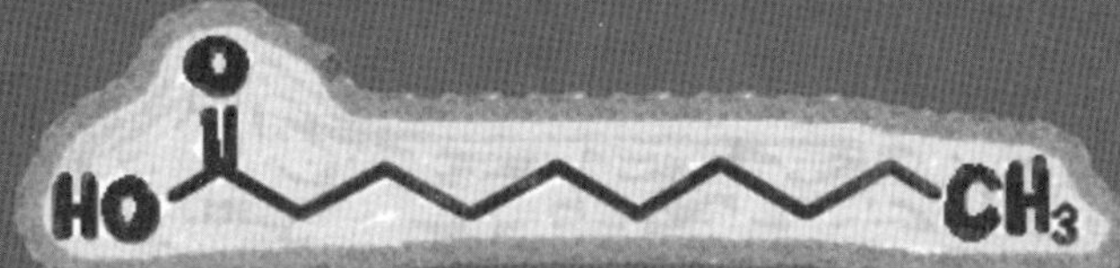

capric acid

카프릭 산

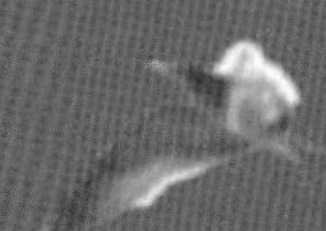

☻ Long-chain fatty acids: 탄소 수 약 13개~ 약 21개의 지방산

Palmitic acid 팔미트 산

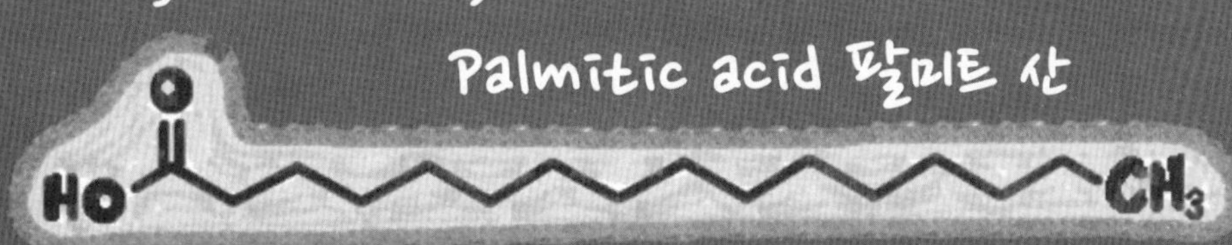

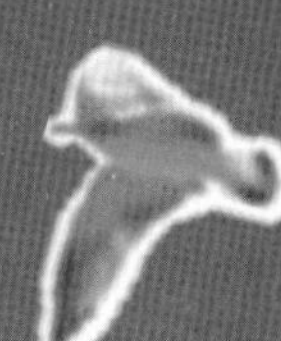

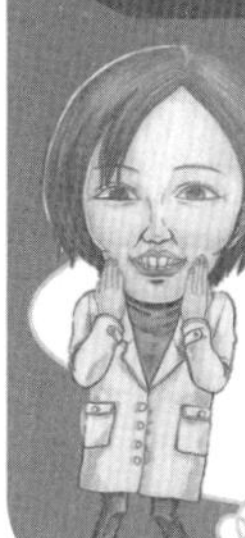

아하! 그럼,,,,탄소 수 약 22개 이상의 지방산은 가장최最 긴장長 길이 지방산 (very long chain fatty acid)^^*

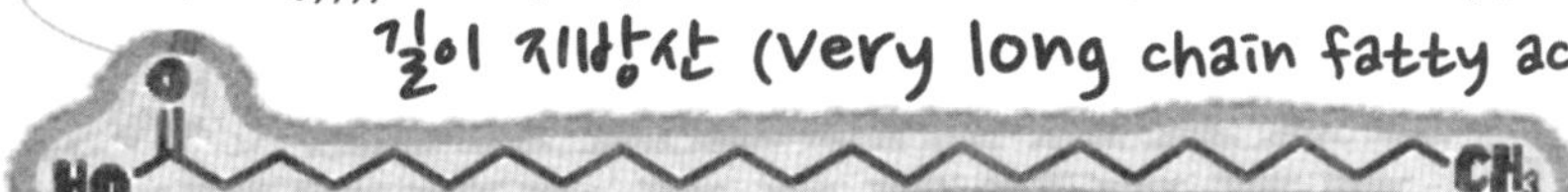

Lignoceric acid 리그노세르 산

12-78

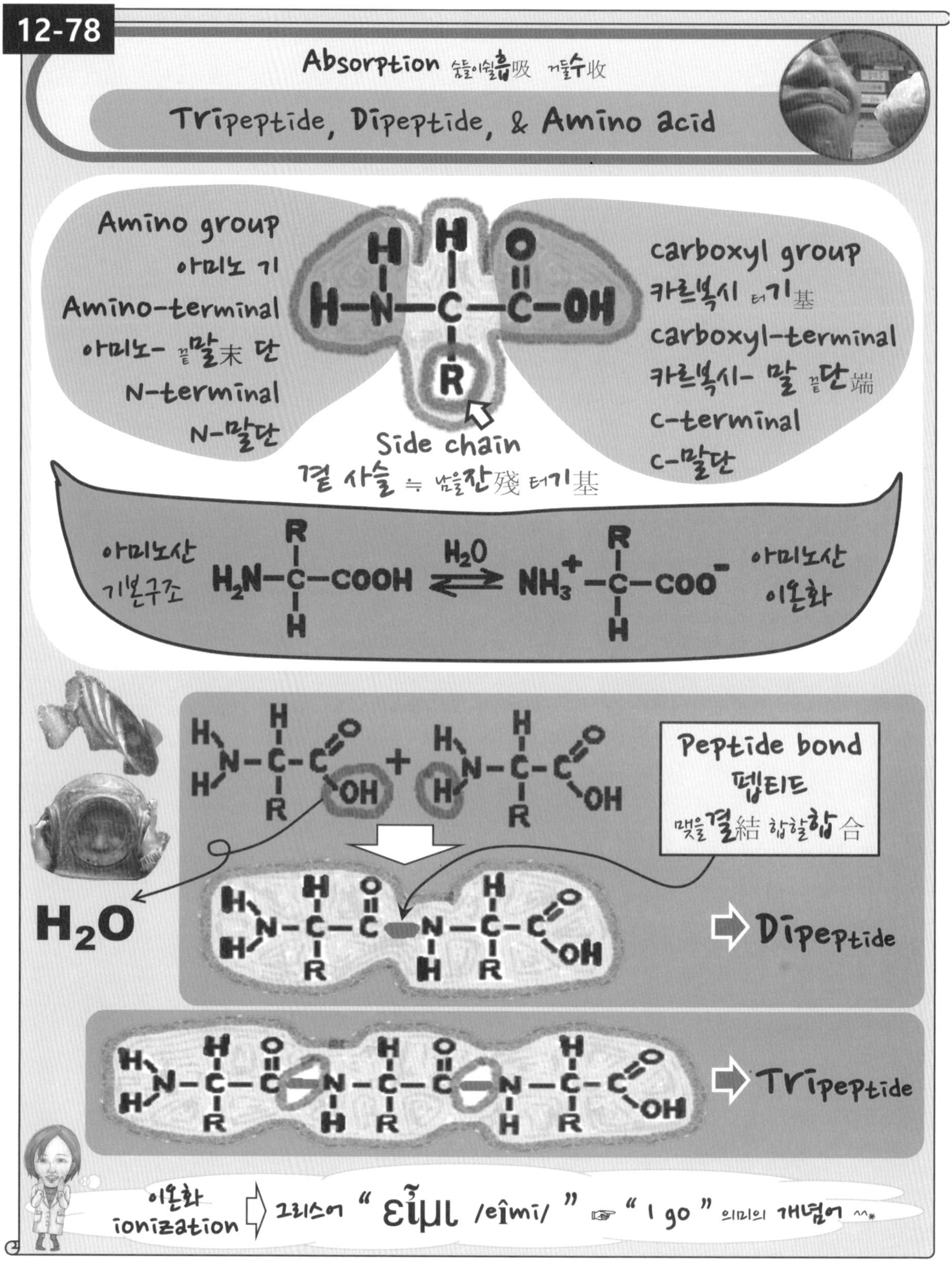
Absorption 숨들이쉴흡吸 거둘수收
Tripeptide, Dipeptide, & Amino acid
Amino group
아미노 기
Amino-terminal
아미노- 끝말末 단
N-terminal
N-말단
carboxyl group
카르복시 터기基
carboxyl-terminal
카르복시- 말 끝단端
c-terminal
c-말단
Side chain
곁 사슬 ≒ 남을잔殘 터기基
아미노산 기본구조
아미노산 이온화
Peptide bond
펩티드
맺을결結 합할합合
H2O
Dipeptide
Tripeptide
이온화 ionization ⇨ 그리스어 "εἶμι /eîmi/" ☞ "I go" 의미의 개념어 ^^*

12-79

Mucosal protection

끈끈할 점粘 막 막膜 보전할 보保 보호할 호護

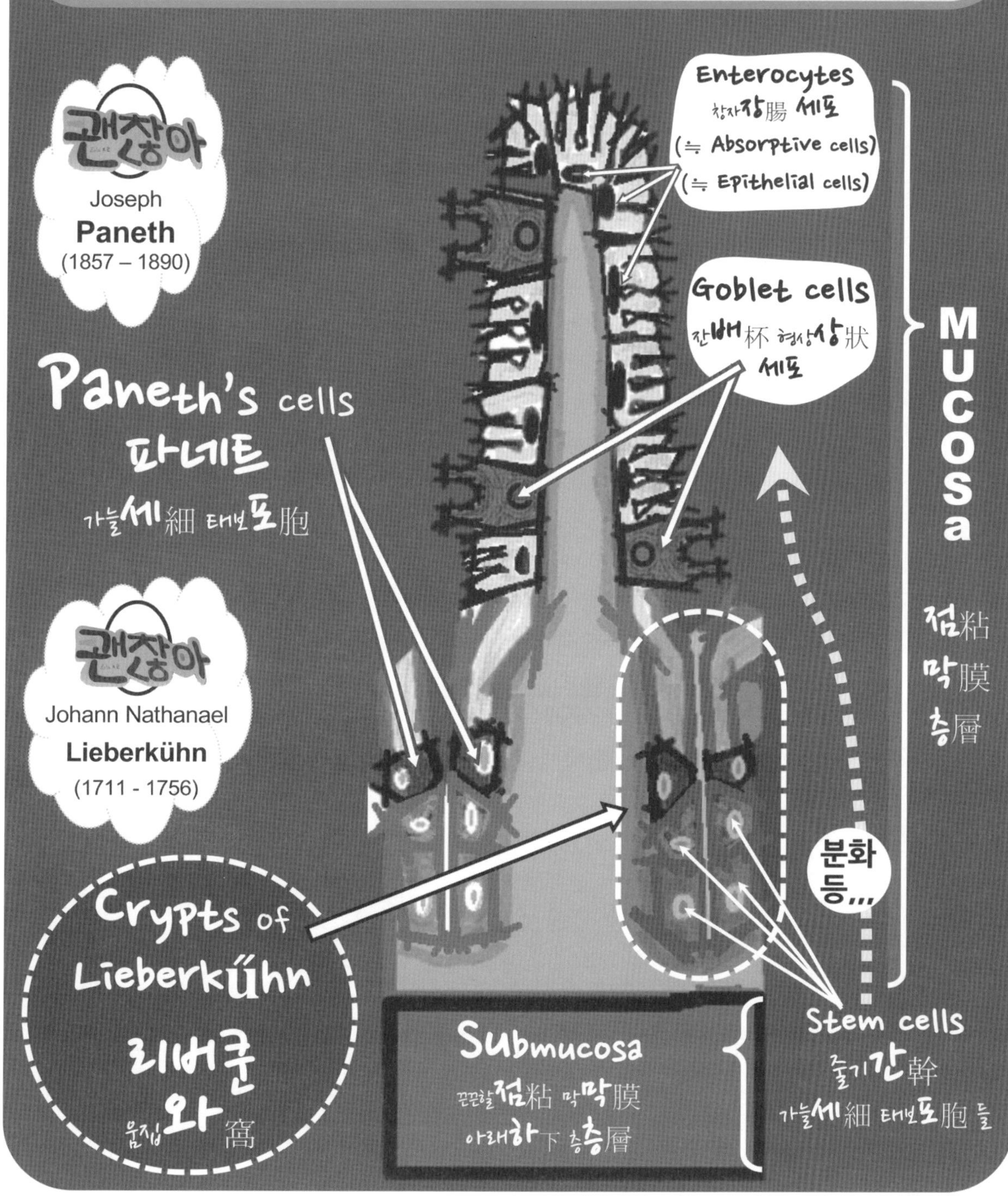

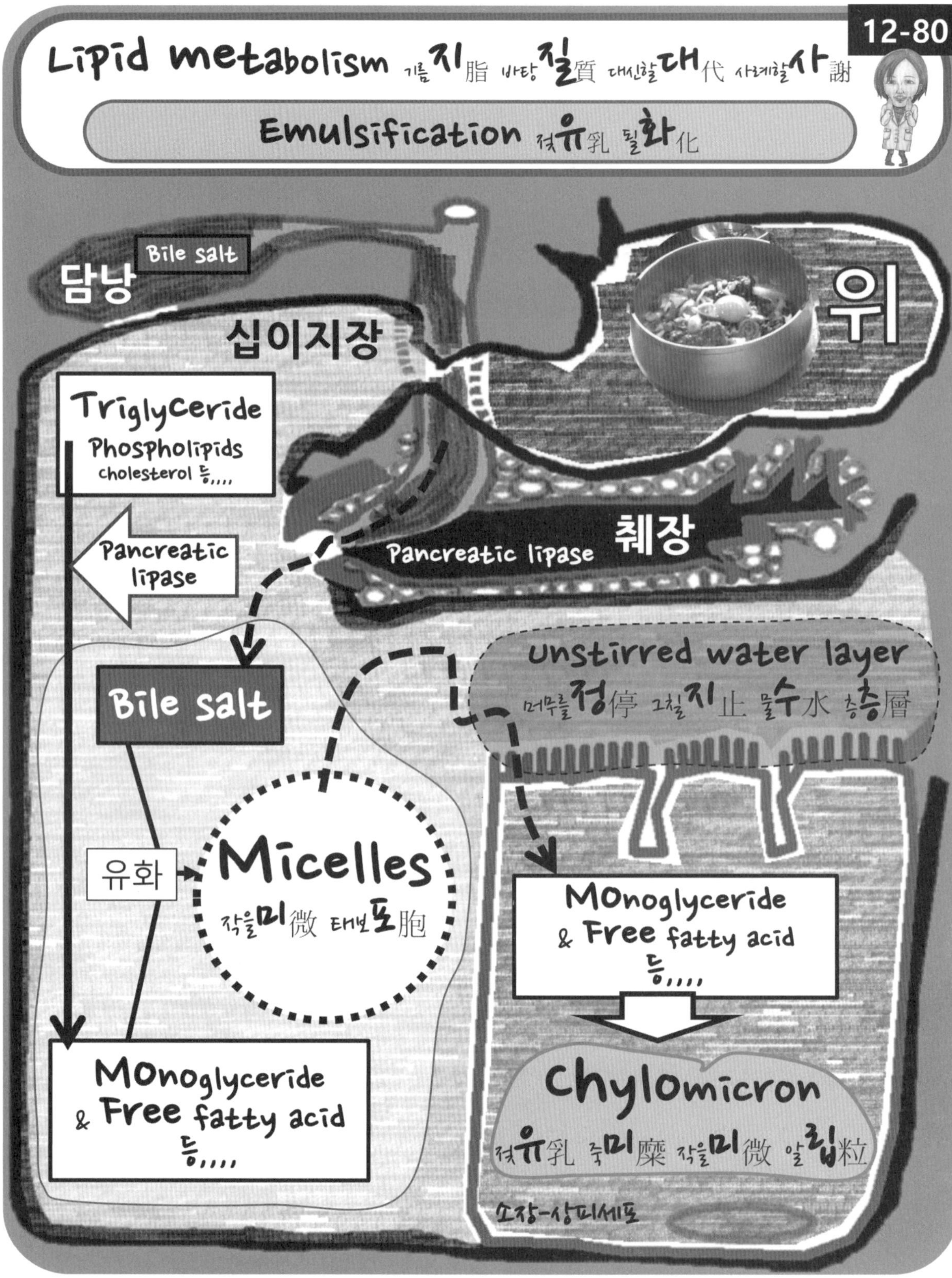
12-80
Lipid metabolism 기름지脂 바탕질質 대신할대代 사례할사謝
Emulsification 젖유乳 될화化
Bile salt
담낭
위
십이지장
Triglyceride
Phospholipids
cholesterol 등,,,,
Pancreatic lipase
Pancreatic lipase
췌장
Unstirred water layer
머무를정停 그칠지止 물수水 층층層
Bile salt
유화
Micelles
작을미微 태보포胞
Monoglyceride
& Free fatty acid
등,,,,
Monoglyceride
& Free fatty acid
등,,,,
Chylomicron
젖유乳 죽미糜 작을미微 알립粒
소장-상피세포

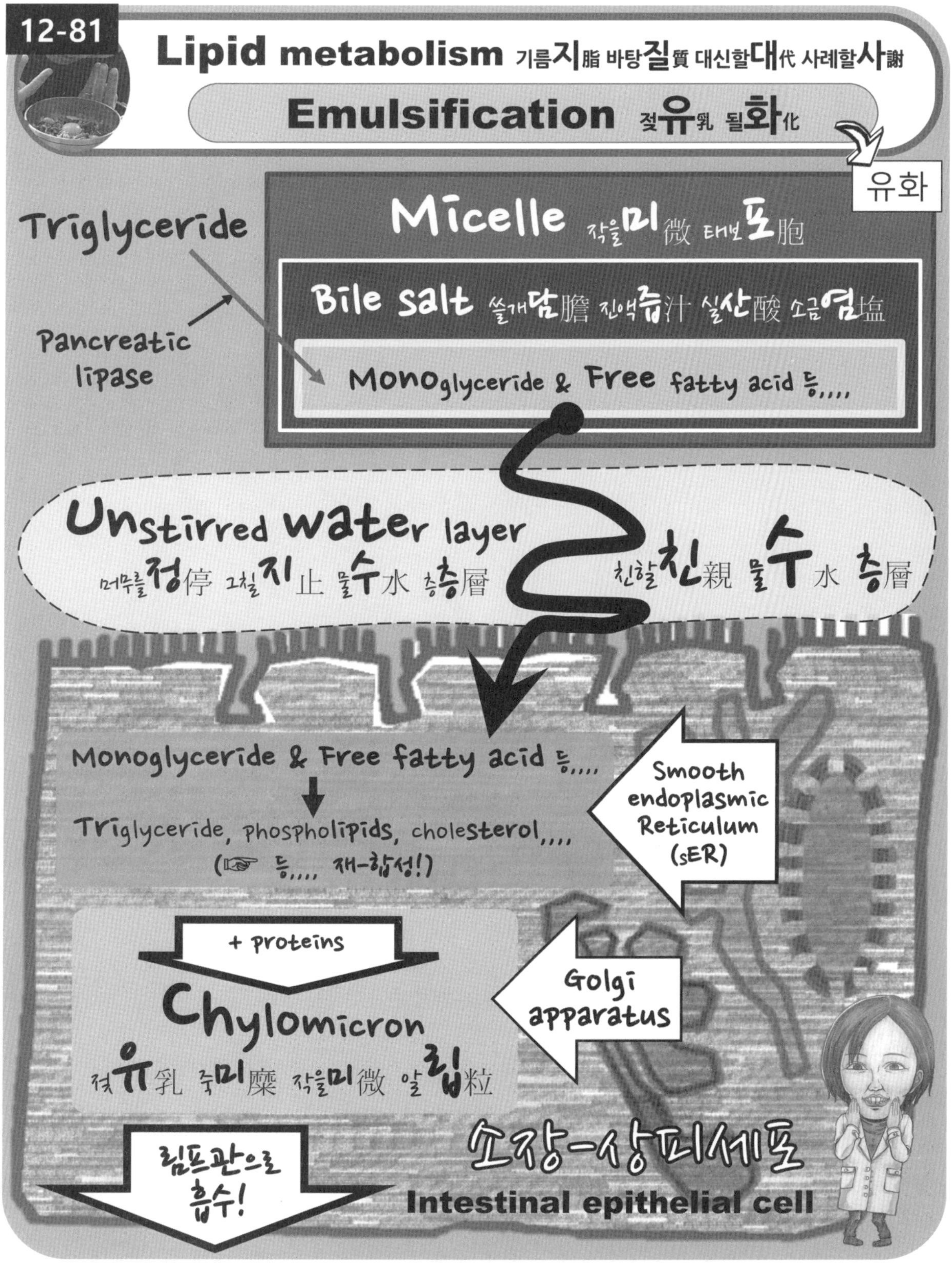
12-81
Lipid metabolism 기름지脂 바탕질質 대신할대代 사례할사謝
Emulsification 젖유乳 될화化
유화
Micelle 작을미微 태보포胞
Bile salt 쓸개담膽 진액즙汁 실산酸 소금염鹽
Triglyceride
Pancreatic lipase
Monoglyceride & Free fatty acid 등,,,,
Unstirred water layer
머무를정停 그칠지止 물수水 층층層
친할친親 물수水 층층層
Monoglyceride & Free fatty acid 등,,,,
Triglyceride, phospholipids, cholesterol,,,,
(☞ 등,,,, 재-합성!)
Smooth endoplasmic Reticulum (sER)
+ proteins
Chylomicron
젖유乳 죽미糜 작을미微 알립粒
Golgi apparatus
림프관으로 흡수!
소장-상피세포
Intestinal epithelial cell

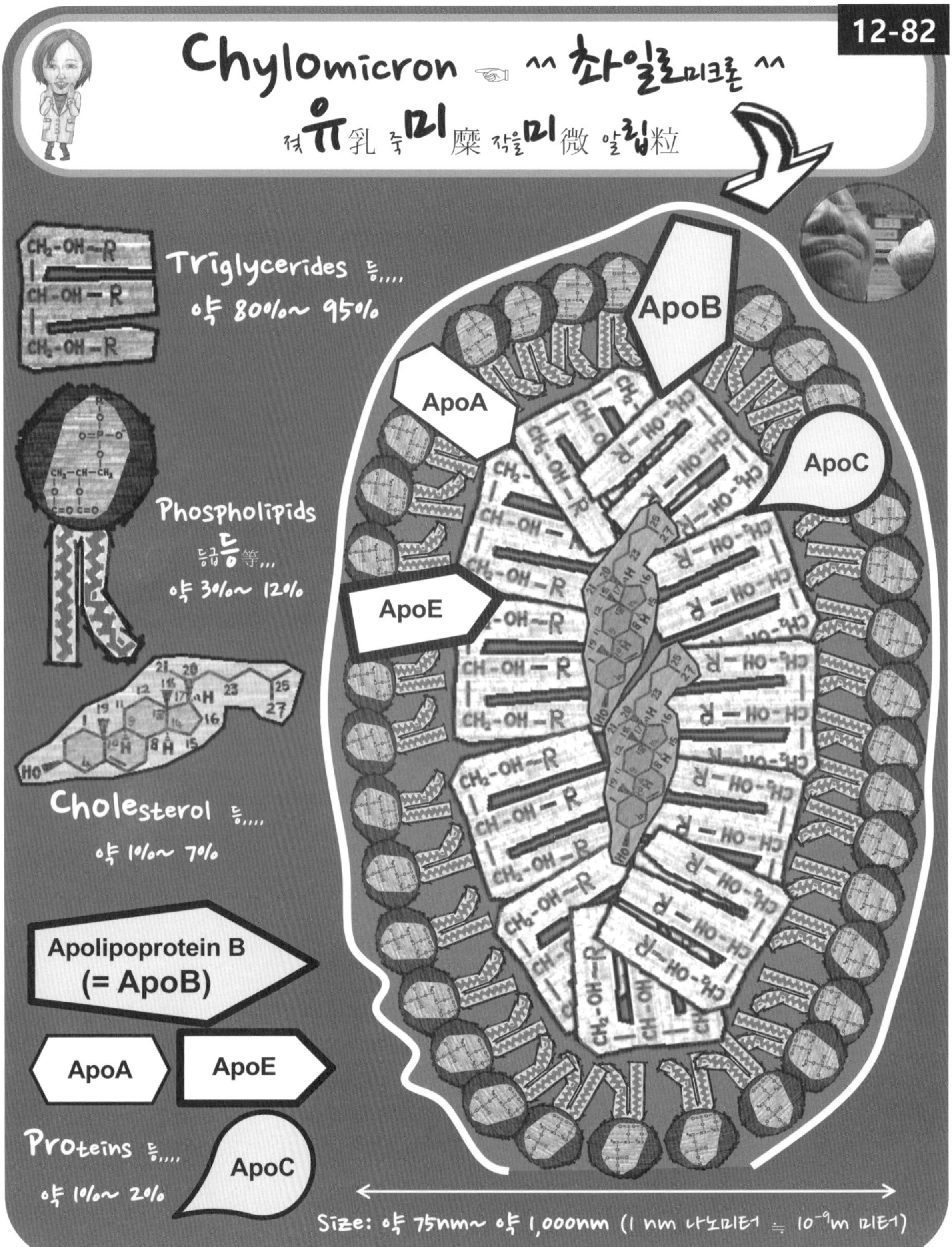
12-82
Chylomicron ^^ 촤일로미크론 ^^
젖유乳 죽미糜 작을미微 알립粒
Triglycerides 등,...
약 80%~ 95%
Phospholipids
등급등等,...
약 3%~ 12%
Cholesterol 등,...
약 1%~ 7%
Apolipoprotein B
(= ApoB)
ApoA
ApoE
Proteins 등,...
약 1%~ 2%
ApoC
ApoB
ApoA
ApoC
ApoE
Size: 약 75nm~ 약 1,000nm (1 nm 나노미터 ≒ 10⁻⁹m 미터)

12-83

Lipoproteins

기름지脂 새알단蛋 흰백白 들....

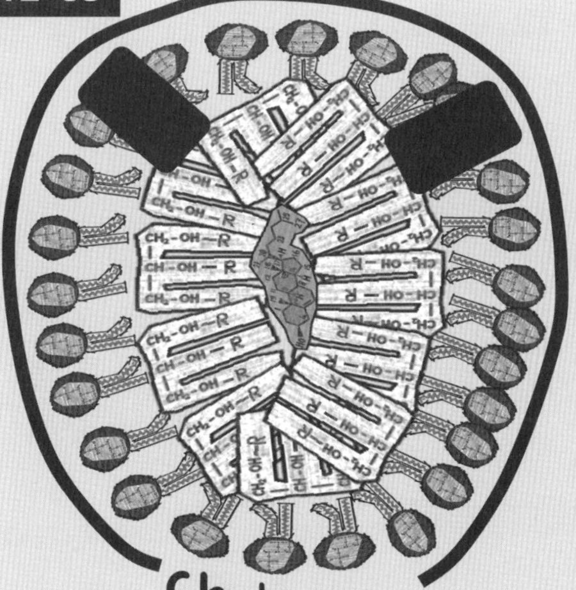

Chylomicron

젖유乳 죽미糜 작을미微 알립粒

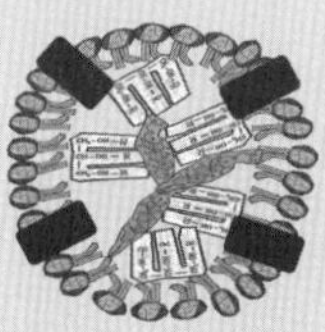

Very low density lipoprotein (VLDL)

뛰어넘을초超 낮을저低 빽빽할밀密 정도도度

기름지脂 새알단蛋 흰백白

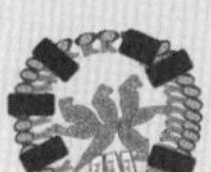

Low density lipoprotein (LDL)

낮을저低 빽빽할밀密 정도도度

기름지脂 새알단蛋 흰백白

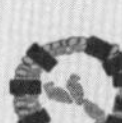

High density lipoprotein (HDL)

높을고高 빽빽할밀密 정도도度

기름지脂 새알단蛋 흰백白

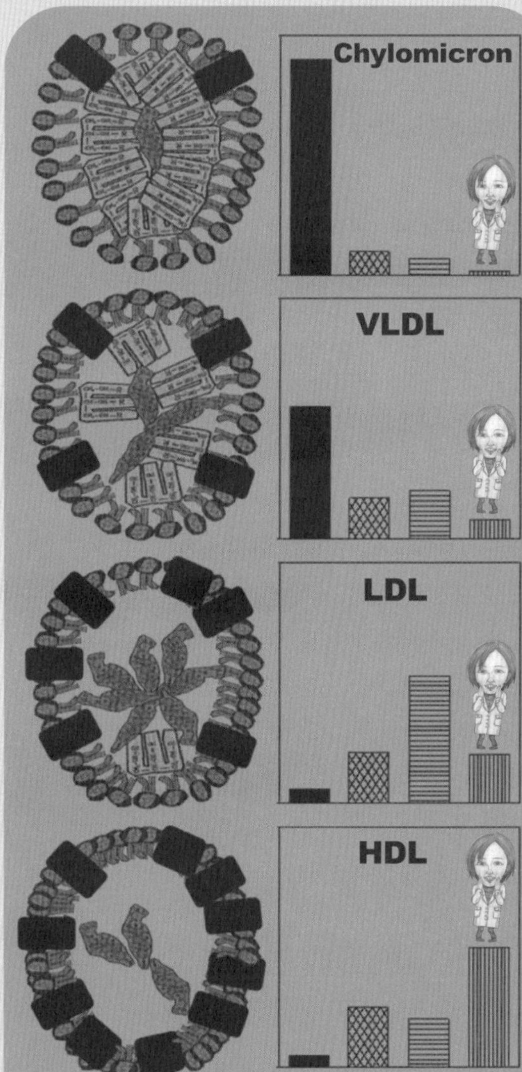

Triglyceride	+	-	-	-
Phospholipid	-	+	-	-
Cholesterol	-	-	+	-
Protein	-	-	-	+

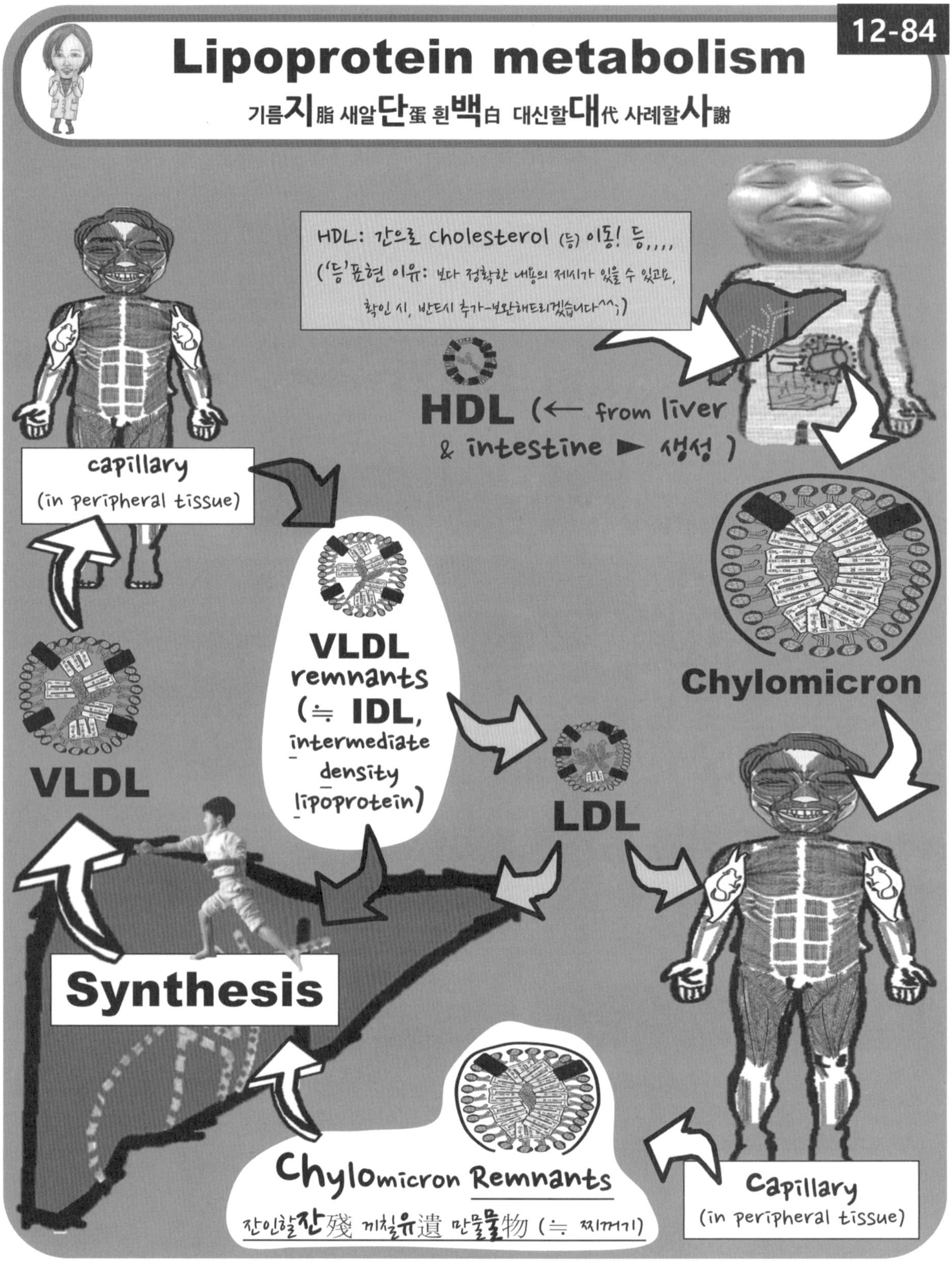
12-84
Lipoprotein metabolism
기름지脂 새알단蛋 흰백白 대신할대代 사례할사謝
HDL: 간으로 cholesterol (등) 이동! 등,,,,
('등'표현 이유: 보다 정확한 내용의 제시가 있을 수 있고요,
확인 시, 반드시 추가-보완해드리겠습니다^^;)
HDL (← from liver & intestine ► 생성)
capillary (in peripheral tissue)
Chylomicron
VLDL
VLDL remnants (≒ IDL, intermediate density lipoprotein)
LDL
Synthesis
Chylomicron Remnants
잔인할잔殘 끼칠유遺 만물물物 (≒ 찌꺼기)
Capillary (in peripheral tissue)

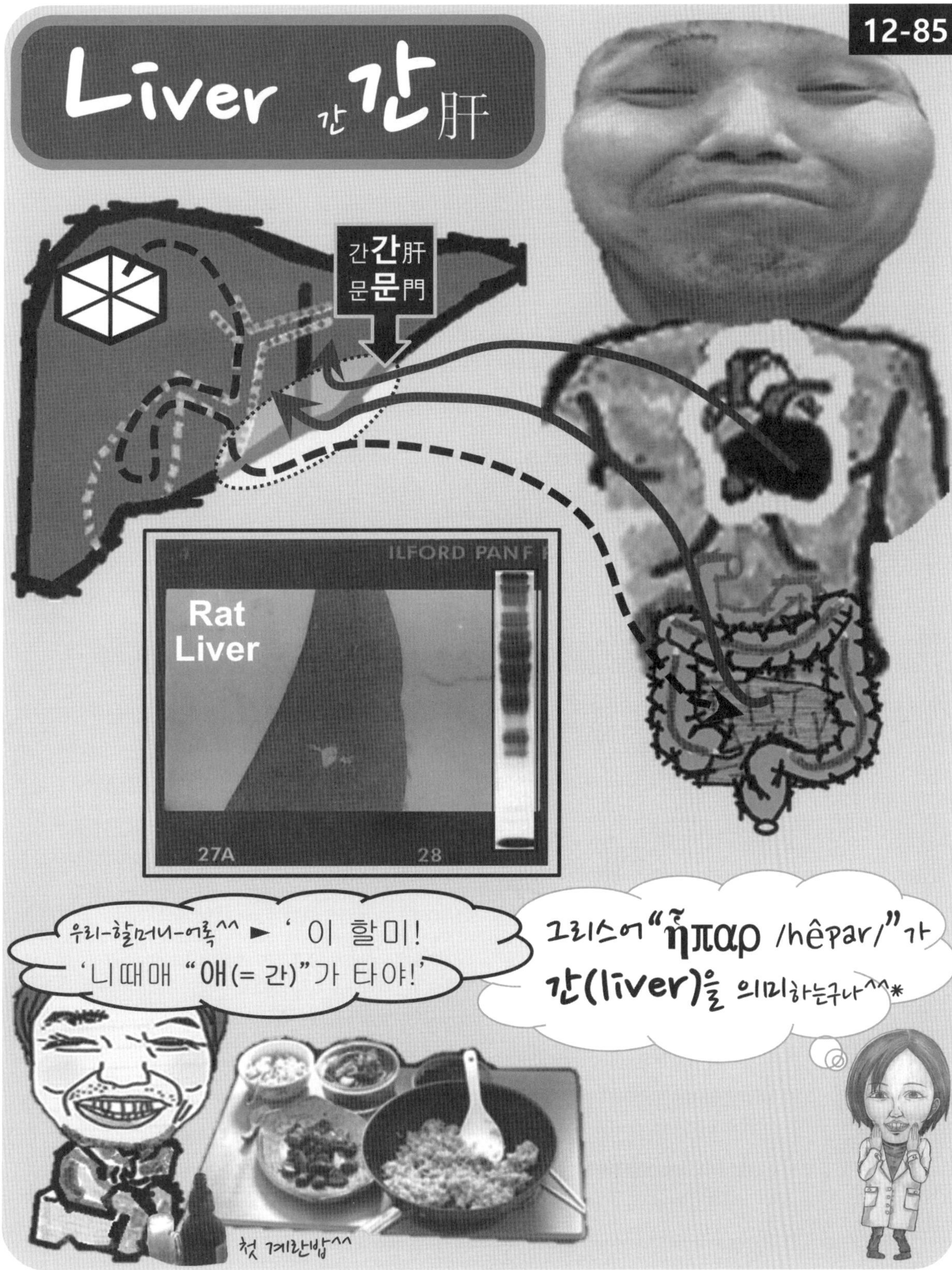
12-85
Liver 간 간肝
간 간肝
문 문門
ILFORD PAN F
Rat Liver
27A
28
우리-할머니-어록^^ ► '이 할미!
'니 때매 "애(= 간)"가 타야!'
그리스어 "ἧπαρ /hêpar/"가
간(liver)을 의미하는구나^^*
첫 계란밥^^

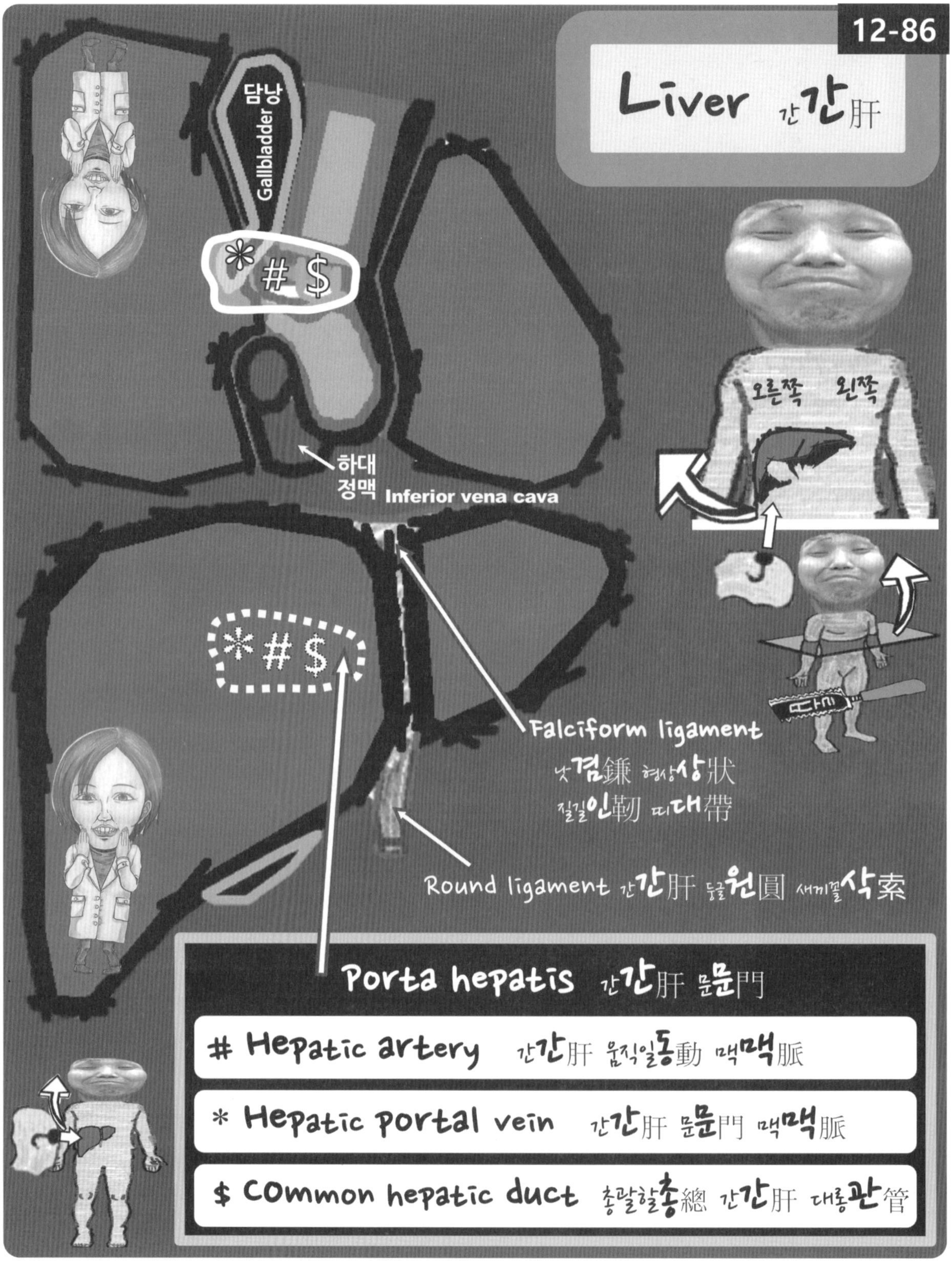
12-86
Liver 간간肝
담낭
Gallbladder
*#$
하대정맥 Inferior vena cava
오른쪽 왼쪽
*#$
Falciform ligament
낫겸鎌 형상상狀 질길인靭 띠대帶
Round ligament 간간肝 둥글원圓 새끼꼴삭索
Porta hepatis 간간肝 문문門
Hepatic artery 간간肝 움직일동動 맥맥脈
* Hepatic portal vein 간간肝 문문門 맥맥脈
$ Common hepatic duct 총괄할총總 간간肝 대롱관管

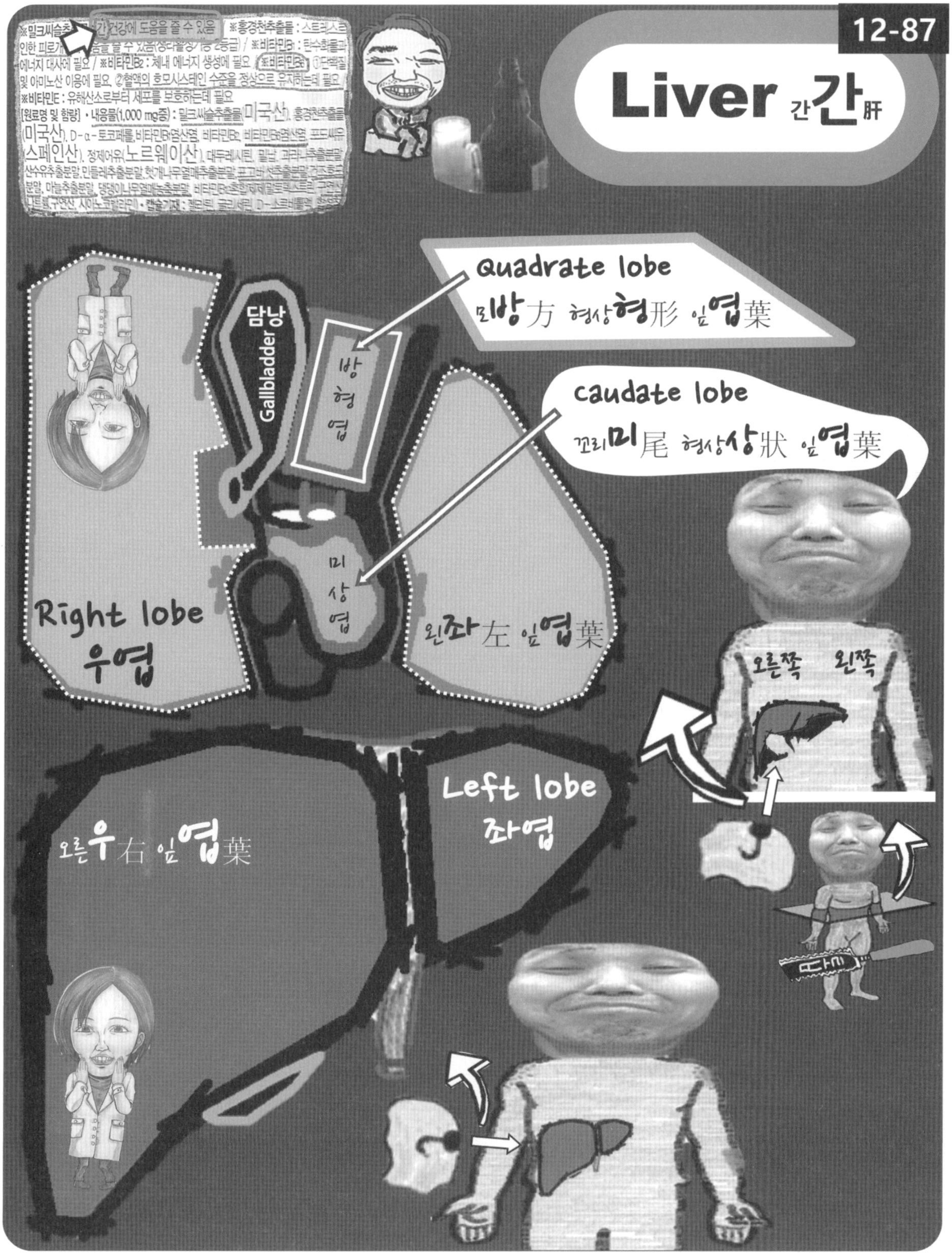
12-87
Liver 간 간 肝
Quadrate lobe
모 방 方 형상 형 形 잎 엽 葉
담낭
Gallbladder
방형엽
caudate lobe
꼬리 미 尾 형상 상 狀 잎 엽 葉
미상엽
Right lobe
우엽
왼 좌 左 잎 엽 葉
오른쪽 왼쪽
Left lobe
좌엽
오른 우 右 잎 엽 葉

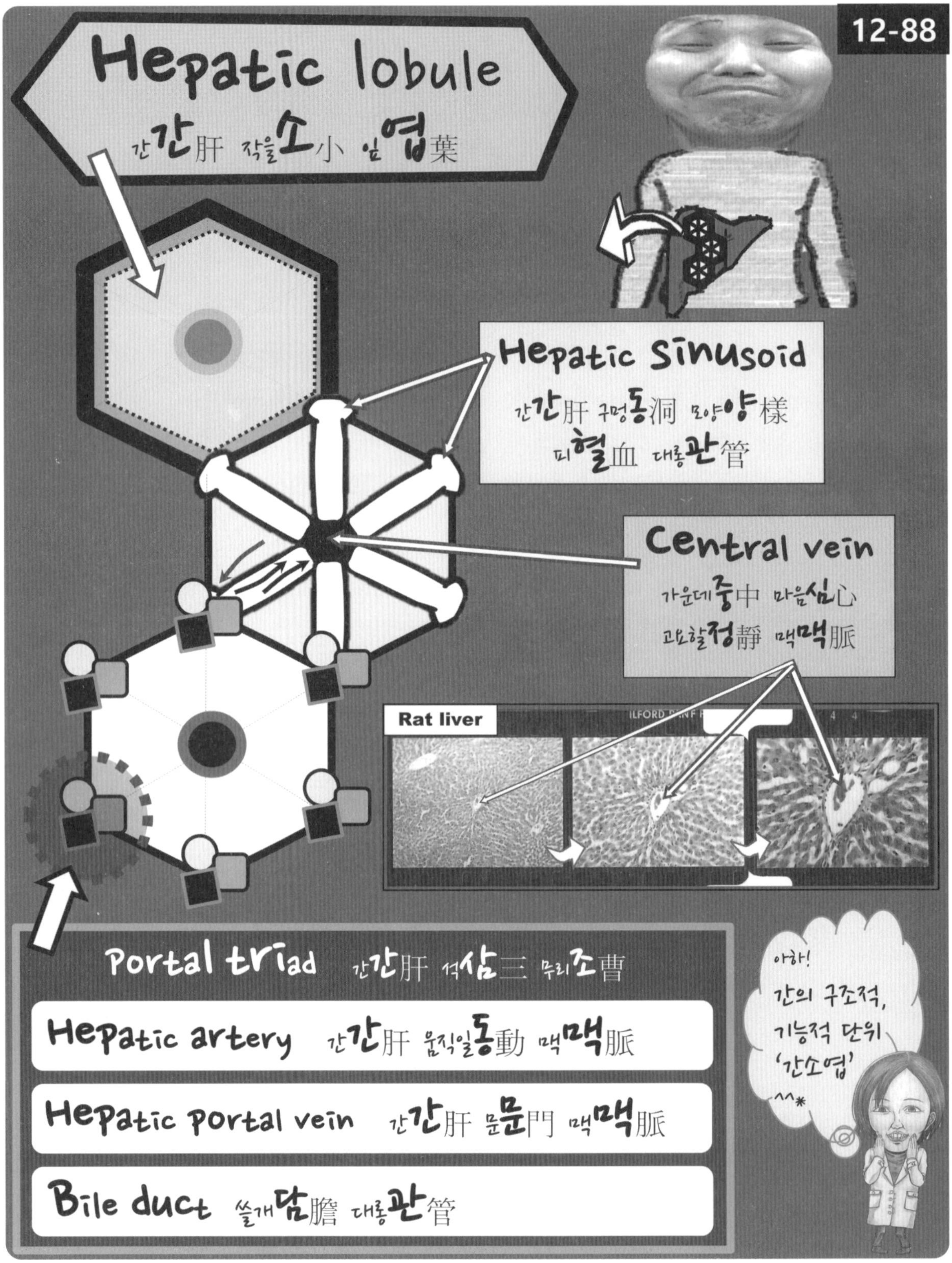
12-88
Hepatic lobule
간간肝 작을소小 잎엽葉
Hepatic sinusoid
간간肝 구멍동洞 모양양樣
피혈血 대롱관管
Central vein
가운데중中 마음심心
고요할정靜 맥맥脈
Rat liver
Portal triad 간간肝 셋삼三 무리조曹
Hepatic artery 간간肝 움직일동動 맥맥脈
Hepatic portal vein 간간肝 문문門 맥맥脈
Bile duct 쓸개담膽 대롱관管
아하!
간의 구조적,
기능적 단위
'간소엽'
^^*

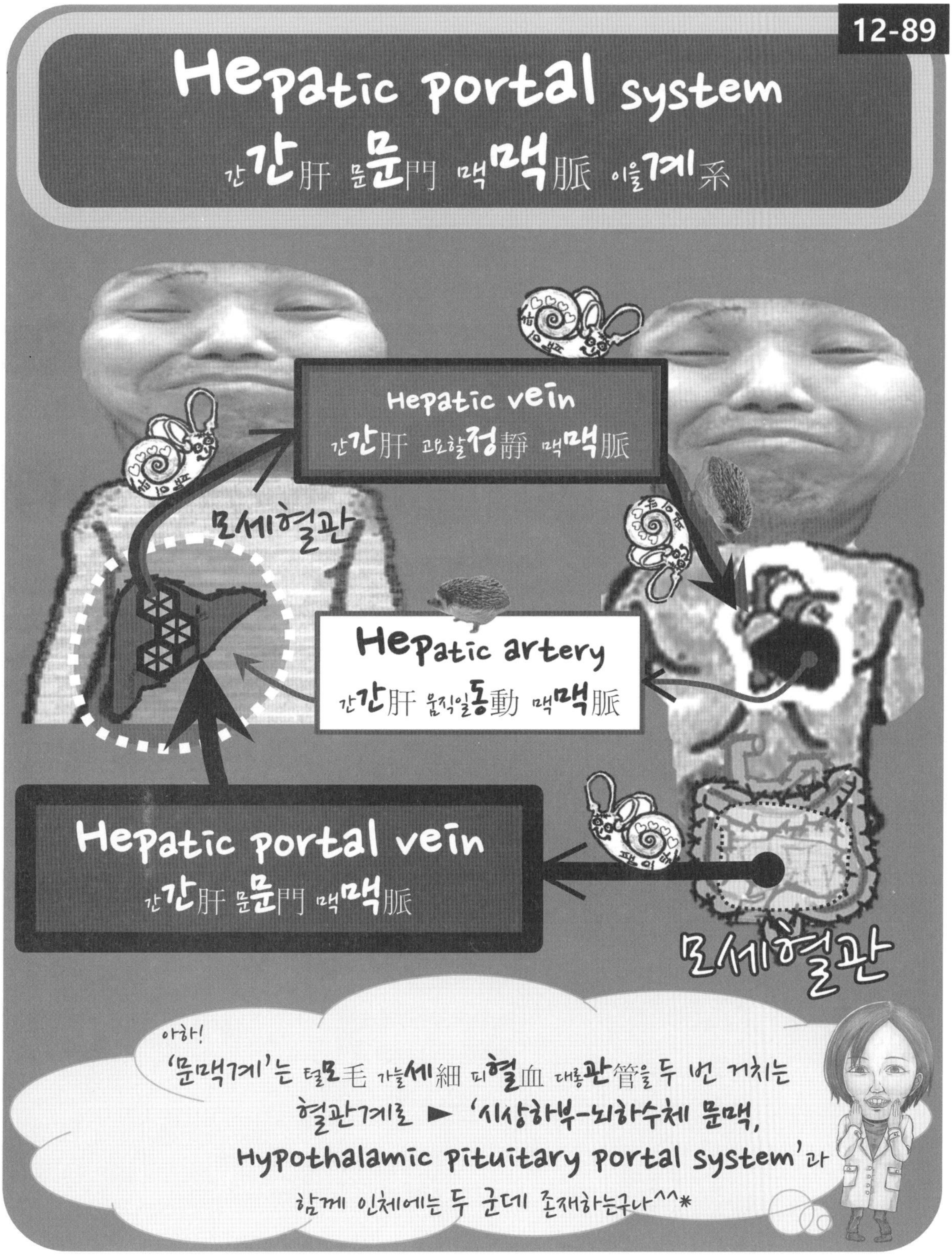
12-89
Hepatic portal system
간간肝 문문門 맥맥脈 이을계系
Hepatic vein
간간肝 고요할정靜 맥맥脈
모세혈관
Hepatic artery
간간肝 움직일동動 맥맥脈
Hepatic portal vein
간간肝 문문門 맥맥脈
모세혈관
아하!
'문맥계'는 털모毛 가늘세細 피혈血 대롱관管을 두 번 거치는
혈관계로 ► '시상하부-뇌하수체 문맥,
Hypothalamic pituitary portal system'과
함께 인체에는 두 군데 존재하는구나^^*

12-90 **Hepatic portal system** 간간肝 문문門 맥맥脈 이을계系

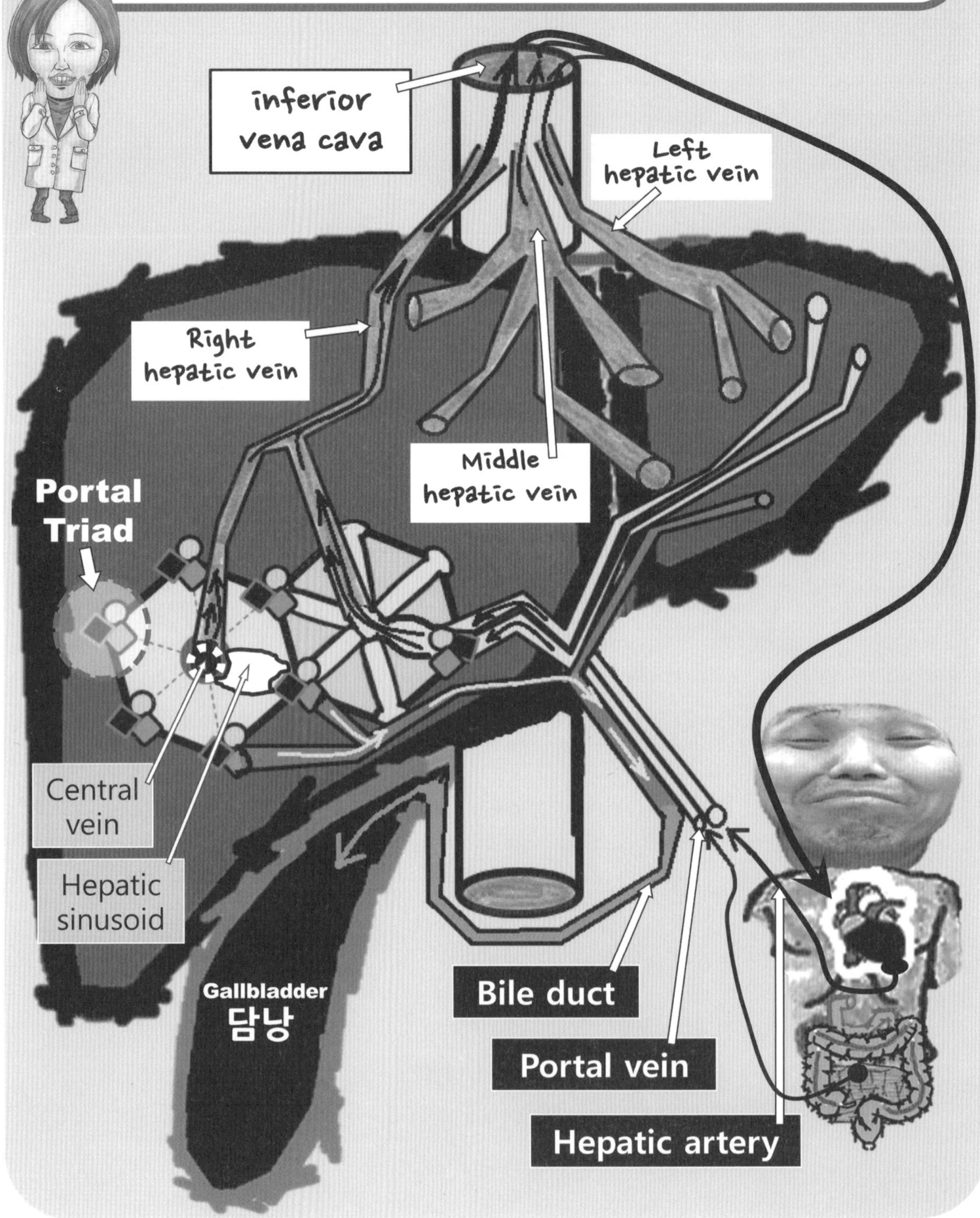

12-91

Large intestine

(곧을 직直 지름길 경徑 이,,,,? ►) 클 대大 창자 장腸

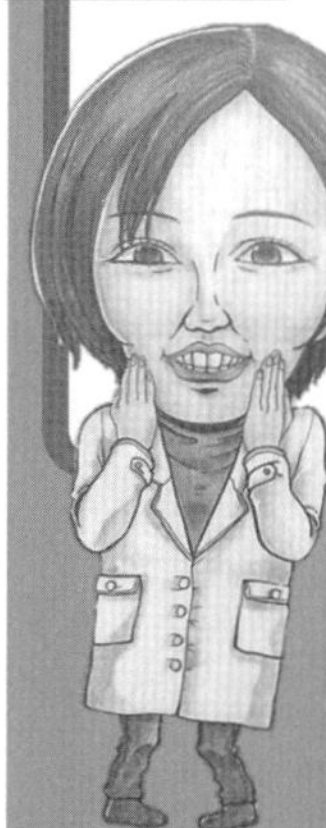

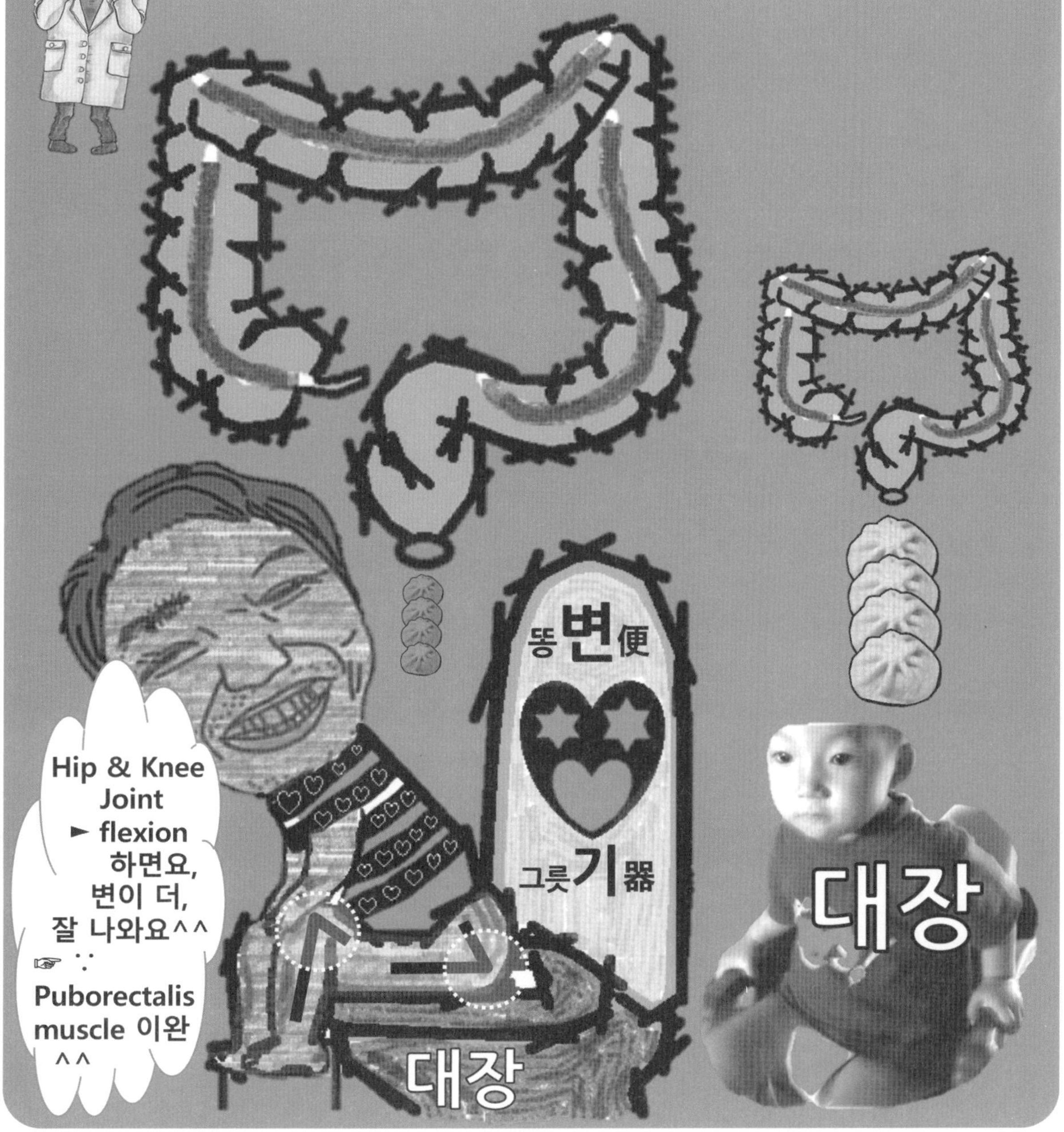

12-92

Microflora
(작을미微 날생生 만물물物 총괄할, 거느릴총總)

in the gastrointestinal tract

(보다 많은 세균이 미생물-연관 자료에서 보이지만요, 대표적인 몇 가지만을 올려드립니다.
그렇지만요, 필요시, 수정-보완하여 올려드리겠습니다 -감사합니다-)

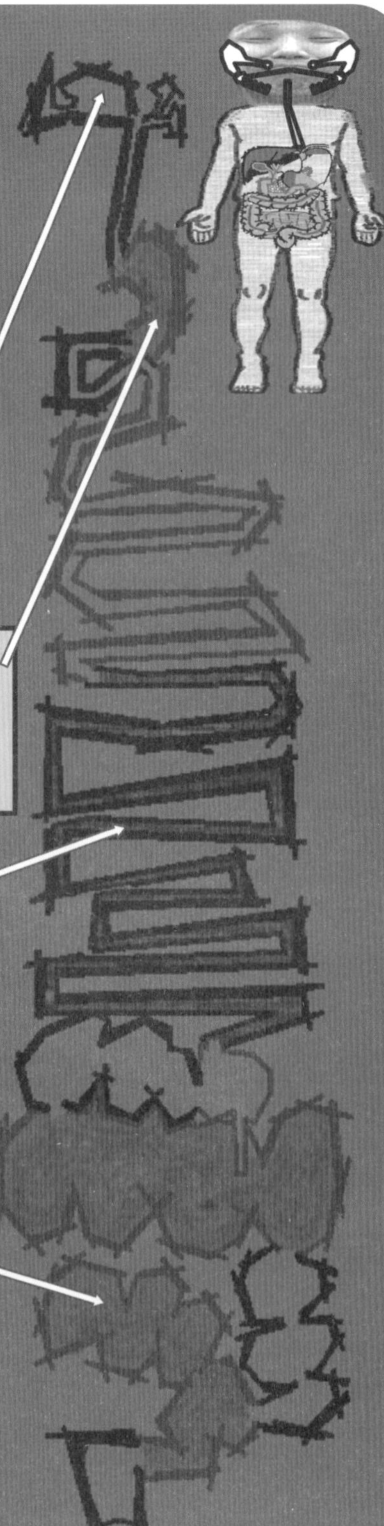

♥ **Buccal cavity**

- Lactobacillus, - corynebacteria,
- Streptococcus, - Staphylococcus 등,,,,

♥ **Stomach**

- Lactobacillus, - Helicobacter pylori,
- Streptococcus, - Staphylococcus 등,,,,

♥ **Small intestine**

- Lactobacillus, - Streptococcus,
- Bacteroides, - clostridium,
- Escherichia coli 등,,,,

♥ **Large intestine**

- Lactobacillus, - Escherichia coli,
- Faecalis, - Enterococcus,
- Enterobacteria, - clostridium,
- Bacteroides, - Parabacteroides,
- Bifidobacteria 등,,,,

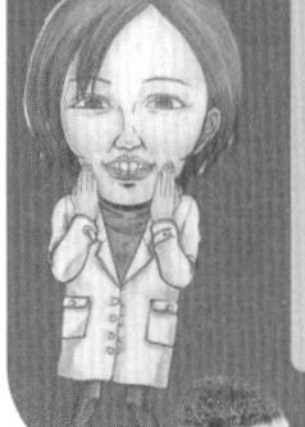

12-93 Large intestine 큰대大 창자장腸

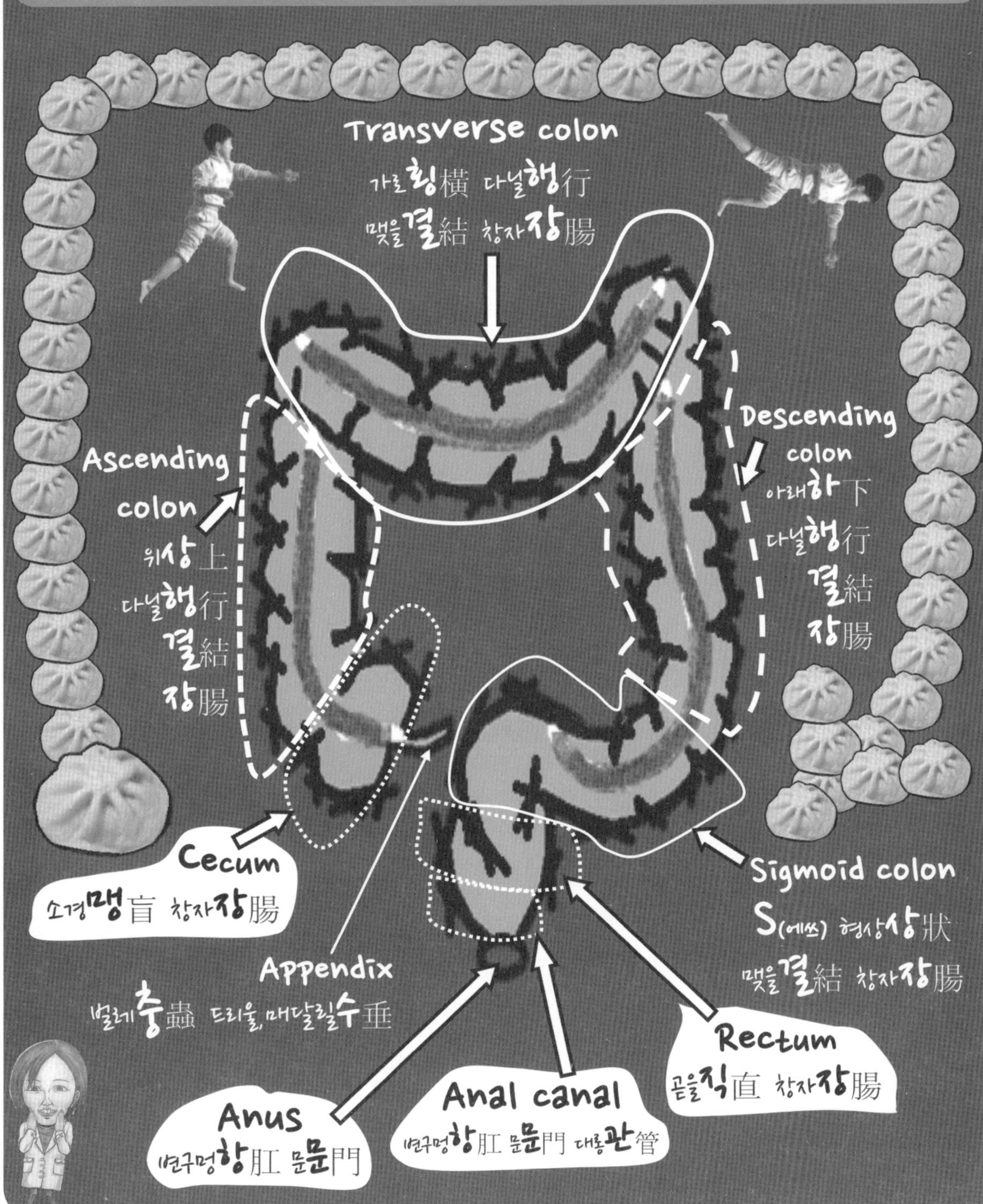

12-94 Large intestine 큰대大 창자장腸

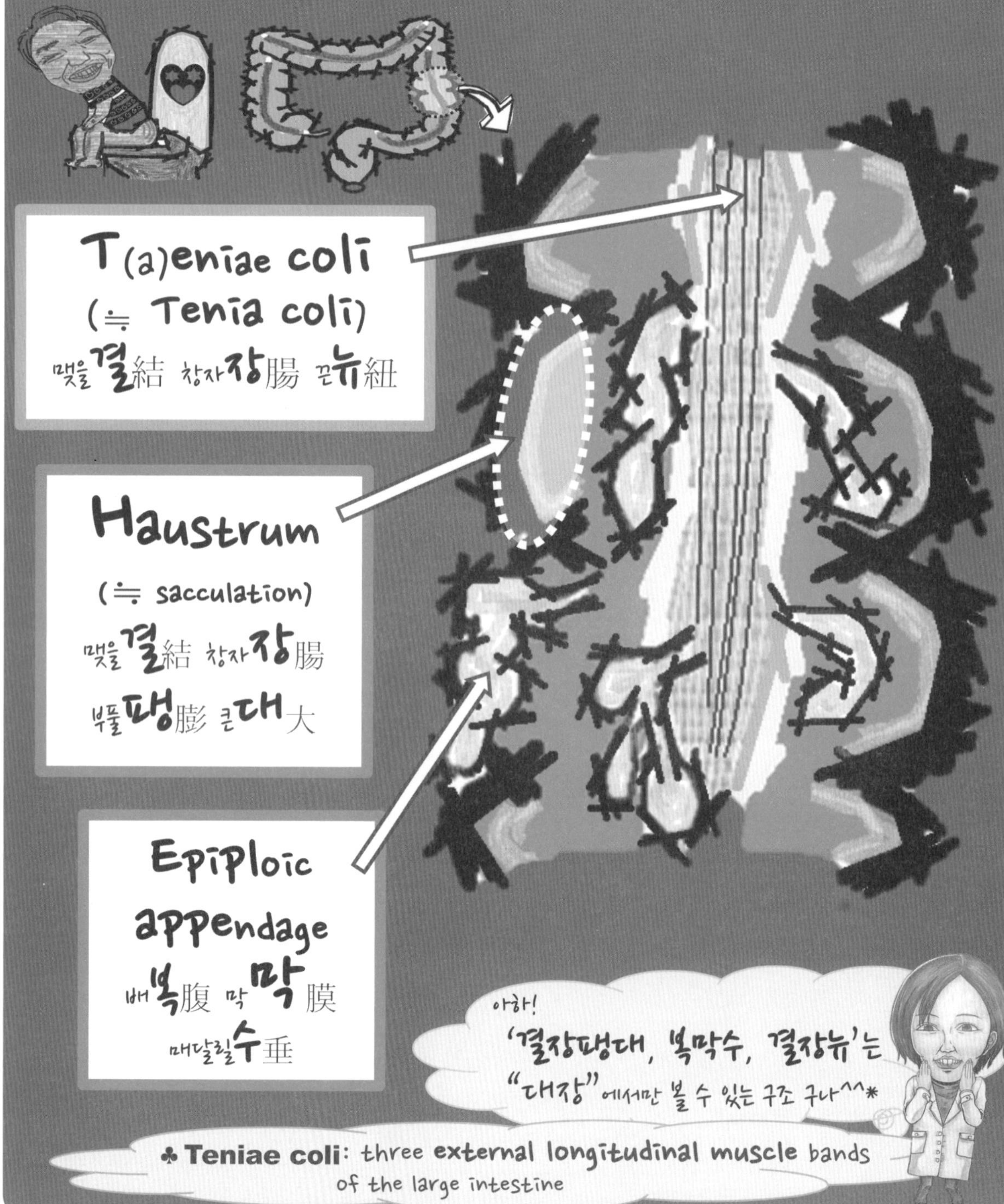
T(a)eniae coli
(≒ Tenia coli)
맺을결結 창자장腸 끈뉴紐
Haustrum
(≒ sacculation)
맺을결結 창자장腸
부풀팽膨 큰대大
Epiploic
appendage
배복腹 막막膜
매달릴수垂
아하!
'결장팽대, 복막수, 결장뉴'는
"대장"에서만 볼 수 있는 구조 구나^^*
♣ Teniae coli: three external longitudinal muscle bands
of the large intestine

12-95

T(a)eniae coli 맺을결結 창자장腸 끈뉴紐

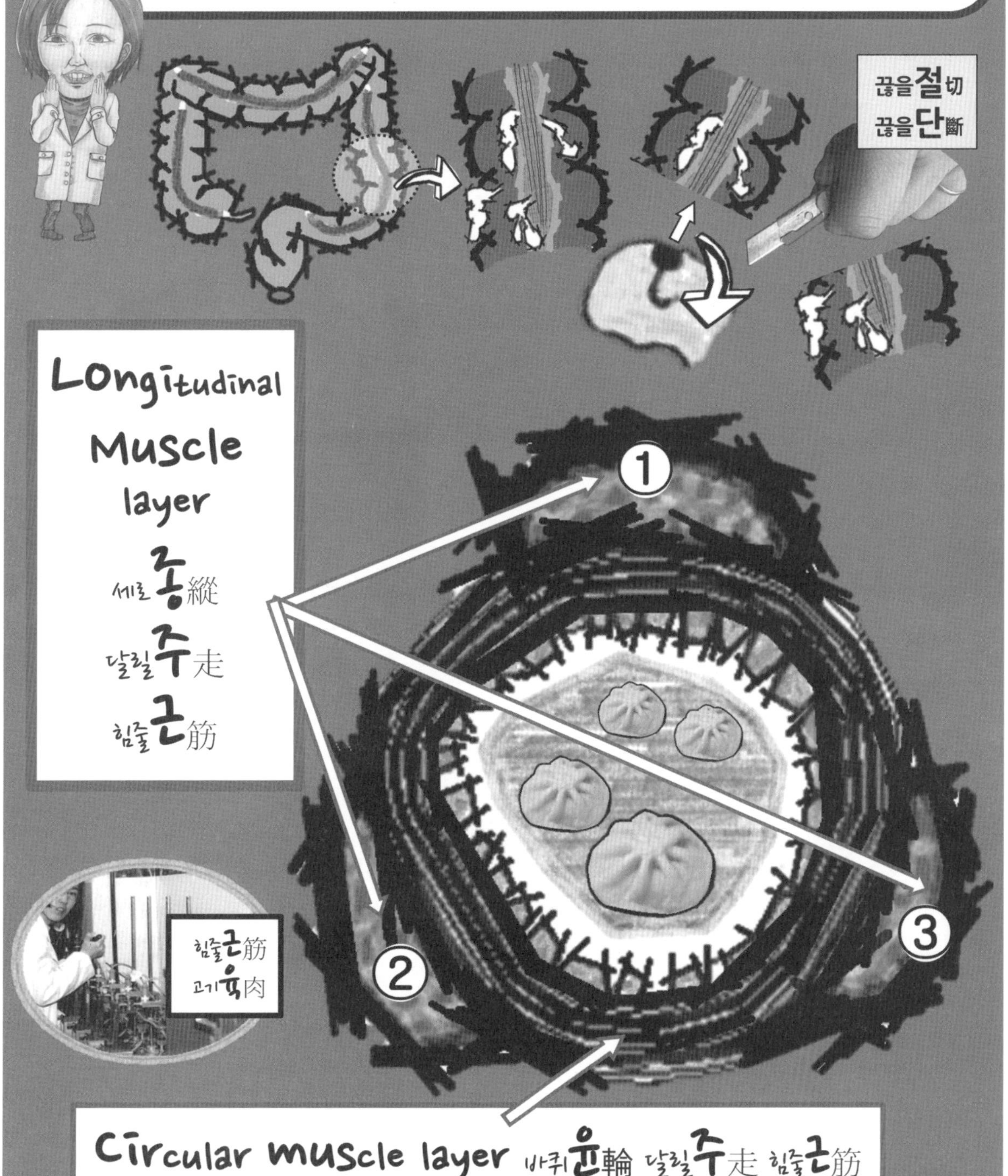

12-96

T(a)eniae coli 맺을결結 창자장腸 끈뉴紐

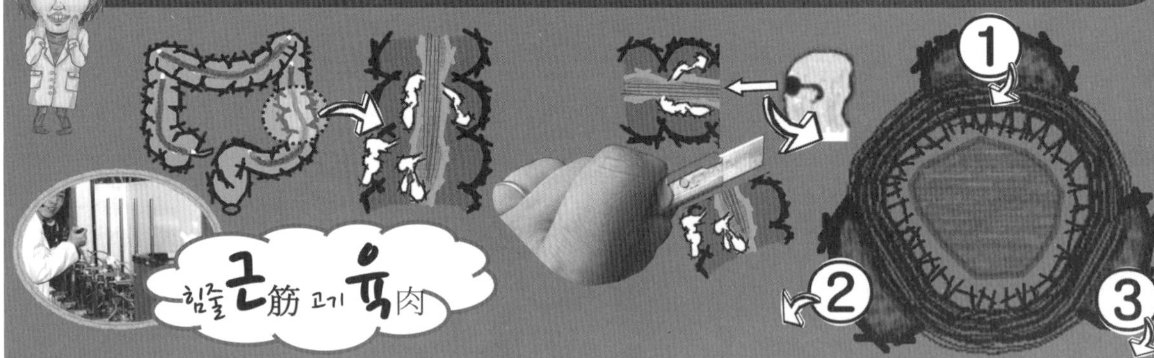

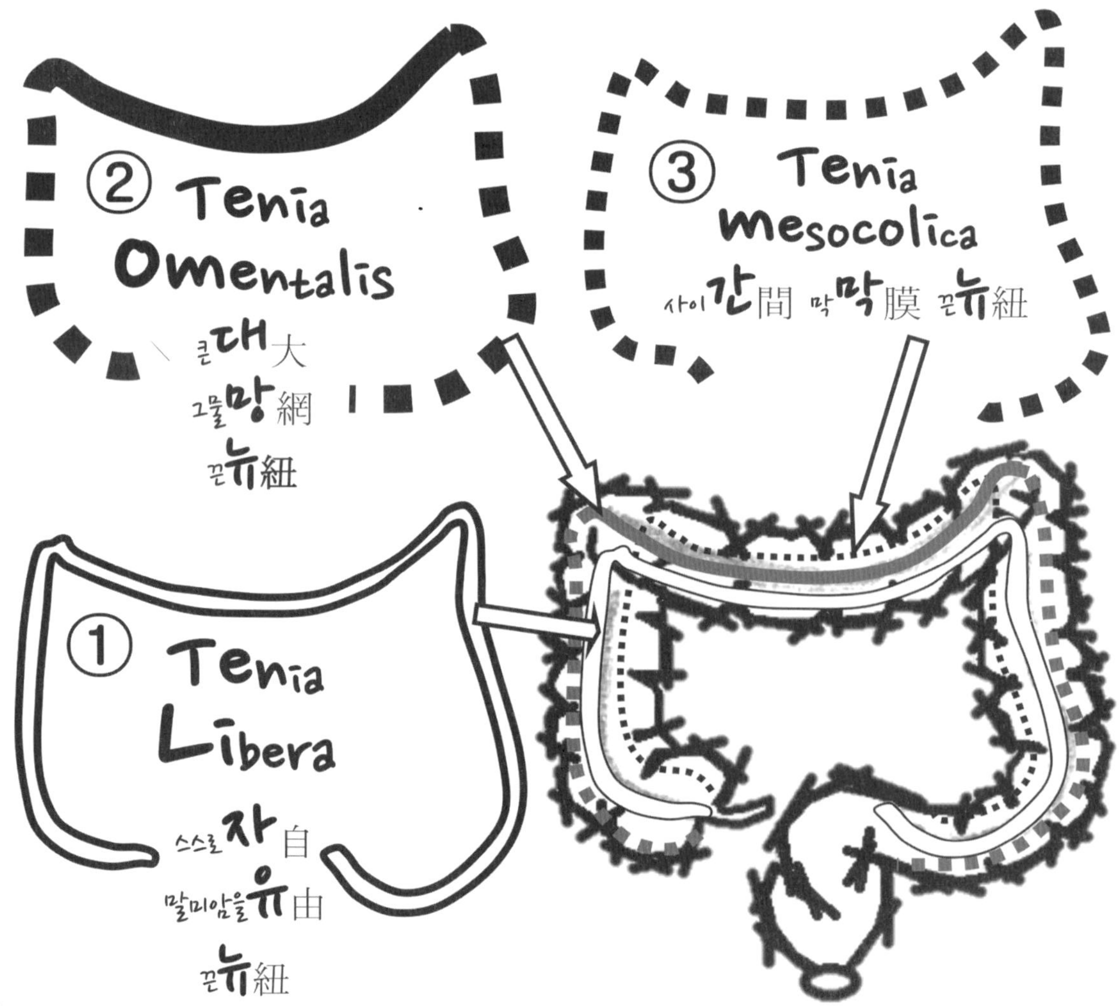

12-97

Colonic mass movement !

맺을**결**結 창자**장**腸 모을**집**集 둥글**단**團 운전할**운**運 움직일**동**動

Descending colon ← **Transverse colon** ← **Ascending colon** ← **Cecum**

- **Cecum**: 소경**맹**盲 창자**장**腸
- **Ascending colon**: 위**상**上 다닐**행**行 맺을**결**結 창자**장**腸
- **Transverse colon**: 가로**횡**橫 다닐**행**行 맺을**결**結 창자**장**腸
- **Descending colon**: 아래**하**下 다닐**행**行 맺을**결**結 창자**장**腸

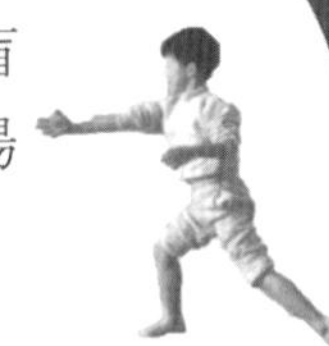

↓

Sigmoid colon → **Rectum** → **Anal canal** → **Anus**

- **Sigmoid colon**: S(에쓰) 형상**상**狀 맺을**결**結 창자**장**腸
- **Rectum**: 곧을**직**直 창자**장**腸
- **Anal canal**: 볼구멍**항**肛 문**문**門 대롱**관**管
- **Anus**: 항문

아하! 맹장에서 S상 결장에 이르는 '결장뉴'의 강한 수축이 음식찌꺼기를 직장에 모아주는 구나^^*

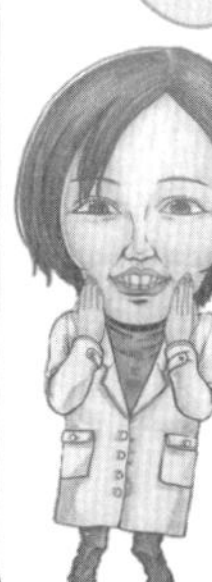

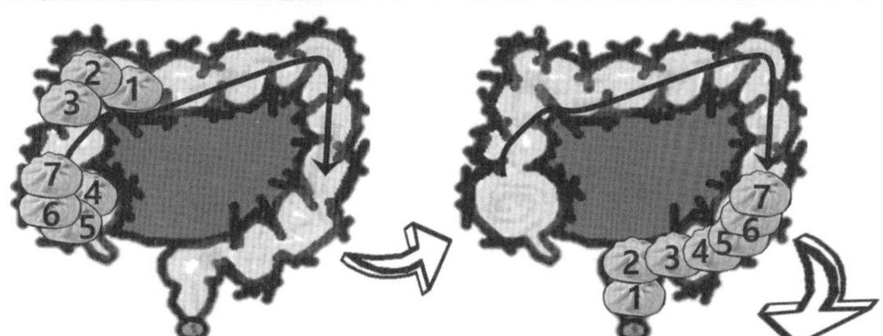

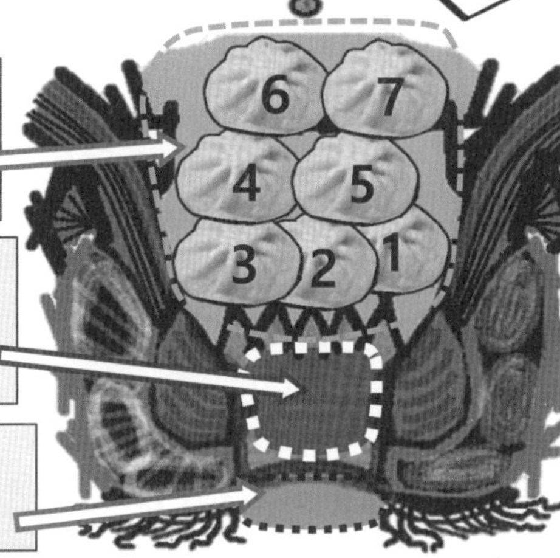

Rectum 곧을**직**直 창자**장**腸

Anal canal 볼구멍**항**肛 문**문**門 대롱**관**管

Anus 볼구멍**항**肛 문**문**門

12-98 Anal canal 변구멍항肛 문문門 대롱관管

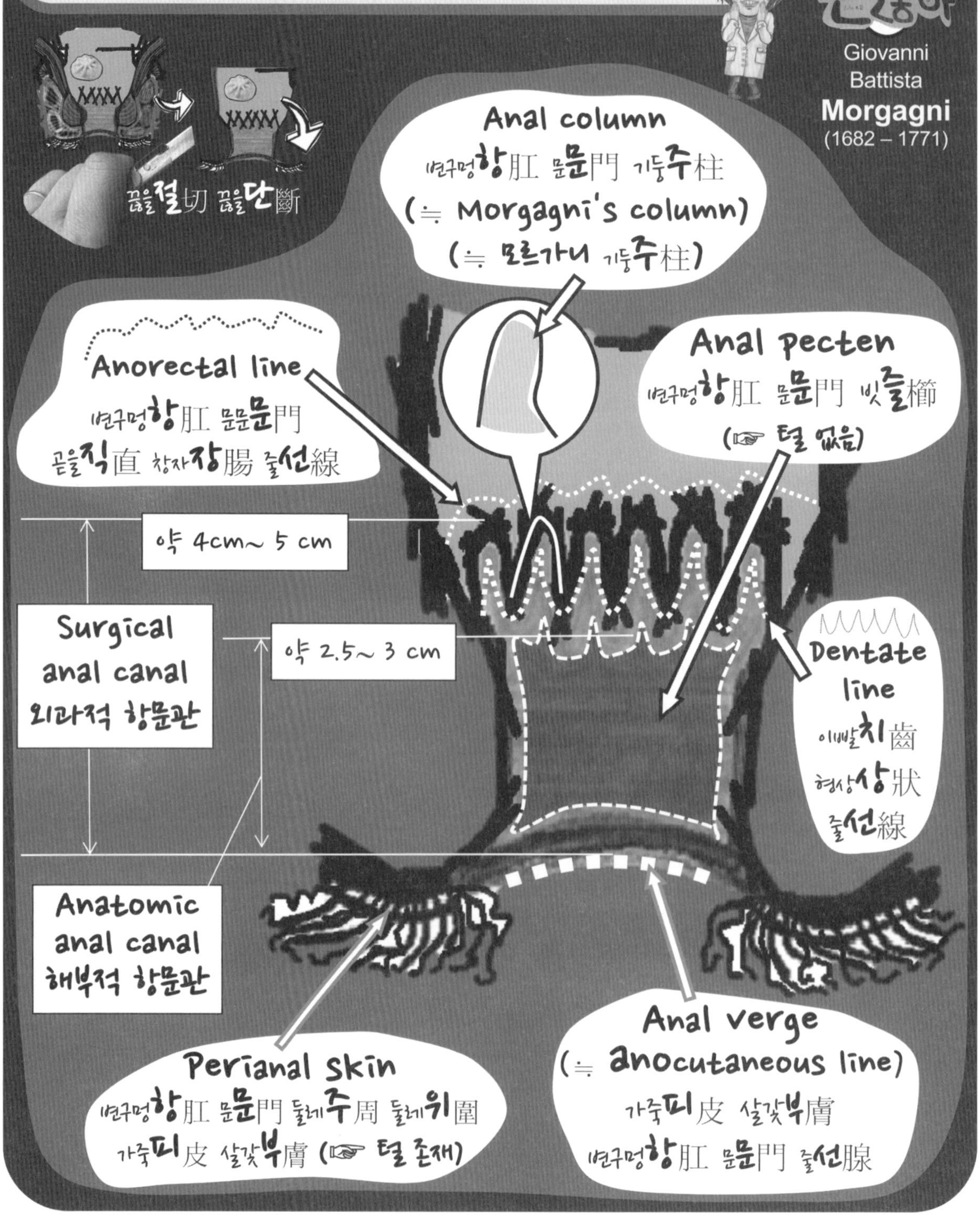

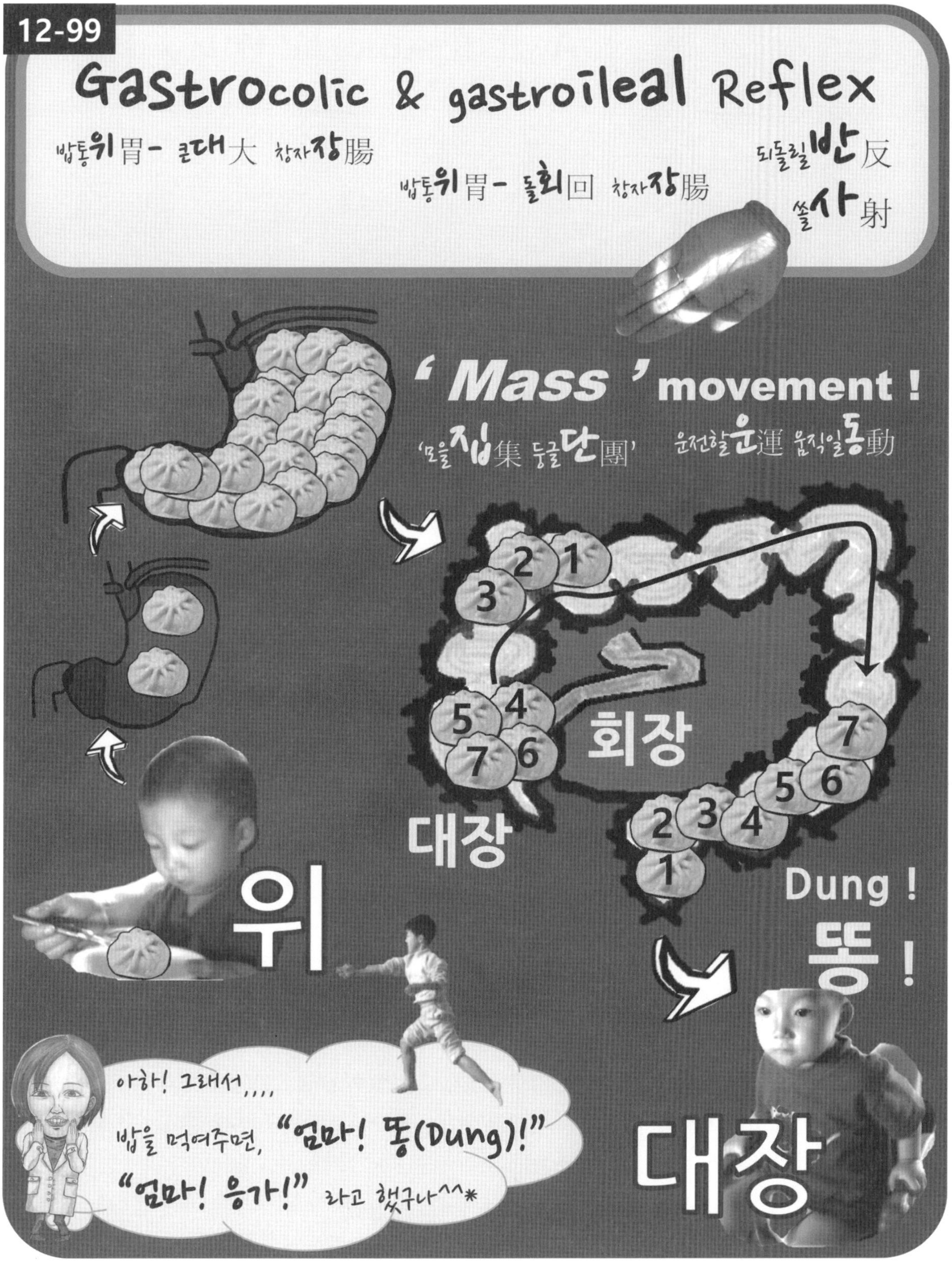
12-99
Gastrocolic & gastroileal Reflex
밥통위胃- 큰대大 창자장腸
밥통위胃- 돌회回 창자장腸
되돌릴반反
쏠사射
'Mass' movement !
'모을집集 둥글단團' 운전할운運 움직일동動
3 2 1
5 4
7 6
회장
대장
2 3 4 5 6 7
1
Dung !
똥 !
위
대장
아하! 그래서,,,,
밥을 먹여주면, "엄마! 똥(Dung)!"
"엄마! 응가!" 라고 했구나^^*

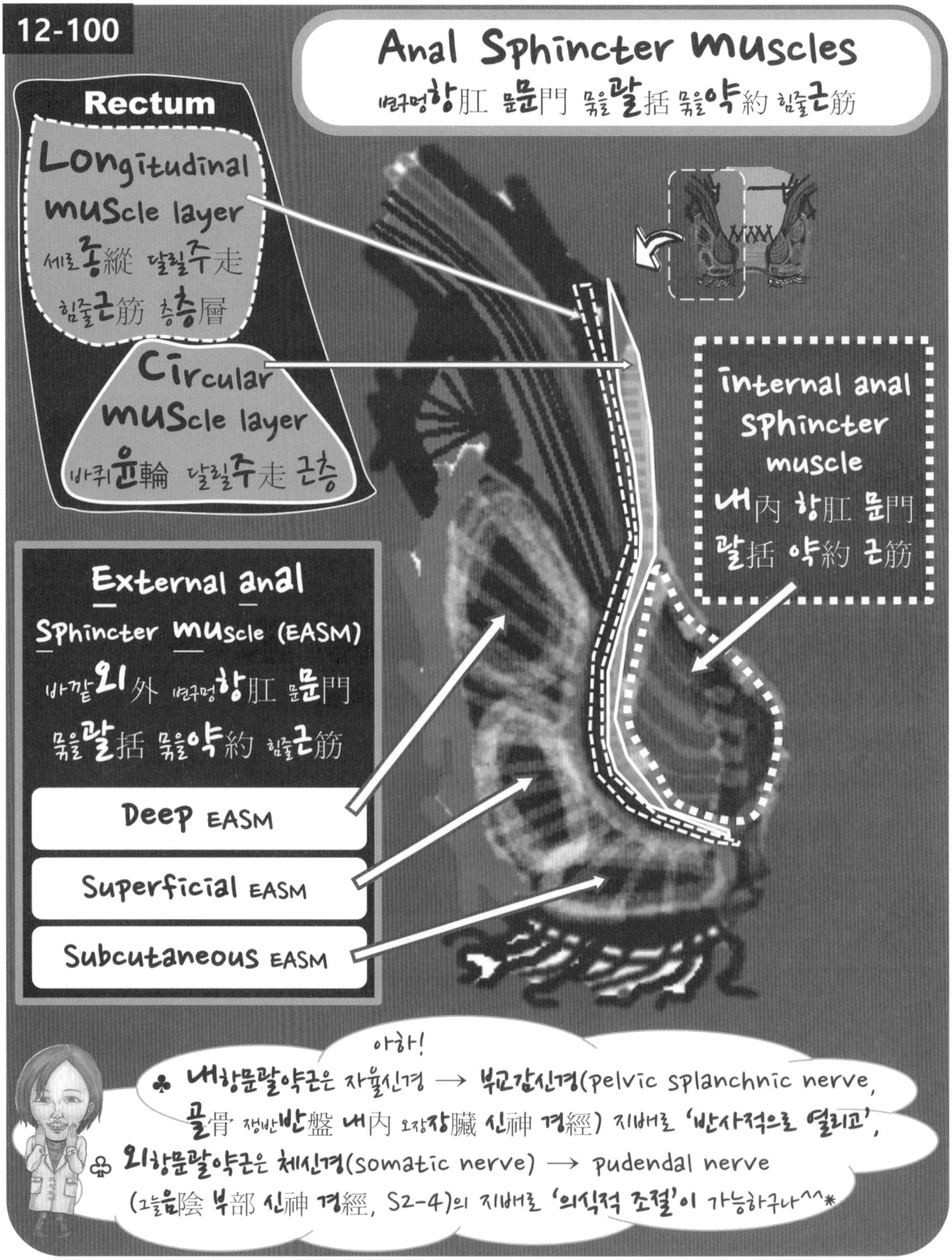
12-100
Anal Sphincter muscles
변구멍항肛 문문門 묶을괄括 묶을약約 힘줄근筋
Rectum
Longitudinal muscle layer
세로종縱 달릴주走 힘줄근筋 층층層
Circular muscle layer
바퀴윤輪 달릴주走 근층
Internal anal sphincter muscle
내內 항肛 문門 괄括 약約 근筋
External anal sphincter muscle (EASM)
바깥외外 변구멍항肛 문문門 묶을괄括 묶을약約 힘줄근筋
Deep EASM
Superficial EASM
Subcutaneous EASM
아하!
♣ 내항문괄약근은 자율신경 → 부교감신경(pelvic splanchnic nerve, 골骨 쟁반반盤 내內 오장장臟 신神 경經) 지배로 '반사적으로 열리고',
♧ 외항문괄약근은 체신경(somatic nerve) → pudendal nerve (그늘음陰 부部 신神 경經, S2-4)의 지배로 '의식적 조절'이 가능하구나^^*

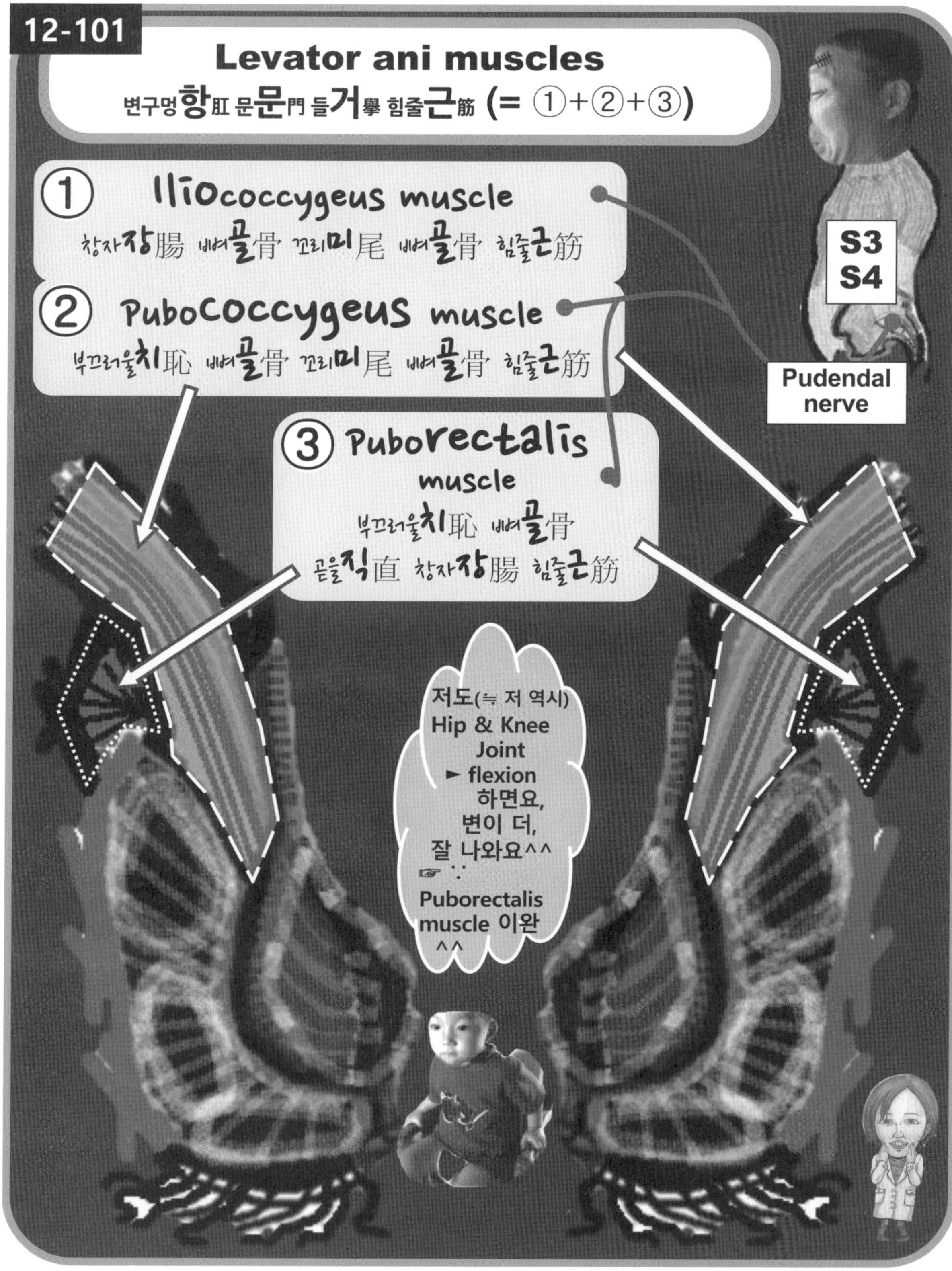
12-101
Levator ani muscles
변구멍항肛 문문門 들거擧 힘줄근筋 (= ①+②+③)
① Iliococcygeus muscle
창자장腸 뼈골骨 꼬리미尾 뼈골骨 힘줄근筋
② Pubococcygeus muscle
부끄러울치恥 뼈골骨 꼬리미尾 뼈골骨 힘줄근筋
③ Puborectalis muscle
부끄러울치恥 뼈골骨
곧을직直 창자장腸 힘줄근筋
S3
S4
Pudendal nerve
저도(≒ 저 역시)
Hip & Knee Joint
► flexion
하면요,
변이 더,
잘 나와요^^
☞ ∵
Puborectalis muscle 이완
^^

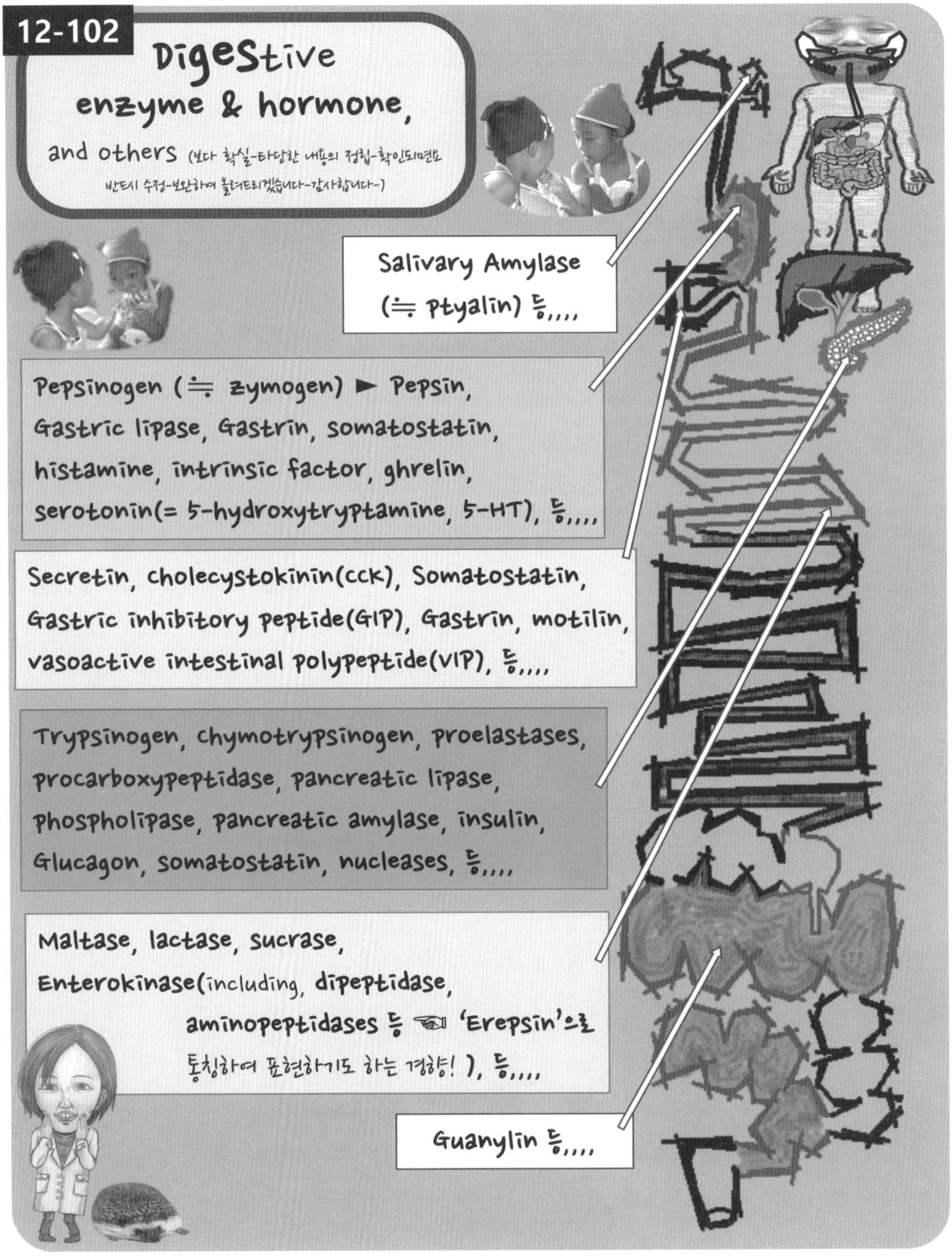
12-102
Digestive
enzyme & hormone,
and others (보다 확실-타당한 내용의 정립-확인되면요
반드시 수정-보완하여 올려드리겠습니다-감사합니다-)
Salivary Amylase
(≒ Ptyalin) 등,,,,
Pepsinogen (≒ zymogen) ► Pepsin,
Gastric lipase, Gastrin, somatostatin,
histamine, intrinsic factor, ghrelin,
serotonin(= 5-hydroxytryptamine, 5-HT), 등,,,,
Secretin, cholecystokinin(cck), Somatostatin,
Gastric inhibitory peptide(GIP), Gastrin, motilin,
vasoactive intestinal polypeptide(VIP), 등,,,,
Trypsinogen, chymotrypsinogen, proelastases,
procarboxypeptidase, pancreatic lipase,
phospholipase, pancreatic amylase, insulin,
Glucagon, somatostatin, nucleases, 등,,,,
Maltase, lactase, sucrase,
Enterokinase(including, dipeptidase,
aminopeptidases 등 ☜ 'Erepsin'으로
통칭하여 표현하기도 하는 경향!), 등,,,,
Guanylin 등,,,,

제 12장 인체 소화기의 구조와 생리

" İsa onlara cavab verdi: «Siz də hələ dərk etməmisiniz? Başa düşmürsünüz ki, kənardan insanın daxilinə girən şey insanı murdar edə bilməz? Çünki daxil olan şeylər onun ürəyinə deyil, qarnına gedir və ifraz olunur». İsa bununla bütün yeməklərin təmiz olduğunu bəyan etdi. O, sözünə davam etdi: «İnsanı murdar edən insandan çıxandır. Çünki insanların daxilindən, ürəyindən pis fikirlər, cinsi əxlaqsızlıq, oğurluq, qatillik, zinakarlıq, tamahkarlıq, şər əməllər, hiylə, pozğunluq, paxıllıq, küfr, lovğalıq və ağılsızlıq çıxar. Bütün bu pis işlər insan daxilindən çıxıb onu murdar edir». "

" 예수께서 이르시되 너희도 이렇게 깨달음이 없느냐 무엇이든지 밖에서 들어가는 것이 능히 사람을 더럽게 하지 못함을 알지 못하느냐 이는 마음에 들어가지 아니하고 **배에 들어가 뒤로 나감이니라** 하심으로 모든 식물을 깨끗하다 하셨느니라. 또 가라사대 사람에게서 나오는 그것이 사람을 더럽게 하느니라 속에서 곧 사람의 마음에서 나오는 것은 악한 생각 곧 음란과 도적질과 살인과 간음과 탐욕과 악독과 속임과 음탕과 흘기는 눈과 훼방과 교만과 광패니 이 모든 악한 것이 다 속에서 나와서 사람을 더럽게 하느니라. "

(마가복음 7장 18절~ 23절)

❝ 소화계(Digestive system) ❞의 개념 및 그 특성의 이해

☞ ❝**소화**(사라질**소**消 될**화**化, **소화**, Digestion)❞의 어원이 **라틴어** dīgerō "carry apart, ~을 분해하다 등의 의미"로부터 유래하듯 → '입**구**口 빈속**강**腔(**입안**, oral cavity)'을 통해 체내에 들어온 '마실**음**飮 밥**식**食 만물**물**物' 속에 존재하는 영양물질을 소화관을 통해 ✓ "**흡수**(숨들이쉴**흡**吸 거둘**수**收, **흡수**, absorption)"될 수 있는 형태의 입자로 분해하는 과정이 ❝**소화**❞임을 어렵지 않게 이해·확인할 수 있습니다(그림 12-1).

따라서,

이러한 <u>소화</u>의 "<u>계</u>, SYSTEM: 사전적 의미 → '일정한 원리에 따라 조각 조각의 부분이 짜임새 있게 조직되어 통일된 전체",

즉

☞ ❝소화계(사라질소消 될화化 이을계系, 소화기계통, Digestive system)❞는 이 여정에 직접 혹은 간접적으로 함께하는 "장기(오장장臟 그릇기器 혹은 그릇기器 벼슬관官, organs)"들의 한 꾸러미를 의미하고(≒ 의미한다고 볼 수 있고요), 이를 좀 더 구별해 보면요.

음식물이 접촉한 채 지나가는 통로인

→ '구강(입구口 빈속강腔, 입안, Oral cavity 혹은 buccal cavity)'에서 ~

→ '항문(변구멍항肛 문문門, 항문, Anus)'까지의 연결 구조인↴

✓ ‘소화관(사라질소消 될화化 대롱관管, 소화관, Digestive tract)’과

음식물이 지나가는 통로에 어떤 물질-자극 등을 가하는 존재-들의 주(객)체에 해당하는,

∗치아(이빨치齒 어금니아牙, 이빨, Teeth),

∗설(혀설舌, 혀, Tongue),

∗타액선(침타唾 진액액液 샘선腺, 침샘, Salivary gland),

∗간(간간肝, 간, Liver),

∗담낭(쓸개담膽 주머니낭囊, 쓸개, Gallbladder) 및

∗췌장(췌장췌膵 오장장臟, 이자, Pancreas) (등: 소화에 관련되는 호르몬분비 등의 조직이 향후 발전된 연구결과에 추가될 가능성을 의식하여 '등'이라 표현드립니다^^)에 해당하는↴

✓ ‘소화-부속기관(사라질소消 될화化 붙을부附 엮을속屬 그릇기器 벼슬관官, Accessory organs of digestion)’으로 구분해서 관찰하실 수 있습니다(그림 12-2, 12-3).

‘구강(Oral cavity)’ ➻ ‘치아(Teeth)’

☞ ‘치아(이빨치齒 어금니아牙, 이빨, Teeth)’, 흔히 "치아는 오복 중 하나!"라는 말을 어릴 적, 이빨을 실로 묶고, 머리를 탁! 쳐서 뺀 이빨을 들고 지붕 위에 던지면서 들었던 문장이 기억납니다. 그래서 그런지요. 당연히 이빨이 하나라면 나머지 네 개의 복은? 하지만, 잠시, 사전적 의미 등, 발품을 판 결과: '書經(서경) 周書(주서) 洪範篇(홍범편)에서

→ 五福(오복)은 ㊗ 一日壽(일왈수: 오래 사는 장수의 복),

㊗ 二日富(이왈부: 풍족한 재물의 복),

㊗ 三日康寧(삼왈강녕: 건강의 복),

㊗ 四曰攸好德(사왈유호덕: 남에게 德덕을 쌓는 복),

㊗ 五曰考終命(오왈고종명: 천수를 누리다 평안히 죽는 복)'이라는

(뒤늦은) 내용의 확인은 '이제껏, 많이 모르고 있었구나!' 하는 반성을 하게 됩니다. ㅠ

그럼에도불구하고요.

사람의 치아-성장을 두 '보물'들을 통해 보면서요.

"치아"가 아직 나지 않았기(≒ 없을 때)에 엄마의 모유('어머니모母 젖유乳')를 ↘

➳ '흡인(숨들이쉴흡吸 끌인引, 빨기, Sucking)'(만)을 통해, 생을 유지하게 해주시는

조물주의 배려와 '치아'가 자라면서 (혹은 그 이전/이후에),

자연스레 이어졌던(☞ 멸치를 갈아서,..,밥에 물을 말아서... 등) ↘

➳ "이별할이離 젖유乳 밥식食" 즉,

→ '엄마의 모유와 이별을 준비하는 밥식食 일사事!?ㅋ'의

예쁜 모습들을 (간혹) 지켜볼 수 있었습니다.

특히,

식사-과정에서 관찰되는 ↘

➳ "저작(씹을저咀 씹을작嚼, 씹기, Mastication)"의 수행에서,

[☜ 조절중추: 연수(이끌연延 골수수髓, 숨뇌, medulla oblongata)]

어린 시절 내내 사용했던 치아! ↘

(좀 더 자세히 살펴보면요),

육/초식 동물에서 볼 수 있는 형태를 두루 갖춘 (어린) 사람의 치아!

즉,

✂ 끊어 먹을 수 있는

"문치(문문門 이빨치齒 혹은 끊을절切 이빨치齒, 앞니, Incisor)",

✂ 찢어 먹을 수 있는

"견치(개견犬 이빨치齒, 송곳니, Canine)" 및,

✂ 갈아 먹을 수 있는

"구치(절구구臼 이빨치齒, 어금니, Molar)",

→ 소구치(작을소小 절구구臼 이빨치齒, 작은어금니, Premolar)

→ 대구치(큰대大 절구구臼 이빨치齒, 큰어금니, Molar)로

구성된 어린 시절의 치아! → 유치(그림 12-7, 12-8)! ↘

✓ 20개의 유치(➜ '젖유乳 이빨치齒, 젖니 혹은 탈락치아,

Deciduous teeth')를 시간을 두고, (거의 모두) ↘

✓ 32개의 영구치(➜ '길영永 오랠구久 이빨치齒', 간니 혹은 영구치아,

Permanent teeth)로 맞바꾸어 평생을 두고 사용하게

해주시는 (매우 독특한) 생활사를 보여주는 '치아'를 확인·관찰하면서, 경탄의 마음마저 밀려옵니다....

현재(➽ 50초반), 왼쪽 위-아래 4개씩 총 8개를 풍치로 음식을 씹지 못하는 상황(이미 하나는 부러지고요^^)! 겨우 오른쪽으로만 사용하고 있지만요, 수명-다함이 많이 느껴지는 ^^ .... 문득! 우리-할머니의 어록! **"아이마다 중아나! 이 이쓸 때 끌텅지 먹으랑께"** 하시던 당부가 새삼 스쳐갑니다 (그림 12-4~ 12-12).

'치아(Teeth)'의 구조 및 특성 이해

♀♂ 눈을 감고 가만히 혀를 굴려 '인체에서 가장 강한 조직'이라는 '치아'를 어루만지면서요, 늘 함께 있지만 의식하지 않으면, 제대로 인지가 이루어지지 않고요, 그나마 '양치질: 사전적 의미-이를 닦고 물로 입안 가시는 일-' 할 때는, 치약의 강한 기운 탓인지요, 매우 짧은 시간을 견디며(?) 솔질하며 마치 도망치듯? 얼른 '칫솔질'에서 벗어나고자 하는 것이 전부인???ㅋ, ➜ 그 '치아'? ¬

☞ **'치아(Tooth) = 치관(Crown) + 치경(Neck) + 치근(Root)'!**

(그림 12-13~ 그림 12-17 눈을 번갈아 참조-부탁드립니다^^)

(좀 더 살펴보면요)¬

'**상악골**(위**상**上 턱**악**顎 뼈**골**骨, **위턱뼈**, maxilla)'과
'**하악골**(아래**하**下 턱**악**顎 뼈**골**骨, **아래턱뼈**, mandible)' 속에 묻혀 있는 치아의 부분을 ¬

✓ "**치근**(이빨**치**齒 뿌리**근**根, **치아뿌리**, Root)",

겉으로(육안으로 자신/타인이 보기에) 보이는 부분을 ¬

✓ "**치관**(이빨**치**齒 갓**관**冠, **치아머리**, Crown)" 그리고,

"치관(CROWN)"과 "치근(ROOT)"의 연결-부위, 즉 점막성 조직(mucosal tissue)으로 덮여 있는 부분(☜ '치은-gingiva-'의 일부분이 포함됨)을 ¬

✓ "**치경**(이빨**치**齒 목**경**頸, **치아목**, Neck)"으로 구분함을 확인·이해할 수 있습니다(그림 12-13).

특히,

➽ "치경(Neck)"은

→ 뼈(maxilla & mandible) 속에 안착 된 '치아'의 부분과

→ 겉으로 드러난 '치아' 부분과 경계를 구분하는 과정에서

"NECK"이라는 이름을 붙여주어 경계를 구분해 주지만요.

(좀 더 차근히 살펴보면요↘)

⇒ 혀의 아래, 입천정, 뺨 등등을 비롯한 "구강(oral cavity)" 전체를 감싸주는 '**상피조직(epithelial tissue)**'의 연결선에 치아가 안착되기(전/후)까지 덮고 있는↘

⇒ "**치은상피**(이빨**치**齒 잇몸**은**齗 위**상**上 가죽**피**皮, **잇몸상피**, Gingival epithelium)"의 (일부를 가리키는) 용어임을 확인·이해할 수 있습니다(그림 12-16).

또한,

하루, 세 끼니로 계산해 보면요,

(1일 3식) × (한 달 30일로 계산) × (1년 열두 달) × (평생을 약 80년으로 계산)

= **약 팔만육천사백끼니**(= 86,400 끼니)를 섭취하는 과정에서,

단단하고, 물렁하고, 거칠고, 매끄러운 (등의) 음식을

✓**자르고,**

✓**찢고,**

✓**갈아내는 작용**(등)을 수행하는 '**치아**'! 당연히, ↘

→ <u>**뼈 안에 강하게 붙어 있어야**</u> 하고요, 충격으로 부숴지지 않으려면 완충-공간이 있어야 하기에,↘

→ '**잇몸**'이라고 흔히 알고 있는 "**치은**(이빨**치**齒 잇몸**은**齗, **잇몸**, gingiva)"을 이루는↘

⇒ "**치은결합조직**(이빨**치**齒 잇몸**은**齗 맺을**결**結 합할**합**合 짤**조**組 짤**직**織, **잇몸결합조직**, gingival connective tissue)"이 매우 특수한 끈의 형태로 "**치은(GINGIVA)**"을 구성해야 함과 동시에,

→ 치아와 뼈를 단단히 연결해 줄 수 있는 끈, 이름하여↘

⇒ "**치주인대**(이빨**치**齒 둘레**주**周 질길**인**韌 띠**대**帶, **치아인대**, Periodontal ligament)"라 따로 부를 정도로 중요한 특수화된(specilaized) <u>**결합조직**</u>이 ↘

⇒ "**천공섬유**(뚫을**천**穿 구멍**공**孔 가늘**섬**纖 밧줄**유**維, **관통섬유**, Perforating fibers 혹은 **샤페이 섬유**, Sharpey's fibers)"라 이름하는 연결-구조에 의해

단단히 뼈에 박혀 있어야 충격(∵음식을 씹다보면요. 크고 작은 음식, 예상치 못한 질긴 음식 등을 위-아래 치아가 맞물리다 보면요, 자칫! 어긋날 수도 있기에, 때로는 혀를 씹거나 뺨을 씹는 후회의 상황을 -저의 경우, 특히- 많이 경험할 수 있거든요.... 새벽에는 특히 밥 먹기가 두려울 정도?ㅠ)을 (어느 정도) 견딜 수 있음이 어렵지 않게 예상이 되는 듯 합니다 (그림 12-13~ 12-17).

‘구강(Oral cavity)’ ➳ ‘설(Tongue)’

☞ ‘설(혀설舌, 혀, Lingula, Glossa)’은

✓ 라틴어 lingua ("tongue, 혀 등의 의미") 혹은

✓ 그리스어 γλωσσᾰ /glôssa/ ("tongue, 혀 등의 의미")를 지닌 어원으로부터 거의 변동 없이 유래된 용어답게, 약 3천 400년 전에 저술된 오래된 기록물!, 즉, 구약성서에서 확인되는 ‘뱀’의 간교한 올가미-대화에서 지금까지 함께 이웃하는 동물 가운데 (유일하게 보이는) 혀끝이 갈라진 "뱀의 혀"를 떠올려보면(요), 많은 깨달음과 자각이 밀려옵니다(그림 12-18).

특히, 우리나라에 전래 되는 속담 중에,

✓ "세 치 혀가 사람 잡는다"라는 문구는(1 마디촌寸: 약 3㎝ ☞ 세 치 혀: 약 9㎝ 길이)

➜ 여러 작은 ‘골격근’-덩어리로 되어 있는 구조가 그 어느 인체-장기보다 ‘자신(스스로자自 몸신身)’과 ⇔ ‘다를타他 사람인人’에게 강한 영향력을 끼침에 새삼 다음의 구절이 마음에 다가옵니다.

‘무릇 지킬 만한 것보다 더욱 네 마음을 지키라 생명의 근원이 이에서 남이니라. 궤휼을 네 입에서 버리며 사곡을 네 입술에서 멀리하라’ -잠언 4장 23절, 24절-

이러한

(어마어마한) 능력을 지닌 구조! (☞ 일부로 시간을 내어 양치하면서, 그동안 쉼 없이 일했던 저의 혀를 차근히 들여다보면서요.) 회-분홍빛깔의

✔ "설배(혀설舌 등배背, 혀등, Dorsum)"와

정맥-혈관 (등)으로 푸른색이 감도는 설배-아래를 포함한

✔ "설체(혀설舌 몸체體, 혀몸통, Body)" 및

모양을 뾰족하게 납작하게 이리저리 쉼 없이 움직이는 듯한

✔ "설첨(혀설舌 뾰족할첨尖, 혀끝, Apex)"

그리고,

혀를 최대한 길게 빼 본다고 최선을 다해보지만(요) 약간 경련이 일어날듯한 불안감에 더 나오지 않고 (거울에 비춰) 눈에 보이는 부분인

✓ "**구부**(입**구**口 떼**부**部, **입부위**, Oral part: 앞쪽 ⅔에 해당되는 것으로 간주)"와

목구멍과 식도로 이어지는 부분, 즉

✓ "**인두부**(목구멍**인**咽 머리**두**頭 떼**부**部, **인두부위**, Pharyngeal part of tongue: **뒤쪽 ⅓에 해당**되는 것으로 간주)"(등으)로 구분함을 확인·이해할 수 있습니다 (그림 12-19).

❛ Lingual muscles = Extrinsic muscles + Intrinsic muscles ❜ ❛**설**舌 **근**筋 = 바깥**외**外 **재**在 **근**筋 + 안**내**內 **재**在 **근**筋❜

한편,

(지금도 쉼 없이 속으로 중얼거리기를 멈추지 않고요, 한 땀, 한 땀 전진에 제-자신의 혀-긴장과 움직임을 감지하면서요 ≒ 느끼면서요^^¬)

✓ 고위 중추인 "**연수**(이끌**연**延 골수**수**髓, **숨뇌**, Medulla oblongata)"의 통제하에 이를 수행하는 말초-전깃줄인,

✓ "**설하신경**(혀**설**舌 아래**하**下 영혼**신**神 지날**경**經, **혀밑신경**, Hypoglossal nerve)"이

→ '**후두골**(뒤**후**後 머리**두**頭 뼈**골**骨, **뒤통수뼈**, Occipital bone)'에 열려있는(≒ 개통되어 있는)¬

→ '**설하신경관**(혀**설**舌 아래**하**下 영혼**신**神 지날**경**經 대롱**관**管, **혀밑신경관**, Hypoglossal canal)'을 통해 빠져나가¬,

✪ 혀와 ~ 혀 사이에서 연결되어,

✪ 혀의 길고/ 짧아짐,

✪ 납작-도톰하게 만들고,

✪ 혀의 말기 (등)이 가능하도록 허락해 주는¬,

➻ 혀의 ❛**내재근**(안**내**內 있을**재**在 힘줄**근**筋, **내재근**, Intrinsic muscles)❜, 즉

1 '**상종설근**(위**상**上 세로**종**縱 혀**설**舌 힘줄**근**筋, **혀위세로근**, Superior longitudinal muscles)'과

2 '**수직근**(매달릴**수**垂 곧을**직**直 힘줄**근**筋, **수직근육**, Vertical muscles)',

3 '**횡근**(가로**횡**橫 힘줄**근**筋, **가로근육**, Transverse muscles)' 및

4 '하종설근(아래하下 세로종縱 혀설舌 힘줄근筋, 혀아래세로근, Inferior longitudinal muscles)'을 지배하는 경이로움을 확인·관찰할 수 있고요,

✪ 혀와 ~ 뼈를 서로 연결하여,
✪ 혀의 방향(등)을 결정해주는 역할의↘,

➳ 혀의 '외재근(바깥외外 있을재在 힘줄근筋, 외재근, Extrinsic muscles)',
즉

❶ "이설근(턱이頤 혀설舌 힘줄근筋, 턱끝혀근, Genioglossus 혹은 genioglossus muscle)"과
❷ "구개설근(입구口 덮을개蓋 혀설舌 힘줄근筋, 입천장혀근, Palatoglossus 혹은 palatoglossus muscle)",
❸ "설골설근(혀설舌 뼈골骨 혀설舌 힘줄근筋, 목뿔혀근, Hyoglossus 혹은 hyoglossus muscle)" 및
❹ "경돌설근(목경頸 부딪칠돌突 혀설舌 힘줄근筋, 붓혀근, Styloglossus 혹은 styloglossus muscle)"을 지배하는 멋진 모습을 확인·이해할 수 있습니다(그림 12-20~ 12-24).

' Lingual papillae & Taste bud '
'설舌 유乳 두頭 와 미味 뢰蕾'

문득,

제가 '5박 6일의 야생생활 ≒ 학교교校 잠잘숙宿 미칠광狂 돌석石?ㅋ' 하는 앞마당의 터주대감!
→ 검은-고양이(우리-할머니의 표현: '개대기'^^)가 진입로에 앉아서 '혀'로 앞발을 열심히 핥아대는 모습을 미닫이-창을 통해 한참을 두고 보았던 장면이 스칩니다(그림 12-18).

이처럼,

✓ 고양이과(사전적 의미: 식육목 동물 중에서 육식성이 매우 강한 동물로써, 현재 우리와 함께하는 종은 약 39종이며, 호랑이, 사자, 살쾡이, 치타, 표범 등)는 다른 동물과는 달리 특히,

✔ "사상유두(실사絲 형상상狀 젖유乳 머리두頭, 실유두, Filiform papilla)"의 발달로 털을 다듬고, 심지어 날카로운 칼처럼 자를 때(등에)도 사용함이 다른 유두들↘,

즉

✔ "유곽유두(있을유有 성곽곽廓 젖유乳 머리두頭, 성곽유두, Circumvallate papilla)",

✔ "**엽상유두**(잎**엽**葉 형상**상**狀 젖**유**乳 머리**두**頭, **잎새유두**, Foliate papilla)",
✔ "**심상유두**(버섯**심**蕈 형상**상**狀 젖**유**乳 머리**두**頭, **버섯유두**, Fungiform papilla)"
와는 확연히 구별되며,

특히,

"**맛**"을 감지하는 '**미각세포**(맛**미**味 깨달을**각**覺 가늘**세**細 태보**포**胞, **미각세포**, taste cells)'를 지닌

➳ "**미뢰**(맛**미**味 꽃봉오리**뢰**蕾, **맛봉오리**, Taste bud)"가 ✔"사상유두"에는 존재하지 않는 특징(등)을 확인·이해할 수 있습니다(그림 12-25~ 12-27).

'구강(Oral cavity)' ➳ '타액선(Salivary glands)'

☞ '아뿔싸!' → 원탁-중식-식당에서의 창피! 그것은 아마도 하루 약 0.5리터~ 1.5리터 생산-분비되는 "침"으로 기억되는 추억? (그림 12-28),,,, 그래서 그런지요, 가장 힘들고 아팠던,,,, 겨울-밥상!

'왕후의 찬 걸인의 밥' → 계란-후라이 약 6~ 7개의 따스한 '밥'은 지금도 가슴-저림으로 남아있네요^^; (그림 12-29)....

문득! 깨달음,,,,

→ '**타액선**(침**타**唾 진액**액**液 샘**선**腺, **침샘**, Salivary glands)**에서 생성-분비된 침도** <u>그때그때 다른 형상, 다른 질감</u>(등)으로 흘러나왔구나!'

(그림 12-30),

➜즉 ↴

어릴 적 '볼거리' 앓았을 때, 퉁퉁 부어올랐던↴

✔ "**이하선**(귀**이**耳 아래**하**下 샘**선**腺, **귀밑샘**, Parotid gland)"과

가장 많이 침을 생산-분비하기에 치과에 가면 솜뭉치를 넣어주었던?↴

✔ "**악하선**(턱**악**顎 아래**하**下 샘**선**腺, **턱밑샘**, Submandibular gland)",

(심심해서?) 혀를 가지고 좌/우 아래를 훑으면 오돌도톨하게 느껴지는↴

✔ "**설하선**(혀**설**舌 아래**하**下 샘**선**腺, **혀밑샘**, Sublingual gland)"은

→ "**연수**(Medulla oblongata)"의 분비-중추의 조절하에 교감/부교감 신경의 지배를 받는 재미있는 양상을 확인·이해할

수 있습니다(그림 12-30, 12-31).

❛ 인두(Pharynx) ❜

☞ 요즈음 들어? 좀 더 절실히 느끼게 되는 ❛ **인두**(목구멍**인**咽 머리**두**頭, **인두**, pharynx) ❜ 의 존재감?,

→ 즉 겨우 입에 넣었던 '냉장고-밥'을 (전자렌지 사용 않고 허연 낟알의 쌀-알갱이를→) 씹는 중간에 원치 않던 재채기가 나와 (쌀알의),

❶코로 이동????ㅠ, ➜ "눈**설**雪 위**상**上 가할**가**加 서리**상**霜",

❷음식을 힘겹게 넘기는 사이에→

❷'**사레**(사전적 의미: 음식을 잘못 삼켜 기관으로 들어가게 되었을 때 갑자기 기침처럼 뿜어져 나오는 기운)'가 걸려 맵고-짜디짠 김치-국물의 느낌이 원상 복귀될 때까지 연신 나오는 기침으로 진땀!, 동시에, 사레의 여운으로 '응~, 응~, 끙~, 끙~' 거리는 소리를 내어 남아있는 김치의 목구멍-짠기를 빼내어 '❹꿀떡!' 삼키는 것으로 마무리되는 (그래도 살아있구나! 하는 ❝감사와 행복❞의) 여정은

❶ "**비인두**(코**비**鼻 목구멍**인**咽 머리**두**頭, **코인두**, Nasopharynx)"와

❷ "**구인두**(입**구**口 목구멍**인**咽 머리**두**頭, **입인두**, Oropharynx)", 그리고

❸ "**후두인두**(목구멍**후**喉 머리**두**頭 목구멍**인**咽 머리**두**頭, **후두인두**, Laryngopharynx)"의 존재감을 절실하게 확인·이해시켜주는 듯 합니다(그림 12-32).

동시에,

✓공기-통로와 ✓음식-통로 모두의 역할을 담당하는 겸직의 역할은

❛ 페링쓰, PHARYNX ❜ 라는 용어의 근원이 **그리스어** φᾰ́ρῠγξ /phárunx/ "throat, **목구멍** 등의 의미" 로부터 유래됨을 확인하는 과정에서 충분히 인지할 수 있었고(요),

✔ "**상인두수축근**(위**상**上 목구멍**인**咽 머리**두**頭 거둘**수**收 오그라들**축**縮 힘줄**근**筋, **위인두수축근**, superior pharyngeal constrictor)"와

✔ "**중인두수축근**(가운데**중**中 목구멍**인**咽 머리**두**頭 거둘**수**收 오그라들**축**縮 힘줄**근**筋, **중간인두수축근**, superior pharyngeal constrictor)" 및

✔ "**하인두수축근**(아래**하**下 목구멍**인**咽 머리**두**頭 거둘**수**收 오그라들**축**縮 힘줄**근**筋, **아래인두수축근**, superior pharyngeal constrictor)"으로

➜ "**미주신경**(미혹할**미**迷 달릴**주**走 영혼**신**神 지날**경**經, **미주신경**, vagus nerve)"의 지배하에 "**연하**(삼킬**연**嚥 아래**하**下, **삼키기**, deglutition, swallowing)"에 관여하여 음식-덩어리를 (아래의) 식도로 밀어주는 역할은 경외감까지

밀려옴을 느끼게 됩니다(그림 12-33).

❛ 식도(Esophagus) ❜

한편,

☞ **❛ 식도**(밥**식**食 길**도**道, **식도**, Esophagus)**❜**!, 즉 '**음식이 지나가는 길**'이라 볼 수 있는 근육성 기관은 '**후두인두**(laryngopharynx)' 아래로 지속-연결되고↘,

✓'**기관**(trachea)'과 '**척추골**(vertebrae)' 사이를 가로질러 아래로 내려가,

✓"**횡격막**(가로**횡**橫 막을**격**隔 막**막**膜, **가로막**, diaphragm)"에 열려있는 구조, 즉

→ "**식도열공**(밥**식**食 길**도**道 찢을**열**裂 구멍**공**孔, **식도구멍**, Esophageal hiatus)"을 지나 "**위**(stomach)"와 연결된 구조로써,

✓인두(pharynx)-쪽 약 ⅓은 "**수의적**(따를**수**隨 뜻**의**意 과녁**적**的, voluntary)"으로 조절이 가능한 골격근-조직!,

✓위(stomach)쪽 약 ⅔는 "**불수의적**(아니**불**不 따를**수**隨 뜻**의**意 과녁**적**的, involuntary)"으로 조절이 불가능한 평활근-조직을 보이는 독특한 구조임을 확인·이해할 수 있습니다(그림 12-34, 12-35).

또한,

☞ **❛ 식도**(Esophagus)**❜**는 '**상악골**(maxilla)'에 박혀 있는

✓"**절치**(끊을**절**切이빨**치**齒 혹은 문**문**門 이빨**치**齒, **앞니**, incisors)"로부터

→ '**위장관**(밥통**위**胃 창자**장**腸 대롱**관**管, **위창자길**, gastrointestinal tract)'을 따라 내려가,

"**절치**"로부터 약 15㎝ 아래 부근에 존재하는↘,

❶ 제1 협착-부위, 즉

➜ "**상부식도괄약근**(위**상**上 떼**부**部 밥**식**食 길**도**道 묶을**괄**括 맺을**약**約 힘줄**근**筋, **상부식도조임근**, Upper esophageal sphincter)"이 발달 된↘

➜ "**윤상인두협착**(바퀴**윤**輪 형상**상**狀 목구멍**인**咽 머리**두**頭 좁을**협**狹 좁을**착**窄, **반지인두조임**, Cricopharyngeal constriction)" 부위의 확인과 함께↘,

더 내려가 "**절치**"로부터 약 25㎝ 아래 부근에 존재하는↘,

❷ 제2 협착부위, 즉

→ "대동맥협착(큰대大 움직일동動 맥맥脈 좁을협狹 좁을착窄, 대동맥조임, Aortic constriction)" 부위의 확인 및

좀 더 내려가 "절치"로부터 약 41㎝ 아래에 존재하는↘,

❸ 제3 협착부위, 즉

→ "하부식도괄약근(아래하下 떼부部 밥식食 길도道 묶을괄括 맺을약約 힘줄근筋, 아래식도조임근, Lower esophageal sphincter)"
[= "위식도괄약근(밥통위胃 밥식食 길도道 묶을괄括 맺을약約 힘줄근筋, 위식도조임근, Gastroesophageal sphincter)"]이 잘 발달된 구조!↘,

→ 모두 합하여 세 곳의 정상-해부/생리학적 좁아지는 부위가 존재함을 확인·이해할 수 있습니다(그림 12-36).

동시에,

☞ "식도(Esophagus)"를 '횡단면(가로횡橫 끊을단斷 낯면面, 가로면, transverse 혹은 horizontal plane)'으로 절단하여 관찰하면, 다른 소화관에서는 보이지 않는 독특한 구조를 확인·이해할 수 있습니다(그림 12-37).

즉, (음식이 지나가며 밀착되는 부위를 기준으로~ 바깥쪽으로 관찰해 나가면요↘)

(가장 안쪽, 음식이 밀착되는 부위인↘)

① "점막층(끈끈할점粘 막막膜 층층層, 점막층, Mucosa 혹은 mucous layer, 및 tunica mucosa, ≒ mucous membrane이라고도 표현하는)"과

'신경'과 '혈관' 및 '림프관' 등의 분포가 잘 발달 된↘

② "점막하층(끈끈할점粘 막막膜 아래하下 층층層, 점막밑층, Submucosa 혹은 submucous layer)",

"점막하층"의 아래(≒ 바깥쪽)에 존재하는 ↘

③ "근층(힘줄근筋 층층層, 근육층, Muscle layer 혹은 tunica muscularis 및 ≒ muscular coat라고도 표현하는)"에는

안쪽에(≒ 음식물과 가까운 부분) 위치하는↘

➜ '윤주근층(바퀴윤輪 달릴주走 힘줄근筋 층층層, 돌림근육층,
Circular muscle layer)'과

바깥쪽에(≒ 음식물과 상대적으로 먼 부분) 위치하는↘

➜ '종주근층(세로종縱 달릴주走 힘줄근筋 층층層, 세로근육층,
Longitudinal muscle layer)' 및

* 식도, 안쪽에 고리-형태로 달리는 '윤주근층'과 바깥쪽-세로로 달리는 '종주근층'의 협조-작용(등)으로 이루어지는 ☞ "연동운동(연결할연連 움직일동動 운전할운運 움직일동動, 꿈틀운동, Peristaltic movement)"과 ☞ "분절운동(나눌분分 마디절節 운전할운運 움직일동動, 마디운동, Segmental movement)" (등)으로 음식의 이동(등)이 이루어짐을 확인·이해할 수 있습니다(그림 12-38).

식도의 가장 바깥층에 해당하는↘

④ "외막(바깥외外 막막膜, 바깥막, Adventitia 혹은 tunica adventitia)"으로 →
(일반적으로) 다른 '위장관(gastrointestinal tract)'의 가장 바깥층에 위치하는

➜ "장막(미음장漿 막막膜, 장액막, Serosa 혹은 tunica serosa 및
serous membrane)"과는 다른 구조적 특징(☜ 대표적으로
쉽게 늘어나는 성질이 잘 발휘되어,
→ "연하(삼킬연嚥 아래하下, 삼킴, deglutition)"가 순조롭게
이루어짐 등^^)을 확인·이해할 수 있습니다
(그림 12-37~ 12-42).

'위(Stomach)'

아하!

☞ '위(밥통위胃, 위, Stomach)'라는 용어의 한자어를 보면(요)↘,
회의문자(사전적의미: 이미 만들어진 둘 이상의 한자를 합하여 새로운 뜻을 나타낸 원리)에
속하는 문자로 ↘

✔ "밭전田" + "고기육肉 = 밥통위胃"의 두 글자가 합하여 이루어진 것으로 흡사,
'농부가 밭을 갈아 추수를 위한 터전의 고기-형태!'라는 의미로 다가오는
내용을 통해 우리나라를 비롯한 동양문화의 멋진 기치가 보이는 듯합니다
(그림 12-43). 동시에,
"스토막, STOMACH"의 유래!, 즉

✔ 그리스어 στόμαχος /stómakhos / "mouth, 입 등의 의미"를 지닌 어원이
오늘에 이어지는 내용을 보면서(요), 동서고금을 막론하고 사람의 감정과 느낌은 서로 통하는 영적 존재임을 새삼 깨닫게 됩니다(그림12-43).

한편(눈을 감고 하루-일주의 삶을 더듬어 보면요),

(월-화-수-목-금-금-금! 늘 상 대하는 음식 밀어-넣기!

→ 식사 후, 여지없이 밀려오는 몽롱과 '잠-슬리핑-'과의 사투!ㅋ)

㉠ **"식도(Esophagus)"**를 내려온 음식! ↴

㉡ '횡격막(diaphragm)'의 **"식도열공(eophageal hiatus)"**을 지나↴

'복강(배**복**腹 빈속**강**腔**, 배안, Abdominal cavity)'**으로 진입!

→ 약간 왼쪽에 치우쳐 흡사 '**초승달** 모양?ㅋ'의 근육-주머니 유형의 **위**!

그 첫 관문인↴

㉢ **"분문(**뿜을**분**噴 문**문**門**, 들문 / 들문-부위, Cardia 혹은 cardiac region)"**을

통과하면, 횡격막을 향해 원형으로 치솟아 원을 이루는 ↴

㉣ **"위저(**밥통**위**胃 밑**저**底**, 바닥 / 바닥부위, Fundus 혹은 fundic region)"!**

→ 아래-방향으로 이어져

❊ **'소만곡(**작을**소**小 굽을**만**彎 굽을**곡**曲**, 작은굽이, Lesser curvature)'**

↳ **'각절흔(**뿔**각**角 끊을**절**切 흔적**흔**痕**, 모패임, Angular incisure)'**과

❊ **'대만곡(**큰**대**大 굽을**만**彎 굽을**곡**曲**, 큰굽이, Greater curvature)'**의

독특한 형태를 이루는 ↴

㉤ **"위체(**밥통**위**胃 몸**체**體**, 위몸통, Corpus)"!** (로 이어지고요^^)

그리고,

'십이지장(열**십**十 두**이**二 손가락**지**指 창자**장**腸**, 샘창자, duodenum)'**과

서로 연락(≒ 소통)하는 ↴

㉥ **"유문(**가둘**유**幽 문**문**門**, 날문 / 날문부위, Pylorus 혹은 pyloric region)"!**

(으로 연결되고요^^)

↳ "유문"은 다시, "위체"에 가까운(쪽에 위치하는)

↳ **"유문동(**가둘**유**幽 문**문**門 구멍,동굴**동**洞**, 날문방,**

Pyloric antrum)"을 지나 ('십이지장'에 가까운)

↳ **"유문관(**가둘**유**幽 문**문**門 대롱**관**管**, 날문관, Pyloric canal)"**에

이르러, '십이지장'으로 넘어갈 만큼, 소화된 음식물이

적절한 크기 및 성상에 다다를 경우,

➜ **"유문괄약근(**가둘**유**幽 문**문**門 묶을**괄**括 묶을**약**約 힘줄**근**筋**, 날문조임근,**

pyloric sphincter)"의 '이완(relaxation)'(등)을 통해 '십이지장'으로 이어지는 위-여정을 확인·이해할 수 있습니다(그림 12-44).

또한,

☞ ❛위(Stomach)❜를 '**횡단면**(transverse plane)'으로 절단하여 관찰하면(요),

다른 소화관에서는 보이지 않는 독특한 구조!, 즉,

✔ **"근(-육-)층(Muscle layer)"이 3겹으로 조성!** ↘

가장 안쪽에(≒ 음식물과 가까운 부분) 위치하는↘

➜ **'사주근층**(비스듬할**사**斜 달릴**주**走 힘줄**근**筋 층**층**層, **빗근육층**, Oblique muscle layer)'이 하나 더 보강되어 음식물을 강하게 으깨는 역할을

✓ '**윤주근층**(Circular muscle layer)'과

✓ '**종주근층**(Longitudinal muscle layer)'이 합심하여 음식물을

"미즙(죽**미**糜 진액**즙**汁, **유미즙**, Chyme, **카임**)"으로 만드는 결정적 역할!

❛Chyme❜의 어원 ➜ **그리스어** χυμός /khumós/ "**juice, 즙** 등의 의미" **에서 유래 된 용어!**^^

→ 흡사, 근육의 이빨처럼 강하게 수축하는 특징(등)을 확인·이해할 수 있습니다(그림 12-45, 12-46).

(이처럼 보강된 근육층-oblique muscle layer-으로 나타나는 위-수축의 특성은 실험실에서 수행했던 마우스-위 근육-장력실험을 통해 직-간접 이해할 수 있었습니다.)

(이해에 조금이라도 도움이 되실까 하여 몇 자 적어드립니다 v _ v .... ↘)

❤ 마우스(생쥐, Mouse)의 위(stomach)를 안과용-가위로 절개하여 조심스레 주위조직(등)의 제거 후,

✓"위저(fundus)" 와 ✓"유문동(pyloric antrum)"으로 구분하여 수축반응과 세포 내 **칼슘의 변동** (등)을 **관찰·분석한 결과**, → 확연한 위-부위 별 작용기전의 차이를 타당성 있는 결과와 함께 확인·납득·인정할 수 있었습니다(**그림 12-46**). 그럼에도 불구하고요, 실험-스케줄-역량 및 여력의 한계(등으)로 ✓"위체(corpus)"와 ✓"유문관(pyloric canal)", "유문괄약근(pyloric sphincter)"의 상호-차이점 등, 비교-파악-분석을 좀 더 들어가지 못했던 아쉬움이 → 지난 **결과물**(Raw Data)을 다시 하나하나 들춰보면서 새삼 느끼게 됩니다 v _ v. 하지만요, 이런 아쉬움과 저의 한계성을 받아들이는 ➜ ❛마음의 용량(storage CAPACITY)❜은 커졌다고 저 스스로를 위로해보면서요.

위(STOMACH, 胃)에서 일어나는↘,

✔ ❛**연동운동**(연결할**연**連 움직일**동**動 운전할**운**運 움직일**동**動, **꿈틀운동**, Peristalsis 혹은

peristaltic movement)' 과/

위(胃)가 비어있을 때 일어나, 심할 경우 → "**공복통**(빌공空 배복腹 아플통痛, 배고픔통증, hunger pain)"으로까지 파급될 수 있는⤵

✔ '**공복수축**(빌공空 배복腹 거둘수收 오그라들축縮, **배고픔수축**, Hunger contraction)' 및

✔ '**구토**(노래할구嘔 토할토吐, **토하기**, Vomiting: 사전적 의미 → 여러 원인으로 음식물 -등-이 '**역류-reflux, 거꿀흐름**, 거스를역逆 흐를류流-'하여 구강-oral cavity-으로 배출되는 것 ☜ 많은 경우 "거스를반反 쏠사射 -reflex: 사전적 의미 → **자신의 의지와 상관없이, 자극에 대하여 일정한 반응을 일으키는 현상** -"의 형태로 유발되며, 반사-중추는 "연수-medulla oblongata-"에 존재)' **의 작용기전**(등)**에 대한 보다 체계적 연구와 이론의 정립 등이 확인·인지되는 즉시, 수정-보완하여 올려드릴 것을 재차-다짐해봅니다**-감사합니다-❤

또한,

유난히 **소-돼지 막창**을 좋아하는 저의 기호를 곰곰이 생각해 봅니다**(그림 12-43)**.

'중환아? 왼쪽 위-4개 아래-4개 이빨을 아예 못 쓰는 니가, 왜? 그 질긴 막창을 좋아하냐?'라고 "스스로"에게 조용히 되물어 봅니다. ... -_- .... 아마도, 예전~ 한창 이빨이 괜찮을 때, 먹었던 막창! → 다른 부위와는 달리 무언가 풍부한 맛의 여운? 등이 '고기 먹을까?'하는 마음이 들면 제일 먼저 생각나면서, 지난날, 추억의 "막창집" 기억(컴퓨터와 함께)이 되새겨집니다⤵

❤ 특히나 거의 1회~ 2회 대충 씹어서 얼른 삼키거나, 혹은 그냥 꿀떡! (목구멍이 아플 정도로) 삼키는 -초시계를 놓고 밥 먹는- 식습관의 제 자신이 돼지-막창을 대충-씹어 넘겼어도, → 나오는 '변便'을 보면요, **원래** (먹었던 막창의) **형태는 온데간데없고, 전혀 새로운 모양**(≒ sausage form)**의 찌꺼기를 보면서 생각에 잠기게 됩니다. 즉,**

➜ 위胃 속에서 "죽" 혹은 "스프" 형태의 소화물인 "CHYME, 카임, 미즙"이 대장(large intestine)에서 수분-흡수로 덩어리져 밖으로 내보내지는 (→ 내보내 져야 하는^^;)

➜ '변便',,,,을 보면서요 '위(胃)가 이빨의 역할을 그나마 해주었구나!'하는 경이로움, 그리고요,

➜ **위胃에서 실제 소화되는 영양소는 약간의 단백질**(등)이 최선인 위胃의 소화-효소의 생성과 분비! 동시에,

➜ **약 36.5℃의 따사한 삼복더위 환경**(☞ **즉, 일정한 온도의 체온**-body temperature-)**으로부터의 음식부패-방지**에 관여하는

☞ **강-산성(strong acid)의 '위내강**(밥통위胃 안내內 빈속강腔, **위안, gastric lumen)' 상태!**

이것은⤵

→ 매우 부적절한 '양치질' 습관과 월-화-수-목-금-금-금 → 거의 과묵한?? 저로서는요, (동시에)

→ 구강-세균 (등)이 축제(≒ 패쓰티발)를 개최한 구강(oral cavity) 속 → 이빨로 씹어 넘긴 음식-덩이를 (다행히) 위산의 살균-작용이 도와주기에 그나마 삶이 유지되는 듯합니다.

(물론, "밥통위胃 소라나螺 돌선旋 버섯균菌, 헬리코박터 파이로리, *helicobacter pylori*"와 같은 세균은

강-산성 환경에서도 서식-증식하지만요) .... 문득↘

또 한 가지 스치는 의구심과 이해, 즉 → 간만에 들어가는 집에서 잔치상?으로 튀김-닭을 주문하여 먹을 때, (약간 원색적 표현? ☜ 이해를 도와드린다는 생각에서요 ↘)

➜ '고기(위胃)가 고기(닭鳥)를 먹는데도 **나의 고기(위胃)는 괜찮았습니다** !^^.....ㅋ)

' Gastric mucosa & Gastric juice '
'위胃 점粘 막膜 과 위胃 액液'

즉,

이처럼 ✔음식을 잘게 으깨어 죽을 만들고, ✔위벽을 보호하고, ✔살균작용 및 약간의 ✔단백질 소화, 그리고 ✔비타민 흡수를 위한 내-인자의 생성 등등은 ➜ 위胃의 가장 안쪽(≒ 음식물과 접촉하는 쪽)에 위치하는 "점막(Mucosa)"의 역할로 이를 차근히 살펴보고자 합니다(12-47~ 12-52).

먼저,

☞ **' 위선(밥통위胃 샘선腺, 위샘, Gastric gland) '** 은(요↘)

'식도'에서 이어지는 → '분문부(뿜을분噴 문문門 떼부部, 들문부위, cardiac region)'에 존재하는 것으로 여기에는 → 잘 발달된

❊ **"점액세포(끈끈할점粘 진액액液 가늘세細 태보포胞, 점액세포, Mucous cell**
☜ **점액-mucus- 분비로 위벽 보호** 등)"와

❊ **"장내분비세포(창자장腸 안내內 나눌분分 샘물흐르는모양비泌 가늘세細 태보포胞, 창자내분비세포, Enteroendocrine cell)"** (등으)로 구성되어 있음이 확인·이해되는 ↘

✔ **' 분문선(뿜을분噴 문문門 샘선腺, 들문샘, Cardiac gland) '** 과,

'위저부(밥통위胃 밑저底 떼부部, 위바닥부위, fundic region)'와 '위체(밥통위胃 몸체體, 위몸통, corpus)'에 걸쳐 존재하는 것으로 약속하고 →

❊ **"벽세포(울타리벽壁 가늘세細 태보포胞, 벽세포, Parietal cell**
☜ **염산-HCl- 및 내인자-intrinsic factor-의 생성과 분비** 등)"와,

❊ **"주세포(주인주主 가늘세細 태보포胞, 으뜸세포, Chief cell**
☜ **펩시노겐, 렌닌-rennin- 및 위리파제-gastric lipase- 분비** 등)",

❊ **"점액세포(mucous cell)"** 및

❊ **"장내분비세포(Enteroendocrine cell)"**(등으)로 구성되어 있음이 확인·이해되는 ↘

✔ **' 위저선(밥통위胃 밑저底 샘선腺, 위바닥샘, Fundic gland) '**, 그리고

'유문부(가둘유幽 문문門 떼부部, 날문부위, pyloric region)'에 존재하는 것으로 여기에는 → 잘 발달 된

❋ "점액세포(mucous cell)"와

❋ "장내분비세포(Enteroendocrine cell)" (등으)로 구성되어 있음이 확인·이해되는 ↴

✔ ❛ 유문선(가둘유幽 문문門 샘선腺, 날문샘, Pyloric gland)❜ 으로 구분함을 납득·확인할 수 있습니다(그림 12-48~ 12-52).

[✍ 닭튀김 한 덩이 기억! 가방-둘러메고 중앙시장 굴다리를 지나가면서 귀를 막고, 허름한 회색-시멘트 건물의 지하! 예닐곱 되는 아낙네 틈바구니 속, 고무장갑-손가락 잘라 손에 끼시고 갈색 빨랫대야 속, 물에 잠긴 마늘-덩이, 그 옆에 빨강색-양파-망태기에 깐마늘 절반! 무작정 쭈그리고 앉아서 기다린다. 어느새 저녁 푸르스름한 노을 보며 손잡고 시장길을 걷는다. 저 멀리

✔(Cephalic phase) 닭튀김의 냄새와 가까이 지나쳐 갈수록 지글지글 소리에 배가 무척 고팠던.... 아무 말없이 눈빛 아래로 내리깔고, 마치 자동차 상향등에서 하향등으로 옮기듯, 지나치려는 순간! "하나 묵을라냐?".... "응!" "아저씨 하나 주씨요".... 여러 조각 중 가장 큰 조각으로 갈비가 있고 튀김 옷이 가장 많아 덩치 최고 큰 녀석을 골랐다. (→ 어짜피 가격은 모두 같기에) "할머니는?"... "은제, 할미가 고기먹디야?, 너나 묵으랑께?".... 담배 하나 입에 무시고 고쟁이 속 라이터로 불을 붙이신다.

✔(Gastric phase) 손에 쥔 튀김 한 덩이! 맨손이 되도록 남김없이 맛나게 먹었고, 이내 수돗물을 배가 부르도록 들이켰던 사춘기 전 기억!.... 기름기 섞인 튀김 때문인지,

✔(Intestinal phase) 한참 동안 배가 불렀던 기억! 그래서 그런지(요), 지금도 웬만한 컴팩트-본(치밀골, compact bone) 외에는 남김없이 먹는 치킨-식습관이 40년 가까이 이어져 지금에 이르는가 봅니다(그림 12-53~ 12-57)].

이처럼, **위액이 증가**⇧하는 행복의 추억이 있었던

⇔ 반면 ↴,

[(✍ "재수없어"의 기억! 알루미늄 재질, 야구방망이 손잡이는 나사-형태로 되어 있기에 쉽게 빠집니다. 어느덧 손잡이는 어디론가 가고 (99만원-선물에 힘입어➜) 나선모양의 칼날 같은 손잡이가 머리카락을 넘어 두피를 파고들었을 때, 순간 어질했던 솜털-턱수염 시절의 우울-암울-처절했던 기억! → → 나이 오십이 넘어선 지금에도

✔(Cephalic phase) 멈추지 않던 출혈-세수-거울을 떠올릴 때면요, 밥을 먹어야 하는 시간임에도 이미 식욕은 저만치 가고 없는 듯합니다. 그나마 이미 몇 숟가락 떠넣었던 음식이

✔(Gastric phase) 충분히 "CHYME, 카임, 죽미糜 진액즙汁"이 된 시점이라면, ✓"설상가상"으로 보이스-피싱-전화를 받았던 정신적 충격 상황 ➜ 7월 22일 수요일 18:36! 밥을 먹던 숟가락을 덜덜 떨어 → 위-움직임과 위액-분비는 거의 제로⇩에 가까웠던 '인면수심의 그놈 목소리-기억'!, 더욱이

✔(Intestinal phase) 약 3시간가량(저녁 21시 40분이 훌쩍 넘어서까지) 2G-전화기를 켜 놓은 채 이리저리 휘둘리고 나서 거의 탈진했던 상태를 떠올리면요, 배는 시간이 지나 고픈 것 같았지만 멍한 온몸의 정지상태 이후, 이어졌던 3일간의 뼈에 사무치는 기억!.... 다행히, 진정, 저의 목숨을 기꺼이 줄

수 있었던 사실 앞에 당연한 아빠의 "父情"을 확인하는 계기였기에 감사함.... 음식을 다시, 밀어 넣을 수 있기에 그저 감사합니다(그림 12-53~ 12-57)].

‘소장(Small intestine)’ ➠ ‘십이지장(Duodenum)’ ⇘ ‘공장(Jejunum)’ ⇘ ‘회장(Ileum)’

작을**소**小 창자**장**腸!

(➜ 작은창자, 쓰몰-인테쓰틴, small-INTESTINE^^)

✓ 길이는 소화관 중에서 가장 길고(요)(그림 12-3),

✓ 최대 수분-흡수(☜ 오히려 수분 재-흡수가 더 많은 부분을 차지하는!)를 포함한,

✓ (거의) 모든 영양분-흡수의 주인(main)으로 자리매김!....

그렇지만(요),

‘직경(Diameter)’이 “대장(큰**대**大 창자**장**腸, **큰창자, large intestine)에 비하여 작은** 이유(등)를 적용하여 **‘소장’**이라 이름함! (☞ 어쩌면 너무도 중요한 일을 많이 맡고 있기에 아주 약간 모자란 점을 드러내어 '겸손'해지라는 당부의 이름-명명?....ㅋ)(그림 12-58)

또한,

☞ “밥통**위**胃”에서 ↜ ↝ “변구멍**항**肛 문**문**門”으로 이어지는 순(㉠→㉡→㉢)으로 보면요),↴

✓자신의 손가락 열두 마디를 포갠 길이로부터 이름 지어진 십十이二지指장腸!, “두오데눔”이라는 용어 역시, → **그리스어 δώδεκα /dṓdeka/** “twelve 열둘 등의 의미” 로부터 유래된 용어로 표현되는 소小장腸의 첫 시작!, 동시에, (타인의 배꼽-부분을 투시해서 본다고 가정해보면요) → 한글의 자모 디귿 ➜ ‘ㄷ’과 유사한 모양을 보이는(그림 12-59~, 12-61)↴

㉠ **‘십이지장(**열**십**十 두**이**二 손가락**지**指 창자**장**腸, **샘창자, Duodenum)’**은 위胃에서↴,

↳**‘상부(**위**상**上 떼**부**部, **위부분, Superior part)’**로 연결되고(요)↴,

↳**‘하행부(**아래**하**下 다닐**행**行 떼**부**部, **내림부분, Descending part)’**로 이어져 아래로 달린 후↴,

↳**‘하부(**아래**하**下 떼**부**部, **아래부분, Inferior part)’**로 이어져 평평에 가까운 부위를 지나↴,

↳**‘상행부(**위**상**上 다닐**행**行 떼**부**部, **오름부분, Ascending part)’**로 이행되면서 횡격막(diaphragm)을 향해(≒ 위쪽 방향으로) 올라가(서요) ↴

- ❛십이지장❜ ☞ '하행부(Descending part)' -
❊ 큰대大 열십十 두이二 손가락지指 창자장腸 젖유乳 머리두頭
(큰샘창자유두, Major duodenal papilla):
➜ 췌장췌膵 오장장臟 대롱관管(이자관, Pancreatic duct)과
➜ 총괄할총總 쓸개담膽 대롱관管(온쓸개관,
common bile duct)이 열리는 부위로,
→ 간간肝 췌장췌膵 오장장臟 묶을괄括 묶을약約 힘줄근筋,
Hepatopancreatic sphincter 혹은 오디괄약근,
Oddi sphincter)으로 보강되어 있으며,
동시에,
❊ 작을소小 열십十 두이二 손가락지指 창자장腸 젖유乳 머리두頭
(작은샘창자유두, Minor duodenal papilla):
➜ 버금부副 췌장췌膵 오장장臟 대롱관管(덧이자관,
Accessory pancreatic duct)이 연결된 부위로 각각
'췌액(이자액, pancreatic juice)'과 '쓸개담膽 진액즙汁
(쓸개즙, bile juice)'을 ❛십이지장❜으로 보내주는
관문의 역할을 확인·이해할 수 있습니다(그림 12-62).

(❛십이지장❜의 상행부-ascending part-는⤵)

㉡ ❛공장(빌공空 창자장腸, 빈창자, Jejunum)❜으로 연결됨을 확인·이해할 수 있습니다 (그림 12-58, 12-61).

이 ❛공장❜은 사체를 해부해보면(요), 다른 소장과 확연히 구별되는, 즉 속이 비어있는 독특성을 보이는 이유(등으)로 이름 지어진 것으로 잘 알려진 인지도와 함께 ➜ "회맹판(돌회回 소경맹盲 꽃잎판瓣, 돌막창자판막, ileocecal valve)"을 경계로 ❛대장(큰대大 창자장腸, 큰창자, large intestine)❜과 구분됨을 확인·관찰할 수 있습니다(그림 12-58).

❛공장❜에 이어지는 ⤵

㉢ ❛회장(돌회回 창자장腸, 돌창자, Ileum)❜은 소장의 마지막 부분에 해당하고(요), (소장 중에서 가장 긴 축에 속하고요, <u>그림 12-3</u>) 그 모양이 매우 구불구불하기에 ☞ "돌회回"에 해당하는 모양을 이름으로 명명함(이름 지은 학자분들의 재치가 느껴집니다^^)을 보면서, 동시에, '일레움, ILEUM'의 어원을 살펴보면(요)

➜ **그리스어** εἰλέω /eiléō/ "throng ~으로 가득하다 등의 의미"가 관여함을 확인하면서(요 ☞ 즉, 내장이 가득 들어차 있는 형상!) '역시! 선배학자님들이야!' 탄복이 나오는 듯합니다.

한편,

(피에치 1~2의 어마어마한 강한 농도의 산도! ➜ '위액(gastric juice)'이 '십이지장'의 상부로 넘어오면, 자칫! 화학적 화상의 위험 존재! 즉, 강알칼리성 체액으로 '중화(neutralization)'해 주어야 장-벽이 견딜 수 있음을 예상하는 것은 그다지 어렵지 않은 것 같습니다. (이러한 필요를 미리 아시고→) **'점막층(mucosa)'의 "배상세포(**잔**배**杯 형상**상**狀 가늘**세**細 태보**포**胞, **술잔세포, goblet cell)"에 더하여, 매우 독특한 구조!**

즉, '**점막하층(**끈끈할**점**粘 막**막**膜 아래**하**下 층**층**層, **점막밑층, Submucosa)**'에 '강-알칼리성 점액(alkaline mucus)'을 다량 분비하는 ↘

☞ **"부르너선(부르너 샘선**腺, **Brunner's glands)"**의 존재는 이중 보호장치로 이해해도 무방한 것으로 (조심스레) 판단해 봅니다(그림 12-63, 12-64).

'췌장(Pancreas)' 과 '담낭(Gallbladder)'

'십이지장'의 하행부(descending part)에 **관(duct)의 형태**로 연결하여, 소화-연관 물질을 보내주는 **'췌장'**과 **'담낭'**!

(그림 12-65~ 12-71)

....v _ v .... 단어를 음미해보면서(요), '아하! 그렇구나!' 하는 깨.달.음.!↘

즉,

✓**그리스어** παν /pân/ "**all** 모두 등의 의미" 와

✓**그리스어** κρέας /kréas/ "**flesh** 고기 등의 의미" 를 지닌 단어의 합성어로부터 전해져 온 ↘,

☞ **'판크레아쓰(**췌장**췌**膵 오장**장**臟, **이자, Pancreas)'** 로부터↘,

➜ **외분비(exocrine)/내분비선(endocrine gland)**의 겸직을 감당하고(요) (그림 12-66),

➜ 탄수화물, 지방, 단백질 등의 ✔(거의) 모든 (적지 않은) 영양소를 흡수, 혹은 ✔흡수 직전까지 잘게 분해하는 소화의 중심 효소-생산-분비와

같은 (폭넓은) 역할 등의 예측이 가능하게 해줌을 확인·이해할 수 있습니다(그림 12-70, 12-71).

'췌장'

❇ **"당-분해"**를 위해

✓'**판크레아틱 아밀레이즈(pancreatic amylase)**'(등)가 분비되어 전분(starch)과 같은 큰 덩어리 탄수화물(등)을

→ '**이당류(disaccharides)**' 혹은

→ '**올리고당(oligosaccharides)**'(등)으로 분해!,

❇ **"단백질-분해"**를 위해 **"전구체(precursor,** 앞**전**前 몰,앞잡이**구**驅 몸**체**體)" 형태의

✓'**트립시노겐(trypsinogen)**'과

✓'**키모트립시노겐(chymotrypsinogen)**',

✓'**프로카르복시펩티데이즈(procarboxypeptidase)**' 및

✓'**프로엘라스테이즈(proelastase)**' (등)을 분비!

❇ **"지방-분해"**를 위해

✓'**판크레아틱 라이페이즈(pancreatic lipase)**'(등)가 분비되어 지방(Fat)(등)을

→ '**글리세롤(glycerol)**'과

→ '**지방산(fatty acids)**'(등)으로 분해!, 및

✓'**프로포스포라이페이즈 에이투 (prophospholipase A2)**'(등)을 분비!

(이와 함께)

❇ **콜레스테릴 에스테르(choelsteryl ester)**(등으)로부터 **"콜레스테롤(cholesterol)"**을 유리시켜주는

✓'**콜레스테롤 에쓰트레이즈(Cholesterol esterase)**'와

❇ **핵산(Nucleic acid)을 작은 단위로 분해해주는**

✓'**데옥시리보뉴클레이즈(deoxyribonuclease, DNase)**',

✓'**리보뉴클레이즈(ribonuclease, RNase)**' 등....

(그림 12-71)

동시에,

✓그리스어 χολή /kholḗ / "yellow 노랑색 등의 의미"와 연관성 있는 "gall"과
✓중세영어 blædre "bladder 방광 등의 의미"의 합성어 개념의↴

☞ ❛갈블래더(쓸개담膽 주머니낭囊, 쓸개, Gallbladder)❜는 누런색(혹은 보기에 따라 연두-노랑색 등)의 체액(→ "담즙"^^)을 주머니에 담고 있는 듯한 용어를 보면서(요),

→ 어느 장기(☞ 간, liver)로부터 생산-분비된 소화-도움 물질을 인계받아 차곡차곡 주머니 안에 쌓아 농축해 두었다가 필요할 때 짜내주어,

→ 소화(☞ 특히, 지방 소화)에 도움을 주는 장기임을 (어렵지 않게) 직감하게 해주는 듯합니다(그림 12-65~ 12-69, 12-80, 12-81).

"담즙(쓸개담膽 진액즙汁, 쓸개즙, Bile juice)"

특히,

(지방 소화를 위한 ↴)

❤ '**유화**(젖유乳 될화化, **유제화**, **에멀전화**, Emulsification)'에 중요한 역할을 담당하는↴

➽ "**담즙**(Bile juice 혹은 Bile)"!

그(→담즙의) 구성성분 중,

✓"**담즙산**(쓸개담膽 진액즙汁 실산酸, **쓸개즙산**, Bile acid)" 혹은 "**담즙산염**(쓸개담膽 진액즙汁 산酸 소금염鹽, **쓸개즙산염**, Bile salt)이라고 하는 담즙의 성분은

→ ❛간간肝 (Liver)❜에서 생산되어,

→ '글라이신(glycine)' 혹은 '타우린(taurine)'과 결합 된 형태에

→ '양이온(볕양陽 이온, cat(h)ion)'이 결합 된

→ ❛염, 소금염鹽, salt❜으로 존재하기에,

"담즙산"과 "담즙산염"을 혼용하여

(∴ 여기서부터는요 "담즙산염"으로 통일하여 말씀드리고자 합니다^^)

이름함을 확인·이해할 수 있습니다(그림 12-69).

이러한

❤ "**담즙산염**(Bile salt)"(의 특징을 좀 더 살펴보면요↴)

→ "**물**"과 친숙한 '**친수성**(hydrophilic)'의 성질과

→ "**기름**"과 이웃하는 '**소수성**(hydrophobic)' 모두를 지닌,

즉

→ "**양친매성**(두양兩 친할친親 중매매媒 성품성性, Amphipathic)"을 지닌

→ '계면활성제(지경,경계계界 낯면面 살활活 성품성性 약제제劑,
표면활성제, surfactant)'와 유사한 성질을 지닌
물질이 "담즙산염"인 것을 확인·이해할 수
있습니다(그림 12-69).

이처럼,

❤ "담즙산염"은

✓지방을 → '지방산'과 '글리세롤'로 직접 분해하지는 않지만(요),
'물, H_2O'과 상극인 지방 덩어리에 붙어-붙어 형성된,
'담즙산염-지방-알갱이'!(그림 12-69, 12-80, 12-81),
즉

→ '작을미微 태보포胞 (교질입자, 미셸/마이셀, Micelle)'를 만들어↘,
✔ 지질소화효소-접촉-면적을 넓혀줌과 동시에,
✔ 물(水)과 친할 수 있도록 지방을 둘러싸 주는 역할!

(☞ 즉, 지질의 "유화, Emulsification")은 궁극적으로↘

→ (담즙산염은→) 소장-상피에 덮여 있는 '물-층',
즉 ↘

✔ "정지수층(머무를정停 그칠지止 물수水 층층層,
unstirred water layer)"에 대한 지방-통과의
결정적 관문의 '키, KEY' 물질임을 확인·납득
할 수 있습니다(그림 12-80, 12-81).

∴ 따라서("담즙산염"을 포함한↘),

❤ "담즙(Bile juice)"은

(→ 그 '생산'과 '저장'의 여정을 좀 더 살펴보면요^^)(그림 12-67)

→ '간세포(Hepatic cell)'에서 생산되어,

❶ "좌/우 간관(왼좌左 오른우右 간간肝 대롱관管, 왼/오른 간관,
right & left hepatic duct)"을 경유하고(요) ↘,

❷ "총간관(총괄할총總 간간肝 대롱관管, 온간관,
common hepatic duct)"에 이르러,

→ '담낭(gallbladder)'에 들어가 필요 전까지,
'저장' 및 '농축'되었다가(요)↘,

→ "미즙(Chyme)"이 '십이지장'에 도착하면(요)

✓ "세크레틴(Secretin)"을 피 속으로 분비!

↳ '간세포'를 자극하여 담즙-생산을 촉진!

동시에,

✓ "콜레시스토키닌(Cholecystokinin)"을 분비!

↳ '담낭' 자극 → 담낭수축-촉진! 및

↳ '간췌장괄약근" 이완을 유도!

(그림 12-68)

(↳ 그리고, 담낭-수축으로 분출된 "담즙"은요↴)

❸ "담낭관(쓸개담膽 주머니낭囊 대롱관管, 쓸개주머니관, Cystic duct)"을 지나서(요)↴,

❹ "총담관(총괄할총總 쓸개담膽 대롱관管, 온쓸개관, Common bile duct)"을 통해

❺ "대십이지장유두(큰대大 열십十 두이二 손가락지指 창자장腸 젖유乳 머리두頭, 큰샘창자유두, Major duodenal papilla)"로 이어져,

[➔ 이때, "간간肝 췌장췌膵 오장장臟 묶을괄括 묶을약約 힘줄근筋, 간쓸개조임근, hepatopancreatic sphincter)"은 이완(relaxation) 상태-유도!]

'십이지장(duodenum)'으로 분출되고(요)↴,

❤ (담즙의) 일(WORK)을 모두 마무리 지으면 담즙은(요)↴

➔ "장간순환(창자장腸 간간肝 돌순循 고리환環, 창자간순환, enterohepatic circulation)"을 거쳐 다시 '간간肝'으로 복귀하는 여정을 확인·이해할 수 있습니다(그림 12-67, 12-68).

'소장(Small intestine)' ➽ ' Brush border enzyme '
'줄선線 가지조條 가장자리연緣 술밑효酵 흴소素'
(= 솔 변연 효소)
(= 브러쉬 보더 엔자임)

(✍ 가끔, 아니???? 거의 매주 목요일 -그날: 가장 아픈 날- 새벽이면요, 몽롱한 상태로 보건대 5층에 허락해 주신 '샤워장'으로 입실! 물을 맞으며 빙빙 도는 샤워-물줄기에 머리를 같은 방향, 유사한 속도로 빙빙 돌면서 '행복의 샤워'를 마친 후,,,, → '아뿔싸! 수건을 않가져 왔네!' 어쩔 수 없이 입었던 '와이셔츠'로 몸을 닦습니다. 그러나, 아무리 닦아도 물기가 남는 듯한 찝찝함^^;; 대충! 물흐름만 걷어내고 푹~ 젖은 옷을 입고 방에 들어가 "손수手 수건건巾"으로 닦으며, 새삼 느꼈던,

❛수건❜의 오돌토돌 구조(≒ 융모 ➜ 미세융모)에 대한 고마움^^......↘)

⤻한편,

❛**소장**❜의 내강(lumen)과 접촉하는 점막층(mucosa)은 "**식괴**(밥**식**食 덩어리**괴**塊, **음식덩이**, bolus)"로부터 영양소-흡수의 효율을 최대로 끌어올리기 위해 (준비해주신 배려^^), 주름-형태(☞ 흡수-표면적을 넓혀주는 결과!)가 매우 발달한 →

✔ "**윤상추벽**(바퀴**윤**輪 형상**상**狀 주름**추**皺 주름**벽**襞, **돌림주름**, plicae circulares 혹은 circular fold)"을 확인·관찰할 수 있습니다(그림 12-73).

더욱이

→ 이 "**윤상추벽**"에는 많은 ↘

☞ "**융모**(가는베**융**絨 털**모**毛, **융모**, Villi → 단수: villus)" 들이 마치 손가락처럼 솟아있는 구조(☞ **흡수-표면적을 더욱 넓혀주는 결과!**)를 관찰할 수 있고(요) (그림 12-73),

각 하나의 "융모(villus)"에는 ↘

☞ "**원주상피세포**(둥글**원**圓 기둥**주**柱 위**상**上 가죽**피**皮 가늘**세**細 태보**포**胞, Columnar epithelial cell ☜ 흔히, 영양소를 흡수하는 '장세포-enterocyte-'로 잘 소개된 세포)"로 조성된 상피층으로 덮여 있음을 확인·이해할 수 있습니다(그림 12-74).

동시에,

각 하나의 "**원주상피세포**"에는(요) ↘,

☞ "**미세융모**(작을**미**微 가늘**세**細 가는베**융**絨 털**모**毛, **미세융모**, Microvilli)"가 발달·존재 (☞ **흡수-표면적을 더➜더➜더➜더욱 넓혀주는 결과!**)하고(요),

특히,

이 "**미세융모**"에는(요) ↘

☞ ❛**선조연효소**(줄**선**線 가지**조**條 가장자리**연**緣 술밑**효**酵 흴**소**素, **솔변연효소**, **브러쉬 보더 엔자임**, Brush border enzyme)❜라 통칭하는 (최종단계의➜) **소장-소화효소**가 존재함을 확인·이해할 수 있습니다 (그림 12-72, 12-74).

↳ 즉(이 효소는요↘),

❤ '**이당류**'를 → '**단당류**'로 분해하는 효소인↘,

✓ "**말테이즈**(Maltase)",

✓ "**락테이즈**(Lactase)",

✓ "**수크레이즈**(Sucrase)"(등)과

❤ '**트립시노겐**'을 → '**트립신(TRYPSIN)**'으로 활성화하는↴,

✓ "**엔테로키나제(Enterokinase)**"와

❤ '단백질'을 → '트라이펩티드(tripeptide)'와 '디펩티드(dipeptide)' 및 '아미노산(amino acid)'으로 분해하는↴,

✓ **아미노펩티데이즈(Aminopeptidase)** (등)이 ↴

➻ "미세융모(Microvilli)"에 단단히 고착되어 있으면서(요)↴,

(실제,)

'**소장(Small intestine)**'의 내강(lumen)에까지 내려와 있지만(요) 아직, 덜 분해-소화된 영양소!↴,

즉,

㉠ 입(mouth)에서 약간의 탄수화물-분해와

㉡ 위(stomach)에서 약간의 단백질-분해 및

㉢ 췌장액의 작용으로 거의 흡수-직전의 영양소(등)를 최.종.적.으로 흡수-마무리 해주는↴,

➻ 이 ➻ '**선조연효소(Brush border enzyme)**'의 **중요-역할**을 확인·납득할 수 있습니다

(그림 12-72~ 12-78).

⤻또한,

소장의 중요-일(WORK)을 감당할 수 있도록,

➜ **주기적으로 새로운 세포-교환**을 위해 소장-점막의 바닥 부위에 약간 움푹 꺼진 듯이 들어간 구조!, 즉 ↴

☞ "**리버쿤와(리버쿤** 움집**와**窩, **리버쿤움**, Crypts of Lieberkühn)"를 확인할 수 있고 (요), 이곳에서

✔ '**간세포(**줄기**간**幹 가늘**세**細 태보**포**胞, **줄기세포**, Stem cell)'의 증식 (proliferation)이 활발하게 일어남과 동시에, '**융모**'의 꼭대기를 향해 이동 및 분화(differentiation)가 유도되어↴,

✔ "**장세포(**창자**장**腸 가늘**세**細 태보**포**胞, **창자세포**, Enterocyte)"를 비롯한

✔ "**배상세포(**잔**배**杯 형상**상**狀 가늘**세**細 태보**포**胞, **술잔세포**, goblet cell)" 및 세균-포함 이물질(등)에 대한 방어 효소(등)을 분비하는

✔ "**파네트세포(파네트** 가늘**세**細 태보**포**胞, Paneth's cell)" 등의 (점막-보호➜) 세포가 융모(등)에 존재함을 확인·관찰할 수 있습니다(그림 12-79).

"지질(Lipid)"의 "흡수(absorption)"와 "대사(etabolism)"

⤻이렇게

(흡수 가능한 형태로) 분해된 영양소(등)은

"장세포(Enterocyte)"을 거쳐(≒ 장세포로 흡수되어)

↳ '융모(villus)'의 중심에 존재하는 '모세혈관'을 통해↴

➜ "단당류(홑단單 사탕당糖 무리류類, Monosaccharide)"와

➜ "아미노산(아미노 실산酸, Amino acid)" 및

➜ "중쇄-지방산(가운데중中 쇠사슬쇄鎖 기름지脂 기름방肪 실산酸, 중간사슬지방산, Medium-chain fatty acid)"과

"단쇄-지방산(짧을단短 쇠사슬쇄鎖 기름지脂 기름방肪 실산酸, 짧은사슬지방산, short-chain fatty acid)"(등)이

❛간肝❜으로 이동하는(그림 12-75) ↴,

⇔ 반면 ⇔,

➜ "장쇄-지방산(길장長 쇠사슬쇄鎖 기름지脂 기름방肪 실산酸, 긴사슬지방산, Long-chain fatty acid)"(등)은

➜ "장세포(Enterocyte)"로 유입되어(그림 12-80, 12-81) ↴,

❤ (장세포의) "활면내형질세망(미끄러울활滑 낯면面 안내內 형상형形 바탕질質 가늘세細 그물망網, 무과립세포질그물, smooth endoplasmic reticulum, sER)"에서,

➽ 소화된 형태의 지질(monoglyceride 및 free fatty acid 등)을

➽ 섭취-형태의 지질(triglyceride 및 cholesterol ester 등,,,,)로

➽ "재-조합"을 형성!

➜ 이렇게 재-조성된 지질에 "단백질(protein)"이 첨부되어 형성된

❤ "유미미립(젖유乳 죽미糜 작을미微 알립粒, 기름죽입자, 촤일로미크론/킬로미크론, Chylomicron)"을 확인·이해할 수 있습니다(그림 12-81).

이렇게

➽ 재-조성된 "유미미립"은 '융모' 중심부에 존재하는 "림프관"으로 흡수되어

➜ "유미조(젖유乳 죽미糜 구유조槽, 가슴림프관팽대, Cisterna chyli)"를 경유!,

➜ "흉관(가슴흉胸 대롱관管, 가슴림프관, Thoracic duct)" 등을

지나서,

최종적으로,

➜ "**좌쇄골하정맥**(왼**좌**左 쇠사슬**쇄**鎖 뼈**골**骨 아래**하**下 고요할**정**靜 맥**맥**脈,
왼빗장밑정맥, left subclavian vein)"으로
합류함을 확인·납득할 수 있습니다.

이와 함께,

❤ "**유미미립**"은 골격근육과 같은 말초조직(등)에 미립 속에 저장한
에너지를 제공하고요, 그 '**잔여물**(remnants)'(등)이
➜ "**간**(Liver)"으로 재차 유입을 거쳐 단백질이 붙는
양(등)은 달라지지만(요),
에너지의 형태를 지닌(≒ 유지하고 있는) ¬
➜ "**지단백대사**(기름**지**脂 새알**단**蛋 흰**백**白 대신할**대**代 사례할**사**謝,
Lipoprotein metabolism)"의 여행을
확인·이해할 수 있습니다
(그림 12-75, 12-80~ 12-84).

‘간(간간肝, Liver)’

문득! 우리-할머니의 ‘간’?이 스치네요, 정~말 간혹! 순대와 함께 ‘간’이 한 접시!
'아이마다, 중아나!, 순대는 니 묵어야, 난 가니 조탕께, 이읍써도 이베서 녹는당께,
순대는 껍찌리 찔겨서 몬 머거야!',,,, ...
'할머니는 맨 ‘간’만먹어!, 푸석푸석해서 목메고 맛도 없는데' 하던 철부지 기억!......,
그래서그런지(요), 남은 ‘간’은 모두 입에 물고 혀로 이리저리 굴렸다 먹는 버릇이,....,ㅋ
(그림 12-85)

☞ ‘**간**(Liver)’은 (너무도 조용히 있는 듯 없는 듯 느껴지는 장기이지만요, 진정, '팔방미인'→장기^^) 인체에서
가장 큰 기관(성인 기준: 약 1.5 킬로그램)으로(그림 12-86),
➜ "**간문**(간**간**肝 문**문**門, **간문**, Porta hepatis)"을 통해
"**간동맥**(간**간**肝 움직일**동**動 맥**맥**脈, **간동맥**, Hepatic artery)"이
‘심장’으로부터 ‘간’으로 들어가고(요),
* "**간문맥**(간**간**肝 문**문**門 맥**맥**脈, **간문맥**, Hepatic portal vein)"을 통해
‘소장’에서 흡수된 소화물이 ‘간’으로 들어가고(요),
$ "**총간관**(총괄할**총**總 간**간**肝 대롱**관**管, **온간관**,
Common hepatic duct)"을 통해 '**간세포**(hepatocyte)'에서

만들어진 **담즙**(bile juice)이 ❛간❜으로부터 흘러나와
❛**담낭**(gallbladder)❜에 저장되는 여정을 확인·이해할 수
있습니다(그림 12-86).

또한(간을 찬찬히 보면요^^)↴

☞ ❛**간**(Liver)❜은 ✔ "**우엽**(오른**우**右 잎**엽**葉, **오른엽**, Light lobe)"과,
✔ "**좌엽**(왼**좌**左 잎**엽**葉, **왼엽**, Left lobe)",
✔ "**방형엽**(사방**방**方 형상**형**形 잎**엽**葉, **네모엽**, Quadrate lobe)" 및
✔ "**미상엽**(꼬리**미**尾 형상**상**狀 잎**엽**葉, **꼬리엽**, Caudate lobe)"으로
구분함을 이해할 수 있고요.
각각의 "**엽**(lobe)"은 간의 기능적 단위인 (**육각형의**)
➜ "**간소엽**(간**간**肝 작을**소**小 잎**엽**葉, **간소엽**, Hepatic lobule)"으로 구성되어
있음을 확인·납득할 수 있습니다(그림 12-87, 12-88).

또한,

(간소엽 내부에는요)↴,

☞ ❛**간삼조**(간**간**肝 석**삼**三 무리**조**曹, **간세동이**, Portal triad 혹은 hepatic triad)❜라
이름하는 독특한 구조!
즉,
㉠ "**간동맥**(간**간**肝 움직일**동**動 맥**맥**脈, **간동맥**, Hepatic artery: ❛심장❜에서
❛간❜으로 들어가는, 즉 → 간조직에 '영양분'과 'O_2'를 공급해 주는 혈관)"과,
㉡ "**간문맥**(간**간**肝 문**문**門 맥**맥**脈, **간문맥**, Hepatic portal vein: ❛소장❜에서
흡수된 영양-소화물이 ❛간❜으로 들어가는 혈관)" 및
㉢ "**담관**(쓸개**담**膽 대롱**관**管, **쓸개관**, Bile duct: '간세포(hepatocyte)'에서
만들어진 담즙(bile juice)이 ❛간❜으로부터 ❛담낭❜으로 이행되는 도관)"이
➜ "**간소엽**(hepatic lobule)"의 육각형-구조 각 모서리 끝에
(☞ 한 개의 간소엽 당, 총 6개) 위치함을
확인·관찰할 수 있습니다(그림 12-88).

이러한 구조는(요)↴,
❛심장❜과 ❛소장❜으로부터 유입된 혈액을 합하여 흡사,
"**동굴**(구멍.동굴**동**洞)" 형태의 혈관! 즉,
➜ "**간동양혈관**(간**간**肝 동굴**동**洞 모양**양**樣 피**혈**血 대롱**관**管, **간굴모양혈관**,
hepatic sinusoid)"을 구성하여 "간소엽"의 중앙에 위치하는
➜ "**중심정맥**(가운데**중**中 마음**심**心 고요할**정**靜 맥**맥**脈, **중심정맥**, central vein)"을
향해 흘러가 ➜ "**간정맥**"과 연결!, 즉

✓ "**우간정맥**(오른**우**右 간**간**肝 고요할**정**靜 맥**맥**脈, **오른간정맥**, Right hepatic vein)"과

✓ "**중간정맥**(가운데**중**中 간**간**肝 고요할**정**靜 맥**맥**脈, **중간간정맥**, Middle hepatic vein)" 및

✓ "**좌간정맥**(왼**좌**左 간**간**肝 고요할**정**靜 맥**맥**脈, **왼간정맥**, Left hepatic vein)"으로 연결-경유! 결국,

➜ "**하대정맥**(아래**하**下 큰**대**大 고요할**정**靜 맥**맥**脈, **아래대정맥**, Inferior vena cava)"으로 합류됨을 확인·이해할 수 있습니다 (그림 12-88~ 12-90).

- **간**의 기능 -

❋ '**간**'은 담즙(Bile juice)의 생산과 담즙-배설을 통한 콜레스테롤(cholesterol), 약제(drugs)의 배출(≒해독) 및 빌리루빈(bilirubin) 색소의 분비-배설 등....

❋ '**간**'은 혈장단백질 → '**알부민(albumin)**' 생성과 함께, '피브리노겐(fibrinogen)', '프로뜨롬빈(prothrombin)'(등)의 생산(등)으로 '혈액 응고(blood coagulation)'에 관여!

❋ '**간**'은 당으로부터 '**당원**(사탕**당**糖 근원**원**原, **글리코겐, glycogen)**'의 합성 및 필요에 따라 분해 → '포도당(glucose)'으로 전환 및 "**당신생**(사탕**당**糖 새로울**신**新 날**생**生, **포도당신합성, gluconeogenesis)**"(등)에 관여!

❋ '**간**'은 단백질 대사의 부산물 → '암모니아(ammonia, NH_3)'를 "**오르니틴싸이클(ornithine cycle)**"를 통해 독성이 덜한 '**요소(우레아, urea)**' 생성 및 배설(≒해독)작용 등....

❋ '**간**'은 지질대사의 에너지 생산과정에서 지방산(fatty acid)으로부터 "**케톤바디(케톤체, ketone body)**" 형성 및 '콜레스테롤'과 '지단백(lipoproteins)'의 생합성(등)에 관여!

❋ '**간**'은 "**쿠퍼세포(Kupffer's cell)**"의 '**식작용(phagocytosis)**'과 "**보체(complements)**"의 생성(등)을 통해 세균 및 기타 이물질에 대한 인체 보호-기능 등....

❋ '**간**'은 "**지용성 비타민**(기름**지**脂 질펀히흐를**용**溶 성품**성**性 **비타민, fat-soluble vitamins)**"의 저장 및 축적의 기능 등....

‘대장(큰대大 창자장腸, 직경이 소장에 비해 큰 → 큰창자, Large intestine)’

✍ 매일! 일정한 시간에 화장실을 갈 수 있다는 것! 하루-행복을 시작하는 첫 단추! 극히 일상적이지만, 너무도 감사한 ‘조물주의 배려’를 느끼게 됩니다. 간혹?^^, 집에 들어가면서 보물들의 커가는 과정을 뜨문뜨문 보면서(요), (특히) 보물들의 ✔배변습관과 ✔건강한 내용물의 직-간접확인-과정에서(요) ‘감사’로 다가왔던 추억!(그림 12-91). 그렇지만, 보물들의 유치원→초등→중→고등→대학교를 거치며 “사회화(socialization)” 과정에서 조절되는 배변-습관의 변동 등을 지켜보면서 짠한 마음과 잘 적응해 준 녀석들의 대견함에 눈시울이 뜨거워지는 듯합니다. 한편, ❤ 약 36.5℃의 삼복더위 속 환경을 늘 상 유지해야 하는 사람의 몸속 상황! 그 안에서 염산(등)으로 살균 및 소화, 흡수의 노력(WORK) 끝에 남은 ‘죽(chyme)’ 상태의 찌꺼기지만(요), 그 속에서도 ‘비타민(Vitamin B complex, Vitamin K 등)’ 생합성과 ‘전해질(번개전電 풀해解 바탕질質, 전해질, electrolytes)’ 및 ‘물수水 나눌분分(물, water, H_2O)’(등)의 재-흡수가 이루어지는 상황! ☞ 그렇기에 “발효(술괼발醱 술밑효酵, 발효, fermentation)”라는 과정의 필요! 즉, 미생물(작을미微 날생生 만물물物, microbe)과의 ‘공생(함께공共 날생生, symbiosis) 관계’를 예비·허락해 주심으로 가능함을 음미해 봅니다(그림 12-92).

결국,

☞ ‘대장(큰대大 창자장腸, 큰창자, Large intestine)’은

✓ “큰대大 똥변便”을 만들고,

✓ 이를 정상적으로 몸 밖으로 내보내는 “배변(물리칠배排 똥변便, 배변, defecation)”이 주(main)를 이루는 장기!

(이러한 이유 등으로→),

→ ‘대장’에서의 소화는 (거의) 이루어지지 않으면서,

→ “점액소(끈끈할점粘 진액액液 흴소素, 점액, 뮤신, Mucin: ☜ 배상세포-goblet cell-에서 분비!)” 등과 같은 장-보호 물질을 생산-분비하여 “대변”을 순조롭게 밀어 보내는 여정-마무리 장기!

(이 ‘나그네여旅 단위정程’을 좀 더 살펴보면요→)

❶ “맹장(소경맹盲 창자장腸, 막창자, Cecum)”에서 시작되어,

❷ “상행결장(위상上 다닐행行 맺을결結 창자장腸, 오름잘룩창자, Ascending colon)”,

❸ “횡행결장(가로횡橫 다닐행行 맺을결結 창자장腸, 가로잘룩창자, Transverse colon)”,

❹ “하행결장(아래하下 다닐행行 맺을결結 창자장腸, 내림잘룩창자,

Descending colon)",

❺ "S상 결장(S 형상상狀 맺을결結 창자장腸, 구불잘룩창자, Sigmoid colon)",

❻ "직장(곧을직直 창자장腸, 곧창자, Rectum)"에 이르러,

❼ "항문관(변구멍항肛 문문門 대롱관管, 항문관, Anal canal)" 및,

❽ "항문(변구멍항肛 문문門, 항문, Anus)"을 통해 "대변"을 몸 밖으로 내어 밀어주는 여정을 어렵지 않게 이해·확인할 수 있습니다(그림 12-93).

또한,

(다른 위-장관에서는 보이지 않는 '대장'만의 독특한 구조. 즉) ↴.

✔ "복막수(배복腹 막막膜 드리울,매달릴수垂, 복막주렁, Epiploic appendage: ☜ 대장의 가장 바깥층 장막에서 주머니 모양으로 돌출된 구조로 지방(등)으로 채워져 있는 구조로써. 기능은 잘 모르지만요. 대장수축의 완충작용 및 에너지비축 → 지방-저장소(등)의 역할로 추정!)"

(그림 12-94)

와

✔ "결장뉴[맺을결結 창자장腸 끈뉴紐, 주름창자띠, Taeniae coli, teniae coli 혹은 tenia coli ☜ '큰대大 창자장腸(큰창자, large intestine)'의 근육층에서 '종주근층(세로종縱 달릴주走 힘줄근筋 층층層, 세로근육층, longitudinal muscle layer)'이 대장의 3 부위에 발달! → 흡사, 3개의 끈처럼 보이는 구조로써,

(이를 좀 더 살펴보면요↴)

① "자유뉴(스스로자自 말미암을유由 끈뉴紐, 자유띠, Tenia libera)"와,

② "대망뉴(큰대大 그물망網 끈뉴紐, 그물막띠, Tenia omentalis)" 및,

③ "간막뉴(사이간間 막막膜 끈뉴紐, 간막띠, Tenia mesocolica)" → 3개의 독특한 구조를 확인할 수 있습니다

(그림 12-95, 12-96)]",

그리고,

✔ "결장팽대[(맺을결結 창자장腸 부풀팽膨 큰대大, 잘룩창자팽대, Haustrum → 복수: haustra ☜ 3다발-결장뉴의 길이가 대장-전체의 길이보다 짧은 이유(등으)로 결장뉴가 수축하면 결장뉴 사이·사이·사이는 상대적으로 느슨한 상태에서 안쪽에 존재하는 '윤주근층(바퀴윤輪

달릴주走 힘줄근筋 층층層, 돌림근육층, circular muscle layer)이
긴장하여 불룩-불룩-불룩하게 부푼 주머니 형태의 독특한 근긴장을
보이는 형태]"라는 구조!

이를 요약해보면(요) ㄱ,

➽ ✔복막수 ✔결장뉴 ✔결장팽대(등)의 특징을
대장에서 찾아 확인·이해할 수 있습니다(그림 12-94~ 12-96).

이러한
'**대장**'의 독특한 구조는 ➜ 독특한 수축-긴장의 특징 유발!

즉,

❤ **"결장팽대"** 부위가 긴장-수축하는,
➜ **'팽기수축(**부풀**팽**膨 일어날**기**起 거둘**수**收 오그라들**축**縮, **팽기수축,**
haustral contraction)'으로 "**죽(chyme)**" 상태의
음식-찌꺼기로부터 물기-흡수의 촉진(등)을 통해,
고형(≒단단한)의 대변을 형성함과

동시에,

❤ **"결장뉴"**(등)의 수축-긴장으로 유도되는,
➜ **"결장집단운동(**맺을**결**結 창자**장**腸 모을**집**集 둥글**단**團
운전할**운**運 움직일**동**動, **잘룩창자대중운동,**
Colonic mass movement)"이라는 '대장'의
맹장부에서~ S상결장에 이르기까지 찌꺼기를
몰아주는 결장뉴의 수축(상황에 따라 유도되는 집단운동 시작-유발 부위가 다른 내용-제시를 몇몇 엿볼 수 있으나, 결국 "결장뉴"의 긴장-수축으로 일어나기에 본 내용에서는요, 맹장~ S상 결장까지로 표현해 드렸습니다^^)이 일어나며
(그림 12-97),

→ 이 **"결장집단운동"**은 (거의 대부분)

✔ **"위대장반사(**밥통**위**胃 큰**대**大 창자**장**腸 되돌릴**반**反 쏠**사**射,
위잘룩창자반사, Gastrocolic reflex)"
혹은

✔ **"위회장반사(**밥통**위**胃 돌**회**回 창자**장**腸 되돌릴**반**反 쏠**사**射,
위돌창자반사, Gastroileal reflex)"(등으)로
일어남을 확인·납득할 수 있습니다
(그림 12-97~ 12-99).

"배변(물리칠배排 똥변便, 배변, Defecation)"

✍ 어릴 적 스치는 기억!........ 유일하게 나의 편을 들어주셨던 우리-할머니의 사랑!
"밥상머리" → '응가'를 유일하게 허락해 주셨던 감사의 기억! 그래서 아가-용 좌변기의
필요성 절감으로 집사람의 (두 보물들을 위한) 좌변기의 준비^^;

❤ 이처럼 몸 밖으로 배출되어야 할 내용물이 **'직장(rectum)'**에 도달하여

✓ **'직장내압(**곧을**직**直 창자**장**腸 안**내**內 누를**압**壓, **곧창자속압력, intrarectal pressure)'**이

→ 약 30밀리수은주에서~ 약 40밀리수은주로 증가할 경우, 배변-중추인 천수(sacral segment, S3~S4)'를 자극!

→ **"배변반사(**물리칠**배**排 똥**변**便 되돌릴**반**反 쏠**사**射, **배변반사, defecation reflex)"**의 활성으로,

→ **'불수의근(**아니**불**不 따를**수**隨 뜻**의**意 힘줄**근**筋, **제대로근, involuntary muscle)'**인↴

✔ **"내항문괄약근(**안**내**內 변구멍**항**肛 문**문**門 묶을**괄**括 묶을**약**約 힘줄**근**筋, **속항문조임근, Internal anal sphincter muscle)"**의 **'이완(relaxation)'**이 일어나 배변의 가능-상태가 됨을 확인·이해할 수 있습니다 (그림 12-100).

그러나,

아직 **'대소변 못 가리는 아가'**(등)과는 달리, 조절가능한 분들은(요) 바로 고위-중추의 억제작용으로↴,

→ **'수의근(**따를**수**隨 뜻**의**意 힘줄**근**筋, **맘대로근, voluntary muscle)'** 형태를 띠는,

✔ **"외항문괄약근(**바깥**외**外 변구멍**항**肛 문**문**門 묶을**괄**括 묶을**약**約 힘줄**근**筋, **바깥항문조임근, External anal sphincter muscle)"**의 **'수축(contraction)'** 및 근-긴장

(muscle tension)(등)을 강화해줌과

동시에,

수의적 조절이 가능한 ↴

→ "**항문거근**(변구멍**항**肛 문**문**門 들**거**擧 힘줄**근**筋, **항문올림근**,

Levator ani muscles = ①+②+③)"(등)이

적절히 작용!

즉,

① "**장골미골근**(창자**장**腸 뼈**골**骨 꼬리**미**尾 뼈**골**骨 힘줄**근**筋,

엉덩꼬리근, Iliococcygeus muscle)",

② "**치골미골근**(부끄러울**치**恥 뼈**골**骨 꼬리**미**尾 뼈**골**骨 힘줄**근**筋,

두덩꼬리근, Pubococcygeus muscle)",

③ "**치골직장근**(부끄러울**치**恥 뼈**골**骨 곧을**직**直 창자**장**腸 힘줄**근**筋,

두덩곧창자근, Puborectalis muscle)"이

관여하여, 용변 볼 상황-대처에 도움을

주는 내용을 아울러 확인·납득할 수

있습니다(그림 12-100, 12-101).

(또한, 그림 12-102 역시, 참조! 부탁드립니다)

-감사합니다-

"인체 소화기의 구조와 생리" 편에서,
꼭! '숙지-기억' 해 주시면 도움이 되는 (시험준비 등) 핵심어"는요^^

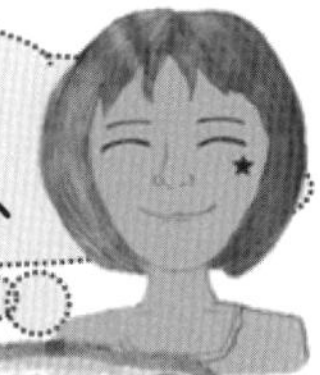

MEMO
인생에는 공짜가 없다

똑똑똑
누구니?
샌애기예요.
너구나

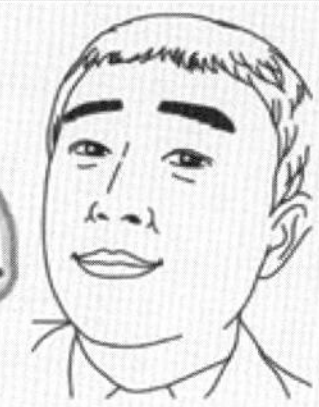

교실 게시판

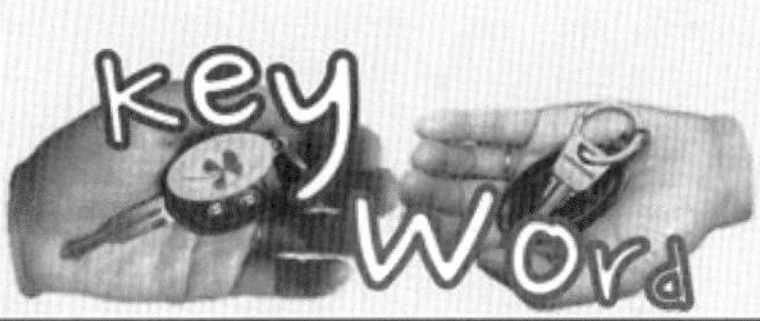

중환者ㅋ교수님의 말씀을
받아드릴 것입니다♥

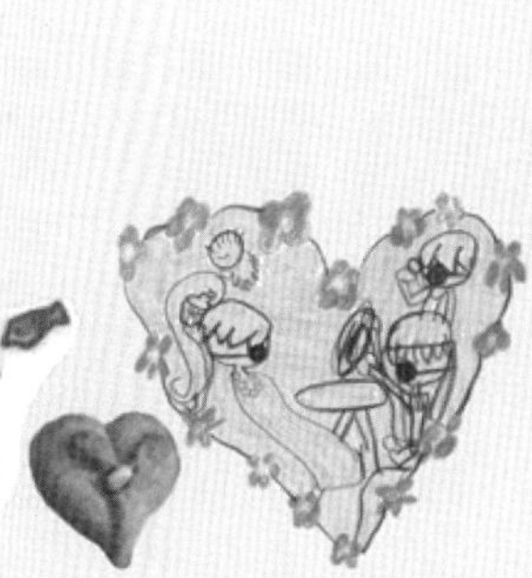

남을여餘 흰백白

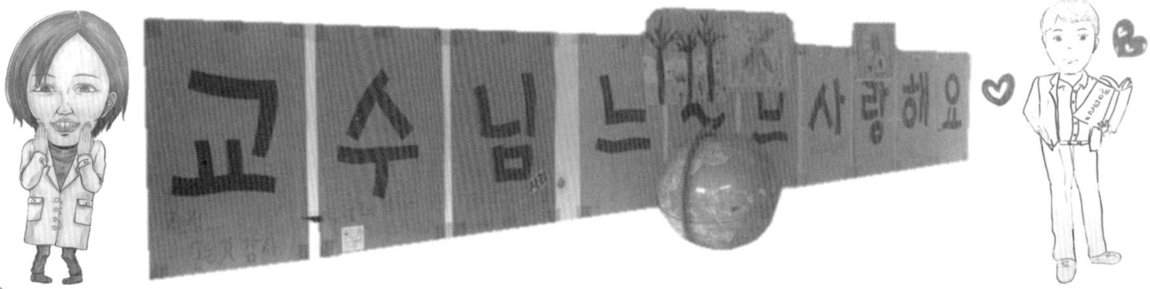

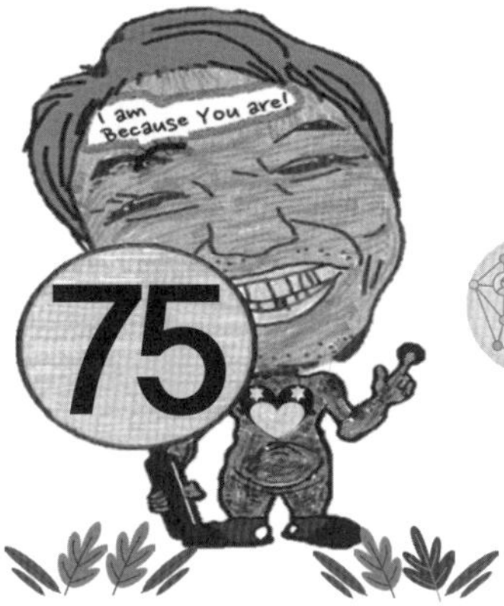

"내용 이해를 위해서 라면, 창피함도 감당할 수 있는,, 줄아니? 살신성인의 장?"

" 줄아나?

니는, 남 때리지 말고,

마저라 잉 ?

때린 노믄 다리 오구리고자고,

마즌 노믄 다리펴고 잔당께 ~ ! "

" 줄아나?

이 할미, 유언이랑께 ?

벼남엄는 예수 잘~ 미꼬,

일점, 일획또 벼남엄는

성경만 부뜨러라~ 잉 ? "

" 이 세상 싸람, 날 몰라조도,

이 세상 싸람~, 날~ 몰라조도

이 세상 싸람, 날 몰라조도,

뒤 도라 서지 안컸네……,

세상짐 지고 십짜가 보네~"

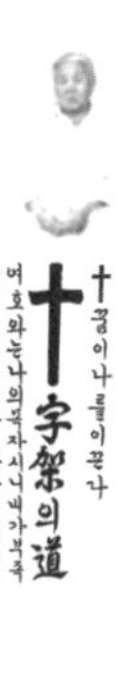

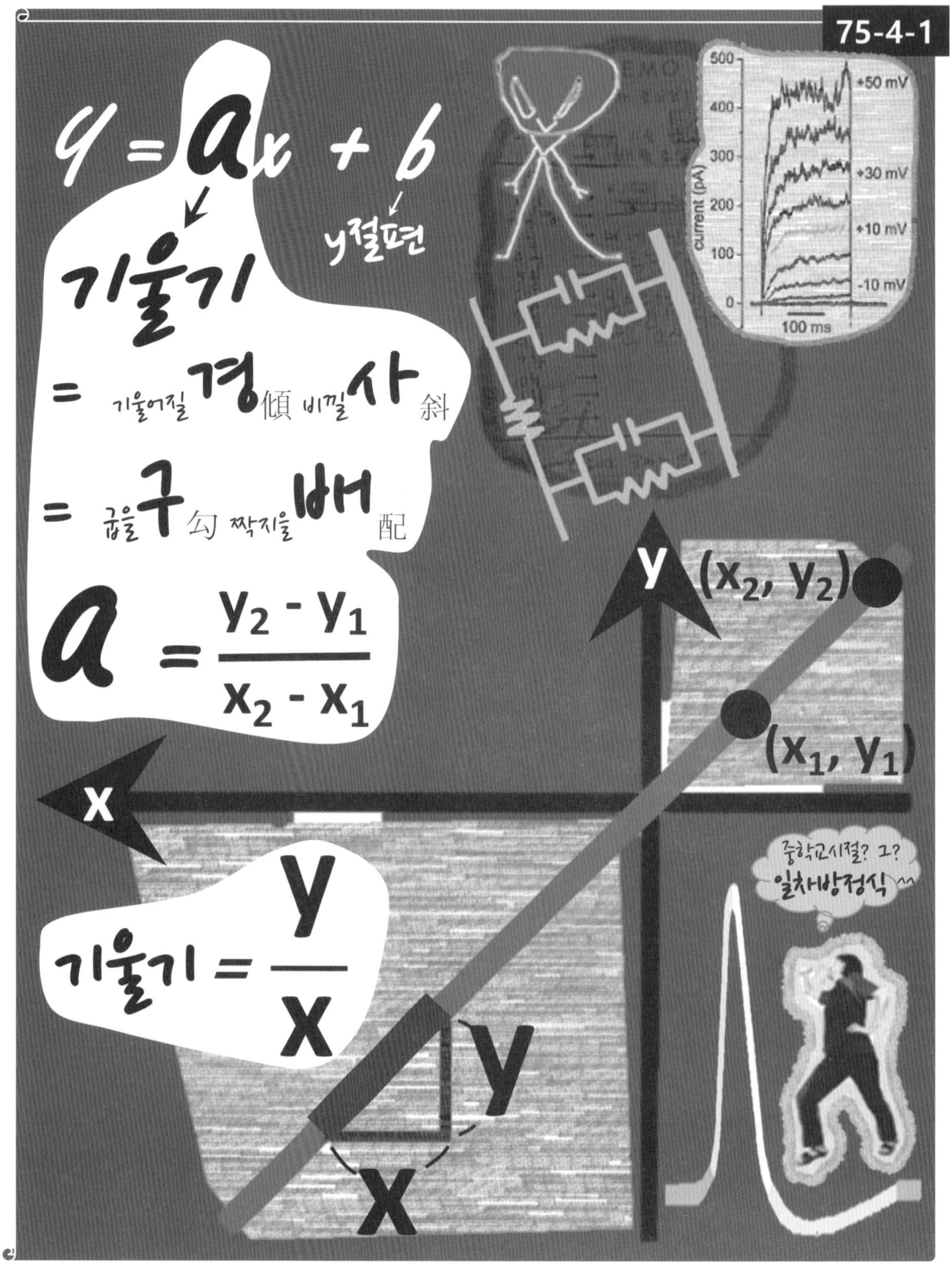
75-4-1
y = ax + b
y절편
기울기
= 기울어질 경 傾 비낄 사 斜
= 굽을 구 勾 짝지을 배 配
a = (y2 - y1) / (x2 - x1)
(x2, y2)
(x1, y1)
x
y
기울기 = y / x
current (pA)
+50 mV
+30 mV
+10 mV
-10 mV
100 ms
중학교시절? 그?
일차방정식 ^^

'역치(≒ Threshold, 쓰레숄드)'를 뛰어 넘은 저력 ^^

75-4-2

12단

12×1=12
12×2=24
12×3=36
12×4=48
12×5=60
12×6=72
12×7=84
12×8=96
12×9=108
12×10=120
12×11=132
12×12=144
12×13=156
12×14=168
12×15=180
12×16=192
12×17=204
12×18=216
12×19=228

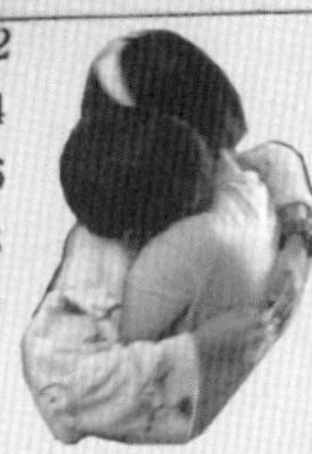

12^2 ⇩ **144**

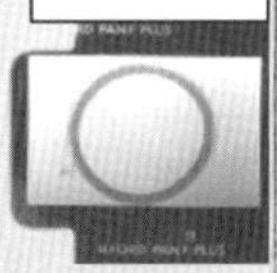

13단

13×1=13
13×2=26
13×3=39
13×4=52
13×5=65
13×6=78
13×7=91
13×8=104
13×9=117
13×10=130
13×11=143
13×12=156
13×13=169
13×14=182
13×15=195
13×16=208
13×17=221
13×18=234
13×19=247

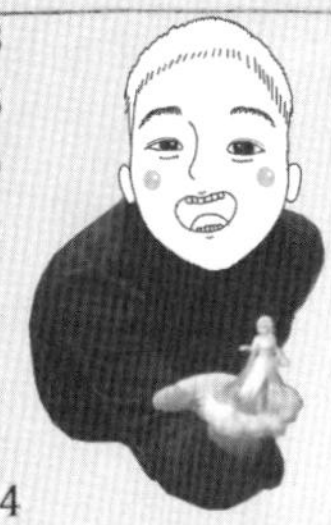

13^2 ⇩ **169**

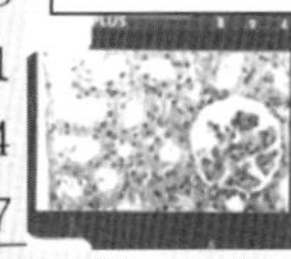

14단

14×1=14
14×2=28
14×3=42
14×4=56
14×5=70
14×6=84
14×7=98
14×8=112
14×9=126
14×10=140
14×11=154
14×12=168
14×13=182
14×14=196
14×15=210
14×16=224
14×17=238
14×18=252
14×19=266

하면, 됩니다!

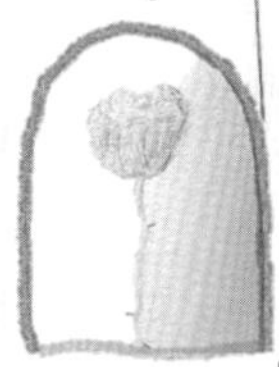

14^2 ⇩ **196**

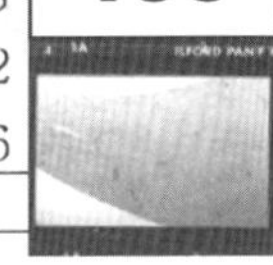

15단

15×1=15
15×2=30
15×3=45
15×4=60
15×5=75
15×6=90
15×7=105
15×8=120
15×9=135
15×10=150
15×11=165
15×12=180
15×13=195
15×14=210
15×15=225
15×16=240
15×17=255
15×18=270
15×19=285

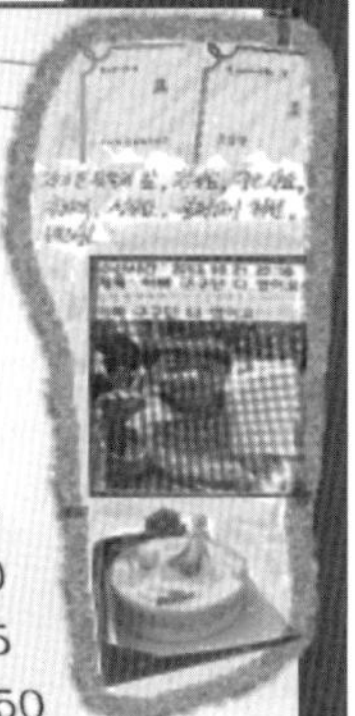

15^2 ⇩ **225**

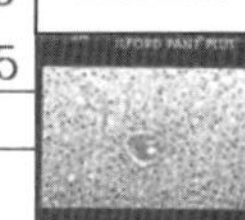

16단

16×1=16
16×2=32
16×3=48
16×4=64
16×5=80
16×6=96
16×7=112
16×8=128
16×9=144
16×10=160
16×11=176
16×12=192
16×13=208
16×14=224
16×15=240
16×16=256
16×17=272
16×18=288
16×19=304

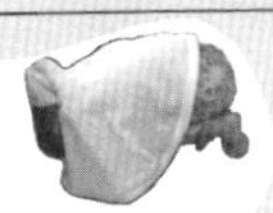

결단코, 좌절!, 포기!, 하지 마세요!

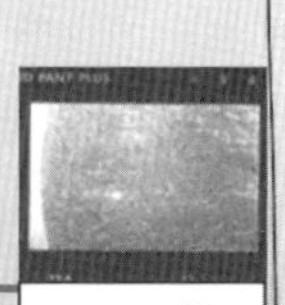

16^2 ⇩ **256**

17단

17×1=17
17×2=34
17×3=51
17×4=68
17×5=85
17×6=102
17×7=119
17×8=136
17×9=153
17×10=170
17×11=187
17×12=204
17×13=221
17×14=238
17×15=255
17×16=272
17×17=289
17×18=306
17×19=323

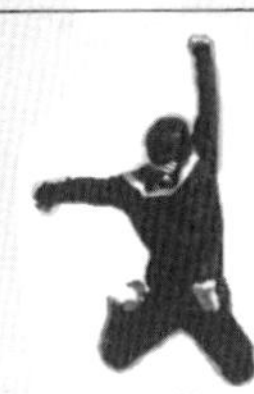

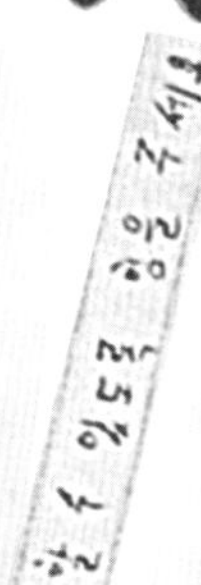

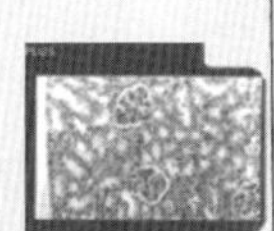

17^2 ⇩ **289**

18단

18×1=18
18×2=36
18×3=54
18×4=72
18×5=90
18×6=108
18×7=126
18×8=144
18×9=162
18×10=180
18×11=198
18×12=216
18×13=234
18×14=252
18×15=270
18×16=288
18×17=306
18×18=324
18×19=342

소牛 걸음步 일천千 마을里 !

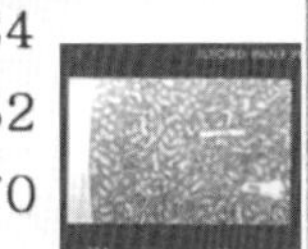

18^2 ⇩ **324**

19단

19×1=19
19×2=38
19×3=57
19×4=76
19×5=95
19×6=114
19×7=133
19×8=152
19×9=171
19×10=190
19×11=209
19×12=228
19×13=247
19×14=266
19×15=285
19×16=304
19×17=323
19×18=342
19×19=361

우보천리 !

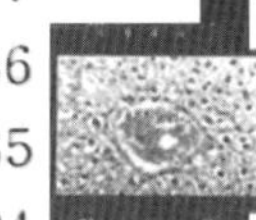

19^2 ⇩ **361**

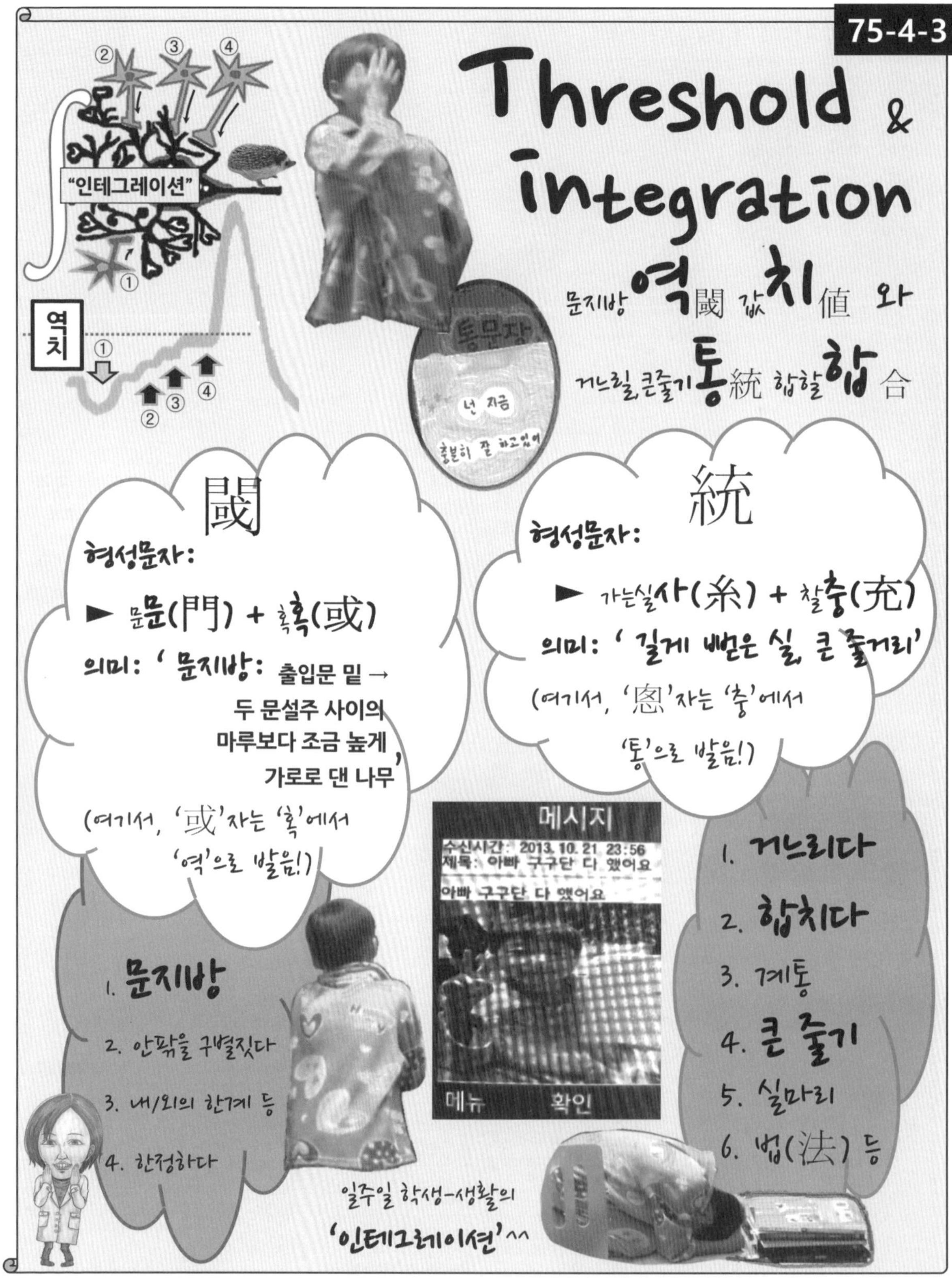
75-4-3
Threshold & integration
문지방 역閾 값 치値 와
거느릴, 큰줄기 통統 합할 합合
"인테그레이션"
역치
통문장
넌 지금
충분히 잘 하고있어
閾
형성문자:
► 문 문(門) + 혹 혹(或)
의미: '문지방: 출입문 밑 → 두 문설주 사이의 마루보다 조금 높게 가로로 댄 나무'
(여기서, '或'자는 '혹'에서 '역'으로 발음!)
統
형성문자:
► 가는실 사(糸) + 찰 충(充)
의미: '길게 뻗은 실, 큰 줄거리'
(여기서, '充'자는 '충'에서 '통'으로 발음!)
메시지
수신시간: 2013. 10. 21 23:56
제목: 아빠 구구단 다 했어요
아빠 구구단 다 했어요
메뉴 확인
1. 문지방
2. 안팎을 구별짓다
3. 내/외의 한계 등
4. 한정하다
1. 거느리다
2. 합치다
3. 계통
4. 큰 줄기
5. 실마리
6. 법(法) 등
일주일 학생-생활의
'인테그레이션'^^

75-4-4

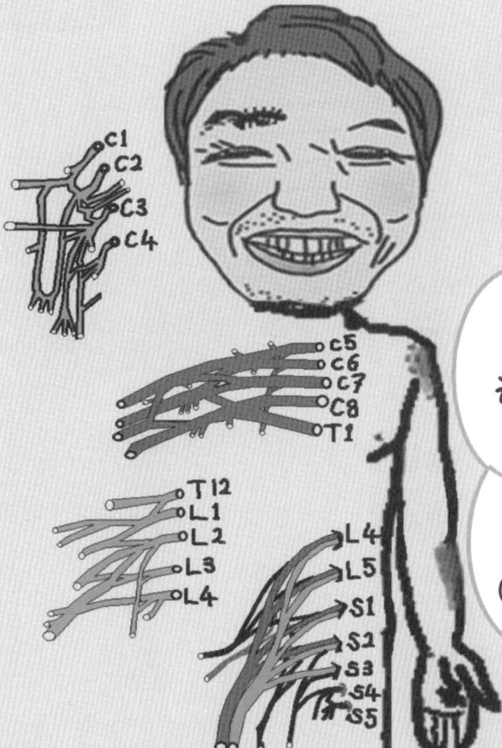

Plexus

모이다, 총괄하다 총 總

형성문자: 가는실사(糸) + 바쁠총(悤)

의미: '실을 모아 한 다발의 묶음을 만든다'

(여기서, 사람의 머리와 심장을 표현한 '悤'자는 음만 빌어 사용함!)

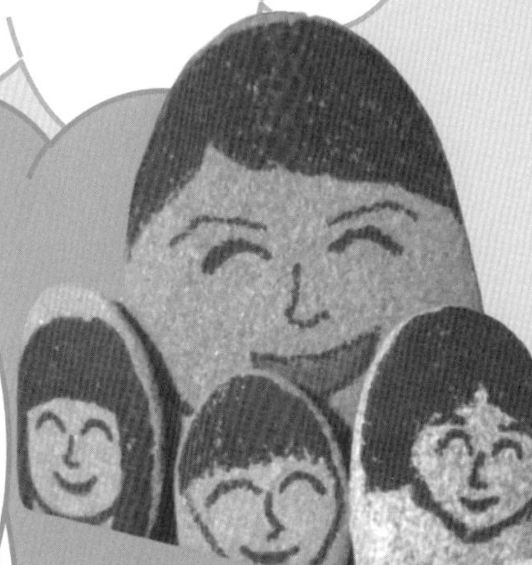

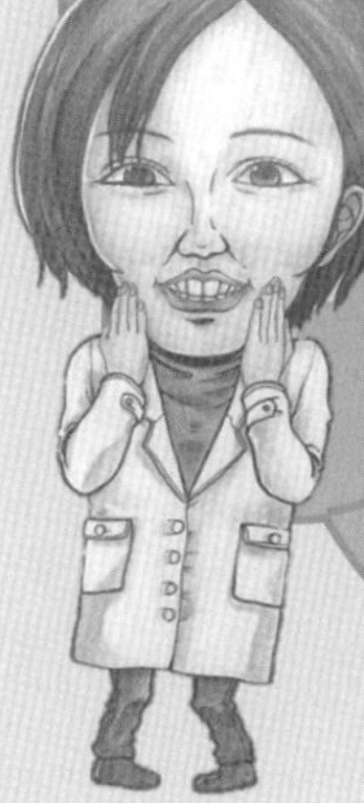

1. **총괄하다**
2. **합하다**
3. **종합하다.**
4. 거느리다
5. 모두
6. 늘 (≒언제나)
9. 주요한
10. 우두머리
11. **모으다**
12. **묶다** 등,,,,

'목**경**頸 신경총?'
'팔**완**腕 신경총?'
'허리**요**腰 신경총?'
'깔개**천**薦 신경총?'

아하!

- ► 목신경,
- ► 팔신경,
- ► 허리신경, 그리고
- ► 엉치신경들을

묶은(≒ 얽은) 다발의 개념 이구나^^

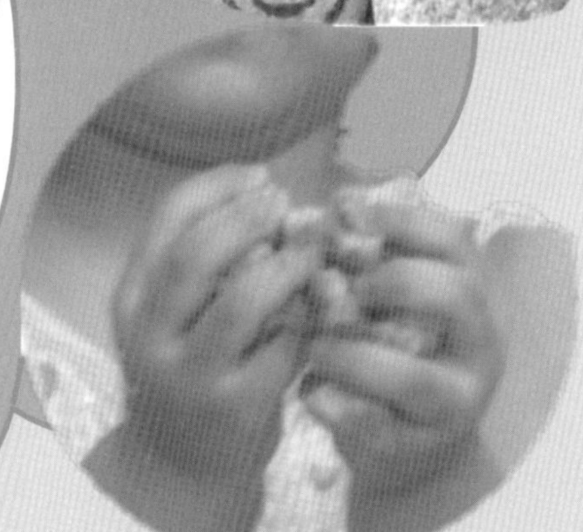

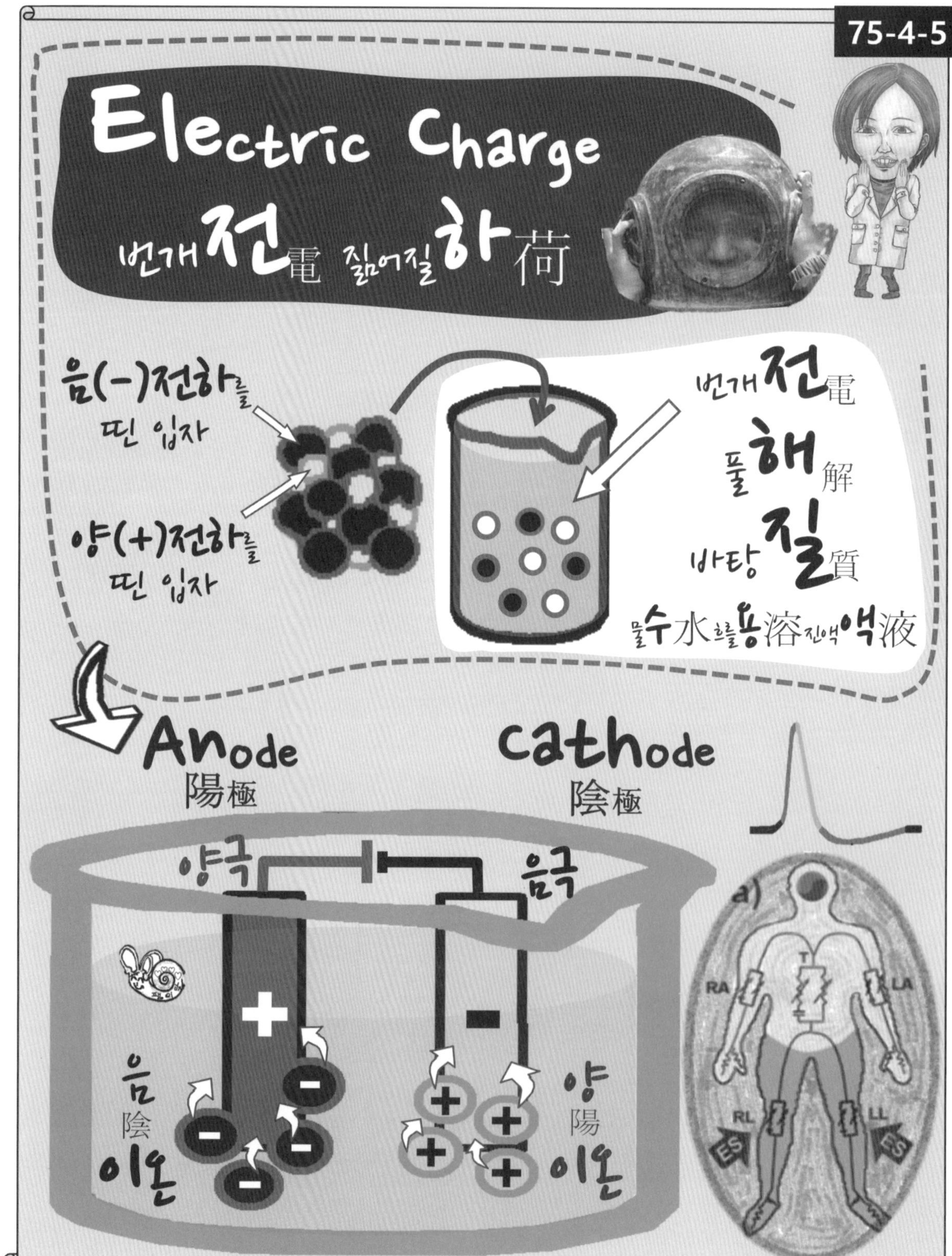
75-4-5
Electric Charge
번개전電 짊어질하荷
음(-)전하를 띤 입자
양(+)전하를 띤 입자
번개전電
풀해解
바탕질質
물수水 흐를용溶 진액액液
Anode
陽極
cathode
陰極
양극
음극
+
-
음
陰
이온
양
陽
이온
RA
LA
RL
LL
ES

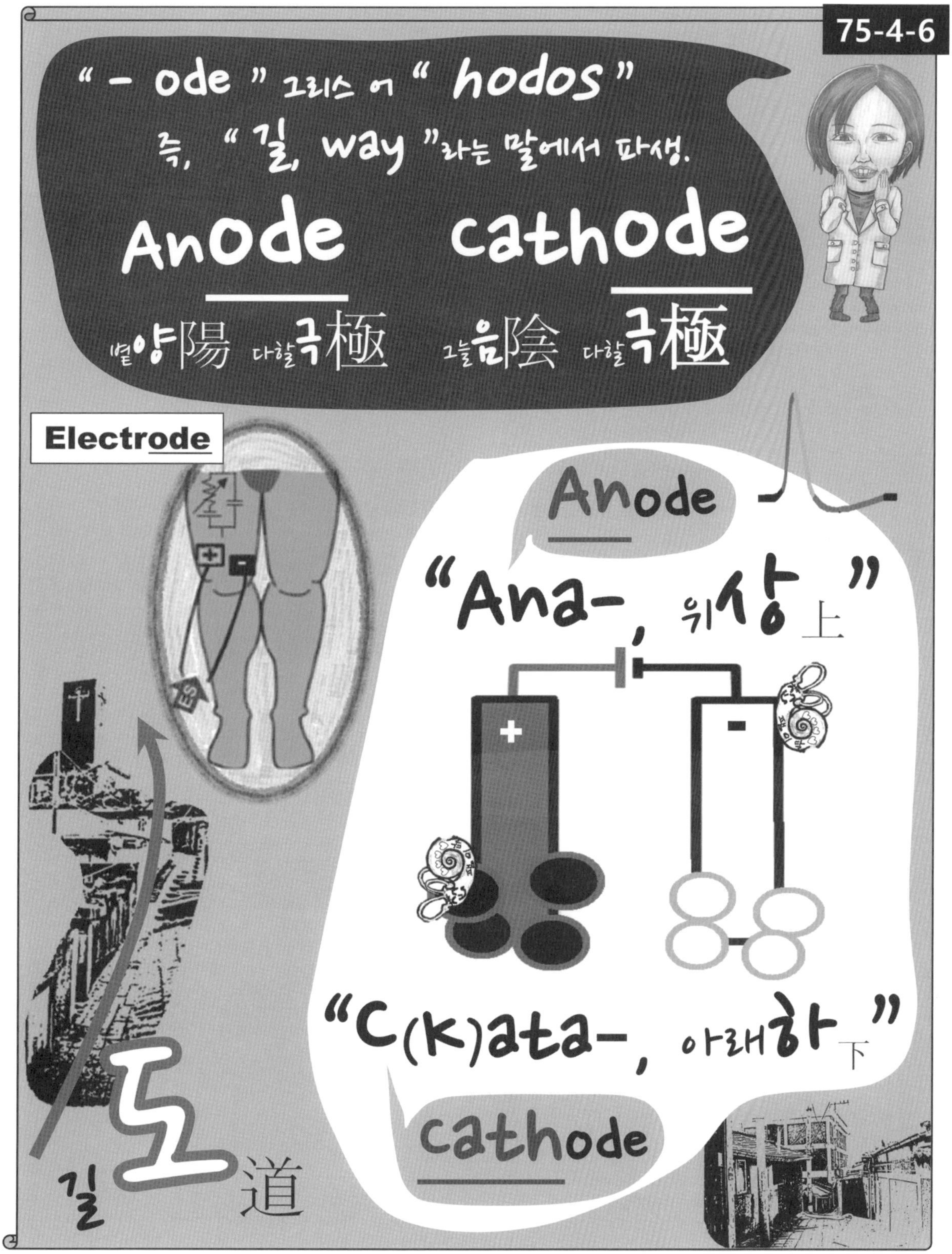
75-4-6
“ - ode ” 그리스 어 “ hodos ”
즉, “ 길, way ”라는 말에서 파생.
Anode cathode
볕양陽 다할극極 그늘음陰 다할극極
Electrode
Anode
“Ana-, 위상上”
“C(K)ata-, 아래하下”
cathode
길 도 道

75-4-7

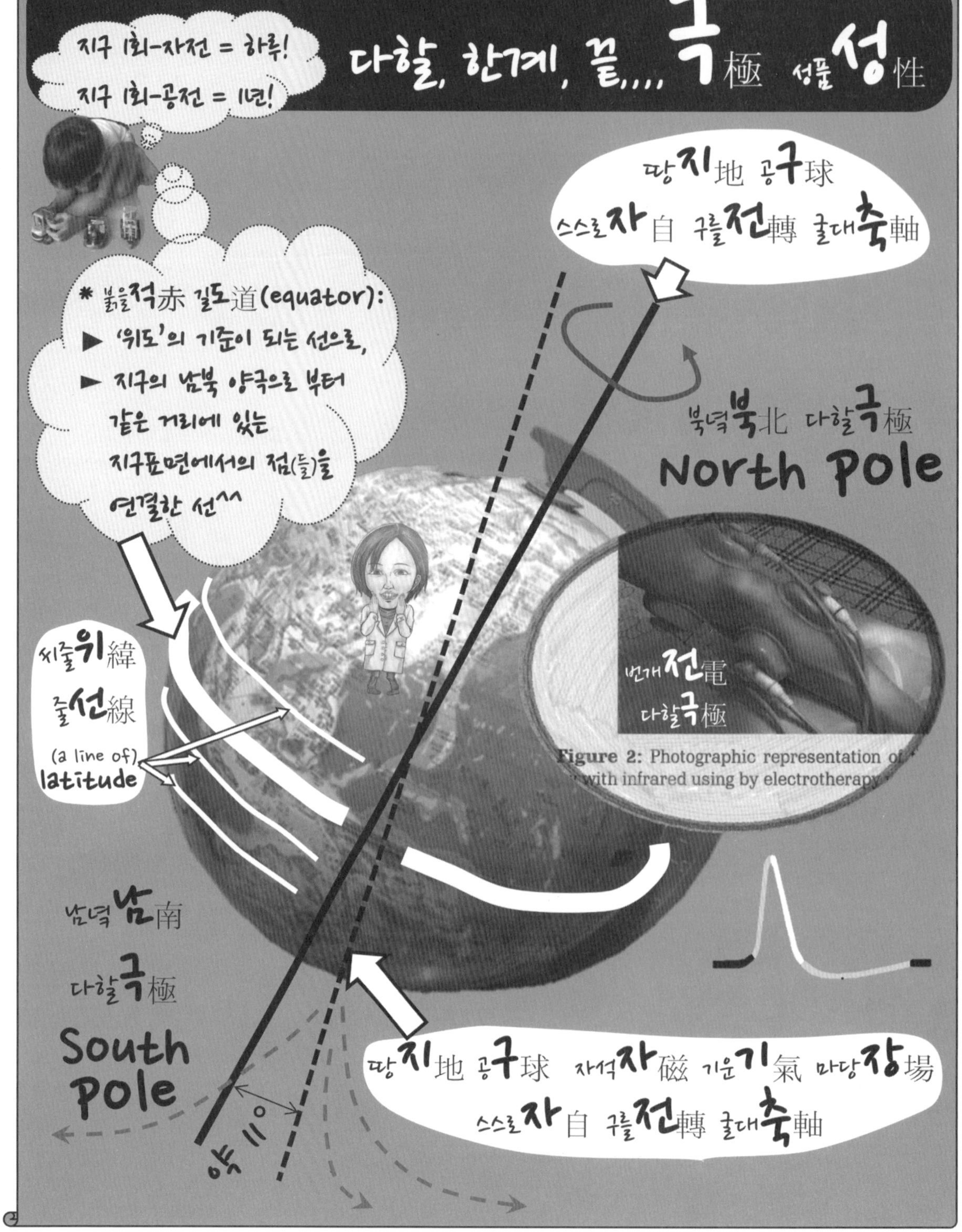
지구 1회-자전 = 하루!
지구 1회-공전 = 1년!
다할, 한계, 끝,,,, 극極 성품성性
땅지地 공구球
스스로자自 구를전轉 굴대축軸
* 붉을적赤 길도道(equator):
▶ '위도'의 기준이 되는 선으로,
▶ 지구의 남북 양극으로 부터
같은 거리에 있는
지구표면에서의 점(들)을
연결한 선^^
북녘북北 다할극極
North Pole
번개전電
다할극極
Figure 2: Photographic representation of
with infrared using by electrotherapy
씨줄위緯
줄선線
(a line of)
latitude
남녘남南
다할극極
South
Pole
땅지地 공구球 자석자磁 기운기氣 마당장場
스스로자自 구를전轉 굴대축軸

75-4-8

Transverse wave 가로 횡橫 물결 파波

파의 진행방향과 매질의 진동 방향이 직각을 이루는 파 ^^
(전자기파, 물결파, 지진의 S파 등,,,,)

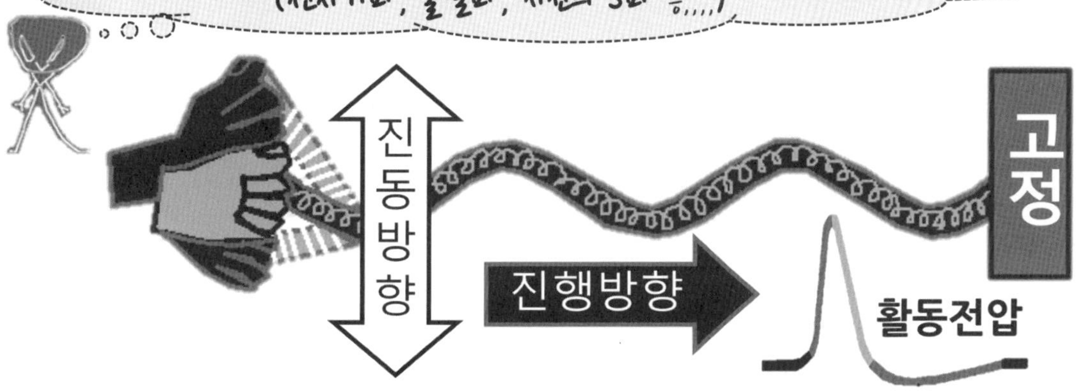

Longitudinal wave 세로 종縱 물결 파波

파의 진행방향과 매질의 진동 방향이 평행을 이루는 파 ^^
(음파, 지진의 P파 등,,,,)

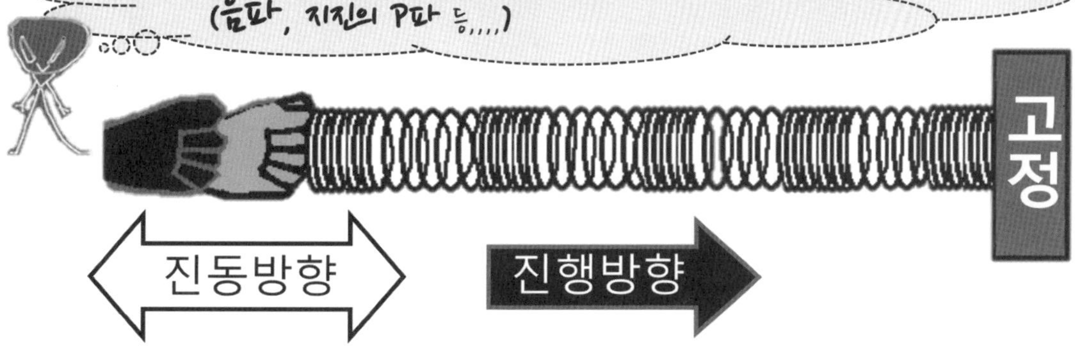

단, "중매할 매媒 바탕 질質, Medium "은 파의 진행방향을 따라 이동하지 않고, 다만, 제자리에서 상하/좌우로 진동만 할 뿐 !.. 따라서 파동이 전달하는 것은 에너지구나^^

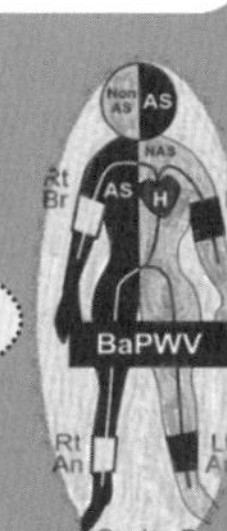

75-4-9

Longitudinal wave 세로종縱 물결파波

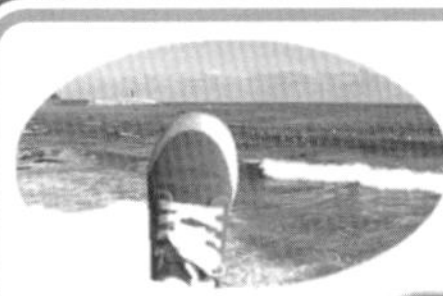

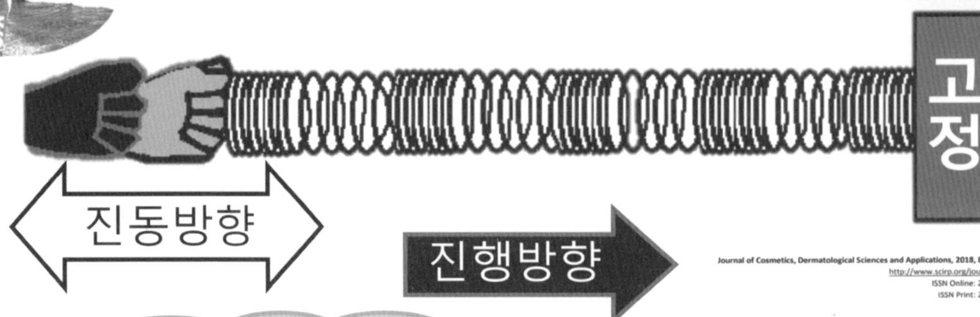

Journal of Cosmetics, Dermatological Sciences and Applications, 2018, 8, 195-206
http://www.scirp.org/journal/jcdsa
ISSN Online: 2161-4512
ISSN Print: 2161-4105

Characteristic Dermatologic Changes in the Condition of Skin after Ultrasonic Stimulation in Healthy Korean Men

아하! ‘소리’와 마찬가지로
‘뛰어넘을초超 소리음音 물결파波’도 파의 진행방향과
매질의 진동 방향이 동일한 ‘종파’구나^^*

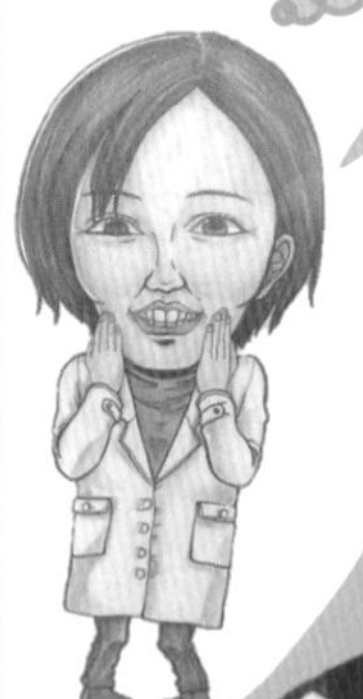

Piezoelectric
피에조일렉트릭

☻ 그리스어원: πιέζω /piézō/
“press, 압력 등의 의미”

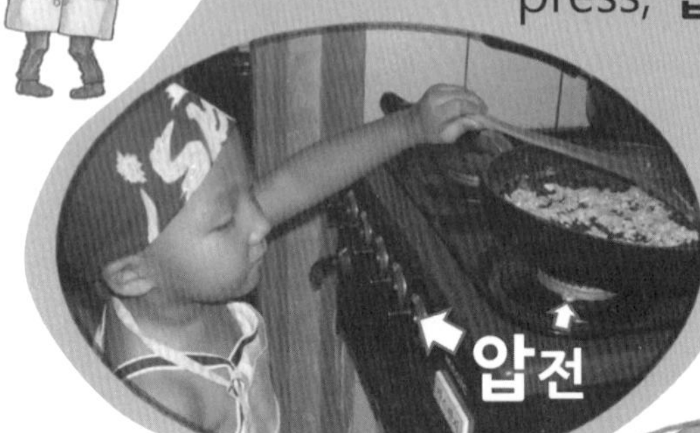

거스를역逆
누를압壓
번개전電

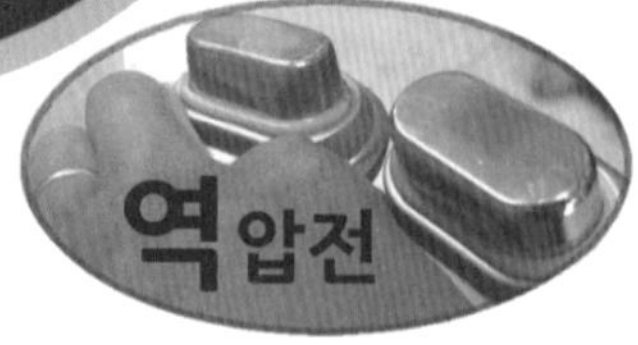

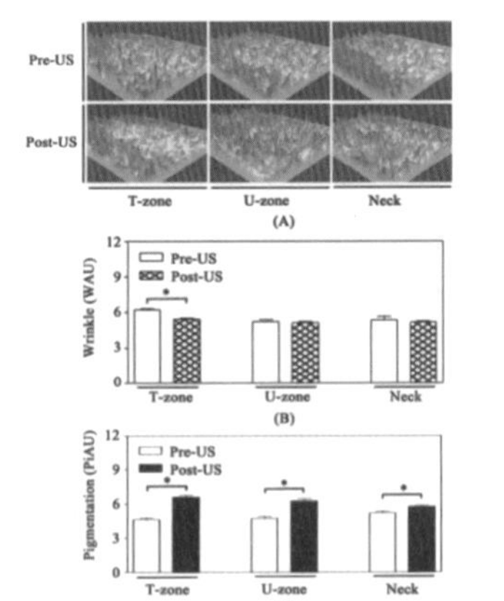

Figure 2. Differences in the wrinkle and pigmentation of the skin's surface for the face and neck. Each bar represents the mean ± SE. WAU, wrinkle arbitrary units; PiAU, pigmentation arbitrary units; US, ultrasonic stimulation. $^{*}p < 0.05$.

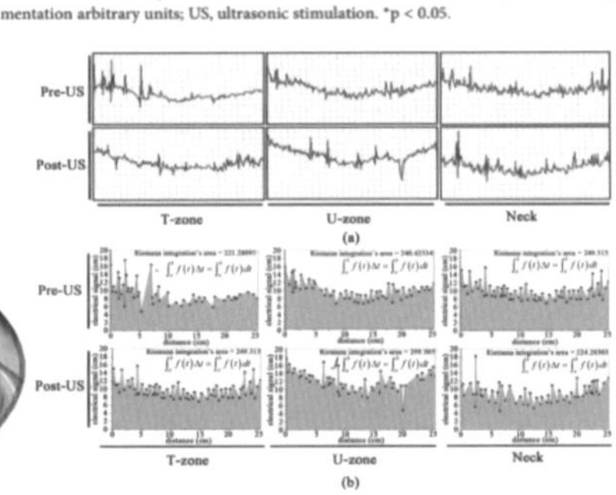

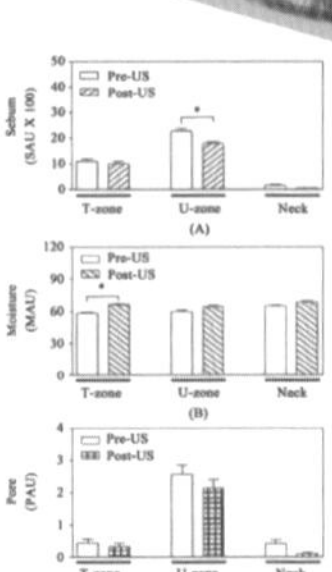

Figure 1. Differences in the sebum, moisture, and pore of the skin's surface for the face and neck. Each bar represents the mean ± SE. SAU, sebum arbitrary units; MAU, moisture arbitrary units; PAU, pore arbitrary units; US, ultrasonic stimulation. $^{*}p < 0.05$.

Table 2. Pearson's correlation coefficient for skin conditions.

	Sebum	Moisture	Pore	Wrinkle	Pigmentation	Elasticity
Sebum	1					
Moisture	0.293	1				
Pore	0.149	−0.125	1			
Wrinkle	0.074	0.585**	−0.051	1		
Pigmentation	−0.171	0.087	0.117	0.420*	1	
Elasticity	−0.362*	−0.380*	−0.104	−0.200	−0.314	1

Data presented as Pearson's correlation coefficients. $^{*}p < 0.05$, $^{**}p < 0.01$.

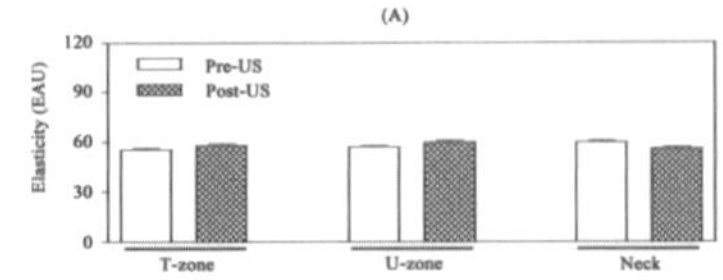

Figure 3. Differences in the elasticity of the skin's surface for the face and neck. Each bar represents the mean ± SE. EAU, elasticity arbitrary units; US, ultrasonic stimulation. $^{*}p < 0.05$.

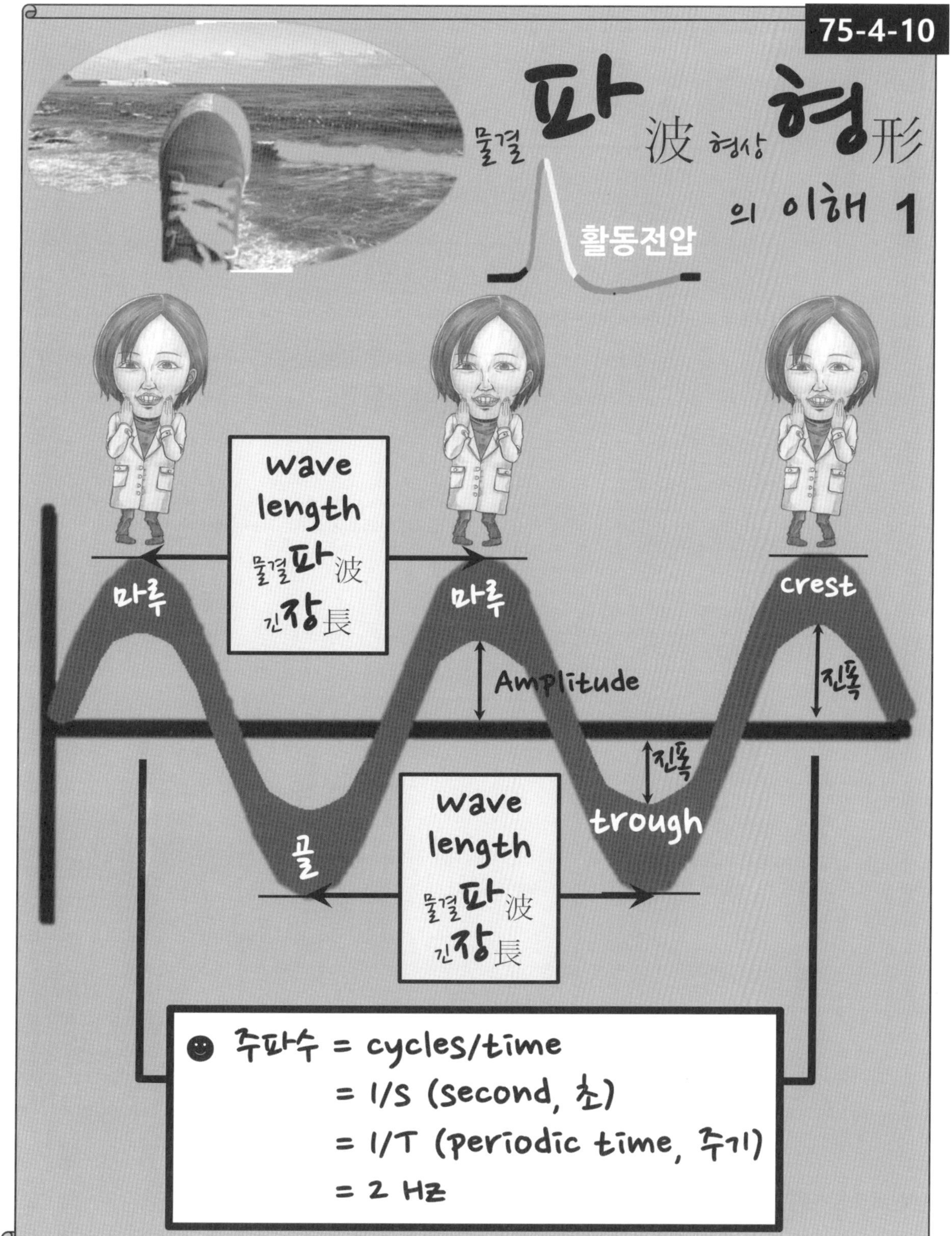
75-4-10
물결 파 波 형상 형 形
의 이해 1
활동전압
wave length
물결 파 波
긴 장 長
마루
마루
crest
Amplitude
진폭
진폭
진폭
trough
골
wave length
물결 파 波
긴 장 長
주파수 = cycles/time
= 1/S (second, 초)
= 1/T (periodic time, 주기)
= 2 Hz

75-4-11

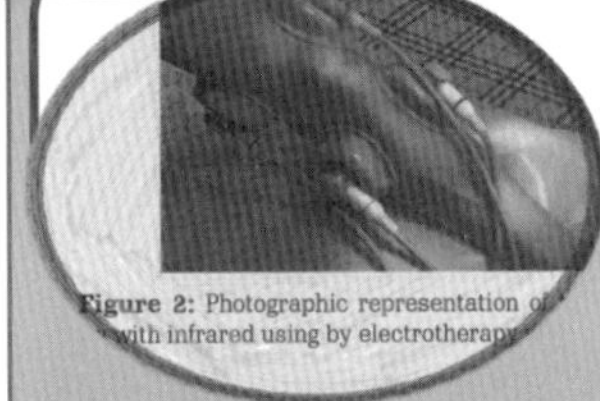

물결 파 波 형상 형 形의 이해 2

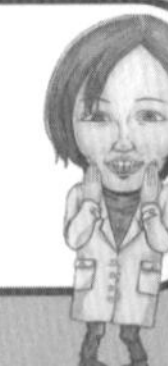

$$\text{주기 (periodic time, T)} = \frac{1}{\text{주파수 (frequency, f)}} \quad \text{즉, } T = \frac{1}{f}$$

$$\text{주파수 (frequency, f)} = \frac{1}{\text{주기 (periodic time, T)}} \quad \text{즉, } f = \frac{1}{T}$$

주기

10 ms (밀리세컨드)

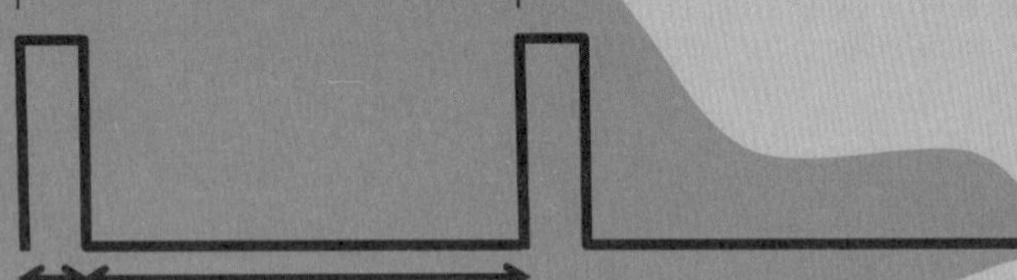

ON time (전기통전시간)

OFF time (전기단락시간)

$$\text{주파수 f ?} = \frac{1}{T} = \frac{1}{10\ ms} = \frac{1}{0.01\ s} = \frac{1}{\frac{1}{100}\ s} = 100\ Hz$$

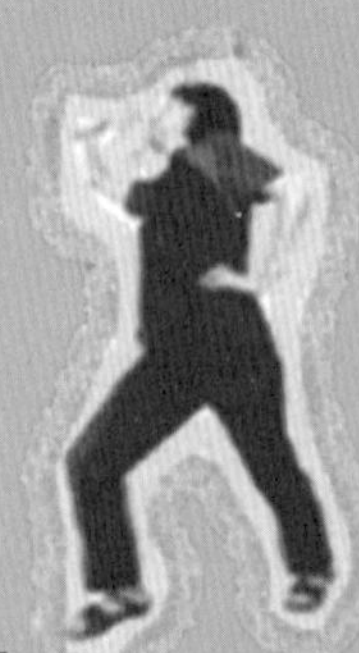

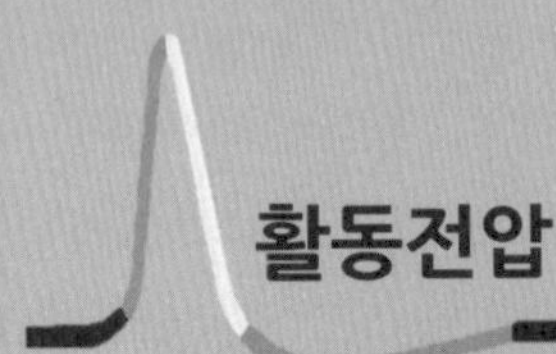

활동전압

전기통전시간 + 전기단락시간 = 주기

$$\frac{\text{전기통전시간}}{\text{전기통전시간 + 전기단락시간}} = \text{동작비율 (Duty cycle)}$$

연속 동작이 이루어지는 특정 시간 내에서, 전체 시간에 대한 펄스의 총 지속 시간의 비!

75-4-12

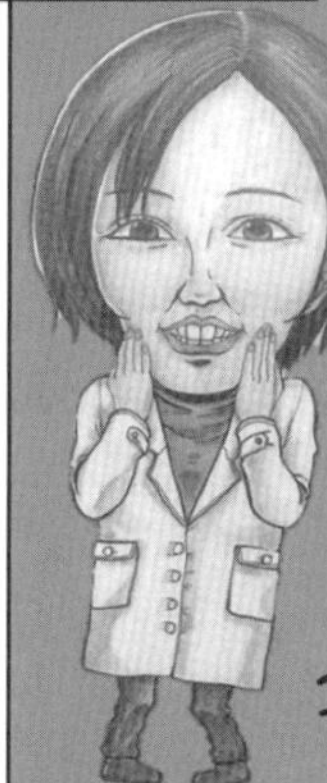

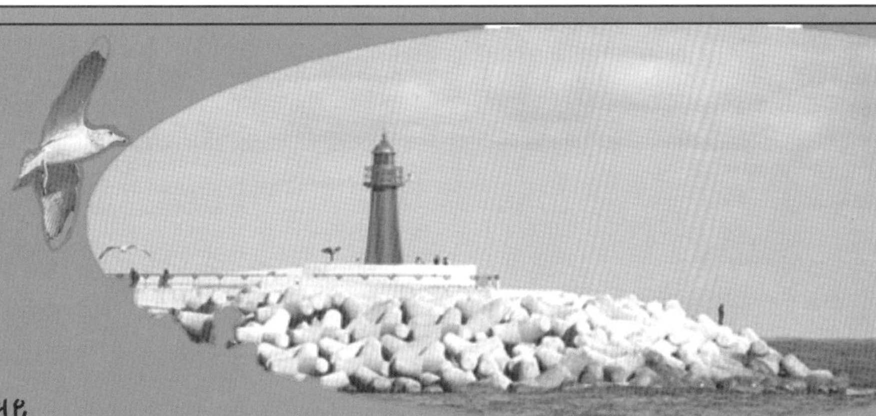

그러면요,,,

주파수 50 Hz (헤르츠)의 전자기파 주기는 ?

$$\text{주기} = \frac{1}{f} = \frac{1}{50} = 0.02\ \text{초}$$ (참조: 1 초 = 1,000 ms)

= 20 ms (밀리세컨드)

이때, duty cycle을 60%로 하고자 한다면 ????

$$\text{Duty cycle} = \frac{\text{전기통전시간}}{\text{전기통전시간} + \text{전기단락시간}} = 0.6$$

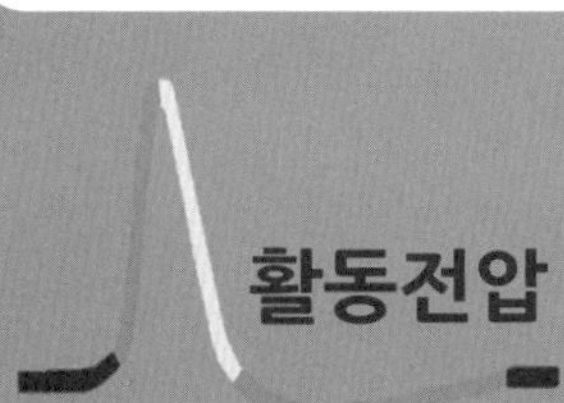

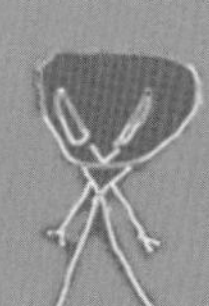

$$\frac{\text{전기통전시간}}{20\ \text{ms}} = 0.6$$

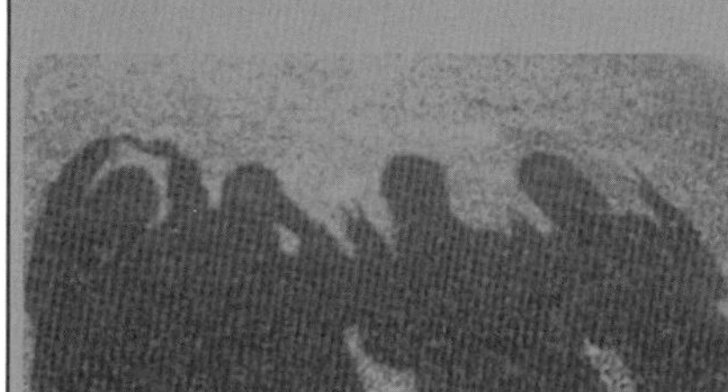

전기통전시간 = 0.6 X 20 ms = 12 ms

전기단락시간 = 20 ms - 12 ms = 8 ms

75-4-13

Nicotine 니코틴

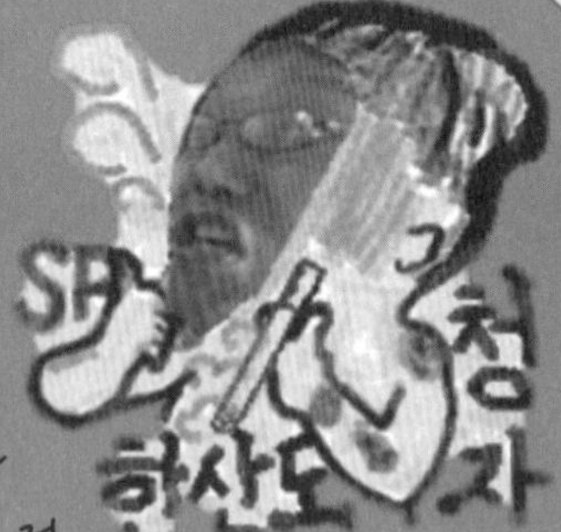

움마! 쌀로무쉐키~
이 할미가 기침하는 건
기간지가 나빠바 그러탕께^^....
이 할미는 밥보다 댐배가 더 조아야~

☻ Anxiolysis

아니불不 편안안安 풀해解 꺼질소消

☻ COgnitive Enhancement

사람인人 지혜지智 더할증增 큰대大

☻ Antipsychotic effects 등,,,,

항抗정精신神병病 본받을효效 열매과果

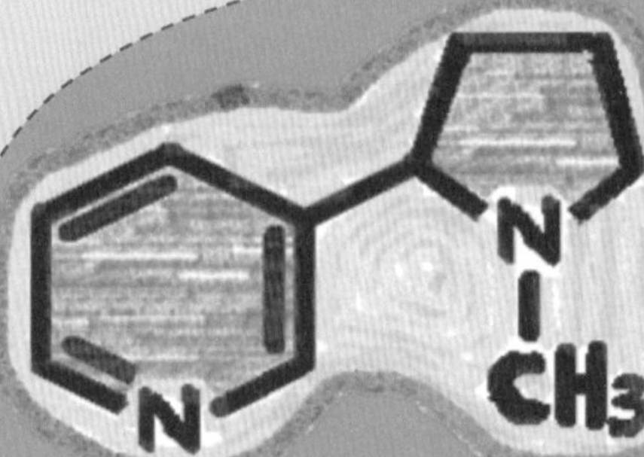

Nicotine

v_v Gastrointestinal Distress

밥통위胃 창자장腸 대롱관管
아니불不 상쾌할쾌快 느낄감感

v_v Hypothermia

낮을저低 몸체體 따뜻할온溫 증세증症

v_v Emesis 등,,,,

그릇칠오惡 마음심心 (≒ 미식미식^^;)

★ **Curare**: inhibitor of Nicotinic Acetylcholine receptors

1) **Tubocurare** (혹은 " bamboo curare")

2) **calebas curare** (혹은 " gourd(호리병박) curare "

3) **Pot curare** (혹은 "terra cotta pots curare)

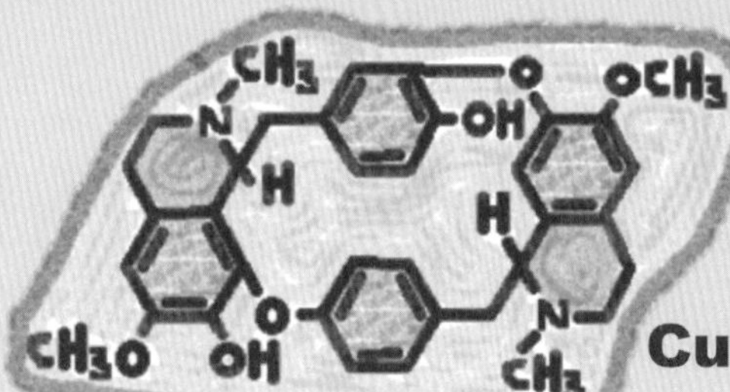

Curare

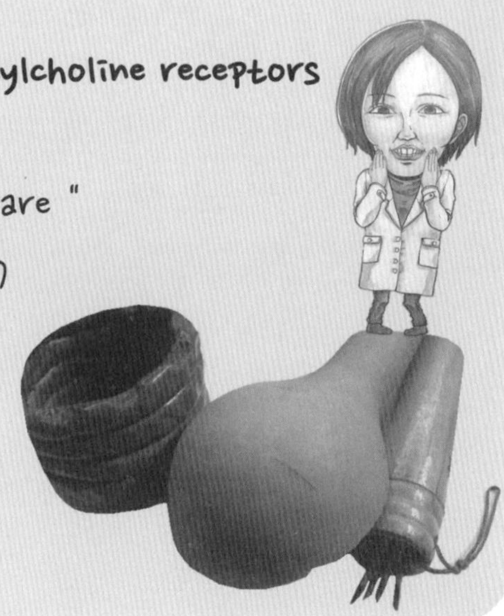

75-4-14

jugular foramen 목경頸 고요할정靜 맥맥脈 구멍공孔

Foramen magnum 큰대大 뒤후後 머리두頭 구멍공孔

Hypoglossal canal 혀설舌 아래하下 영혼신神 지날경經 대롱관管

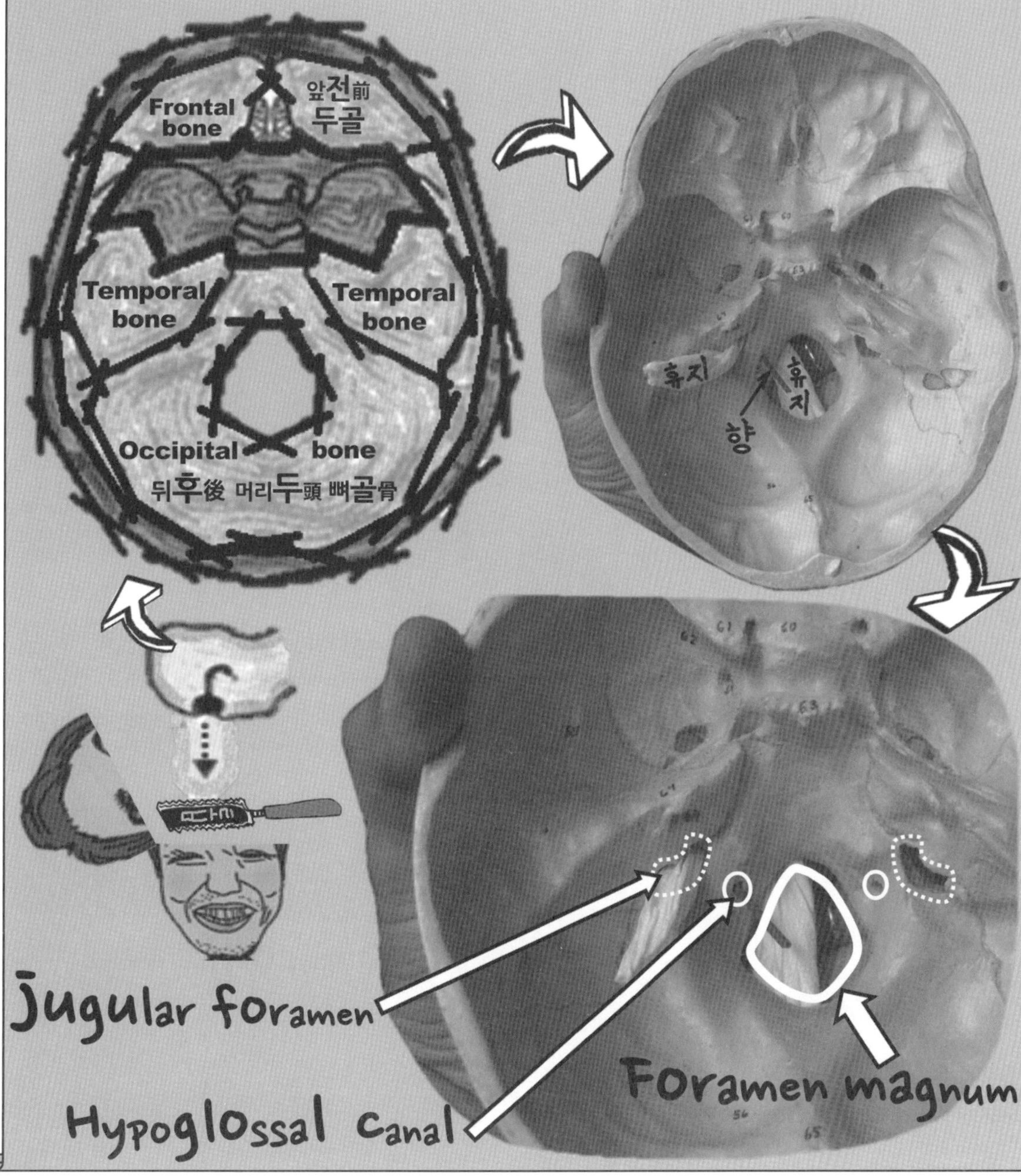

75-4-15

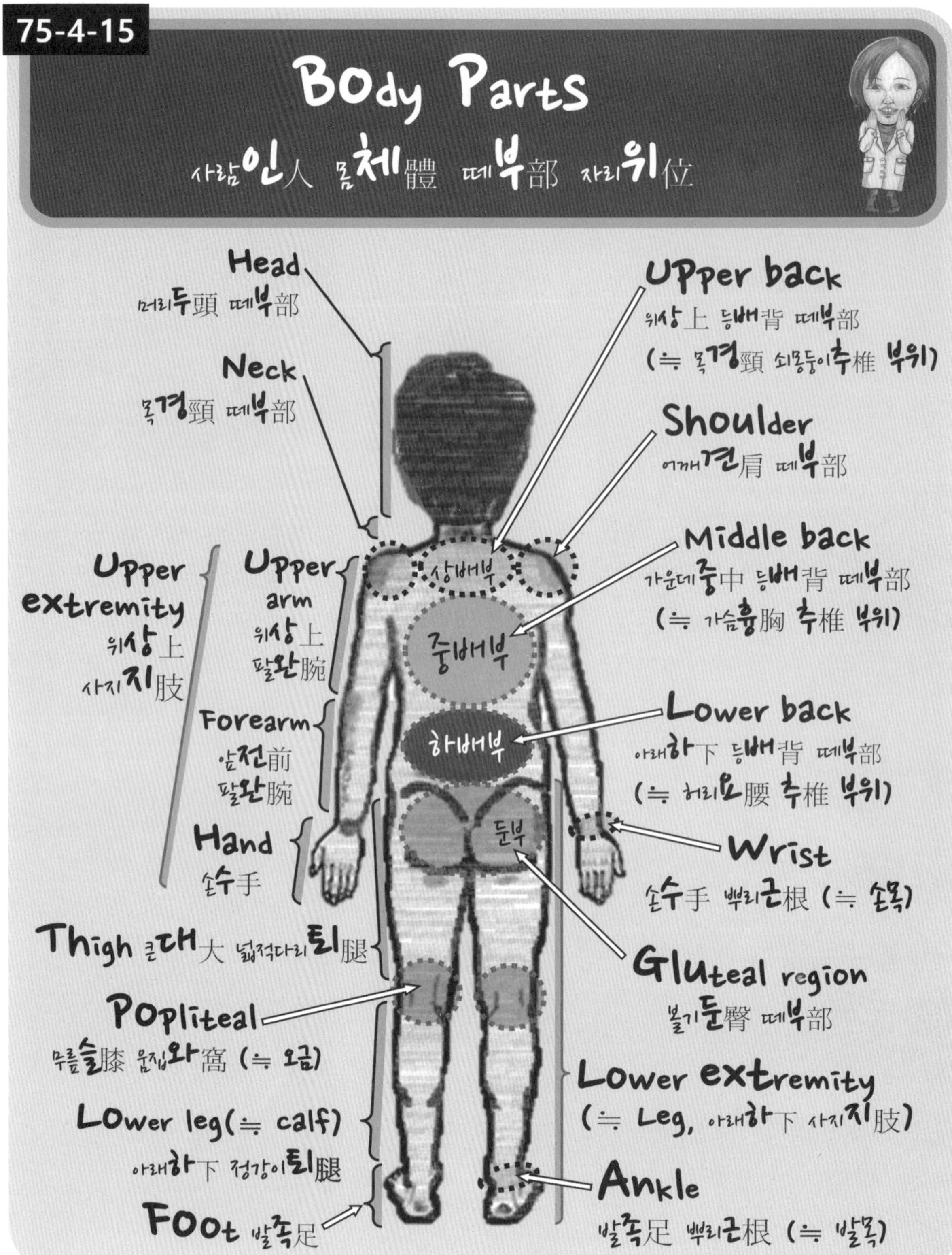
Body Parts
사람인人 몸체體 떼부部 자리위位
Head
머리두頭 떼부部
Neck
목경頸 떼부部
Upper extremity
위상上 사지지肢
Upper arm
위상上 팔완腕
Forearm
앞전前 팔완腕
Hand
손수手
Thigh 클대大 넓적다리퇴腿
Popliteal
무릎슬膝 움집와窩 (≒ 오금)
Lower leg(≒ calf)
아래하下 정강이퇴腿
Foot 발족足
Upper back
위상上 등배背 떼부部
(≒ 목경頸 쇠몽둥이추椎 부위)
Shoulder
어깨견肩 떼부部
Middle back
가운데중中 등배背 떼부部
(≒ 가슴흉胸 추椎 부위)
Lower back
아래하下 등배背 떼부部
(≒ 허리요腰 추椎 부위)
Wrist
손수手 뿌리근根 (≒ 손목)
Gluteal region
볼기둔臀 떼부部
Lower extremity
(≒ Leg, 아래하下 사지지肢)
Ankle
발족足 뿌리근根 (≒ 발목)
상배부
중배부
하배부
둔부

75-4-16

Body Parts

사람인人 몸체體 떼부部 자리위位

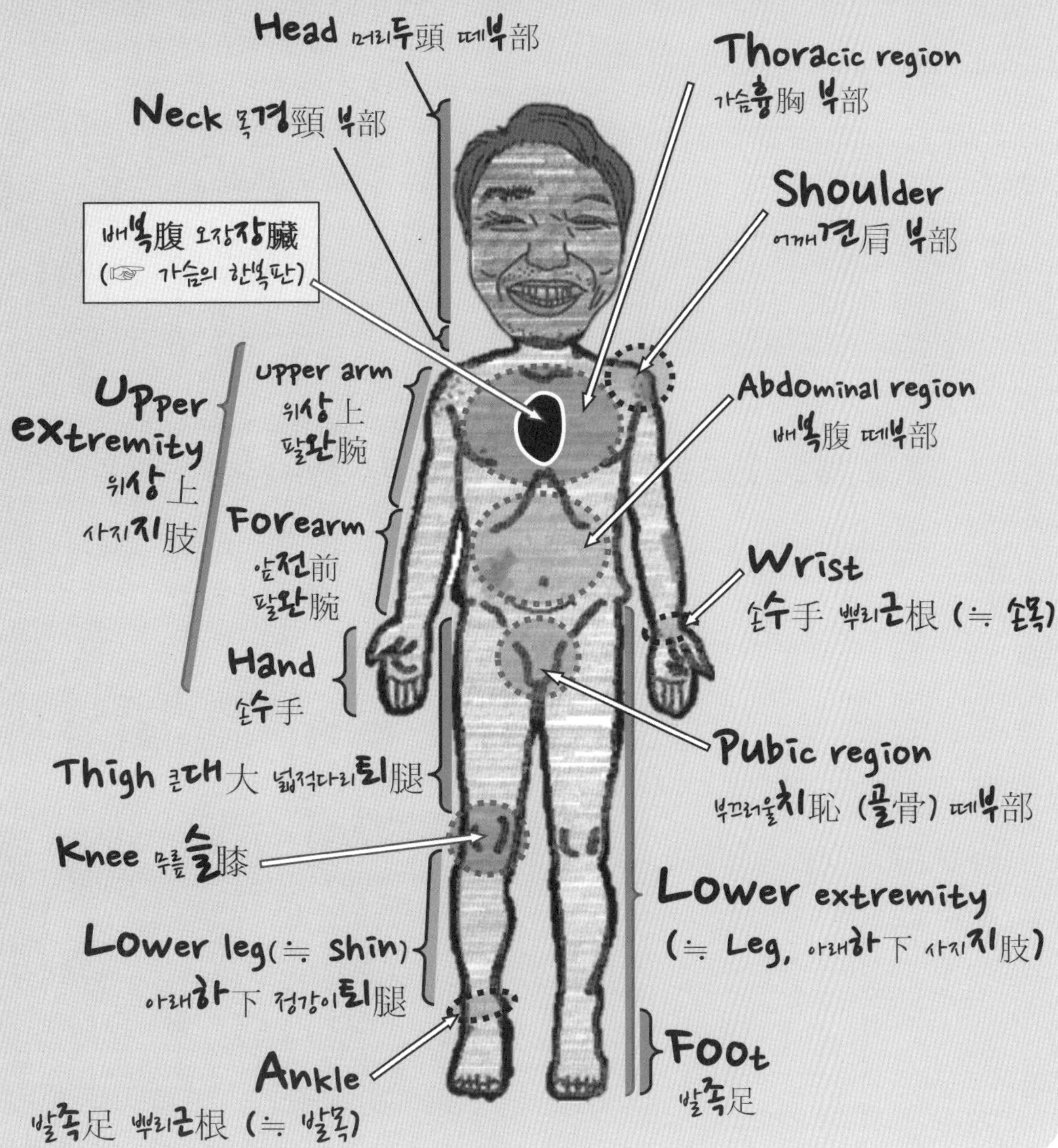

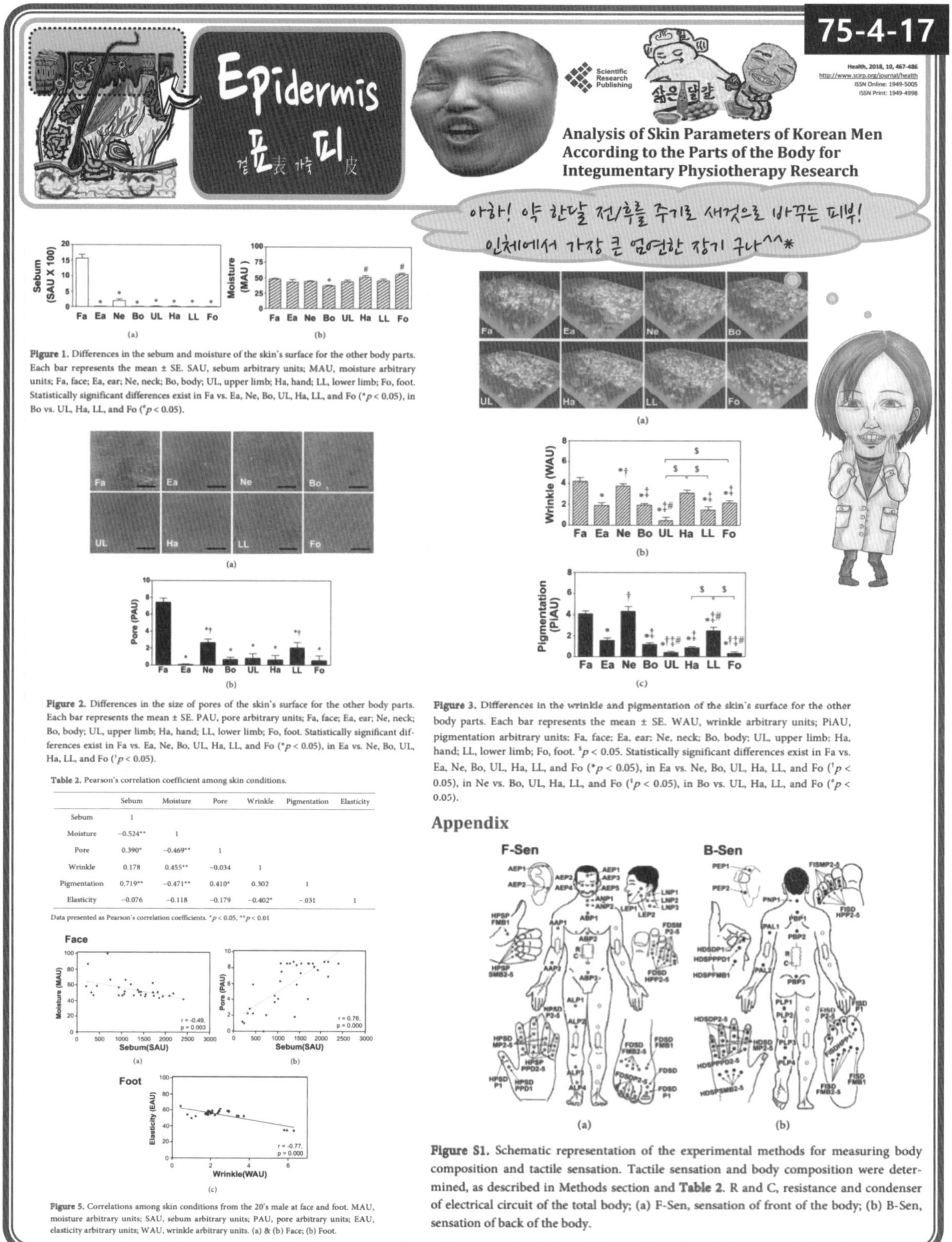

Health, 2018, 10, 467-486
http://www.scirp.org/journal/health
ISSN Online: 1949-5005
ISSN Print: 1949-4998

Analysis of Skin Parameters of Korean Men According to the Parts of the Body for Integumentary Physiotherapy Research

Figure 1. Differences in the sebum and moisture of the skin's surface for the other body parts. Each bar represents the mean ± SE. SAU, sebum arbitrary units; MAU, moisture arbitrary units; Fa, face; Ea, ear; Ne, neck; Bo, body; UL, upper limb; Ha, hand; LL, lower limb; Fo, foot. Statistically significant differences exist in Fa vs. Ea, Ne, Bo, UL, Ha, LL, and Fo ($^*p < 0.05$), in Bo vs. UL, Ha, LL, and Fo ($^\#p < 0.05$).

Figure 2. Differences in the size of pores of the skin's surface for the other body parts. Each bar represents the mean ± SE. PAU, pore arbitrary units; Fa, face; Ea, ear; Ne, neck; Bo, body; UL, upper limb; Ha, hand; LL, lower limb; Fo, foot. Statistically significant differences exist in Fa vs. Ea, Ne, Bo, UL, Ha, LL, and Fo ($^*p < 0.05$), in Ea vs. Ne, Bo, UL, Ha, LL, and Fo ($^\dagger p < 0.05$).

Table 2. Pearson's correlation coefficient among skin conditions.

	Sebum	Moisture	Pore	Wrinkle	Pigmentation	Elasticity
Sebum	1					
Moisture	−0.524**	1				
Pore	0.390*	−0.469**	1			
Wrinkle	0.178	0.455**	−0.034	1		
Pigmentation	0.719**	−0.471**	0.410*	0.302	1	
Elasticity	−0.076	−0.118	−0.179	−0.402*	−.031	1

Data presented as Pearson's correlation coefficients. $^*p < 0.05$, $^{**}p < 0.01$

Figure 5. Correlations among skin conditions from the 20's male at face and foot. MAU, moisture arbitrary units; SAU, sebum arbitrary units; PAU, pore arbitrary units; EAU, elasticity arbitrary units; WAU, wrinkle arbitrary units. (a) & (b) Face; (b) Foot.

Figure 3. Differences in the wrinkle and pigmentation of the skin's surface for the other body parts. Each bar represents the mean ± SE. WAU, wrinkle arbitrary units; PiAU, pigmentation arbitrary units; Fa, face; Ea, ear; Ne, neck; Bo, body; UL, upper limb; Ha, hand; LL, lower limb; Fo, foot. $^\$p < 0.05$. Statistically significant differences exist in Fa vs. Ea, Ne, Bo, UL, Ha, LL, and Fo ($^*p < 0.05$), in Ea vs. Ne, Bo, UL, Ha, LL, and Fo ($^\dagger p < 0.05$), in Ne vs. Bo, UL, Ha, LL, and Fo ($^\ddagger p < 0.05$), in Bo vs. UL, Ha, LL, and Fo ($^\#p < 0.05$).

Appendix

Figure S1. Schematic representation of the experimental methods for measuring body composition and tactile sensation. Tactile sensation and body composition were determined, as described in Methods section and **Table 2.** R and C, resistance and condenser of electrical circuit of the total body; (a) F-Sen, sensation of front of the body; (b) B-Sen, sensation of back of the body.

75-4-18

Anatomical orientation & directions

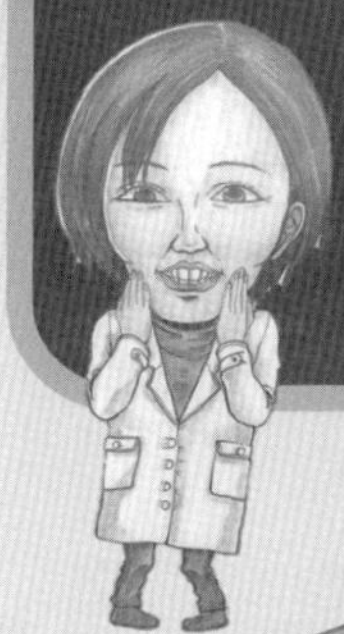

풀해解 쪼갤부剖 배울학學 과녁적的
손가락지指 향할향向 및 방위방方 향向

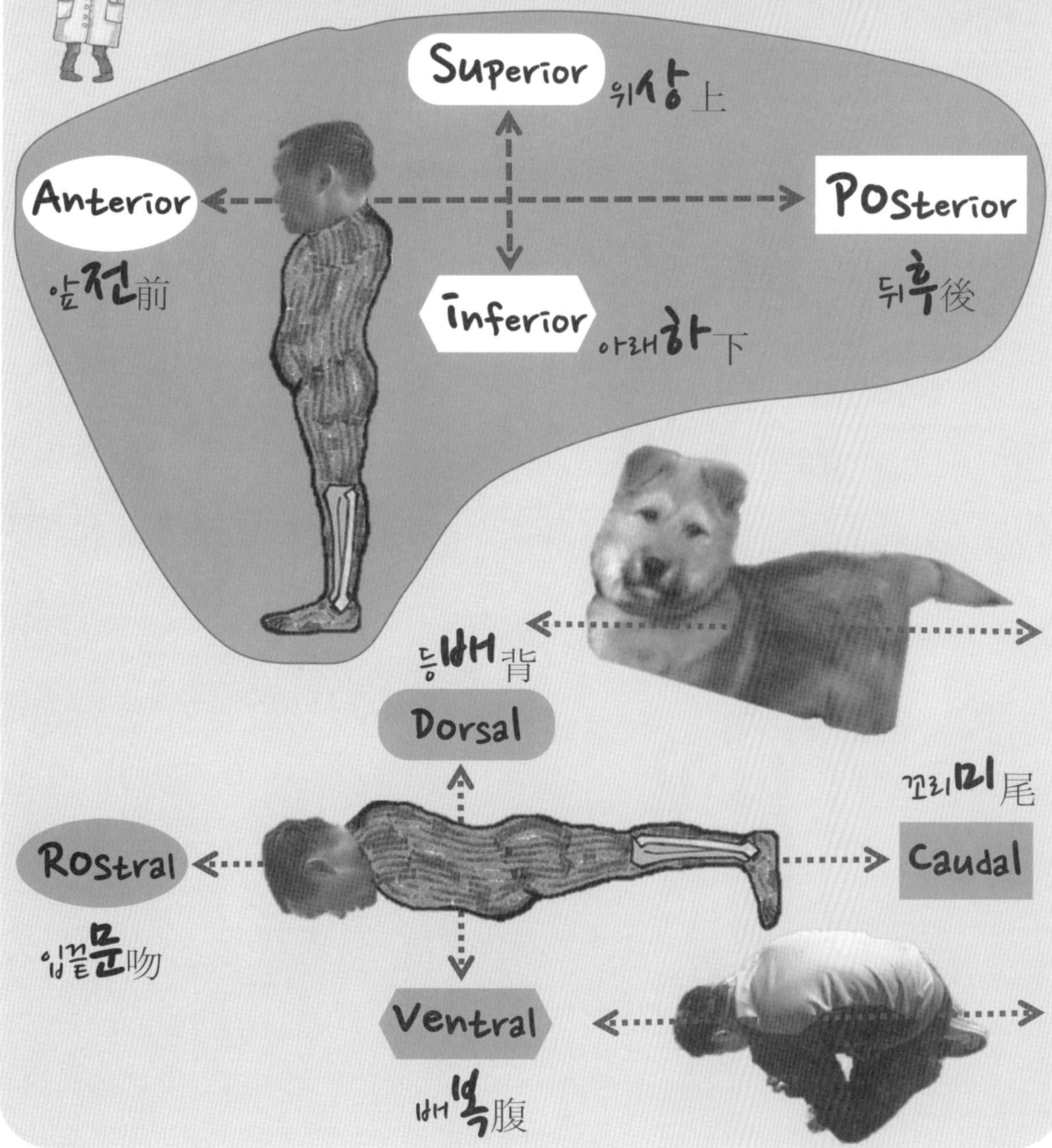

75-4-19

Anatomical orientation & directions

풀해解 쪼갤부剖 배울학學 과녁적的 손가락지指 향할향向 및 방위방方 향向

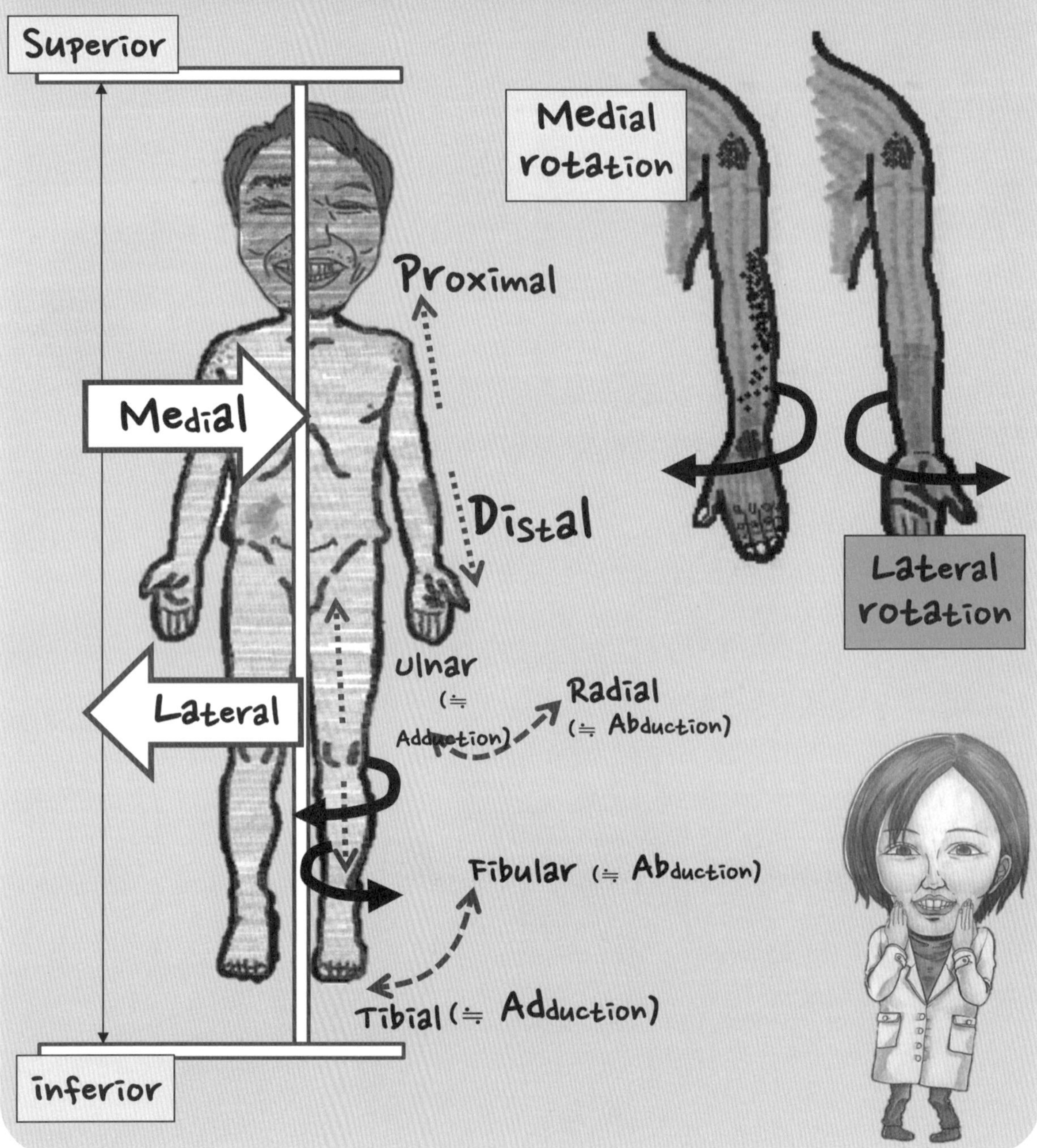

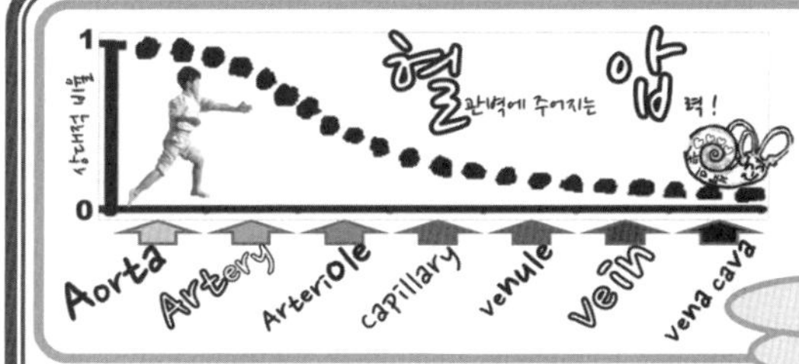

75-4-20

Review

A review of deoxycorticosterone acetate-salt hypertension and its relevance for cardiovascular physiotherapy research

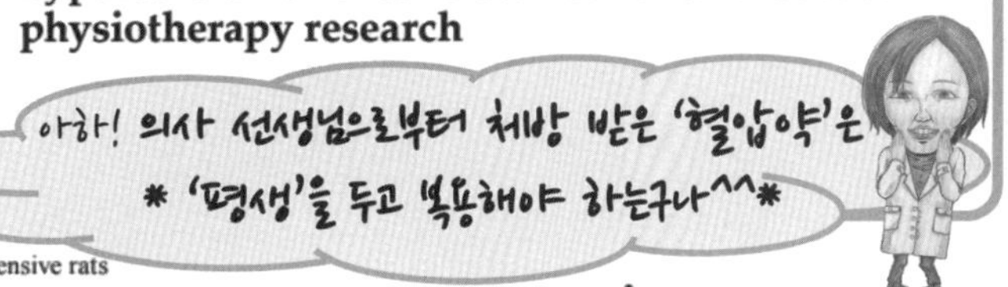

Table 1. The characteristics of deoxycorticosterone acetate-salt hypertensive rats

Variable	Normotensive control	DOCA-salt hypertensive rats	References
Body weight (g)	256 ± 18 to 437 ± 8	204 ± 18 to 345 ± 8	12, 23, 43, 45, 47, 48, 50–52)
4 weeks SBP (mmHg)	109 ± 4 to 141 ± 6	184 ± 2 to 225 ± 6	5, 23, 43, 46–52)
MCFP (mmHg)	6.7 ± 0.4	8.0 ± 0.4	50)
Heart rate (b/m)	379 ± 13 to 426 ± 13	370 ± 10 to 432 ± 15	50, 51)
Aortic weight (mg/cm)	9.7 ± 0.2 to 11.2 ± 0.3	13.0 ± 0.6 to 12.9 ± 0.5	43, 52)
Wall thickness (μm)	123 ± 2 to 142 ± 4	149 ± 5 to 190 ± 3	43, 52)
Wall area (mm²)	0.676 ± 0.015	0.853 ± 0.033	43)
Wall-to-lumen ratio	0.324 ± 0.004	0.401 ± 0.016	43)
Media thickness (μm)	10.8 ± 0.7	16.0 ± 1.0	44)
Media-lumen ratio (%)	4.7 ± 0.3	7.4 ± 0.4	44)
Media CSA (μm²)	8,230 ± 701 to 8,657 ± 626	11,879 ± 1,327 to 14,475 ± 3,123	44, 45)
Aortic CSA (mm²)	3.8 ± 0.6	4.8 ± 0.4	47)
Lumen diameter (μm)	230.6 ± 6.7	217.9 ± 12.5	43)
Femoral ring weight (mg)	0.2154 ± 0.0056	0.2279 ± 0.0062	23)
Heart weight (g)	0.995 ± 0.02 to 1.22 ± 0.09	1.329 ± 0.02 to 1.42 ± 0.07	44, 45)
Heart weight (mg/100 g BW)	275.79 ± 6.68	392.73 ± 14.51	23)
HW/BW (g/kg)	2.91 ± 0.06	3.62 ± 0.09	43)
Heart weight (%/TBW)	0.35 ± 0.02	0.51 ± 0.01	12)
LV weight (g)	0.84 ± 0.06	1.02 ± 0.06	45)
RV weight (g)	0.19 ± 0.01	0.21 ± 0.02	45)
VW-to-BW ratio (g/kg)	3.3 ± 0.1	4.5 ± 0.1	49)
Kidney weight (g)	3.7 ± 0.2	4.5 ± 0.3	45)
Kidney weight (%/TBW)	0.65 ± 0.02	0.92 ± 0.04	12)
LKW/BW (g/kg)	5.23 ± 0.10	8.20 ± 0.21	43)

Values are means ± SE. %/TBW indicates the % of total body weight; SBP: systolic blood pressure; MCFP: mean circulatory filling pressure; BW: body weight; HW: heart weight; VW-to-BW ratio: ventricular weight-to-body weight ratio; LKW: left kidney weight; CSA: cross-sectional area

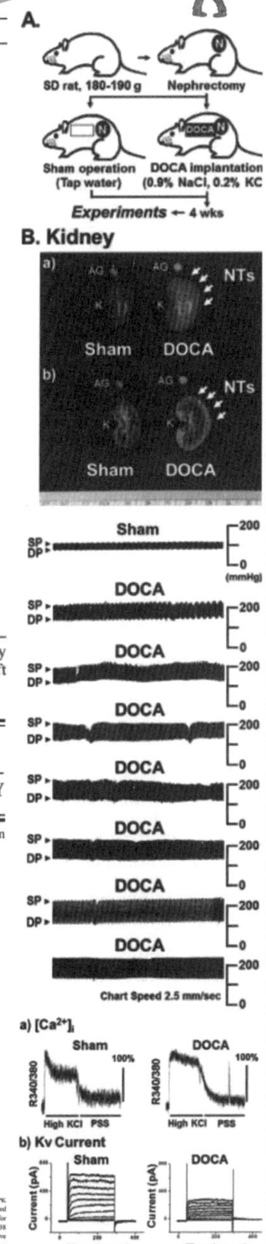

Available online at www.sciencedirect.com

SCIENCE DIRECT

ELSEVIER

Journal of Ethnopharmacology 90 (2004) 397–401

Journal of ETHNO-PHARMACOLOGY

www.elsevier.com/locate/jethpharm

Ligusticum wallichi-induced vasorelaxation mediated by mitogen-activated protein kinase in rat aortic smooth muscle

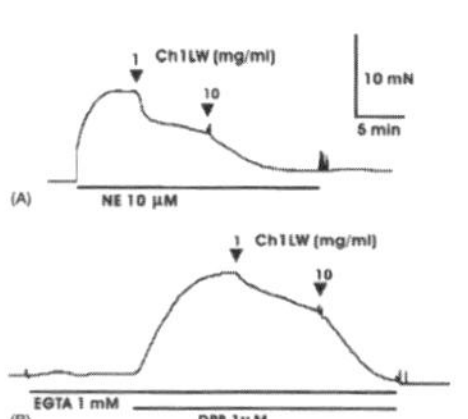

Fig. 1. Effects of Ch1LW on the vasoconstrictor-induced contraction in rat aortic smooth muscle. After the responses to 10 μM norepinephrine (NE) was established, 1 and 10 mg/ml Ch1LW was added cumulatively (A). In Panel B, strips were pre-incubated with Ca^{2+}-free medium containing 1 mM EGTA for 30 min to remove external Ca^{2+}, and then 1 μM DPB was added to the muscle strips. After establishing DPB-induced sustained contraction, 1 and 10 mg/ml Ch1LW was added sequentially.

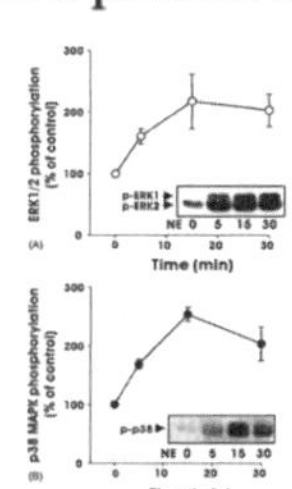

Fig. 2. The activities of MAPKs during NE-stimulation in rat aortic smooth muscle. The time course of changes in phosphorylated ERK1/2 (A) and p38 MAPK (B) induced by NE. Strips were stimulated with 10 μM NE for 0, 5, 15 and 30 min, respectively, and then western blotting analysis was carried out as described in Section 2. Results are presented as percent of phosphorylation relative to resting state. Values are means ± S.E.M. from three independent experiments. The insets indicate a representative result of western blotting with MAPK antibodies.

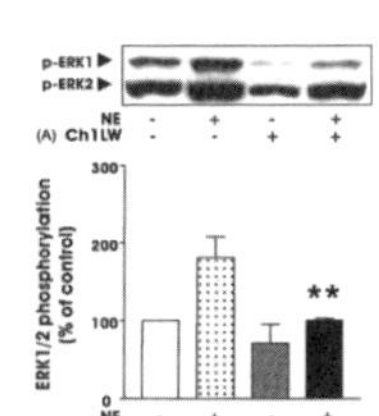

Fig. 3. Effects of Ch1LW on the increase in the activity of ERK1/2 evoked by NE in rat aortic smooth muscle. After aortic strips pre-treated with 10 μM NE or saline for 15 min, Ch1LW (10 mg/ml) was treated for 15 min sequentially. Western blotting analysis was carried out as described in Section 2. Panel B shows the statistical results for changes of ERK1/2 activity, which are presented as percent of phosphorylation relative to non-stimulating resting state. Values are means ± S.E.M. from three independent experiments. ** $P < 0.01$ vs. control.

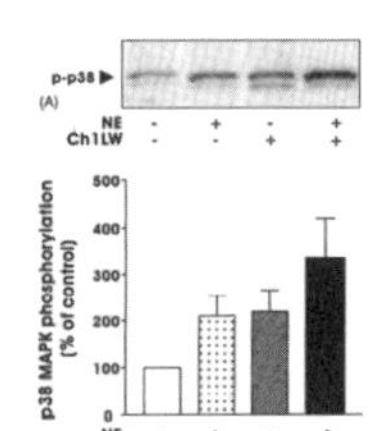

Fig. 4. Effects of Ch1LW on the increase in the activity of p38 MAPK evoked by NE in rat aortic smooth muscle. After aortic strips pre-treated with 10 μM NE or saline for 15 min, 10 mg/ml Ch1LW was treated for 15 min. Panel B shows the statistical results for the changes of p38 MAPK activity, which are presented as percent of phosphorylation relative to non-stimulating resting state. Values are means ± S.E.M. from three independent experiments.

75장 "내용 이해를 위해서 라면, 창피함도 감당할 수 있는,, 중아니? 살신성인의 장?"

남을**여**餘 흰**백**白

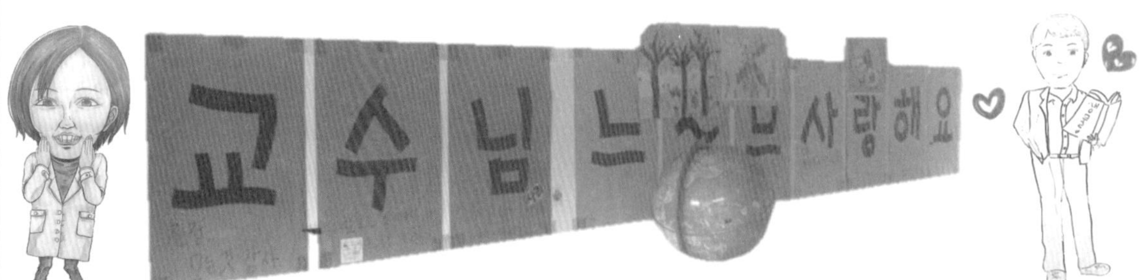

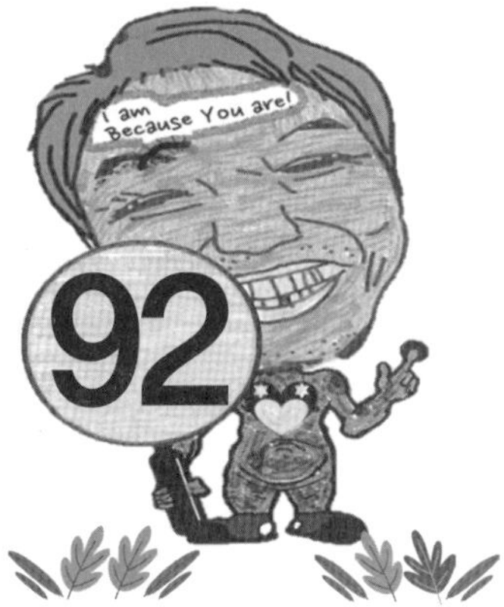

공부와 상관없기에 않 읽어도,

"괜찮아!" 장

바보

해맑은
팔자웃음
닮고싶다
그래서
아무것도
모른채
모르고싶어
깨복쟁이
하수구
물끄러미
젖비린내
아동으로
돌아간다

그래야한다

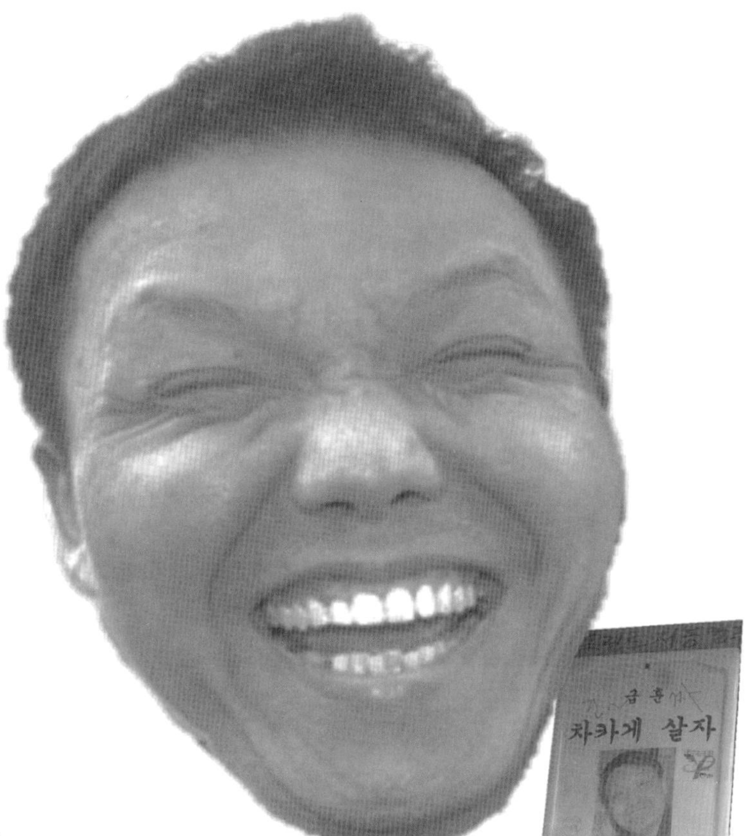

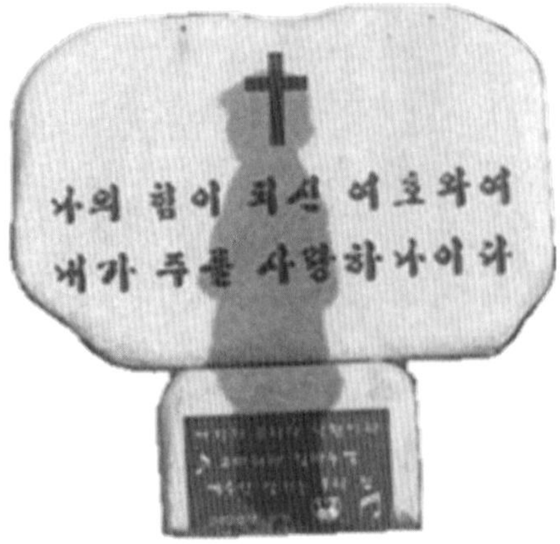
나의 힘이 되신 여호와여
내가 주를 사랑하나이다

돌

많은
돌들이
다가왔다

하나둘이
아니다

문득

그
돌을 잊고 산다

그러면
아니되기에
그
돌들을
오른쪽 허벅지에
내리눌러
깨닫게
하시는가보다

그래
그래,,,,
그래.............

그저감사

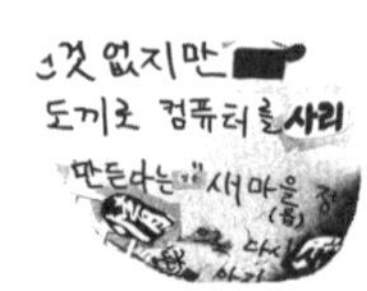

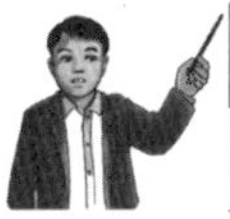

국내·외 참고만 했던 문헌 그리고,,,,

* Bae, Y.M., et al.: 4-Aminopyridine inhibits the large-conductance Ca^{2+}-activated K$^+$ channel (BKCa) currents in rabbit pulmonary arterial smooth muscle cells. Korean J Physiol Pharmacol.7,25-28, 2010.
* Bae, Y.M., et al.: Serotonin depolarizes the membrane potential in rat mesenteric artery myocytes by decreasing voltage-gated K$^+$ currents. Biochem Biophys Res Commun. 347(2), 468-476, 2006
* Bae, Y.M., et al.: Enhancement of receptor-operated cation current and TRPC6 expression in arterial smooth muscle cells of deoxycorticosterone acetate-salt hypertensive rats. J Hypertens. 25(4), 809-817, 2007.
* Bae, Y.M., et al.: Serotonin-induced ion channel modulations in mesenteric artery myocytes from normotensive and DOCA-salt hypertensive rats. J Smooth Muscle Res. 43(3), 85-97, 2007.
* Baek, S., et al.: Low-power laser irradiation inhibits PDGF-BB-induced migration and proliferation via apoptotic cell death in vascular smooth muscle cells. Lasers Med Sci. 32(9), 2121-2127, 2017.
* Choi, B.R., et al.: A pilot study on the effect of pelvic exercise on standing balance in patients with incomplete cervical spinal cord injury.Int J Clin Med,4,123-132, 2013.
* Choi, O.B., et al.: Olibanum extract inhibits vascular smooth muscle cell migration and proliferation in response to platelet-derived growth factor. Korean J Physiol Pharmacol. 13, 107-113, 2009.
* Choi, W.H., et al.: Cdc42 contributes to phorbol ester-induced Ca^{2+}-independent contraction of pulmonary artery smooth muscle. J Vet Med Sci. 67(8), 787-793, 2005.
* Jiang, X., et al.: Tetrahydrobiopterin inhibits PDGF-stimulated migration and proliferation in rat aortic smooth muscle cells via the nitric oxide synthase-independent pathway. Korean J Physiol Pharmacol. 14(3), 177-183, 2010.
* Jung, S.H., et al.: A monoclonal antibody derived by inoculation of human umbilical vein endothelial cells is a potential inhibitor of acetylcholine receptor-linked vasorelaxation. Gen Physiol Biophys. 38(6), 505-512, 2019.
* Jung, S.H., et al.: Inhibitory effects of scoparone from chestnut inner shell on platelet-derived growth factor-BB-induced vascular smooth muscle cell migration and vascular neointima hyperplasia. J Sci Food Agric. 99(9), 4397-4406, 2019.
* 김광수 외: 위 평활근 수축에 관여하는 세포내 Ca^{2+}에 대한 연구, 대한마취과학회, 43(1), 101-106, 2002.
* 천기영 외: 소금염-의존성 고혈압의 유해성과 고혈압-관련 교감신경 전달물질의 변동에 대한 물리적 자극의 효과: 노인종합복지회관 내 물리치료시설의 활용을 중심으로, 한국노년학, 24(3), 1-11, 2004.
* Kim, A., et al.: Direct block by bisindolylmaleimide of the voltage-dependent K$^+$ currents of rat mesenteric arterial smooth muscle. Eur J Pharmacol. 483(2-3), 117-126, 2004.
* Kim, B., et al.: Conventional-type protein kinase C contributes to phorbol ester-induced inhibition of rat myometrial tension. Br J Pharmacol.139(2), 408-414, 2003.
* Kim, B., et al.: p38 mitogen-activated protein kinase contributes to the diminished aortic contraction by endothelin-1 in DOCA-salt hypertensive rats. Hypertension. 43(5), 1086-1091, 2004.
* Kim, B., et al.: Ligusticum wallichi-induced vasorelaxation mediated by mitogen-activated protein kinase in rat aortic smooth muscle. J Ethnopharmacol. 90(2-3), 397-401, 2004.
* Kim, B. & Kim, J.: Identification of atrophy-related proteins produced in response to cast immobilization in rat gastrocnemius muscle. Mol Cell Toxicol 6, 361-371, 2010.
* Kim, J., et al.: Mitogen-activated protein kinase contributes to elevated basal tone in aortic smooth muscle from hypertensive rats. Eur J Pharmacol. 514(2-3), 209-215, 2005.
* Kim, J., et al.: Epidermal growth factor induces vasoconstriction through the phosphatidylinositol 3-kinase-mediated mitogen-activated protein kinase pathway in hypertensive rats. J Pharmacol Sci. 101(2), 135-143, 2006.
* Kim, J., et al.: DJ-1 protects against undernutrition-induced atrophy through inhibition of the MAPK-ubiquitin ligase pathway in myoblasts. Life Sci. 143, 50-57, 2015.
* Kim, J., et al.: p38 MAPK participates in Muscle-Specific RING Finger 1-mediated atrophy in cast-Immobilized rat gastrocnemius muscle. Korean J Physiol Pharmacol. 13(6), 491-496, 2009.
* Kim, J.H., et al.,: A Review of Signal Transduction in Mechanisms of Smooth Muscle Contraction and Its Relevance for Specialized Physical Therapy. J. Phys. Ther. Sci. 25, 129-141, 2013.
* Lee, C.K., et al.: Phorbol ester-induced contraction through p38 mitogen-activated protein kinase is diminished in aortas from DOCA-salt hypertensive rats. Arch Pharm Res. 29(11), 1024-1031, 2006.
* Lee, C.K., et al.: Diminished expression of dihydropteridine reductase is a potent biomarker for hypertensive vessels. Proteomics. 9(21), 4851-4858, 2009.
* Lee, L.K., et al.: A Review of Signal Transduction of Endothelin-1 and Mitogen-activated Protein Kinase-related Pain for Nanophysiotherapy. J. Phys. Ther. Sci. 26, 789-792, 2014.
* 천기영: Aldosterone-유도 고혈압의 특성과 은침점 저주파 전기자극의 항고혈압 효과, 용인대학교 재활복지과학대학원, 2002.
* Lee, Y.R., et al.: c-Jun N-terminal kinase contributes to norepinephrine-induced contraction through phosphorylation of caldesmon in rat aortic smooth muscle. J Pharmacol Sci. 100(2), 119-125, 2006.
* Park, S., et al.: Tamoxifen induces vasorelaxation via inhibition of mitogen-activated protein kinase in rat aortic smooth muscle. J Vet Med Sci. 65(11), 1155-1160, 2003.
* Won, K.J., et al.: Cordycepin attenuates neointimal formation by inhibiting reactive oxygen species-mediated responses in vascular smooth muscle cells in rats. J Pharmacol Sci. 109(3), 403-412, 2009.
* Won, K.J., et al.: DJ-1/park7 modulates vasorelaxation and blood pressure via epigenetic modification of endothelial nitric oxide synthase. Cardiovasc Res. 101(3), 473-481, 2014.
* Won, K.J., et al.: 3-morpholinosydnonimine participates in the attenuation of neointima formation via inhibition of annexin A2-mediated vascular smooth muscle cell migration. Proteomics. 11(2), 193-201, 2011.
* Won, K.J., et al.: Ketoconazole induces apoptosis in rat cardiomyocytes through reactive oxygen species-mediated parkin overexpression. Arch Toxicol. 89(10), 1871-1880, 2015.
  * https://www.yongin.ac.kr/
  * http://library.yongin.ac.kr/
  * https://cafe.naver.com/junghwankim
* 김민정 외: 돼지 폐동맥수툭에 관여하는 Protein Kinase C 동위효소와 RhoA GTPase 의 역할, 대한마취과학회, 40(1), 229-237, 2001.
* 김보경 외: 가리비 패주평활근의 수축에 미치는 세포 외 Ca^{2+}의 영향, 한국실험동물학회, 17(4), 269-273. 2001.

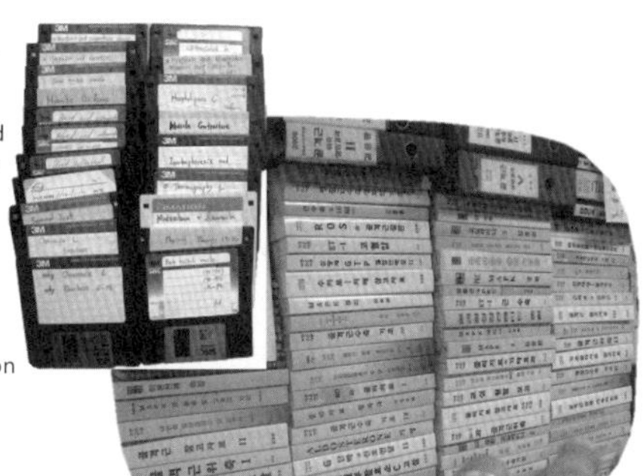

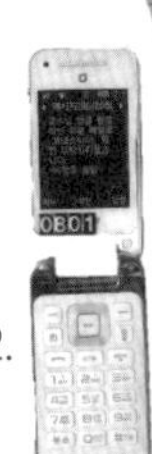

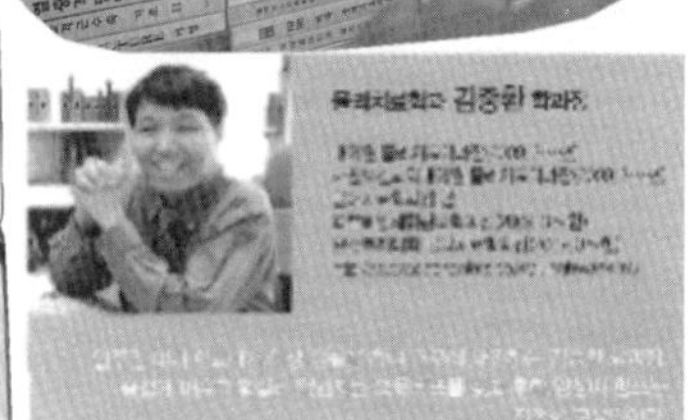

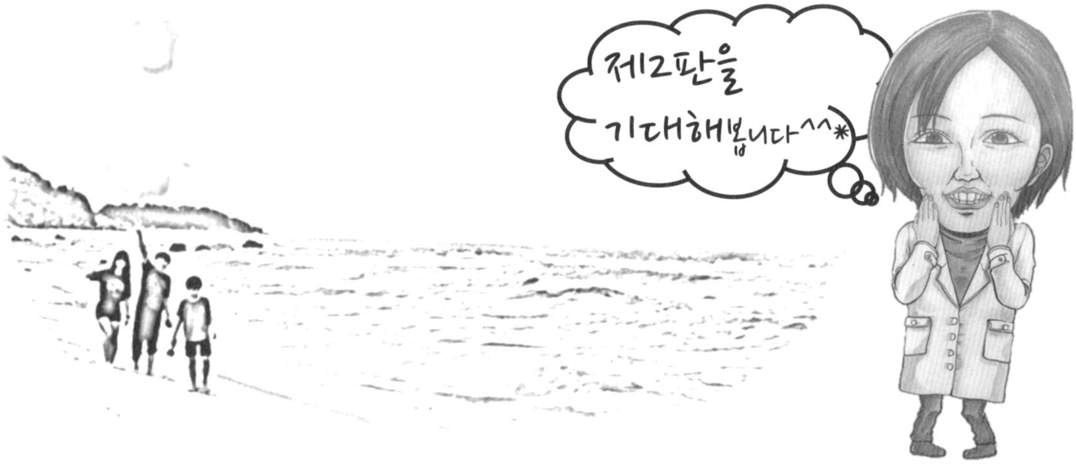

인생은 속도가 아니라 방향이다!

ㅁ넝마생각 ㅋㅁ

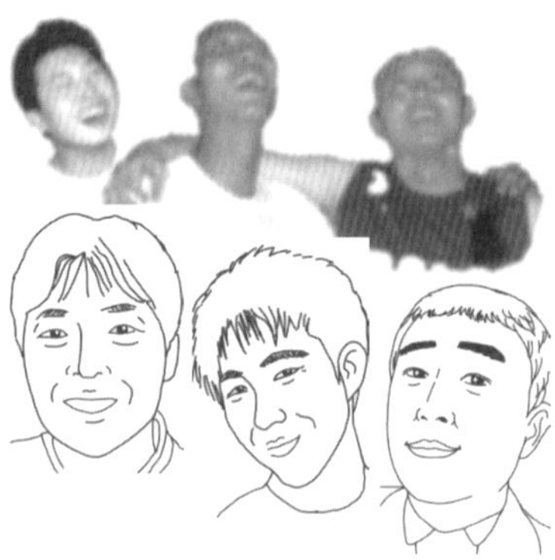

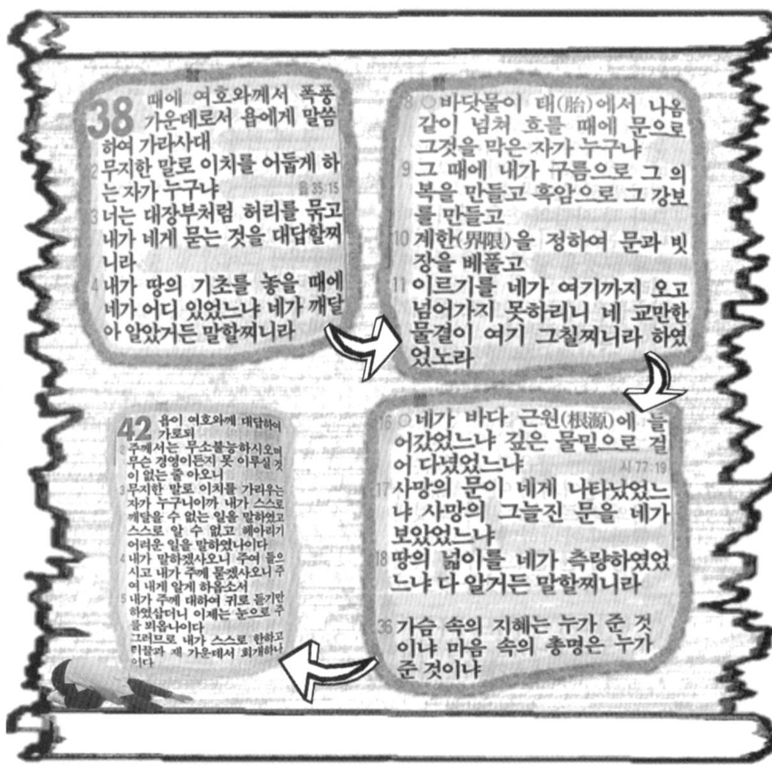
38 때에 여호와께서 폭풍
가운데로서 욥에게 말씀
하여 가라사대
2 무지한 말로 이치를 어둡게 하
는 자가 누구냐 욥 35:15
3 너는 대장부처럼 허리를 묶고
내가 네게 묻는 것을 대답할찌
니라
4 내가 땅의 기초를 놓을 때에
네가 어디 있었느냐 네가 깨달
아 알았거든 말할찌니라

8 ○바닷물이 태(胎)에서 나옴
같이 넘쳐 흐를 때에 문으로
그것을 막은 자가 누구냐
9 그 때에 내가 구름으로 그 의
복을 만들고 흑암으로 그 강보
를 만들고
10 계한(界限)을 정하여 문과 빗
장을 베풀고
11 이르기를 네가 여기까지 오고
넘어가지 못하리니 네 교만한
물결이 여기 그칠찌니라 하였
었노라

16 ○네가 바다 근원(根源)에 들
어갔었느냐 깊은 물밑으로 걸
어 다녔었느냐 시 77:19
17 사망의 문이 네게 나타났었느
냐 사망의 그늘진 문을 네가
보았었느냐
18 땅의 넓이를 네가 측량하였었
느냐 다 알거든 말할찌니라

36 가슴 속의 지혜는 누가 준 것
이냐 마음 속의 총명은 누가
준 것이냐

42 욥이 여호와께 대답하여
가로되
2 주께서는 무소불능하시오며
무슨 경영이든지 못 이루실 것
이 없는 줄 아오니
3 무지한 말로 이치를 가리우는
자가 누구니이까 내가 스스로
깨달을 수 없는 일을 말하였고
스스로 알 수 없고 헤아리기
어려운 일을 말하였나이다
4 내가 말하겠사오니 주여 들으
시고 내가 주께 묻겠사오니 주
여 내게 알게 하옵소서
5 내가 주께 대하여 귀로 듣기만
하였삽더니 이제는 눈으로 주
를 뵈옵나이다
그러므로 내가 스스로 한하고
티끌과 재 가운데서 회개하나
이다

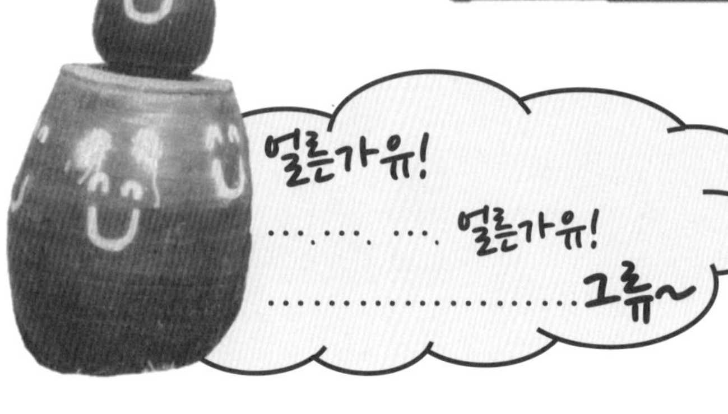

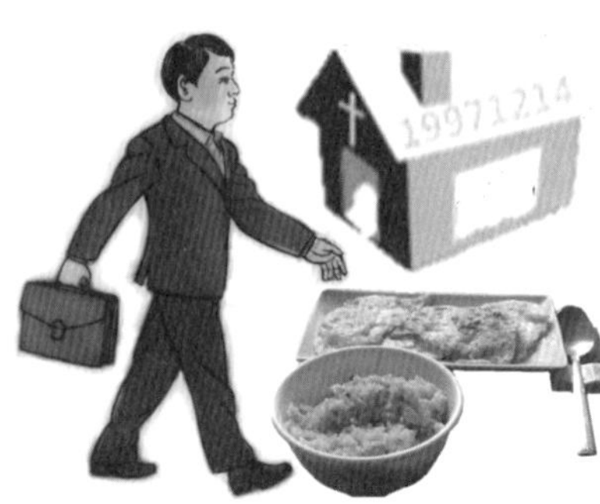